NETTER
SISTEMA MUSCULOESQUELÉTICO INTEGRADO

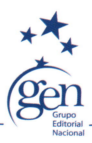

O GEN | Grupo Editorial Nacional – maior plataforma editorial brasileira no segmento científico, técnico e profissional – publica conteúdos nas áreas de ciências da saúde, exatas, humanas, jurídicas e sociais aplicadas, além de prover serviços direcionados à educação continuada e à preparação para concursos.

As editoras que integram o GEN, das mais respeitadas no mercado editorial, construíram catálogos inigualáveis, com obras decisivas para a formação acadêmica e o aperfeiçoamento de várias gerações de profissionais e estudantes, tendo se tornado sinônimo de qualidade e seriedade.

A missão do GEN e dos núcleos de conteúdo que o compõem é prover a melhor informação científica e distribuí-la de maneira flexível e conveniente, a preços justos, gerando benefícios e servindo a autores, docentes, livreiros, funcionários, colaboradores e acionistas.

Nosso comportamento ético incondicional e nossa responsabilidade social e ambiental são reforçados pela natureza educacional de nossa atividade e dão sustentabilidade ao crescimento contínuo e à rentabilidade do grupo.

NETTER
SISTEMA MUSCULOESQUELÉTICO INTEGRADO

Peter J. Ward, PhD
Professor of Anatomy
West Virginia School of Osteopathic Medicine
Lewisburg, West Virginia

Ilustrações por
Frank H. Netter, MD

Ilustradores Colaboradores
Carlos A. G. Machado, MD
DragonFly Media Group
Kristen Wienandt Marzejon, MS, MFA
James A. Perkins, MS, MFA
John A. Craig, MD

Revisão Técnica
Ricardo Ambrosio
Mestre no Programa de Pesquisa em Cirurgia pela
Faculdade de Ciências Médicas da Santa Casa de São Paulo (FCMSCSP).

Tradução
Denise Costa Rodrigues
Patrícia Lydie Voeux

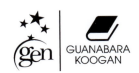

- O autor deste livro e a editora empenharam seus melhores esforços para assegurar que as informações e os procedimentos apresentados no texto estejam em acordo com os padrões aceitos à época da publicação. Entretanto, tendo em conta a evolução das ciências, as atualizações legislativas, as mudanças regulamentares governamentais e o constante fluxo de novas informações sobre os temas que constam do livro, recomendamos enfaticamente que os leitores consultem sempre outras fontes fidedignas, de modo a se certificarem de que as informações contidas no texto estão corretas e de que não houve alterações nas recomendações ou na legislação regulamentadora.

- Data do fechamento do livro: 16/12/2022

- O autor e a editora se empenharam para citar adequadamente e dar o devido crédito a todos os detentores de direitos autorais de qualquer material utilizado neste livro, dispondo-se a possíveis acertos posteriores caso, inadvertida e involuntariamente, a identificação de algum deles tenha sido omitida.

- **Atendimento ao cliente: (11) 5080-0751 | faleconosco@grupogen.com.br**

- Traduzido de: NETTER'S INTEGRATED MUSCULOSKELETAL SYSTEM: CLINICAL ANATOMY EXPLAINED!, 1st EDITION.
  Copyright © 2022 by Elsevier, Inc. All rights reserved.

  This edition of *Netter's Integrated Musculoskeletal System: Clinical Anatomy Explained!*, 1st edition, by Peter J. Ward, is published by arrangement with Elsevier Inc.
  ISBN: 978-0-323-69661-6
  Esta edição de *Netter's Integrated Musculoskeletal System: Clinical Anatomy Explained!*, 1ª edição, de Peter J. Ward, é publicada por acordo com a Elsevier Inc.

- Direitos exclusivos para a língua portuguesa
  Copyright © 2022 by
  GEN | Grupo Editorial Nacional S.A.
  Publicado pelo selo Editora Guanabara Koogan Ltda.
  Travessa do Ouvidor, 11
  Rio de Janeiro – RJ – CEP 20040-040
  www.grupogen.com.br

- Reservados todos os direitos. É proibida a duplicação ou reprodução deste volume, no todo ou em parte, em quaisquer formas ou por quaisquer meios (eletrônico, mecânico, gravação, fotocópia, distribuição pela Internet ou outros), sem permissão, por escrito, do GEN | Grupo Editorial Nacional Participações S/A.

- Capa: Bruno Sales

- Imagens da capa: © ChrisChrisW (iStock)

- Editoração eletrônica: R.O. Moura

Nota

Este livro foi produzido pelo GEN | Grupo Editorial Nacional, sob sua exclusiva responsabilidade. Profissionais da área da Saúde devem fundamentar-se em sua própria experiência e em seu conhecimento para avaliar quaisquer informações, métodos, substâncias ou experimentos descritos nesta publicação antes de empregá-los. O rápido avanço nas Ciências da Saúde requer que diagnósticos e posologias de fármacos, em especial, sejam confirmados em outras fontes confiáveis. Para todos os efeitos legais, a Elsevier, os autores, os editores ou colaboradores relacionados a esta obra não podem ser responsabilizados por qualquer dano ou prejuízo causado a pessoas físicas ou jurídicas em decorrência de produtos, recomendações, instruções ou aplicações de métodos, procedimentos ou ideias contidos neste livro.

- Ficha catalográfica

CIP-BRASIL. CATALOGAÇÃO NA PUBLICAÇÃO
SINDICATO NACIONAL DOS EDITORES DE LIVROS, RJ

W232n

Ward, Peter J.
  Netter sistema musculoesquelético integrado / Peter J. Ward ; ilustração Frank H. Netter ... [et al.] ; revisão técnica Ricardo Ambrosio ; tradução Denise Rodrigues, Patrícia Lydie. - 1. ed. - Rio de Janeiro : Guanabara Koogan, 2023.
  : il. ; 28 cm.

  Tradução de: Netter's integrated musculoskeletal system : clinical anatomy explained
  Apêndice
  Inclui bibliografia e índice
  ISBN 978-85-9515-955-6

  1. Sistema musculoesquelético. I. Netter, Frank h. II. Ambrosio, Ricardo. III. Rodrigues, Denise. IV. Lydie, Patrícia. V. Título.

22-80825
CDD: 612.7
CDU: 611.73

Meri Gleice Rodrigues de Souza - Bibliotecária - CRB-7/6439

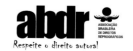

Sarah, Archer e Dashiell, este livro teria sido impossível sem seu amor e entusiasmo. Vocês são meu mundo. Também gostaria de expressar minha gratidão ao restante da família: Lucinda, Robert e Christopher Ward, cujo incentivo ao longo da vida significou muito. Obrigado a Rene Koressel por alegremente conceder seu tempo e sua assistência, e também a Robert e Janette Koressel por seu apoio incansável.

Sobre o Autor

Peter J. Ward, PhD, cresceu em Casper, Wyoming, estudou na Kelly Walsh High School e graduou-se em Biologia na Carnegie Mellon University, em Pittsburgh, em 1996. Começou a pós-graduação na Purdue University , onde tomou conhecimento, pela primeira vez, de anatomia macroscópica, histologia, embriologia e neuroanatomia. Tendo encontrado um curso que o instigava, participou dos programas de Veterinária e Medicina em Purdue, ajudando a ministrar seus cursos. Dr. Ward concluiu o mestrado em Biologia Molecular e, em seguida, iniciou um programa de doutorado em Educação em Anatomia. Em 2005, concluiu sua tese e juntou-se ao corpo docente da West Virginia School of Osteopathic Medicine (WVSOM), em Lewisburg, West Virginia, onde ensinou anatomia macroscópica, embriologia, neurociência, histologia e história da medicina. Ele recebeu vários prêmios de ensino, como o WVSOM Golden Key Award e o Basmajian Award da American Association of Anatomists, além de ter sido duas vezes finalista na seleção de Professor do Ano da West Virginia Merit Foundation.

Dr. Ward também foi diretor do Centro de Plastinação da WVSOM, coordenador dos assistentes de ensino de pós-graduação em anatomia, presidente do comitê de currículo, presidente do conselho do corpo docente, criador e diretor de um curso eletivo de anatomia clínica e anfitrião de vários eventos voltados para a anatomia entre a WVSOM e duas faculdades japonesas de osteopatia. Atuou como membro do conselho e secretário da American Association of Clinical Anatomists. Seu programa de pesquisa explora como estudantes de Medicina aprendem efetivamente, além das diferenças nos currículos das faculdades de Medicina; também investiga as variações anatômicas e a importância de estruturas pouco estudadas.

Em conjunto com a Bone Clones, Inc., Dr. Ward produziu modelos táteis que imitam a sensação de estruturas anatômicas encontradas no exame físico em seu estado íntegro ou com problemas. Criou o canal do YouTube *Clinical Anatomy Explained!* (*Anatomia Clínica Explicada!*) e continua buscando maneiras interessantes de apresentar as ciências anatômicas ao público. Foi editor associado sênior dos três volumes de *The Netter Collection: The Disgestive System*, 2ª edição, e colaborador em *Gray's Anatomy*, 42ª edição. É ainda um dos editores do *Netter Atlas de Anatomia Humana*, 8ª edição. Em seu tempo livre, gosta de ler e ensina artes marciais no Yatagarasu Dojo, em Lewisburg, WV. É casado com Sarah Koressel, DVM, e pai de Dashiell e Archer Ward, que são sempre motivo de orgulho para ele.

Sobre os Ilustradores

Frank H. Netter, MD

Frank H. Netter nasceu em 1906 na cidade de Nova York. Estudou arte na Art Student's League e na National Academy of Design antes de entrar na faculdade de medicina da New York University, onde recebeu seu diploma de médico em 1931. Durante seus anos como estudante, os esboços nos cadernos do Dr. Netter atraíram a atenção dos professores da faculdade de medicina e de outros médicos, o que lhe possibilitou aumentar sua renda ilustrando artigos e livros didáticos. Ele continuou ilustrando paralelamente após estabelecer sua prática cirúrgica em 1933, da qual, no entanto, acabou optando por desistir em favor do compromisso em tempo integral com a arte. Após servir o Exército dos EUA durante a Segunda Guerra Mundial, o Dr. Netter iniciou sua longa colaboração com a CIBA Pharmaceutical Company (agora *Novartis Pharmaceuticals*). Essa parceria de 45 anos resultou na produção da extraordinária coleção de arte médica tão familiar a médicos e outros profissionais da área em todo o mundo.

Em 2005, a Elsevier, Inc. comprou a Coleção Netter e todas as publicações da Icon Learning Systems. Existem atualmente mais de 50 publicações com a arte do Dr. Netter disponíveis pela Elsevier, Inc.

As obras do Dr. Netter estão entre os melhores exemplos do uso da ilustração no ensino de conceitos médicos. A *Netter Collecton of Medical Illustrations* (*Coleção Netter de Ilustrações Médicas*), composta por 13 livros, inclui a maior parte das mais de 4.000 pinturas criadas pelo Dr. Netter. A composição tornou-se e continua sendo uma das mais famosas obras médicas já publicadas. O *Netter Atlas de Anatomia Humana*, publicado pela primeira vez em 1989, apresenta as pinturas anatômicas da Coleção Netter. Hoje traduzido para 16 idiomas, é o atlas de anatomia favorito entre estudantes de medicina e outras áreas da saúde em todo o mundo.

As ilustrações Netter são apreciadas não apenas por suas qualidades estéticas, mas, especialmente, por seu conteúdo intelectual. Como o Dr. Netter escreveu em 1949, "...o esclarecimento de um assunto é o objetivo e a meta da ilustração. Não importa quão belamente pintado, quão delicado e sutilmente representado possa ser um assunto, este é de pouco valor como ilustração médica se não servir para esclarecer algum ponto médico". O planejamento, a concepção, o ponto de vista e a abordagem do Dr. Netter informam suas pinturas e as tornam tão valiosas intelectualmente.

Frank H. Netter, MD, médico e artista, morreu em 1991.

Saiba mais sobre o médico artista cujo trabalho inspirou a coleção *Netter Reference*: https://netterimages.com/artist-frank-h-netter.html.

Carlos A. G. Machado, MD

Carlos Machado foi escolhido pela Novartis para ser o sucessor do Dr. Netter. Ele continua sendo o principal artista que contribui para a coleção Netter de ilustrações médicas.

Autodidata em ilustração médica, o cardiologista Carlos Machado contribuiu com atualizações meticulosas de algumas das gravuras originais do Dr. Netter e criou muitas pinturas próprias no estilo dele como uma extensão da coleção Netter. A expertise fotorrealista do Dr. Machado e sua percepção aguçada da relação médico-paciente transmitem seu estilo visual vívido e inesquecível. Sua dedicação à pesquisa de cada tópico e assunto que pinta o coloca entre os principais ilustradores médicos em atividade atualmente.

Saiba mais sobre sua formação e sua arte em: https://netterimages.com/artist-carlos-ag-machado.html.

Agradecimentos

Este livro é fruto do trabalho de muitas pessoas que auxiliaram em diferentes aspectos de sua produção e também me ajudaram a desenvolver amor pelo tema. Devo agradecer aos meus "pais da anatomia", James Walker e Kevin Hannon, que me ensinaram que altos padrões acadêmicos podem coexistir com humor e uma preocupação sincera com o aprendizado de seus alunos; também à minha "irmã acadêmica", Rebecca Pratt, por sempre ter promovido inspiração e boas risadas quando os desafios surgiram. Desejo agradecer especialmente aos meus colegas da American Association of Clinical Anatomists por suas pesquisas perspicazes e incessantes sobre o corpo humano. Foi um prazer estar entre essas pessoas e aprender com seus esforços. Este livro também é inspirado por Nels Hennum, Joseph Urich e David White, professores dedicados que me proporcionaram uma nova análise para o sistema musculoesquelético e me ensinaram a aplicar esse conhecimento em diversas situações.

Há muitos colegas na West Virginia School of Osteopathic Medicine para listar aqui, tanto do passado quanto do presente, mas teria sido impossível concluir este livro sem o apoio pessoal e institucional que recebi deles; tenho muita sorte de trabalhar com profissionais tão dedicados. Devo agradecimentos especiais a Joyce Morris-Wiman por seu entendimento perspicaz acerca do sistema nervoso e por rastrear recursos que pareciam impossíveis de encontrar.

Agradeço também de maneira especial à equipe da Elsevier, especialmente a Marybeth Thiel e Elyse O'Grady, que tiveram a gentileza de levar meu esboço a sério e manter este projeto em andamento (e eu no caminho certo), bem como a Kate Mannix, por monitorá-lo até a publicação. Ter permissão para fazer uso das ilustrações incomparáveis de Frank Netter e Carlos Machado foi uma bênção inesperada, mas muito bem-vinda. Essas ilustrações continuam vibrantes, e várias questões que surgiram durante a elaboração do texto foram resolvidas com a inclusão de referências às imagens, dando-lhes voz. Revisitar as ilustrações de Netter possibilitou-me renovar o fascínio que vivenciei durante meu primeiro curso de anatomia macroscópica. Espero que este livro ajude a levar essas obras de arte médica a uma nova geração de estudantes que começam a investigar o incrível enigma do corpo humano.

Prefácio

Este livro se destina a suprir a necessidade de recursos para currículos integrados de ciências da saúde. A faculdade de medicina em que trabalho passou por um processo de reforma curricular em 2012. Passamos do ensino dos cursos médicos padronizados de anatomia macroscópica, fisiologia, microbiologia etc. para um currículo integrado que consistia em cursos com títulos como "Urogenital", "Sangue, linfa, imunologia e osso", "Reumatologia" e "Musculoesquelético". Uma das dificuldades que encontramos nesse processo foi que quase todos os materiais disponíveis eram voltados para tópicos tradicionais do curso. Isso é difícil para os alunos, pois as leituras de um curso integrado tendem a se espalhar por vários textos, e sua atenção é continuamente interrompida conforme mudam de um recurso para outro. O processo também é oneroso para o corpo docente e para os diretores de curso, que provavelmente foram treinados em um dos campos biomédicos tradicionais, mas que dificilmente terão uma compreensão abrangente de todo o sistema do corpo, desde o nível macroscópico até o microscópico.

Para preencher essa lacuna de recursos didáticos, decidi (em partes iguais de ambição e arrogância) criar um livro didático que reunisse a maior parte do conteúdo necessário para ministrar um curso integrado. Fiz a escolha de começar pelo sistema musculoesquelético por vários motivos. É um foco importante da educação médica osteopata na minha instituição de origem. O sistema musculoesquelético é de vital importância não apenas para cirurgiões e médicos, mas também para médicos assistentes, fisioterapeutas, terapeutas ocupacionais, treinadores esportivos, massagistas, quiropatas e muitos outros; ele tem uma presença significativa em muitas profissões da saúde. Além disso, as queixas musculoesqueléticas incluem não apenas distúrbios dos músculos e ossos, mas também dos nervos que possibilitam a contração dos músculos e das estruturas do tecido conjuntivo que transmitem a contração muscular e estabilizam o esqueleto. Além disso, as disfunções das moléculas dentro do músculo e do osso muitas vezes manifestam-se clinicamente, e vários distúrbios do movimento são distinguidos uns dos outros com base em seu efeito sobre o sistema musculoesquelético.

Este livro pretende ser um ponto de partida para o ensino de professores e estudantes de ciências da saúde para investigar o sistema musculoesquelético sem a dissonância de alternar entre fontes. Apresenta a anatomia macroscópica, histologia, fisiologia, bioquímica, neuroanatomia e embriologia do sistema musculoesquelético de maneira fluida e sequencial. Como esse é um terreno muito amplo a ser coberto, isso foi feito da forma mais eficiente possível; se um tópico não recebeu a atenção que alguns leitores acreditam merecer, aguardo seu retorno. Infelizmente, uma linha precisou ser traçada em algum lugar para impedir que o texto se expandisse indefinidamente, por isso o livro não inclui farmacologia, microbiologia e histopatologia detalhadas.

Outra faceta deste livro é que ele é destinado a um aluno iniciante sem experiência no assunto. O texto está organizado de maneira inovadora e em espiral, com capítulos introdutórios iniciais que formam uma base sólida das estruturas humanas, trabalhando com os ossos, grupos musculares, nervos principais e vasos principais das costas e dos membros. Nesse ponto, o livro muda o foco para investigar histologia, fisiologia, bioquímica, embriologia e neurociência com relação ao sistema musculoesquelético. Finalmente, terminamos a espiral com quatro capítulos detalhados que catalogam as estruturas e funções das costas, dos membros superiores, dos membros inferiores e do tronco. Ao longo do texto, fiz o que pude para destacar a relevância clínica dos tópicos. Embora todos estejamos aquém de nossos ideais, acredito que cada linha deste texto deve poder fornecer suporte ao teste do "e daí?". Se eu não puder dar uma razão pela qual algum dado é importante para um profissional de saúde, esse dado não deve estar presente. A relevância dos pontos detalhados nos capítulos posteriores pode ser interessante para especialistas, mas a relevância continua sendo o foco do texto.

Nunca será demais enfatizar a importância das ilustrações que o acompanham no aprendizado do sistema musculoesquelético. Na verdade, há muitos lugares neste texto em que o palavreado real sobre o qual agonizo depende de uma inspeção detalhada das imagens. Espero que, juntos, o projeto gráfico e o texto tornem o domínio desse tópico não apenas mais interessante, mas ativamente agradável. Tentei tornar o texto o mais conversacional possível, sem ficar muito brincalhão ou sair pela tangente. Se você conseguir me imaginar sentado ao seu lado em uma mesa, discutindo avidamente os mistérios de como o corpo se move e por que ele se divide de maneiras complicadas, mas compreensíveis, então meus esforços terão sido bem-sucedidos. Eu realmente espero que você goste de ler este livro.

Peter Ward, PhD

Material Suplementar

Este livro conta com o seguinte material suplementar:

- Vídeos didáticos sobre anatomia humana.

O acesso ao material suplementar é gratuito. Basta que o leitor se cadastre e faça seu *login* em nosso *site* (www.grupogen.com.br), clique no menu superior do lado direito e, após, em Ambiente de aprendizagem. Em seguida, insira no canto superior esquerdo o código PIN de acesso localizado na segunda orelha deste livro.

O acesso ao material suplementar online fica disponível até seis meses após a edição do livro ser retirada do mercado.

Caso haja alguma mudança no sistema ou dificuldade de acesso, entre em contato conosco (gendigital@grupogen.com.br).

Sumário

1 Introdução, 1

2 Visão Global da Anatomia Esquelética, 8

3 Visão Geral dos Grupos Musculares e Suas Funções, 38

4 Inervação dos Compartimentos Musculares, 54

5 Suprimento Vascular dos Compartimentos Musculares, 68

6 Visão Geral da Histologia, Fisiologia e Bioquímica do Sistema Musculoesquelético, 83

7 Desenvolvimento do Sistema Musculoesquelético, 122

8 Sistema Nervoso Central em Relação ao Sistema Musculoesquelético, 142

9 Anatomia Clínica das Costas, 180

10 Anatomia Clínica do Membro Superior, 208

11 Anatomia Clínica do Membro Inferior, 268

12 Anatomia Clínica do Tronco, 334

Apêndice Epônimos Médicos Relacionados com o Sistema Musculoesquelético, 387

Índice Alfabético, 390

1

Introdução

Visão geral

Introdução e terminologia básica, 1
Regiões do corpo, 1
Sistemas do corpo, 2

Terminologia anatômica e "posição anatômica", 3
Planos do corpo, 4
Termos que descrevem movimento, 4

Introdução e terminologia básica

Este livro é apresentado de maneira muito específica para ajudá-lo a aprender esse conteúdo de modo duradouro e envolvente. Vamos apresentar tópicos, usá-los como base para introduzir novos tópicos e revisitá-los posteriormente com mais detalhes. Se inicialmente o conteúdo parecer básico e pouco sofisticado, tenha certeza de que ele se tornará cada vez mais rigoroso à medida que avançarmos. Começaremos com uma rápida introdução ao esqueleto e articulações, depois investigaremos os compartimentos musculares, bem como sua inervação e suprimento sanguíneo. Ao longo do caminho, o desenvolvimento embrionário, a histologia (anatomia microscópica), a fisiologia, a bioquímica e a neurociência serão apresentados em correlação ao sistema musculoesquelético. Por fim, revisitaremos as costas, os membros superiores, os membros inferiores e o tronco com mais detalhes.

Se você já fez um curso de anatomia humana, poderá explorar as primeiras seções. Se é novo no assunto, elas fornecerão uma base sólida que será revisitada e elaborada em capítulos subsequentes. Este livro destaca a forma e a função do sistema musculoesquelético, o que acontece quando as estruturas "vão mal" em várias condições clínicas e como essas doenças podem ser diagnosticadas. Embora eu possa achar a anatomia interessante por si só (o que eu realmente acho), este livro é para estudantes de medicina e ciências da saúde que precisarão aplicar tais informações na prática. Quando terminarmos, uma compreensão clinicamente fundamentada do sistema musculoesquelético terá se tornado uma ferramenta poderosa para sua carreira.

Regiões do corpo

O corpo humano é um enigma. Para funcionar adequadamente, cada sistema e região devem interagir como parte de um todo. No entanto, ele pode ser subdividido em sistemas de órgãos e regiões, cada um com ações e características distintas. Para iniciar um estudo adequado de anatomia, vamos dividir o corpo

inteiro em oito regiões (Figura 1.1) e depois em 11 sistemas de órgãos. O foco deste livro é o sistema musculoesquelético, particularmente as costas e os membros, mas outros sistemas serão discutidos à medida que o influenciam e impactam.

A **cabeça** consiste em face, ossos do crânio e mandíbula. Está ligada às costas e ao pescoço através das vértebras cervicais, grandes vasos, músculos, nervos e faringe (garganta). O crânio envolve o cérebro e o tronco cerebral junto de outros tecidos e líquidos que os sustentam. O tronco encefálico estende-se para as costas como a medula espinal.

As **costas** contêm as vértebras ou coluna vertebral. Os músculos e nervos das costas estabilizam as vértebras, mas também lhes permitem alguma mobilidade. As vértebras circundam a medula espinal e seus nervos espinais associados. É segmentada nas regiões vertebrais cervical, torácica, lombar, sacral e coccígea.

Os **membros superiores** são subdivididos em ombro, braço, antebraço, punho e mão. A mão tem uma face palmar e uma dorsal. Os ossos, músculos, ligamentos e nervos do membro superior ligam-no às vértebras cervicais inferiores e à parte superior do tórax na axila. Os músculos do membro superior ligam-se aos ossos e os movem com as articulações do ombro, do cotovelo, do punho e dos dedos.

Os **membros inferiores** subdividem-se em região glútea, coxa, perna, tornozelo e pé, que tem uma face plantar e uma dorsal. Os ossos, músculos, ligamentos e nervos do membro inferior o ligam a pelve, vértebras lombares e sacro. Os músculos que se ligam aos ossos do membro inferior possibilitam que movimentos fortes e estáveis ocorram nas articulações do quadril, do joelho, do tornozelo e dos dedos.

O **pescoço** estende-se inferiormente a partir da cabeça e a conecta ao tórax, possibilitando à cabeça certo grau de movimento e estabilidade. Ele contém as vértebras cervicais do dorso (compartilhadas por ambas as regiões), as artérias carótidas e veias jugulares. O pescoço transporta ar entre a cabeça e os pulmões através da laringe e da traqueia; também transporta alimentos e bebidas da cabeça ao estômago através do esôfago. O pescoço também contém o osso hioide, a glândula tireoide e diversos músculos e ligamentos.

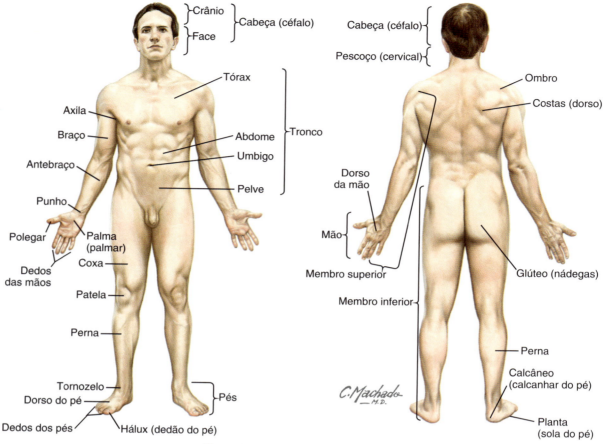

Figura 1.1 Posição anatômica do corpo.

O **tórax** ou **peito** consiste nas vértebras torácicas, costelas e esterno, juntamente com seus músculos associados, que formam uma caixa ao redor do coração, dos pulmões, dos grandes vasos sanguíneos, do esôfago e de outros órgãos nessa região. Vários músculos conectam o tórax ao pescoço, costas, membros superiores e abdome. É separado do abdome pelo diafragma.

O **abdome** é inferior ao diafragma e consiste em vértebras lombares e músculos da parede abdominal, que circundam estômago, intestino delgado, intestino grosso, fígado, vesícula biliar, pâncreas, baço, rins, ureteres e glândulas suprarrenais. O umbigo está localizado em sua face central e anterior. O abdome é contínuo com a pelve.

A **pelve** consiste no sacro e nos ossos pélvicos que formam uma tigela protetora ao redor dos órgãos reprodutivos internos, da bexiga urinária e do reto. Vários músculos fazem sua conexão como abdome e membro inferior. A face externa da pelve, que inclui a genitália externa, o ânus e as aberturas urinárias, é chamada de **períneo**.

Sistemas do corpo

O **sistema cardiovascular (circulatório)** está principalmente associado ao coração e aos vasos sanguíneos. O coração bombeia sangue para os pulmões e depois para todo o corpo em um sistema (em sua maioria) fechado de vasos, com artérias que levam aos capilares e depois às veias, depois de volta ao coração. Esse sistema troca nutrientes e oxigênio por resíduos metabólicos e dióxido de carbono nos tecidos do corpo e os transporta para onde podem ser removidos ou reciclados.

O **sistema linfático** é um subconjunto do sistema cardiovascular. Detritos celulares e proteínas "inúteis", que são grandes demais para serem levados pelas veias, entram nos vasos linfáticos abertos e trafegam para vasos linfáticos progressivamente maiores até serem esvaziados em uma grande veia. À medida que o líquido linfático trafega pelos vasos linfáticos, ele é filtrado por órgãos imunológicos chamados linfonodos, que fazem parte do sistema imunológico.

O **sistema imunológico** possibilita ao corpo defender-se de patógenos estranhos, produzindo defesas específicas e inespecíficas contra invasores. Células e órgãos amplamente distribuídos do sistema imunológico produzem substâncias que combatem ativamente a infecção e detectam organismos invasores.

O **sistema tegumentar** consiste na pele e em suas estruturas associadas, como cabelos, unhas das mãos e dos pés e glândulas sudoríparas. Estes formam e mantêm uma barreira protetora, evitando a perda de água e calor.

O **sistema musculoesquelético** protege os outros sistemas, ao mesmo tempo que possibilita movimentos controlados. **Músculos esqueléticos** inserem-se nos ossos por meio de tendões. Quando os músculos contraem, eles aproximam seus pontos de inserção, possibilitando movimentos deliberados. **Ossos** do esqueleto tanto sustentam o corpo contra a gravidade como formam uma caixa protetora em torno de alguns órgãos. O osso é um tecido metabolicamente ativo que serve como reservatório de cálcio e fósforo. Ossos encontram outros ossos em várias **articulações** ou **juntas**. Muitas vezes, isso envolve uma camada de cartilagem que reveste as superfícies ósseas, contida dentro de uma cápsula fibrosa cheia de líquido sinovial, o qual minimiza o atrito entre os ossos.

O **sistema nervoso** é composto por células especializadas, chamadas **neurônios**, e suas estruturas de suporte. O sistema nervoso central é o cérebro, o tronco encefálico e a medula espinal. O sistema nervoso periférico é composto por nervos que trafegam do e para o sistema nervoso central, incluindo grupos de corpos de células nervosas, chamados gânglios. Em geral, os neurônios eferentes (motores) trafegam para os tecidos periféricos (p. ex., músculos, glândulas) e causam uma alteração nesse tecido, como a contração muscular. Neurônios aferentes (sensoriais) carregam informações da periferia de volta ao sistema nervoso central, alertando o cérebro sobre mudanças no ambiente.

O **sistema respiratório (pulmonar)** transporta o ar dos pulmões e para os pulmões e possibilita as trocas gasosas (o oxigênio é inalado, o dióxido de carbono é exalado), evitando simultaneamente que partículas e patógenos alcancem os pulmões profundamente. As vibrações causadas pelo fluxo de ar através de uma parte do sistema respiratório, a laringe, é o que nos permite falar.

Os órgãos do **sistema digestório (gastrintestinal)** digerem mecânica e quimicamente os nutrientes sólidos e líquidos que entram no corpo pela boca antes de liberar os restos no ânus. O **trato alimentar** extrai nutrientes e os transporta para os vasos sanguíneos próximos, ao mesmo tempo que protege o corpo de patógenos estranhos. **Glândulas gastrintestinais** associadas liberam produtos exócrinos e endócrinos que ajudam a quebrar e armazenar nutrientes.

As células e os órgãos do **sistema endócrino** liberam moléculas sinalizadoras, hormônios, que modulam a atividade das células-alvo vizinhas ou entram na circulação para atingir as células-alvo mais distantes. Os sistemas endócrino e nervoso são responsáveis por modular as respostas do corpo aos estímulos externos, coordenar os ciclos corporais e manter a homeostase.

Sistema urogenital às vezes é um termo usado para denotar dois sistemas corporais separados, mas interconectados: os sistemas reprodutivo e urinário.

No **sistema reprodutivo (sexual)**, as células germinativas são produzidas ou mantidas por órgãos especializados chamados gônadas (testículos/ovários). Os outros órgãos e células do sistema reprodutivo transportam e sustentam essas células germinativas para possibilitar o processo de reprodução sexual. Os órgãos e estruturas de suporte desse sistema diferem entre homens e mulheres.

O **sistema urinário** remove os resíduos metabólicos que o sangue recolhe dos tecidos do corpo. Os rins filtram o sangue para produzir a urina, que é transportada pelos ureteres para ser armazenada na bexiga urinária. É liberada da bexiga urinária através da uretra.

Terminologia anatômica e "posição anatômica"

Uma vez que termos como *acima*, *abaixo*, *atrás* e *sobre* podem significar coisas diferentes dependendo da posição dos falantes e da pessoa sobre quem estão falando, os anatomistas usam um conjunto preciso de termos para descrever a posição do corpo humano. Tornar-se fluente nesses termos ajuda a evitar erros na cirurgia ou na interpretação de exames de imagem.

As estruturas são descritas como se o corpo estivesse sempre em uma "posição anatômica" (Figura 1.2). Nessa posição, supomos que o corpo está de pé, voltado para a frente com a cabeça olhando para a frente. As pernas encontram-se paralelas, e os dedos dos pés direcionados para a frente. Os braços são descritos como pendurados ao lado do corpo com as palmas das mãos voltadas para a frente. Os seguintes termos são usados para descrever o corpo na **posição anatômica**.

- **Superior/inferior**: estruturas que são *superiores* a outras estão localizadas mais próximas da parte superior da cabeça. As coisas que estão localizadas *inferiormente* às outras estão posicionadas mais próximas das plantas dos pés. Por exemplo, a boca é superior ao coração e inferior aos olhos. Os termos *cranial/caudal* são em grande medida sinônimos de *superior/inferior*, com a ressalva de que *caudal* é mais comumente usado em anatomia comparada e refere-se a algo mais próximo da cauda. De maneira semelhante, o termo *rostral* refere-se a estruturas próximas à ponta do nariz
- **Anterior/posterior**: as estruturas *anteriores* a outras estão localizadas mais próximas da frente do corpo. As coisas *posteriores* estão localizadas mais perto da parte de trás do corpo. Por exemplo, o coração é posterior ao esterno, mas anterior às vértebras torácicas. Os termos *ventral/dorsal* são em grande medida sinônimos de *anterior/posterior* e são usados mais comumente em anatomia comparada
  - A face mais superior das estruturas que se estendem a partir do corpo (língua, nariz, pênis) também é frequentemente mencionada como tendo lados dorsal e ventral
  - A face anterior da mão é frequentemente mencionada como o lado *palmar*, e o lado posterior, como o *dorso* da mão
  - A face inferior do pé é muitas vezes mencionada como o lado *plantar*, e o lado superior, como o *dorso* do pé
- **Proximal/distal**: as estruturas *proximais* estão localizadas mais perto do centro do corpo do que outras coisas, como a escápula ou o quadril. As estruturas *distais*, como as unhas das mãos e dos pés, estão localizadas mais distantes do centro do corpo. Por exemplo, o cotovelo é distal ao ombro, mas proximal aos dedos
- **Profundo/superficial**: as estruturas *profundas* estão localizadas mais perto do núcleo do corpo. As coisas *superficiais* estão localizadas mais próximas da superfície externa do corpo. Por exemplo, os músculos abdominais são profundos à pele sobrejacente, mas são superficiais aos órgãos abdominais
- **Mediano/medial/lateral**: ao contrário de muitos outros termos nesta seção, *mediano* não é um termo relativo. Em vez disso, refere-se a estar localizado na linha média exata do corpo ou de um dos membros. Em contraste, *medial* e *lateral* são termos relativos. As estruturas mediais estão mais próximas da linha média do corpo ou do membro (o plano mediano),

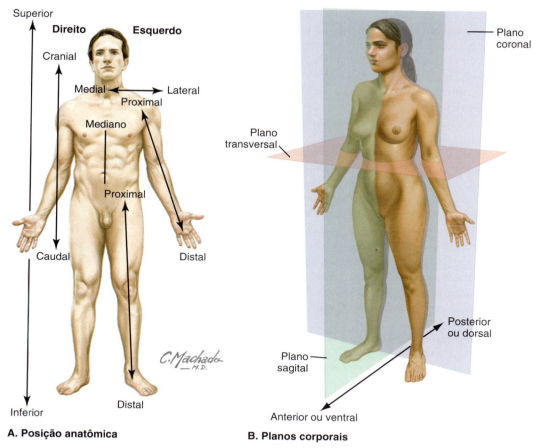

Figura 1.2 Termos de relações e planos corporais.

enquanto as estruturas laterais estão localizadas mais distantes da linha média. Por exemplo, no membro superior, o dedo médio (terceiro dedo) é uma estrutura mediana; o polegar (primeiro dedo) é lateral, e o dedo mínimo (quinto dedo) é medial. Não se esqueça que, em posição anatômica, as palmas das mãos são direcionadas anteriormente

- **Unilateral/bilateral**: algo que é *unilateral* existe apenas em um lado do corpo, como o baço à esquerda. Estruturas *bilaterais*, como os rins, estão presentes nos lados esquerdo e direito
- **Ipsilateral/contralateral**: esse é um pouco difícil conceitualmente. Algo que é *ipsilateral* está localizado no mesmo lado do corpo em relação a outra coisa. Por exemplo, uma lesão no lado direito da medula espinal geralmente causa problemas motores na face ipsilateral (direita). *Contralateral* refere-se a algo localizado no lado oposto do corpo em relação a outra coisa. Uma lesão no lobo frontal direito do cérebro geralmente causa problemas motores na face contralateral (esquerda).

Planos do corpo

Uma maneira comum pela qual anatomistas e profissionais médicos conceituam o corpo é criando "planos" que o seccionam em duas ou mais partes (Figura 1.2 B). Isso é particularmente verdadeiro ao visualizar cortes transversais de tomografia computadorizada (TC) ou ressonância magnética (RM).

- O **plano sagital** divide o corpo em um lado direito e esquerdo. A "fatia" passa ao longo de um plano vertical ao longo do eixo anterior/posterior
  - Médio sagital/mediano – um plano sagital que está exatamente na linha média
  - Parassagital – um plano sagital que está a um lado (direito ou esquerdo) da linha média
- O **plano coronal** divide o corpo em uma parte anterior e uma posterior. Essa fatia passa ao longo de um plano vertical e ao longo do eixo esquerdo/direito
- O **plano axial/horizontal/transversal** divide o corpo em partes superior e inferior. Essa fatia ocorre ao longo de um plano horizontal
- Um **plano oblíquo** não é vertical nem horizontal. Pode existir ao longo de qualquer combinação de eixos. As incidências oblíquas são usadas clinicamente para visualizar estruturas de uma maneira específica.

Termos que descrevem movimento

Os músculos contraem e movem os ossos ao redor de suas articulações de várias maneiras (Figura 1.3). Embora cada articulação seja única (e falaremos sobre elas em capítulos posteriores), existem algumas maneiras comuns de descrever esses movimentos. Movimentos que são exclusivos de regiões específicas do corpo serão discutidos nas seções relevantes.

Flexão/extensão

- Ocorre principalmente no plano sagital
- A *flexão* ocorre quando a contração causa diminuição no ângulo entre dois ossos ou regiões do corpo (Figura 1.3 A-E, H, N e O). Por exemplo, dobrar o punho em direção ao ombro ocorre devido à flexão da articulação do cotovelo (Figura 1.3 C); da mesma forma, se você se encolhesse em posição fetal, seu tronco estaria em flexão (Figura 1.3 B)
- A *extensão* ocorre quando a contração causa diminuição no ângulo entre dois ossos ou regiões do corpo (Figura 1.3 A-E, I e O). Por exemplo, se você está fazendo uma flexão, você estende o cotovelo enquanto se afasta do chão (Figura 1.3 C); da mesma maneira, se você olhar para o céu em pé, estará estendendo o pescoço (Figura 1.3 B)
- A *flexão plantar* e a *dorsiflexão* (Figura 1.3 Q) são movimentos que ocorrem no tornozelo. A flexão plantar "endireita" o tornozelo, como quando você fica na ponta dos pés. Dorsiflexão refere-se a "dobrar" o tornozelo, como ao tentar colocar uma meia sobre os dedos dos pés.

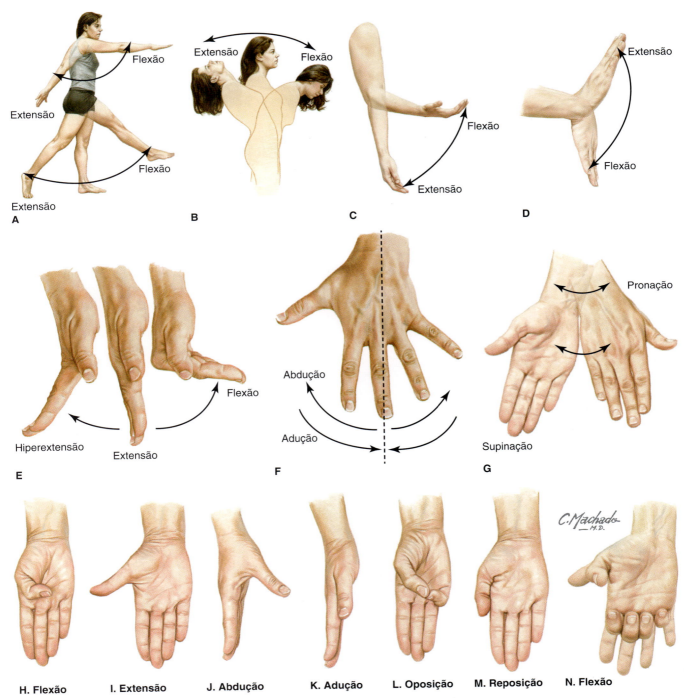

Figura 1.3 Termos de movimento. (*continua*)

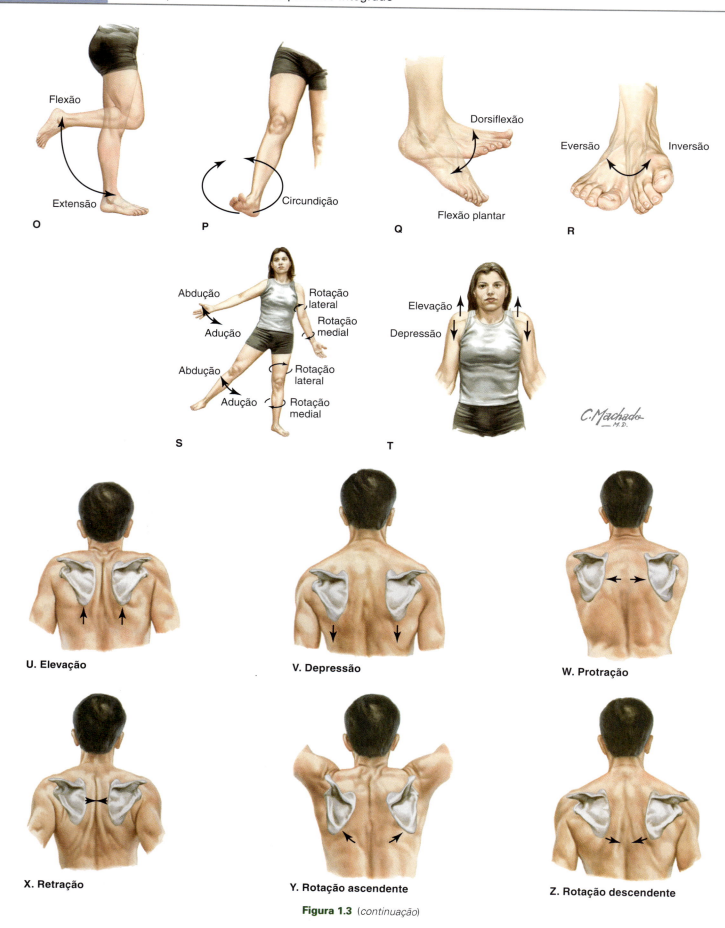

Figura 1.3 (continuação)

Abdução/adução/flexão lateral

- Ocorre principalmente no plano coronal
- A *abdução* ocorre quando um membro, ou parte de um membro, é afastado da linha média (Figura 1.3 F, J e S). Por exemplo, se você chutar seu membro inferior direito para a direita, ele está sendo abduzido (Figura 1.3 S)
- A *adução* ocorre quando um membro, ou parte de um membro, aproxima-se da linha média (Figura 1.3 F, K e S). Por exemplo, se você apertar o membro superior com força contra a lateral do corpo, ele foi aduzido (Figura 1.3 S)
- *Flexão lateral (inclinação lateral)* refere-se a inclinar o corpo para a direita ou para a esquerda. Isso ocorre devido ao movimento das vértebras: um lado torna-se côncavo (curvado para dentro), e o outro lado, convexo (curvado para fora). A inclinação lateral é muitas vezes associada à rotação das vértebras.

Rotação

- Ocorre principalmente no plano horizontal
- A *rotação esquerda e direita* do corpo ocorre quando as vértebras giram em torno de seu eixo vertical, possibilitando a torção de um lado para o outro e a virada de cabeça para a direita e para a esquerda
- A *rotação medial e lateral* ocorre no braço do membro superior e na coxa do membro inferior (Figura 1.3 S). À medida que a rotação medial ocorre, o braço gira para mover o cotovelo lateralmente, e a rotação lateral funciona na direção oposta para mover o cotovelo medialmente. No membro inferior, a rotação medial da coxa moveria a patela (rótula) para a face medial, e a rotação lateral faria a patela apontar lateralmente
- A *supinação* e a *pronação* são movimentos especiais de rotação do antebraço (Figura 1.3 G) que podem ser observados se você alternar entre a posição com as palmas para cima e as palmas para baixo. Mesmo que a mão se mova drasticamente, o movimento se origina no antebraço, ocorrendo entre o rádio e a ulna. Girar a palma superiormente é supinação; girar a palma inferiormente é pronação
- *Eversão* e *inversão* são movimentos especiais do tornozelo (Figura 1.3 R). A eversão ocorre quando a planta do pé é girada lateralmente. A inversão ocorre quando a planta do pé é girada medialmente.

Elevação/depressão, protração/retração, rotação para cima/para baixo

- Esses movimentos são observados principalmente nos ombros e na região escapular
- A *elevação* ocorre quando a escápula é movida superiormente, "levantando" os ombros (Figura 1.3 T e U)
- A *depressão* ocorre quando a escápula é tracionada inferiormente ao longo do tórax (Figura 1.3 T e V)
- A *protração* ocorre quando a escápula se move anteriormente ao longo da parede torácica. Esse movimento "fixa" a escápula no lugar, estabilizando a base do membro superior (Figura 1.3 W)
- A *retração* ocorre quando a escápula é movida posterior e medialmente. Isso costuma acontecer bilateralmente, aproximando as duas escápulas medialmente (Figura 1.3 X)
- A *rotação ascendente (superior)* da escápula direciona o ponto lateral do ombro superiormente, como ao elevar os braços (Figura 1.3 Y)
- A *rotação descendente (inferior)* da escápula direciona o ponto lateral do ombro inferiormente, como ao tentar pegar algo do chão (Figura 1.3 Z).

Circundução

- Esse movimento ocorre no ombro e no quadril
- A *circundução* resulta no movimento de todo o membro superior ou inferior em rotação (Figura 1.3 P). Assim, é uma combinação coordenada de flexão, abdução, extensão e adução.

Oposição/reposição

- Um movimento do polegar
- *Oposição* é um movimento que traz todo o primeiro dedo (polegar) da mão medialmente rumo ao quinto dedo, também conhecido pelo termo *oponência* (Figura 1.3 L)
- A *reposição* é o movimento oposto, movendo o primeiro dedo lateralmente de volta à posição anatômica (Figura 1.3 M).

2

Visão Global da Anatomia Esquelética

Visão geral

Esqueleto geral, 8
Ossos da cabeça e da parte anterior do pescoço, 8
Ossos das costas – vértebras, 11
Ossos do tórax, 16
Ossos do membro superior, 17
Ossos da mão e dos dedos, 19
Ossos da pelve e do membro inferior 19
Ossos do pé e dos dedos, 24

Articulações maiores e ligamentos estabilizadores, 24
Articulações e ligamentos da cabeça e
  vértebras cervicais superiores, 25
Articulações e ligamentos das costas, 25
Articulações e ligamentos do tórax, 27
Articulações e ligamentos do membro superior, 28
Articulações e ligamentos da pelve e
  do membro inferior, 32

Esqueleto geral

Para compreender o sistema musculoesquelético, devemos escolher um local para começar. Embora essa escolha seja um tanto arbitrária, o sistema esquelético serve como excelente ponto de partida. Ele sustenta e protege os outros sistemas de órgãos e serve como a estrutura a que os músculos aderem. Este capítulo apresentará os principais ossos e articulações do corpo para que, no Capítulo 3, possamos entender como grandes grupos musculares movem os ossos. Nos capítulos subsequentes, revisitaremos esses tópicos com mais detalhes.

Geralmente, podemos agrupar as características do esqueleto em processos, depressões e orifícios.

Processos são projeções que se estendem de um osso:

- *Ramos* são grandes extensões anguladas de um osso
- *Trocanteres* são processos muito grandes que se estendem exclusivamente do fêmur proximal
- *Tuberosidades* são processos amplos e arredondados (às vezes semelhantes a platôs)
- *Tubérculos* são elevações ósseas distintas de tamanho médio
- *Protuberâncias* são elevações muito pequenas, mas distintas (às vezes em forma de tenda) que chegam a uma ponta contusa
- *Cristas* são grandes processos alongados, visivelmente elevados do osso próximo
- *Cumes/Linhas* são semelhantes às cristas, mas são menos pronunciados e elevados a partir do osso próximo. Os cumes tendem a ser mais ásperos do que as linhas
- *Espinhas* podem ser tão grandes quanto as tuberosidades ou tão pequenas quanto protuberâncias, mas terminam em uma ponta alongada e afiada. Uma grande exceção é a espinha da escápula, que é uma parede muito larga de osso ao longo do lado posterior da escápula.

Depressões são áreas de osso em uma elevação mais baixa em comparação com o osso circundante:

- *Fossas* são depressões geralmente mais largas do que profundas
- *Fóveas* são depressões muito rasas e redondas
- *Entalhes/Sulcos* são depressões alongadas. Os sulcos tendem a ser entalhes particularmente largos e profundos (às vezes semelhantes a cânions), mas nem sempre há distinção clara entre os termos
- Incisuras são entalhes particularmente grandes.

Orifícios são perfurações ou espaços ocos dentro dos ossos:

- *Forames* são orifícios nos ossos
- *Fissuras* são fendas alongadas através dos ossos
- *Canais/Meatos* são túneis através do osso
- *Cavidades* são espaços ocos dentro dos ossos
- *Seios* ósseos são espaços ocos dentro do osso, revestidos por uma membrana mucosa, que se conectam a outro espaço no corpo.

Ossos da cabeça e da parte anterior do pescoço

O crânio (Figuras 2.1 e 2.2) é uma estrutura esquelética complexa feita de muitos ossos fundidos e uma verdadeira junta articulada, a articulação temporomandibular. O crânio também é articulado com o osso vertebral mais alto, o atlas, e pode ser dividido em duas regiões que refletem diferenças funcionais e de desenvolvimento, o neurocrânio e o viscerocrânio. O **neurocrânio** (caixa craniana) é a porção do crânio que circunda o cérebro, e o **viscerocrânio** (esqueleto facial) consiste nos ossos faciais inferiores ao neurocrânio. Os ossos da base do crânio contribuem tanto para o neurocrânio quanto para o viscerocrânio. A parte superior do neurocrânio, a **calvária**, às vezes é chamada de "tampa do crânio".

Capítulo 2 Visão Global da Anatomia Esquelética

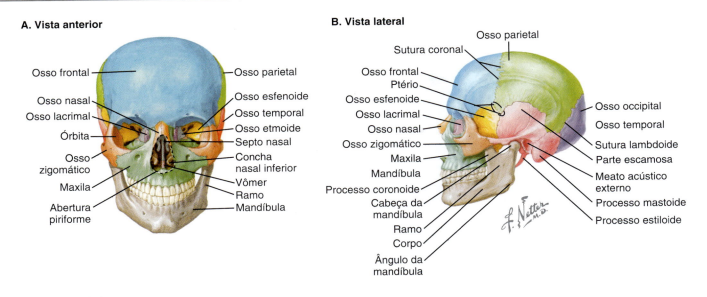

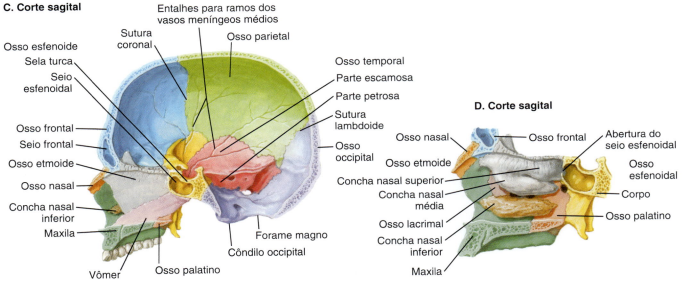

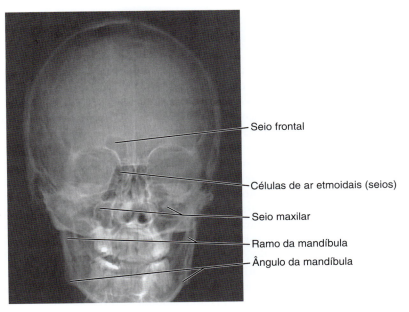

Figura 2.1 Crânio.

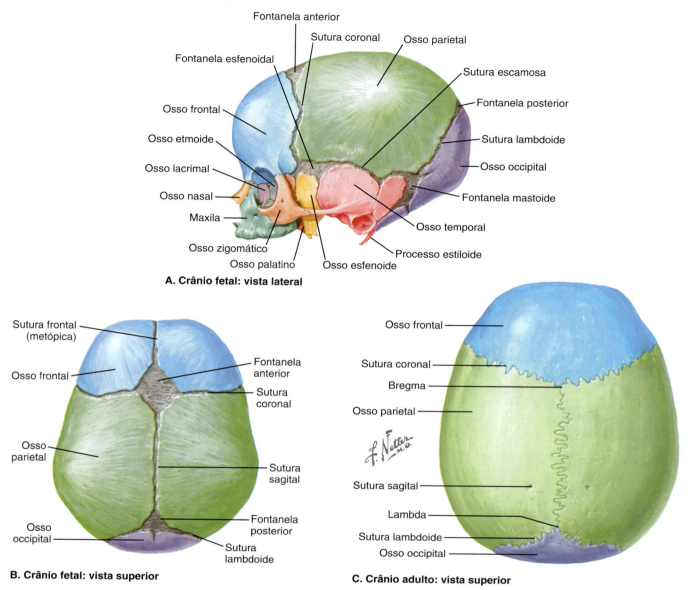

Figura 2.2 Ossos do crânio.

Os **ossos frontais** esquerdo e direito compõem a testa e a linha da sobrancelha. Contribuem para a porção anterior do neurocrânio e a parte superior do esqueleto facial. A porção inferior dos ossos faciais contém um espaço aéreo, o **seio frontal**. Esses ossos pareados geralmente fundem-se durante o desenvolvimento fetal, criando um único osso frontal.

Os ossos **parietais** direito e esquerdo são muito planos e contribuem para a porção superior e lateral do neurocrânio.

O **osso occipital** único forma o neurocrânio posterior e o inferior. A base desse osso também contribui para o esqueleto facial. Inferiormente, tem uma abertura grande, o **forame magno**, ladeado por dois **côndilos occipitais** que se articulam com a primeira vértebra cervical, o atlas.

O **osso esfenoide**, ligeiramente em forma de morcego, contribui para o neurocrânio anterolateral, bem como para a base do crânio e o esqueleto facial. Sua área central contém uma cavidade preenchida com ar, o **seio esfenoidal**. Também sustenta a glândula hipófise em uma pequena depressão, a **sela turca**, que está ligada ao aspecto inferior do cérebro.

O **osso etmoidal** único está localizado logo anteriormente ao corpo do osso esfenoide. Contém muitas **células de ar etmoidais** pequenas, cheias de ar. O osso etmoide contribui para a base do crânio e o esqueleto facial, particularmente a porção superior da cavidade nasal e o septo nasal. O pequeno **osso vômer** forma o restante do septo nasal. O osso etmoide também faz parte das órbitas mediais dos olhos, juntamente com os **ossos lacrimais** pareados.

Os **ossos temporais** direito e esquerdo contribuem para o aspecto lateral do neurocrânio e da base do crânio, incluindo parte do esqueleto facial. A **parte escamosa** plana do osso temporal interage com os ossos parietal e esfenoide. Na face lateral do osso temporal encontra-se a **abertura acústica externa** que leva à **parte petrosa** rígida do osso temporal. Dentro da parte petrosa do osso temporal está a orelha média, que contém os três ossos minúsculos que possibilitam a escuta: **bigorna, martelo** e **estribo**. Imediatamente posterior à abertura acústica externa está o grande e largo **processo mastoide**; e inferior à abertura encontra-se o **processo estiloide** em forma de espícula. Ambos são locais importantes de inserção muscular. Antes da abertura está a **fossa mandibular**, onde o processo condilar da mandíbula articula-se com o restante do crânio.

Os **ossos zigomáticos** esquerdo e direito são frequentemente chamados de maçãs do rosto e conectam o osso temporal à maxila e aos ossos faciais de cada lado.

As **maxilas** esquerda e direita fazem parte do esqueleto facial. Elas contêm a arcada superior dos dentes, um grande **seio maxilar** e contribuem para a cavidade nasal, a cavidade oral e o palato duro. Dois **ossos palatinos** menores formam o restante do palato duro. As maxilas também formam a abertura da cavidade nasal, juntamente dos **ossos nasais** pareados.

A **mandíbula** única, ou osso da mandíbula, tem um **corpo** que contém a arcada inferior dos dentes. No **ângulo da mandíbula**, o **ramo** mandibular gira superiormente, dividindo-se em **processo coronoide** e **processo condilar**, separados por uma **incisura mandibular**. O processo condilar estreita-se antes de se expandir para formar a **cabeça da mandíbula**, que se articula com os ossos temporais direito e esquerdo do crânio. Está conectado ao crânio e é movido pelos músculos que possibilitam mastigar, os **músculos da mastigação**.

O **osso hioide** é único. É um osso da região anterior do pescoço que não está conectado diretamente a nenhum outro osso; em vez disso, está conectado a mandíbula, esterno, laringe e escápula pelos músculos.

Suturas do crânio

Durante o desenvolvimento, os ossos do crânio aumentam e se aproximam. Se os ossos se fundissem assim que se encontrassem, o crânio seria pequeno demais para o cérebro humano aumentar, o que é necessário durante o desenvolvimento humano. Para acomodar esse crescimento, a cartilagem do esqueleto facial cresce com o restante da cabeça e se ossifica após a puberdade (Figs. 2.1 e 2.2). Os ossos planos do neurocrânio encontram-se em suturas e não se fundem completamente até muito tarde na vida.

Os dois ossos frontais encontram-se na **sutura metópica**, que está presente no plano sagital. Essa sutura geralmente desaparece quando os ossos frontais direito e esquerdo se fundem para formar um único osso. Essa sutura permanece distinta em aproximadamente 14% das pessoas.

Os dois ossos parietais encontram-se na linha média da **sutura sagital**, que (sem surpresas) percorre o plano sagital.

O osso frontal encontra os dois ossos parietais na **sutura coronal**, que está presente no plano coronal.

O osso occipital encontra cada osso parietal nas **suturas lambdoides**, não está presente em nenhum plano, mas trafega inferior e lateralmente a partir do término da sutura sagital.

A borda superior do osso temporal encontra os ossos occipital, parietal e esfenoide na **sutura escamosa** curvada.

Existem vários pontos importantes onde várias suturas se cruzam. As suturas coronal e sagital encontram-se na **fontanela anterior**. Em recém-nascidos, essa área é o "ponto mole", porque os ossos parietal e frontal próximos ainda não se fundiram completamente. Em adultos é chamado de **bregma**.

A sutura sagital encontra a sutura lambdoide na **fontanela posterior**, que também forma um ponto mole em recém-nascidos, mas é muito menor do que a fontanela anterior. Em adultos é chamada de **lambda**.

As suturas lambdoide e escamosa encontram-se na **fontanela mastoide**, que não forma um ponto mole apreciável. É chamada de **astério** no adulto. Os ossos frontal, esfenoide, parietal e temporal encontram-se na **fontanela esfenoidal**. Também não forma um ponto mole apreciável, mas em adultos é uma área fraca, propensa a fraturas quando o trauma ocorre perto da têmpora. É conhecida como o **ptério**.

Forames maiores do crânio

Existem muitos forames, fissuras e outras características do crânio. Para começar, existem seis aberturas principais no crânio que precisamos conhecer. Observe que a boca não está entre eles porque é formada principalmente por tecidos moles (pele, músculo, tecido conjuntivo) ao redor da articulação da mandíbula e da maxila.

A **abertura piriforme** (ver Figura 2.1 A) marca a abertura das cavidades nasais e é uma única abertura em forma de pera na frente do crânio. Sua abertura é delimitada pela maxila e pelos ossos nasais. Dentro do recesso piriforme, você deve poder ver (principalmente) o **septo nasal** de linha média e as **conchas nasais superior, média e inferior** (ver Figuras 2.1 A, C e D), estruturas ósseas espirais que se estendem da parede lateral do nariz.

Superior e lateralmente ao recesso piriforme estão as **órbitas** direita e esquerda (ver Figura 2.1 A). Em vida, elas contêm os olhos e os músculos que os movem. Os ossos frontal, esfenoide, etmoide, lacrimal, maxilar e zigomático contribuem para a órbita óssea.

Os **meatos acústicos externos** esquerdo e direito (ver Figura 2.1 B) são as aberturas de cada canal auditivo na orelha média. A abertura é completamente circundada pela porção petrosa do osso temporal, juntamente das demais estruturas da orelha média e interna.

O **forame magno**, facilmente identificado (literalmente "grande orifício"), é uma característica do osso occipital (ver Figura 2.1 C). A medula espinal sai do crânio por essa abertura e desce pelo canal vertebral.

Ossos das costas – vértebras

A **coluna vertebral** (espinal) é feita a partir de uma série de **vértebras** (Figura 2.3). Esses ossos cercam e protegem a medula espinal e suas estruturas associadas. Também suporta e manobra mecanicamente a cabeça, transmite forças dos membros e resiste à compressão. Existem cinco regiões distintas da coluna vertebral. De superior para inferior, são as regiões **cervical** (7 vértebras), **torácica** (12), **lombar** (5), **sacral** (5), e **coccígea** (3 a 5). Quando todo o grupo é visualizado de lado, as diferentes regiões apresentam curvas distintas. As regiões cervical e lombar aparecem côncavas (escavadas) posteriormente e convexas (abauladas) anteriormente. Esse tipo de curvatura é chamado de **lordose**. Por outro lado, as regiões torácica e sacral aparecem côncavas anteriormente e convexas posteriormente. Esse tipo de curvatura é chamado de **cifose**.

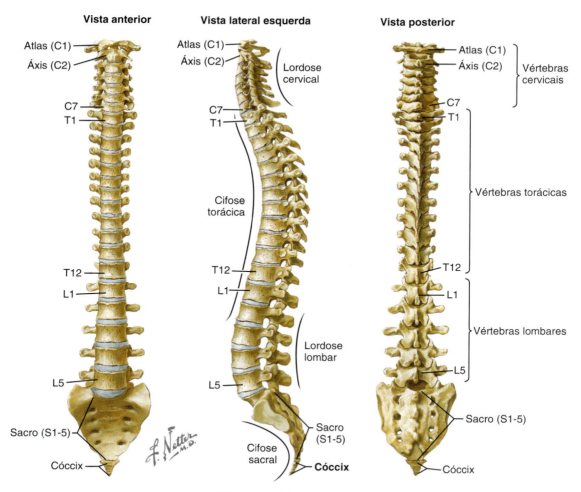

Figura 2.3 Coluna vertebral.

A vértebra "genérica" ou típica

Antes de nos aprofundarmos nas especificidades de cada região, vamos rever as características comuns a quase todas as vértebras (Figura 2.4). A parte mais anterior de cada vértebra é o **corpo vertebral**. É a maior parte de cada vértebra e tem forma cilíndrica. Cada corpo vertebral sustenta o peso das vértebras superiores a si e transmite forças das vértebras inferiores. As vértebras vizinhas são conectadas por **discos intervertebrais**. Estes servem como "amortecedores" (reduzindo e redistribuindo a energia mecânica) para as forças que são transmitidas ao longo da coluna vertebral. Possuem um núcleo gelatinoso, o **núcleo pulposo**, que é cercado por anéis concêntricos de tecido conjuntivo, o **anel fibroso**. Isso possibilita a recuperação do disco quando sofre forças de compressão.

O **arco vertebral** é a porção da vértebra que se projeta para fora do corpo vertebral, para cercar e proteger a medula espinal. O espaço que é circundado pelo arco é o **forame vertebral**. As seções do arco vertebral que se conectam diretamente ao corpo vertebral de cada lado são os **pedículos** direito e esquerdo; eles formam as "paredes" ao redor do cordão. As **lâminas** direita e esquerda continuam a partir dos pedículos e encontram-se na linha média, formando o "teto" sobre o cordão.

Existem vários processos ósseos que se estendem do arco vertebral para fixação de músculos e ligamentos. Um único **processo espinhoso** estende-se posteriormente a partir do arco vertebral, no ponto onde as lâminas direita e esquerda se encontram. Os **processos transversos** direito e esquerdo estendem-se lateralmente para fora do arco, nos pontos onde os pedículos encontram as lâminas de cada lado. Perto dos processos transversos há dois processos adicionais, que se conectam às vértebras vizinhas. O **processo articular superior**, como o próprio nome sugere, estende-se superiormente e articula-se à vértebra imediatamente superior por meio de uma **faceta articular superior**. O **processo articular inferior** estende-se inferiormente e articula-se à vértebra imediatamente inferior por meio de uma **faceta articular inferior**.

Superior e inferior a cada pedículo estão a incisura vertebral superior e a incisura vertebral inferior. As incisuras vertebrais inferiores e superiores adjacentes criam um espaço, o **forame intervertebral**, compartilhado por duas vértebras vizinhas, o que possibilita que os nervos espinais deixem a medula espinal e estendam-se pelo corpo.

Vértebras cervicais

Existem sete vértebras cervicais que conectam a cabeça às vértebras torácicas. As vértebras cervicais inferiores (3ª a 7ª)

Capítulo 2 Visão Global da Anatomia Esquelética   13

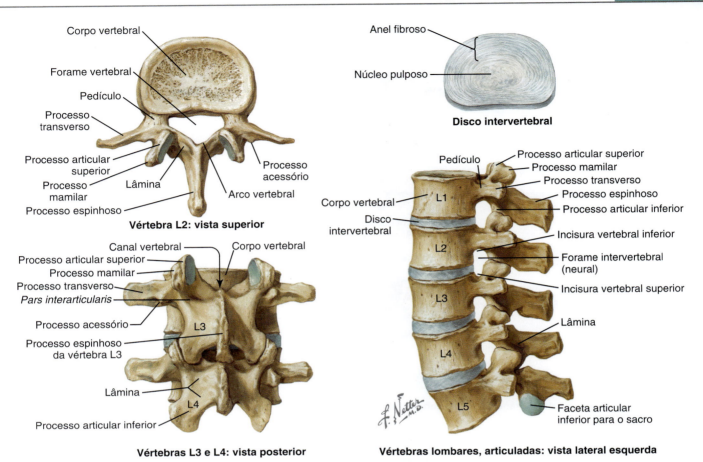

Figura 2.4 Vértebras lombares e espinha do disco intervertebral: osteologia.

têm muitas características em comum, mas as vértebras cervicais superiores (1ª e 2ª) são diferentes das outras cinco vértebras cervicais, portanto serão discutidas separadamente.

Vértebras cervicais inferiores

Da 3ª à 7ª vértebra cervical (C3-C7), cada uma delas tem todas as características de uma vértebra "genérica" (corpo vertebral, arco vertebral, pedículos, lâminas, processos transversos, processo espinhoso, processos articulares superiores e inferiores e facetas, disco intervertebral), bem como algumas características distintivas (Figura 2.5). As vértebras C1-C6 tipicamente têm um **forame transverso** em seus processos transversos, que circunda os vasos que ascendem em direção à cabeça e ao sistema nervoso central. O forame transverso divide os processos transversos em **tubérculo anterior e posterior**. A face superior dos corpos das vértebras cervicais inferiores apresenta bordas laterais elevadas que embalam o disco intervertebral. Esses **processos uncinados** estendem-se superiormente e podem formar pequenas articulações com o disco ou com o corpo vertebral acima dele. Os processos espinhosos de C3-C6 são tipicamente **bífidos**, o que significa que eles se dividem posteriormente em dois processos, lembrando a língua bifurcada de uma cobra. Isso possibilita que os processos espinhosos de uma vértebra cervical ancorem-se no processo espinhoso de sua vizinha inferior durante a extensão total do pescoço.

Vértebras cervicais superiores

O áxis (C2) e o atlas (C1) são vértebras únicas (Figura 2.6). O **áxis** (C2) parece uma vértebra cervical regular, como descrito anteriormente, incluindo um processo espinhoso bífido e forame transverso, mas se distingue por um grande processo em forma de polegar que se estende superiormente de seu corpo vertebral. Isso é o **dente** ou **processo odontoide**, que na verdade é o corpo vertebral C1 tomado pelo áxis durante o desenvolvimento. O dente tem **facetas articulares anteriores e posteriores** que lhe permitem interagir com o atlas e com um ligamento associado. C2 interage com C1 por sua faceta articular superior e o dente; não há disco intervertebral entre C2 e C1.

O **atlas** (C1) é um osso em forma de aro que não tem a maioria das características genéricas de uma vértebra. Não tem corpo vertebral, mas tem grandes **massas laterais** que hospedam processos transversos, forames transversos e facetas articulares, que se articulam ao osso occipital do crânio e à C2, respectivamente. As massas laterais são conectadas anteriormente por um curto **arco anterior**, que tem **protuberância anterior** distinta em seu ponto médio. A superfície interna do arco anterior tem uma **faceta articular lisa para o dente**. Um **arco posterior** maior estende-se de cada massa lateral, circundando a medula espinal e envolvendo o forame vertebral. Tem uma protuberância posterior em sua linha média posterior, bem como um notável **sulco para a artéria vertebral** que corre ao longo de seu aspecto superior.

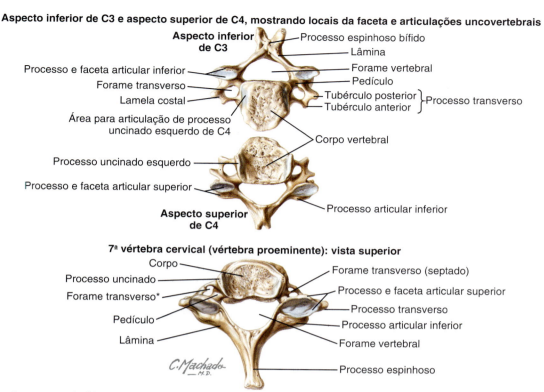

Figura 2.5 Vértebras cervicais.

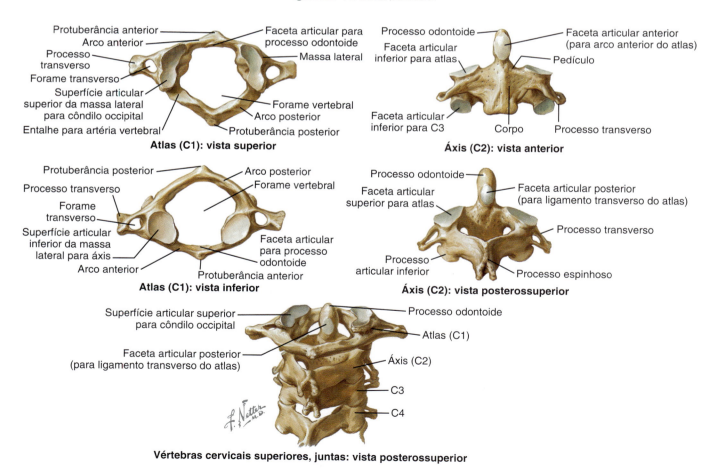

Figura 2.6 Vértebras cervicais: atlas e áxis: osteologia.

Vértebras torácicas

Existem 12 vértebras torácicas entre as regiões cervical e lombar (Figura 2.7). Estas têm todas as características de uma vértebra "genérica", bem como algumas características distintivas, a maioria das quais relacionada à sua interação com as costelas. Cada vértebra torácica articula-se a uma ou duas **costelas** por meio de uma faceta costal ou semifacetas.

Facetas costais (T1, T11, T12) são observadas quando toda a cabeça de uma costela articula-se a um único corpo vertebral, enquanto **semifacetas superiores e inferiores** (T1-T10) são observadas quando a cabeça de uma costela atravessa dois corpos vertebrais adjacentes e seu disco intervertebral. As costelas também se articulam com os processos transversos, em um ponto chamado **faceta costal transversa**. As facetas costais transversas tornam-se menos distintas nas vértebras torácicas inferiores. Do ponto de vista lateral, os processos espinhosos superiores e médios são longos e angulados inferiormente, especialmente os espinhosos torácicos médios (T4-T9). Os processos espinhosos torácicos inferiores são menores e de formato quadrado.

Vértebras lombares

Existem cinco vértebras lombares, que têm todas as características de uma vértebra "genérica" (ver Figura 2.4). Seus corpos vertebrais são muito grandes porque precisam sustentar a metade superior do peso do corpo. Os processos transversos das vértebras lombares são muito alongados e planos. Os processos espinhosos das vértebras lombares são muito grandes e têm forma quadrada. Como existem muitos músculos e ligamentos conectados às vértebras lombares, eles carregam alguns processos adicionais que são distintos. As pequenas saliências que se projetam posteriormente dos processos articulares superiores são **processos mamilares**. Logo abaixo deles e localizados na base dos processos transversos estão **processos acessórios**.

Vértebras sacrais

O **sacro** é um osso único que consiste em cinco vértebras (Figura 2.8) que se fundem durante o desenvolvimento inicial. Os locais de fusão, marcando onde estariam os discos intervertebrais, são os **cumes transversos** na face anterior do sacro. Nos limites laterais de cada linha transversa há grandes aberturas para os nervos, que saem do sacro e trafegam para os órgãos pélvicos e membros inferiores, os **forames sacrais anteriores**. A grande porção superior do sacro é a **base sacra**, que termina anteriormente como **promontório sacral**. A ponta inferior do sacro é chamada de **ápice do sacro**. As grandes **asas ósseas**, que se estendem lateralmente dos corpos vertebrais sacrais, articulam-se com o ílio, um dos ossos da pelve. Essa superfície é grande e em forma de orelha; por isso, é chamada de **superfície auricular**.

Como as vértebras sacrais estão fundidas, os forames vertebrais criam um **canal sacral** que envolve os nervos que se estendem da medula espinal. Sua abertura inferior é a **hiato sacral**; é cercado por dois ou mais processos ósseos, os **cornos sacrais**. A face posterior do sacro tem um cume ósseo grande, ao longo de sua face mediana: é a **crista sacral mediana**, formada pelos processos espinhosos fundidos (às vezes de maneira incompleta) das vértebras sacrais. Em ambos os lados da crista sacral mediana existem **cristas sacrais intermediárias** direita e esquerda menores, que são formadas por processos articulares sacrais fundidos. As cristas sacrais intermediárias terminam superiormente como **processos articulares superiores** e faceta, que se articulam com as facetas articulares inferiores da L5. Mais lateralmente estão as **cristas sacrais laterais** direita e esquerda, formadas pela fusão dos processos transversos sacrais. Entre as cristas sacrais intermediária e lateral estão os **forames sacrais posteriores**, que transmitem nervos do sacro para a região inferior das costas.

Vértebras coccígeas

O **cóccix** é uma série de três a cinco vértebras fundidas e vestigiais (ver Figura 2.8). São como corpos vertebrais minúsculos e unidos, sem nenhuma das outras características de uma vértebra. A primeira vértebra coccígea pode ter um processo transverso atrofiado em cada lado. A face póstero-superior da primeira vértebra coccígea também pode apresentar **cornos coccígeos** estendendo-se superiormente.

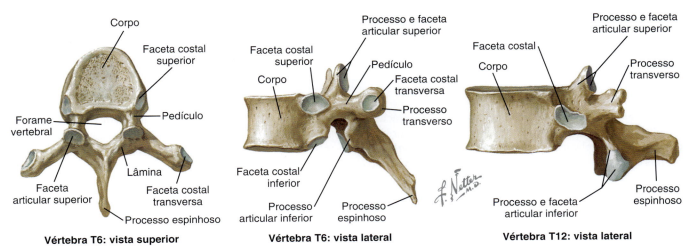

Figura 2.7 Vértebras torácicas.

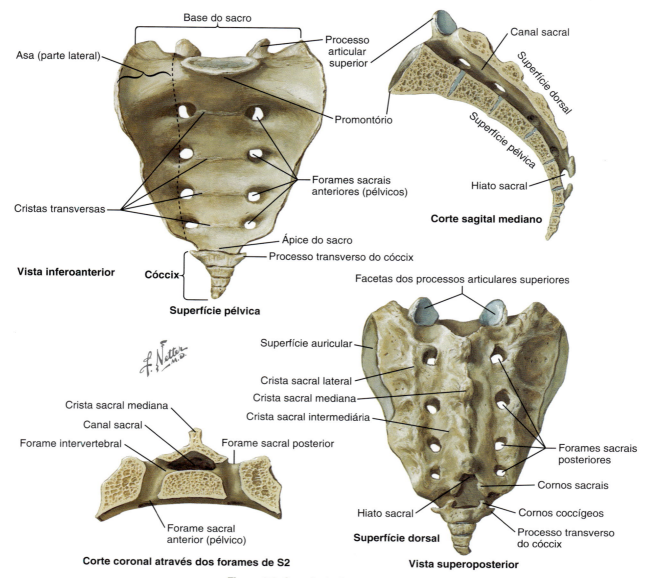

Figura 2.8 Osteologia de sacro e cóccix.

Ossos do tórax

As vértebras torácicas, costelas e esterno são os componentes ósseos do tórax. Eles protegem os órgãos torácicos, servem como locais de inserção muscular e ajudam a ancorar os membros superiores.

Costelas

As **costelas** (Figura 2.9) estendem-se das vértebras torácicas e envolvem os pulmões e o coração. No entanto, as próprias costelas não completam a jornada. Em vez disso, **cartilagens costais** continuam a partir das costelas ósseas, encontrando o **esterno**. Na verdade, apenas as cartilagens costais das costelas 1 a 7 (**costelas verdadeiras**) de fato atingem o esterno diretamente. As cartilagens costais das costelas 8 a 12 (**costelas falsas**) fundem-se às cartilagens costais de seus vizinhos superiores, criando a **arco costal**. As costelas 11 e 12 (**costelas flutuantes**) não completam a jornada até o esterno.

A costela "genérica" tem uma **cabeça costal** que se articula com seus corpos vertebrais torácicos associados por meio de uma faceta ou semifaceta costal. Logo lateralmente à cabeça há o **pescoço** costal mais estreito. A partir daí, é o **tubérculo** costal pronunciado e sua articulação facetária articular, que se articula com as facetas costais transversas das vértebras torácicas associadas. Em seguida há um **corpo** costal alongado, que inicialmente se projeta lateral e posteriormente, mas faz uma curva anterior, criando uma curva em U que é convexa posteriormente, o **ângulo costal**. Ao longo do aspecto inferomedial de todo o corpo costal há um **entalhe costal** raso que protege os vasos e nervos intercostais que trafegam ao longo de cada costela. Comparadas com as demais, as costelas 1 e 2 são largas e planas. Na costela 1, existem entalhes visíveis feitos pelos grandes vasos subclávios ao passarem por sua face superior em direção aos membros superiores. As costelas 11 e 12 não apresentam pescoços, tubérculos, ângulos ou entalhes pronunciados.

Capítulo 2   Visão Global da Anatomia Esquelética   17

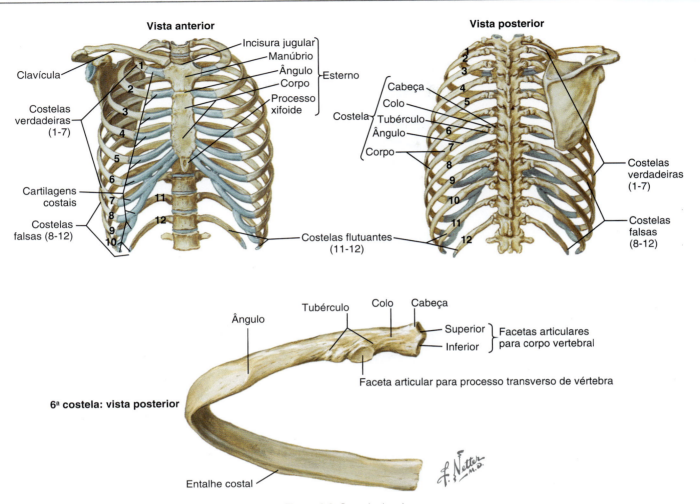

Figura 2.9 Osteologia: tórax.

Esterno

O esterno é na verdade três ossos fundidos, **manúbrio**, **corpo esternal** e **processo xifoide** (ver Figura 2.9). A face superior do manúbrio tem uma depressão na linha média, a **incisura da jugular**. Em ambos os lados da incisura jugular estão as **incisuras claviculares** esquerda e direita, que se articulam com as clavículas esquerda e direita. Continuando inferiormente ao longo do manúbrio e das faces laterais do esterno estão as incisuras costais das costelas 1 a 7. O manúbrio encontra o corpo esternal no **ângulo esternal**. A partir de uma incidência superior, as primeiras costelas, primeira vértebra torácica e manúbrio circundam a **abertura torácica superior**. Da mesma forma, as costelas inferiores, arco costal e apêndice xifoide circundam a **abertura torácica inferior**, que é muito maior.

Ossos do membro superior

Os cinco segmentos do membro superior estendem-se das costas e do tórax com um núcleo de osso cercado por músculos, vasos, nervos e pele do próprio membro. Os segmentos e seus ossos associados são a cintura escapular (clavícula e escápula), braço (úmero), antebraço (rádio e ulna), punho (ossos do carpo) e mão (ossos metacarpais e falanges).

Clavícula

Apesar de sua aparência esbelta e alongada, a clavícula é a única inserção óssea direta do membro superior ao restante do corpo (Figuras 2.9 e 2.10). Tem uma **extremidade esternal** e **faceta** que se articulam com a incisura clavicular do manúbrio. Seu **corpo** ou **haste** estende-se lateralmente, terminando em **extremidade acromial** e **faceta** articular com a escápula.

Escápula

A escápula, ou omoplata (como foi conhecida no passado), tem uma forma incomum (Figura 2.10). Vista a partir de uma incidência anterior, parece ser triangular. Tem **margem medial** distinta, **margem lateral** e **margem superior**. As bordas lateral e medial encontram-se no **ângulo inferior**, e as bordas medial e superior encontram-se no **ângulo superior**. Trafegando lateralmente ao longo da borda superior, há uma depressão notável, a **incisura supraescapular**, seguida por uma extensão proeminente de osso em forma de polegar, o **processo coracoide**. As bordas superior e lateral encontram-se lateralmente em uma área estreita, o **colo da escápula**, que se expande para formar uma ampla depressão que se volta lateralmente para a **cavidade glenoide**. É aqui que a escápula se articula com a cabeça do úmero. Superior e inferior a ela estão dois locais

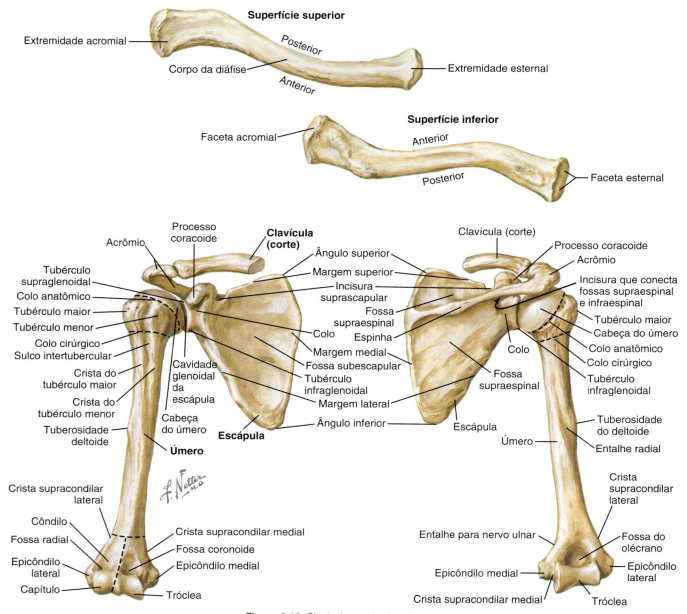

Figura 2.10 Clavícula, escápula e úmero.

de inserção muscular: **tubérculo supraglenoide** e **tubérculo infraglenoide**. O aspecto plano e anterior da escápula é a **fossa subescapular**.

O aspecto posterior tem um contorno geral semelhante, mas conta com uma longa haste de osso que o cruza lateralmente a partir da borda medial da escápula; essa é a **espinha escapular**. A espinha divide o aspecto posterior da escápula em uma **fossa supraespinal** e uma **fossa infraespinal**. Estende-se lateral e superiormente, mergulhando sobre a fossa glenoide, terminando no **acrômio** largo que se articula com a extremidade acromial da clavícula.

Úmero

O osso no centro do braço é o úmero (ver Figura 2.10). O aspecto mais proeminente do úmero proximal é sua **cabeça** lisa e arredondada que se articula com a cavidade glenoidal da

escápula. Mais lateralmente estão dois locais de inserção muscular, o **tubérculo menor** e o **tubérculo maior**, que continuam inferiormente como a **crista do tubérculo menor** e a **crista do tubérculo maior**. Entre os dois tubérculos está o **sulco intertubercular** profundo, também conhecido como entalhe bicipital. A cabeça e os tubérculos são separados um do outro pelo **colo anatômico** do úmero, marcando onde os centros de crescimento ósseo se fundiram para criar um osso contínuo. Os tubérculos e suas cristas se estreitam à medida que se estendem inferiormente na **diáfise** do úmero. Esse estreitamento marca o **colo cirúrgico** do úmero, local comum de fraturas e cirurgias ortopédicas. No aspecto lateral da diáfise há uma elevação moderada, a **tuberosidade deltoide**. A extremidade distal do úmero, o **côndilo umeral**, articula-se com o rádio e a ulna. Especificamente, o **capítulo** é a porção que interage com o raio, e o **tróclea**, com a ulna. Imediatamente proximal aos côndilos há duas cristas ósseas pronunciadas que se conectam à diáfise, o **epicôndilo medial** e **epicôndilo lateral**. Estes são conectados à diáfise pelo **cume supracondilar medial** e o **cume supracondilar lateral**, respectivamente. Entre os dois epicôndilos, existem duas depressões anteriores, a **fossa radial** e a **fossa coronoide**, bem como uma depressão posterior, a **fossa do olécrano** única.

Ulna

A parte mais proeminente da ulna proximal (Figura 2.11) é o maciço **processo do olécrano**. Durante a extensão total do cotovelo, ele repousa na fossa olecraniana do úmero. Em seu lado anterior, proximal, há uma **incisura troclear** em forma de C que se encaixa na tróclea do úmero. A incisura troclear distal termina com um processo ósseo, o **processo coronoide**. Imediatamente distal ao processo coronoide está a **tuberosidade ulnar**. Na região lateral e proximal da ulna está a **incisura radial**, que (não surpreendentemente) articula-se com a cabeça do rádio. A **diáfise/corpo** da ulna estende-se distalmente e torna-se mais estreita conforme se aproxima da **cabeça** menor da ulna em sua extremidade distal. O lado medial da cabeça termina com um **processo estiloide ulnar** pequeno, porém distinto.

Rádio

A parte proximal do rádio (ver Figura 2.11) é a **cabeça**, que se articula com o capítulo do úmero. Estreita-se consideravelmente no **colo** antes de expandir-se novamente como a **diáfise** do raio. A diáfise proximal tem um processo notável, a **tuberosidade radial**. A extremidade distal do rádio alarga-se para fora, aumentando conforme avança. Na extremidade medial e distal está a **incisura ulnar** do rádio, que se articula com a cabeça da ulna. No lado oposto, a face lateral é um processo ósseo, o **processo estiloide radial**. A extremidade distal côncava do rádio é sua **superfície articular do carpo** que se articula com a fileira proximal dos ossos do carpo. As diáfises do rádio e da ulna são conectadas ao longo de suas **bordas interósseas** por uma membrana interóssea.

Ossos carpais

Os ossos do carpo, ou punho, são uma coleção de oito ossos que se encaixam muito firmemente e conectam o antebraço à mão (Figura 2.12). Sua fileira proximal é formada (de lateral para medial) pelos ossos **escafoide**, **semilunar**, **piramidal** e **pisiforme**. O pisiforme "separa-se" de outros ossos da fileira proximal e repousa anteriormente no piramidal. A fileira distal (novamente, de lateral para medial) é formada pelos ossos **trapézio**, **trapezoide**, **capitato** e **hamato**. O hamato tem um processo muito alongado que se estende anteriormente, o **gancho do hamato**.

Ossos da mão e dos dedos

A mão propriamente dita (ver Figura 2.12) contém cinco **ossos do metacarpo** que formam o centro da palma. A **base** de cada osso metacarpal associa-se a um ou mais ossos carpais distais. Cada metacarpo tem um **corpo/diáfise** longo e uma **cabeça**, que aumenta ao se associar aos ossos dos dedos, as **falanges**. O polegar (primeiro dígito ou dedo) possui dois segmentos, formados por uma **falange proximal** e uma **falange distal**.

Os dedos (segundo ao quinto dedo) têm três segmentos: **falange proximal**, **falange média** e **falange distal**. Cada falange aparece como um metacarpo encolhido, com uma **base** proximal, **diáfise/corpo**, e **cabeça** distal. As falanges distais têm uma região alargada imediatamente proximal às suas cabeças, a **tuberosidade das falanges distais**.

Ossos da pelve e do membro inferior

Os cinco segmentos do membro inferior estendem-se das vértebras com um núcleo ósseo cercado pelos músculos, vasos, nervos e pele do próprio membro. A cintura pélvica (sacro e quadril) contribui tanto para a pelve quanto para o membro inferior. O sacro já foi descrito na seção sobre as vértebras. Os segmentos e seus ossos associados são o quadril (ossos pélvicos: ílio, ísquio, púbis), coxa (fêmur), perna (tíbia e fíbula), tornozelo (ossos do tarso) e pé (ossos metatarsais e falanges).

Ossos do quadril

Os ossos do quadril são ossos complexos, formados pela fusão de três ossos distintos: ílio, ísquio e púbis, que se conectam ao sacro, circundam os órgãos pélvicos e encontram-se anteriormente, formando um anel ósseo completo na pelve (Figura 2.13).

Ílio

O ílio é o maior dos três ossos do quadril e encontra a superfície auricular (em forma de orelha) do sacro em sua própria **superfície auricular**, formando uma articulação sinovial entre os dois. Imediatamente posterior a ela está a **tuberosidade ilíaca**, que desprende uma grande massa de tecido conjuntivo fibroso que ancora o ílio ao sacro. A **asa** do ílio estende-se lateralmente com superfícies internas e externas lisas, que dão origem a músculos proximais muito grandes dos membros. A superfície interna da asa é a **fossa ilíaca**, e a superfície externa é a **superfície glútea**. Separando as duas fossas há uma linha maciça e áspera de osso, a **crista ilíaca** – estendendo-se de posterior para anterior –, que ancora muitos músculos abdominais. A crista ilíaca termina anteriormente como **espinha ilíaca anterossuperior** e **espinha ilíaca anteroinferior** um pouco mais abaixo. Da mesma maneira, a crista ilíaca termina posteriormente como a **espinha ilíaca posterossuperior**, com uma **espinha ilíaca posteroinferior** menor imediatamente inferior a ela. Inferiormente à espinha ilíaca posteroinferior há um recuo grande, a **incisura isquiática maior**. Nessa área, o ílio transita para o ísquio.

Ísquio

Na extremidade inferior da incisura isquiática maior há uma extensão óssea muito cortante, a **espinha isquiática**. A porção de osso imediatamente inferior à espinha isquiática é outro recuo, a **incisura isquiática menor**. No final dessa incisura está a parte mais inferior do quadril, a maciça **tuberosidade isquiática**, que é um local de inserção muscular, bem como a parte do esqueleto que suporta nosso peso quando sentados. Muitas vezes é chamado de osso de "sentar" por treinadores, dançarinos e outros. Continuando anteriormente a partir da tuberosidade isquiática está uma haste de osso que conecta o ísquio e o púbis, o **ramo isquiático**.

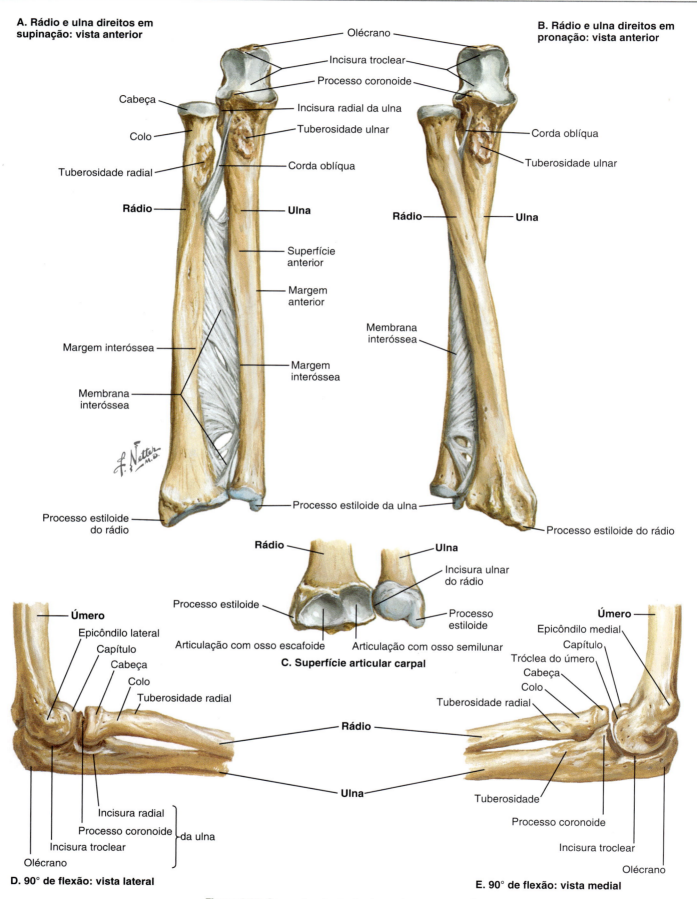

Figura 2.11 Ossos da articulação do antebraço e cotovelo.

Capítulo 2 Visão Global da Anatomia Esquelética   21

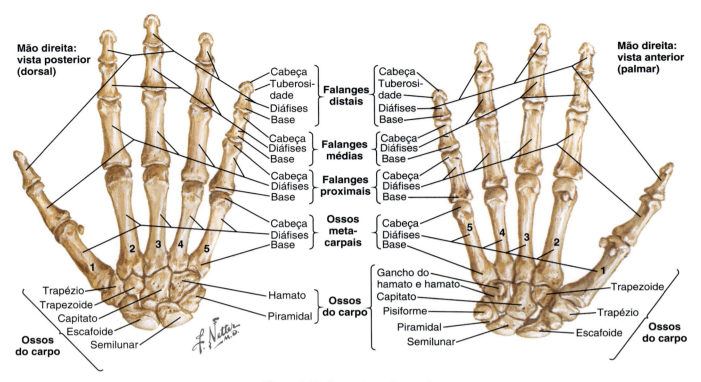

Figura 2.12 Ossos de punho e mão.

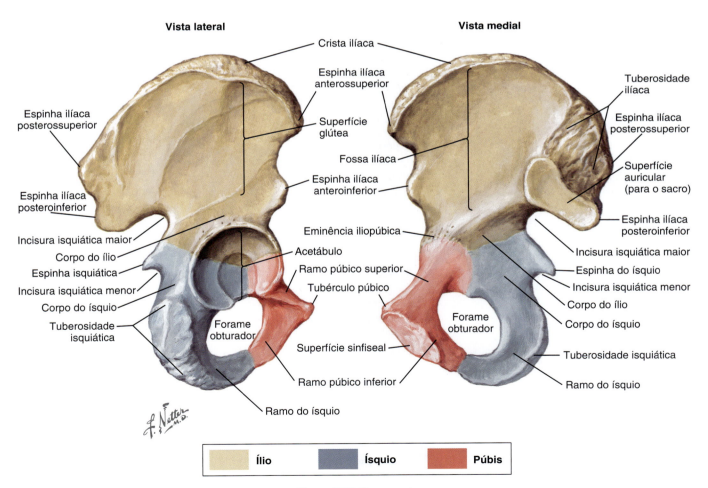

Figura 2.13 Osso coxal.

Púbis

O púbis é um osso em forma de V com uma perna do V formada pelo **ramo púbico inferior** e a outra pelo **ramo púbico superior**. Entre os dois ramos e o ísquio está o enorme e redondo **forame obturador**. O corpo do púbis está localizado onde os dois ramos convergem. Os corpos púbicos esquerdo e direito encontram-se nas suas **superfícies sinfisárias**. Na face superior do corpo púbico há uma saliência, o **tubérculo púbico**. O ramo púbico superior encontra o ílio na **eminência iliopúbica**, logo acima do acetábulo.

Acetábulo

O acetábulo não é um osso separado, mas uma depressão maciça no osso lateral do quadril no ponto onde todos os três ossos convergem. A depressão em si é adequadamente chamada de **fossa acetabular** e tem uma borda de osso circundante que lhe possibilita formar uma enorme enartrose com a cabeça do fêmur.

Fêmur

O fêmur é o maior osso do corpo (Figura 2.14). A **cabeça do fêmur** quase esférica articula-se com o acetábulo. Um **colo** estendido conecta a cabeça do fêmur a um grande nó de osso em sua extremidade superior, que é dominada por dois grandes processos: o **trocanter maior** estende-se superiormente, enquanto o **trocanter menor** projeta-se medial e um pouco posteriormente. O lado medial do trocanter maior tem uma depressão, a **fossa trocantérica**. Anteriormente, os dois trocanteres são conectados por uma **linha intertrocantérica**. Posteriormente, os trocanteres são conectados por uma grande **crista intertrocantérica**. Inferior à crista intertrocantérica está a **tuberosidade glútea** que se estende inferiormente abaixo da **diáfise posterior** do fêmur como uma linha de inserção óssea, a **linha áspera**, que tem um lábio medial e lateral.

A extremidade distal do fêmur termina em duas grandes superfícies articulares lisas, **côndilo medial** e **côndilo lateral**. Ambos os côndilos femorais estendem-se posteriormente e são separados pela **fossa intercondilar**. Anteriormente, os dois côndilos unem-se na **superfície patelar** lisa. Estendendo-se de cada côndilo femoral está uma crista óssea que se espraia superiormente ao longo da diáfise, o **epicôndilo lateral** e o **epicôndilo medial**, sendo que este último tem um **tubérculo adutor** proeminente que se projeta superiormente.

Patela

A patela (rótula, como foi conhecida antes) (Figura 2.15) tem uma **superfície articular** posterior que desliza ao longo da superfície patelar do fêmur. A **superfície anterior** é consideravelmente mais áspera do que sua superfície articular posterior, com uma **base** arredondada ao longo de seu aspecto superior e um **ápice** apontando para baixo.

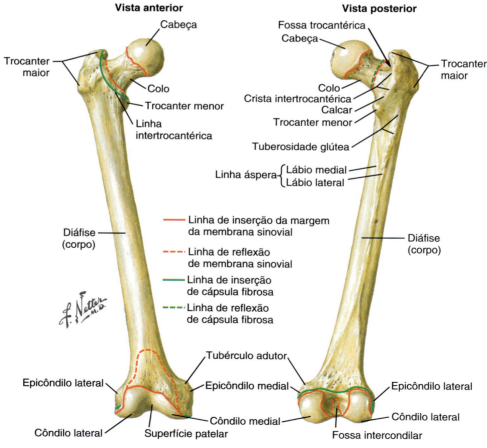

Figura 2.14 Osteologia do fêmur.

Capítulo 2   Visão Global da Anatomia Esquelética   23

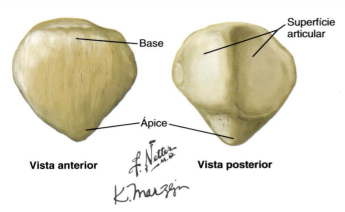

Figura 2.15 Osteologia de perna e joelho.

Tíbia

A tíbia (Figura 2.16) possui **superfícies articulares superiores** planas, largas e superiores a um **côndilo medial** e um **côndilo lateral**, que se articulam com os côndilos femorais medial e lateral. Os côndilos tibiais são separados uns dos outros por uma **eminência intercondilar**. Na tíbia proximal, o **tubérculo anterolateral** localiza-se inferiormente ao côndilo tibial lateral, e a **faceta articular fibular** está localizada logo abaixo dele. A **tuberosidade tibial** grande é observada na linha média anterior proximal da tíbia. Uma **linha soleal** pronunciada está presente na diáfise superior e posterior e marca um local de inserção do grande músculo sóleo. A **diáfise** continua inferiormente, terminando com uma **incisura fibular**, uma **superfície articular inferior** para o tálus e um processo ósseo proeminente no lado medial, o **maléolo medial**, com sua própria **faceta articular**.

Fíbula

A fíbula (ver Figura 2.16) é a companhia lateral e esguia da tíbia. Sua **cabeça** tem uma faceta **articular** que encontra a faceta articular fibular da tíbia. Um ligeiro **colo** conecta a cabeça ao **corpo/diáfise** da fíbula, que continua inferiormente até terminar como o **maléolo lateral**, com sua própria **faceta articular**. As diáfises do rádio e da ulna são conectadas ao longo de suas **bordas interósseas** por uma membrana interóssea. O maléolo lateral é preso à incisura fibular lateral da tíbia por tecido conjuntivo. O maléolo lateral une a superfície articular inferior da tíbia e o maléolo medial, circundando e articulando-se com o primeiro osso do tarso, o tálus.

Ossos do tarso

Os ossos do tarso, ou tornozelo, são uma coleção de sete ossos (tálus, calcâneo, navicular, cuboide, cuneiforme medial, cuneiforme intermediário e cuneiforme lateral) que conectam a perna ao resto do pé (Figura 2.17). O **tálus** tem várias superfícies articulares proeminentes. Em seu aspecto superior está

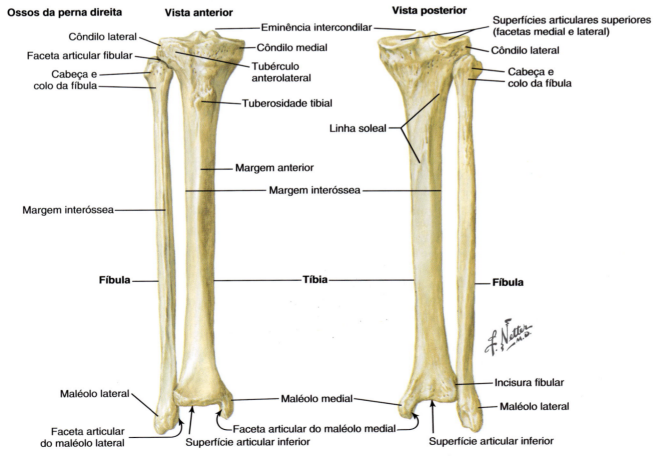

Figura 2.16 Tíbia e fíbula: osteologia de perna e joelho.

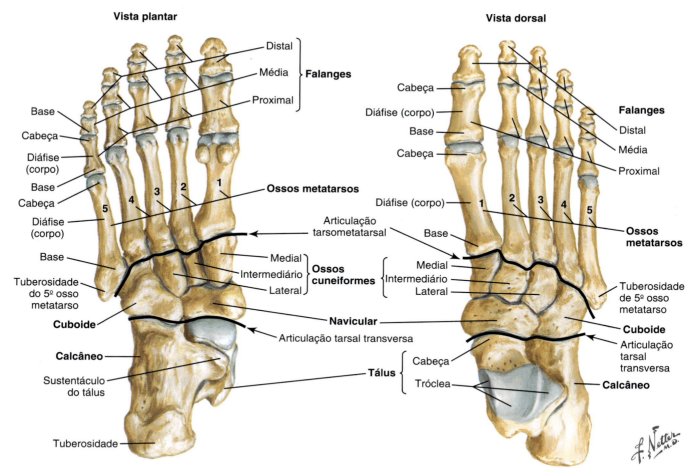

Figura 2.17 Ossos do pé.

a grande **tróclea do tálus** que se articula com a superfície articular inferior da tíbia e é encaixada em ambos os lados pelos maléolos medial e lateral. Anteriormente, articula-se com o osso navicular e inferiormente com o calcâneo. O **calcâneo** (osso do calcanhar) é o maior osso do tarso. Sua face posterior é dominada pela **tuberosidade do calcâneo**. Anteriormente, articula-se com o tálus e os ossos cuboides. Medialmente, tem uma prateleira de osso, o **sustentáculo do tálus**, que suporta e estabiliza o tálus. O osso **navicular** tem uma superfície articular ampla e côncava onde interage com o tálus. Em seu lado oposto, anterior, tem uma superfície articular convexa para os ossos **cuneiforme medial**, **cuneiforme intermediário** e **cuneiforme lateral**. As faces anteriores dos ossos cuneiformes têm superfícies articulares para o primeiro até o terceiro metatarso. O **osso cuboide** está localizado lateralmente aos ossos navicular e cuneiforme lateral e tem uma **superfície articular para o calcâneo** em forma de sela em sua face posterior. A superfície anterior do osso cuboide tem superfícies articulares para o quarto e o quinto metatarso.

Ossos do pé e dos dedos

Os ossos do pé (ver Figura 2.17) são dispostos de forma semelhante aos ossos da mão, com cinco longos **ossos metatarsais** formando seu núcleo. A **base** de cada osso metatarso associa-se aos ossos cuboide ou cuneiforme. Há uma **tuberosidade do quinto osso metatarso** proeminente em sua base lateral. Cada metatarso tem um **corpo/diáfise** longo e uma **cabeça** que aumenta quando se associa aos ossos dos dedos dos pés, as **falanges**. O polegar ou **hálux** (primeiro dígito) tem dois segmentos, formados por uma **falange proximal** e uma **falange distal**. Os dedos (segundo ao quinto dedo) têm três segmentos: **falange proximal**, **falange média** e **falange distal**. Cada falange tem uma base, **diáfise/corpo** e **cabeça** distal.

Articulações maiores e ligamentos estabilizadores

Discutiremos como os ossos interagem, os movimentos que são permitidos por suas articulações e as principais estruturas de tecido conjuntivo que os protegem. As articulações sinoviais (Figura 2.18) possibilitam movimentos suaves entre os ossos adjacentes. Eles são cercados por uma **camada fibrosa** externa e uma **camada sinovial** interna, que secreta o **líquido sinovial** lubrificante. As superfícies dos ossos dentro da cápsula são tipicamente cobertas por **cartilagem articular**. Revisitaremos as articulações e os ligamentos com mais detalhes nos capítulos sobre costas, membros superiores, membros inferiores e tronco.

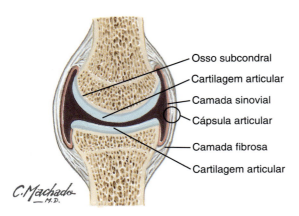

Figura 2.18 Articulação sinovial.

Articulações e ligamentos da cabeça e vértebras cervicais superiores

Existem muitos ossos no crânio que são conectados por tecido conjuntivo dentro das suturas. A única articulação sinovial verdadeira do crânio é a **articulação temporomandibular**, que possibilita a articulação do processo condilar da mandíbula com a fossa mandibular do osso temporal (Figura 2.19). Em vida, os dois ossos são separados por um **disco articular** feito de fibrocartilagem resistente e cercado pela **cápsula da articulação temporomandibular**. A cápsula e o disco possibilitam que a mandíbula abra e feche em um movimento de dobradiça, mas quando a boca é bem aberta, o processo condilar da mandíbula desliza anteriormente para fora da fossa através do tubérculo **articular** do osso temporal. Quando a boca é fechada, o côndilo retorna à posição posterior.

A face inferior do osso occipital tem dois côndilos occipitais que flanqueiam o forame magno. Esses côndilos são biconvexos e situam-se principalmente na orientação anteroposterior. Cada côndilo occipital encontra as facetas articulares superiores bicôncavas do atlas (C1) para formar a **articulação e a cápsula atlanto-occipital**. Tais articulações possibilitam principalmente a flexão e a extensão da cabeça. A fim de testar esse movimento, acene com a cabeça que "sim" para indicar sua compreensão. Existe uma **membrana atlanto-occipital posterior** conectando o arco posterior do atlas ao osso occipital, imediatamente posterior ao forame magno. Uma **membrana atlanto-occipital anterior** menor conecta o arco anterior do atlas ao osso occipital.

A **articulação atlantoaxial** é composta por três articulações separadas (Figura 2.20). As articulações atlantoaxiais laterais esquerda e direita são formadas pelas facetas superiores do áxis (C2) ao encontrarem as facetas inferiores do atlas (C1). O processo odontoide do áxis estende-se superiormente de seu corpo vertebral e forma uma **articulação atlantoaxial mediana** com a **faceta para o processo odontoide** na face posterior do arco anterior do atlas. Isso possibilita uma grande rotação, usando o processo odontoide como ponto de articulação, como quando você balança a cabeça que "não". O processo odontoide é preso ao atlas e ao osso occipital por vários ligamentos que possibilitam o movimento da vértebra cervical superior, mas previnem o deslocamento posterior do processo odontoide. Estes serão discutidos em detalhes no Capítulo 9.

Articulações e ligamentos das costas

As articulações facetárias das vértebras de C1 a S1 compartilham várias características. A faceta articular no processo articular inferior de uma vértebra encontra a faceta articular no processo articular superior da vértebra que é imediatamente inferior a ela. Repita esse trava-língua até ficar claro. A interação de uma faceta inferior e superior é chamada de **articulação facetária** vertebral (também conhecida como articulação zigapofisária) e é cercada por uma cápsula articular fibrosa.

As faces anteriores dos corpos vertebrais do áxis (C2) ao sacro, incluindo seus **discos intervertebrais**, estão conectadas por um forte **ligamento longitudinal anterior**, que limita a extensão das vértebras. Existe um **ligamento longitudinal posterior** correspondente na face posterior dos corpos vertebrais, que se estende do áxis ao sacro, incluindo também os discos intervertebrais (Figuras 2.20 e 2.21). A **membrana tectorial** continua

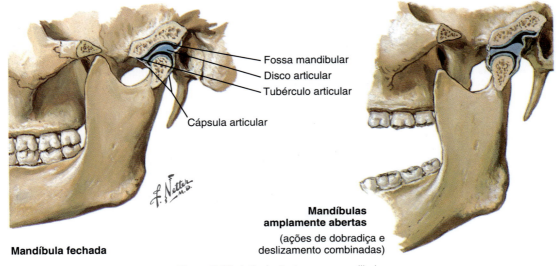

Figura 2.19 Articulação temporomandibular.

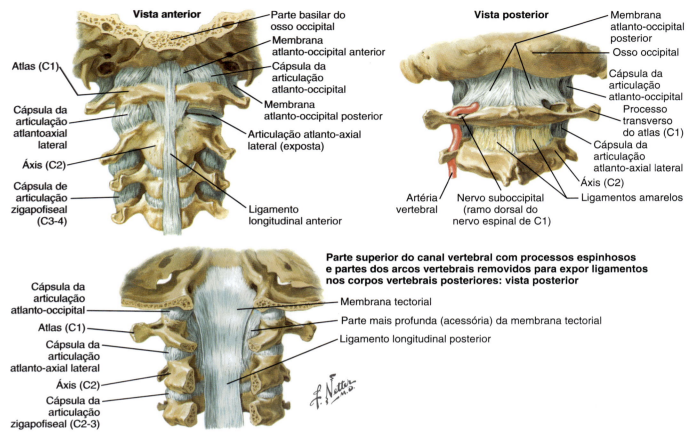

Figura 2.20 Ligamentos craniocervicais externos.

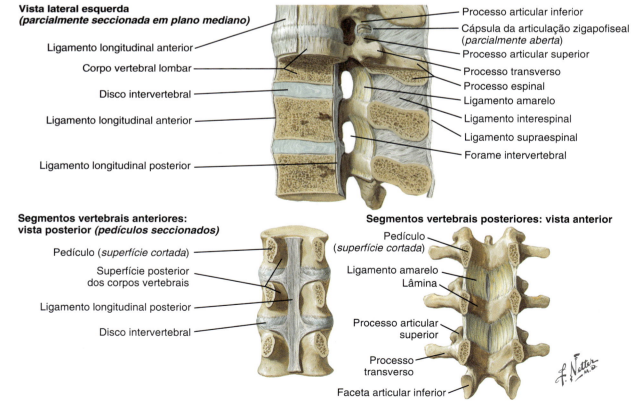

Figura 2.21 Ligamentos vertebrais: ligamentos da região lombar da coluna espinal.

superiormente a partir do ligamento longitudinal posterior e cobre os ligamentos do processo odontoide antes de se inserir no interior do osso occipital, anterior ao forame magno.

Cada arco vertebral está conectado à vértebra vizinha por um **ligamento amarelo** que possibilita a flexão enquanto mantém os arcos vertebrais conectados. Os processos transversos adjacentes são conectados por **ligamentos intertransversários** que limitam a flexão lateral. De maneira semelhante, processos espinhosos adjacentes são conectados por **ligamentos interespinhosos** que limitam a flexão. Mais posteriormente há um longo **ligamento supraespinhoso** que conecta a ponta de cada processo espinhoso e limita significativamente a flexão. Na região cervical, forma um **ligamento nucal** largo em forma de leque (Figura 2.20) que conecta os processos espinhosos das vértebras cervicais e serve como local de fixação muscular para os músculos da região posterior do pescoço. As fibras do ligamento nucal são elásticas, possibilitando maior grau de flexão do que o tipicamente presente nas regiões torácica e lombar.

As vértebras cervicais inferiores são capazes de se flexionarem e estenderem, embora a extensão seja limitada pelo contato dos processos espinhosos adjacentes. A flexão é significativa, mas subsequentemente limitada pela tensão no ligamento nucal e nos músculos cervicais. Embora geralmente a rotação da cabeça ocorra na articulação atlantoaxial, certa quantidade de rotação e flexão lateral (inclinação lateral) ocorre na região cervical inferior. Na região torácica, a flexão é permitida, mas limitada pela tensão do ligamento supraespinhoso, enquanto a extensão é gravemente limitada pelos processos espinhosos das vértebras torácicas direcionados inferiormente. As costelas restringem os movimentos das vértebras torácicas, possibilitando apenas um pequeno grau de flexão lateral e rotação. As vértebras lombares são capazes de flexionar e estender facilmente, mas são mais limitadas em flexão lateral e rotação.

Articulações e ligamentos do tórax

Cada vértebra torácica articula-se com uma ou duas costelas (Figura 2.22) na **articulação da cabeça da costela**. A cabeça de cada costela é coberta por um **ligamento radiado da cabeça da costela** que se estende do colo costal aos corpos vertebrais na faceta costal, ou articulações semifacetárias. Ele mantém a cabeça da costela no lugar e possibilita um pouco de "balanço" superior e inferior. As costelas também se articulam com o lado anterior dos processos transversos de cada vértebra torácica em um ponto chamado de **faceta costal transversa**. Vários **ligamentos costotransversais** conectam o colo e o tubérculo da costela aos processos transversos das vértebras torácicas próximas. Esses ligamentos estabilizam as costelas e evitam movimentos grosseiros, mas permitem que as costelas girem para uma posição elevada e deprimida durante a inspiração e a expiração, respectivamente. Como o corpo da costela se estende bastante anteriormente, uma pequena quantidade de movimento posterior na cabeça costal pode se traduzir em grandes movimentos anteriores.

Anteriormente, o corpo de cada costela desprende uma continuação cartilaginosa, as **cartilagens costais** (Figura 2.23). As primeiras cartilagens costais esquerda e direita fixam-se na face lateral do manúbrio. As segundas cartilagens costais fixam-se no ponto onde o manúbrio e o corpo esternal se articulam. As cartilagens costais das costelas "verdadeiras" 3 a 7 fixam-se ao longo do corpo esternal e são ancoradas pelos **ligamentos esternocostais irradiados**. As cartilagens costais das costelas "falsas" restantes, 8 a 10, inserem-se na cartilagem costal de seu vizinho superior. As cartilagens costais das costelas "flutuantes" 11 e 12 não encontram o esterno ou outras cartilagens costais.

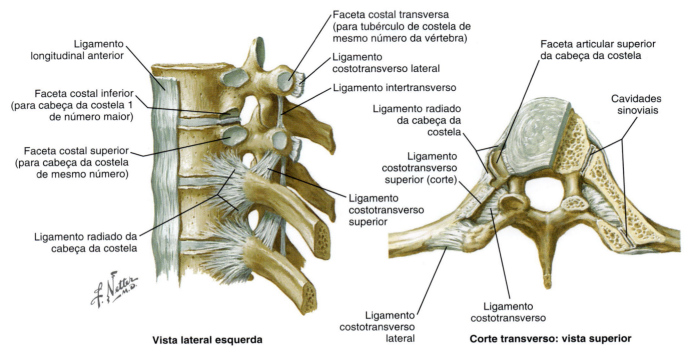

Figura 2.22 Articulações da coluna torácica.

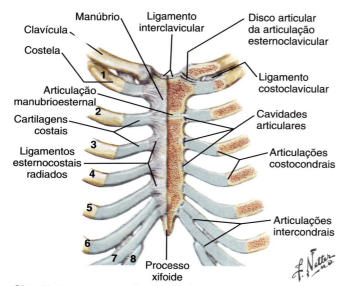

Obs.: No lado esquerdo da caixa torácica, o esterno e as costelas proximais foram raspados para baixo, e os ligamentos foram removidos para mostrar a medula óssea e as cavidades articulares.

Figura 2.23 Costelas e articulações esternocostais: vista anterior.

Articulações e ligamentos do membro superior

Articulação esternoclavicular

A **articulação esternoclavicular** é a única ligação direta de osso a osso que o membro superior tem com o tronco (ver Figura 2.23). A incisura clavicular do manúbrio forma uma depressão na qual fica a extremidade esternal da clavícula. Como as superfícies desses ossos não se encaixam, há um **disco articular** presente entre os dois ossos que possibilita sua interação. O disco articular está conectado à cápsula articular, que é reforçada por ligamentos capsulares em seus lados anterior, posterior e superior. Imediatamente lateral à articulação esternoclavicular há um **ligamento costoclavicular** resistente que conecta o lado inferior da clavícula à primeira costela. A presença proximal do disco articular permite que a clavícula distal se mova anteriormente, posteriormente, superiormente ou inferiormente, com um pouco de rotação (Boxe Biomecânica 2.1).

Articulação acromioclavicular

A **articulação acromioclavicular** (Figura 2.24) é formada pela extremidade distal e acromial da clavícula e pelo acrômio da escápula. É envolvido por uma cápsula acromioclavicular muito forte e apertada, reforçada por um forte ligamento acromioclavicular. É quase imóvel e serve para manter os dois ossos firmemente conectados. Muitas vezes há fibrocartilagem entre os ossos, mas nem sempre um disco completo. O lado inferior da clavícula distal é preso ao aspecto superior do processo coracoide da escápula por dois **ligamentos coracoclaviculares** (Boxe Correlação Clínica 2.1). Embora esses dois ligamentos, trapezoide e conoide, sejam distintos, eles são muito próximos, têm funções semelhantes e tendem a ser lesionados simultaneamente. Um **ligamento coracoacromial** amplo e surpreendentemente forte conecta o acrômio à face lateral do processo coracoide. Como tanto o acrômio quanto o processo coracoide fazem parte da escápula, a lesão desse ligamento é rara. Imediatamente medial ao processo coracoide está a incisura supraescapular, que é coberta por um **ligamento escapular transverso superior** pequeno, porém forte.

> **Biomecânica 2.1** Movimento clavicular e o ombro
>
> Coloque o polegar de uma mão na extremidade esternal da clavícula no lado oposto do seu corpo. Deixando-o ali, coloque outro dedo no acrômio. Agora mova seu ombro nas direções superior, inferior, anterior e posterior enquanto palpa e observa os movimentos que ocorrem na extremidade esternal da clavícula. Mova seu braço para cima e para baixo para sentir a rotação que ocorre com pequenos movimentos na extremidade esternal, tornando-se mais expansiva na extremidade acromial.

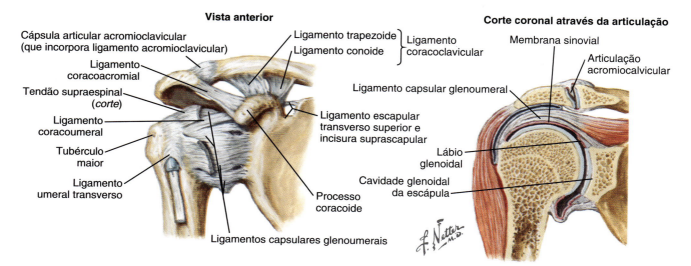

Figura 2.24 Articulações e ligamentos do ombro.

> **Correlação clínica 2.1** Separação do ombro
>
> Danos à **articulação acromioclavicular** e ligamento, potencialmente envolvendo também os **ligamentos coracoclaviculares**, são chamados de **separação do ombro**. Isso ocorre quando se aplica pressão para baixo na lateral do ombro, deprimindo o acrômio. Em uma separação do ombro de grau I, a cápsula acromioclavicular é danificada, mas não rompida. Uma separação de grau II ocorre quando a cápsula acromioclavicular é completamente rompida; os ligamentos coracoclaviculares podem ser distendidos, mas mantêm a clavícula presa à escápula. Força adicional para baixo pode causar uma separação de grau III, que causa ruptura completa dos ligamentos acromioclavicular e coracoclavicular. O ombro, agora desprendido da clavícula, cairá, enquanto os músculos trapézio e esternocleidomastoideo elevarão a clavícula distal, criando uma saliência na lateral do pescoço.
>
>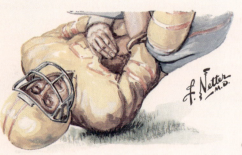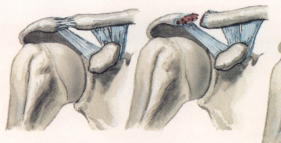
>
> Lesão da articulação acromioclavicular, geralmente causada por queda na ponta do ombro, deprimindo o acrômio (separação do ombro)
>
> Grau I. Ligamentos acromioclaviculares distendidos, mas não rompidos; ligamentos coracoclaviculares íntegros
>
> Grau II. Ligamentos acromioclaviculares rompidos e articulações separadas; ligamentos coracoclaviculares íntegros
>
> Grau III. Ligamentos coracoclaviculares e acromioclaviculares rompidos, com separação ampla da articulação
>
> **Figura CC2.1** Lesões da articulação acromioclavicular.

Articulação escapulotorácica

A **articulação escapulotorácica** é uma articulação muito incomum. Não é uma articulação sinovial e não possui cápsula. Em vez disso, denota a interação entre o aspecto anterior da escápula (que em vida é coberto por músculos e fáscia) e a caixa torácica lateral. Essa interação permite os movimentos da escápula (elevação, depressão, protração, retração, rotação superior, rotação inferior) enquanto ela desliza.

Articulação glenoumeral

Como vimos, existem várias articulações em volta do ombro, mas quando as pessoas falam casualmente sobre a "articulação do ombro", elas tipicamente estão se referindo à articulação **glenoumeral** (ver Figura 2.24), onde a cabeça do úmero se articula com a cavidade glenoide. Pelo fato de essa fossa ser tão rasa, tal articulação é tremendamente móvel. Ela pode se flexionar e estender, abduzir e aduzir e girar interna e externamente. Ela também pode circunduzir, mexendo-se por meio de vários movimentos simultaneamente. À medida que se aproxima dos limites de abdução, flexão e extensão, a própria escápula move-se, mudando o ângulo da articulação glenoumeral. Essa mobilidade vem à custa da estabilidade (Boxe Correlação Clínica 2.2). Para aprofundar a articulação e fornecer um pouco mais de área de superfície, há um anel de fibrocartilagem ao redor da parte externa da fossa glenoide chamada de **lábio glenoidal** (Boxe Correlação Clínica 2.3). A cápsula articular glenoumeral circunda a articulação e possui ligamentos

> **Correlação clínica 2.2** Luxação do ombro
>
> Quando o **cabeça do úmero** é deslocada da **fossa glenoide** ocorre uma **luxação do ombro**. Dependendo da natureza da luxação, a cabeça do úmero pode repousar posteriormente, inferiormente ou anteriormente. Anteriormente, pode vir a repousar inferiormente ao processo coracoide, à cavidade glenoide ou à clavícula.
>
>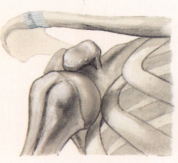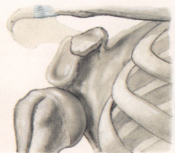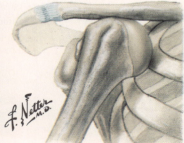
>
> **Luxação subcoracoide**   **Luxação subglenoide**   **Luxação subclavicular**
>
> **Figura CC2.2** Luxação anterior da articulação glenoumeral.

> **Correlação clínica 2.3** Lacerações Labrais
>
> O **lábio glenoidal** pode ser danificado pelo movimento excessivo da cabeça do úmero, artrite ou trauma. A **fibrocartilagem** cicatriza-se lentamente, e os danos ao labrum geralmente resultam em dor, clique e "agarramento" da articulação conforme o braço se move.

intracapsulares fortes que não são visíveis de fora, mas são mais distintos de dentro da articulação. A cápsula e os músculos sobrejacentes mantêm a cabeça do úmero assentada na fossa glenoide para evitar o deslocamento. Por perto, o **ligamento transverso do úmero** forma uma ponte entre o tubérculo maior e o tubérculo menor no úmero proximal.

Articulação do cotovelo

A **articulação do cotovelo** é muitas vezes tratada como uma única articulação que permite principalmente flexão e extensão. No entanto, é mais adequadamente tratada como uma combinação de três articulações distintas: as articulações umeroulnar, umeroradial e radioulnar proximal (Figura 2.25).

A **articulação umeroulnar** ocorre entre a tróclea do úmero e a incisura troclear da ulna. Essa articulação permite grande flexão e extensão. A flexão é limitada pelo processo coronoide que atinge a fossa coronoide do úmero distal. Da mesma maneira, a extensão é limitada pelo processo do olécrano, que atinge a fossa do olécrano do úmero. O lado medial da ulna está conectado ao lado medial e distal do úmero por um ligamento forte em forma de leque, o **ligamento colateral ulnar** (também conhecido como ligamento colateral medial do cotovelo).

A **articulação umerorradial** ocorre entre o capítulo do úmero e a faceta articular da cabeça do rádio. A cabeça do rádio gira em torno do capítulo, fazendo com que o antebraço e a mão fiquem em supinação (palma voltada para cima) ou pronação (palma voltada para baixo). Um **ligamento colateral radial** (também conhecido como ligamento colateral lateral do cotovelo) conecta o ligamento anular ao aspecto distal e lateral do úmero (Boxe Correlação Clínica 2.4).

Um **ligamento anular** circular envolve a cabeça e o colo do rádio. Isso mantém a cabeça radial no lugar durante a pronação e supinação. Medialmente, o ligamento anular conecta-se a ambos os lados da incisura radial da ulna e, na lateral, está conectado ao ligamento colateral radial. Isso mantém a cabeça do rádio em contato próximo com a incisura radial da ulna, formando a **articulação radioulnar proximal**, que também permite pronação e supinação.

A **membrana interóssea** não é uma articulação em si, mas é uma coleção de fibras de tecido conjuntivo que prendem a diáfise da ulna à diáfise do rádio. Permite pronação e supinação, mas mantém os dois ossos conectados mesmo quando um ou ambos estão fraturados.

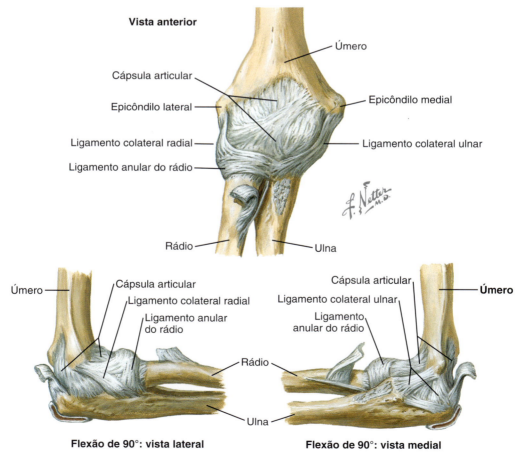

Figura 2.25 Ligamentos do cotovelo.

Capítulo 2 Visão Global da Anatomia Esquelética

> **Correlação clínica 2.4** Cotovelo de babá
>
> A **cabeça radial** de crianças é muito pouco maior que o **colo radial**. Por isso, uma tração de subida da mão ou antebraço pode **deslocar a cabeça radial do ligamento anular**. Isso causa dor imediata e proteção do cotovelo afetado.
>
>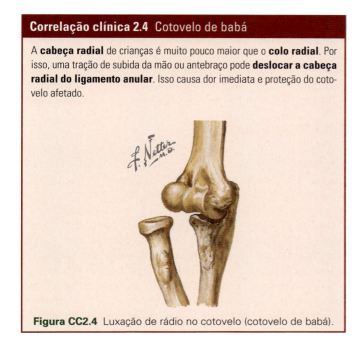
>
> **Figura CC2.4** Luxação de rádio no cotovelo (cotovelo de babá).

carpo, e cada osso do carpo articula-se com seus vizinhos. Existem muitos pequenos ligamentos conectando esses ossos (Boxe Correlação Clínica 2.5). Para simplificar essa situação, dividiremos o punho nas seguintes articulações: radioulnar distal, radiocarpal, mediocarpal e carpometacarpal. Examinaremos apenas alguns ligamentos.

A **articulação radioulnar distal** é formada pela cabeça da ulna, a incisura ulnar do rádio e o **disco articular** do punho; permite pronação e supinação. O rádio gira em torno da cabeça da ulna, com o processo estiloide da ulna servindo como eixo de rotação.

O disco articular forma uma capa de fibrocartilagem sobre a cabeça da ulna, que é contínua com a superfície articular carpal do rádio; essa superfície articular é côncava e forma o lado proximal da **articulação radiocarpal**. O escafoide, semilunar e piramidal formam a superfície distal e convexa da articulação. O pisiforme não contribui para a articulação radiocarpal. A articulação radiocarpal tem grande grau de liberdade, porque os ossos que a formam são côncavos/convexos em dois planos. Isso possibilita que o punho se flexione e estenda (melhor na flexão), bem como abduza e aduza, o que é mencionado como desvio radial e ulnar (melhor no desvio ulnar).

A **articulação mediocarpal** é o conjunto de articulações da fileira proximal dos ossos do carpo com a fileira distal. Sua superfície articular complexa não possibilita tanto movimento quanto a articulação radiocarpal, mas possibilita certa flexão/extensão (melhor em extensão) e desvio ulnar/radial (melhor em desvio radial).

Articulação do punho

Assim como o cotovelo, o punho é uma articulação complexa, formada por várias articulações menores (Figura 2.26). O rádio distal e a ulna interagem com a fileira proximal de ossos do

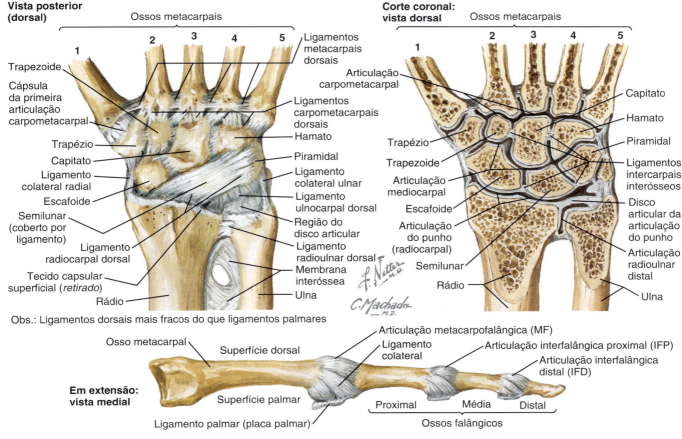

Figura 2.26 Articulações e ligamentos.

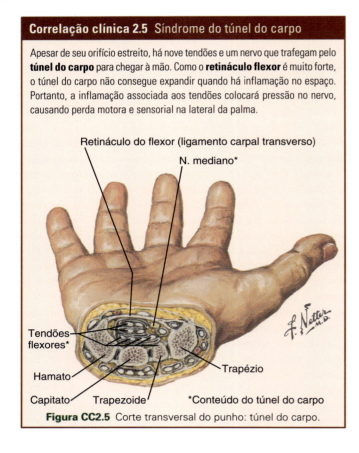

Correlação clínica 2.5 Síndrome do túnel do carpo

Apesar de seu orifício estreito, há nove tendões e um nervo que trafegam pelo **túnel do carpo** para chegar à mão. Como o **retináculo flexor** é muito forte, o túnel do carpo não consegue expandir quando há inflamação no espaço. Portanto, a inflamação associada aos tendões colocará pressão no nervo, causando perda motora e sensorial na lateral da palma.

Figura CC2.5 Corte transversal do punho: túnel do carpo.

Tanto para a articulação radiocarpal quanto intercarpal, a flexão/extensão é limitada pela tensão muscular, bem como por alguns ligamentos em ambos os lados do punho, os **ligamentos radiocarpal dorsal, ulnocarpal dorsal, radiocarpal palmar** e **ulnocarpal palmar**. Muitos outros ligamentos conectam os ossos do carpo e do metacarpo entre si, mas não serão discutidos aqui. O desvio radial/ulnar é significativamente limitado pelos ligamentos colaterais de cada lado. O **ligamento colateral radial** do punho conecta o processo estiloide radial à escafoide, trapézio e primeiro metacarpo, enquanto o **ligamento colateral ulnar** liga o processo estiloide ulnar ao piramidal e ao pisiforme.

As **articulações carpometacarpais** são as articulações que existem entre a fileira distal dos ossos do carpo e as bases dos metacarpais 1 a 5. A articulação envolvendo o primeiro metacarpo e o polegar é muitas vezes tratada separadamente, pois possui várias características exclusivas. O primeiro metacarpo articula-se apenas com o trapézio por meio de uma superfície em forma de sela que possibilita flexão/extensão e adução/abdução. Uma combinação de abdução, flexão e adução do polegar cria um movimento que coloca o polegar em contato com os outros dedos, chamado de oposição.

As bases dos metacarpos 2 a 5 articulam-se cada uma com a fileira distal dos ossos do carpo e seus metacarpos vizinhos. As articulações carpometacarpais possibilitam pequeno grau de flexão/extensão (com tendência para a flexão) para que os objetos possam ser "contidos" na palma da mão. A abdução dos metacarpos 2 a 5 é impedida pelo **ligamento metacarpal transverso profundo**, que conecta suas cabeças. Os ligamentos metacarpais palmar e dorsal e os ligamentos carpometacarpais estabilizam essas articulações. Como um todo, os ossos do carpo e metacarpo são côncavos no lado palmar. Isso é reforçado pelo **retináculo flexor**, uma faixa muito forte de tecido conjuntivo que conecta o trapézio aos ossos pisiforme e hamato mais medialmente, o que forma um "teto" sobre o espaço, o **túnel do carpo**.

Articulações dos dedos

Os dedos 2 a 5 têm articulações metacarpofalângicas (MCF), interfalângicas proximais (IPF) e interfalângicas distais (IFD) que possibilitam o movimento deles (ver Figura 2.26). O dígito 1, o polegar ou pólux tem uma articulação MCF, mas apenas uma articulação interfalângica porque não possui falange média.

Nas articulações MCF, a cabeça de cada metacarpo é arredondada e se encaixa em uma depressão rasa na base de cada falange proximal. Existem **ligamentos colaterais mediais** e **colaterais laterais** em cada lado da MCF. Esses ligamentos possibilitam flexão e extensão significativas. Os ligamentos colaterais da articulação MCF são tensos em flexão e frouxos em extensão. Isso possibilita a adução/abdução dos dedos quando a MCF é estendida, mas não quando flexionada. Por último, existem **ligamentos palmares** (placas palmares) que estabilizam o lado palmar da MCF. Eles limitam a extensão da MCF e se conectam ao ligamento metacarpal transverso profundo.

As **articulações** IPF e IFD são muito semelhantes à MCF, com **ligamentos colateral medial, colateral lateral** e **palmar** limitando abdução, adução e extensão. Uma diferença é que os ligamentos colaterais da IPF e da IFD são tensos tanto em flexão quanto em extensão, de modo que nenhuma abdução ou adução seja possível nessas articulações a menos por resultado de trauma (Boxe Correlação Clínica 2.6).

Articulações e ligamentos da pelve e do membro inferior

Articulação sacroilíaca

A articulação da superfície auricular (em forma de orelha) do sacro com a superfície auricular do ílio forma a **articulação sacroilíaca** sinovial. Como essa articulação precisa acomodar as forças transferidas entre cada membro inferior para o resto do corpo, ela precisa ser muito estável. A articulação sinovial é reforçada por ligamentos fortes (Figura 2.27). Os **ligamentos sacroilíacos posteriores** preenchem o espaço profundo entre o ílio e a face posterior do sacro. O **ligamento sacroilíaco anterior** conecta a crista ilíaca à asa do sacro e forma a borda anterior da articulação sacroilíaca sinovial. É suplementado por ligamentos que se estendem dos processos transversos de L4 e L5 até a crista ilíaca, os **ligamentos iliolombares**.

Correlação clínica 2.6 Danos aos ligamentos palmares

A **hiperextensão** do metacarpofalângico, interfalângico proximal ou interfalângico distal pode lacerar as fibras dos ligamentos palmares. Se o dígito não for mantido em posição estendida logo em seguida, esses ligamentos podem cicatrizar em estado contraído, deixando a articulação acometida permanentemente flexionada em algum grau.

Capítulo 2 Visão Global da Anatomia Esquelética   33

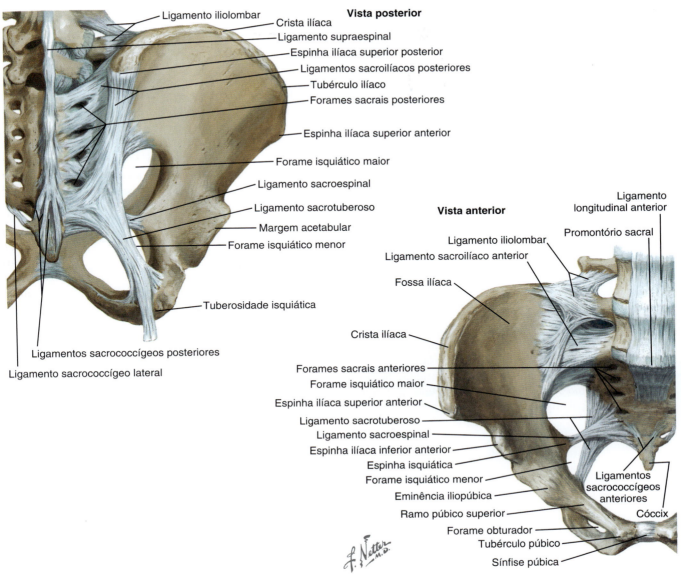

Figura 2.27 Ossos e ligamentos da pelve.

O sacro é ainda estabilizado por dois fortes ligamentos que passam entre ele e o ísquio. O **ligamento sacrotuberal** continua inferiormente a partir do ligamento sacroilíaco posterior e prende o sacro lateral à tuberosidade isquiática. O **ligamento sacroespinhoso** próximo conecta o sacro anterolateral à espinha isquiática. Além da estabilização, esses ligamentos formam dois forames que não são visíveis ao examinar ossos secos. Eles envolvem as incisuras isquiáticas maior e menor, criando o **forame isquiático maior** e o **forame isquiático menor**, que possibilitam a músculos, nervos e vasos deixar a pelve e alcançar o membro inferior. Por último, os **ligamentos sacrococcígeos anterior**, **lateral** e **posterior** mantêm o cóccix ligado ao ápice do sacro.

Articulação do quadril

A **articulação coxofemoral** (Figura 2.28) é comumente conhecida como articulação do quadril, mas pode ser confundida com a articulação sacroilíaca próxima quando as pessoas descrevem dor na região. É formada pela articulação da cabeça do fêmur com o acetábulo. Um firme **labrum acetabular** feito de fibrocartilagem aprofunda a cavidade na qual a cabeça do fêmur se assenta, possibilitando que essa enartrose se flexione/estenda, abduza/aduza e gire interna/externamente sem se deslocar. O labrum acetabular é descontínuo ao longo de sua borda inferior, mas é coberto pelo **ligamento acetabular transverso**. Juntamente com o labrum, a cápsula que envolve a articulação é um dos principais fatores que limitam seu movimento. Possui fortes ligamentos intracapsulares que não são visíveis de fora, mas são mais distintos de dentro da articulação. Um **ligamento redondo do fêmur** pequeno conecta uma fóvea rasa na cabeça do fêmur à incisura acetabular.

Próximo, encontra-se a **membrana obturadora** ligamentar que cobre o forame obturador.

Articulação do joelho

A articulação do joelho (Figura 2.29) consiste nas articulações **patelofemoral** e **tibiofemoral**. A superfície articular da patela

Netter | Sistema Musculoesquelético Integrado

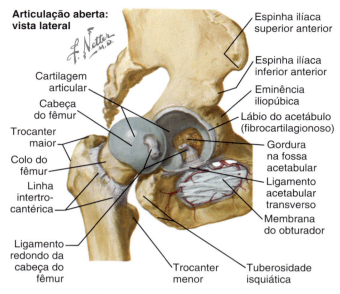

Figura 2.28 Articulação do quadril.

A **articulação tibiofemoral** possibilita grau alto de flexão e extensão. Isso ocorre quando os côndilos femorais medial e lateral deslizam pelas superfícies articulares medial e lateral dos côndilos tibiais. Como as superfícies articulares da tíbia são planas, essa articulação tende a ser instável e requer suporte considerável das estruturas do tecido conjuntivo. O **menisco medial** e o **menisco lateral** são discos de fibrocartilagem que aprofundam ligeiramente as articulações entre o fêmur e a tíbia.

Entre os meniscos medial e lateral e de cada lado da eminência intercondilar da tíbia estão dois ligamentos que conectam a tíbia e o fêmur. O **ligamento cruzado anterior** origina-se anteriormente na tíbia e se insere mais posteriormente na fossa intercondilar do fêmur. Da mesma maneira, o **ligamento cruzado posterior** origina-se imediatamente posterior à eminência intercondilar da tíbia e se insere mais anteriormente na fossa intercondilar do fêmur. Esses ligamentos impedem que a tíbia deslize anterior ou posteriormente em relação ao fêmur.

Um espessamento muito forte da cápsula do joelho forma um ligamento intracapsular em seu lado medial que conecta a tíbia medial e o fêmur. Esse é o **ligamento colateral tibial (medial)** do joelho que também se conecta ao menisco medial. Um **ligamento colateral fibular (lateral)** do joelho conecta a cabeça da fíbula ao fêmur lateral distal. Não faz parte da cápsula articular do joelho e não se conecta ao menisco lateral (Boxe Correlação Clínica 2.7).

fica dentro da adequadamente denominada superfície patelar do fêmur. Os dois côndilos femorais de cada lado mantêm a patela "no caminho certo" enquanto desliza durante a flexão e a extensão do joelho. A patela está ligada diretamente à tuberosidade da tíbia pelo **ligamento patelar**.

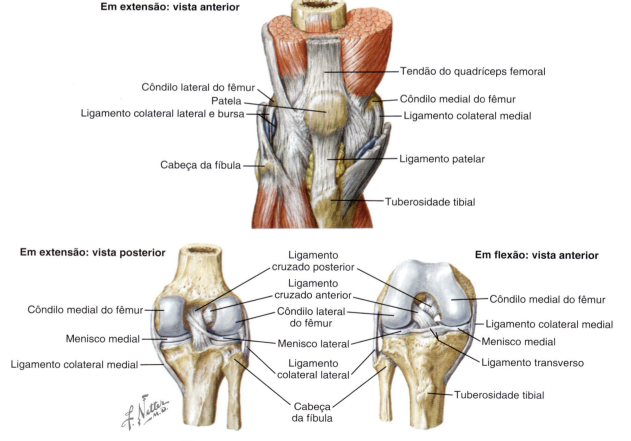

Figura 2.29 Perna: articulação e ligamentos do joelho.

Capítulo 2 Visão Global da Anatomia Esquelética

> **Correlação clínica 2.7** Dano às estruturas de tecido conjuntivo do joelho
>
> Os ligamentos são relativamente inelásticos. Devido às forças poderosas que o joelho encontra e seu alto grau de mobilidade, danos ao menisco ou ligamentos próximos são comuns. Se a perna for defletida lateralmente, o **ligamento colateral (medial) tibial** será distendido e possivelmente rompido. Da mesma maneira, a deflexão medial estressa o **ligamento colateral fibular (lateral)**. Uma deflexão e rotação lateral ou medial continuada pode fazer com que o fêmur e a tíbia formem uma pinça e lesionem o menisco. Rotação, deflexão ou translação anterior/posterior da tíbia também podem lesionar o **ligamento cruzado anterior** ou o **ligamento cruzado posterior**.
>
>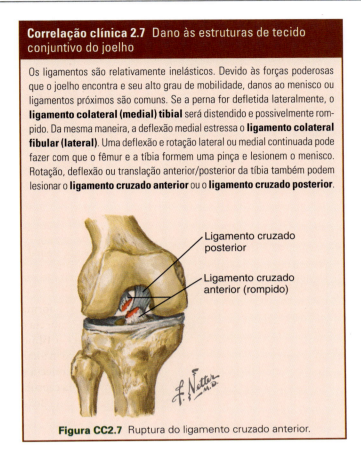
>
> **Figura CC2.7** Ruptura do ligamento cruzado anterior.

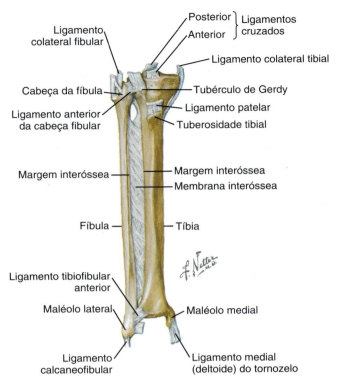

Figura 2.30 Tíbia e fíbula: vista anterior.

Articulações tibiofibulares

A tíbia e a fíbula têm três articulações distintas (Figura 2.30). A **articulação tibiofibular proximal** é uma articulação sinovial conectada por dois ligamentos intracapsulares, o **ligamento anterior da cabeça da fíbula** e o **ligamento posterior da cabeça da fíbula**. Possibilita pequeno grau de deslocamento superior e inferior conforme o tornozelo se move por toda a amplitude de dorsiflexão e flexão plantar. A **membrana interóssea**, como sua contraparte no membro superior, é uma lâmina de tecido conjuntivo que prende o aspecto medial da diáfise fibular à tíbia lateral. Ela mantém os dois ossos conectados mesmo quando fraturados.

Inferiormente, a **articulação tibiofibular distal** mantém o maléolo lateral em contato com a incisura fibular da tíbia distal. Essa não é uma articulação sinovial, e sim uma sincondrose, uma articulação criada inteiramente por tecido conjuntivo que une os dois ossos. Dois ligamentos fortes, o **ligamento tibiofibular anterior** e o **ligamento tibiofibular posterior** fazem parte dessa articulação.

Articulações do tornozelo

O tornozelo (Figura 2.31) ou **articulação tibiotarsal** ocorre entre a superfície articular inferior da tíbia e a tróclea do tálus. A tróclea do tálus é restrita pelos maléolos medial e lateral, mas pode exercer flexão plantar e dorsiflexão do pé. Como a tróclea é estreita posteriormente, o pé pode ser movido de um lado para o outro quando em flexão plantar. No entanto, como a tróclea é mais larga anteriormente, quando o pé está em dorsiflexão, é difícil mover o pé medial ou lateralmente.

Como os movimentos do tornozelo são sofisticados, os ligamentos que estabilizam a área são complexos. Na lateral há um conjunto de três ligamentos. O **ligamento talofibular anterior** (LTFA) conecta o maléolo lateral ao corpo anterior do tálus. Imediatamente posterior a ele há o **ligamento calcaneofibular** (LCF), que conecta a face lateral do calcâneo à ponta inferior do maléolo lateral. Mais posteriormente encontra-se o **ligamento talofibular posterior** (LTFP) muito profundo, que conecta a face posterior do maléolo lateral ao corpo posterior do tálus (Boxe Correlação Clínica 2.8).

Na face medial do tornozelo há um complexo de quatro ligamentos que conectam o maléolo medial da tíbia aos ossos tálus, calcâneo e navicular. Como esses ligamentos são fundidos e moldados (aproximadamente) como um triângulo, eles recebem o nome do grupo, o **ligamento deltoide**.

Articulações do pé

Um número impressionante de articulações e ligamentos conecta os ossos do tarso (ver Figura 2.31). Discutiremos apenas alguns dos mais importantes clinicamente. A **articulação subtalar** é mais comumente definida como as articulações entre os ossos do tálus e do calcâneo, e é onde ocorre a maior inversão/eversão do pé. Na face plantar do pé existem vários ligamentos que mantêm os ossos do tarso juntos e preservam o arco longitudinal. Destes, o **ligamento plantar longo** passa do calcâneo para as bases cuboide e terceiro e quarto metatarsais. Abaixo dele há o **ligamento plantar curto**, que também passa entre o calcâneo e o cuboide. Mais medialmente há o **ligamento calcaneonavicular plantar (mola)** que impede que os ossos calcâneo e navicular se separem, apesar do peso significativo que o tálus coloca sobre eles a cada passo.

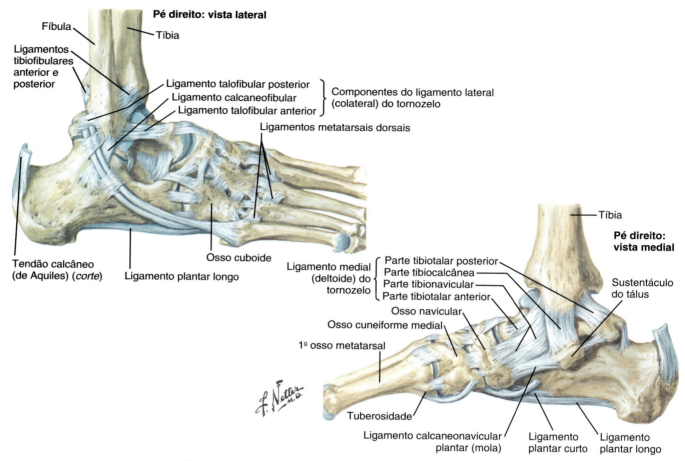

Figura 2.31 Tornozelo e pé: articulações e ligamentos do tornozelo.

Correlação clínica 2.8 Danos aos ligamentos do tornozelo

Quando o pé e o tornozelo são forçados em **inversão/adução**, os ligamentos na face lateral do tornozelo rompem-se de anterior para posterior: primeiro o **ligamento talofibular anterior**, depois o **calcaneofibular** e finalmente o **ligamento talofibular posterior**. O tornozelo torna-se mais instável à medida que mais ligamentos são rompidos. Quando o pé e o tornozelo são forçados em **eversão/abdução**, o ligamento deltoide na face medial do tornozelo é tensionado. Como esse ligamento é muito forte, é bastante comum que o ligamento rasgue o maléolo medial da tíbia. Uma fratura desse tipo, em que um ligamento ou tendão puxa e fratura um osso, é uma **fratura por avulsão**. Uma lesão diferente ocorre quando a fíbula distal e a tíbia são afastadas, rompendo os ligamentos tibiofibulares distais. Isso é chamado de "**entorse alto de tornozelo**".

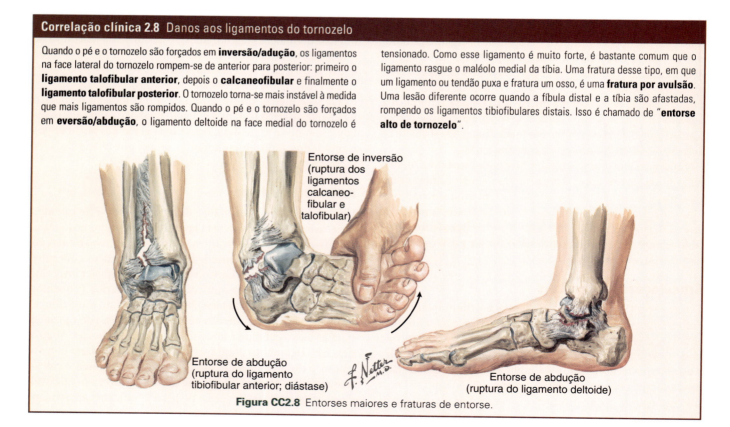

Figura CC2.8 Entorses maiores e fraturas de entorse.

Articulações dos dedos

Os dedos 2 a 5 têm, cada um, articulações metatarsofalângicas, IPF e IFD que possibilitam o movimento dos dedos dos pés (Figura 2.32). O dígito 1, o hálux, tem uma articulação metatarsofalângica, mas apenas uma articulação interfalângica porque não possui falange média.

Nas articulações **metatarsofalângicas**, a cabeça de cada metatarso é arredondada e se encaixa em uma depressão rasa na base de cada falange proximal. Existe um **ligamento colateral medial** e um **ligamento colateral lateral** em cada lado. Esses ligamentos possibilitam uma quantidade significativa de flexão e extensão. Por último, há **ligamentos plantares (placas)** que estabilizam o lado palmar da articulação metatarsofalângica e limitam a extensão. As articulações **IPF** e **IFD** são muito semelhantes à articulação metatarsofalângica, com **ligamentos colateral medial**, **colateral lateral** e **plantar** limitando abdução, adução e extensão.

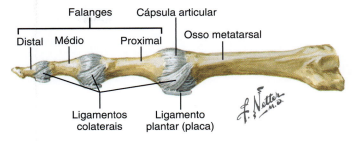

Figura 2.32 Cápsulas e ligamentos das articulações metatarsofalângicas e interfalângicas.

3

Visão Geral dos Grupos Musculares e Suas Funções

Visão geral

Introdução, 38
Grupos musculares do dorso, 38
Grupos musculares da parte anterior do pescoço, 40
Grupos musculares do membro superior, 42
Grupos musculares principais do tronco, 46
Grupos musculares do membro inferior, 48

Introdução

Existem muitos músculos individuais no corpo, e cada um tem locais distintos de inserção. Quando os músculos estão ativos, contraem e unem esses locais de inserção (contração concêntrica). Eles são incapazes de se alongar ativamente e costumam alongar-se passivamente à medida que seus locais de inserção se afastam um do outro. Os músculos ligam-se aos ossos por meio de tendões, que são feixes densos de tecido conjuntivo contínuos com o tecido conjuntivo dentro do próprio músculo. Estes são diferentes dos ligamentos, que se conectam de osso a osso sem um músculo intermediário.

As especificidades de cada músculo serão exploradas em detalhes em capítulos posteriores. Neste capítulo, investigaremos os grandes músculos e grupos musculares em cada região do corpo para obter uma visão geral de sua função. Os compartimentos musculares são separados uns dos outros por camadas de tecido conjuntivo que os cercam e se ligam aos ossos subjacentes. Essas lâminas de tecido conjuntivo são chamadas de **fáscia profunda**. Os músculos individuais dentro de um compartimento são separados por camadas mais finas de tecido conjuntivo chamado **epimísios**. Uma lâmina importante de fáscia profunda, a **fáscia toracolombar**, envolve e sustenta muitos músculos das costas. Uma vez compreendidas as localizações e funções desses grupos musculares, passaremos aos nervos que inervam cada compartimento.

Grupos musculares do dorso

Músculos extrínsecos do dorso

Os músculos mais superficiais do dorso são os **músculos extrínsecos do dorso**: latíssimo do dorso, trapézio, romboide maior e menor e levantador da escápula (Figura 3.1). Eles são chamados de extrínsecos porque não se originaram no dorso, mas migraram para lá e atuam principalmente no movimento do membro superior, e não no dorso em si.

Latíssimo do dorso

- *Inserções*: o latíssimo do dorso é um músculo largo e plano que se origina da crista ilíaca e da camada superficial da fáscia toracolombar, que, por sua vez, está ancorada aos processos espinhosos lombares e torácicos inferiores. O músculo estreita-se para entrar no sulco intertubercular do úmero proximal
- *Funções*: a partir da posição anatômica, o latíssimo do dorso não pode realizar muito, porque suas fibras já estão encurtadas. No entanto, é um extensor muito forte do ombro em posição flexionada e é um adutor muito forte do membro superior quando está em posição abduzida. É muito ativo ao remar ou fazer levantamento em barra fixa/puxada alta.
- *Inervação*: nervo toracodorsal.

Trapézio

- *Inserções*: o trapézio origina-se da face posterior do osso occipital e estende-se ao longo do ligamento nucal até os processos espinhosos das vértebras torácicas inferiores. As fibras musculares dessa origem ampla convergem para a clavícula distal, o acrômio e a espinha da escápula

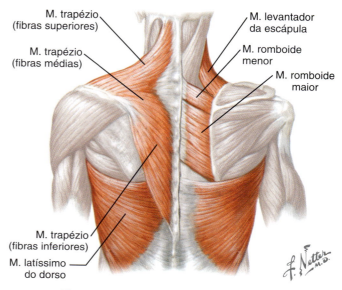

Figura 3.1 Músculos extrínsecos das costas.

- *Funções*: por ter origem tão ampla com foco em uma área de inserção menor, o trapézio tem múltiplas funções. As fibras superiores seguem em direção inferolateral e elevam a escápula, as fibras médias são orientadas horizontalmente e retraem a escápula, e as fibras inferiores seguem em direção superolateral e deprimem a escápula quando contraídas
- *Inervação*: nervo craniano XI, o nervo acessório espinal.

Romboide maior e menor

- *Inserções*: os músculos romboides originam-se dos processos espinhosos cervicais inferiores e torácicos superiores. Eles trafegam em uma direção ligeiramente inferolateral para adentrar a borda medial da escápula, perto da espinha escapular (menor) e medial à fossa infraespinal (maior)
- *Funções*: a contração dos músculos romboides retrai fortemente a escápula e inclina (levemente) a fossa glenoide da escápula inferiormente
- *Inervação*: nervo escapular dorsal.

Levantador da escápula

- *Inserções*: o músculo levantador da escápula origina-se da face lateral e dos processos transversos de C1-C4 como quatro ventres musculares separados. Esses ventres fundem-se e se inserem no ângulo superior e na borda medial superior da escápula
- *Funções*: como o próprio nome sugere, eleva a escápula e inclina (ligeiramente) a fossa glenoide inferiormente
- *Inervação*: nervo escapular dorsal.

Músculos intrínsecos do dorso

Os **músculos intrínsecos do dorso** desenvolvem-se nas costas e estão localizados abaixo dos músculos extrínsecos. Estes são os grupos musculares eretores da espinha, espinotransversais, esplênio e suboccipital (Figura 3.2). Esses músculos inserem-se nas vértebras e costelas e movem as costas quando se contraem.

Grupo de músculos eretores da espinha

- *Inserções*: os três músculos do **grupo eretor da espinha (iliocostal, longuíssimo, espinal)** são compostos de muitas

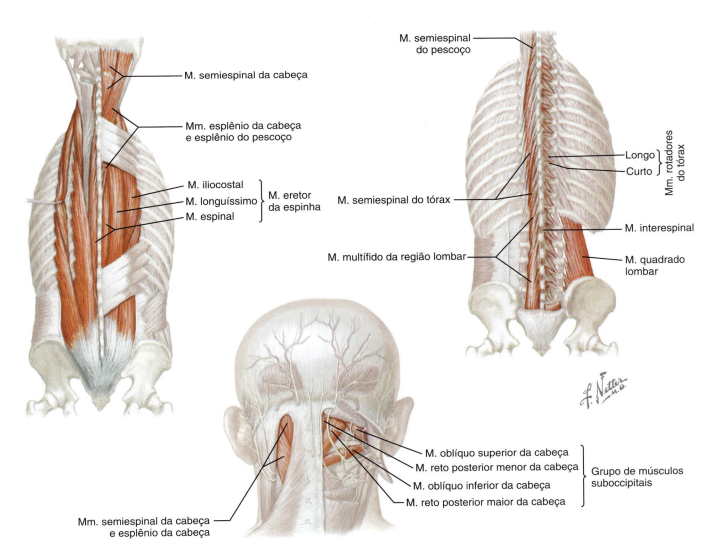

Figura 3.2 Músculos intrínsecos das costas.

pequenas fibras musculares que se originam do sacro, crista ilíaca, fáscia toracolombar, processos transversos, processos espinhosos e costelas. Essas fibras unem-se aos músculos e ascendem em direção superolateral e inserem-se em estruturas mais laterais e superiores, como processos transversos, processos espinhosos e costelas. O grupo iliocostal é o mais lateral, seguido pelo grupo longuíssimo e, finalmente, o grupo espinal é o mais medial, pois se origina dos processos espinhosos e entra nos processos espinhosos mais superiores

- *Funções*: se esses músculos forem contraídos unilateralmente, eles flexionam lateralmente o tronco para o lado ipsilateral. Se são contraídos bilateralmente, estendem fortemente as costas (Boxe Biomecânica 3.1)
- *Inervação*: ramos posteriores.

Grupo muscular do esplênio

- *Inserções*: os músculos esplênio da cabeça e do pescoço ascendem superolateralmente a partir de sua origem nos processos espinhosos médio-torácicos e cervicais inferiores e se inserem nos processos transversos de C1-C4 (esplênio do pescoço), bem como no osso occipital e processo mastoide do osso temporal (esplênio da cabeça)
- *Funções*: se esses músculos forem contraídos unilateralmente, eles flexionam lateralmente e giram a cabeça e o pescoço para o lado ipsilateral. Contraídos bilateralmente, estendem a cabeça e o pescoço (ver Boxe Biomecânica 3.1)
- *Inervação*: ramos posteriores.

Grupo muscular transversoespinal

- *Inserções*: os músculos desse grupo são compostos por muitas pequenas fibras musculares que se originam do sacro, bem como processos transversos ao longo de toda a extensão da coluna vertebral. Eles ascendem em direção superomedial para se inserir em um processo espinhoso superior. Os músculos mais profundos desse grupo, os **rotadores**, ascendem apenas um a dois níveis vertebrais e às vezes aparecem quase na horizontal. Os membros que sobem dois a quatro níveis são chamados de **multífidos**. Os músculos mais superficiais, **semiespinais**, têm aspecto quase vertical, subindo quatro ou seis níveis vertebrais antes de entrarem em um processo espinhoso. Um membro único do grupo transversoespinal é o grande músculo **semiespinal da cabeça**, localizado abaixo dos músculos trapézio e esplênio. Origina-se dos processos transversos das vértebras torácicas

---

Biomecânica 3.1 Músculos oblíquos das costas

Quando os músculos trafegam obliquamente, eles frequentemente têm várias funções vinculadas que dependem da direção da fibra. A contração bilateral dos músculos intrínsecos do dorso geralmente causa extensão das costas, pescoço e cabeça. A contração unilateral dos músculos que ascendem em direção superolateral (p. ex., músculos levantador da coluna e esplênio) flexiona para o lado e gira a coluna ipsilateralmente. No entanto, a contração unilateral dos músculos que ascendem na direção superomedial (músculos transversoespinais) dobra lateralmente as costas ipsilateralmente, mas gira contralateralmente.

---

superiores e cervicais e, em vez de inserir-se em um processo espinhoso, insere-se no osso occipital. Quando contraído bilateralmente, esse músculo é um extensor muito forte de cabeça e pescoço

- *Funções*: se os músculos transversospinais mais curtos contraem unilateralmente, podem girar a coluna contralateralmente. Os músculos mais longos flexionam lateralmente a coluna para o lado ipsilateral. As fibras musculares de comprimento intermediário fazem um pouco dos dois. Os músculos transversoespinais estendem as costas ao serem contraídos bilateralmente (ver Boxe de Biomecânica 3.1). Os membros menores do grupo não são capazes de movimentar a coluna de maneira apreciável, mas atuam de forma proprioceptiva, atualizando o sistema nervoso central quanto à posição das vértebras à medida que os músculos são alongados pelos movimentos da coluna
- *Inervação*: ramos posteriores.

Grupo muscular suboccipital

- *Inserções*: os **músculos suboccipitais** são um grupo de quatro músculos pequenos e profundos que conectam o Atlas e o Áxis ao osso occipital. Como um grupo, originam-se dos processos espinhosos de C1 e C2 e inserem-se no osso occipital posterior. Alguns membros individuais do grupo seguem um caminho mais indireto, que será abordado no Capítulo 9
- *Funções*: se esses músculos forem contraídos unilateralmente, irão flexionar-se lateralmente e girar a cabeça e o pescoço para o lado ipsilateral. Se esses músculos forem contraídos bilateralmente, estenderão a cabeça. Eles são muito pequenos para articular a cabeça em uma ampla gama de movimentos e atuam principalmente como músculos proprioceptivos, estando frequentemente envolvidos em cefaleias tensionais
- *Inervação*: ramo posterior de C1 – o nervo suboccipital.

Grupos musculares da parte anterior do pescoço

Além dos músculos da região cervical das costas, existem vários músculos importantes na região anterior do pescoço (Figura 3.3). Enquanto estes também manobram a cabeça e o pescoço, vários se ligam ao osso hioide, que não possui articulações ósseas e é inteiramente suspenso por músculos e tecido conjuntivo.

Músculo esternocleidomastóideo

- *Inserções*: o esternocleidomastóideo é um músculo grande e palpável da região anterior do pescoço. Origina-se do esterno e da clavícula proximal, ascende no sentido superolateral posterior e adentra o processo mastoide do osso temporal
- *Funções*: por ascender em múltiplas direções, o esternocleidomastóideo tem várias funções. A contração unilateral flexiona lateralmente a cabeça e o pescoço ipsilateralmente, mas gira a cabeça contralateralmente. Em geral, a contração bilateral flexiona a cabeça e o pescoço; entretanto, se a cabeça e o pescoço já estiverem estendidos, a contração bilateral os estenderá fortemente ainda mais adiante
- *Inervação*: nervo craniano XI, o nervo acessório espinal.

Capítulo 3 Visão Geral dos Grupos Musculares e Suas Funções

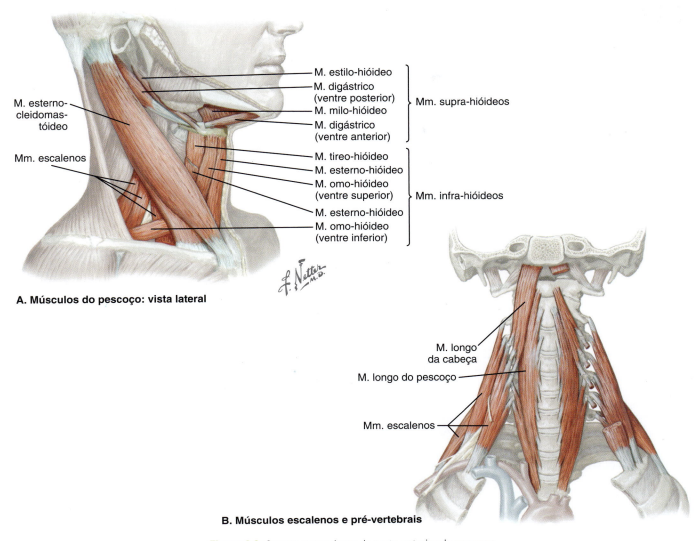

Figura 3.3 Grupos musculares da parte anterior do pescoço.

Músculos supra-hióideos

- *Inserções*: esses músculos originam-se na mandíbula (**ventre anterior do digástrico** e **milo-hióideo**) e no osso temporal (**ventre posterior do digástrico** e **estilo-hióideo**) e se inserem direta ou indiretamente no corpo do osso hioide
- *Funções*: a contração bilateral desses músculos eleva o osso hioide e as cartilagens laríngeas subjacentes. Isso ajuda a fechar a abertura laríngea durante a deglutição
- *Inervação*: várias; nervo craniano V, nervo craniano VII, ramos anteriores de C1.

Músculos infra-hióideos

- *Inserções*: como grupo, esses músculos originam-se do esterno superior (**esterno-hióideo** e **esternotireóideo**), cartilagem laríngea (**tireo-hióideo**) e borda superior da escápula (**ventres inferior e superior do omo-hióideo**) e inserem-se no corpo do osso hioide
- *Funções*: a contração bilateral desses músculos deprime o osso hioide e as cartilagens laríngeas subjacentes
- *Inervação*: ramos anteriores de C1-C3.

Músculos longos da cabeça e do pescoço

- *Inserções*: esses músculos originam-se como faixas de músculos dos processos transversos e dos corpos vertebrais das vértebras torácicas superiores e cervicais e inserem-se nos processos transversos superiores, nos corpos vertebrais e na base do osso occipital
- *Funções*: esses músculos são principalmente orientados verticalmente. A contração unilateral flexiona lateralmente a cabeça e o pescoço ipsilateralmente; a contração bilateral flexiona a cabeça e o pescoço
- *Inervação*: ramos anteriores de C1-C6.

Músculos escalenos

- *Inserções*: esses músculos estão localizados posteriormente ao músculo esternocleidomastóideo. Originam-se dos processos transversos das vértebras cervicais inferiores e inserem-se nas costelas 1 e 2
- *Funções*: esses músculos elevam as costelas superiores durante a inspiração e inclinam o pescoço para o lado ipsilateral
- *Inervação*: ramos anteriores de C3-C8.
Ver Boxe Correlação Clínica 3.1.

Correlação clínica 3.1 Respiração e músculos acessórios da respiração

A respiração consiste em ciclos de inspiração, em que os espaços pleurais do tórax se expandem, seguidos de expiração, quando os espaços torácicos e os pulmões se contraem. Em circunstâncias normais, os pulmões se expandem e contraem junto com o tórax. O diafragma é o principal músculo da inspiração porque achata à medida que contrai, aumentando tremendamente os espaços pleurais do tórax e comprimindo os órgãos abdominais. O papel exato de cada grupo de músculos intercostais nesse processo não está claro; entretanto, o entendimento atual é que a região intercostal externa e paraesternal dos músculos intercostal interno, escaleno e esternocleidomastóideo auxiliam na elevação das costelas, o que também aumenta os espaços torácicos. Durante a respiração difícil, como em exercícios intensos, esses músculos contraem mais rapidamente e com mais força a cada inspiração. A expiração silenciosa é principalmente passiva, porque os tecidos elásticos nos pulmões puxam-nos com a caixa torácica para dentro quando os músculos da inalação param de contrair. Durante a respiração difícil, a face lateral dos músculos intercostal interno, intercostal íntimo e transverso do tórax contraem para puxar rapidamente as costelas e o esterno para dentro. Ao mesmo tempo, os músculos oblíquo abdominal e reto abdominal contraem para comprimir os órgãos abdominais. Essa pressão faz o diafragma disparar para cima, conforme relaxa a cada expiração e força o ar para fora dos pulmões.

Em condições obstrutivas dos pulmões, pacientes têm dificuldade em inspirar ar suficiente devido à expansão dos espaços aéreos pulmonares e à falta de retração pulmonar. Eles compensam inspirando o mais completamente possível a cada respiração. Isso causa aumento (hipertrofia) dos músculos que se inserem nas costelas e no esterno, como os músculos esternocleidomastóideo e escaleno. Ademais, podem utilizar os músculos dos membros superiores como músculos acessórios da respiração. Para tal, o paciente fixa o membro superior contra um objeto estacionário, como uma mesa, de modo que a relação origem-inserção desses músculos seja invertida. Depois disso, a contração dos músculos peitoral maior, peitoral menor e serrátil anterior elevará as costelas durante a inspiração, em vez de mover o membro superior.

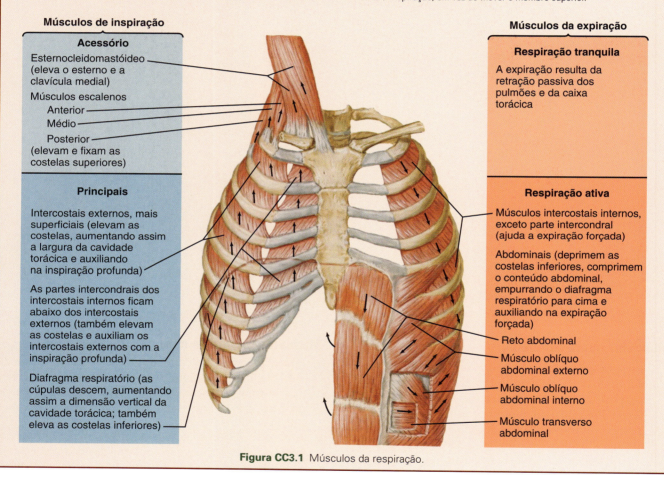

Figura CC3.1 Músculos da respiração.

Grupos musculares do membro superior

Músculos do ombro

Esses músculos conectam o tronco e a escápula ao úmero proximal (Figuras 3.4 e 3.5). O latíssimo do dorso e o trapézio também poderiam ter sido incluídos aqui, mas foram discutidos na seção de músculos extrínsecos do dorso. A flexão do ombro ocorre quando o braço é direcionado anteriormente, e a extensão ocorre quando ele é direcionado posteriormente. A abdução do ombro ocorre quando o braço é direcionado lateralmente para longe do corpo, e a adução ocorre quando é puxado para mais perto do corpo.

Músculos do manguito rotador

- *Inserções*: todos os membros desse grupo (**subescapular, supraespinal, infraespinal** e **redondo menor**) são funcional e clinicamente importantes e serão discutidos em detalhes no Capítulo 10. Originam-se das fossas subescapular, supraespinal e infraespinal da escápula e inserem-se nos tubérculos maior e menor do úmero

Capítulo 3 Visão Geral dos Grupos Musculares e Suas Funções   43

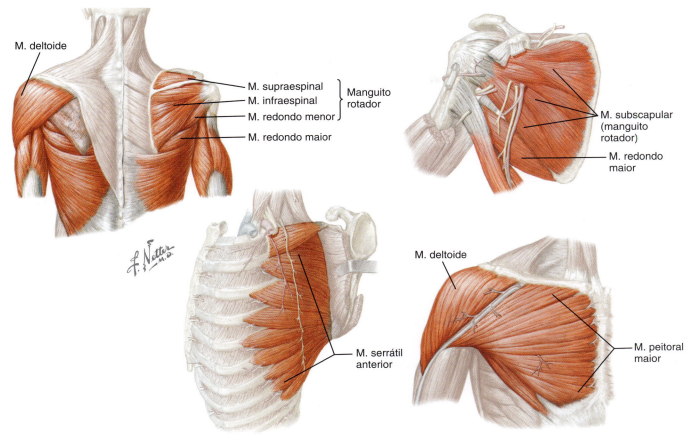

Figura 3.4 Músculos do ombro.

- *Função*: o subescapular gira internamente, o supraespinal abduz (Boxe Biomecânica 3.2), e o infraespinal e o redondo menor giram externamente o úmero. Em grupo, eles mantêm a cabeça do úmero apertada na fossa glenoide para evitar deslocamento
- *Inervação*: nervos axilar, supraescapular e subescapular.

Deltoide

- *Inserções*: o **músculo deltoide** tem três ventres que se originam da clavícula distal, acrômio e espinha lateral da escápula. Todos os três ventres fundem-se e inserem-se na tuberosidade deltoide na diáfise lateral do úmero
- *Função*: como os três ventres se encontram na face anterior, lateral e posterior da articulação glenoumeral, eles se flexionam, abduzem (ver Boxe Biomecânica 3.2) e estendem, respectivamente
- *Inervação*: nervo axilar.

Redondo maior

- *Inserções*: o redondo maior origina-se da borda lateral da escápula, próximo a seu ângulo inferior. Estende-se lateralmente para adentrar o sulco intertubercular ao lado do tendão do latíssimo do dorso
- *Função*: o redondo maior tem funções semelhantes ao latíssimo do dorso, movendo o ombro de uma posição flexionada para uma estendida, bem como movendo-o de abdução para adução
- *Inervação*: nervo subescapular inferior.

Peitoral maior e menor

- *Inserções*: o **peitoral maior** é um músculo largo e poderoso que se origina das costelas anteriores, esterno e clavícula. Suas fibras se inserem no úmero ao longo da face medial da crista do tubérculo maior. O **peitoral menor** (ver Figura 3.7 A, mais adiante) fica embaixo do peitoral maior. Origina-se na face anterior das costelas 3 a 5 e insere-se no processo coracoide da escápula
- *Funções*: o peitoral maior atua principalmente na flexão do ombro, como ao fazer uma flexão. Como o latíssimo do dorso, ele também retorna o úmero para uma posição aduzida a partir da abdução. Também auxilia os membros do manguito rotador na rotação medial do úmero. O peitoral menor aproxima a escápula da parede torácica superior e gira a fossa glenoide inferiormente
- *Inervação*: nervos peitorais laterais e mediais.

Serrátil anterior

- *Inserções*: o **serrátil anterior** (ver Figura 3.4) origina-se na face anterior da margem medial da escápula. A partir daí, desdobra-se para adentrar a face lateral das costelas 1 a 8
- *Funções*: quando o serrátil anterior contrai, faz com que a escápula deslize anteriormente através do tórax. Se contrair em conjunto com os músculos romboides, "fixa" a escápula ao tórax posterior. Se a região mais inferior do músculo contrair isoladamente, ele roda a fossa glenoide superiormente, abduzindo (ver Boxe Biomecânica 3.2) o braço
- *Inervação*: nervo torácico longo.

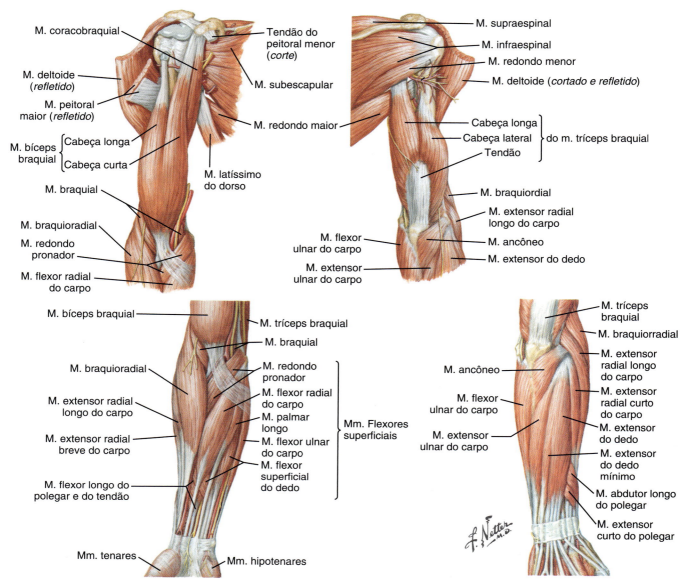

Figura 3.5 Músculos do braço.

Biomecânica 3.2 Abdução do ombro

A abdução do braço envolve vários músculos do ombro. Com o braço apoiado ao lado do corpo, a abdução é iniciada pelo **supraespinal** (um dos músculos do manguito rotador) até aproximadamente 15°. Nesse ponto, o **deltoide** assume o controle, trazendo o braço paralelo ao chão. A abdução adicional depende da inclinação da escápula como um todo, que é realizada pelas fibras superiores do **trapézio** e fibras inferiores dos músculos **serráteis anteriores**.

Compartimentos musculares de braço e antebraço

Os músculos dos compartimentos anteriores do braço e antebraço são flexores, enquanto os músculos dos compartimentos posteriores são extensores (ver Figura 3.5). Os compartimentos do braço e do antebraço são cercados por fáscias profundas muito resistentes que os prendem aos ossos subjacentes.

Compartimento anterior do braço

- *Inserções*: existem três músculos no compartimento anterior do braço. O **coracobraquial** estende-se entre o processo coracoide e a diáfise medial do úmero. O **bíceps braquial** tem uma cabeça curta originada no processo coracoide e uma cabeça longa, que se origina no tubérculo supraglenoidal da escápula e desce no sulco intertubercular. As duas cabeças se fundem, e o forte tendão bicipital entra na tuberosidade radial, enquanto uma ampla aponeurose bicipital se conecta à fáscia profunda do antebraço. O **braquial** origina-se do úmero anterior e distal, entrando na tuberosidade ulnar. Apesar de seu tamanho significativo, é quase inteiramente coberto pelo bíceps braquial
- *Funções*: embora cada músculo tenha funções distintas, a principal função do componente como um todo é a flexão do antebraço no cotovelo
- *Inervação*: nervo musculocutâneo.

Capítulo 3 Visão Geral dos Grupos Musculares e Suas Funções

Compartimento posterior do braço

- *Inserções*: o **tríceps braquial** é o principal músculo na parte posterior do braço. Sua cabeça longa origina-se do tubérculo infraglenoidal, e as cabeças lateral e medial originam-se do úmero posterior. As três cabeças fundem-se e inserem-se no olécrano. O pequeno músculo **ancôneo** também está presente nesse compartimento, bem próximo ao cotovelo
- *Funções*: a principal função dos músculos posteriores do braço é a extensão do antebraço no cotovelo
- *Inervação*: nervo radial.

Compartimento posterior do antebraço

- *Inserções*: existem muitos músculos no compartimento posterior do antebraço. Originam-se do epicôndilo lateral do úmero e da face posterior do rádio, ulna e membrana interóssea. O **extensor radial longo do carpo**, **extensor radial curto do carpo** e **extensor ulnar do carpo** inserem-se nos ossos posteriores do carpo. O **extensor dos dedos**, **extensor do dedo mínimo**, **extensor longo e curto do polegar** e **abdutor longo do polegar** inserem-se na face dorsal dos dedos. O supinador insere-se no rádio proximal
- *Funções*: embora cada músculo tenha funções distintas, as principais funções do compartimento são extensão do punho, extensão de todos os dedos, abdução do polegar e supinação do antebraço
- *Inervação*: nervo radial e seus ramos.

Um músculo único da parte posterior do braço e antebraço é o **músculo braquiorradial**, que se origina da crista supracondilar lateral do úmero e se insere no rádio distal. Embora esteja no compartimento posterior do antebraço com os músculos extensores e seja inervado pelo nervo radial, na verdade ele atua na flexão do cotovelo.

Compartimento anterior do antebraço

- *Inserções*: existem também muitos músculos no compartimento anterior do antebraço. Originam-se do epicôndilo medial do úmero e da face anterior do rádio, ulna e/ou membrana interóssea. O **flexor radial do carpo** e o **flexor ulnar do carpo** inserem-se nos ossos anteriores do carpo, enquanto o **palmar longo** funde-se com a fáscia da palma. Os **flexores digitais superficiais e profundos** e o **flexor longo do polegar** inserem-se na face palmar das falanges média e distal. O **pronador redondo** insere-se no rádio proximal
- *Funções*: embora cada músculo tenha funções distintas, as principais funções dos músculos nesse compartimento são a flexão do punho, a flexão de todos os dedos e a pronação do antebraço
- *Inervação*: nervos mediano e ulnar.

Compartimentos musculares da mão

Vamos categorizar os músculos da mão como **músculos tenares**, **músculos hipotenares** e **músculos intrínsecos da mão** (Figura 3.6). A palma em si é protegida por uma camada resistente de tecido conjuntivo, a **aponeurose palmar**.

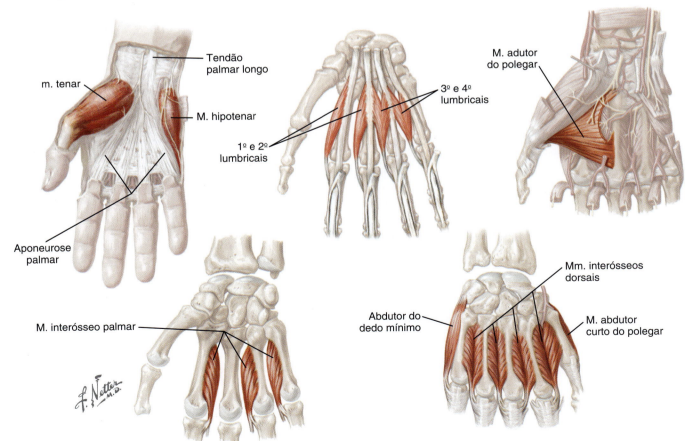

Figura 3.6 Músculos da mão.

Músculos tenares

- *Inserções*: esses músculos formam o "coxim" do polegar, chamado de **eminência tenar**, e originam-se da face palmar dos ossos laterais do carpo e do primeiro e segundo metacarpos. Eles se inserem no primeiro metacarpo e na falange proximal do polegar
- *Funções*: os músculos **abdutor curto do polegar** e **flexor curto do polegar** abduzem e flexionam a falange proximal do polegar, respectivamente. O **oponente do polegar** provoca a oposição do primeiro metacarpo, o que possibilita movimentos finos do polegar
- *Inervação*: ramo recorrente do nervo mediano.

Músculos hipotenares

- *Inserções*: os músculos da **eminência hipotenar** originam-se da face palmar dos ossos mediais do carpo e do quinto metacarpo, inserindo-se no quinto metacarpo e na falange proximal do quinto dedo
- *Funções*: os **músculos abdutor do dedo mínimo** e **flexor do dedo mínimo** abduzem e flexionam as falanges do quinto dedo. O **oponente do dedo mínimo** provoca oposição do quinto metacarpo
- *Inervação*: nervo ulnar.

Músculos intrínsecos da mão

- *Inserções*: os **músculos lumbricais** incomuns originam-se dos tendões do músculo flexor digital profundo e inserem-se nos tendões extensores que cobrem a face posterior dos dedos 2 a 5. Os outros músculos intrínsecos da mão originam-se dos ossos da mão em si e inserem-se nos metacarpos e nas falanges proximais de todos os cinco dedos. O **adutor do polegar** origina-se no lado palmar dos metacarpos 2 e 3 e insere-se no lado ulnar da falange proximal do polegar. Os **músculos interósseos palmar e dorsal** originam-se entre os metacarpos e inserem-se nas falanges proximais dos dedos 2 a 5
- *Funções*: devido a seu trajeto peculiar, os músculos lumbricais flexionam as articulações metacarpofalângicas, mas também estendem as articulações interfalângicas proximais e distais. O adutor do polegar faz exatamente o que seu nome indica, aproximando o polegar do segundo dígito. Os interósseos palmares aduzem os dedos 2, 4 e 5 em direção à linha média da mão, o dígito 3. Os interósseos dorsais abduzem os dedos 2 a 4 a partir da linha média da mão
- *Inervação*: nervo ulnar, exceto o primeiro e segundo músculos lumbricais, que são inervados pelo nervo mediano.

Grupos musculares principais do tronco

Músculos intercostais

- *Inserções*: como o próprio nome sugere, esses músculos estão localizados entre as costelas adjacentes (Figura 3.7 A e B). Os **músculos intercostais externos** têm ângulo na direção inferoanterior e projetam-se anteriormente das vértebras até a borda das cartilagens costais. Os **músculos intercostais internos** têm ângulo na direção inferoposterior e projetam-se posteriormente do esterno até 5 a 6 cm das vértebras.

Os **músculos intercostais mais internos** também são direcionados inferoposteriormente, mas são observados apenas ao longo da face lateral do espaço intercostal
- *Funções*: diferentes partes dos músculos intercostais elevaram as costelas durante a inspiração e as deprimem na expiração
- *Inervação*: nervos intercostais.

Diafragma torácico

- *Inserções*: esse músculo em forma de cúpula (Figura 3.7 B e D) separa as cavidades torácica e abdominal, mas possibilita que o esôfago, a aorta e a veia cava inferior passem entre as duas cavidades. Insere-se ao redor da periferia da caixa torácica, começando no processo xifoide ao longo da margem inferior das costelas, passando pelos músculos quadrado lombar e psoas maior e, finalmente, pelo T12 e os corpos vertebrais lombares superiores com dois fortes deslizamentos musculares que circundam a aorta, o **pilar direito** e o **pilar esquerdo** do diafragma. Tem um tendão central, imprensado entre o coração e o fígado
- *Função*: quando o diafragma contrai durante a inspiração, ele se achata para expandir a cavidade torácica e comprimir os órgãos abdominais. Quando relaxa durante a expiração, os órgãos abdominais empurram a cúpula superiormente
- *Inervação*: nervo frênico.
Ver Correlação Clínica 3.1.

Músculos oblíquos abdominais

- *Inserções*: esses músculos (Figura 3.7 C e D) formam a parede lateral e anterior do corpo ao redor do abdome. O músculo **oblíquo abdominal externo** vai na direção inferoanterior; o músculo **oblíquo abdominal interno** vai na direção inferoposterior; e o **transverso do abdome** tem orientação principalmente horizontal. Eles se estendem ao redor do abdome a partir das vértebras lombares, crista ilíaca e fáscia toracolombar. Seus amplos tendões planos, aponeuroses, circundam os músculos retos abdominais de cada lado antes de se fundirem ao longo de uma linha que se estende do processo xifoide aos ossos púbicos, a **linha alba**
- *Funções*: como um grupo, esses músculos comprimem e sustentam os órgãos abdominais. Contraindo-se em várias combinações, eles são capazes de flexionar, dobrar lateralmente (flexionar lateralmente) e girar o tronco (Boxe Biomecânica 3.3)
- *Inervação*: nervos intercostais (T6 a T11), subcostais (T12) e ramo anterior de L1.

Músculo reto abdominal

- *Inserções*: esse músculo segmentado (Figura 3.7 A e C) estende-se da face anterior das costelas inferiores e cartilagens costais ao longo da parede abdominal anterior até os ossos púbicos esquerdo e direito. As aponeuroses dos músculos oblíquos abdominais circundam as faces anterior e posterior do reto abdominal para formar a bainha do reto antes de convergir para formar a linha alba, que separa os músculos retos do abdome esquerdo e direito
- *Funções*: os músculos retos do abdome flexionam o tronco, aproximando o tórax da pelve (ver Boxe Biomecânica 3.3)
- *Inervação*: nervos intercostais (T6 a T11), subcostais (T12).

Capítulo 3 Visão Geral dos Grupos Musculares e Suas Funções

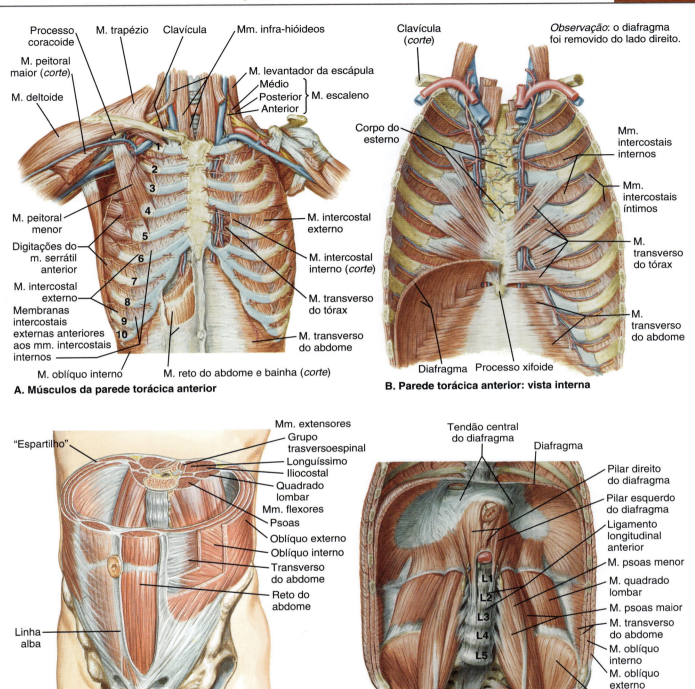

Figura 3.7 Músculos do torso.

Biomecânica 3.3 Músculos abdominais e exercícios abdominais

Embora a contração abdominal seja um exercício básico que muitas pessoas aprendem com pouca idade, a combinação dos músculos envolvidos pode ser muito complexa. Os músculos retos abdominais (o "tanquinho") são acionados quando o tórax e a pelve são aproximados durante a flexão do tronco. Os músculos oblíquos abdominais auxiliam na flexão, mas são mais ativos quando uma rotação para um lado é adicionada à flexão. Ao girar para a direita, o oblíquo abdominal externo esquerdo e o oblíquo abdominal interno direito serão ativados. A combinação oposta ocorre ao torcer para a esquerda. Os músculos reto femoral e iliopsoas (os flexores do quadril) também estão frequentemente ativos durante os abdominais, principalmente quando os pés estão ancorados por uma barra ou outro objeto.

Quadrado lombar

- *Inserções*: esse músculo (ver Figura 3.7 C e D) estende-se superiormente da crista ilíaca posterior para inserir-se na face inferior da 12ª costela
- *Função*: dobra lateralmente as vértebras lombares
- *Inervação*: ramos anteriores de T12 a L4.

Músculos psoas maior e ilíaco

- *Inserções*: o robusto músculo psoas maior (ver Figura 3.7 C e D) origina-se dos corpos e processos transversos das vértebras T12-L5 e desce ao longo da face medial do ílio. O músculo ilíaco origina-se da fossa ilíaca do ílio e funde-se ao psoas maior à medida que desce. O músculo fundido, muitas vezes chamado de **iliopsoas**, passa pela face anterior do osso púbico para inserir-se no trocanter menor do fêmur
- *Função*: o músculo iliopsoas flexiona a coxa no quadril (Boxe Biomecânica 3.3)
- *Inervação*: ramos anteriores de L1 a L3.

Diafragma pélvico

- *Inserções*: o diafragma pélvico (Figura 3.8 A e B) é uma coleção de músculos, o **músculo levantador do ânus** e o **coccígeo**, que formam o assoalho da cavidade abdominopélvica, sustentam os órgãos pélvicos, mas ainda possibilitam que o ânus, a vagina e a uretra transitem por ele. Esse diafragma é "abobadado" inferiormente, parecido com um funil com a abertura anal em seu limite inferior. Origina-se do púbis anteriormente e depois passa ao longo da parede lateral da pelve antes de finalmente atingir o cóccix
- *Função*: normalmente, o diafragma pélvico apoia os órgãos pélvicos e evita o prolapso de órgãos. Quando o diafragma pélvico contrai, ele se achata e eleva a área anal. Algumas faixas de músculo do diafragma pélvico também circundam a uretra e a vagina
- *Inervação*: nervo pudendo e outros ramos sacrais.

Músculos dos triângulos urogenital e anal

- *Inserções*: essa coleção de músculos (Figura 3.8 C e D) é encontrada no lado inferior da pelve, chamado de períneo. O triângulo urogenital é formado pelos ramos púbicos inferiores esquerdo e direito, ramos isquiáticos e uma linha que liga as tuberosidades isquiáticas esquerda e direita.

Ele contém um **músculo perineal transverso profundo** que circunda a abertura da vagina e do ureter, que circunda para criar o esfíncter uretral. Existem também músculos que cobrem as bases da genitália externa, os **músculos bulboesponjoso** e **isquiocavernoso**. Posterior ao triângulo urogenital está o triângulo anal, que contém grande quantidade de tecido adiposo, mas também os **músculos do esfíncter anal externo** e **interno**

- *Função*: os músculos do esfíncter tendem a manter as aberturas uretral e anal fechadas até que estejam relaxadas durante a micção e a defecação voluntárias. Os outros músculos comprimem a abertura vaginal e os tecidos eretivos da genitália externa
- *Inervação*: nervo pudendo e outros ramos sacrais.

Grupos musculares do membro inferior

Região glútea

Esses músculos (Figura 3.9) conectam a pelve posterior ao membro inferior. Essa área contém vários pequenos músculos que serão examinados em detalhe no Capítulo 11. Semelhantemente ao ombro, a flexão da coxa no quadril o move anteriormente, enquanto a extensão do quadril direciona a coxa posteriormente. A abdução da coxa a eleva lateralmente, enquanto a adução a retorna à linha média.

Glúteo máximo

- *Inserções*: o glúteo máximo origina-se do ílio posterior, sacro posterior e ligamento sacrotuberal. Ele trafega inferolateralmente para inserir-se na tuberosidade glútea e na fáscia resistente no aspecto lateral da coxa, chamado de **banda iliotibial**. A banda iliotibial em seguida adentra o tubérculo anterolateral da tíbia
- *Função*: a partir de uma posição flexionada, o glúteo máximo estende fortemente a coxa no quadril (ver Boxe Biomecânica 3.4)
- *Inervação*: nervo glúteo inferior.

Glúteo médio e mínimo

- *Inserções*: esses músculos estão localizados abaixo do glúteo máximo. Ambos originam-se da fossa glútea no aspecto lateral do ílio e inserem-se no trocanter maior do fêmur
- *Função*: esses músculos abduzem um membro inferior sem peso. Quando em pé sobre uma perna, esses músculos são muito ativos no membro de apoio para evitar que a pelve caia para o lado sem apoio (ver Boxe Biomecânica 3.4)
- *Inervação*: nervo glúteo superior.

Rotadores laterais da coxa

- *Inserções*: abaixo do glúteo máximo e inferior ao glúteo médio e mínimo estão vários músculos menores que se originam da área do sacro lateral, forame obturador, espinha isquiática e tuberosidade isquiática. Estes são os **músculos piriforme, obturador interno, obturador externo, gêmeo superior, gêmeo inferior** e **quadrado femoral**, e todos eles se inserem na face medial do trocanter maior e da crista intertrocantérica
- *Função*: esses músculos giram a coxa e, portanto, todo o membro inferior, lateralmente (ver Boxe Biomecânica 3.4)
- *Inervação*: ramos anteriores de L5-S1.

Capítulo 3 Visão Geral dos Grupos Musculares e Suas Funções 49

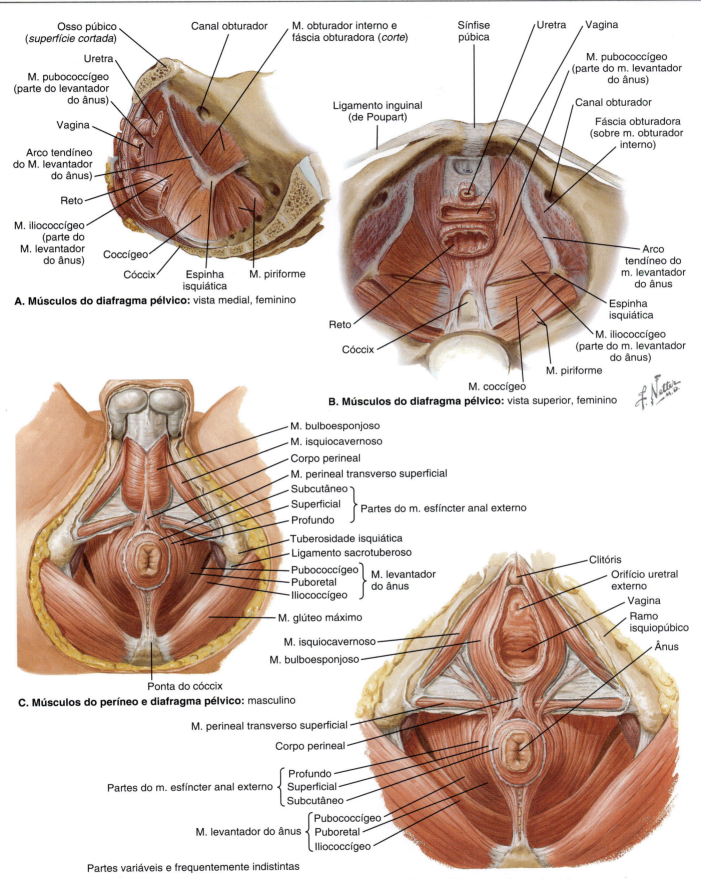

Figura 3.8 Músculos do torso.

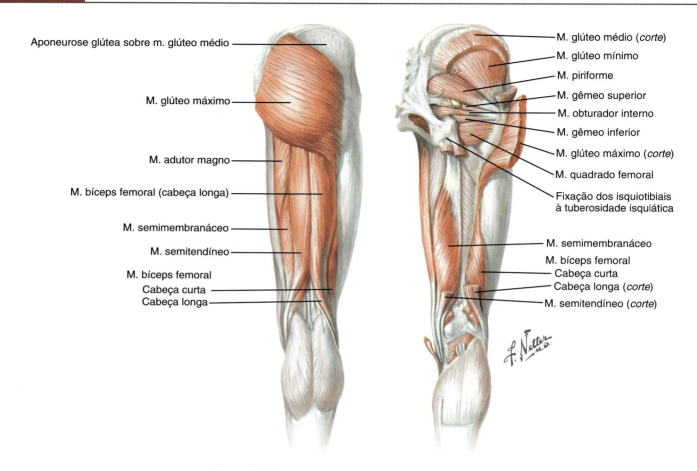

Figura 3.9 Músculos do glúteo e parte posterior da coxa.

> **Biomecânica 3.4** Músculos glúteos
>
> Apesar de seu tamanho maciço, a fraqueza do glúteo máximo pode ser um pouco sutil. É mais ativo ao estender o quadril a partir de uma posição flexionada, como subir escadas e ficar de pé a partir da posição sentada. Os pacientes podem compensar (muitas vezes sem saber) dando o primeiro passo consistentemente com o lado forte ao subir as escadas e trazendo a perna mais fraca depois. Ao levantar-se de um assento, eles podem usar seus membros superiores para assistência.
>
> Se o membro estiver sem peso, os músculos glúteo médio e mínimo abduzem a coxa no quadril. No entanto, ao ficar de pé em uma perna e sustentar o peso do corpo, o glúteo médio e mínimo do lado de apoio são muito ativos ao manter o nível do quadril, puxando o ílio em direção ao trocanter maior. Se esses músculos estiverem fracos, o quadril e o corpo cairão do lado acometido sempre que uma pessoa acometida tentar ficar em pé no membro fraco. Isso é chamado de sinal de Trendelenburg.

Grupos musculares da coxa

A coxa contém três grupos musculares (Figura 3.10 A e B; ver também Figura 3.9) divididos em compartimentos distintos pela fáscia profunda que circunda cada um.

Compartimento posterior da coxa

- *Inserções*: os músculos mais proeminentes da coxa posterior são os três músculos isquiotibiais. O **semimembranáceo**, **semitendíneo** e a **cabeça longa do bíceps femoral** originam-se da tuberosidade isquiática, e a **cabeça curta do bíceps femoral**, da diáfise posterior do fêmur. O semitendíneo desce, funde-se com dois outros músculos (o sartório e o grácil, que serão discutidos mais adiante) e insere-se na face medial da tíbia superior. O semimembranáceo insere-se próximo à tíbia posteromedial. As cabeças longa e curta do bíceps femoral inserem-se na cabeça da fíbula. O **músculo poplíteo** profundo estende-se do epicôndilo femoral lateral através da tíbia posterior proximal
- *Funções*: quando o membro inferior está sustentando peso, os músculos isquiotibiais estendem o quadril. Quando não está sustentando peso, os isquiotibiais flexionam a perna na altura do joelho. O músculo poplíteo gira internamente a tíbia em relação ao fêmur e resiste à rotação externa da tíbia
- *Inervação*: nervo isquiático e seus ramos.

Compartimento anterior da coxa

- *Inserções*: os músculos da coxa anterior são o sartório e o quadríceps. O **quadríceps** é subdividido em quatro músculos: **reto femoral**, **vasto lateral**, **vasto medial** e **vasto intermediário**, que se originam da espinha ilíaca anteroinferior e fêmur anterior. O **sartório** origina-se da espinha ilíaca anterossuperior e segue inferomedialmente, fundindo-se aos músculos semitendíneo e grácil conforme se inserem na face medial da tíbia superior. Os músculos do

Capítulo 3 Visão Geral dos Grupos Musculares e Suas Funções

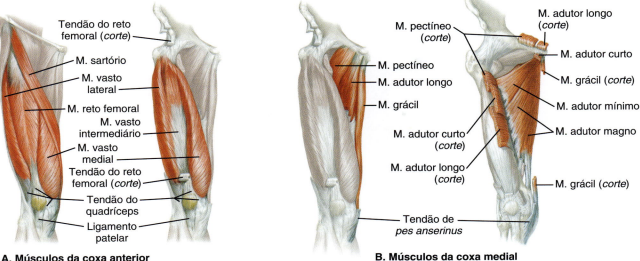

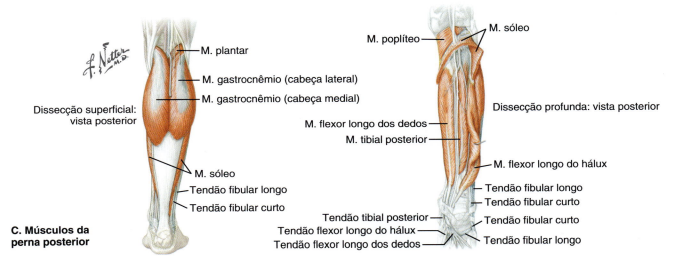

Figura 3.10 Músculos da coxa.

quadríceps fundem-se em um **tendão do quadríceps** que circunda a base superior da patela. O **ligamento patelar** estende-se inferiormente do ápice patelar até a tuberosidade da tíbia
- *Funções*: o sartório e o reto femoral flexionam o quadril. Os músculos do quadríceps atuam como um grupo para estender fortemente a perna no joelho
- *Inervação*: nervo femoral.

Compartimento medial da coxa
- *Inserções*: os músculos mais proeminentes da coxa medial são o **grácil**, o **pectíneo** e o **grupo adutor** (**músculos adutor longo, adutor curto e adutor magno**). Originam-se do púbis e do ramo iliopúbico. O grácil segue inferiormente e se une aos músculos sartório e semitendíneo para inserir-se na face medial da tíbia superior. O tendão fundido desses três músculos é chamado de **pes anserinus**, conhecido como **tendão da pata de ganso**. Os músculos pectíneo e adutor inserem-se ao longo da face medial do fêmur, epicôndilo medial e tubérculo adutor

- *Funções*: os músculos do compartimento medial da coxa aduzem a coxa no quadril e ajudam a manter a estabilidade pélvica durante a caminhada
- *Inervação*: nervo obturador.

Grupos musculares da perna
A perna também contém três grupos musculares (Figura 3.11; ver também Figura 3.10 C e D) divididos em compartimentos distintos pela fáscia profunda que envolve cada um.

Compartimentos posteriores da perna
- *Inserções*: na verdade, existem dois compartimentos na perna posterior
  - O compartimento posterior superficial contém os **músculos gastrocnêmio**, **sóleo** e **plantar**. Estes se originam dos epicôndilos femorais medial e lateral, bem como da tíbia posterior, fíbula e membrana interóssea. Todos esses músculos convergem para formar o **tendão maciço do calcâneo (Aquiles)** que se insere na face superior da tuberosidade do calcâneo

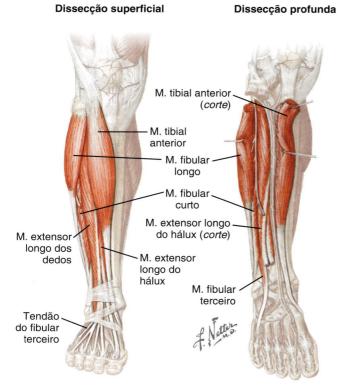

Figura 3.11 Músculos dos compartimentos anterior e lateral da perna.

- O compartimento posterior profundo contém os **músculos flexor longo do hálux**, **flexor longo dos dedos** e **tibial posterior**. Originam-se da tíbia posterior, fíbula e membrana interóssea. Inserem-se, respectivamente, na face plantar da falange distal do hálux (dedão do pé), falanges distais dos dedos 2 a 5 e nos ossos do tarso medial e base do primeiro metatarso
- *Funções*: os músculos do compartimento posterior superficial da perna são flexores plantares fortes. Os músculos do compartimento posterior profundo flexionam todos os dedos e ajudam a inverter o pé. Todo o compartimento auxilia na decolagem ao caminhar ou correr
- *Inervação*: nervo tibial.

Compartimento anterior da perna

- *Inserções*: os músculos do compartimento anterior são o **extensor longo do hálux**, o **extensor longo dos dedos** e **tibial anterior**. Originam-se da tíbia anterolateral, fíbula e membrana interóssea. Eles se inserem, respectivamente, no lado dorsal da falange distal do hálux (dedão do pé), falanges distais dos dedos 2 a 5 e nos ossos do tarso medial e primeiro metatarso
- *Funções*: os músculos do compartimento anterior flexionam fortemente o pé, estendem todos os dedos e ajudam a inverter o pé
- *Inervação*: nervo fibular profundo.

Compartimento lateral da perna

- *Inserções*: os músculos do compartimento lateral são o **fibular longo** e o **fibular curto**, que se originam da diáfise lateral da fíbula. O fibular curto insere-se na tuberosidade da base do quinto metatarso. O tendão fibular longo passa inferiormente ao maléolo lateral e cruza ao longo da superfície plantar profunda do pé para se inserir no cuneiforme medial e no primeiro metatarso
- *Funções*: os músculos do compartimento lateral invertem fortemente o pé e resistem à inversão
- *Inervação*: nervo fibular superficial.

Compartimentos do pé

O pé contém vários compartimentos. No momento, agruparemos os músculos do pé em dois grandes grupos: os do dorso do pé e os do lado plantar.

Músculos do dorso do pé

- *Inserções*: a face dorsal do pé (Figura 3.12) tem dois músculos, o **extensor curto do hálux** e o **extensor curto dos dedos**, que se originam da face superior do calcâneo. Inserem-se no capuz extensor do hálux e nos dedos 2 a 5, respectivamente
- *Funções*: esses músculos ajudam a estender os dedos do pé
- *Inervação*: nervo fibular profundo.

Músculos do pé plantar

- *Inserções*: existem muitos músculos no lado plantar do pé (Figuras 3.12 e 3.13). Originam-se dos ossos do tarso e metatarso e inserem-se mais distalmente ao longo dos metatarsos e dedos. Cada um tem uma origem e inserção distintas e será discutido em detalhes no Capítulo 11. Observe que os

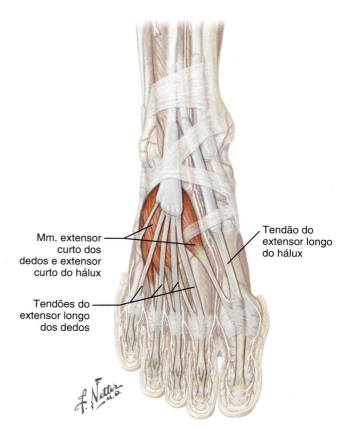

Figura 3.12 Músculos do dorso do pé.

Capítulo 3 Visão Geral dos Grupos Musculares e Suas Funções 53

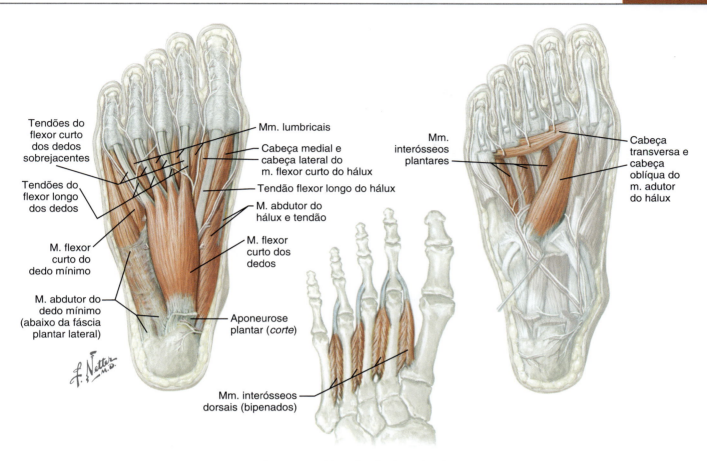

Figura 3.13 Músculos da planta do pé.

músculos plantares são protegidos por uma forte **aponeurose plantar** que fica logo abaixo da pele e do tecido subcutâneo do pé plantar

- *Função*: os músculos do lado plantar do pé são nomeados de acordo com o movimento que cada um produziria caso contraíssem isoladamente. O **flexor curto dos dedos, flexor curto do hálux** e **flexor curto do dedo mínimo** flexionam os dedos. O **abdutor do hálux** e o **abdutor do dedo mínimo** puxam seus respectivos dedos para longe da linha média do pé, enquanto o **adutor do hálux** puxa o dedão do pé em direção à linha média. Outros músculos têm as mesmas funções que suas contrapartes na mão. Os **lumbricais** flexionam as articulações metatarsofalângicas e estendem as articulações interfalângicas proximais e distais. Os **interósseos plantares** aduzem os dedos 3 a 5, e os **interósseos dorsais** abduzem os dedos 2 a 4. Embora cada um desses músculos possa operar individualmente, eles atuam fortemente como um grupo para unir os ossos do tarso e do metatarso, flexionando os dedos e auxiliando na decolagem dos dedos durante a caminhada ou corrida
- *Inervação*: nervos plantares medial e lateral, que são ramos do nervo tibial.

4

Inervação dos Compartimentos Musculares

Visão geral

Introdução, 54
Atividade somatossensorial, 54
Atividade somatomotora, 54
Nervos cranianos, 54
Medula espinal, 56

Plexo cervical e nervo frênico, 58
Plexo braquial, 59
Nervos intercostais, 62
Plexo lombar, 62
Plexo lombossacral, 65

Introdução

Existem várias maneiras de dividir o sistema nervoso e suas relações com o sistema musculoesquelético. O **sistema nervoso central** (SNC) é o cérebro/córtex, tronco encefálico e medula espinal. O **sistema nervoso periférico** (SNP) é composto de nervos que trafegam de e para o SNC, bem como de grupos dos corpos de células nervosas localizados em todo o corpo. Neurônios aferentes (sensoriais) carregam informações da pele e dos músculos (sensoriais somáticos), enquanto outros trazem informações dos órgãos (sensoriais viscerais) de volta ao SNC. Da mesma maneira, neurônios eferentes (motores) podem inervar músculos esqueléticos (motor somático) ou órgãos (motor visceral, também conhecido como sistema nervoso autônomo). O sistema nervoso autônomo é subdividido em divisões parassimpáticas e simpáticas (Figura 4.1).

A típica célula nervosa, ou neurônio, tem um corpo celular grande, com vários dendritos e um único axônio que se estende a partir dele. Os dendritos tendem a receber entradas, despolarizações, de outros neurônios, que conduzem ao corpo da célula nervosa. Se o neurônio se despolariza, isso é propagado pelo axônio, que em seguida interage com outro neurônio ou tecido-alvo. Os detalhes desse processo serão apresentados no Capítulo 6. A compressão ou lesão de um nervo causará alteração da sensibilidade e perda motora distal à lesão. Neste livro, nos concentraremos quase exclusivamente na atividade motora e sensorial somática.

Atividade somatossensorial

Os corpos celulares dos nervos somatossensoriais estão localizados nos gânglios da raiz posterior, uma coleção de corpos celulares nervosos em cada nível vertebral. Seus axônios dividem-se e projetam-se lateralmente aos tecidos-alvo e medialmente à medula espinal. Isso lhes permite sentir toque fino, vibração, pressão, dor e temperatura da pele e entradas proprioceptivas dos músculos e tendões, transmitindo tais informações do SNP para o SNC. Eles acabam por alcançar o córtex cerebral, onde a sensação é percebida conscientemente. Os detalhes desse processo serão explicados no Capítulo 8.

Atividade somatomotora

Os neurônios motores superiores originam-se principalmente no córtex cerebral e projetam-se através dos tratos motores descendentes para alcançar a medula espinal. Os neurônios motores inferiores no tronco encefálico e na medula espinal enviam seus axônios através dos nervos periféricos, muitas vezes ramificando-se e recombinando-se para atingir seus alvos musculares.

Nervos cranianos

Os nervos cranianos (Figura 4.2) saem do crânio e tendem a inervar estruturas da cabeça e do pescoço. Eles não serão discutidos em detalhes neste volume. Em resumo:

- O **nervo craniano I**, o **nervo olfatório** e seu **trato olfatório**, transmite o sentido do olfato a partir da cavidade nasal
- O **nervo craniano II**, o **nervo óptico**, transmite informações visuais da retina. Alguns axônios em cada nervo óptico cruzam-se no **quiasma óptico**, atingindo o **trato óptico** contralateral, enquanto os outros continuam no trato óptico ipsilateral
- O **nervo craniano III**, o **nervo oculomotor**, inerva cinco dos sete músculos extraoculares que circundam o olho
- O **nervo craniano IV**, o **nervo troclear**, inerva um dos sete músculos extraoculares
- O **nervo craniano V**, o **nervo trigêmeo**, divide-se em três grandes ramos que transmitem a sensação da face e das estruturas internas da cabeça. Também inerva os músculos da mastigação, que possibilitam a mastigação
- O **nervo craniano VI**, o **nervo abducente**, inerva um dos sete músculos extraoculares

Capítulo 4   Inervação dos Compartimentos Musculares   55

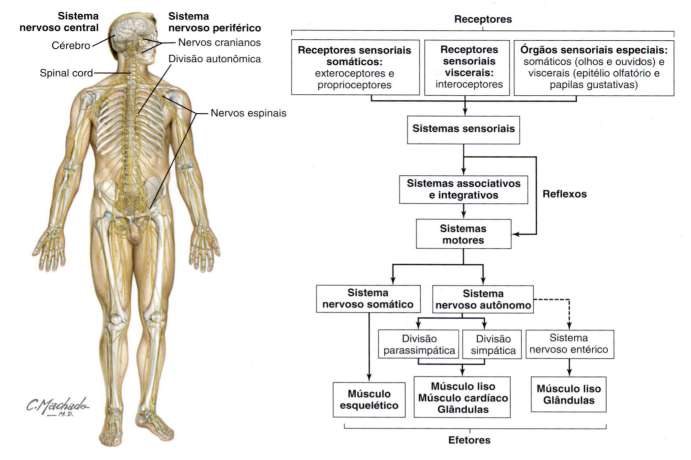

Figura 4.1 Sistema nervoso: organização.

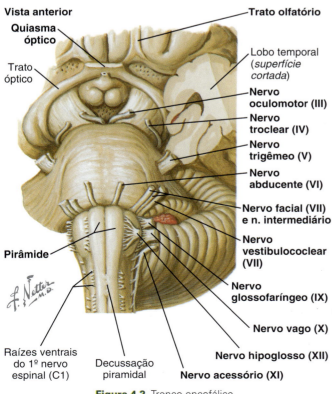

Figura 4.2 Tronco encefálico.

- O **nervo craniano VII**, o **nervo facial**, inerva os músculos da face, a glândula lacrimal e duas glândulas salivares. Também faz a mediação do sentido de paladar da língua anterior
- O **nervo craniano VIII**, o **nervo vestibulococlear**, transmite sensações auditivas e de equilíbrio da orelha interna
- O **nervo craniano IX**, o **nervo glossofaríngeo**, transmite sensação da faringe, orelha média e língua posterior, incluindo paladar. Também inerva uma das glândulas salivares
- O **nervo craniano X**, o **nervo vago**, inerva os músculos do palato, faringe e laringe. Também fornece inervação motora visceral aos órgãos do tórax e vários órgãos do abdome
- O **nervo craniano XII**, o **nervo hipoglosso**, inerva os músculos da língua
- O **nervo craniano XI**, o **nervo acessório** (Figura 4.3), foi propositadamente arrastado para o final desta lista porque afeta diretamente dois dos músculos que discutimos anteriormente e será descrito com mais detalhes. O nervo acessório origina-se de corpos celulares nervosos na substância cinzenta da medula espinal C1-C5. Os axônios dessas células nervosas saem da face lateral da medula espinal. Em vez de sair entre as vértebras, que é a via normal, esses axônios ascendem dentro do canal vertebral e fundem-se um ao outro, formando a **raiz espinal do nervo acessório**. Esse nervo entra no forame magno do crânio por baixo e depois vira para sair pelo forame jugular, ao lado dos nervos

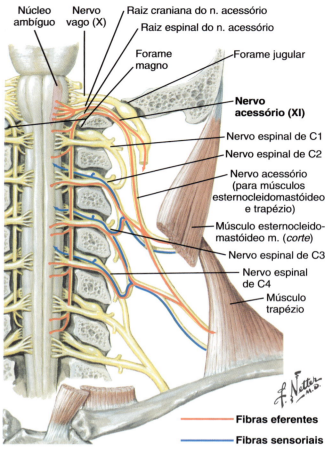

Figura 4.3 Esquema do nervo acessório (XI).

cranianos IX e X. Ele recebe algumas fibras do tronco encefálico, a **raiz craniana do nervo acessório**, mas estas se unem ao nervo vago logo após deixar o forame jugular. Em seguida, desce e envia axônios que inervam os músculos trapézio e esternocleidomastóideo. Se o nervo acessório espinal estiver danificado, qualquer músculo ou ambos os músculos podem ficar paralisados, dependendo do local exato da lesão (Boxe Correlação Clínica 4.1).

Medula espinal

Substância cinzenta, substância branca e gânglios da raiz posterior

A medula espinal estende-se inferiormente a partir do tronco encefálico para fora do forame magno e para dentro do canal vertebral. Os corpos das células nervosas, ou substância cinzenta, da medula espinal são encontrados dentro da medula, formando uma estrutura (grosseiramente falando) em forma de borboleta, com cornos posteriores e cornos anteriores de cada lado. Superficialmente à substância cinzenta estão os tratos que sobem e descem ao longo de todo o comprimento do fascículo. Essa é a substância branca da medula espinal, feita de axônios e suas células de suporte.

Ao lado da coluna vertebral, em cada nível espinal, há coleções de corpos celulares sensoriais nos **gânglios da raiz posterior**. Seus axônios projetam-se em duas direções. A lateral de cada axônio projeta-se para a pele e os músculos, enquanto o lado medial projeta-se para a medula espinal como raízes nervosas posteriores.

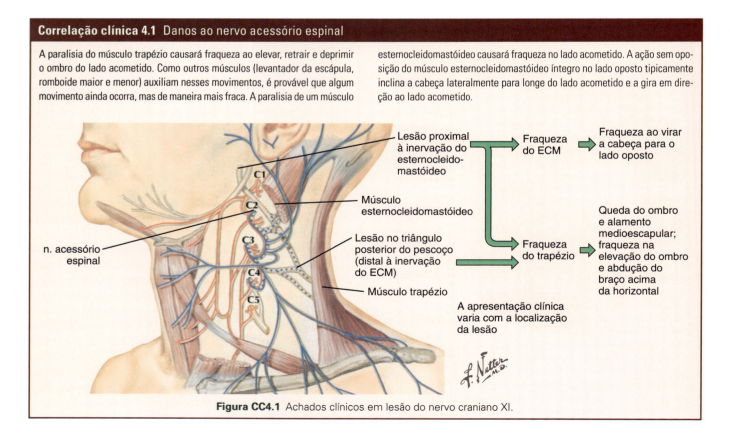

Figura CC4.1 Achados clínicos em lesão do nervo craniano XI.

Raízes espinais e nervos espinais

As **raízes espinais posteriores** (Figura 4.4) entram na medula espinal em cada nível e podem fazer sinapse com outras células nervosas sensoriais no **corno posterior** ou podem ascender sem fazer sinapse. Os **cornos anteriores** contêm células nervosas motoras inferiores que recebem informações dos neurônios motores superiores e então projetam seus axônios para fora da medula através das **raízes anteriores**. As raízes espinais são estritamente segregadas: as raízes anteriores são apenas motoras, e as raízes posteriores são apenas sensoriais.

As raízes espinais anteriores que saem da medula espinal trafegam lateralmente e encontram as raízes espinais posteriores, fazendo o trajeto em direção a um gânglio da raiz posterior onde se fundem, formando um **nervo espinal**. Isso ocorre em todos os níveis da medula espinal. Os nervos espinais saem da coluna vertebral, percorrendo os forames intervertebrais entre as vértebras adjacentes. Depois que um nervo espinal sai de um forame intervertebral, ele se divide e forma os ramos posterior e anterior. Os nervos espinais, os ramos posteriores e os ramos anteriores são estruturas nervosas mistas porque contêm axônios sensoriais e motores (Boxe Correlação Clínica 4.2).

Ramos posterior e anterior

Os **ramos posteriores** (Figura 4.4) deixam os nervos espinais em cada nível da medula espinal e projetam-se posteriormente. Eles inervam os músculos intrínsecos das costas próximos antes de enviar ramos cutâneos para a pele sobrejacente. Danos aos ramos posteriores podem afetar os músculos eretores da espinha, transversospinais, esplênio, semiespinal da cabeça e suboccipitais (Boxe Correlação Clínica 4.3).

Os **ramos anteriores** deixam os nervos espinhais em cada nível e projetam anteriormente. Eles inervam os músculos da parede do corpo e dos membros. Ao contrário dos ramos posteriores, eles frequentemente formam plexos interconectados antes de formar nervos terminais que atingem seus músculos-alvo.

Correlação clínica 4.2 Compressão do nervo espinal

A compressão dos nervos espinais afeta a pele e os músculos inervados de acordo com o nível espinal acometido. Isso geralmente se manifesta como alterações sensoriais ao longo de um dermátomo, pois a capacidade do nervo de atingir o SNC é comprometida imediatamente. Perdas motoras devido à compressão do nervo espinal também ocorrem em sequência, mas a atrofia muscular leva mais tempo para se desenvolver visivelmente.

Correlação clínica 4.3 Danos aos ramos posteriores

A paralisia dos músculos intrínsecos das costas resultaria em fraqueza ao estender, girar e dobrar as costas para o lado nos níveis acometidos. Como os ramos posteriores inervam os músculos de maneira segmentar, a perda de um ramo posterior pode não desnervar inteiramente os músculos maiores.

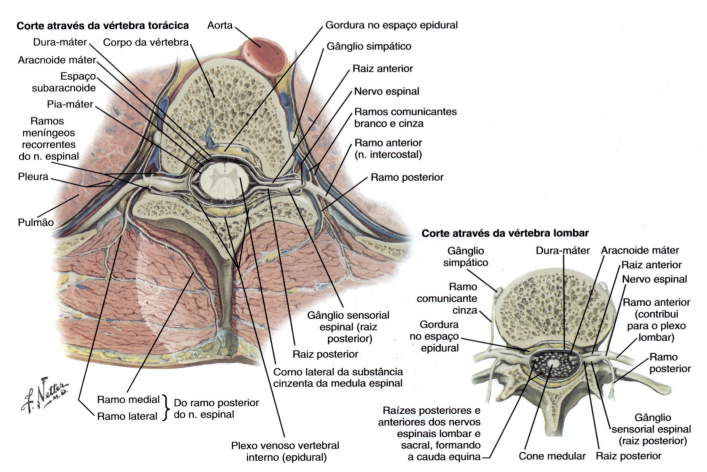

Figura 4.4 Origem do nervo espinal: saída de nervos espinais em corte transversal.

Plexo cervical e nervo frênico

O **plexo cervical** (Figura 4.5) origina-se dos ramos anteriores de C1-C4. Eles se combinam para criar vários nervos que são apenas cutâneos (inervam a pele). Estes transmitem as sensações de uma variedade de regiões.

O **nervo occipital menor** transmite a sensação da área do couro cabeludo imediatamente atrás da orelha; o **grande nervo auricular** cobre a maior parte da orelha externa; o **nervo cervical transverso** é sensorial em relação à pele da região anterior do pescoço; e os **nervos supraclaviculares** transmitem sensações da pele do pescoço na região das clavículas. O plexo cervical também supre alguns nervos sensoriais para o esternocleidomastóideo, embora suas fibras motoras venham exclusivamente do nervo acessório espinal.

Os axônios motores do plexo cervical originam-se de C1 a C3 e formam uma alça, a **alça cervical** (Figura 4.5), que fica imediatamente anterior aos grandes vasos do pescoço, à veia jugular externa e à artéria carótida comum. A contribuição de C1 faz um trajeto ao longo do nervo hipoglosso (nervo craniano XII) e se desprende, formando o membro superior da alça cervical. Outros axônios do plexo cervical percorrem um pouco mais o nervo hipoglosso para inervar o **genio-hióideo** (grupo muscular supra-hióideo) e o **tireo-hióideo** (grupo muscular infra-hióideo). O ramo inferior da alça cervical é formado por axônios de C2 a C3. A alça inerva os músculos infra-hióideos restantes, o esterno-hióideo, o **esternotireóideo** e os **ventres superior e inferior do músculo omo-hióideo**. Pequenos ramos motores também deixam o plexo cervical para inervar os músculos longo do pescoço, da cabeça e os escalenos (Boxe Correlação Clínica 4.4).

O **nervo frênico** (Figura 4.5) origina-se de ramos dos ramos anteriores de C3 a C5. Esses ramos convergem e fundem-se, formando o nervo, que desce ao longo da superfície anterior do músculo escaleno anterior e entra no tórax. Ele percorre o tórax central ao longo do revestimento externo do coração e atinge o **diafragma torácico**, inervando-o (Boxe Correlação Clínica 4.5).

> **Correlação clínica 4.4** Danos ao plexo cervical
>
> Os ramos cutâneos do plexo cervical seguem imediatamente posteriores ao ponto médio do músculo esternocleidomastóideo. Danos nesse ponto podem afetar qualquer um ou todos os nervos, resultando em perda sensorial distal à lesão. Danos à alça cervical podem ocorrer em traumas na região anterior do pescoço ou durante cirurgia dos grandes vasos que ficam abaixo dela. Isso resultaria em fraqueza no ajuste do osso hioide durante a deglutição e na inclinação do osso hioide.

> **Correlação clínica 4.5** Danos ao nervo frênico
>
> A disfunção do nervo frênico pode ocorrer se ele for atingido ou danificado em qualquer local ao longo de seu comprimento entre as vértebras cervicais e o diafragma. Isso causará dificuldade para respirar devido à paralisia do diafragma no lado acometido. A paralisia fará com que os músculos do diafragma relaxem e subam em direção ao tórax, empurrados pelos órgãos abdominais subjacentes.

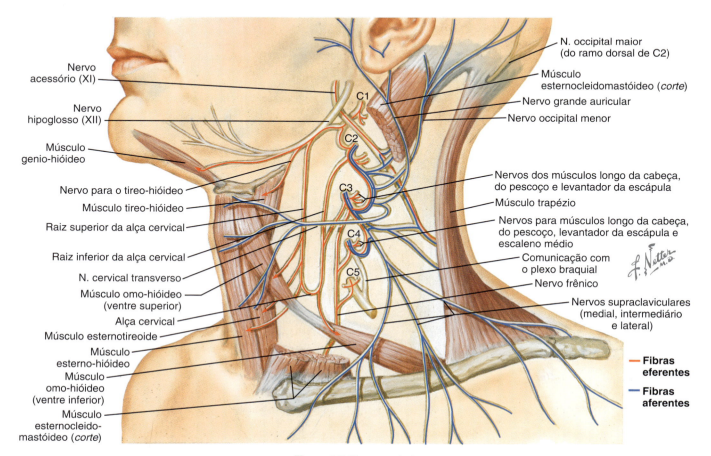

Figura 4.5 Plexo cervical.

Plexo braquial

Os ramos anteriores de C5-T1 fornecem a maioria dos axônios que criam o **plexo braquial** (Figura 4.6), o conjunto de nervos que inerva a pele e os músculos do membro superior. O plexo braquial pode ser dividido em cinco regiões distintas: **raízes, troncos, divisões, fascículos** e **nervos terminais**. Essas "raízes" não devem ser confundidas com "raízes espinais"; na verdade, são uma coleção de ramos anteriores que criam as "raízes do plexo braquial".

As raízes de C5 e C6 fundem-se para criar o **tronco superior** do plexo braquial. O tronco superior contém axônios que tendem a inervar as estruturas proximais e laterais dos membros. A raiz C7 continua lateralmente e torna-se o **tronco médio**. As raízes C8 e T1 fundem-se para criar o **tronco inferior**. O tronco inferior contém axônios que tendem a inervar as estruturas distais e mediais dos membros.

Ramos das raízes do plexo braquial

As raízes C5-C7 emitem ramos que se consolidam, formando o **nervo torácico longo** (Figuras 4.6 e 4.7) que desce ao longo da parede torácica e inerva o **músculo serrátil anterior**. O **nervo escapular dorsal** (Figuras 4.6 e 4.8) origina-se como um ramo da raiz C5 e faz trançados ao longo dos músculos levantador da escápula, romboide menor e romboide maior, que ele inerva.

Ramos dos troncos do plexo braquial

O tronco superior emite o **nervo supraescapular** (Figuras 4.6 e 4.8), que inerva os músculos **supraespinal** e **infraespinal**. Esse nervo segue posteriormente e passa pela incisura escapular, inferiormente ao ligamento transverso superior da escápula. Em seguida, alcança o músculo supraespinal e passa lateralmente à espinha escapular para alcançar o infraespinal. Um nervo para o pequeno músculo subclávio na face inferior da clavícula também se origina do tronco superior. Nenhum outro nervo importante sai dos troncos médio ou inferior.

Cada tronco agora se divide em posterior e anterior (Figura 4.6). O **fascículo posterior** é formado pela fusão de todas as três divisões posteriores e inerva os músculos extensores do membro superior. As divisões anteriores dos troncos superior e médio fundem-se, formando o **fascículo lateral**, enquanto a divisão anterior do fascículo inferior continua como **fascículo medial**. Os nervos derivados das divisões anteriores e, posteriormente, dos fascículos laterais e mediais, inervam os músculos flexores.

Ramos dos fascículos e nervos terminais do plexo braquial

O fascículo posterior emite três nervos pequenos, mas importantes, antes de terminar (Figuras 4.6 e 4.7). Os **nervos subescapular superior** e **subescapular inferior** inervam os músculos

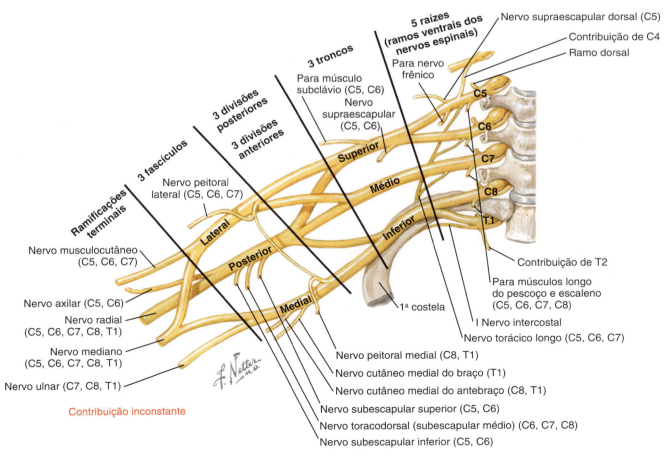

Figura 4.6 Plexo braquial: esquema.

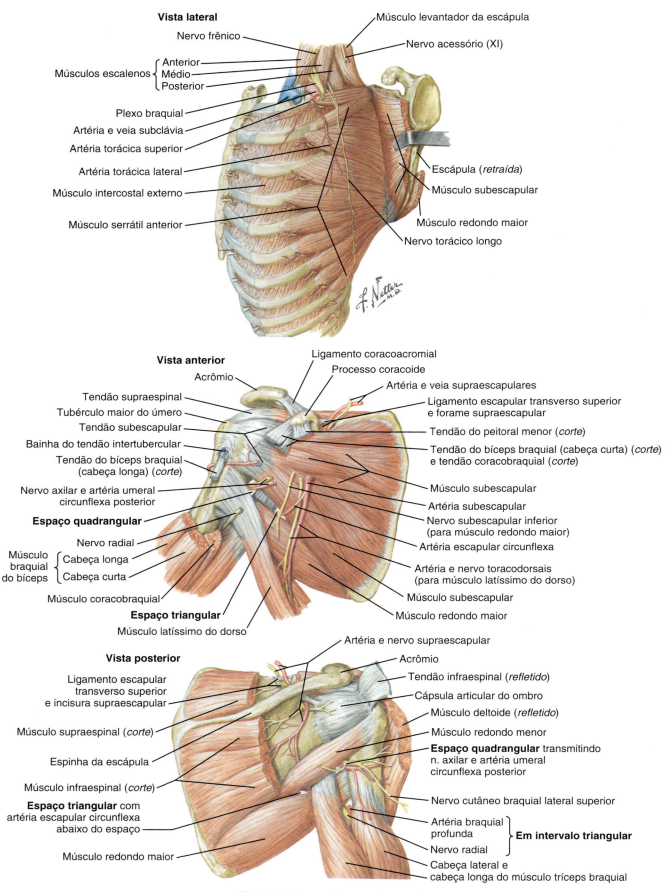

Figura 4.7 Dissecção escapuloumeral.

Capítulo 4 Inervação dos Compartimentos Musculares 61

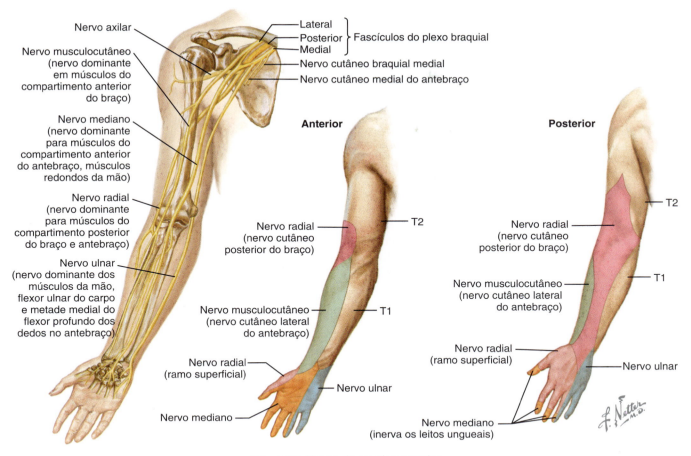

Figura 4.8 Nervos do membro superior.

subescapular e redondo maior próximos. Entre os nervos subescapulares está o **nervo toracodorsal**, que inerva o **músculo grande dorsal**. O fascículo posterior termina quando se bifurca para formar seus dois ramos terminais, os nervos axilar e radial.

O **nervo axilar** (ver Figuras 4.6 e 4.8) envolve a face posterior do colo cirúrgico do úmero para inervar os **músculos redondo menor e deltoide**. Também possui ramos cutâneos que transmitem sensação a partir da lateral do ombro. O **nervo radial** maciço (ver Figuras 4.6 e 4.8) desce ao longo da face posterior da diáfise umeral, inervando os músculos do compartimento posterior do braço, como o **músculo tríceps braquial**, que continua através do epicôndilo lateral do úmero e divide-se em um ramo superficial e um profundo. O nervo radial e seus dois ramos motores, o **ramo profundo do nervo radial** e o **nervo interósseo posterior**, inervam o braquiorradial, os músculos extensores do punho e dedos e o músculo supinador. O **ramo superficial do nervo radial** é apenas cutâneo e transmite sensações do dorso da mão (excluindo o quinto dígito e a metade medial do quarto dígito), antebraço posterior e braço posterolateral (Boxe Correlação Clínica 4.6).

O fascículo lateral emite um **nervo peitoral lateral** (ver Figura 4.6) que inerva a parte do **músculo peitoral maior** que se origina da clavícula. O fascículo lateral então se bifurca como nervo musculocutâneo e como uma contribuição lateral para o nervo mediano. O **nervo musculocutâneo** (ver Figuras 4.6 e 4.8) mergulha no compartimento anterior do braço e inerva os

> **Correlação clínica 4.6** Dano aos nervos do fascículo posterior
>
> Danos ao fascículo posterior podem afetar qualquer um de seus nervos. A lesão do nervo axilar se manifestaria como perda de sensibilidade da lateral do ombro e fraqueza do músculo deltoide, dificultando a flexão, abdução e extensão do ombro. Danos proximais ao nervo radial se manifestariam como perda de sensibilidade ao longo da lateral do braço, antebraço posterior e dorso da mão. Paralisaria os músculos extensores do braço, antebraço, carpo e dedos. Danos ao nervo radial mais distalmente pouparam músculos e pele proximais à lesão. Danos ao próprio fascículo posterior afetariam os nervos axilar e radial. Pode acometer também os nervos subescapulares, causando fraqueza na rotação interna do braço, e o nervo toracodorsal, paralisando o músculo grande dorsal.

músculos desse compartimento, os **músculos coracobraquial, bíceps braquial e braquial**. Seu ramo cutâneo, o **nervo cutâneo lateral do antebraço**, continua inferiormente no antebraço lateral (Boxe Correlação Clínica 4.7).

O fascículo medial emite um **nervo peitoral medial** (ver Figura 4.6), que inerva o **peitoral menor** e a porção esternocostal do **músculo peitoral maior**. Dois nervos cutâneos, o **nervo cutâneo medial do braço** e o **nervo cutâneo medial do antebraço**, originam-se do fascículo medial imediatamente distal ao nervo peitoral medial. O fascículo termina como nervo ulnar e como uma contribuição medial para o nervo mediano.

> **Correlação clínica 4.7** Dano aos nervos do fascículo lateral
>
> A lesão do fascículo lateral certamente afetará o nervo musculocutâneo e desnervará os músculos do compartimento anterior do braço. Isso resultará em profunda fraqueza na flexão do cotovelo e perda de sensibilidade ao longo da lateral do antebraço. O nervo mediano também será acometido, mas os músculos mais distais que ele inerva serão poupados, pois ele se origina apenas parcialmente do fascículo lateral. Dependendo da localização exata da lesão, o nervo peitoral lateral também pode ser afetado, enfraquecendo (mas não eliminando) a função do músculo peitoral maior.

> **Correlação clínica 4.9** Dano aos nervos do fascículo medial
>
> Se o nervo mediano for danificado logo após se formar a partir dos fascículos lateral e medial, todos os músculos que ele inerva ficarão paralisados, manifestando-se como perda de força de preensão, pronação e falta de controle fino do polegar devido à denervação dos músculos redondos. Perdas sensoriais no lado palmar dos dedos 1 a 3 e na metade lateral do quarto dedo também ocorrerão. Caso haja danos perto do punho, como na síndrome do túnel do carpo, os flexores dos dedos e do punho serão poupados, mas os músculos redondos ainda serão enfraquecidos.

O **nervo ulnar** (ver Figuras 4.6 e 4.8) continua inferiormente no lado medial do braço, passando posteriormente ao epicôndilo medial do úmero e depois no compartimento anterior do antebraço, onde inerva dois músculos, o **flexor ulnar do carpo** e o lado ulnar do **flexor digital profundo**, antes de cruzar o punho. Ao cruzar o punho, emite um ramo profundo e um ramo superficial. O **ramo profundo do nervo ulnar** inerva todos os **músculos hipotenares** e quase todos os músculos intrínsecos da mão, incluindo o **adutor do polegar**. O **ramo superficial do nervo ulnar** inerva a pele do quinto dedo e da metade medial do quarto dedo, tanto no lado palmar quanto no dorsal (Boxe Correlação Clínica 4.8).

Ramos dos fascículos lateral e medial combinam-se para criar o nervo **mediano** (ver Figuras 4.6 e 4.8). Esse nervo segue inferiormente ao longo da face medial do úmero e depois ao longo da linha média anterior do antebraço. À medida que desce, emite um pequeno ramo motor, o **nervo interósseo anterior**. Além dos dois músculos do antebraço inervados pelo nervo ulnar, o nervo mediano inerva todos os músculos do antebraço, os **pronadores, flexores do carpo, flexor digital superficial, flexor longo do polegar** e metade radial dos **músculos flexores digitais profundos**. O nervo mediano então percorre o túnel do carpo ao longo dos tendões dos flexores digitais e do flexor longo do polegar. Na mão, emite um **ramo recorrente** que inerva os **músculos redondos**. Ramos cutâneos do nervo mediano inervam a face palmar dos dedos 1 a 3 e a metade lateral do quarto dedo (Boxe Correlação Clínica 4.9).

> **Correlação clínica 4.8** Dano aos nervos do fascículo medial
>
> A lesão do fascículo medial também afetará o nervo mediano, mas os músculos mais proximais inervados por ele serão poupados porque o fascículo também se origina do fascículo lateral. A lesão da medula medial definitivamente afetará o nervo ulnar e desnervará dois músculos do antebraço e os músculos mais intrínsecos da mão. Isso resultará em fraqueza na flexão do punho e dos dedos, mas as perdas motoras mais distintas ocorrerão na mão. A abdução e a adução dos dedos serão tremendamente enfraquecidas. Também haverá perda de sensibilidade ao longo do quinto dedo e da metade medial do quarto dedo. Se o fascículo medial for lesionado mais proximamente, os nervos cutâneos mediais do antebraço e do braço também serão afetados, e perdas sensoriais também serão percebidas ao longo de sua distribuição. Danos ainda mais proximais no fascículo medial danificarão o nervo peitoral medial, paralisando o peitoral menor e enfraquecendo (mas não eliminando) a função do músculo peitoral maior.

Nervos intercostais

Os **nervos intercostais** (Figura 4.9) são os ramos anteriores de T1-T11 e percorrem a borda inferior de sua costela correspondente conforme projetam-se anteriormente. Eles não estão exclusivamente associados à caixa torácica, mas continuam inferomedialmente através dos músculos oblíquos abdominais para alcançar os músculos retos do abdome. No tórax, esses nervos inervam os **músculos intercostais externo, interno** e **mais interno**, bem como outros músculos dentro do tórax. No abdome, inervam os **músculos oblíquo abdominal externo, oblíquo abdominal interno, transverso do abdome** e **reto do abdome**. Também emitem **ramos cutâneos laterais** e **cutâneos anteriores** que transmitem sensações da parede lateral e anterior do corpo (Boxe Correlação Clínica 4.10).

Plexo lombar

Os ramos anteriores imediatamente inferiores aos nervos intercostais formam o plexo lombar (Figuras 4.10 e 4.11); são os **nervos subcostal, ilioinguinal, ilio-hipogástrico, genitofemoral** e **cutâneo lateral da coxa**. Como os músculos intercostais, os quatro primeiros desses nervos inervam os músculos e a pele da parede anterior do corpo. Danos a esses nervos resultariam em fraqueza muscular e perda sensorial ao longo da extensão do nervo. O nervo cutâneo lateral da coxa faz exatamente o que seu nome indica. O nervo genitofemoral também inerva a pele da região pélvica anterior e proximal, medial da coxa.

Os ramos anteriores lombares de L1 a L3 inervam os músculos **psoas maior** e **ilíaco**. O grande **nervo femoral** (Figuras 4.10 e 4.11) passa por essa parede abdominal até a coxa, inervando os músculos do compartimento anterior da coxa, os **músculos sartório** e **quadríceps**. Danos a esse nervo resultariam em dificuldade na flexão da coxa no quadril, bem como em profunda fraqueza na extensão da perna no joelho. Possui ramos sensoriais que cobrem a parte anterior da coxa, incluindo um ramo sensorial longo, o **nervo safeno**, que se estende inferiormente ao longo da coxa lateral, perna e até a região medial do tornozelo e calcanhar (Boxe Correlação Clínica 4.11).

O **nervo obturador** (Figuras 4.10 e 4.12) sai da pelve através do forame obturador para entrar no compartimento medial da coxa. Inerva os **músculos pectíneo, grácil, adutor longo, adutor curto** e **adutor magno**. Também carrega informações sensoriais de parte da pele ao longo da coxa medial (Boxe Correlação Clínica 4.12).

Capítulo 4   Inervação dos Compartimentos Musculares

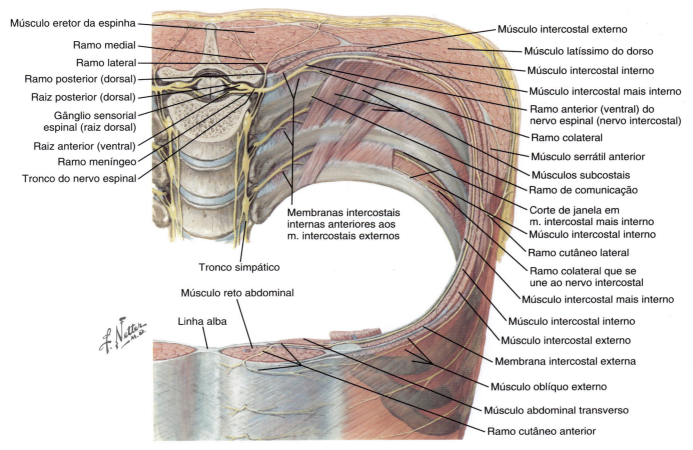

Figura 4.9 Nervos toracoabdominais: curso da inervação típica do nervo torácico do abdome e do períneo.

Correlação clínica 4.10   Dano aos nervos intercostais

Dano a um nervo intercostal resultaria em fraqueza muscular e perda sensorial ao longo do comprimento do nervo. As perdas motoras podem ser difíceis de detectar, mas a perda de sensibilidade será vista ao longo do dermátomo acometido em todo o tórax ou abdome.

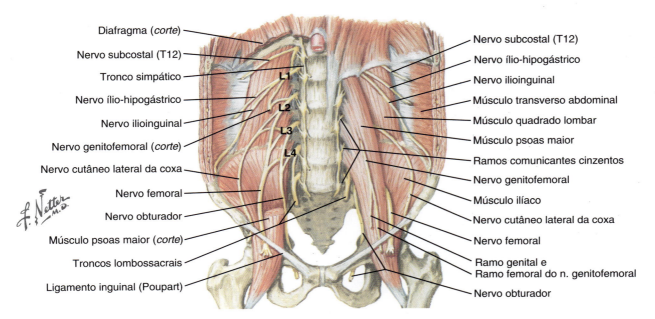

Figura 4.10 Nervos da pelve.

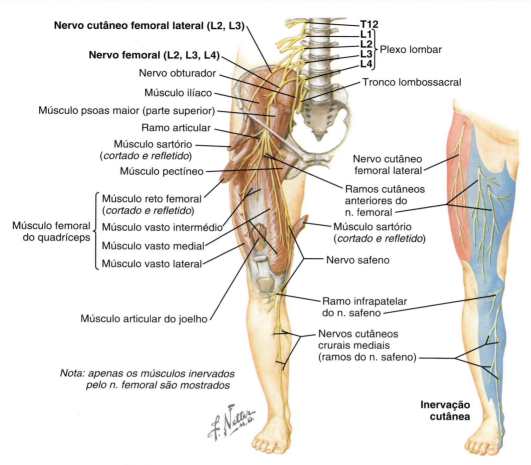

Figura 4.11 Nervos cutâneos femorais e femorais laterais.

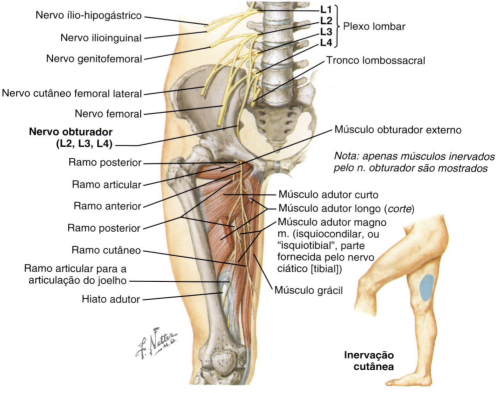

Figura 4.12 Nervo obturador.

Capítulo 4 Inervação dos Compartimentos Musculares

Correlação clínica 4.11 Dano ao nervo femoral

Dano ao nervo femoral na coxa proximal resultaria em profunda fraqueza ao estender o joelho devido à perda da inervação motora do quadríceps. Também pode haver certa fraqueza na flexão do quadril. As perdas sensoriais incluiriam a parte anterior e medial da coxa, a parte medial da perna, o tornozelo e o calcanhar. Como os ramos para os músculos sartório e quadríceps saem do nervo femoral muito proximalmente na coxa, o dano distal provavelmente não afetaria a extensão do joelho, mas resultaria em perda sensorial distal à lesão.

Correlação clínica 4.12 Dano ao nervo obturador

A lesão do nervo obturador na pelve ou próximo ao forame obturador resultaria em profunda fraqueza na adução da coxa e instabilidade na sustentação do próprio peso. Perdas sensoriais podem ser observadas ao longo da coxa medial.

Plexo lombossacral

Os ramos anteriores de L4 e L5 fundem-se e descem para a pelve. Lá, eles se fundem com os ramos anteriores sacrais para criar o plexo lombossacral, que fornece inervação motora e sensorial para a pelve e parte posterior da coxa, bem como para toda a perna e o pé.

O **nervo glúteo superior** (Figura 4.13) sai da pelve imediatamente acima do músculo piriforme e inerva os **músculos piriforme** e **glúteo médio** e **mínimo**. De modo correspondente, o **nervo glúteo inferior** (Figura 4.13) sai inferiormente ao piriforme e inerva o **músculo glúteo máximo** (Boxe Correlação Clínica 4.13). Pequenos **nervos cluneais** inervam a pele da região glútea.

O **nervo cutâneo posterior da coxa** (Figuras 4.13 e 4.14) desce paralelamente, mas de modo superficial, ao nervo ciático.

O enorme **nervo ciático** (Figuras 4.13 e 4.14) tipicamente sai da pelve logo abaixo do músculo piriforme e desce sob o glúteo máximo antes de entrar na parte posterior da coxa. Ele inerva os músculos isquiotibiais na parte posterior da coxa, os **músculos semimembranoso**, **semitendinoso** e **bíceps femoral**. Embora o nervo ciático pareça ser um único nervo, na verdade são dois nervos agrupados, o nervo tibial e o fibular comum, que se dividem perto da fossa poplítea do joelho posterior. Logo após a divisão, cada um envia um ramo cutâneo para a pele que recobre a perna posterior. Esses ramos geralmente combinam-se para formar um único **nervo sural** (Figura 4.14), mas também podem permanecer separados.

O **nervo tibial** (Figuras 4.14 e 4.15) percorre a linha média da perna posterior e inerva todos os músculos da perna posterior: **gastrocnêmio**, **sóleo**, **plantar**, **tibial posterior**, **flexor longo dos dedos** e **flexor longo do hálux**. Cruza inferiormente

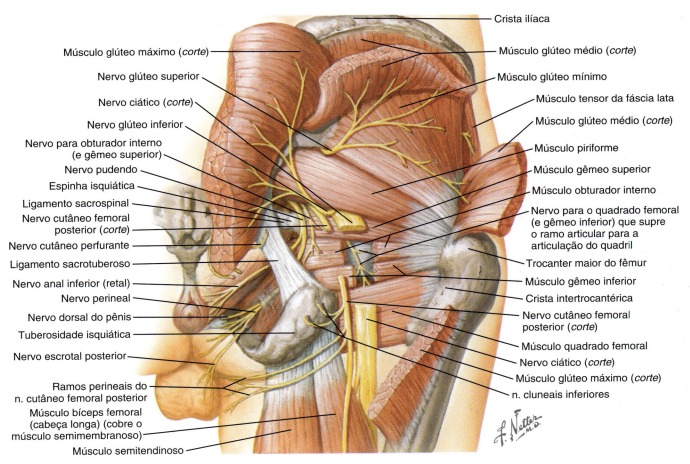

Figura 4.13 Nervos da nádega.

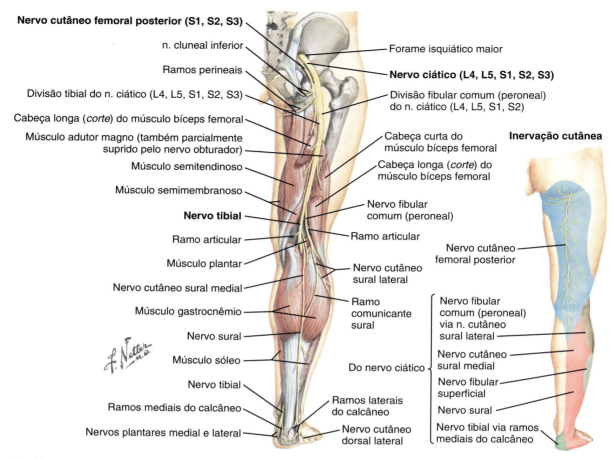

Figura 4.14 Nervo ciático (L4, L5; S1, S2, S3) e nervo cutâneo femoral posterior (S1, S2, S3); nervo ciático e nervo cutâneo posterior da coxa.

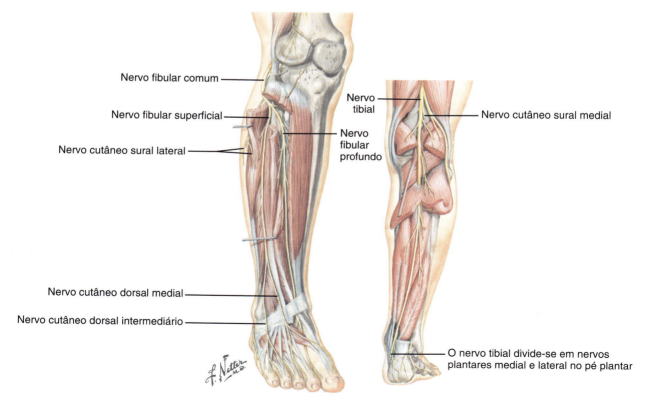

Figura 4.15 Nervos da parte inferior da perna.

ao maléolo medial para alcançar o pé plantar, onde se divide para se transformar nos **nervos plantares medial** e **lateral**. Esses nervos inervam **todos os músculos do pé plantar** juntamente com a pele sobrejacente.

Da divisão do nervo ciático, o **nervo fibular comum** (ver Figuras 4.14 e 4.15) segue lateralmente e cruza a face superior da cabeça da fíbula. Em seguida, ele se divide em um nervo fibular superficial e um profundo. O **nervo fibular superficial** (ver Figura 4.15) inerva os músculos da perna lateral, os **fibulares longo** e **curto** e a pele da perna anterolateral e dorso do pé. O **nervo fibular profundo** (ver Figura 4.15) passa para a perna anterior e inerva os **músculos tibial anterior, extensor longo do hálux** e **extensor longo dos dedos**. Ele também inerva os pequenos **músculos extensor curto do hálux** e **extensor curto dos dedos** no dorso do pé e transmite sensações de um pequeno pedaço de pele entre o primeiro e o segundo dedo (Boxe Correlação Clínica 4.14).

O **nervo pudendo** (Figuras 4.13 e 4.16) sai da pelve através do forame ciático maior, mas retorna imediatamente pelo forame isquiático menor para inervar a pele e os músculos ao redor do **esfíncter anal externo** por meio do **nervo retal inferior** (**anal**). O nervo pudendo e alguns de seus outros ramos, como o **nervo perineal** e o **nervo dorsal do clitóris/pênis**, inervam partes do **diafragma pélvico** (**músculos coccígeo** e **levantador do ânus**) e o **triângulo urogenital**. Essa região será descrita em detalhes no Capítulo 12. Danos ao nervo pudendo e seus ramos podem resultar em incontinência urinária e retal e perda de sensibilidade na região perineal e na maior parte da genitália externa.

> **Correlação clínica 4.14** Dano aos nervos ciático, tibial e fibular
>
> Sinais de lesão nos ramos do nervo ciático dependem muito do local exato da lesão. A lesão do nervo fibular profundo resulta em paralisia dos músculos do compartimento anterior da perna, causando dorsiflexão e extensão digital fracas e queda do pé, além de perda de sensibilidade entre os dedos 1 e 2. A lesão do nervo fibular superficial causa fraqueza na eversão do pé, manifestando-se como inversão frequente do tornozelo e queda, bem como perda de sensibilidade na perna anterolateral e dorso do pé (mas poupando a pele entre os dedos 1 e 2). Danos ao nervo fibular comum, possivelmente por compressão da cabeça da fíbula, apareceriam como uma combinação de perdas do nervo fibular profundo e superficial.
>
> A lesão do nervo tibial causa fraqueza na flexão plantar do pé no tornozelo, flexão de todos os dedos do pé e fraqueza dos músculos da planta do pé. Isso tornaria a caminhada normal muito difícil.
>
> A lesão do nervo ciático na coxa manifesta-se como disfunção dos nervos fibular comum e tibial, incluindo perda de sensibilidade na perna posterior devido ao envolvimento do nervo sural, mas pouparia os músculos isquiotibiais. A lesão do nervo ciático proximal na região glútea seria semelhante, mas incluiria profunda fraqueza dos músculos isquiotibiais, dificultando a flexão forçada do joelho e a extensão do quadril. Danos ao nervo ciático nesse local tornariam a caminhada quase impossível.

> **Correlação clínica 4.13** Dano aos nervos glúteos
>
> Dano ao nervo glúteo superior e fraqueza do glúteo médio e mínimo resultariam em incapacidade de abduzir a coxa. Isso resultaria em dificuldade ao manter a pelve nivelada quando se fica de pé em uma perna, algo que fazemos a cada passo. Danos ao nervo glúteo inferior e glúteo máximo impediriam forte extensão do quadril a partir de uma posição flexionada. Isso pode não ser óbvio ao caminhar, mas torna muito difícil subir escadas e ficar em pé a partir de uma posição sentada.

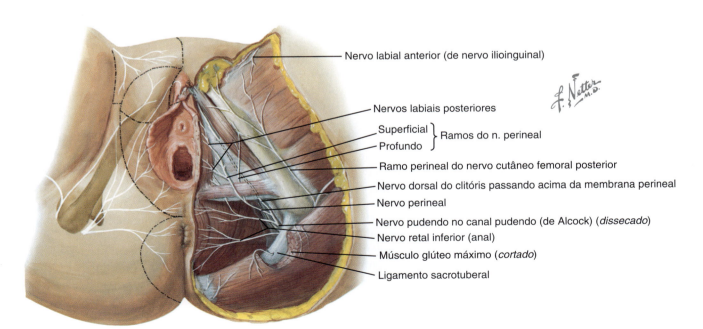

Figura 4.16 Períneo: nervos.

5

Suprimento Vascular dos Compartimentos Musculares

Visão geral

Introdução, 68
Conceitos básicos de circulação, 68
Principais artérias do corpo, 68

Principais veias do corpo, 74
Vasos linfáticos do sistema musculoesquelético, 80

Introdução

Este capítulo apresentará o sistema cardiovascular e os principais vasos que fornecem sangue às costas e aos membros. Ao contrário dos nervos, que inervam músculos e regiões específicas da pele, os vasos tendem a fornecer sangue para qualquer estrutura em sua vizinhança imediata. A ramificação específica desses vasos será discutida nos Capítulos 9 a 12.

Conceitos básicos de circulação

O coração é dividido em quatro câmaras musculares que recebem e impulsionam o sangue por todo o corpo (Figura 5.1). O **átrio direito** recebe sangue desoxigenado das veias provenientes das costas, dos membros e dos órgãos. O sangue é então bombeado através de uma **válvula tricúspide** de três folhetos para o **ventrículo direito**. A parede muscular do ventrículo direito contrai para bombear o sangue por três **válvulas semilunares pulmonares** para as **artérias pulmonares**. Estas transportam sangue desoxigenado para os pulmões, onde os glóbulos vermelhos trocam dióxido de carbono por oxigênio. As **veias pulmonares** transportam o sangue oxigenado para o **átrio esquerdo** do coração, de onde é bombeado através de uma **válvula bicúspide (mitral)** de dois folhetos para o **ventrículo esquerdo**. O músculo incrivelmente espesso do ventrículo esquerdo impulsiona o sangue por três **válvulas semilunares aórticas** para a **aorta ascendente**, a maior artéria do corpo. O bombeamento do ventrículo esquerdo para as artérias cria **pulsos** que podem ser sentidos em vários locais do corpo. Os vasos sanguíneos para o próprio coração, as **artérias coronárias direita e esquerda**, são ramos muito proximais à aorta ascendente.

Da aorta, as hemácias nas artérias transportam oxigênio para os tecidos e órgãos de todo o corpo. As grandes **artérias** ramificam-se em artérias menores e, em seguida, tornam-se **capilares** microscópicos de paredes finas que possibilitam a entrada do oxigênio nos tecidos próximos. O dióxido de carbono dos tecidos entra na corrente sanguínea e é carregado. Os capilares fundem-se, criando pequenas veias, que também se fundem para criar veias maiores; estas, por sua vez, chegam ao coração. O processo então começa novamente.

Principais artérias do corpo

Arco da aorta – cabeça, pescoço, membros superiores e tórax

O sangue é bombeado para a aorta ascendente pela contração dos músculos do ventrículo esquerdo. Em seguida, segue para o arco da aorta, que tem três ramos: o **tronco braquiocefálico** (que se divide para formar as artérias carótida comum direita e subclávia direita), a **artéria carótida comum esquerda** e a **artéria subclávia esquerda** (Figuras 5.2 e 5.3 A). As artérias de cada lado serão tratadas como simétricas a menos que seja especificamente indicado, mas observe que a variação nos padrões de ramificação dos vasos sanguíneos é muito comum, ainda que entre os lados esquerdo e direito do corpo de uma mesma pessoa.

Artérias carótidas comuns – cabeça e pescoço

As **artérias carótidas comuns** (Figuras 5.2 e 5.3 A) de cada lado ascendem para a região anterior do pescoço, circundadas pela fáscia da bainha carotídea. O pulso das artérias carótidas comuns pode ser obtido na região lateral do pescoço, imediatamente anterior ao músculo esternocleidomastoideo. Perto do nível da mandíbula, a artéria carótida comum divide-se nas artérias carótida externa e carótida interna. A **artéria carótida externa** (Figura 5.3 A) emite muitos ramos para a região anterior do pescoço, face, couro cabeludo, cavidade oral, cavidades nasais e dura-máter. Esses ramos não serão abordados em detalhes neste volume.

A **artéria carótida interna** não se ramifica até entrar no crânio. Ela emite a **artéria oftálmica** para o olho e a órbita antes de atingir o neurocrânio (Figura 5.3 A). Ali, as artérias carótidas internas direita e esquerda contribuem para o **círculo ou polígono de Willis** (Figura 5.3 B), um anel vascular na base do cérebro. As artérias carótidas internas fornecem

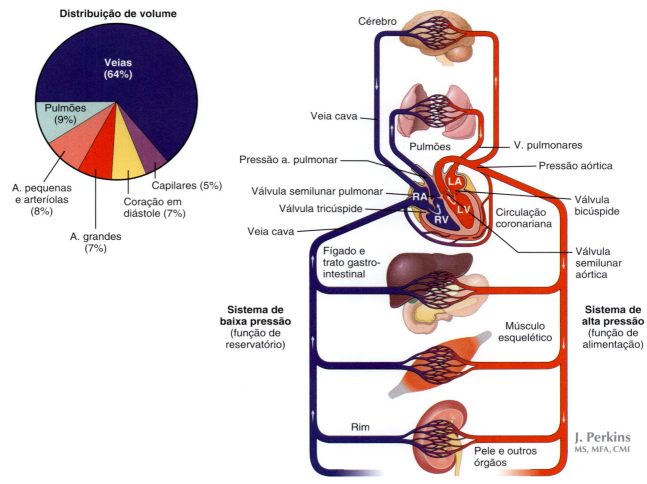

Figura 5.1 Visão geral do sistema cardiovascular.

sangue para a **artéria cerebral anterior**, que supre a face medial anterior do córtex. As artérias cerebrais anteriores direita e esquerda são conectadas pela **artéria comunicante anterior**. A artéria carótida interna também fornece a maior parte do sangue para a **artéria cerebral média**, que fornece sangue para a face lateral do córtex.

Artérias subclávias – cabeça, pescoço e membro superior

A **artéria subclávia** dá origem a vários ramos para o pescoço e o membro superior proximal (Figuras 5.2, 5.3 A e 5.4). Um desses maiores ramos é a **artéria vertebral**, que sobe ao pescoço, tipicamente trafegando pelo forame transverso de C6 até C1. Em seguida, percorre o arco posterior do atlas antes de perfurar a dura-máter. Dentro do crânio, cada artéria vertebral ascende ao longo do tronco encefálico anterior (Figuras 5.3 e 5.4). Cada artéria vertebral emite uma **artéria espinhal posterior esquerda e direita** (às vezes de um ramo da vertebral) e ambas contribuem para uma única **artéria espinhal anterior** que desce em seus respectivos lados da medula espinhal. Cada uma também emite uma **artéria cerebelar inferoposterior** antes de se fundir com sua artéria vertebral companheira para formar a **artéria basilar**. A única artéria basilar ascende rumo ao mesencéfalo,

dando origem às **artérias cerebelares anteroinferiores** e às **artérias cerebelares superiores**. Essas artérias cerebelares suprem não apenas o cerebelo, mas também o restante do tronco encefálico. A artéria basilar termina quando se divide nas **artérias cerebrais posteriores** direita e esquerda, que fornecem sangue para os lados medial e lateral do córtex cerebral posterior. A interrupção do fluxo sanguíneo pelas artérias cerebrais ou cerebelares pode causar problemas profundos no sistema musculoesquelético, que serão detalhados no Capítulo 8.

A artéria subclávia supre um ramo que desce pela face lateral do esterno, a **artéria torácica interna** (Figura 5.4). Além de suprir o esterno, essas artérias emitem artérias intercostais anteriores que fornecem sangue para os músculos intercostais e tecidos sobrejacentes. Os músculos da porção posterior do 1º e do 2º espaço intercostal são supridos pela **artéria intercostal suprema**, que também se origina da artéria subclávia.

Para o membro superior, a artéria subclávia emite as **artérias cervical transversa e supraescapular** (Figura 5.4), que fornecem sangue para a escápula posterior, incluindo os músculos supraespinal, infraespinal e romboide. Após cruzar a primeira costela, a artéria subclávia é renomeada como **artéria axilar**.

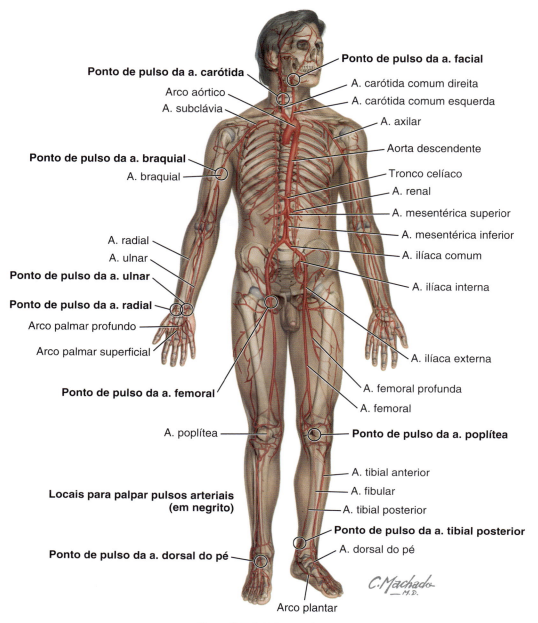

Figura 5.2 Artérias e pulsos.

Artérias axilares e braquiais – membro superior

A artéria axilar fornece sangue para os músculos, ossos e pele do membro superior proximal, parede torácica lateral e mama (Figura 5.5). Um de seus ramos iniciais é o **tronco toracoacromial**, que se subdivide para suprir os músculos do acrômio, clavícula, peitoral e deltoide. A **artéria torácica lateral** próxima supre o músculo serrátil anterior e outros tecidos da parede torácica lateral. Um pouco mais adiante estão dois vasos que envolvem o colo cirúrgico do úmero e suprem os tecidos próximos, as **artérias umerais circunflexas anterior** e **posterior**. Em seguida, a grande **artéria subescapular** ramifica-se na **artéria circunflexa da escápula**, que envolve a borda lateral da escápula para suprir os músculos do manguito rotador, bem como a **artéria toracodorsal** que fornece sangue ao músculo latíssimo do dorso.

À medida que a artéria axilar cruza a borda inferior do músculo redondo maior, seu nome muda para **artéria braquial** (Figura 5.5). Esta passa paralelamente à face medial do úmero, dando origem à **artéria braquial profunda** para fornecer sangue ao braço posterior. Na fossa cubital, a artéria braquial divide-se nas artérias radial e ulnar, que percorrem o antebraço e a mão (Figura 5.5). Elas fornecem sangue aos músculos, ossos e pele dos compartimentos anterior e posterior do antebraço e da mão. Vários ramos colaterais e recorrentes dessas artérias formam uma rede anastomótica ao redor do cotovelo.

A **artéria ulnar** dá origem às **artérias interósseas** que percorrem os lados anterior e posterior da membrana interóssea entre o rádio e a ulna. Em seguida, trafega ao longo da face medial do antebraço anterior, cruzando o punho imediatamente

Capítulo 5 Suprimento Vascular dos Compartimentos Musculares

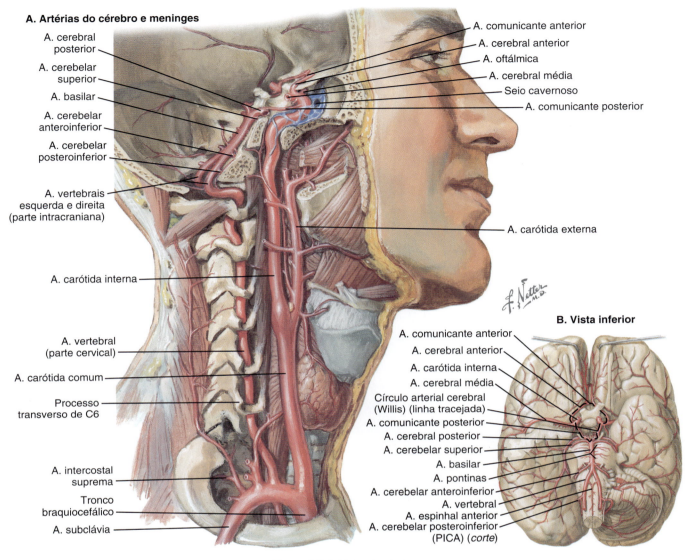

Figura 5.3 Artérias do cérebro.

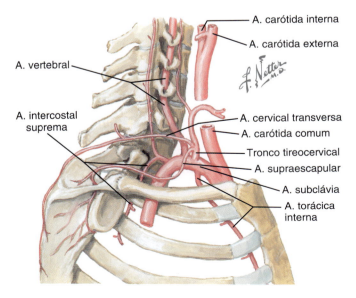

Figura 5.4 Artéria subclávia.

lateral ao osso pisiforme. A partir dali, fornece a maior parte do sangue para o **arco palmar superficial**. A **artéria radial** segue ao longo da face lateral do antebraço anterior, mas cruza dorsalmente nas proximidades do osso escafoide. Em seguida, trafega para o aspecto palmar da mão, passando entre o 1º e o 2º metacarpo, onde fornece a maior parte do sangue para o **arco palmar profundo**. Os arcos palmares superficial e profundo emitem, cada um, uma variedade de vasos para os dedos, que serão discutidos no Capítulo 10 (Figura 5.5).

Aorta descendente – tórax, abdome e órgãos abdominais

Depois de emitir a artéria subclávia esquerda, o arco aórtico move-se posteriormente, tornando-se a aorta descendente dentro do tórax (Figura 5.6 A; ver também Figura 5.2). Dá origem a artérias para o esôfago e os brônquios, bem como para as **artérias intercostais posteriores**. As artérias intercostais posteriores esquerda e direita saem da aorta em cada espaço intercostal e seguem anteriormente em anastomose com as

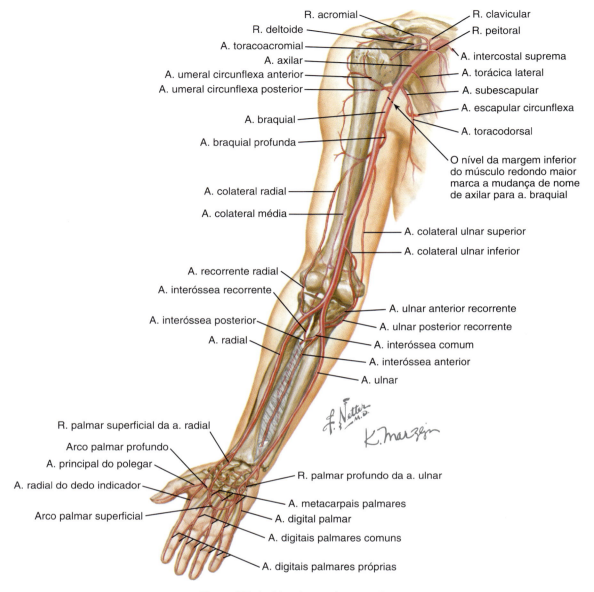

Figura 5.5 Artérias do membro superior.

artérias intercostais anteriores da artéria torácica interna. Ao passar para o abdome, a aorta emite artérias para as superfícies superior e inferior do diafragma (Figura 5.6).

Dentro do abdome, a aorta dá origem a três vasos não pareados (Figura 5.6 B). O **tronco celíaco** fornece sangue para o intestino anterior (estômago, fígado, vesícula biliar, baço, duodeno proximal, parte do pâncreas); a **artéria mesentérica superior** fornece sangue para o intestino médio (duodeno distal, parte do pâncreas, intestino delgado, intestino grosso proximal); e a **artéria mesentérica inferior** supre os órgãos do intestino posterior (intestino grosso distal e reto).

A aorta abdominal também emite várias artérias pareadas (Figura 5.6 B). Como as artérias intercostais no tórax, as **artérias segmentares lombares** em cada nível fornecem sangue para a parede do corpo. As **artérias renais** trafegam para os rins direito e esquerdo, suprindo a estes e às estruturas próximas, como o ureter e as glândulas suprarrenais (adrenais). Um pouco mais abaixo estão as **artérias gonadais** que descem para a pelve

(artérias ovarianas) ou para o escroto (artérias testiculares) para suprir esses órgãos reprodutivos. A aorta descendente termina quando se divide nas **artérias ilíacas comuns** esquerda e direita (Boxe Correlação Clínica 5.1).

Artérias ilíacas – pelve e membro inferior

De cada lado, a **artéria ilíaca comum** desce entre o ílio e o sacro, trafegando inferolateralmente antes de se dividir em **artéria ilíaca externa** e **interna** (ver Figura 5.6 B). A artéria ilíaca interna trafega medialmente para suprir os músculos e órgãos dentro da pelve. Entre as muitas artérias que dela se originam estão a **glútea superior** e **a glútea inferior** (músculos glúteos), as **artérias obturadoras** (compartimento medial da coxa) e as **artérias pudendas internas** (região anal e genitália externa). A artéria ilíaca externa dá origem à grande **artéria epigástrica inferior** que supre o músculo reto do abdome antes de continuar descendo pela parede abdominal para se tornar a **artéria femoral** (Figura 5.7; ver também Figura 5.6 B).

Capítulo 5 Suprimento Vascular dos Compartimentos Musculares   73

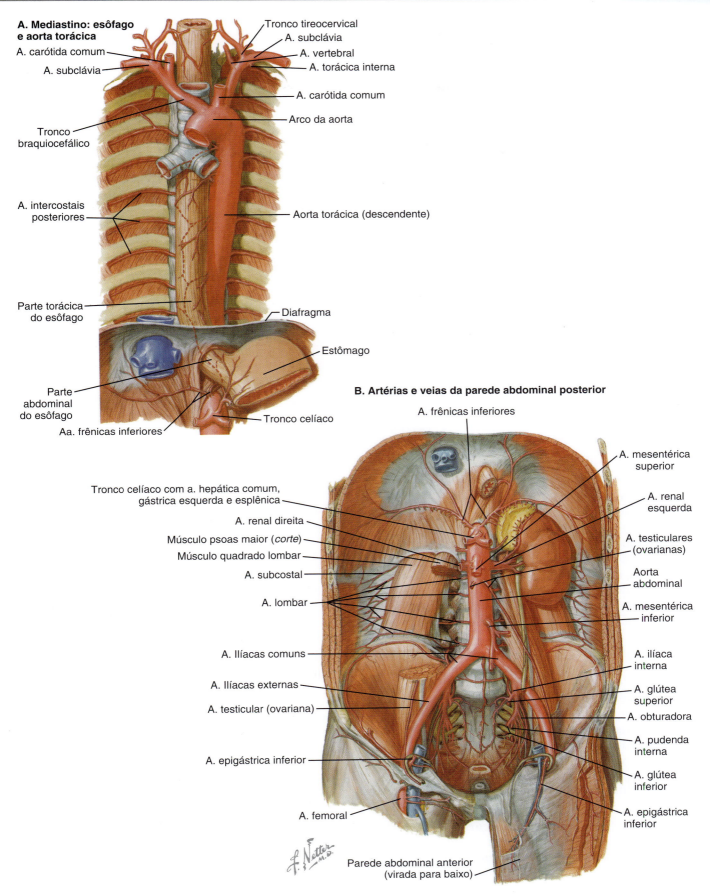

Figura 5.6 Artérias do tórax e abdome.

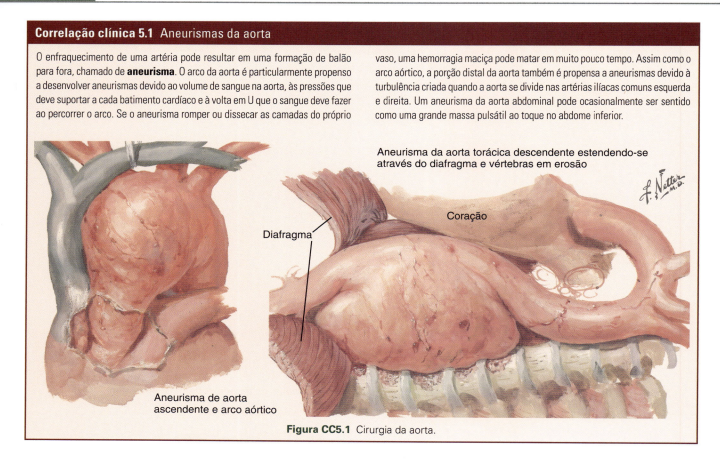

Correlação clínica 5.1 Aneurismas da aorta

O enfraquecimento de uma artéria pode resultar em uma formação de balão para fora, chamado de **aneurisma**. O arco da aorta é particularmente propenso a desenvolver aneurismas devido ao volume de sangue na aorta, às pressões que deve suportar a cada batimento cardíaco e à volta em U que o sangue deve fazer ao percorrer o arco. Se o aneurisma romper ou dissecar as camadas do próprio vaso, uma hemorragia maciça pode matar em muito pouco tempo. Assim como o arco aórtico, a porção distal da aorta também é propensa a aneurismas devido à turbulência criada quando a aorta se divide nas artérias ilíacas comuns esquerda e direita. Um aneurisma da aorta abdominal pode ocasionalmente ser sentido como uma grande massa pulsátil ao toque no abdome inferior.

Figura CC5.1 Cirurgia da aorta.

Artérias femorais e poplíteas – membro inferior

A **artéria femoral** está localizada bem superficialmente na parte anterossuperior da coxa (Figuras 5.6 B e 5.7). Proximalmente dá origem à **artéria femoral profunda** (note-se que não há artéria femoral superficial, embora alguns médicos chamem a artéria femoral por esse nome), que fornece sangue para a coxa medial, bem como para o compartimento posterior da coxa através de seus ramos perfurantes. Também emite as **artérias femorais circunflexas laterais** e **mediais** que envolvem o fêmur proximal, suprindo o osso e os tecidos próximos (Boxe Correlação Clínica 5.2).

A artéria femoral move-se medialmente conforme desce (Figura 5.7) e fica coberta pelo músculo sartório. Passa pelo músculo adutor magno em um canal chamado **hiato adutor**. Sai do hiato adutor para a fossa poplítea. Nesse ponto, ela muda de nome e se torna a **artéria poplítea**, que dá origem a uma rede de cinco **artérias geniculares** que circundam e nutrem os tecidos do joelho e da patela. A artéria poplítea termina inferiormente ao joelho como as **artérias tibiais anterior** e **posterior**.

Artérias tibial e fibular – a perna e o pé

Após se ramificar a partir da artéria poplítea, a **artéria tibial anterior** (Figura 5.7) percorre o espaço interósseo entre a tíbia e a fíbula para alcançar o compartimento anterior da perna. Ele fornece sangue para as estruturas nesse compartimento enquanto desce. Após passar pelo tálus, é chamada de **artéria dorsal do pé** e fornece sangue ao dorso do pé, com um ramo **plantar profundo** passando inferiormente entre o 1º e o 2º metatarso.

A **artéria tibial posterior** continua inferiormente no compartimento posterior da perna, suprindo as estruturas próximas ao fazê-lo (Figura 5.7). Ela emite um ramo lateral, a **artéria fibular**, que também supre o compartimento posterior, mas tem vários ramos perfurantes para o compartimento lateral da perna. A artéria tibial posterior cruza inferiormente ao maléolo medial para alcançar a planta do pé. Ali, ela se divide nas **artérias plantares medial** e **lateral** que suprem seus respectivos lados do pé plantar. Eles fazem anastomose para criar um único **arco plantar**, que emite vasos para os dedos e faz anastomose com a artéria plantar profunda da artéria dorsal do pé.

Principais veias do corpo

Em geral, as veias correm de forma antiparalela às artérias e drenam sangue desoxigenado aproximadamente nas mesmas áreas para as quais suas artérias correspondentes fornecem sangue oxigenado, em seguida chegando ao átrio direito do coração (Figura 5.8 A). Existem algumas artérias que não têm uma veia de mesmo nome que as acompanhe, como a aorta, as artérias carótidas e o tronco celíaco. Às vezes, as veias são vasos únicos; outras vezes, formam uma rede em torno de sua artéria correspondente. O sangue nas veias não é impulsionado pela contração do coração e tende a se acumular inferiormente devido à gravidade. Felizmente, a contração dos músculos próximos pode comprimir o sangue proximalmente, e as válvulas nas paredes das veias impedem que ele retorne à área que acabou de deixar (Figura 5.8 B).

Capítulo 5 Suprimento Vascular dos Compartimentos Musculares   75

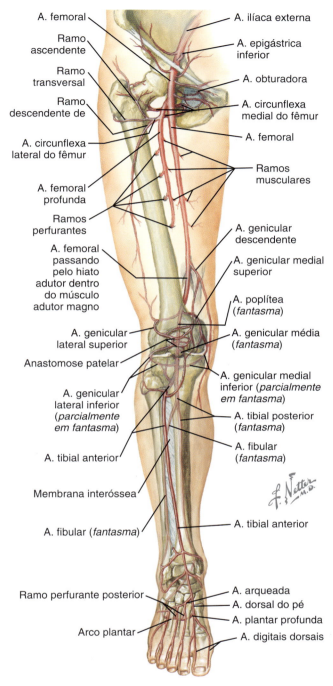

Figura 5.7 Artérias da coxa e joelho: esquema.

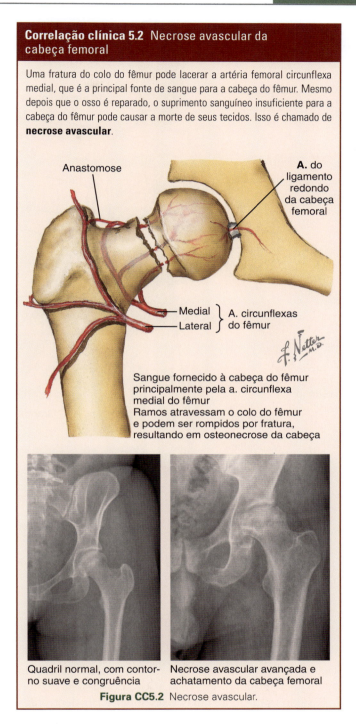

Veias da cabeça e do pescoço

O sangue do cérebro é drenado para veias especiais localizadas dentro da dura-máter que reveste o crânio. A maior parte do sangue nesses **seios venosos durais** sai do crânio para a **veia jugular interna**, que desce ao longo da artéria carótida comum, bem profundamente ao músculo esternocleidomastoideo. O sangue da face e do pescoço também pode drenar para a veia jugular interna, mas também pode fluir para as **veias jugulares externas** ou **anteriores**, localizadas superficialmente ao músculo esternocleidomastoideo (Figuras 5.8 A e 5.9).

Veias do membro superior

No membro superior, as **veias profundas** correm de distal para proximal ao lado de artérias de mesmo nome (Figura 5.8 A). As veias digitais drenam para as veias dos arcos palmares, que então drenam para as **veias radial** e **ulnar**. Estas fundem-se, criando uma **veia braquial**, que então recebe sangue da **veia braquial profunda** antes de se tornar a **veia axilar**. O sangue de inúmeras veias menores (circunflexa umeral, subescapular, torácica lateral) desemboca na veia axilar. Ao cruzar a primeira costela, torna-se a **veia subclávia**, que recebe sangue adicional da **veia torácica interna** e das **veias supraescapulares**, entre outras.

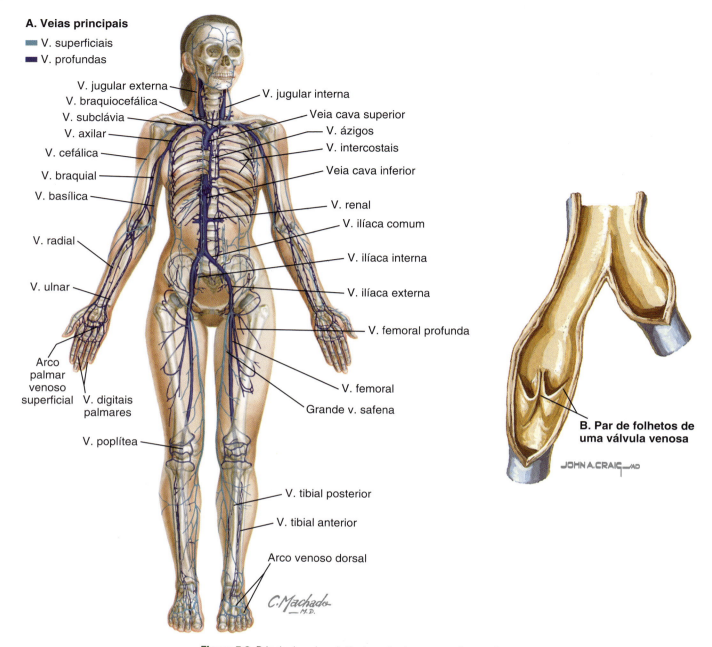

Figura 5.8 Principais veias sistêmicas do sistema cardiovascular.

Existem também algumas veias superficiais dentro dos tecidos subcutâneos do membro superior que não possuem artéria correspondente (Figura 5.10). Há muitas veias nos tecidos subcutâneos do membro superior (e seu padrão de ramificação varia tremendamente), mas tendem a drenar para as grandes veias basílica e cefálica. A **veia basílica** drena o aspecto anteromedial da mão e do antebraço antes de despejar sangue na veia braquial no lado medial do braço distal. A **veia cefálica** drena a face póstero-lateral da mão, antebraço e lateral do braço. Sobe ao longo da lateral do braço, correndo em um sulco entre os músculos deltoide e peitoral maior antes de mergulhar profundamente para desembocar na veia subclávia. A **veia cubital mediana** proeminente conecta as veias basílica e cefálica na fossa cubital.

Veias do tórax

De cada lado, as veias subclávia e jugular interna fundem-se e tornam-se as **veias braquiocefálicas direita e esquerda** (Figura 5.11). Essas veias fundem-se e criam a **veia cava superior**, que transporta sangue venoso da cabeça, do pescoço e dos membros superiores para o átrio direito do coração. No tórax, as **veias intercostais posteriores** coletam sangue da vizinhança de cada espaço intercostal e o transportam posteriormente. No lado direito, esse sangue entra na **veia ázigos**. No lado esquerdo, tipicamente entra nas veias **hemiázigos** e **hemiázigos acessórias**. Embora haja variação nesse sistema, as veias hemiázigos e hemiázigos acessórias tendem a passar anteriormente às vértebras torácicas para desembocar na veia ázigos (Figura 5.11), que então transporta sangue para a veia cava superior.

Capítulo 5 Suprimento Vascular dos Compartimentos Musculares   77

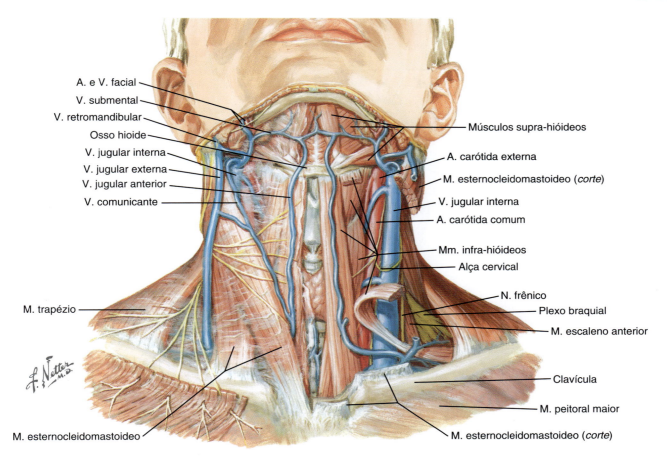

Figura 5.9 Veias superficiais e nervos cutâneos do pescoço.

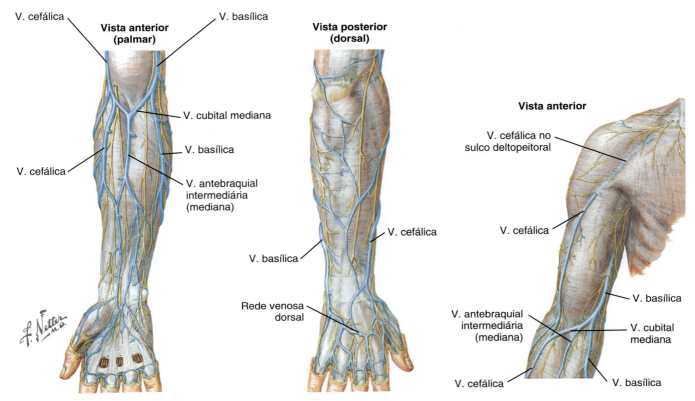

Figura 5.10 Anatomia da superfície: veias e nervos superficiais do membro superior.

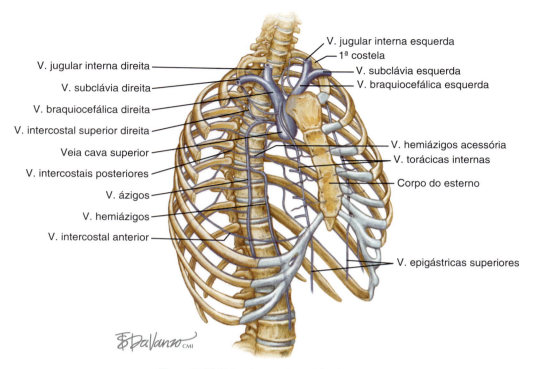

Figura 5.11 Veias da parede torácica interna.

Veias do membro inferior

No membro superior, as **veias profundas** correm de distal para proximal, ao lado de artérias de mesmo nome (ver Figura 5.8 A). As **veias plantares medial e lateral** drenam para a **veia tibial posterior**, que também recebe sangue da **veia fibular**. A **veia dorsal do pé** sobe pelo tálus e torna-se a **veia tibial anterior** dentro do compartimento anterior da perna, subindo e passando para o compartimento posterior da perna perto do joelho. As veias tibiais anterior e posterior fundem-se e criam a **veia poplítea**, que também recebe sangue de uma rede de **veias geniculares** antes de passar para o compartimento anterior da coxa para se tornar a **veia femoral**. Dentro do compartimento anterior, as **veias femorais circunflexas medial** e **lateral** drenam o sangue para a **veia femoral profunda**, que por sua vez drena dos compartimentos posterior e medial da coxa. A veia femoral profunda une-se à já maciça veia femoral e ascende para perfurar a parede abdominal logo abaixo do ligamento inguinal.

Como no membro superior, existem veias superficiais dentro dos tecidos subcutâneos do membro inferior que não têm artéria correspondente (Figura 5.12; ver também Figura 5.8 A). A **veia safena parva ou pequena veia safena** drena o pé plantar superficial e a perna posterolateral antes de despejar seu sangue na veia poplítea. A **veia safena magna ou grande veia safena** drena o dorso do pé, o tornozelo anteromedial, a perna e a coxa medial. Ela ascende ao longo da face medial de todo o membro inferior antes de desembocar na veia femoral logo abaixo do ligamento inguinal e da parede abdominal.

Veias da pelve e abdome

Após entrar no abdome, a veia femoral muda de nome, passando a ser a **veia ilíaca externa**, que trafega proximal e medialmente. Ela se funde com a **veia ilíaca interna**, que drena o sangue dos

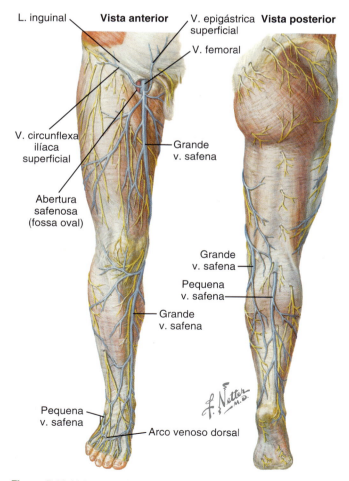

Figura 5.12 Veias superficiais e nervos cutâneos do membro inferior.

Capítulo 5 Suprimento Vascular dos Compartimentos Musculares

órgãos pélvicos, bem como das **veias glúteas superior e inferior**. Após as veias ilíacas externas e internas fundirem-se uma com a outra, elas criam a **veia ilíaca comum**. As veias ilíacas comuns direita e esquerda fundem-se, criando a **veia cava inferior**, que ascende à direita dos corpos vertebrais e transporta sangue dos membros inferiores e órgãos abdominopélvicos para o átrio direito do coração (Figura 5.13 e Boxe Correlação Clínica 5.3).

Dentro do abdome, a veia cava inferior recebe sangue das **veias segmentares lombares**, da **veia gonadal direita** e das **veias**

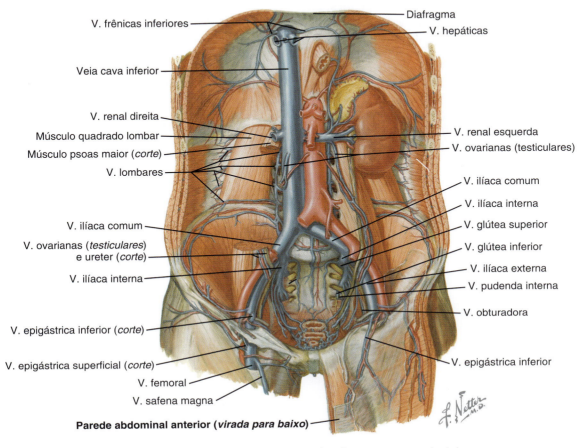

Figura 5.13 Veias da parede abdominal posterior: drenagem venosa do abdome.

Correlação clínica 5.3 Trombose venosa profunda

A contração muscular e as válvulas ajudam a impulsionar o sangue venoso superiormente contra a gravidade. Se o sangue nas veias ficar estagnado (devido a inatividade ou lesão), o sangue dentro delas pode formar coágulos no lúmen, chamados trombos. Se esses trombos se soltarem, eles se tornam êmbolos. Um êmbolo trafega pelas veias até encontrar um vaso de diâmetro menor que si próprio. Ele se aloja nesse vaso e priva as áreas à jusante de sangue. No caso de trombos com origem em veias profundas dos membros superiores e inferiores, muitas vezes eles se alojam em ramos das artérias pulmonares. Esses êmbolos pulmonares são dolorosos e ameaçam a vida porque impedem que o sangue troque gases nos pulmões.

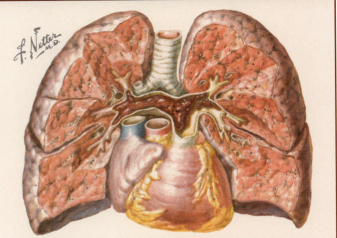

Embolia em sela ocluindo completamente a artéria pulmonar direita e obstruindo parcialmente o tronco pulmonar e a artéria pulmonar esquerda.

Figura CC5.3 Embolização maciça.

renais esquerda e direita. A **veia gonadal esquerda** drena para a veia renal esquerda em vez de ir diretamente para a veia cava inferior (ver Figura 5.13).

Embora não seja o foco deste volume, também discutiremos brevemente a drenagem sanguínea dos órgãos abdominais. O sangue dos órgãos do intestino posterior é drenado pela **veia mesentérica inferior** até a **veia esplênica**, que transporta grande quantidade de sangue, ferro e heme do baço. O sangue venoso dos órgãos do intestino médio é transportado pela **veia mesentérica superior**, que se funde com a veia esplênica para criar a **veia porta hepática**. Vários ramos dos órgãos do intestino anterior desembocam na veia porta hepática, que então entra no fígado, onde é filtrada. O sangue que sai do fígado pelas **veias hepáticas** é drenado para a veia cava inferior, imediatamente inferior ao diafragma.

Vasos linfáticos do sistema musculoesquelético

Embora muitos nutrientes, resíduos e gases trafeguem pelas artérias e veias, existem outras substâncias nos espaços extracelulares do corpo que não podem se mover para dentro dos vasos sanguíneos. Estes incluem fibras degradadas, detritos celulares e remanescentes de organismos patológicos. Se tais substâncias se acumularem nos espaços extracelulares, elas puxam água para a área e causam inchaço. Para limpá-las, o corpo tem um terceiro conjunto de vasos, os **linfáticos** (Figura 5.14). Esses vasos são abertos, possibilitando que líquidos e detritos movam livremente em seu lúmen. O músculo liso em suas paredes e a contração dos músculos próximos impulsionam o líquido linfático ao longo do vaso. Como nas veias, as válvulas na parede dos vasos linfáticos impedem o refluxo.

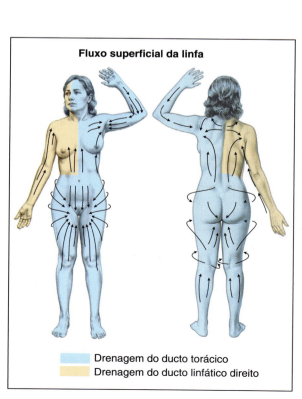
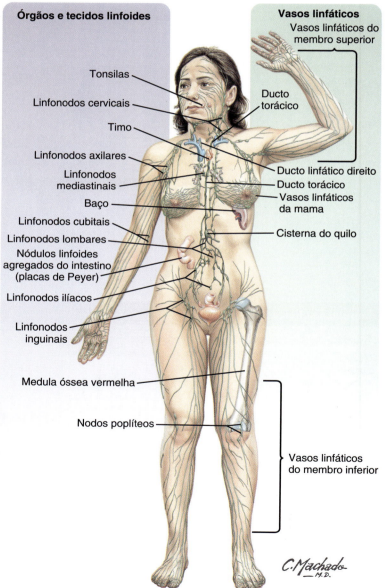

Figura 5.14 Visão geral do sistema linfático.

Capítulo 5 Suprimento Vascular dos Compartimentos Musculares

À medida que esse líquido trafega pelos vasos linfáticos, ele entra em pequenos órgãos, os **linfonodos**, que são partes importantes do sistema imunológico, como baço, medula óssea, tonsilas e timo. Conforme o líquido percorre cada linfonodo, ele encontra muitos linfócitos B e T, que podem montar uma resposta imune aos antígenos transportados pelo líquido. O líquido linfático deixa cada nódulo e provavelmente encontra muito mais nódulos, pois os pequenos vasos linfáticos fundem-se e criam vasos linfáticos maiores, que transportam o líquido em direção ao centro do corpo.

Nos membros inferiores, os **vasos linfáticos profundos** são paralelos às grandes artérias e veias, transportando o líquido linfático proximalmente. Os vasos linfáticos superficiais transportam a linfa da pele e da gordura subcutânea do pé plantar e da perna posterior para a fossa poplítea, onde encontram os **linfonodos poplíteos** e entram nos linfáticos profundos próximos ao redor da artéria e das veia poplíteas. Os vasos linfáticos superficiais do dorso do pé, da perna anterior e da coxa em seguida convergem nos linfonodos inguinais superficiais, próximos à virilha (Figura 5.15 A; ver também Figura 5.14). Estes drenam para vários outros linfonodos na pelve e ao longo da parede posterior do corpo, próximo à aorta. A linfa de ambos os membros inferiores e dos órgãos abdominopélvicos é acumulada em um saco, a **cisterna do quilo**. A partir dali, um único grande vaso linfático, o **ducto torácico**, projeta-se superiormente ao lado da aorta e do esôfago.

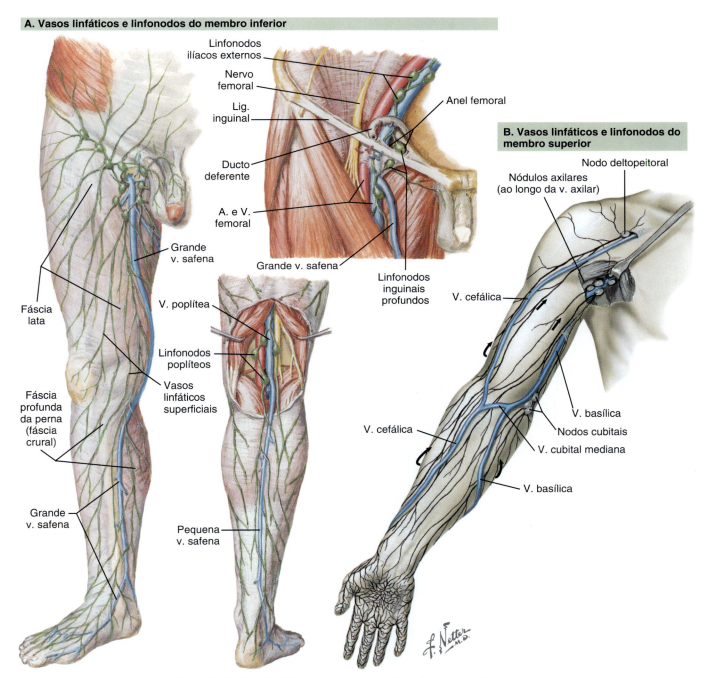

Figura 5.15 Vasos linfáticos e nodos de membro inferior e membro superior.

Em seguida, passa posteriormente ao arco da aorta e drena para a veia subclávia esquerda, próximo à veia jugular interna esquerda (ver Figura 5.14), onde o líquido linfático torna-se parte do plasma sanguíneo e é filtrado por rins e fígado.

Nos membros superiores, os vasos linfáticos profundos também são paralelos às grandes artérias e veias. Os vasos linfáticos superficiais transportam linfa da pele e gordura subcutânea da palma da mão e antebraço anterior para convergir na fossa cubital e nos **linfonodos cubitais**, onde se unem aos vasos linfáticos profundos próximos à artéria e à veia braquial. Os vasos linfáticos superficiais do dorso da mão e do antebraço posterior continuam no braço e em seguida convergem para os **linfonodos deltopeitorais** ou **linfonodos axilares** (ver Figuras 5.14 e 5.15 B).

Os linfonodos axilares são um grupo grande e clinicamente vital de **linfonodos** (Figura 5.16; ver também Figuras 5.14 e 5.15 B), que consistem em várias subdivisões: **linfonodos axilares laterais (umerais)**, **linfonodos axilares posteriores (subescapulares)**, **linfonodos axilares anteriores (peitorais)**, **linfonodos axilares centrais** e **linfonodos axilares apicais**. Os linfonodos axilares posteriores drenam a região do músculo subescapular e o dorso superior. Os linfonodos axilares laterais recebem fluido linfático do membro superior. Os linfonodos axilares anteriores obtêm líquido do tórax anterior, incluindo os **linfonodos interpeitorais** e a maior parte da mama. No entanto, o líquido linfático da mama medial tende a drenar para os **linfonodos paraesternais**, que drenam para a veia subclávia ipsilateral por um tronco broncomediastinal.

Os linfonodos axilares posteriores, laterais e anteriores enviam vasos linfáticos para os linfonodos axilares centrais; todos eles enviam líquido linfático para os linfonodos na parte superior da axila, os pequenos linfonodos axilares apicais. A partir dali, o líquido linfático vai para os **linfonodos supraclaviculares**. Depois disso, o líquido linfático drena para a veia subclávia direita ou esquerda por um **tronco linfático subclávio**. No lado esquerdo, pode juntar-se ao ducto torácico (Boxe Correlação Clínica 5.4).

O líquido linfático da cabeça e do pescoço trafega por muitos linfonodos antes de drenar para o **grupo de linfonodos cervicais profundos**, que envia líquido linfático para o **tronco linfático jugular**. Os troncos linfáticos jugulares esquerdo e direito drenam para as veias subclávias esquerda e direita; à esquerda frequentemente juntam-se ao ducto torácico. Como a veia subclávia esquerda recebe líquido linfático do ducto esquerdo da cabeça, pescoço, membro superior e torácico, mais de ¾ da linfa do corpo entra na circulação por esse local (ver Figura 5.14).

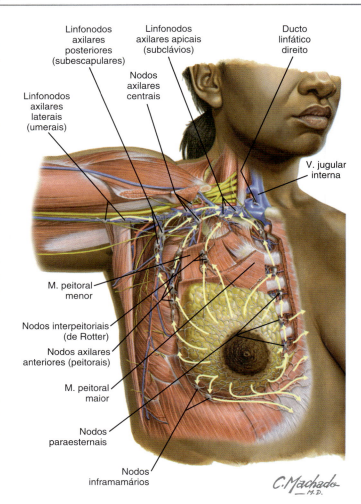

Figura 5.16 Drenagem linfática da mama.

Correlação clínica 5.4 Disseminação linfática do câncer de mama

Os carcinomas, tumores que se originam de células epiteliais, tendem a invadir os vasos linfáticos próximos e a se disseminar. Isso é chamado de metástase. Carcinomas de mama frequentemente se espalham para os linfáticos próximos e espalham-se para os linfonodos parasternais mediais ou para os linfonodos interpeitorais ou peitorais. Se o tumor adentrar os linfonodos axilares, pode invadir outros, como os linfonodos axilares centrais e apicais. Se não for tratado, pode então mover-se para os linfonodos infraclaviculares e supraclaviculares e em seguida para a veia subclávia. A partir daí, as células tumorais podem dispersar-se por todo o corpo pela corrente sanguínea.

6

Visão Geral da Histologia, Fisiologia e Bioquímica do Sistema Musculoesquelético

Visão geral

Noções básicas de histologia, 83
Tecidos epiteliais, 83
Tecido conjuntivo, 84

Tecido muscular, 96
Tecido nervoso, 109

Noções básicas de histologia

À medida que passamos da anatomia macroscópica (o que conseguimos ver na escala macroscópica) para a histologia (anatomia microscópica), precisamos utilizar um novo conjunto de termos. Quando órgãos e tecidos são removidos de um organismo, eles são normalmente congelados ou fixados em conservantes e, em seguida, corados. Existem muitos tipos de corantes; porém, o mais comum é **hematoxilina** e **eosina** (H&E). As células, os tecidos ou outras estruturas que se ligam preferencialmente à hematoxilina aparecem na cor púrpura e são designados como "basofílicos". De modo semelhante, a ligação à eosina produz uma tonalidade rosa, denominada "eosinofílica". As diferenças visuais entre as estruturas coradas possibilitam a sua distinção e classificação. Os órgãos do corpo são compostos de múltiplos tecidos com funções especializadas. Por sua vez, os tecidos são compostos por diversos tipos de células. As células que compõem os tecidos do corpo podem ser divididas em quatro grupos: **epitélio, tecidos muscular, nervoso** e **conjuntivo**.

Tecidos epiteliais

As células epiteliais revestem as cavidades do corpo, os espaços vasculares e qualquer local onde o corpo esteja em contato com o meio externo. Isso abrange o revestimento dos sistemas digestório, respiratório, urinário e reprodutivo. As células epiteliais formam e mantêm uma estrutura em sua superfície profunda denominada **membrana basal**. Essa membrana ancora as células aos tecidos subjacentes e possibilita a difusão do oxigênio e dos nutrientes para a camada epitelial de células, que é avascular.

Regiões de uma célula epitelial

As células epiteliais (Figura 6.1) apresentam três regiões distintas que possibilitam a execução de suas funções especializadas.

- O **domínio apical** está direcionado para longe da membrana basal e está em contato com o lúmen vascular, as cavidades

do corpo ou o ambiente externo. A superfície dessas células pode conter outras estruturas relacionadas com o órgão no qual residem
  - ◦ Os **cílios** são prolongamentos longos e móveis da célula, que transportam o material ao longo do lúmen. São proeminentes no sistema respiratório
  - ◦ Os **estereocílios** são prolongamentos imóveis e muito longos da célula, que detectam e respondem a mudanças na área imediatamente fora do domínio apical. São proeminentes nos sistemas auditivo e vestibular
  - ◦ As **microvilosidades** são minúsculas projeções imóveis na superfície do domínio apical que aumentam enormemente sua área de superfície. São proeminentes no sistema digestório
- O **domínio lateral** contém diversas moléculas de adesão que mantêm a camada epitelial intacta e a tornam mais resistente à passagem de organismos patogênicos
  - ◦ As **junções de adesão** fundem células epiteliais às suas vizinhas
  - ◦ As **junções de oclusão** isolam a região apical do restante da camada epitelial
  - ◦ As **junções comunicantes** possibilitam o contato direto e a difusão entre o citoplasma das células adjacentes
- O **domínio basal** mantém contato com a membrana basal
  - ◦ As **adesões focais** e os **hemidesmossomos** fixam a actina e os filamentos intermediários dentro da célula à membrana basal.

Aparência das células epiteliais

Como são encontradas em ampla variedade de tecidos e desempenham funções diversas, as células epiteliais (ver Figura 6.1) variam amplamente em aparência. Essas diferenças refletem-se na espessura das células e no número de camadas empilhadas umas sobre as outras. As células epiteliais que formam uma única camada são denominadas "**simples**", e todas as células estão em contato com a membrana basal. Os tecidos epiteliais com duas ou mais camadas são designados como "**estratificados**", e apenas as células mais basais entram em contato com a membrana basal. As células epiteliais "**pseudoestratificadas**"

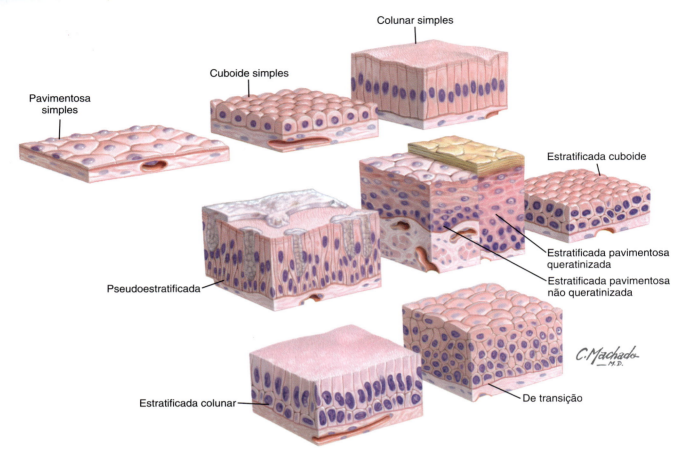

Figura 6.1 Células epiteliais.

parecem estar dispostas em camadas, mas, na verdade, todas as células estão em contato direto com a membrana basal.

As células também podem ser classificadas de acordo com seu formato.

- A principal característica das **células pavimentosas** é que elas são achatadas
  - As **células pavimentosas simples** são encontradas no revestimento do lúmen em vasos sanguíneos (denominadas **células endoteliais**), no revestimento das cavidades corporais (**células mesoteliais**), ao longo da camada externa dos órgãos internos, no revestimento da parte inferior das vias respiratórias e na conjuntiva do olho
  - As **células estratificadas pavimentosas** são células pavimentosas em camadas que compõem a camada mais externa da pele, o revestimento da cavidade oral e partes da faringe, esôfago, pregas vocais e região anal
- As **células cuboides** são células epiteliais em formato de cubo, que aparecem como quadrados em lâminas de microscópio. São encontradas quase exclusivamente no revestimento dos ductos das glândulas secretoras
  - As **células cuboides simples** são encontradas no revestimento do lúmen dos ductos secretores e na parte inferior das vias respiratórias
  - As **células cuboides estratificadas** são encontradas exclusivamente no lúmen de grandes ductos
- As **células colunares** são células epiteliais que são mais altas do que largas
  - As células **colunares simples** revestem o interior da vesícula biliar e do sistema digestório, a partir do estômago até o reto
  - As células **colunares estratificadas** são muito incomuns e são encontradas apenas no revestimento do lúmen dos grandes ductos das glândulas secretoras
  - As células epiteliais **colunares ciliadas pseudoestratificadas** são um tipo especial, observado apenas no sistema respiratório: no revestimento da cavidade nasal, em partes da faringe, traqueia, brônquios e bronquíolos. Por tal motivo, esse epitélio é também denominado "**epitélio respiratório**"
- As **células epiteliais de transição** têm formato de cúpula e revestem os espaços urinários fora dos rins. Quando essas células estão relaxadas, assumem uma aparência estratificada; porém, quando distendidas, todas as células aparecem em contato com a membrana basal.

Tecido conjuntivo

O **tecido conjuntivo** abrange essencialmente tudo, exceto o epitélio, o tecido nervoso e o tecido muscular. O tecido conjuntivo, por envolver uma variedade tão grande de estruturas corporais, manifesta-se de muitas maneiras. Em geral, serve para sustentar os tecidos epitelial, muscular ou nervoso para que possam realizar suas funções. Cada tipo de tecido

Capítulo 6 Visão Geral da Histologia, Fisiologia e Bioquímica do Sistema Musculoesquelético

conjuntivo consiste em células, fibras e matriz extracelular. Os principais tipos de tecido conjuntivo são o tecido conjuntivo propriamente dito, a cartilagem, o osso e o sangue.

O **tecido conjuntivo propriamente dito** (Figura 6.2) pode ser considerado o tecido conjuntivo "típico", embora também tenha vários subtipos. Os **fibroblastos** são células que formam e mantêm o tecido conjuntivo propriamente dito ao liberar fibras e substância fundamental no espaço extracelular. É difícil discernir o seu citoplasma na maioria das lâminas coradas por H&E; porém, apresentam núcleos basofílicos alongados, com extremidades

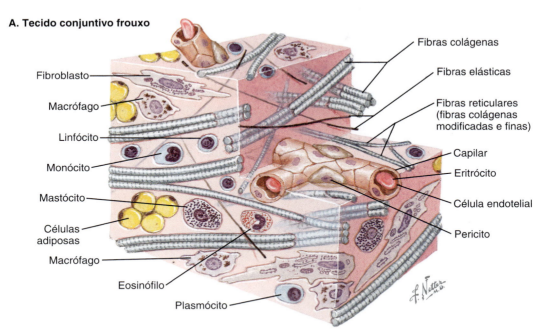

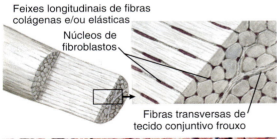

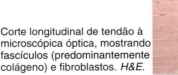

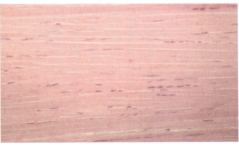

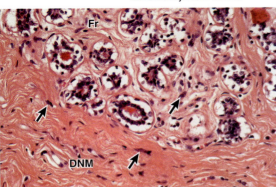

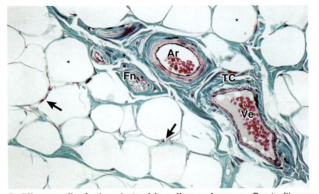

C. Micrografia óptica de parte da glândula mamária inativa, em comparação com as características essenciais do tecido conjuntivo denso não modelado e tecido conjuntivo frouxo.
O tecido conjuntivo denso não modelado (**DNM**) mostra uma rede entrelaçada de colágeno densamente acondicionado. O tecido conjuntivo frouxo (**Fr**) apresenta um arranjo frouxo e delicado de fibras colágenas. Os fibroblastos (*setas*) constituem o principal tipo de célula do tecido conjuntivo. 220×. *H&E.*

D. Micrografia óptica de tecido adiposo branco. Septo fibroso de tecido conjuntivo (**TC**) entre adipócitos (*asterisco*) densamente acondicionados. Os adipócitos são grandes células globulares distendidas pelo conteúdo de lipídio. O processamento do tecido remove os lipídios, deixando espaços claros e vazios nas células. Entre as células existe uma rede rica de capilares (*setas*). Há uma arteríola (**Ar**), uma vênula (**Ve**) e um fascículo nervoso (**Fn**). 340×. *Método tricrômico de Masson.*

Figura 6.2 Histologia do tecido conjuntivo. *H&E*, hematoxilina e eosina. (C e D usadas, com autorização, de Ovalle W, Nahirney P. *Netter's Essential Histology.* 3rd ed. Elsevier; 2021.)

pontiagudas. As principais fibras do tecido conjuntivo liberadas pelos fibroblastos são **colágeno tipo I**, **colágeno tipo III** e **fibras elásticas**. A substância fundamental do tecido conjuntivo contém proteoglicanos, glicoproteínas multiadesivas e glicosaminoglicanos. A proporção de células, fibras e matriz extracelular produz subtipos distintos de tecido conjuntivo propriamente dito.

- O **tecido conjuntivo mucoso** consiste em uma matriz extracelular gelatinosa, com grande proporção de substância fundamental e poucos fibroblastos ou fibras. É encontrado no cordão umbilical (conhecido como geleia de Wharton) e no núcleo pulposo da parte central em discos intervertebrais
- O **tecido conjuntivo frouxo** contém grande quantidade de substância fundamental e mais células do que fibras. É encontrado em locais que exigem a rápida difusão de substâncias, como a lâmina própria do sistema digestório, onde os nutrientes absorvidos do lúmen precisam migrar rapidamente para dentro dos vasos sanguíneos na tela submucosa. Muitas das células no tecido conjuntivo frouxo consistem em leucócitos circulantes, que migram rumo à área para proteger o corpo de patógenos
- O **tecido conjuntivo denso irregular** (não modelado) consiste em mais fibras do que células. As fibras de colágeno tipo I nesse tecido não apresentam qualquer orientação geral, porém fornecem suporte em múltiplas direções. Ele é encontrado na derme e na tela submucosa do sistema gastrintestinal
- O **tecido conjuntivo denso regular** (modelado) consiste em muito mais fibras do que células. Nesse tecido, as fibras de colágeno tipo I são todas orientadas em um único sentido e são muito adequadas para resistir fortemente qualquer força exercida naquela direção. É encontrado em tendões e ligamentos
- O **tecido adiposo** contém fibroblastos, mas também muitos **adipócitos**. Trata-se de grandes células com aspecto de "anel de sinete", com um grande espaço intracelular, onde são armazenados os triglicerídios. Esses espaços aparecem vazios na maioria das lâminas, visto que a gordura é removida como subproduto do processo de coloração.

Fibras do tecido conjuntivo

O **colágeno tipo I** é o tipo de colágeno encontrado com mais frequência no corpo e, portanto, a fibra mais frequentemente encontrada. Forma feixes eosinofílicos de coloração rosada que são visíveis ao microscópio óptico. Cada molécula de colágeno é composta por três **cadeias α**, que formam uma tripla hélice. Os diferentes tipos de cadeias α são responsáveis pela formação dos diferentes tipos (atualmente 28) de colágeno.

A síntese de colágeno (Figura 6.3) é complexa e, assim, passa por vários estágios em que pode ser comprometida, resultando em distúrbios do tecido conjuntivo.

1. A cadeia polipeptídica que forma as cadeias α individuais do colágeno é traduzida a partir do RNA mensageiro (mRNA) no retículo endoplasmático rugoso e liberada em cisternas intracelulares.
2. O lado aminoterminal da proteína é separado da região central da cadeia α.

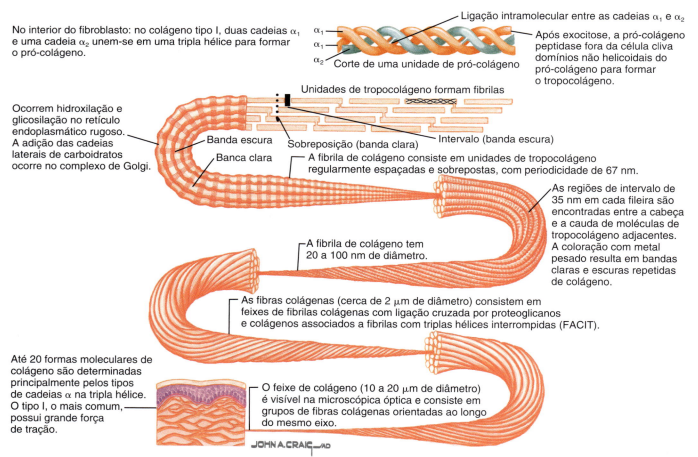

Figura 6.3 Síntese de colágeno.

3. Vários aminoácidos ao longo do pró-colágeno são hidroxilados, de modo que cada cadeia α pode formar pontes de hidrogênio com duas outras cadeias α.
4. O lado carboxi-terminal da molécula de pró-colágeno ajuda a alinhá-lo com as outras duas cadeias α para formar uma **molécula de pró-colágeno**.
5. Outras proteínas impedem a ligação das moléculas de pró-colágeno dentro da célula. Com efeito, as moléculas de pró-colágeno são transferidas para o complexo de Golgi e, em seguida, liberadas para fora da célula.
6. O pró-colágeno é liberado em depressões da membrana celular, as **enseadas**, onde é acrescentado a uma **fibrila de colágeno** em crescimento.
7. Uma vez fora, as extremidades carboxiterminais do pró-colágeno são clivadas, de modo que os novos feixes possam contribuir para as fibrilas de colágeno próximas.
8. As fibras de colágeno associam-se e agrupam-se para formar as **fibras colágenas (Boxes Correlação Clínica 6.1 e 6.2)**.

As **fibras reticulares (colágeno tipo III)** são formadas de maneira semelhante ao colágeno tipo I, porém seu diâmetro é muito mais estreito, e elas não são visíveis nas colorações por H&E, embora possam se tornar mais evidentes por meio de corantes especiais que utilizem prata. Estão presentes em todo o corpo e constituem um componente minoritário na maioria dos tipos de tecido conjuntivo propriamente dito. Entretanto, são muito proeminentes em órgãos ricos em células que necessitam de grande quantidade de fluxo sanguíneo pelas células do órgão, como o fígado e o baço. Nesses órgãos, a presença de colágeno tipo I impediria o fluxo de sangue, de modo que o colágeno tipo III menor é mais útil.

Correlação clínica 6.1 Escorbuto

A hidroxilação da lisina e das prolinas das cadeias α do colágeno no retículo endoplasmático rugoso exige a presença de vitamina C (ácido ascórbico). Sem hidroxilação, as pontes de hidrogênio que formam a tripla hélice de colágeno não podem ser formadas. Isso compromete a síntese de colágeno, dificultando a cicatrização de feridas e a manutenção do tecido conjuntivo do corpo. Essa condição, denominada **escorbuto**, frequentemente acometia marinheiros, até que fossem introduzidos em sua dieta alimentos contendo vitamina C, como limão. A Marinha Britânica acrescentou suco de limão às suas rações na década de 1850, o que levou os marinheiros britânicos a serem chamados de "Limeys".

Correlação clínica 6.2 Osteogênese imperfeita

A **osteogênese imperfeita** resulta da formação defeituosa do colágeno tipo I. Embora esse defeito possa afetar muitos tecidos do corpo, ele é mais evidente nos ossos. Como as fibras de colágeno tipo I sustentam o osso mineralizado, a sua ausência torna os ossos frágeis e fáceis de quebrar. Existem vários tipos correspondentes a mutações que afetam diferentes estágios na formação do colágeno tipo I.

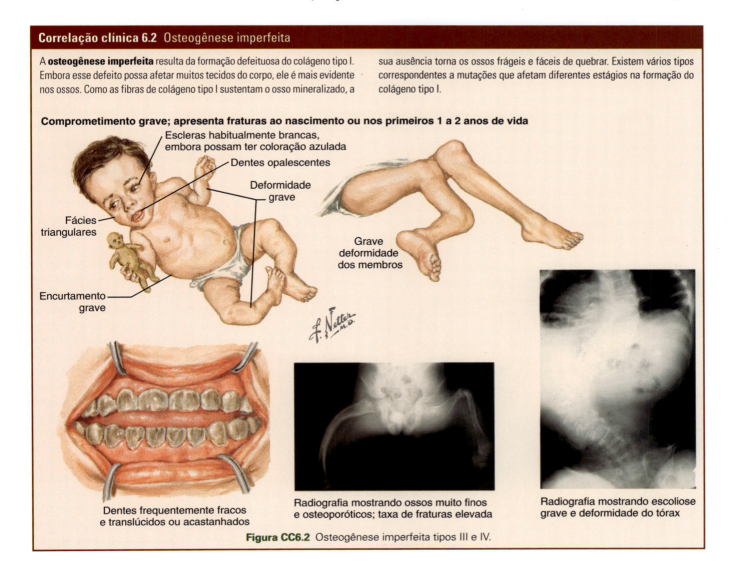

Figura CC6.2 Osteogênese imperfeita tipos III e IV.

As **fibras elásticas** não são um tipo de colágeno. Consistem em um cerne de **elastina** espiralada, circundado por uma rede de **fibrilina**. As moléculas de elastina ligam-se umas às outras, criando uma rede de fibras ligeiramente aleatórias que se estendem por qualquer tecido onde se encontrem. A fibrilina ajuda a guiar a arquitetura das moléculas elásticas (Boxe Correlação Clínica 6.3).

Conteúdo do espaço extracelular

Além das fibras, o espaço extracelular (Figura 6.4) contém substância fundamental que, em grande parte, é constituída de **agregados de proteoglicanos**, grandes moléculas formadas por um cerne de **ácido hialurônico** ligado a outros **glicosaminoglicanos**, como sulfato de condroitina, sulfato de heparana e sulfato de queratana. Essas estruturas formam grandes moléculas eriçadas que atraem a água para dentro do espaço extracelular, devido às cargas negativas agrupadas em sua superfície. Outro produto celular, as **glicoproteínas multiadesivas**, como a fibronectina, fixam a matriz extracelular às células no seu interior.

Os **fasciácitos** (descritos por Stecco *et al.*, 2018) são células arredondadas, com núcleos redondos, localizadas dentro do tecido conjuntivo frouxo entre as camadas de fáscia muscular profunda e na superfície da própria fáscia muscular. Essas células liberam proteoglicanos e ácido hialurônico como parte da substância fundamental do tecido conjuntivo, de modo que as camadas da fáscia muscular possam deslizar entre si sem atrito excessivo ou irritação dos tecidos. Apesar de terem funções semelhantes, os fasciácitos são visivelmente distintos dos fibroblastos, que possuem núcleos longos e delgados e que são comumente encontrados dentro do tecido conjuntivo denso. Parece que os fibroblastos tendem a manter os tecidos conjuntivos densos ricos em fibras, enquanto os fasciácitos tendem a manter o tecido conjuntivo frouxo, que tem menor número de fibras e maior quantidade de substância fundamental.

Cartilagem

A **cartilagem** (Figura 6.5) pode ser concebida como uma variação do tecido conjuntivo próprio, com algumas características distintas. Diferentemente de outros tecidos conjuntivos, a cartilagem é (em sua maior parte) avascular e não tem nenhum vaso sanguíneo dentro de seus tecidos. Em vez do colágeno tipo I, a cartilagem contém **colágeno tipo II**. Em vez de fibroblastos, os **condroblastos** são as células que secretam as fibras

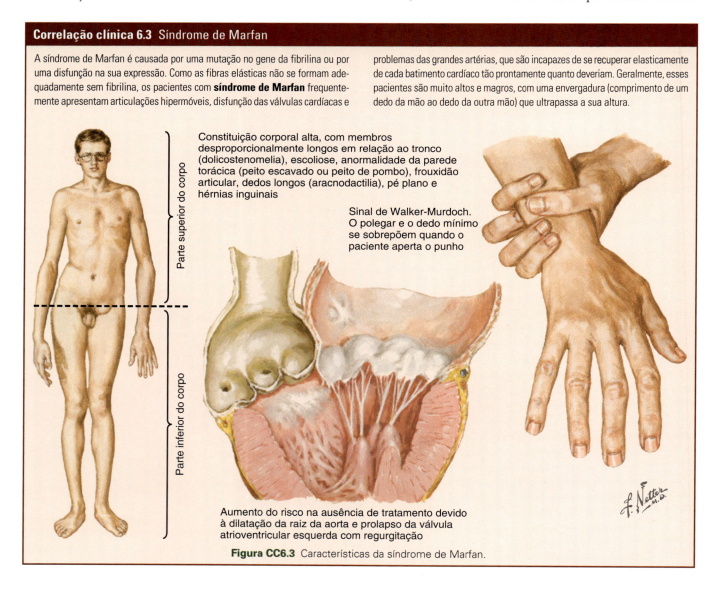

Correlação clínica 6.3 Síndrome de Marfan

A síndrome de Marfan é causada por uma mutação no gene da fibrilina ou por uma disfunção na sua expressão. Como as fibras elásticas não se formam adequadamente sem fibrilina, os pacientes com **síndrome de Marfan** frequentemente apresentam articulações hipermóveis, disfunção das válvulas cardíacas e problemas das grandes artérias, que são incapazes de se recuperar elasticamente de cada batimento cardíaco tão prontamente quanto deveriam. Geralmente, esses pacientes são muito altos e magros, com uma envergadura (comprimento de um dedo da mão ao dedo da outra mão) que ultrapassa a sua altura.

Constituição corporal alta, com membros desproporcionalmente longos em relação ao tronco (dolicostenomelia), escoliose, anormalidade da parede torácica (peito escavado ou peito de pombo), frouxidão articular, dedos longos (aracnodactilia), pé plano e hérnias inguinais

Sinal de Walker-Murdoch. O polegar e o dedo mínimo se sobrepõem quando o paciente aperta o punho

Aumento do risco na ausência de tratamento devido à dilatação da raiz da aorta e prolapso da válvula atrioventricular esquerda com regurgitação

Figura CC6.3 Características da síndrome de Marfan.

Capítulo 6 Visão Geral da Histologia, Fisiologia e Bioquímica do Sistema Musculoesquelético

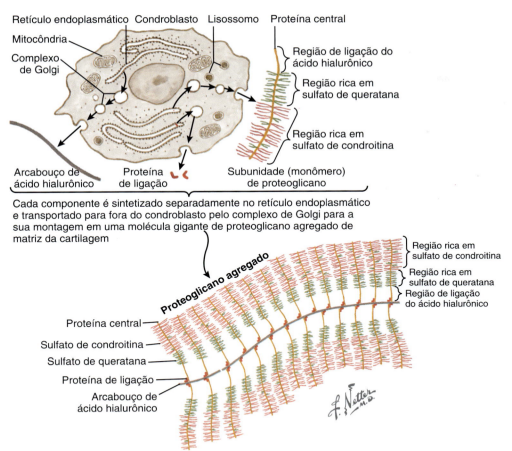

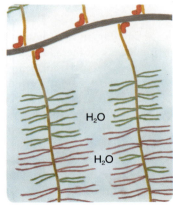

Cargas eletronegativas nas moléculas de sulfato de condroitina e sulfato de queratana (SO_4^{2-}) levam as cadeias laterais a se repelirem mutuamente e a atrair e reter dipolos eletropositivos de água (H^+), atuando, assim, como uma esponja molecular. As fibras colágenas na matriz retêm o agregado de proteoglicano, impedindo sua extensão completa.

Figura 6.4 Formação e composição do proteoglicano.

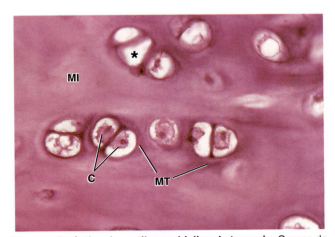

Micrografia óptica da cartilagem hialina da traqueia. Grupos de condrócitos (**C**), os grupos isógenos, situados em lacunas. O artefato da preparação faz com que algumas lacunas apareçam vazias (*asterisco*). Em outras lacunas, os condrócitos estão encolhidos e afastados das paredes, deixando um halo pericelular claro. Cada célula exibe uma forma ligeiramente irregular e contém um único núcleo, frequentemente de localização excêntrica. Uma borda fina de matriz territorial (**MT**) basofílica é encontrada na vizinhança imediata das lacunas, o que indica alta concentração de GAG sulfatados recém-sintetizados. Entre os condrócitos, a matriz interterritorial (**MI**) aparece mais eosinofílica e possui aparência vítrea típica. 480×. H&E.

Figura 6.5 Cartilagem. *H&E*, hematoxilina e eosina. (Usada, com autorização, de Ovalle W, Nahirney P. *Netter's Essential Histology*. 3rd ed. Elsevier; 2021.)

e a matriz extracelular de colágeno. Assim que estão completamente circundados por seus produtos secretórios dentro de pequenas ilhas, as **lacunas**, são denominados **condrócitos**. Essas células mantêm as fibras de colágeno tipo II e a matriz do espaço extracelular, incluindo as glicoproteínas multiadesivas na área que imediatamente circunda a célula, a **matriz territorial**, que aparece densamente eosinofílica na coloração por H&E. A área entre condrócitos, a **matriz interterritorial**, exibe uma coloração mais clara e possui maior proporção de fibras.

A cartilagem é circundada pelo **pericôndrio**, uma camada de tecido conjuntivo denso não modelado, que contém o suprimento nervoso e vascular para a cartilagem. A camada interna do pericôndrio possui condroblastos que podem se tornar ativos e liberar novas fibras de colágeno tipo II e matriz extracelular até que sejam circundados por ele, transformando-se em condrócitos. Esse processo é denominado **crescimento aposicional**. Os condrócitos também podem sofrer **crescimento intersticial**, durante o qual eles se dividem para formar duas ou mais células filhas dentro de uma única lacuna. Essas células filhas são designadas como **grupo isógeno**. Conforme cada célula no grupo isógeno secreta matriz extracelular e fibras, elas empurram umas às outras até que mais uma vez sejam condrócitos isolados em lacunas separadas. Esse processo possibilita o crescimento do osso, visto que a cartilagem se prolifera antes de se transformar em osso. Esse processo será discutido detalhadamente mais adiante.

Existem vários subtipos de cartilagem (Figura 6.6), e cada um deles tem características distintas.

- A **cartilagem hialina** tem aparência vítrea e refratária e pode ser considerada a cartilagem "típica". Contém condrócitos em lacunas, colágeno tipo II na matriz e é avascular. Adquire oxigênio e nutrientes dos vasos que percorrem o pericôndrio, que a envolve. É encontrada na traqueia e nos brônquios, nas placas de crescimento dos ossos e recobrindo as faces articulares dos ossos
- A **cartilagem elástica** é quase idêntica à cartilagem hialina, sendo a única variação a presença de um número substancial de fibras elásticas na matriz ao lado do colágeno tipo II. É encontrada nas orelhas, na epiglote e nas cartilagens nasais
- A **fibrocartilagem** é essencialmente um amálgama de tecido conjuntivo denso não modelado e de cartilagem hialina.

Contém fibroblastos, condrócitos e colágeno tipo I e tipo II na matriz; diferentemente de outros tipos de cartilagem, pode ser ligeiramente vascularizada. É encontrada no anel fibroso dos discos intervertebrais, na sínfise púbica, nos meniscos e em outros discos articulares (p. ex., ulnar, esternoclavicular, acromioclavicular, tempomandibular), amortecendo as interações dos ossos, mas também suportando uma força significativa.

Osso

O osso (Figura 6.7) é um tecido duro que, estruturalmente, tem mais função de suporte do que a cartilagem devido à presença de cristais de **hidroxiapatita** ricos em cálcio e fosfato, $Ca_{10}(PO_4)_6(OH)_2$, na matriz extracelular, sustentados por uma rede de colágeno tipo I. Embora o osso possa parecer rochoso

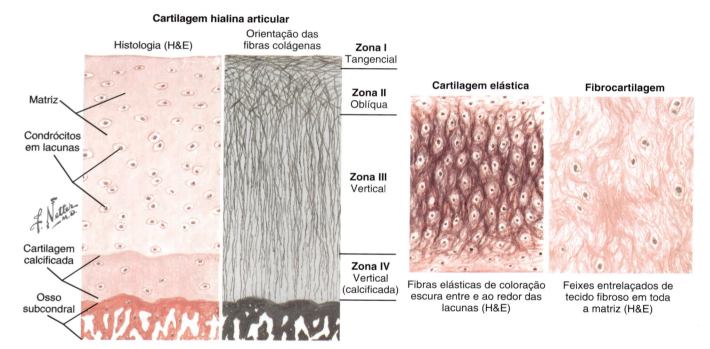

Figura 6.6 Estrutura de três tipos de cartilagem. *H&E*, hematoxilina e eosina.

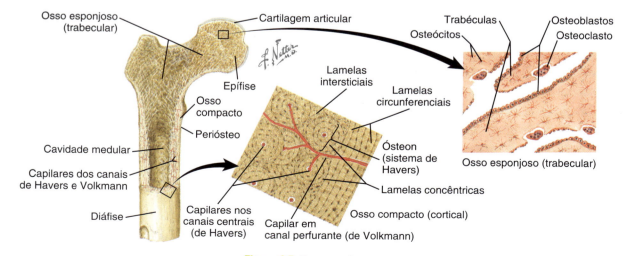

Figura 6.7 Estrutura do osso.

e inerte, é um tecido muito ativo e resiliente. A região mais externa dos ossos consiste em **osso denso (compacto)**. A porção interna do osso é denominada **osso trabecular (esponjoso)** e apresenta escoras de osso, as **trabéculas**, dentro de uma cavidade que contém células adiposas e hematopoiéticas (formadoras de sangue). A parte mais interna da diáfise de um osso longo contém uma grande **cavidade medular**, com número muito pequeno de trabéculas.

Além das faces articulares de um osso, o osso denso é coberto por uma camada de tecido conjuntivo denso não modelado, denominado **periósteo** (Figura 6.8), que traz vasos sanguíneos para o osso; todavia, diferentemente da cartilagem, esses vasos realmente penetram no osso e suprem suas células. As fibras de colágeno tipo I dentro do osso estão conectadas ao periósteo e aos tendões e ligamentos que se fixam a ele. As fibras que conectam o tendão, o periósteo e o osso são denominadas **fibras de Sharpey**. Elas ajudam a evitar a avulsão dos tendões e ligamentos da superfície do osso durante a atividade extenuante. A camada interna do periósteo contém **células osteoprogenitoras**, que podem se diferenciar para se transformar em osteoblastos. Essas células osteoprogenitoras também revestem o interior da cavidade medular. Exatamente como os condroblastos na camada interna do pericôndrio, essas células podem se tornar ativas, secretar substâncias na matriz extracelular e transformar-se em osteoblastos.

Os **osteoblastos** liberam uma forma não mineralizada de osso, denominada **osteoide**, no espaço extracelular, bem como enzimas que mineralizam o osteoide. As fibras de **colágeno tipo I** formam um arcabouço para os cristais de hidroxiapatita. A presença de fibras colágenas torna o osso muito mais resiliente do que os cristais em isolamento. Aproximadamente 65% da matriz extracelular do osso são minerais, e os 35% restantes são constituídos por fibras, glicoproteínas, proteoglicanos e células. Quando os osteoblastos já se circundaram totalmente dentro de uma lacuna, são denominados **osteócitos**. Os osteócitos mantêm o osso mineralizado em sua vizinhança imediata e podem reciclar uma pequena quantidade de osso (osteólise osteoblástica) ou depositar mais osteoides em resposta aos estresses que encontram.

Os osteoblastos e os osteócitos podem depositar osso novo, enquanto os **osteoclastos** são as células especializadas na degradação do osso. Os osteoclastos são grandes células fagocíticas multinucleadas, capazes de desmineralizar os cristais de hidroxiapatita. Os filamentos de actina e outras moléculas dentro do osteoclasto o fixam à superfície do osso. A superfície voltada para o osso possui uma **borda pregueada**, que consiste em numerosas microvilosidades que liberam íons H^+. O pH baixo desmineraliza o osso subjacente e forma uma depressão conhecida como **baía reabsortiva** (lacuna de Howship). Os osteoclastos também liberam enzimas, como as **metaloproteases da matriz**, que quebram o colágeno tipo I e outras proteínas na baía reabsortiva. Os íons cálcio e fosfato dos cristais desmineralizados sofrem endocitose no osteoclasto e, em seguida, são liberados no espaço extracelular; por fim, alcançam o sangue.

Osso não lamelar e osso maduro

Quando ocorre mineralização do osteoide, ele inicialmente forma uma massa uniforme, denominada **osso não lamelar** (Figura 6.9). É sólido, porém não tão estável quanto o osso denso maduro. Isso se deve ao fato de que o osso denso consiste em tubos organizados, denominados **ósteons**, que formam-se à medida que o osso não lamelar é destruído por aglomerados de osteoclastos que se movem em direção linear. Esse **cone de corte** cria um canal cilíndrico aberto, para cujo interior migram ondas de osteoblastos. Os osteoblastos depositam o osteoide que mineraliza, tornando o cilindro ligeiramente mais estreito. Em seguida, mais ondas de osteoblastos se movem, estreitando ainda mais o cilindro até que os osteócitos e seu osso formem lamelas concêntricas de osso mineralizado com um **canal central (canal osteonal ou canal de Havers)** no centro. Os cones de corte também reciclam e remodelam o osso denso mais velho, abandonando os remanescentes de ósteons mais velhos, denominados **lamelas intersticiais**. A presença de ósteons no osso denso lhe confere maior grau de estabilidade do que tem o osso não lamelar. Algumas das trabéculas maiores dentro do osso esponjoso e da cavidade medular também podem conter ósteons.

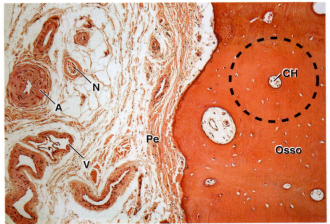

Micrografia óptica mostrando o periósteo na superfície de um osso (descalcificado).
O córtex externo à direita contém muitos ósteons densamente acondicionados e canais de Havers (**CH**). A matriz óssea é intensamente eosinofílica, devido ao elevado conteúdo de colágeno.
O periósteo (**Pe**) consiste em uma camada fibrosa externa com fibras colágenas densamente acondicionadas. O tecido conjuntivo circundante à esquerda mostra várias estruturas neurovasculares – arteríolas (**A**), vênulas (**V**) e um fascículo de um pequeno nervo (**N**). 130×. H&E.

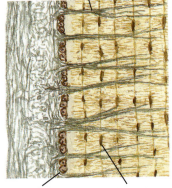

Corte esquemático de osso descalcificado, mostrando a fixação do periósteo ao osso por fibras perfurantes (de Sharpy)

Camada interna (osteoblastos) Osteócito dentro de uma lacuna

Figura 6.8 Periósteo e osso. *H&E*, hematoxilina e eosina. (Usada, com autorização, de Ovalle W, Nahirney P. *Netter's Essential Histology*. 3rd ed. Elsevier; 2021.)

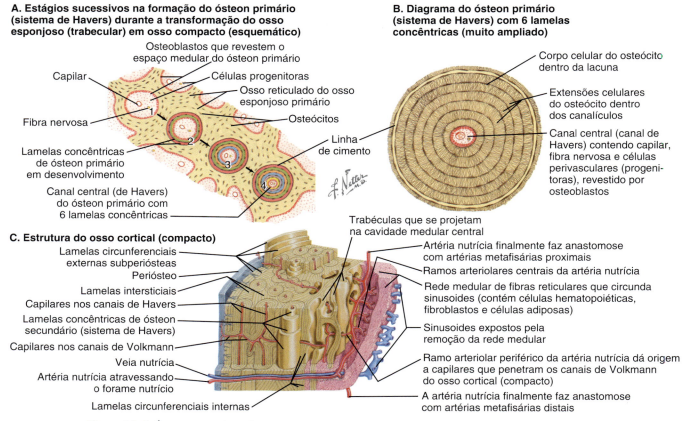

Figura 6.9 A. Ósteon secundário. **B.** Estrutura microscópica de osso longo maduro: ciência básica dos ossos.

O canal central possui vasos sanguíneos que nutrem os osteócitos. Entretanto, dentro do ósteon, cada osteócito é envolto em uma lacuna de cristais de hidroxiapatita e aparentemente é incapaz de alcançar os vasos. Felizmente, os osteócitos são bons vizinhos e possuem múltiplas extensões citoplasmáticas que se espalham e fazem contato com as extensões citoplasmáticas de osteócitos adjacentes. Esses prolongamentos percorrem canais muito pequenos no osso, denominados **canalículos**, e possibilitam a transferência de nutrientes O_2 e CO_2 entre as células, passando-os para dentro e para fora de vasos próximos. Os **canais perfurantes (canais de Volkmann)** seguem seu trajeto em ângulos de 90° em relação aos canais centrais e transportam sangue para eles. Todo o sangue nos ossos provém das **artérias nutrícias**, que se ramificam a partir de vasos próximos de maior calibre, perfuram o periósteo e entram no osso. As **veias nutrícias** são pequenas veias periosteais que drenam o sangue das mesmas áreas.

Durante o desenvolvimento fetal e a infância, as cavidades medulares da maioria dos ossos longos contêm **medula vermelha**, que constitui local ativo de formação das células sanguíneas, ou **hematopoese**. Nos adultos, a cavidade medular dos ossos longos normalmente é ocupada pela **medula amarela**, que contém grande quantidade de tecido adiposo e não constitui importante local de hematopoese. O esterno, as cristas ilíacas e os corpos vertebrais retêm maior quantidade de medula vermelha e continuam sendo importantes locais de formação de células sanguíneas durante toda a vida (Boxe Correlação Clínica 6.4).

Enteses

Existem órgãos microscópicos especializados, denominados **enteses** (Milz et al., 2004), nos locais de inserção dos tendões, ligamentos e cápsulas articulares nos ossos. A entese é formada de fibrocartilagem (que contém colágenos tipo I e tipo II) situada entre o colágeno tipo I de um tendão ou ligamento e o colágeno tipo I do periósteo e do próprio osso. A fibrocartilagem próxima ao ligamento/tendão não é mineralizada, porém sofre transição abrupta para a fibrocartilagem mineralizada conforme se aproxima do osso. A presença de uma entese ajuda a dispersar o estresse sofrido pelo osso quando uma tração é exercida sobre ele e possibilita sua resistência às forças de compressão. A disfunção (entesopatia) e a inflamação (entesite) dessas estruturas têm sido associadas a dor e esporões ósseos (entesófitos) que se formam nos tecidos moles adjacentes.

Sangue

O sangue (Figura 6.10) é um tipo muito incomum de tecido conjuntivo, visto que não contém fibras, porém é formado por células circulantes dentro do **plasma**, um líquido que essencialmente forma a matriz extracelular do sangue. Todo humano adulto tem aproximadamente 6 ℓ de sangue circulante por todo o corpo, normalmente composto por 55% de plasma e 45% de células circulantes. Cerca de 99% das células circulantes são glóbulos vermelhos ou **eritrócitos**, enquanto o 1% restante é constituído pelos glóbulos brancos, ou **leucócitos**.

O plasma sanguíneo é composto por 90% de **água** e aproximadamente 8% de **proteínas plasmáticas**, como albumina,

Capítulo 6 Visão Geral da Histologia, Fisiologia e Bioquímica do Sistema Musculoesquelético

Correlação clínica 6.4 Fratura óssea e consolidação

Após uma fratura óssea, ocorre uma hemorragia na área imediata a partir dos vasos existentes no osso, no periósteo e, possivelmente, até mesmo de artérias e veias próximas, que são laceradas pelas bordas ósseas. Em 1 semana, ocorre migração dos macrófagos até a área afetada para fagocitar e eliminar os restos celulares. Os fibroblastos formam tecido conjuntivo frouxo entre os fragmentos ósseos, que é substituído por um calo mole de cartilagem depositado por condroblastos no decorrer das 2 a 3 semanas seguintes. O calo mole é substituído por osteoide e osso não lamelar depositado pelos osteoblastos nas próximas 4 a 16 semanas, que finalmente será substituído por osso maduro à medida que ocorre remodelação, e novos ósteons são formados no decorrer dos próximos 4 meses ou mais. Se uma fratura não for estabilizada adequadamente desde os estágios iniciais, a consolidação prosseguirá, porém poderá travar o osso em um formato defeituoso.

Estágio de inflamação. Forma-se um hematoma como resultado da ruptura dos vasos intraósseos e adjacentes. O osso nas extremidades da fratura morre. A necrose óssea é maior, com maiores quantidades de ruptura de tecido mole. As células inflamatórias são seguidas por fibroblastos, condroblastos e células osteoprogenitoras. A pO_2 baixa no local da fratura promove a angiogênese.

Estágio de formação do calo mole. Ocorre formação do calo mole, inicialmente composto de colágeno; o processo é seguido de formação de cartilagem e osteoide.

Estágio de formação do calo ósseo. O osteoide e a cartilagem do calo mole externo, periosteal e medular tornam-se mineralizados à medida que são convertidos em osso não lamelar (calo ósseo).

Estágio de remodelação óssea. A atividade osteoclástica e osteoblástica converte o osso não lamelar em osso lamelar, com verdadeiros sistemas de Havers. Os contornos normais do osso são restaurados, e a angulação pode ser parcial ou completamente corrigida.

Figura CC6.4 Consolidação de fratura.

---

imunoglobulinas e fibrinogênio. A **albumina**, que representa quase metade de todas as proteínas plasmáticas, é produzida no fígado e mantém a pressão osmótica adequada do sangue. Ajuda também a transportar os hormônios circulantes, a bilirrubina e alguns fármacos. As **imunoglobulinas** ou anticorpos são liberados pelas células imunes e (dentre outras funções) podem circular pelo sangue e ligar-se a organismos patogênicos. O **fibrinogênio** é uma grande proteína plasmática solúvel, que pode sofrer polimerização durante as reações de coagulação para formar grandes fibras insolúveis, cuja função é fechar cortes. Os 2% restantes do plasma são constituídos por **solutos** como íons, sais, aminoácidos, lipídios, hormônios e vitaminas.

Os **eritrócitos** ou **hemácias** são as células características do sangue. São discos bicôncavos eosinofílicos (de coloração rosada), sem núcleo nem mitocôndrias. Seu formato lhes confere muita elasticidade, o que possibilita sua passagem pelos capilares menores. Cerca de 30% do citoplasma dos eritrócitos é

hemoglobina, uma proteína com um grupo ferro-heme proeminente que pode se ligar a O_2 e CO_2. Não mencionamos o tamanho exato das células, mas é interessante lembrar que os eritrócitos medem 7 a 8 μm de diâmetro. São excelente referência para o tamanho de outras células e estruturas microscópicas, visto que são muito consistentes em tamanho e estão presentes em quase todas as lâminas examinadas.

Os eritrócitos provêm de células-tronco da medula óssea vermelha, denominadas **eritroblastos**. Não descreveremos o desenvolvimento detalhado das células sanguíneas neste volume, sendo suficiente um rápido resumo do processo. Os eritroblastos são sustentados na medula óssea vermelha por células fagocíticas, denominadas macrófagos. Essas células procedem à endocitose dos "resíduos" que os eritroblastos descartam ao se transformarem em eritrócitos. Eles começam com a formação de muitos ribossomos, que aparecem basofílicos (púrpura azulado) na coloração por H&E. Esses ribossomos traduzem

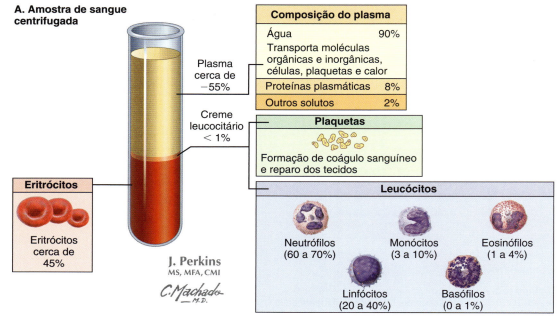

A. Amostra de sangue centrifugada

Composição do plasma
- Água — 90%
- Transporta moléculas orgânicas e inorgânicas, células, plaquetas e calor
- Proteínas plasmáticas — 8%
- Outros solutos — 2%

Plasma cerca de ~55%

Creme leucocitário < 1%

Plaquetas
Formação de coágulo sanguíneo e reparo dos tecidos

Eritrócitos
Eritrócitos cerca de 45%

Leucócitos
- Neutrófilos (60 a 70%)
- Monócitos (3 a 10%)
- Eosinófilos (1 a 4%)
- Linfócitos (20 a 40%)
- Basófilos (0 a 1%)

B. Elementos figurados do sangue

Características dos eritrócitos e das plaquetas em esfregaço de sangue corado pelo método de Wright

Células	Diâmetro (μm)	Tempo de vida (dias)	Nº de células/ℓ de sangue	Formato e tipo de núcleo	Citoplasma	Funções
Eritrócito (hemácia)	7 a 8	120	5×10^{12} em homens; $4,5 \times 10^{12}$ em mulheres	Disco bicôncavo, anucleado	Coloração rosada, devido à acidofilia da hemoglobina; halo no centro	Transporta a hemoglobina que se liga ao O_2 e ao CO_2
Plaqueta (trombócito)	1 a 4	10	150 a 400×10^9	Disco biconvexo oval, anucleado	Azul pálido; granulômero escuro central, hialômero periférico menos denso	Na hemostasia, promove a coagulação sanguínea; tampona o dano endotelial

Características dos leucócitos no esfregaço de sangue corado pelo método de Wright (número total: 5 a 10×10^9/ℓ sangue)

Células	Diâmetro (μm)	Contagem diferencial (%)	Núcleo	Citoplasma	Funções
Granulócitos					
Neutrófilo	9 a 12	60 a 70	Segmentado, 3 a 5 lobos, densamente corado	Pálido, finamente granular, grânulos específicos uniformemente dispersos	Fagocita bactérias; aumenta em número na presença de infecções bacterianas agudas
Eosinófilo	12 a 15	1 a 4	Bilobado, padrão de cromatina condensada, densamente corado	Grandes grânulos vermelhos homogêneos, que são grosseiros e altamente refrateis	Fagocita complexos antígeno-anticorpo e parasitas
Basófilo	10 a 14	0 a 1	Bilobado ou segmentado	Grandes grânulos específicos azuis, que reagem a corantes básicos e, com frequência, obscurecem o núcleo	Envolvido na anticoagulação, aumenta permeabilidade vascular
Agranulócitos					
Monócito	12 a 20	3 a 7	Com reentrância, reniforme, levemente corado	Citoplasma agranular, azul pálido, com lisossomos	Móvel, dá origem a macrófagos
Linfócito • Pequeno • Médio a grande	6 a 10 11 a 16	20 a 40	Pequeno, redondo ou com leve reentrância, densamente corado	Agranular, levemente basofílico, azul a cinza	Atua na imunidade humoral (células B) e celular (células T)

Figura 6.10 **A.** Amostra de sangue centrifugada. **B.** Elementos figurados do sangue.

grande quantidade de RNA para a molécula de hemoglobina, que contém ferro, liga-se ao O_2 e CO_2 e aparece eosinofílica (de coloração rosada) na coloração por H&E. As células tornam-se cada vez mais eosinofílicas conforme a hemoglobina se acumula, e os ribossomos diminuem. Por fim, a célula descarta seu núcleo e forma um **reticulócito**, que pode começar a circular. Os reticulócitos apresentam alguns ribossomos remanescentes no citoplasma, criando a aparência de uma malha. À medida que a rede basofílica desaparece, a célula transforma-se em um eritrócito maduro, que circula por aproximadamente 120 dias antes de ser destruído no baço ou no fígado.

As **plaquetas** ou trombócitos são pequenos fragmentos celulares de 1 a 4 μm, que circulam por aproximadamente 10 dias antes de serem destruídos no baço. As plaquetas são formadas por células extremamente grandes, os **megacariócitos**, que estão confinados na medula óssea. Esses megacariócitos emitem projeções de seu citoplasma para dentro dos espaços vasculares da medula óssea. As pontas dessas projeções desprendem-se da célula e transformam-se em plaquetas assim que começam a circular. As plaquetas contêm vários grânulos citoplasmáticos, que são liberados quando estas entram em contato com o endotélio rompido e o tecido conjuntivo. Tais grânulos contêm sinais vasoconstritores, que causam estreitamento dos vasos hemorrágicos, substâncias que promovem a agregação das plaquetas e fatores da coagulação, que criam uma rede de fibrinogênio em torno do corte ou da ferida. Outros fatores estimulam as células musculares lisas e fibroblastos adjacentes a proliferar e promover a cicatrização da área danificada.

Leucócitos

Os **leucócitos** ou **glóbulos brancos** estão presentes no sangue circulante em pequeno número, porém são incrivelmente importantes na resposta a patógenos, no monitoramento da saúde das células e na sua migração para os tecidos do corpo quando estes são danificados.

- Os **granulócitos** são leucócitos circulantes que possuem grânulos em seu citoplasma, contendo diferentes substâncias para ajudá-los a combater patógenos. Todas essas células contêm **grânulos primários**, que essencialmente são lisossomos que degradam o material que sofreu endocitose. São formados na medula óssea vermelha e, uma vez na circulação, não têm mais a capacidade de se dividir
  - Os **neutrófilos** constituem a maioria dos leucócitos circulantes, representando cerca de 60 a 70% do total. São visivelmente maiores do que os eritrócitos e apresentam núcleos multilobados distintos. Além dos grânulos primários, possuem **grânulos secundários** que contêm moléculas de oxigênio reativo e enzimas bacteriostáticas e bactericidas. Também liberam metaloproteases e outras estruturas que os ajudam a migrar para fora da corrente sanguínea até os tecidos periféricos. Os grânulos secundários não absorvem corantes eosinofílicos ou basofílicos; adquirem uma coloração mais "neutra", de onde vem seu nome
  - Os **eosinófilos** representam apenas 1 a 4% dos leucócitos circulantes. Possuem um núcleo multilobado, e seus grânulos secundários são muito eosinofílicos, conferindo ao citoplasma uma tonalidade vermelha característica. Os eosinófilos são especializados no combate das infecções parasitárias e podem liberar moléculas de oxigênio reativo, neurotoxinas e substâncias que perfuram as membranas das células-alvo, bem como proteínas que provocam desgranulação dos mastócitos (ver adiante)
  - Os **basófilos** são muito raros e constituem menos de 1% dos leucócitos circulantes. Os grânulos secundários são basofílicos, conferindo ao citoplasma uma tonalidade azul. Liberam heparina, um anticoagulante, bem como histamina para dilatar os pequenos vasos. Os basófilos também liberam fatores quimiotáticos, que atraem os eosinófilos e os neutrófilos. Os **mastócitos** são muito semelhantes aos basófilos e são encontrados nos tecidos periféricos, porém originam-se de precursores separados. Liberam histamina e heparina nos tecidos periféricos, causando extravasamento dos vasos próximos e "afinando" o sangue. Isso provoca edema na área, porém também ajuda a migração dos neutrófilos para os tecidos afetados
- Os **leucócitos agranulares** são leucócitos circulantes que não apresentam quaisquer grânulos visíveis em seu citoplasma. Originam-se na medula óssea vermelha, porém mantêm a capacidade de divisão
  - Os **monócitos** são células muito grandes com núcleo reniforme, que normalmente representam entre 3 e 7% dos leucócitos circulantes. Os monócitos são, essencialmente, células-tronco circulantes para uma variedade de **macrófagos**, que são células imunes localizadas em uma variedade de tecidos por todo o corpo. Fagocitam patógenos e restos celulares, carregam esse material e o apresentam a outras células imunes, utilizando moléculas do complexo de histocompatibilidade principal (MHC) II em sua superfície celular
  - Os **linfócitos** variam de tamanho, porém todos exibem aparência semelhante, com um grande núcleo esférico circundado por uma faixa relativamente fina de citoplasma claro. Normalmente, compreendem entre 25 e 33% dos leucócitos circulantes. Essas células atacam patógenos e células infectadas, porém não são fagocíticas; em vez disso, atacam alvos específicos. Como os linfócitos atacam outras células, são rastreados durante o desenvolvimento para impedir que reconheçam células e tecidos próprios normais dentro do corpo. Se eles começarem erroneamente a reagir contra o próprio corpo, podem ocorrer doenças autoimunes. Existem muitos tipos de linfócitos; porém, discutiremos apenas alguns dos membros mais proeminentes desse grupo
    - Os **linfócitos B** são capazes de reconhecer antígenos específicos que lhes são apresentados e liberam uma imunoglobulina que se liga ao antígeno exato. Uma vez ativados, os linfócitos B podem migrar para os tecidos periféricos, transformando-se em **plasmócitos**, que liberam enormes quantidades de sua hemoglobina específica. Apresentam um núcleo característico como um "mostrador de relógio" e (com frequência) complexo de Golgi visível. Uma vez passada a infecção, um linfócito B ativado pode se transformar em uma

célula B de memória, que reside nos tecidos linfáticos de todo o corpo, aguardando o encontro do mesmo antígeno para se reativar.
- Os **linfócitos T** passam por desenvolvimento adicional no timo. Podem tornar-se **células T citotóxicas (killer)**, que são capazes de reconhecer os antígenos que estão nas moléculas MHC das várias células apresentadoras de antígenos (p. ex., macrófagos). Liberam várias moléculas para atacar seus alvos, incluindo perforinas, para criar orifícios na membrana da célula-alvo. As **células T auxiliares** também reconhecem antígenos apresentados em moléculas do MHC. Dividem-se e recrutam outros linfócitos para a área.
- As **células natural killer** são programadas para destruir células que não apresentem mais estruturas normais em sua superfície, em decorrência de infecção e transformação por vírus ou câncer.

Tecido muscular

A característica fundamental do tecido muscular é sua capacidade de contração. Cada tipo de tecido muscular contém células, denominadas **miócitos**, que são capazes de se contrair ativamente e de transferir essa contração para tecidos conjuntivos e outras estruturas adjacentes. Existem dois tipos principais de tecido muscular: o **músculo estriado** e o **músculo liso**.

Ao microscópio, as células musculares estriadas aparecem com listras, devido ao arranjo regular das moléculas de actina e de miosina que compõem a maior parte de seu citoplasma. O músculo estriado é ainda subdividido em **miócitos cardíacos** e **miócitos esqueléticos**.

As **células miossatélites** são pequenas células com citoplasma mínimo, localizadas ao longo dos miócitos esqueléticos. Normalmente, encontram-se em estado quiescente, mas podem se ativar e proliferar, para formar outras células miossatélites e miócitos em resposta a um aumento do exercício ou à ocorrência de trauma muscular. Nos adultos, não formam novo músculo a partir do zero, porém fundem-se para adicionar seus núcleos e citoplasma a miócitos adjacentes.

Músculo esquelético

Em geral, os músculos esqueléticos (Figura 6.11) estão sob controle voluntário e contraem em resposta a sinais provenientes de neurônios motores inferiores na medula espinal. Cada célula do músculo esquelético ou **fibra muscular** tem a forma de um cilindro alongado, que fica lado a lado com fibras musculares vizinhas. Cada fibra muscular (célula individual) é circundada por uma fina camada de tecido conjuntivo, o **endomísio**, que é composto principalmente por fibras reticulares. Várias fibras musculares e seu endomísio circundante são agrupadas em **fascículos musculares**, que são circundados por uma camada mais espessa de tecido conjuntivo, o **perimísio**. A camada mais externa de tecido conjuntivo que cobre todo o músculo é denominada **epimísio**. Todos os tecidos conjuntivos dentro de um músculo são contínuos entre si: com o tendão muscular, o periósteo e as fibras colágenas no osso no qual se inserem.

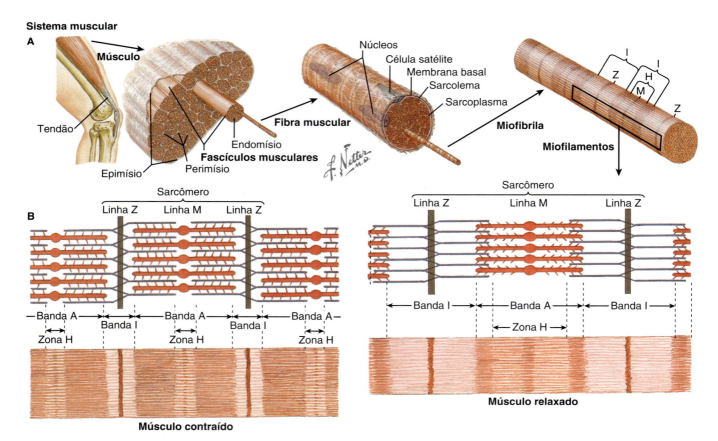

Figura 6.11 A. Sistema muscular. **B.** Deslizamento de miofilamentos espessos e finos.

Antes de prosseguir, convém assinalar que o prefixo *serco* deriva do grego *sarx* para "carne" e é usado extensamente para descrever as características de células do músculo esquelético. Por exemplo, a **sarcopenia** refere-se à perda de massa muscular (aproximadamente 3% por década), que tende a ocorrer devido à diminuição da atividade muscular com a idade. A membrana celular das células musculares esqueléticas é denominada **sarcolema** e envolve o citoplasma da célula ou **sarcoplasma**. Um aspecto peculiar do sarcolema é a formação de canais profundos, denominados **túbulos T** (ou túbulos transversos) através do sarcoplasma, estendendo-se de um lado do sarcolema ao outro. Devido a isso, o interior de cada túbulo T é efetivamente preenchido com líquido extracelular. Cada fibra muscular também contém numerosos núcleos preenchidos com líquido extracelular. Cada fibra muscular também contém numerosos núcleos (centenas em uma única fibra), mitocôndrias que produzem quantidades abundantes de trifosfato de adenosina (ATP), mioglobina para armazenar O_2 e glicogênio e triglicerídeos como fonte de energia. A maior parte do sarcoplasma é ocupada por **miofibrilas**, que são as organelas funcionais de cada miócito. Cada miofibrila tem aproximadamente 1 μm de diâmetro e estende-se por todo o comprimento da fibra muscular. Como todas as miofibrilas estão alinhadas paralelamente, sua contração encurta o comprimento da fibra muscular nessa única direção.

O sarcoplasma envolve as miofibrilas e é rico em íons magnésio, fosfato e potássio, bem como em algumas proteínas especializadas. No sarcoplasma também está localizado um retículo endoplasmático liso especializado, o **retículo sarcoplasmático**. Ele contém, libera e recupera íons cálcio, que são vitais para traduzir a despolarização em contração.

Sarcômero

As miofibrilas que preenchem o sarcoplasma são compostas por **miofilamentos** espessos e finos, que deslizam entre si durante a contração e o relaxamento do músculo. Esses miofilamentos estão alinhados em um padrão denominado **sarcômero** (Figuras 6.11 e 6.12), que lhe confere um padrão estriado. Esses sarcômeros exibem aparência muito característica, que reflete a organização da actina, da miosina e de outras moléculas que possibilitam a ocorrência da contração. Como é necessário iniciar em algum lugar, começaremos com o sarcômero e, em seguida, passaremos aos detalhes sobre a função de seus subcomponentes.

Cada sarcômero individual é delimitado por uma **linha Z** em cada uma de suas extremidades. No meio de cada sarcômero, existe uma única **linha M**. Os **filamentos finos** são todos ancorados às linhas Z. A porção de cada sarcômero de coloração clara que se estende a partir de cada linha Z contém apenas filamentos finos e é denominada **banda I**. Como as bandas I estendem-se de cada lado da linha Z, cada banda I é compartilhada por dois sarcômeros vizinhos. Os **filamentos espessos** estão ancorados à linha M. A porção de cada sarcômero que se estende a partir de cada linha M contendo quaisquer filamentos espessos é denominada **banda A**; a parte que contém filamentos espessos é denominada **banda A**; e a parte que contém *apenas* filamentos espessos é denominada **banda H**. À medida que os músculos contraem, os filamentos espessos e finos deslizam entre si, causando o encurtamento do sarcômero. A banda A, que contém filamentos espessos, nunca se encurta visivelmente. Entretanto, à medida que os filamentos finos deslizam entre os filamentos espessos, as bandas I e H parecem se retrair.

Base molecular do sarcômero

As moléculas individuais de actina (Figura 6.13), da **actina G**, possuem cada uma um sítio de ligação da miosina e polimerizam-se para produzir uma forma linear longa, denominada **actina F**. Dois polímeros de actina F envolvem-se um ao outro para criar uma dupla hélice, na qual os sítios de ligação da miosina estão voltados para fora. De agora em diante, quando o termo "actina" for utilizado, ele se refere a esse polímero de dupla hélice que forma os miofilamentos finos vistos no sarcômero. Várias moléculas especializadas associam-se à actina e controlam o acesso a seu sítio de ligação da miosina. A **tropomiosina** é uma longa molécula que cobre os sítios de ligação da miosina de sete monômeros adjacentes de actina G. A tropomiosina está ligada a três outras moléculas, o **complexo de troponina**. A **troponina I** liga-se à molécula de actina;

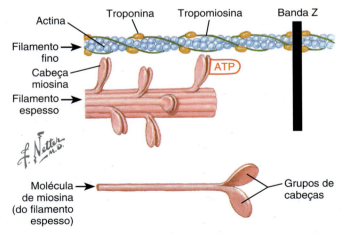

Esquema mostrando a interação dos filamentos de miosina e de actina em repouso e durante a contração. A banda Z é mostrada mais próxima da borda da banda A pelo deslizamento dos filamentos, com estreitamento da região da banda I.

Figura 6.13 Esquema mostrando a interação dos filamentos de miosina e de actina em repouso e durante a contração. *ATP*, trifosfato de adenosina.

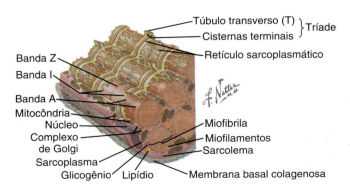

Figura 6.12 Segmento de fibra muscular acentuadamente ampliado para mostrar estruturas sarcoplasmáticas e inclusões.

a **troponina T** liga-se à tropomiosina; e a **troponina C** liga-se a íons Ca^{2+} (e os libera). Esse quadro de moléculas é o que controla a ligação das moléculas de actina e de miosina entre si.

Os miofilamentos espessos são constituídos por **miosina**. Assim como a actina, o termo "miosina", como aparece adiante no texto, refere-se a todo um complexo de moléculas; nesse caso, a duas subunidades de **cadeias pesadas** e quatro subunidades de **cadeias leves** de miosina. As duas moléculas de cadeias pesadas possuem **caudas** entrelaçadas longas que formam uma dupla hélice, enquanto suas **cabeças** aumentadas estão conectadas às caudas por uma **região de dobradiça** flexível. As cabeças estendem-se a partir de cada região de dobradiça em um ângulo agudo, porém são capazes de modificar o ângulo em que se projetam. Os dímeros de cadeias pesadas da miosina agrupam-se de modo que as caudas formem grandes feixes (como o tronco de uma árvore), com as cabeças projetadas para fora (como membros muito curtos). Próximo à linha M, existe uma "área desnuda", que consiste em caudas de miosina sem cabeças projetadas. Cada cabeça de miosina tem um **sítio de ligação da actina** e um **sítio de ATPase**. Cada cabeça também associa-se a duas cadeias leves, a **cadeia leve essencial** e a **cadeia leve reguladora**. As cadeias leves asseguram que cada cabeça esteja posicionada corretamente em relação às suas moléculas de miosina vizinhas.

Contração muscular em nível molecular

Durante a contração muscular (Figura 6.14), as cabeças de miosina modificam repetidamente o ângulo de suas cabeças, de modo que possam "caminhar" ao longo dos polímeros de actina F, formando pontes cruzadas que se ligam fortemente e, em seguida, são liberadas. Seus sítios de ligação à actina ligam-se e liberam os sítios de ligação da miosina dos monômeros individuais de actina G e tracionam as cadeias leves para mais perto da linha M do sarcômero. Trata-se de um processo que exige energia e que utiliza grande parte do ATP das mitocôndrias dentro dos miócitos.

1. Quando o Ca^{2+} liga-se à troponina C (discutiremos a origem do cálcio adiante), ele faz com que o complexo de troponina e a molécula de tropomiosina fixada sejam deslocados dos sítios de ligação da miosina do polímero de actina F, que, em seguida, liga-se ao sítio de ligação da actina de uma cabeça de miosina próxima em um ângulo de 90°. É importante assinalar que, nesse momento, o sítio de ATPase da cabeça de miosina está ligado ao difosfato de adenosina (ADP) e a um íon fosfato inorgânico (Pi). Nesse estado, as cabeças de miosina têm grande afinidade para se ligarem à actina.

2. Quando o Pi é liberado, a região de dobradiça da miosina muda de conformação, deslocando a cabeça em um ângulo de 45° e puxando o polímero de actina uma unidade adiante ao longo da cadeia pesada. Esse processo é conhecido como **movimento de força**. Observe que ele ocorre quando o Pi é liberado, e **não** quando o ATP é hidrolisado.

3. O ADP é liberado no final do movimento de força, e a cabeça da miosina é mantida firmemente ligada em um ângulo de 45° ao monômero de actina G que acabou de ser deslocado. Isso é denominado **estado de rigor** e, normalmente, não dura muito tempo.

4. O sítio da ATPase aberto liga-se ao ATP, o que provoca a liberação da cabeça da miosina da unidade de actina G que tinha acabado de mover.

5. O sítio ATPase na cabeça da miosina agora faz jus a seu nome e hidrolisa o ATP em ADP e Pi, que permanecem ligados à cabeça da miosina. Esse processo libera energia do ATP, e parte dessa energia desloca a cabeça da miosina de 45° de volta para 90°.

6. A cabeça da miosina (incluindo o ADP e o Pi) agora está pronta (talvez mais ávida) para se ligar a uma nova subunidade de actina G um pouco mais adiante ao longo do filamento de actina. Se o sítio de ligação da actina à miosina permanecer disponível, voltamos ao passo 2, e a contração muscular continua.

Diferentes cabeças de miosina em um filamento espesso estão cada uma em um diferente estado desse processo em qualquer dado momento durante a contração muscular. Uma metáfora útil é de um grande grupo de pessoas puxando uma longa corda. Eles conseguem mover a corda (filamento leve) embora suas mãos (as cabeças de miosina) puxem e liberem, cada uma, regiões específicas da corda (subunidades de actina G) em diferentes momentos. Além disso, a quantidade de alongamento que um músculo realiza antes da contração afeta a quantidade de força que pode gerar. Para uma forte contração, um sarcômero precisa começar próximo de seu comprimento de repouso (Figura 6.15). Se estiver supercontraído, os filamentos finos de actina se sobrepõem, dificultando o estabelecimento de pontes cruzadas de actina e miosina e maior contração. Se estiver superdistendido, menos cabeças de miosina encontram-se na vizinhança dos filamentos de actina e não podem gerar força suficiente até que os filamentos sejam tracionados para mais perto do estado de repouso, envolvendo mais pontes cruzadas (Boxe Correlação Clínica 6.5).

Transmissão da contração do sarcômero para o tendão

As linhas M de sarcômeros paralelos são formadas por moléculas de **miomesina** e **proteína M**, que se ligam ao ponto médio das moléculas de miosina (Figura 6.16). Os polímeros de actina estão ancorados a dímeros de **α-actinina**, que formam a linha Z em cada lado do sarcômero. Outra molécula, a **nebulina**, está ancorada à α-actinina na linha Z e estende-se ao longo de cada polímero de actina F. A extremidade livre de cada polímero de actina F é revestida por moléculas de **tropomodulina**, que regulam o seu comprimento. Grandes moléculas espiraladas de **titina** (a maior proteína conhecida!) ancoram as moléculas de miomesina das cadeias de miosina espessas às moléculas de α-actinina na linha Z e atuam como molas que impedem o estiramento excessivo do sarcômero e que também ajudam a fazer com que ele retorne à sua posição de repouso. Na linha Z, são também encontradas moléculas de teletonina e de miotilina.

Conforme o sarcômero contrai e encurta, a contração é transmitida para os sarcômeros vizinhos por suas fixações mútuas à linha Z. As moléculas de **desmina** formam uma rede de filamentos que segue o seu trajeto entre os discos Z de sarcômeros adjacentes, bem como sarcolema (membrana celular).

Capítulo 6 Visão Geral da Histologia, Fisiologia e Bioquímica do Sistema Musculoesquelético

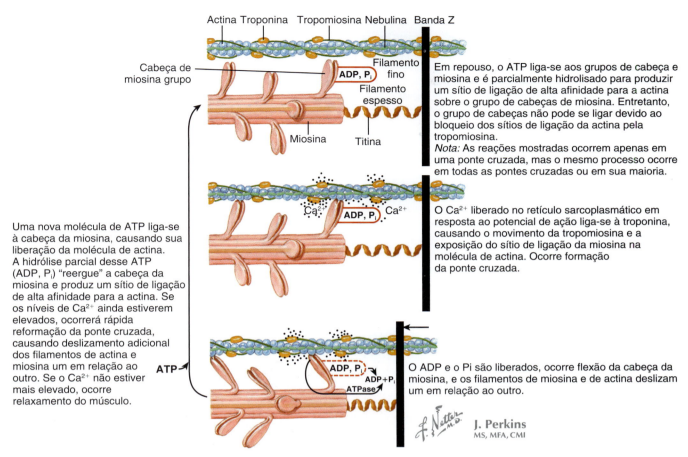

Figura 6.14 Mecânica bioquímica da contração muscular. *ADP*, difosfato de adenosina; *ATP*, trifosfato de adenosina.

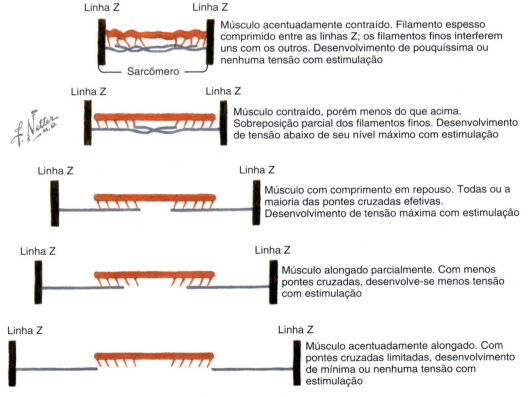

Figura 6.15 Relações de comprimento-tensão muscular.

Correlação clínica 6.5 Rigor Mortis

No momento da morte, a respiração cessa, e o ATP não é mais produzido pelas mitocôndrias do corpo. Sem ATP para ligar as cabeças de miosina, estas permanecem firmemente (e de maneira imóvel) ligadas à actina no estado de rigidez. Isso resulta em ***rigor mortis*** (rigidez da morte), quando o corpo se torna rígido e endurecido. O rigor mortis cessa quando a deterioração se instala, e as proteínas musculares começam a ser degradadas.

Com o encurtamento das fibras musculares, toda a célula muscular esquelética encurta-se ao longo de seu eixo longitudinal. Se isso ocorresse isoladamente, teríamos apenas células musculares individuais contraindo como uma sanfona, sem transmitir essa contração para fora. Acredita-se que as proteínas filaminas ancorem os filamentos de actina e a miotilina ao sarcolema. Por sua vez, o sarcolema está ancorado ao endomísio, que circunda cada célula muscular por um complexo de proteínas. Esse complexo, denominado **complexo de distrofina-glicoproteína**, abrange proteínas como a **distrofina**, os quatro **sarcoglicanos** transmembranares e os dois **distroglicanos**. A distrofina é uma proteína maciça que liga a desmina, as linhas Z e seus filamentos de actina associados ao sarcolema. Os sarcoglicanos ancoram o complexo ao sarcolema, enquanto os distroglicanos fixam o complexo à **laminina** no exterior da célula e ao endomísio que circunda cada fibra muscular. Isso possibilita que a contração intracelular do sarcômero tracione as fibras do tecido conjuntivo no lado externo da célula. A tração sobre o endomísio é transferida para o perimísio e, por fim, ao epimísio. As fibras do tecido conjuntivo do epimísio, principalmente colágeno tipo I, reúnem-se para formar tendões. Os tendões inserem-se no periósteo ou tecido conjuntivo ao redor dos ossos. As fibras colágenas também perfuram o próprio osso para ancorar fortemente o sítio de fixação no lugar (Boxe Correlação Clínica 6.6).

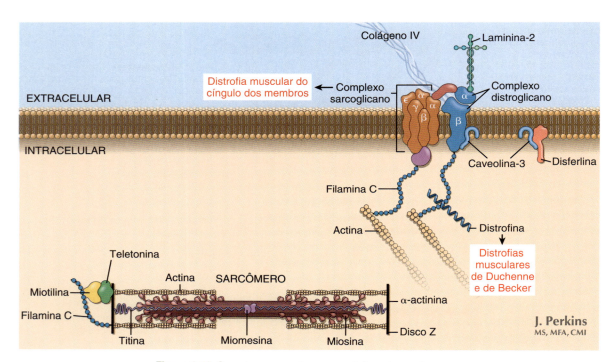

Figura 6.16 Complexo sarcoglicano e proteínas do sarcômero.

Correlação clínica 6.6 Distrofias musculares

São necessárias muitas moléculas diferentes para transferir a força do encurtamento do sarcômero até a superfície de um miócito esquelético e manifestá-la como contração vigorosa. A ocorrência de mutações nessas moléculas resulta em uma ampla variedade de distrofias musculares ou miopatias. Mutações que afetam o gene da distrofina podem resultar na **distrofia muscular de Duchenne**, na qual a proteína não é funcional, e na **distrofia muscular de Becker**, na qual a proteína é ligeiramente funcional. Os pacientes que apresentam essas doenças acumulam danos em suas células musculares a uma taxa rápida, resultando em fraqueza muscular pronunciada nos grandes músculos, como os músculos glúteo máximo e quadríceps femoral, mas que acaba afetando os músculos de todo o corpo.

O gene da distrofina está localizado no cromossomo X; assim, essas doenças afetam quase exclusivamente os homens. Os sintomas manifestam-se no início da infância (distrofia muscular de Duchenne) ou no final da infância ou adolescência (distrofia muscular de Becker). A perda da massa muscular leva à incapacidade de se movimentar e, por fim, à morte, conforme o coração enfraquece e o diafragma é incapaz de contrair durante a inspiração, causando insuficiência respiratória.

A disfunção do complexo sarcoglicano e de outras moléculas que possibilitam a contração muscular resulta em uma variedade de **distrofias musculares do cíngulo dos membros**, que afetam principalmente (mas não exclusivamente) os músculos proximais dos membros.

Bioquímica da contração muscular

Exploramos o processo da contração muscular, porém não abordamos algumas questões que persistem (Figuras 6.12 e 6.17): de onde provém todo o ATP? Por que os músculos ficam doloridos e irritados quando estão fatigados? O que torna alguns músculos mais rápidos ou mais lentos do que outros?

Normalmente, existe certa quantidade de ATP no sarcolema de uma fibra muscular em repouso. Entretanto, esse suprimento esgota-se com muita rapidez durante a atividade. Durante a contração muscular, o nível de ADP em cada célula aumenta, o que estimula a fosforilação oxidativa e a fosforilação em nível de substrato para produzir ATP. Entretanto, tal processo leva muito tempo (na escala de tempo celular) e deixaria o músculo sem a energia adequada. Para preencher esse período, as células musculares contêm **fosfato de creatina**, uma molécula que possui um íon fosfato de alta energia. O fosfato de creatina "doa" o seu fosfato ao ADP, com consequente formação de ATP e **creatina**. Essa reação é catalisada pela **creatinoquinase**, uma enzima que pode controlar essa reação em ambas as direções. Assim, a enzima gera ATP e creatina durante a contração muscular, porém acumula um suprimento de fosfato de creatina durante o relaxamento.

O **glicogênio** é uma forma de açúcar que é armazenado em muitos órgãos, porém particularmente nas células musculares. A **glicose** transportada até as células musculares na corrente sanguínea pode ser armazenada na forma de glicogênio até que se torne necessária. Quando a célula muscular necessita de energia, o glicogênio é convertido de volta em glicose, e o processo de **glicólise** produz ATP e **piruvato**. O piruvato pode ser convertido em **acetil coenzima A (CoA)** que entra no **ciclo de Krebs** para produzir CO_2 e ATP nas mitocôndrias. A **coenzima-2H** é outro produto do ciclo do ácido cítrico (de Krebs), que auxilia no processo da **fosforilação oxidativa**. Em suma, esse processo captura o O_2 que é liberado pela hemoglobina no sangue e forma ATP e H_2O. Observe que tanto a acetil CoA quanto a coenzima-2H também podem ser gerados por ácidos graxos ou por cetonas que são transportados até as células musculares pelo sangue.

Se os níveis de O_2 na célula ficarem muito baixos para manter o processo de fosforilação oxidativa rico em ATP, começa então a **glicólise anaeróbica**, que converte o piruvato em lactato, obtendo apenas duas moléculas de ATP por molécula de glicose, porém fazendo isso rapidamente.

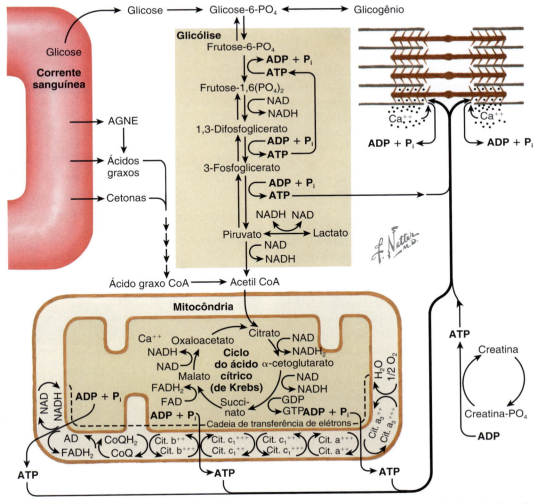

Figura 6.17 Regeneração do trifosfato de adenosina como fonte de energia na contração muscular. *ADP*, difosfato de adenosina; *ATP*, trifosfato de adenosina; *AGNE*, ácido graxo não esterificado.

Durante a atividade moderada, um curto pico de glicólise seguido de fosforilação oxidativa é suficiente para fornecer ATP ao músculo. À medida que a atividade moderada continua, os músculos dependem cada vez mais da glicose e dos ácidos graxos transportados pelo sangue até a célula para sofrer **β-oxidação**. Durante o exercício intenso, a fosforilação oxidativa não consegue acompanhar as demandas das células, e a glicólise aumenta, assim como a fosforilação em nível de substrato. O aumento da glicólise produz mais piruvato do que o ciclo de Krebs consegue acomodar, e o excesso de piruvato é convertido em lactato (ácido láctico) pela enzima **lactato desidrogenase**. O lactato é removido das células musculares para o sangue; entretanto, durante exercício intenso, pode se acumular a uma taxa que excede a capacidade das células de remoção. O lactato no sangue pode ser convertido em glicose no sangue ou armazenado como glicogênio no fígado. Existe a teoria de que o lactato irrita os músculos, criando a sensação de dor que acompanha o esforço muscular intenso. Entretanto, também pode ajudar a reabastecer as reservas de NAD^+, que é convertido em NADH conforme a glicose é convertida em piruvato. O lactato também pode ser convertido de volta em piruvato quando os níveis de oxigênio aumentam nas células musculares.

Início da contração

Para trabalhar sob comando (Figura 6.18), as células do músculo esquelético precisam regular rigidamente quando o Ca^{2+} liga-se à troponina C. Quando as células musculares não estão em contração, o nível intracelular de cálcio é muito baixo, visto que os íons Ca^{2+} são ativamente bombeados para dentro do retículo sarcoplasmático. O retículo sarcoplasmático forma uma rede entrelaçada em torno das miofibrilas da célula e expande-se para formar **cisternas terminais** alongadas em ambos os lados dos túbulos T que atravessam o sarcoplasma. Cada uma dessas tríades (túbulo T flanqueado por duas cisternas terminais) associa-se a miofibrilas no local, onde se juntam às bandas I e A de cada sarcômero. As miofibrilas adjacentes são alinhadas de tal maneira que todos os seus sarcômeros estão dispostos paralelamente entre si. O resto dos canais entrelaçados do retículo sarcoplasmático envolve a miofibrila, até alcançar a próxima cisterna terminal. Lembre-se de que os túbulos T fazem parte do sarcolema e que o seu lúmen está, na realidade, em contato com o espaço extracelular. A importância desse fato é que, quando a liberação de acetilcolina de um neurônio motor inferior provoca despolarização do sarcolema, os túbulos T participam dessa despolarização. Estão ligados ao retículo sarcoplasmático por receptores regulados por voltagem, denominados **receptores de di-hidropiridina (DHP)**, que, por sua vez, estão ligados aos canais de cálcio nas cisternas terminais, denominados **receptores de rianodina (RYR)**. Quando ocorre despolarização dos túbulos T, os receptores DHP modificam a conformação dos RYRs que estão ligados a eles, permitindo que descarreguem o cálcio do retículo sarcoplasmático para dentro do sarcoplasma. Os íons Ca^{2+} associam-se à troponina C e iniciam a contração do sarcômero. Dentro de 30 ms após o término da estimulação nervosa, **as bombas de Ca^{2+} ATPase sarcoendoplasmáticas (SERCA)** retornam os íons Ca^{2+} para dentro do retículo sarcoplasmático

e restabelecem o equilíbrio de repouso. Esse intervalo de tempo incrivelmente curto entre contração e relaxamento máximos é denominado **contração espasmódica**.

Dimensionamento da contração muscular

Analisamos como os músculos contraem em nível molecular, porém ainda existe grande quantidade de regulação para traduzir esses minúsculos movimentos em atividade motora intencional e apropriada. Como cada fibra muscular contrai até a intensidade máxima toda vez que é estimulada, pode parecer difícil compreender como os músculos podem contrair de modo a possibilitar uma atividade motora muito precisa, além de diferenças de esforço necessárias para levantar um peso pesado ou um pedaço de papel. O corpo é capaz de dimensionar o nível de contração motora grosseiro ao variar o tamanho das unidades motoras e a velocidade da contração espasmódica.

Uma **unidade motora** consiste em todas as fibras musculares que são inervadas por um único axônio motor inferior. Quando sofre despolarização, esse axônio estimula as **placas motoras** de suas fibras musculares, e ocorre contração em TODAS essas fibras musculares. Alguns neurônios motores inferiores inervam muitas fibras musculares (grandes unidades motoras), enquanto alguns inervam um número muito pequeno (unidades motoras pequenas).

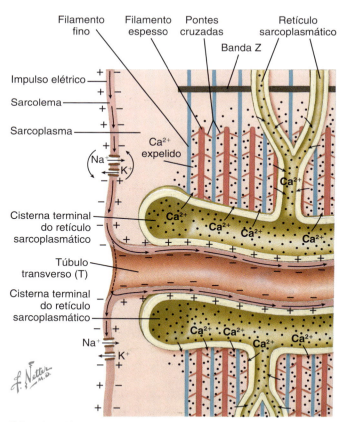

O impulso elétrico segue ao longo da membrana da célula muscular (sarcolema) a partir da placa motora (junção neuromuscular) e, em seguida, ao longo dos túbulos transversos e afeta o retículo sarcoplasmático, causando a expulsão do Ca^{2+} para iniciar a contração por meio da ação "em fileira" de pontes cruzadas, com deslizamento dos filamentos entre si.

Figura 6.18 Início da contração muscular por impulso elétrico e movimento do cálcio.

Os potenciais de ação causam despolarização muscular, o cálcio é liberado do retículo sarcoplasmático para iniciar uma contração e bombeado de volta ao retículo sarcoplasmático, interrompendo a contração. Se os potenciais de ação ocorrerem mais rapidamente do que o retorno do cálcio ao retículo sarcoplasmático, o músculo se aproxima de sua tensão máxima absoluta conforme os miofilamentos espessos e finos se encurtam até seu limite com cada estímulo. Se a chegada dos potenciais de ação for rápida a ponto de que cada contração nunca tenha a oportunidade de terminar, ocorre **tétano**. Nesse estado, o cálcio está sempre presente no sarcoplasma, e a contração alcança um platô à medida que os miofilamentos se encurtam até seu limite e permanecem travados nessa posição. Ocorre tétano não fundido quando há certo grau de relaxamento entre os espasmos musculares, porém não o suficiente para possibilitar o retorno a um estado de repouso. No estado de tétano fundido, os potenciais de ação ocorrem tão rapidamente que nenhum relaxamento pode ocorrer, e a força da contração alcança um platô no máximo absoluto possível do miócito.

Fibras de contração lenta e de contração rápida

Quando uma fibra muscular se contrai (Figura 6.19), gera uma contração espasmódica com 100% de esforço; em circunstâncias normais, cada fibra muscular contrai com a mesma intensidade toda vez que for estimulada. Entretanto, as fibras musculares individuais contraem em diferentes velocidades e intensidades. Essas diferenças devem-se a diferentes tipos de ATPase localizados nas cabeças de miosina, que podem atuar em um ritmo relativamente rápido ou lento.

As fibras tipo I, também conhecidas como fibras oxidativas lentas, clivam o ATP em um ritmo mais lento do que os outros tipos; por isso, geram uma força máxima menor. São designadas como fibras de "contração lenta". Esses músculos contêm grande número de mitocôndrias, visto que o ATP nesses músculos é principalmente de origem aeróbica e provém da fosforilação oxidativa da glicose dos triglicerídios transportados pelo sangue até as células musculares. Tendem a ter fibras de diâmetro menor e aparecem avermelhados devido à grande quantidade de **mioglobina** nas células e à prevalência de capilares ao seu redor. A mioglobina é uma molécula de pigmento vermelho que se liga ao O_2 dentro das células musculares e o transfere rapidamente para as mitocôndrias. Normalmente, os músculos de contração lenta não armazenam grande quantidade de glicogênio em seu citoplasma, e a enzima creatinoquinase nessas fibras é mais lenta do que em outros tipos de fibras. Elas são comumente observadas nos grandes músculos posturais, que estão frequentemente ativos e precisam ser resistentes à fadiga.

As fibras tipo IIa são consideradas fibras de "contração rápida", embora sejam, na verdade, um tanto intermediárias em velocidade e diâmetro. A miosina ATPase nessas fibras atua 3 a 5 vezes mais rapidamente do que nas fibras tipo I, permitindo que essas fibras gerem uma força de contração máxima maior. Elas têm um número razoável de mitocôndrias e uma quantidade moderada de mioglobina e de glicogênio em seu citoplasma. Portanto, são capazes de operar efetivamente em condições tanto aeróbicas (utilizando a fosforilação oxidativa dependente de O_2 para a produção de ATP) quanto anaeróbicas (a produção de ATP provém da glicólise sem a necessidade de O_2).

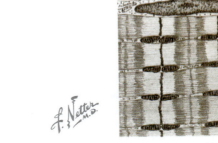

Tipo I: Fibra escura ou vermelha. Grandes mitocôndrias em quantidade profusa abaixo do sarcolema e em fileiras, bem como em pares nas regiões interfibrilares. As linhas Z são mais largas do que no tipo II.

Tipo II: Fibra muscular esquelética clara ou branca em corte longitudinal à microscopia eletrônica. Pequenas mitocôndrias relativamente esparsas, principalmente em pares nos espaços interfibrilares nas linhas Z.

Classificação histoquímica Tipo de fibra	Coloração da ATPase	Coloração SDH
1. Fibras de contração rápida, passíveis de fadiga (IIb) Coram-se densamente para ATPase, fracamente para a ácido succínico desidrogenase (SDH), uma enzima mitocondrial ativa no ciclo do ácido cítrico. Portanto, as fibras liberam energia do ATP rapidamente, mas o regeneram de modo precário e elas se fadigam.		
2. Fibras de contração rápida, resistentes à fadiga (IIa) Coram-se densamente para ATPase e SDH. Portanto, as fibras liberam rapidamente energia do ATP e também o regeneram rapidamente no ciclo do ácido cítrico, resistindo, assim, à fadiga.		
3. Fibras de contração lenta, resistentes à fadiga (I) Coram-se fracamente para ATPase, porém densamente para SDH. Portanto, as fibras liberam energia do ATP apenas lentamente, mas o regeneram rapidamente, resistindo, assim, à fadiga.		

Figura 6.19 Tipos de fibras musculares. *ATP*, trifosfato de adenosina.

A creatinoquinase encontrada nesses músculos atua em uma taxa moderada. Com mais frequência, são utilizadas durante atividades de alta intensidade e curta duração.

As fibras tipo IIb constituem o extremo radical das fibras de "contração rápida". A miosina ATPase atua muito rapidamente, permitindo que essas fibras de grande diâmetro gerem forças de contração muito fortes por breve período de tempo. Dependem de reservas substanciais de glicogênio para a contração anaeróbica, baseada na glicólise, e apresentam um número relativamente pequeno de mitocôndrias e pouca mioglobina. A creatinoquinase nessas fibras atua muito rapidamente para suprir o ATP durante a contração. Apresentam relativamente poucos capilares que penetram nelas (Boxes Correlação Clínica 6.7 e 6.8).

Tipos de contração

Ocorrem **contrações isotônicas** quando a força de uma contração muscular é maior do que a carga contra a qual está trabalhando, de modo que o músculo é capaz de se encurtar conforme a carga é levantada. Nesse caso, ocorre encurtamento dos sarcômeros, que transferem sua contração para os tecidos conjuntivos ao redor do músculo, que está preso entre as fibras musculares em contração e a carga. Os tecidos conjuntivos se distendem em resposta, mas acabam conseguindo mover a carga. Imagine fechar uma porta pesada, que se move com dificuldade, mas que finalmente se fecha. Os músculos flexores de seu braço contraem isotonicamente. Ocorre **contração isométrica** quando a força de contração não é suficiente para mover a carga contra a qual está trabalhando. Portanto, mesmo que esteja em contração, o músculo continua com o mesmo comprimento. Nessa situação, ocorre encurtamento dos sarcômeros; porém, os tecidos conjuntivos que circundam as fibras musculares são distendidos pela carga, mas são incapazes de levantar (ou deslocar) a própria carga. Portanto, embora o músculo permaneça com o mesmo comprimento, isso se deve à natureza elástica dos tecidos conjuntivos que circundam as fibras musculares. Imagine tentar fechar uma porta que foi travada (sem você sabê-lo): ela não irá se mover. Nesse caso, seus músculos flexores do braço estão em contração isométrica. Ocorre **contração excêntrica** quando os sarcômeros se encurtam, porém o músculo como um todo, particularmente seus tecidos conjuntivos, está se alongando. Nesse caso, imagine tentar fechar uma porta que alguém está conseguindo manter aberta. Os músculos flexores de seu braço contraem excentricamente.

Receptores de estiramento

Quando discutimos a atividade muscular, a nossa tendência é nos concentrar em suas ações motoras. Entretanto, os músculos também são órgãos sensoriais que atualizam constantemente o sistema nervoso central sobre o estiramento (Figura 6.20), o tônus e a posição. Os dois receptores sensoriais que desempenham essa função são os **fusos musculares** e os **órgãos tendíneos de Golgi**.

Os **fusos musculares** são pequenos órgãos sensoriais compostos por algumas fibras musculares especializadas, as **fibras intrafusais**, situadas paralelamente às **fibras extrafusais** de um grande músculo. As fibras interfusais estão contidas em uma **cápsula** de tecido conjuntivo que as separa (de certo modo) das fibras extrafusais circundantes (Figura 6.21). Dentro de cada cápsula, existem normalmente duas **fibras do saco nuclear** intrafusais, fibras musculares com uma região central expandida que contêm muitos núcleos. Várias **fibras da cadeia nuclear** intrafusais e menores também são encontradas dentro da cápsula e devem o seu nome a uma cadeia de núcleos em sua região central. As **terminações anuloespiraladas** envolvem o corpo de cada fibra intrafusal e projetam-se de volta para a medula espinal, enquanto as **terminações em forma de pulverizador de flores** estendem-se ao longo das fibras para se inserir ao longo de suas extremidades. As fibras intrafusais são inervadas por **neurônios motores gama (γ)**. Com o objetivo de compreender a atividade do fuso muscular, os neurônios motores que inervam as fibras extrafusais circundantes são designados como **neurônios motores alfa (α)**.

O principal papel das fibras do fuso muscular é perceber o estiramento e ajudar o tônus muscular. Quando os músculos estão em comprimento de repouso, existe um nível basal de atividade das terminações anuloespiraladas e das terminações em forma de pulverizador de flores, que se projetam a partir das fibras centrais. Quando ocorre estiramento das fibras extrafusais, as fibras intrafusais também sofrem estiramento; isso provoca aumento na atividade das terminações sensoriais. De modo semelhante, se houver relaxamento das fibras extrafusais, as fibras intrafusais também relaxam. As fibras dinâmicas do saco nuclear (fibras do saco 1) percebem a taxa de estiramento. As fibras estáticas do saco nuclear (fibras do saco 2) percebem o início de um estiramento, mas não sua magnitude. Por fim, as fibras do saco nuclear detectam um estiramento sustentado. Os neurônios motores gama ativam as fibras intrafusais contráteis, que circundam as fibras centrais para encurtar todo o fuso muscular, para que este possa continuar percebendo mudanças no tônus muscular. Quando os

---

Correlação clínica 6.7 Creatinoquinase

A enzima creatinoquinase está presente em grandes quantidades no músculo esquelético e nas células musculares cardíacas. Quando ocorre dano aos músculos esquelético ou cardíaco, os níveis sanguíneos dessa enzima aumentam e podem ser detectados clinicamente.

Correlação clínica 6.8 Carne escura e carne branca

Uma refeição com frango pode ajudar a ensinar a bioquímica dos músculos, visto que as diferenças existentes entre os músculos de contração lenta e de contração rápida são visíveis na carne das aves cozidas. As fibras tipo I são encontradas em músculos usados com frequência, como os músculos da perna e da coxa dessas aves, que passam muito tempo andando no galinheiro. A "carne escura" tem essa aparência porque contém grande quantidade de mioglobina de cor vermelha e muitos vasos pequenos. As fibras tipo II são facilmente fatigadas, mas podem gerar grande força em um curto período. As galinhas não precisam voar com frequência e não conseguem voar muito longe, de modo que os músculos do peito são compostos por "carne branca", que contém mais fibras tipo II, com menos mioglobina e menos vasos sanguíneos.

Capítulo 6 Visão Geral da Histologia, Fisiologia e Bioquímica do Sistema Musculoesquelético

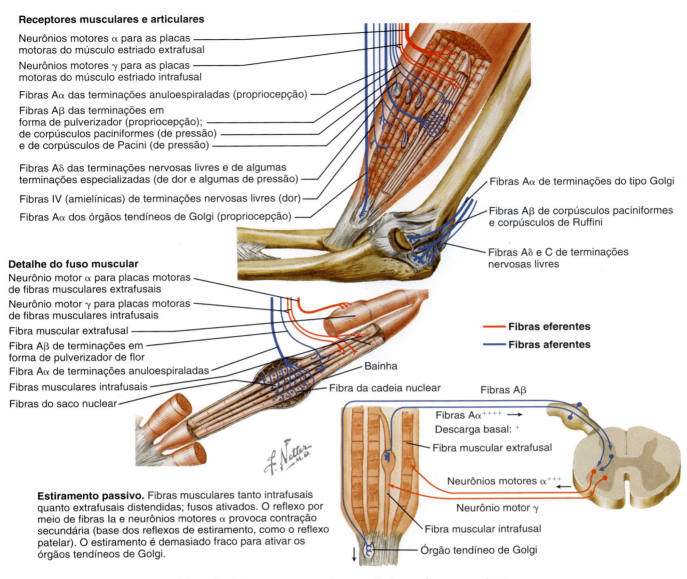

Figura 6.20 Receptores musculares e articulares e fusos musculares.

músculos contraem, os neurônios motores alfa e gama disparam em sequência para que o tônus das fibras extrafusais e intrafusais permaneça semelhante.

Como exemplo do modo como os fusos musculares afetam o tônus muscular, imagine encher um copo de água que está em sua mão. À medida que o copo se enche de água, ele fica mais pesado e alonga os seus músculos bíceps braquial e braquial. Se esses músculos não aumentarem o tônus, a água derrama. Felizmente, o estiramento é percebido pelas terminações anuloespiraladas e em forma de pulverizador de flor das fibras intrafusais centrais, que se projetam de volta à medula espinal e aumentam a atividade dos neurônios motores alfa nos mesmos músculos agonistas para aumentar o tônus. Como elas são inteligentes, também diminuem a atividade dos músculos antagonistas (nesse caso, o músculo tríceps braquial) para tornar isso mais fácil. Os neurônios motores gama também aumentam o tônus das fibras intrafusais em conformidade, de modo que possam permanecer sensíveis a mudanças adicionais em tônus muscular.

Os **órgãos tendíneos de Golgi** também são receptores de estiramento que afetam o tônus muscular, porém suas terminações nervosas sensíveis (extremidades axônicas) estão envolvidas ao redor das fibras colágenas, na interface músculo-tendão. Tais órgãos são ativos apenas durante contrações extremas ou estiramentos passivos que possam danificar o músculo ou o tendão em que residem. Esses axônios projetam-se de volta para a medula espinal e atuam de maneira oposta aos fusos musculares: diminuem o tônus dos músculos agonistas e aumentam o tônus dos músculos antagonistas.

Como exemplos do modo pelo qual os órgãos tendíneos de Golgi atuam, imagine que você está se esticando agressivamente para tocar os dedos dos pés em um dia em que seus músculos isquiotibiais estão particularmente tensos. Esses músculos estão alongados até o seu limite, e você corre risco de provocar avulsão da tuberosidade isquiática. Felizmente, os órgãos tendíneos de Golgi percebem o alongamento e emitem esse sinal de volta à medula espinal para diminuir o

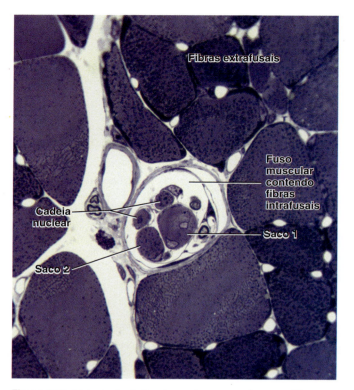

Figura 6.21 Micrografia óptica de um fuso muscular na região equatorial. (Usada, com autorização, de Ovalle W, Nahirney P. *Netter's Essential Histology*. 3rd ed. Elsevier; 2021.)

tônus nos músculos isquiotibiais (agonistas) e aumentar o tônus nos músculos quadríceps (antagonistas). Você pode ter vivenciado essa "liberação" durante um alongamento ou prática de ioga. A diminuição do tônus do agonista pode aliviar o problema; entretanto, se o alongamento continuar, finalmente ocorrerá lesão dos músculos isquiotibiais.

Músculo cardíaco

O músculo cardíaco (Figura 6.22) não é o foco deste texto, razão pela qual não trataremos dele com o mesmo nível de detalhe do músculo esquelético. Entretanto, os **miócitos cardíacos** são, em muitos aspectos, notavelmente semelhantes ao músculo esquelético. Ambos utilizam íons cálcio do retículo sarcoplasmático para controlar o deslizamento dos miofilamentos uns sobre os outros. Ambos usam os mesmos miofilamentos leves e pesados do sarcômero para gerar contrações que são transmitidas para seus vizinhos e para o endomísio circundante. Por essa razão, os **miócitos cardíacos** exibem a mesma aparência estriada dos miócitos esqueléticos.

Entretanto, existem algumas diferenças definitivas. Os miócitos cardíacos ramificam-se uns a partir dos outros e conectam-se paralelamente aos miócitos cardíacos adjacentes. No ponto onde dois miócitos cardíacos se encontram, existem linhas visíveis que fixam os miócitos a seus vizinhos, denominadas **discos intercalares**. Cada **componente transverso** visível do disco intercalar segue em ângulo de 90° em relação às fibrilas dentro da célula. Um **componente lateral**, que não é distinguível

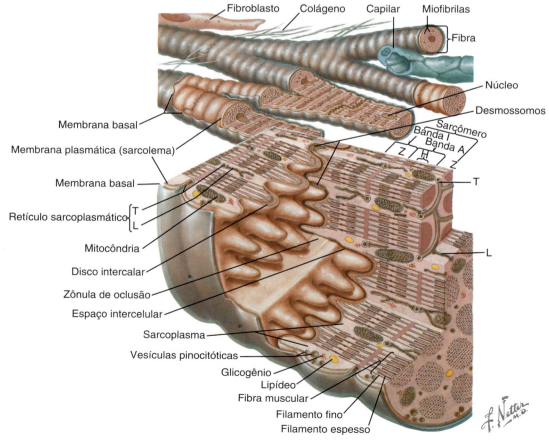

Figura 6.22 Histologia do miocárdio.

na microscopia visível, segue paralelamente às fibrilas nas células adjacentes. Os componentes transversos dos discos intercalares contêm muitas **junções de adesão**. Este é o local onde os filamentos finos (actina) das células musculares cardíacas são ancorados à membrana celular. Os **desmossomos** ligam as extremidades de miócitos adjacentes uns aos outros. São encontrados em componentes tanto transverso quanto lateral dos discos intercalares. O componente lateral também contém numerosas **junções comunicantes**, que conectam o citoplasma de células adjacentes, possibilitando a propagação da despolarização de uma célula para outra. Quando as células cardíacas musculares começam a contrair, a contração propaga-se inevitavelmente em todas as células a jusante.

Em uma escala menor, o retículo sarcoplasmático, os túbulos transversos e os sarcômeros das células musculares cardíacas assemelham-se aos encontrados no músculo esquelético, porém com algumas diferenças. O retículo sarcoplasmático não forma grandes cisternas terminais; em vez disso, associa-se mais frouxamente com os túbulos transversos. Além disso, os túbulos T estendem-se ao longo da linha Z dos sarcômeros dentro da célula, em vez da junção A para I. No músculo cardíaco, a despolarização da membrana celular continua nos túbulos T e provoca a abertura dos canais de cálcio controlados por voltagem, possibilitando a entrada de cálcio no citoplasma da célula muscular cardíaca. Entretanto, em vez de apresentar receptores sensíveis à voltagem ligados diretamente ao retículo sarcoplasmático, o cálcio precisa difundir-se no citoplasma das células musculares cardíacas, onde ativa canais no retículo sarcoplasmático que então se abrem para liberar quantidade muito maior de cálcio no citoplasma, causando contração do sarcômero.

Diferentemente do músculo esquelético, que só contrai quando a acetilcolina é liberada pelo bulbo sináptico de um neurônio motor inferior, o músculo cardíaco possui contratilidade rítmica inerente. As **células marca-passo** (p. ex., nó sinoatrial [SA] e nó atrioventricular [AV]), que são células musculares cardíacas modificadas, iniciam as contrações em um ritmo mais rápido do que as células musculares cardíacas fariam por definição. Uma vez iniciada a contração por esses nós, a despolarização propaga-se por meio das junções comunicantes nos discos intercalares. Miócitos cardíacos especializados, como as **células de Purkinje**, apresentam grande quantidade de glicogênio em seu citoplasma e aparecem mais translúcidas do que os miócitos cardíacos normais. Despolarizam rapidamente e aceleram a despolarização do nó AV ao longo do septo interventricular até o ápice do coração, onde outros miócitos típicos iniciam a despolarização e a contração. Isso possibilita a contração dos ventrículos a partir do ápice e a propulsão do sangue em direção às grandes artérias.

Apesar da contração automática das células marca-passo, elas podem acelerar e fortalecer sua contração com o uso de norepinefrina e epinefrina. Esses neurotransmissores chegam ao coração por meio dos axônios do sistema nervoso simpático ou pela corrente sanguínea quando são liberados pelas glândulas suprarrenais. A acetilcolina liberada pelos axônios do sistema nervoso parassimpático diminui a taxa de contração das células marca-passo.

Músculo liso

As **células musculares lisas** (Figura 6.23) são muito diferentes das células musculares cardíacas e esqueléticas. As células musculares lisas não apresentam estrias visíveis. Em vez de sarcômeros que contraem fortemente em uma única direção, as células musculares lisas contraem-se de maneira mais global, com transição de um estado alongado para um estado arredondado quando contraídas. Isso reduz o perímetro da célula e exerce tração sobre o tecido conjuntivo adjacente. O músculo liso é encontrado em todo o corpo, incluindo a íris, o sistema respiratório, o sistema digestório e as estruturas geniturinárias. O principal impacto do músculo liso sobre o sistema musculoesquelético reside na sua capacidade de regular o fluxo sanguíneo para os músculos esqueléticos e a pele na forma de **esfíncteres pré-capilares**. Durante o exercício, os esfíncteres pré-capilares para os músculos esqueléticos, o músculo cardíaco e a pele relaxam e possibilitam a entrada de mais fluxo sanguíneo

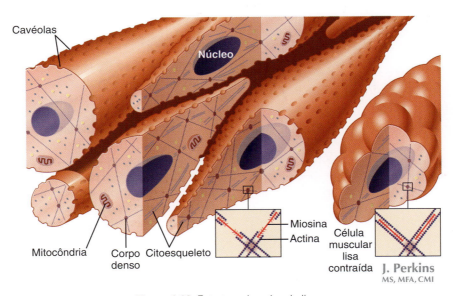

Figura 6.23 Estrutura do músculo liso.

nesses tecidos. Isso permite que maior quantidade de sangue e oxigênio alcance os músculos e possibilita a radiação do calor da pele. O músculo liso que reveste as vias respiratórias relaxa, possibilitando um movimento mais rápido de oxigênio e de dióxido de carbono através dos pulmões. Ao mesmo tempo, os esfíncteres pré-capilares do sistema digestório e dos órgãos genitais contraem, limitando o suprimento sanguíneo e desviando o sangue para os músculos. Em repouso, a situação é revertida, e o fluxo sanguíneo para os músculos esqueléticos, o músculo cardíaco e a pele diminui com a contração dos esfíncteres capilares. As vias respiratórias se contraem, e os esfíncteres pré-capilares para os órgãos do sistema digestório e genital relaxam, aumentando o suprimento sanguíneo e a atividade.

Seu citoplasma aparece uniformemente eosinofílico (de coloração rosa), e os núcleos, quando a célula é vista longitudinalmente, são alongados e exibem leve aparência de sacarolha, porém com extremidades arredondadas. Quando vistos em corte transversal, os núcleos aparecem circulares. O citoplasma também contém retículo sarcoplasmático, grânulos de glicogênio, mitocôndrias, aparelho de Golgi e **corpos densos** distintos (na microscopia eletrônica) espalhados em rede por toda a célula.

Contração e relaxamento do músculo liso

Os filamentos finos das células musculares lisas (Figura 6.24), compostos por actina, estão ligados aos corpos densos espalhados por todo o citoplasma. Esses corpos densos também estão presentes ao longo da membrana plasmática como **placas de fixação**. Os filamentos pesados de miosina situam-se paralelamente aos filamentos finos. Curiosamente, as moléculas individuais de miosina assemelham-se àquelas observadas nos músculos esquelético e cardíaco, porém são agrupadas de maneira diferente. Nos músculos esquelético e cardíaco, as moléculas de miosina são agrupadas com as cabeças que se estendem radialmente para fora em cada extremidade do filamento espesso, com uma área desnuda no meio. No músculo liso, estão dispostas com as cabeças que se estendem para fora em uma única fileira, em ambos os lados da cadeia pesada. Como resultado, não tem uma área desnuda e, portanto, as moléculas de miosina podem ser tracionadas juntamente com as moléculas de actina por uma distância muito maior do que seria possível em um sarcômero.

À semelhança do músculo esquelético, o músculo liso contrai em resposta a neurotransmissores liberados pelos axônios, mas também em resposta a sinais hormonais e a estiramento mecânico. Em todos os casos, ocorre contração muscular à medida que a concentração de cálcio aumenta no citoplasma. Se os níveis de cálcio permanecerem constantes, o músculo liso continua contraído; quanto maior a quantidade de cálcio, mais forte a contração.

Os neurotransmissores e hormônios ligam-se a receptores de superfície, alguns dos quais possuem canais transmembranares de cálcio, que possibilitam seu fluxo para dentro da célula, de modo a iniciar a contração. O estiramento mecânico do músculo liso também pode causar a abertura desses canais transmembranares. Outros receptores aumentam o nível de **inositol trifosfato (IP3)** na célula, que se liga a um **canal receptor ativado por IP3** no retículo sarcoplasmático (não tão bem desenvolvido quanto no músculo estriado), liberando cálcio no citoplasma.

Uma vez no citoplasma, o cálcio liga-se à **calmodulina** (e a desfosforila). O **complexo Ca²⁺-calmodulina** ativa uma enzima: a **quinase da cadeia leve de miosina**. Em seguida, essa quinase fosforila cadeias leves nas cabeças da miosina, aumentando a atividade da **miosina ATPase**, o que leva a formação de pontes cruzadas e consumo de ATP conforme as cabeças de miosina sobem ao longo de seus filamentos finos de actina associados. Existe uma enzima competitiva, a **miosina fosfatase**, que desfosforila a cadeia leve de miosina e retarda a formação de pontes cruzadas. O equilíbrio entre a quinase da cadeia leve de miosina e a miosina fosfatase é o que realmente determina o grau de contração a qualquer dado momento. A miosina ATPase

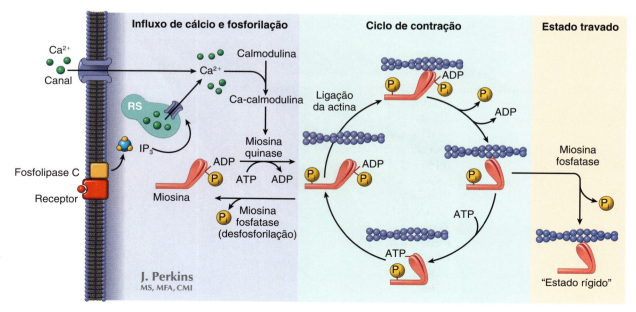

Figura 6.24 Acoplamento da excitação e contração do músculo liso. *ADP*, difosfato de adenosina; *ATP*, trifosfato de adenosina.

do músculo liso opera em um ritmo muito mais lento do que a ATPase do músculo esquelético, fazendo com que o ciclo de pontes cruzadas do músculo liso seja mais lento e prolongue o tempo de contração.

Como os filamentos de actina e de miosina cruzam a célula muscular lisa, são ancorados aos corpos densos dentro da célula e ancorados à membrana nas placas de fixação, a contração faz com que a célula se torne arredondada. No músculo liso, os filamentos espessos de miosina carecem de zona desnuda, e os filamentos finos de actina são muito longos. Isso possibilita o deslizamento dos filamentos espessos e finos por uma distância maior e o seu relaxamento também por uma distância maior enquanto ainda mantêm o tônus.

O músculo liso relaxa à medida que os níveis intracelulares de cálcio caem. O retículo sarcoplasmático contém bombas de cálcio-ATPase, que fazem o cálcio retornar ao retículo sarcoplasmático. Conforme o cálcio deixa o citoplasma, uma menor quantidade fica disponível para a formação do complexo Ca^{2+}-calmodulina, o que deixa a calmodulina em seu estado inativo. Sem o complexo de Ca^{2+}-calmodulina, a quinase da cadeia leve de miosina é inativada, o que reduz a atividade da miosina ATPase. A enzima miosina fosfatase passa a ter a vantagem, desfosforilando a cadeia leve de miosina, reduzindo a atividade da ATPase e interrompendo a contração.

Um aspecto interessante é o fato de que a desativação da miosina ATPase não necessariamente provoca relaxamento. A miosina e a actina podem entrar em um estado semelhante ao estado de rigor observado no músculo esquelético. Dessa maneira, o músculo liso pode permanecer contraído ao longo de períodos extensos de tempo, sem qualquer gasto de energia. Isso é frequentemente observado em esfíncteres de músculo liso, que permanecem contraídos até que sejam acionados para o relaxamento.

Inervação do músculo liso

O músculo liso pode ser inervado (Figura 6.25) por axônios parassimpáticos (acetilcolina) e simpáticos (norepinefrina). Diferentemente das células musculares esqueléticas, que são todas inervadas por uma placa motora do axônio, as células musculares lisas normalmente não estão em contato direto com seus terminais axônicos. Em vez disso, os axônios dos nervos autônomos na vizinhança do músculo liso alvo apresentam múltiplas **varicosidades neuronais**, que seguem ao longo do comprimento de seus axônios. Essas protuberâncias nos axônios liberam neurotransmissores no espaço extracelular ao redor do músculo liso em vez de fazê-lo em uma sinapse. Em seguida, o neurotransmissor precisa se difundir para as células musculares lisas adjacentes. À medida que essas células despolarizam em resposta ao sinal, as **junções comunicantes** entre as células propagam a despolarização para células musculares lisas adjacentes.

O músculo liso encontrado nos esfíncteres pré-capilares é inervado pelo sistema nervoso simpático. A norepinefrina desses nervos pode se ligar a uma variedade de receptores, produzindo diversas respostas. A ligação a um **receptor α1** ou **α2** resulta em contração e vasoconstrição. A ligação a um **receptor β2** normalmente causa relaxamento, levando a vasodilatação e maior fluxo de sangue para os vasos a jusante do esfíncter.

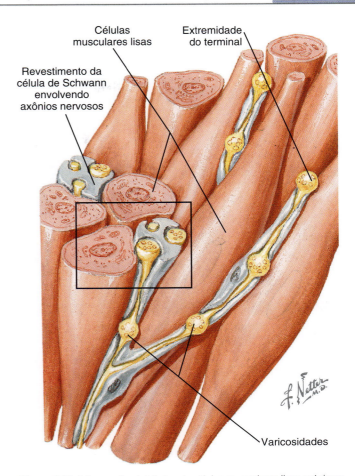

Figura 6.25 Micrografia eletrônica de células musculares lisas próximas a um axônio nervoso em corte transversal.

Tecido nervoso

O tecido nervoso forma as estruturas das partes central e periférica do sistema nervoso. Permite ao cérebro detectar alterações no ambiente externo e interno e efetuar mudanças para ajudar a lidar com essas alterações. Embora existam muitos tipos de células no tecido nervoso, os **neurônios** (Figura 6.26) são as células funcionais do sistema nervoso: formam redes interconectadas incrivelmente complexas que possibilitam a sensação, o movimento, o pensamento, a memória, a personalidade e todas as outras atividades mentais.

Os **corpos celulares** ou **soma dos neurônios** tendem a ser grandes e redondos; contêm o núcleo, o complexo de Golgi e a maioria das outras organelas da célula. Os neurotransmissores específicos para cada célula nervosa são formados aqui e enviados por uma longa extensão do citoplasma, o **axônio**.

Normalmente, cada célula nervosa tem uma região em formato de cone denominada **cone axônico**, que leva a um único axônio estreito, que se estende a partir do corpo celular em direção ao tecido-alvo. O comprimento do axônio é variável, porém, alguns neurônios motores inferiores podem se estender por mais de um metro a partir de seus corpos celulares na medula espinal antes de alcançar seu músculo-alvo. Cada axônio contém microtúbulos que transportam

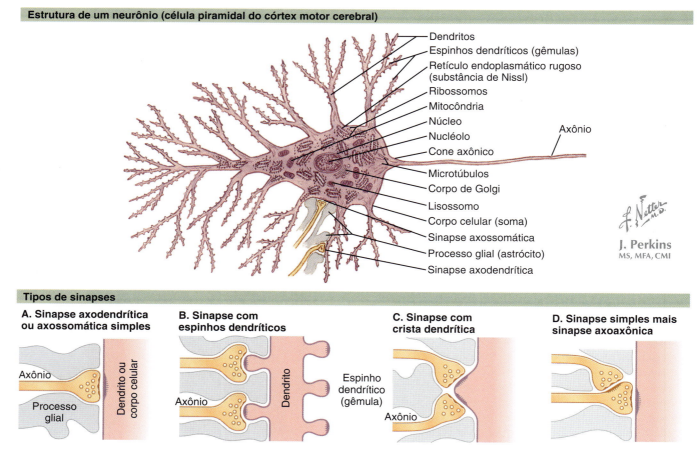

Figura 6.26 Estrutura neuronal e sinapses.

neurotransmissores ao longo do comprimento do axônio. Existem canais transmembranares regulados por voltagem ao longo do comprimento do axônio. Eles despolarizam e, em seguida, propagam essa despolarização ao longo do comprimento do axônio para outros canais regulados por voltagem. A extremidade de um axônio consiste em um **botão sináptico** aumentado, que interage com outro neurônio ou tecido-alvo por meio de um pequeno espaço entre os dois, a **sinapse**. O botão sináptico contém diferentes canais regulados por voltagem que desencadeiam a liberação de vesículas sinápticas contendo **neurotransmissores**. Cada neurônio libera apenas um neurotransmissor, que pode ser excitatório ou inibitório.

Os **dendritos** são extensões citoplasmáticas do corpo celular do neurônio que normalmente interagem com os axônios de outros neurônios. Os dendritos contêm os receptores que se ligam aos neurotransmissores liberados por outros neurônios. A soma dos impulsos (excitatórios e inibitórios) para cada neurônio por meio desses dendritos determina se ocorrerá ou não despolarização desse neurônio.

Tipos de neurônios (Figura 6.27)

- Os **neurônios multipolares** são os neurônios "típicos", que apresentam um longo axônio e múltiplos dendritos irradiados a partir do corpo celular. Os neurônios motores e os **interneurônios**, que se conectam com outros neurônios na parte central do sistema nervoso, são multipolares

- Os **neurônios pseudounipolares** possuem um único axônio que se estende a partir da célula e se divide em duas extensões axonais. Não apresentam dendritos propriamente ditos. Os neurônios sensórios são pseudounipolares, com corpos celulares agrupados em estruturas periféricas, denominadas gânglios. Uma extensão axonal estende-se a partir do gânglio em direção à pele e aos músculos (somatossensorial) ou órgãos (viscerossensoriais). O outro lado do axônio estende-se a partir do gânglio em direção à medula espinal ou tronco encefálico. Isso possibilita o transporte dos estímulos periféricos até o sistema nervoso central

- Os **neurônios bipolares** possuem um único axônio e um único dendrito. São encontrados apenas na retina e na orelha interna.

Células de sustentação do sistema nervoso (Figura 6.27)

- As **células-satélites** circundam e sustentam os corpos celulares dos neurônios no sistema nervoso periférico
- As **células de Schwann** circundam e protegem os axônios da parte periférica do sistema nervoso. Essas células podem formar **bainhas de mielina** em torno de um curto segmento de um único axônio, que elas isolam para estimular uma despolarização mais rápida. Nesse caso, a membrana plasmática de uma única célula de Schwann envolve um segmento

Capítulo 6 Visão Geral da Histologia, Fisiologia e Bioquímica do Sistema Musculoesquelético

axônico, formando diversas camadas com muito pouco citoplasma. Essas **bainhas de mielina** das células de Schwann adjacentes unem-se em um **nó de Ranvier**, onde o próprio axônio é exposto. Os **nervos não mielinizados** também são protegidos por células de Schwann; todavia, nesse caso, as células não formam bainhas de mielina, e o citoplasma de uma única célula de Schwann pode circundar segmentos adjacentes de múltiplos axônios

- Os **oligodendrócitos** são as células que sustentam e protegem os axônios da parte central do sistema nervoso. Assemelham-se às células de Schwann, visto que podem formar bainhas de mielina para isolar os axônios. Entretanto, um único oligodendrócito pode formar múltiplas bainhas de mielina ao redor de segmentos de múltiplos axônios, enquanto a célula de Schwann pode formar uma bainha de mielina apenas em torno de um curto segmento de um único axônio

- Os **astrócitos** são encontrados apenas na parte central do sistema nervoso. Essas células mantêm o ambiente do sistema nervoso central e fornecem nutrientes e gases aos neurônios e os removem também dos neurônios. Além disso, circundam firmemente os vasos sanguíneos do SNC, criando a barreira hematencefálica, que impede que a maioria das substâncias alcance os delicados neurônios do SNC
- As **células ependimárias** revestem os espaços do sistema ventricular preenchidos com líquido. Aparecem como células epiteliais cuboides, porém carecem de uma lâmina basal e, portanto, não são epiteliais
- As **células microgliais** são células fagocíticas derivadas de monócitos embrionários de desenvolvimento inicial, que povoam o sistema nervoso central. Captam restos celulares e degradam neurônios danificados e outras células deterioradas. Podem atuar como células apresentadoras de antígenos, ajudando o sistema imune a responder a infecções.

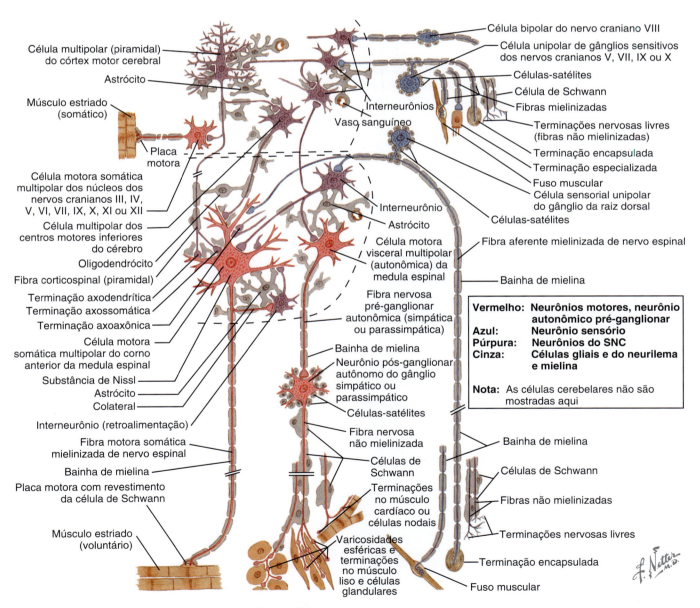

Figura 6.27 Tipos de células neuronais.

Propriedades eletroquímicas dos neurônios
(Figuras 6.28 a 6.30)

À semelhança de outras células, os neurônios contêm uma variedade de **canais permeáveis (abertos)** delimitados por membrana, que se abrem entre o ambiente externo e o interno, bem como **canais controlados**. Os canais controlados possibilitam a entrada ou saída de íons específicos ou outras substâncias da célula quando estão abertos. Os **canais controlados por ligantes** abrem ou fecham quando uma substância se liga a eles e modifica sua conformação. Os **canais controlados mecanicamente** abrem ou fecham quando forças físicas provocam deformação ou mudanças na estrutura do canal ou da membrana celular. Os **canais controlados por voltagem** abrem ou fecham em resposta a mudanças no estado elétrico do neurônio. Os receptores metabotrópicos ligam-se a ligantes extracelulares; entretanto, em vez de abrir um canal, eles mediam mudanças na atividade das enzimas intracelulares, frequentemente por meio de uma proteína G ou outros segundos mensageiros.

Os diversos íons com cargas elétricas localizados dentro e fora de um neurônio produzem um **potencial de repouso** elétrico distinto. Na maioria dos neurônios, o interior da célula tem mais cargas negativas (-70 mV) em comparação com o espaço extracelular. A manutenção e a manipulação desse estado **polarizado** permitem que os neurônios transmitam sinais de um local para outro. A célula nervosa manipula as concentrações de cada íon, permitindo sua entrada e saída da célula por meio de canais iônicos (que podem ser abertos ou fechados) ou pelo uso de ATP para bombear ativamente íons para dentro ou para fora da célula. Inicialmente, observe que o K^+ normalmente é muito mais concentrado dentro das células, enquanto o Na^+, o Ca^{2+} e o Cl^- estão mais altamente concentrados fora das células.

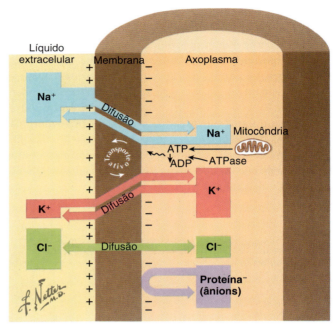

Figura 6.29 Potencial de repouso neuronal: potencial de repouso da membrana. *ADP*, difosfato de adenosina; *ATP*, trifosfato de adenosina.

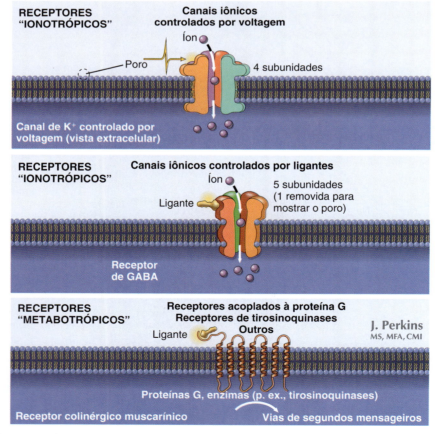

Figura 6.28 Mecanismos de sinalização molecular dos neurônios. *GABA*, ácido γ-aminobutírico.

Capítulo 6   Visão Geral da Histologia, Fisiologia e Bioquímica do Sistema Musculoesquelético

As células nervosas possuem canais permeáveis em sua membrana plasmática, que possibilitam a passagem livre de K^+ e de Na^+ para dentro ou para fora da célula. Como os íons naturalmente se difundem de áreas de alta concentração para áreas de menor concentração, o K^+ tende a sair da célula, enquanto o Na^+ tende a entrar. Como existem muito mais canais de K^+ do que canais de Na^+, a taxa de saída de K^+ ultrapassa rapidamente o influxo de Na^+. Isso faz com que o interior da célula adquira mais cargas negativas do que o exterior. Como o interior negativo da célula exerce um efeito de atração sobre íons positivos, a troca iônica alcança um estado de equilíbrio dinâmico em torno de -70 mV, e a taxa de entrada de Na^+ é igual à taxa de saída de K^+. Ela é **negativamente polarizada**. Para manter esse estado, a membrana celular também contém bombas de Na^+/K^+, que utilizam ATP para bombear ativamente dois íons K^+ para dentro da célula e três íons Na^+ para fora da célula. Isso mantém os **gradientes de concentração** dos dois íons e, como resultado direto, o potencial de repouso de -70 mV.

Antes de prosseguirmos, observe que o neurônio criou uma situação em que o K^+ se move a favor de seu gradiente de concentração para sair da célula através de canais abertos, tornando o neurônio mais negativo. O Na^+ move-se a favor de seu gradiente de concentração para entrar na célula a uma taxa mais lenta através de canais abertos, tornando o neurônio mais positivo, mas não o suficiente para neutralizar o efeito do K^+. O neurônio possui um interior negativamente polarizado que exerce atração elétrica para íons positivos fora da célula; porém, essa atração é equilibrada por sua migração ao longo de seus gradientes de concentração químicos. Tal situação complexa seria bastante inútil se não estivéssemos planejando utilizá-la de alguma maneira. Felizmente, as células nervosas são capazes

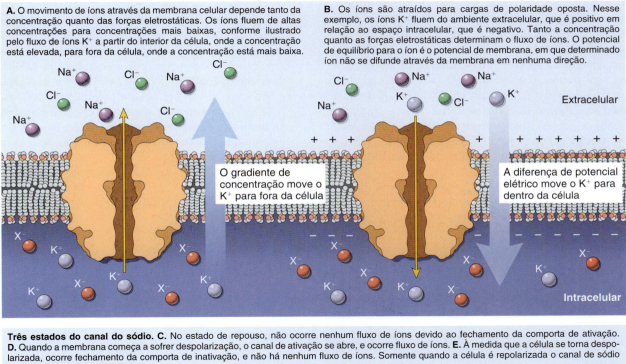

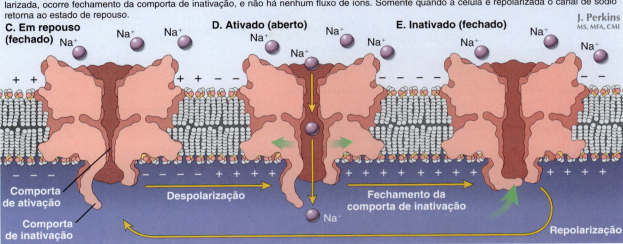

Figura 6.30 Potencial de membrana e canais de sódio do neurônio.

de efetuar rápidas mudanças nesse estado, de modo a possibilitar sua rápida **despolarização**, emitindo potenciais de ação ao longo de seus axônios para alcançar outros nervos ou tecidos-alvo, como o músculo.

Despolarização da célula nervosa

A partir de seu potencial de repouso de −70 mV, a abertura ou o fechamento dos canais podem fazer com que um neurônio fique com carga elétrica mais negativa e em um estado **hiperpolarizado** ou com cargas mais positivas em um estado **despolarizado** (Figura 6.31). Se um neurônio sofre despolarização para alcançar seu **limiar** de aproximadamente −55 mV, ocorre um **potencial de ação** em grande escala, que se propaga ao longo do axônio. Os canais permeáveis e as bombas de Na^+/K^+ finalmente fazem com que o neurônio retorne a seu potencial de repouso em um processo denominado **repolarização**. Quando ocorre abertura dos canais iônicos controlados, eles podem hiperpolarizar o neurônio, **inibindo** e dificultando seu alcance do limiar. Eles também podem despolarizá-lo, o que o **estimula** e faz com que seja mais fácil alcançar o limiar de −55 mV.

Normalmente, a abertura ou o fechamento desses canais provoca um **potencial graduado**, que modifica o estado de polarização do neurônio apenas em pequena quantidade, afetando a adjacência imediata do canal. Se esses potenciais graduados ocorrerem isoladamente, é improvável que causem despolarização suficiente para resultar em potencial de ação. Entretanto, se ocorrerem muitos potenciais graduados juntos em determinado local ou durante um breve período, eles podem despolarizar o neurônio a seu estado limiar e causar um potencial de ação.

Potenciais de ação

Quando um conjunto de potenciais graduados leva parte de um neurônio (ou de uma célula muscular) ao seu nível de limite, normalmente produz despolarização grande e rápida, denominada **potencial de ação** (ver Figuras 6.30 e 6.31). Esse potencial de ação, que começa no cone axônico, propaga-se ao longo de todo o comprimento de um axônio, sem haver diminuição de magnitude até o alcance do terminal axônico. Os potenciais de ação modificam rapidamente o estado de repouso polarizado do neurônio antes de efetuar uma correção ligeiramente excessiva e, em seguida, de retornar ao estado de repouso polarizado. Esse processo ocorre em três estágios: (1) despolarização; (2) repolarização; e (3) hiperpolarização, quando então retorna ao estado de repouso.

1. **Despolarização**: tal processo depende da abertura dos canais de Na^+ regulados por voltagem. Esses canais parecem ter dois sistemas de comportas ligados a mudanças nos potenciais de membrana e possibilitam a entrada de Na^+ na célula apenas se ambas as comportas estiverem abertas. Durante o estado de repouso de −70 mV, sua **comporta de ativação** está fechada, enquanto a **comporta de inativação** está aberta. Entretanto, quando a membrana plasmática alcança o limiar de −55 mV, a comporta de ativação se abre, possibilitando influxo

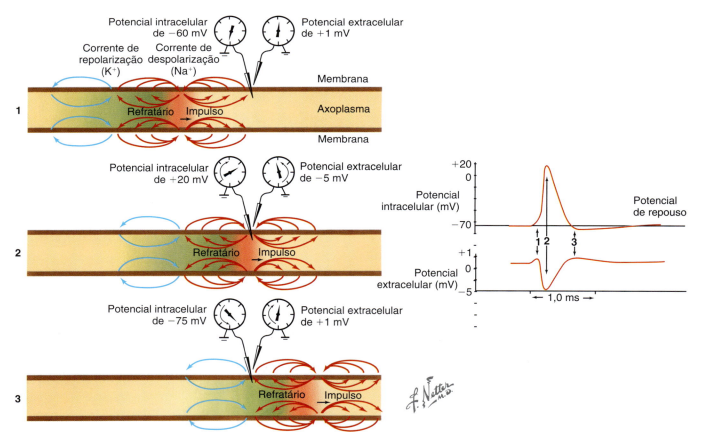

Figura 6.31 Propagação do potencial de ação.

maciço de Na$^+$ a favor de seus gradientes tanto químico quanto elétrico. A abertura desses canais torna a membrana temporariamente muito mais permeável aos íons Na$^+$ do que aos íons K$^+$, com despolarização do neurônio. A comporta de inativação responde à despolarização por meio de seu fechamento, porém o faz mais lentamente do que a comporta de ativação, o que interrompe o influxo de Na$^+$, à medida que o neurônio alcança aproximadamente $+30$ mV. Essa enorme mudança no potencial de membrana abre os canais de Na$^+$ regulados por voltagem na região e continua a propagação do potencial de ação ao longo do neurônio.

2. **Repolarização**: uma vez fechada a comporta de inativação dos canais de Na$^+$ regulados por voltagem, os íons Na$^+$ movem-se para fora da célula através dos canais permeáveis e das bombas de Na$^+$/K$^+$. Ao mesmo tempo, os canais de K$^+$ regulados por voltagem abrem-se em resposta tardia ao potencial de ação recente, permitindo a saída de íons K$^+$ da célula e reduzindo o seu potencial de ação de volta para o estado de repouso.

3. **Hiperpolarização**: os canais de K$^+$ fecham-se conforme o potencial de membrana torna-se mais negativo. Entretanto, antes que isso ocorra, o potencial de membrana diminuirá para menos do que o estado de repouso de -70 mV em direção ao máximo permitido pelo fluxo de saída de K$^+$ (aproximadamente -85 mV). Uma vez fechados os canais de K$^+$ regulados por voltagem, os canais permeáveis e as bombas de Na$^+$/K$^+$ ajudam o neurônio a despolarizar levemente e a alcançar o estado de repouso.

Períodos refratários e propagação dos potenciais de ação

Após um potencial de ação ter percorrido parte do axônio, ele entra em um estado de excitabilidade reduzida, o **período refratário** (ver Figura 6.31). A parte de um axônio que sofre um potencial de ação apresenta as comportas de inativação de seus canais de Na$^+$ regulados por voltagem fechadas, conforme o estágio de despolarização aproxima-se de seu fim. Esses canais não serão capazes de reabrir até que o potencial de membrana se torne mais negativo. Sem sua capacidade de abertura, não é possível ocorrer outro potencial de ação. Esse período é denominado **período refratário absoluto**. Conforme o potencial de membrana apresenta cada vez mais cargas negativas, os canais de Na$^+$ regulados por voltagem podem se abrir novamente. Mesmo assim, nem todos os canais de Na$^+$ regulados por voltagem estão imediatamente disponíveis, e os canais de K$^+$ regulados por voltagem permanecem abertos, o que torna possível, porém mais difícil, iniciar outro potencial de ação. Esse período é denominado **período refratário relativo**.

O período refratário relativo é importante para permitir que o corpo avalie a extremidade de um estímulo. Não importa quão fortes sejam os potenciais graduados que levam um neurônio a seu limiar para causar um potencial de ação; o potencial de ação em si sempre tem a mesma força. Um potencial graduado que alcança o limiar provoca um único

potencial de ação. Um conjunto mais forte de potenciais graduados causa imediatamente um potencial de ação, criando também outro tão logo a sua intensidade seja suficiente para desencadear a abertura dos canais de Na$^+$ regulados por voltagem durante a fase de repolarização. Um potencial graduado ainda mais forte causa ainda mais potenciais de ação, visto que reabre ainda mais rapidamente os canais de Na$^+$ regulados por voltagem.

Apenas um segmento de um axônio sofre despolarização durante o potencial de ação de cada vez. O potencial de membrana positivo provoca abertura dos canais de Na$^+$ regulados por voltagem a jusante e propaga o potencial de ação de maneira semelhante à queda de uma fileira de dominós (ou, se preferir, uma onda de compressão passando por uma mola). O potencial de ação não se move de forma retrógrada, visto que os segmentos do axônio a montante encontram-se no período refratário absoluto (Boxe Correlação Clínica 6.9).

Velocidade de propagação

A velocidade de propagação de um potencial de ação (Figura 6.32) é afetada de várias maneiras. Quanto maior o axônio, mais rapidamente mudanças no potencial de membrana são transmitidas ao longo de seu comprimento devido à resistência diminuída. Os axônios com maior diâmetro são os que inervam o músculo esquelético, seguidos pelos axônios que transmitem as sensações de toque fino, pressão e vibração. Os axônios menores inervam as fibras do fuso muscular e transmitem as sensações de dor e temperatura. Os axônios de menor diâmetro inervam o músculo liso e as glândulas das partes simpática e parassimpática da divisão autônoma do sistema nervoso.

Outra maneira pela qual o sistema nervoso pode modificar a velocidade de propagação é por axônios mielinizados. As **bainhas de mielina** são produzidas pelas **células de Schwann** (sistema nervoso periférico) e por **oligodendrócitos** (sistema nervoso central), que isolam parte do axônio. Cada segmento mielinizado une-se a um segmento adjacente em uma área menos isolada, o **nó de Ranvier**. Isso permite que o neurônio agrupe os canais de Na$^+$ e de K$^+$ regulados por voltagem nos nós para manter o potencial de ação. Entre os nós, o potencial de membrana positivo propaga-se como uma corrente elétrica abaixo da membrana axonal. Essa corrente não é forte o suficiente para

---

Correlação clínica 6.9 Tetrodotoxina

O baiacu libera a tetrodotoxina, que bloqueia e inativa os canais de Na$^+$ regulados por voltagem nos axônios. Isso impede a propagação dos potenciais de ação e pode levar à morte por paralisia do diafragma. Paradoxalmente, as partes menos tóxicas do baiacu são servidas como sushi, denominado *fugu*. Normalmente, o *fugu* não contém toxina suficiente para matar, porém provoca formigamento nos lábios e na língua, visto que a condução sensorial a partir da região oral é temporariamente impedida. O mesmo tipo de processo é utilizado para anestesiar deliberadamente a boca e os dentes durante procedimentos odontológicos. A novocaína e outros anestésicos locais injetados também bloqueiam os canais de Na$^+$ regulados por voltagem adjacentes, de modo que a sensação não possa alcançar a parte central do sistema nervoso até que o efeito desapareça e o procedimento seja concluído.

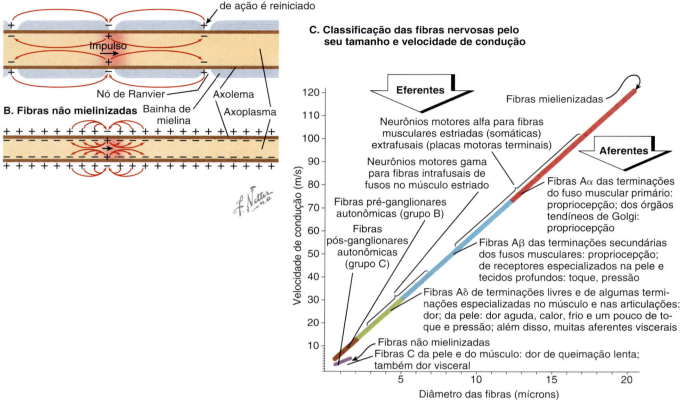

Figura 6.32 Velocidade de condução.

percorrer todo o comprimento de um axônio, porém é forte o suficiente para saltar entre dois nós vizinhos. Isso é denominado **condução saltatória** (Boxe Correlação Clínica 6.10).

Os **axônios não mielinizados** são protegidos pelas células de Schwann ou por oligodendrócitos, mas não possuem bainhas de mielina nem nós de Ranvier. Nesses neurônios, a velocidade de propagação é mais lenta; em vez da condução saltatória, o potencial de ação precisa se propagar progressivamente ao longo de todo o comprimento do axônio, abrindo e fechando os canais de Na^+ e de K^+ regulados por voltagem até alcançar o terminal axônico.

Mielinização e velocidade do potencial de ação

As bainhas de mielina fazem com que a despolarização se mova mais rapidamente ao longo de um axônio. Entretanto, a espessura da bainha de mielina tem impacto significativo, e a despolarização move-se rapidamente ao longo de axônios densamente mielinizados, porém lentamente ao longo de axônios levemente mielinizados ou não mielinizados.

- As **fibras A-alfa** (Aα) possuem as bainhas de mielina mais espessas e circundam os neurônios motores inferiores e impulsos proprioceptivos para a medula espinal
- As **fibras A-beta** (Aβ) têm bainhas de mielina relativamente espessas e transmitem impulsos de toque fino e vibração para a medula espinal
- As **fibras A-gama** (Aγ) possuem bainhas de mielina menos resistentes e circundam os neurônios motores inferiores para fibras intrafusais do fuso muscular

- As **fibras A-delta** (Aδ) são fibras levemente mielinizadas, que transmitem as sensações que podem levar a dor e a informações de temperatura da pele para a medula espinal
- As **fibras B** têm uma bainha de mielina muito leve e envolvem os axônios visceromotores autonômicos ganglionares
- As **fibras C** denotam axônios visceromotores autonômicos pós-ganglionares e não mielinizados, embora ainda sejam circundadas por células de Schwann. Também transmitem as sensações de dor e de temperatura da pele para a medula espinal.

Transmissão sináptica do potencial de ação

Cada neurônio nas partes central ou periférica do sistema nervoso libera um neurotransmissor de seu terminal axônico (Figuras 6.26 e 6.33). Em geral, os neurotransmissores são sintetizados no corpo celular e transportados ao longo do axônio para armazenamento em **vesículas sinápticas** dentro do citoplasma do terminal axônico. O terminal axônico pode entrar em contato com outro neurônio em seus dendritos (**axodendrítico**), corpo celular (**axossomático**) ou axônio (**axoaxônico**). Pode também unir-se com o músculo esquelético na junção mioneural, também conhecida como **placa motora terminal**.

À medida que o potencial de ação alcança o terminal axônico, a despolarização abre um novo conjunto de canais na extremidade bulbosa do axônio, os **canais de Ca^{2+} regulados por voltagem**. Esses canais se abrem e possibilitam a entrada de Ca^{2+} extracelular na célula, fluindo a favor de seu gradiente

Capítulo 6 Visão Geral da Histologia, Fisiologia e Bioquímica do Sistema Musculoesquelético

Correlação clínica 6.10 Doenças desmielinizantes

Qualquer ruptura das bainhas de mielina pode comprometer a capacidade dos neurônios de transmitir um potencial de ação. Se houver danos às bainhas de mielina a ponto de incapacitar a condução saltatória, os músculos e outros tecidos inervados pelos nervos tornam-se disfuncionais. Algumas doenças desmielinizantes são causadas por uma reação autoimune às moléculas na bainha de mielina, enquanto algumas resultam de infecção, e outras ainda não têm causa subjacente definida. Algumas doenças desmielinizantes afetam o sistema nervoso central (p. ex., esclerose múltipla, *tabes dorsalis*/mielopatia sifilítica), enquanto outras afetam o sistema nervoso periférico (síndrome de Guillain-Barré).

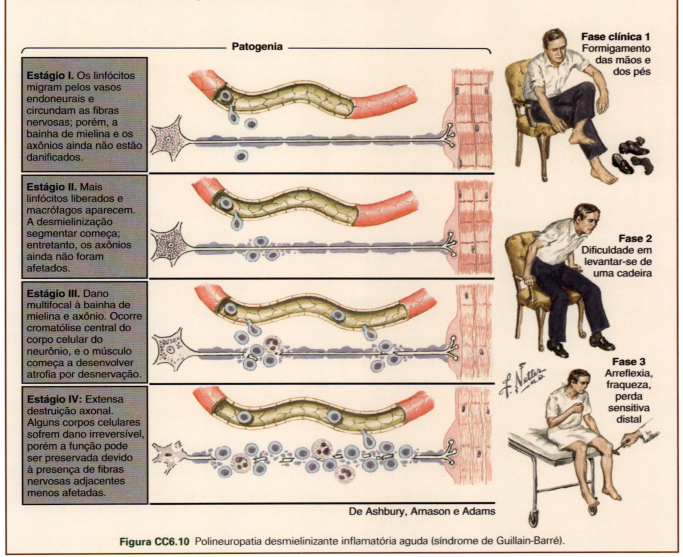

Figura CC6.10 Polineuropatia desmielinizante inflamatória aguda (síndrome de Guillain-Barré).

---

eletroquímico. Isso é importante, visto que existem numerosas vesículas sinápticas acondicionadas no terminal axônico que contêm neurotransmissores. Os níveis aumentados de íons Ca^{2+} provocam a fusão das vesículas sinápticas com a membrana plasmática do axônio e a liberação do neurotransmissor no espaço estreito entre o terminal axônico e o alvo, a **sinapse** ou **fenda sináptica**. Toda vez que um potencial de ação alcança o terminal axônico, mais vesículas sinápticas liberam seus neurotransmissores na sinapse. Portanto, quanto mais frequentes forem os potenciais de ação, maior o efeito dos neurotransmissores. Para impedir a estimulação contínua de um potencial de ação, os canais de Ca^{2+} regulados por voltagem fecham-se logo após sua abertura, conforme o terminal axônico repolariza e o Ca^{2+} é ativamente bombeado para fora da célula por uma bomba de troca de Na^+/Ca^+ que move um íon Ca^{2+} para fora da célula para cada três íons Na^+ que entram na célula ao longo de seu gradiente eletroquímico.

Os receptores na célula-alvo ligam-se ao neurotransmissor e podem responder de diversas maneiras. Um **receptor ligado a canal** é um canal regulado por ligante, que se liga a um neurotransmissor (ligante) e, em seguida, que se abre brevemente para possibilitar o fluxo de íons para dentro e para fora da célula. O canal fecha-se quando o neurotransmissor se dissocia dele. Esse processo normalmente é muito rápido, e a célula-alvo é rapidamente despolarizada (excitada) ou hiperpolarizada (inibida). Se alcançar o limiar, pode gerar seu próprio potencial de ação. Outros receptores são receptores metabotrópicos, que se ligam ao neurotransmissor e ativam uma proteína G intracelular.

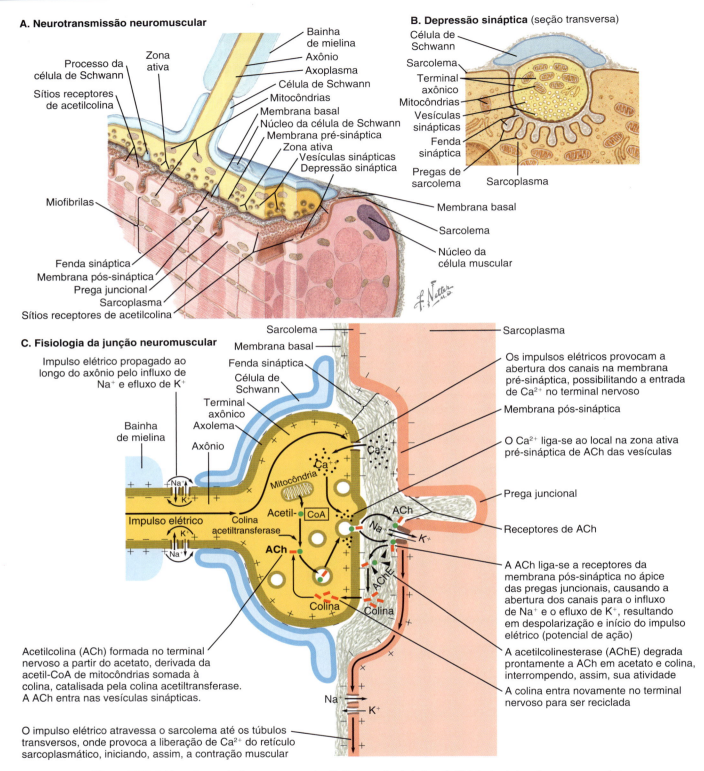

Figura 6.33 **A.** Neurotransmissão neuromuscular. **B.** Depressão sináptica. **C.** Fisiologia da junção neuromuscular.

Em seguida, essa proteína G pode abrir canais iônicos ou atuar por meio de outros sistemas de segundo mensageiro para modificar o estado de vários canais iônicos. Como envolve múltiplas etapas intracelulares, esse processo é mais lento do que a resposta de um canal ligado a receptor.

Se os neurotransmissores permanecessem indefinidamente na fenda sináptica, causariam ativação contínua do receptor. Para evitar isso, os neurotransmissores às vezes são inativados por enzimas e, em seguida, são ativamente transportados de volta ao neurônio que os liberou para reciclagem em outro ciclo de uso ou degradação em seus componentes. Alguns neurotransmissores são desviados da área e tornam-se parte do líquido extracelular (Boxe Correlação Clínica 6.11).

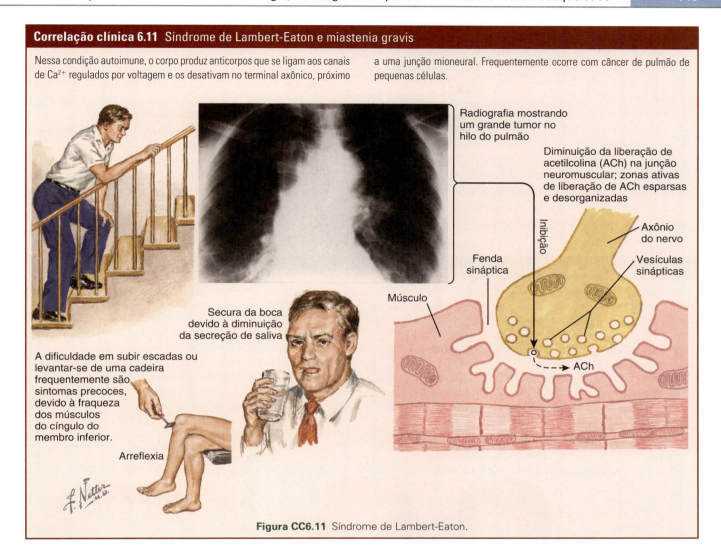

Figura CC6.11 Síndrome de Lambert-Eaton.

Neurotransmissores

A atividade de uma célula nervosa está intimamente ligada ao tipo de neurotransmissor liberado por seu terminal axônico e ao receptor do outro lado da fenda sináptica. Podem causar respostas **excitatórias**, que aproximam a célula-alvo do limiar e podem iniciar um potencial de ação. Um exemplo é um canal regulado por ligante ou um receptor metabotrópico que abre um canal de entrada de Na^+ na célula, despolarizando-a levemente. Por outro lado, os neurotransmissores podem produzir uma resposta **inibitória**, que hiperpolariza a célula-alvo, tornando mais difícil a geração de um potencial de ação. Isso pode ocorrer se a ligação do neurotransmissor tiver resultado na abertura de um canal que permita a saída de mais K^+ da célula. Portanto, as respostas observadas quando um potencial de ação do neurônio alcança o seu alvo dependem do neurotransmissor liberado e da atividade do receptor que se liga ao neurotransmissor.

A **acetilcolina** é um neurotransmissor importante para o sistema musculoesquelético, visto que é liberada por neurônios motores inferiores nas placas motoras terminais, para inervar o músculo esquelético, e nas varicosidades, para alcançar o músculo liso. A acetilcolina também é liberada por neurônios parassimpáticos pré e pós-ganglionares, por neurônios simpáticos pré-ganglionares e (muito especificamente) por neurônios simpáticos pós-ganglionares que inervam as glândulas sudoríferas. É sintetizada em neurônios colinérgicos a partir da acetil-CoA e da colina pela enzima **colina acetil transferase** (CAT). Quando liberada das vesículas sinápticas para dentro da fenda sináptica, pode ligar-se a uma variedade de receptores colinérgicos. Para evitar a hiperestimulação pela acetilcolina, existe uma enzima nesse espaço, denominada **acetilcolinesterase** (AChE), que a cliva em acetato e colina. O acetato deixa a fenda sináptica, enquanto a colina pode ser ativamente transportada de volta ao neurônio pré-sináptico e utilizada para produzir novas moléculas de acetilcolina (ver Figura 6.33 C).

Os **receptores de acetilcolina** são divididos em duas categorias principais: receptores **nicotínicos** (que se ligam à nicotina) e **muscarínicos** (que se ligam à muscarina).

- Os **receptores nicotínicos** são receptores de canais iônicos encontrados no músculo esquelético, em neurônios autonômicos pós-ganglionares e no sistema nervoso central. Quando duas moléculas de acetilcolina se ligam aos dois

sítios de ligação do receptor nicotínico, o canal abre-se para permitir o influxo de Na+ e o efluxo de K+. Como o influxo de Na+ excede o efluxo de K+, ocorre despolarização efetiva do neurônio ou do tecido-alvo, tornando-o mais propenso a gerar potencial de ação
- Os **receptores muscarínicos** são receptores acoplados à proteína G presentes na superfície das células musculares lisas, cardiomiócitos, glândulas endócrinas, glândulas exócrinas e dentro do sistema nervoso central. A ligação de uma única molécula de acetilcolina ao sítio de ligação ativa uma proteína G acoplada pode em seguida ativar uma variedade de sistemas de segundo mensageiro ou abrir outros canais iônicos (Boxe Correlação Clínica 6.12).

As **aminas** são neurotransmissores que consistem em aminoácidos modificados.
- As **catecolaminas** são aminas que derivam da tirosina e contêm um anel de seis carbonos com dois grupos hidroxila, um catecol
  - A **dopamina** liga-se aos receptores dopaminérgicos acoplados à proteína G no sistema nervoso central. Trata-se de importante neurotransmissor nos núcleos da base, células nervosas que planejam e iniciam o movimento. Serão discutidos de modo detalhado no Capítulo 8
  - A **norepinefrina** (noradrenalina) liga-se aos receptores alfa e beta-adrenérgicos em todo o corpo. É liberada por neurônios simpáticos pós-ganglionares e no sistema nervoso central

Correlação clínica 6.12 Disfunções da atividade muscular sináptica

Diferentes substâncias ou toxinas atuam para aumentar a atividade dos neurotransmissores, mantendo-os por mais tempo na fenda sináptica, imitando a atividade desses neurotransmissores, impedindo sua degradação ou inibindo sua recaptação. Outras substâncias diminuem o efeito dos neurotransmissores por meio de sua ligação aos receptores desses neurotransmissores, sem desencadear adequadamente os receptores.

O **curare** é um alcaloide de origem vegetal que se liga competitivamente ao receptor nicotínico de acetilcolina, mas que não abre o canal iônico de Na+/K+. Isso provoca paralisia muscular e pode resultar em morte se o diafragma for afetado.

A **miastenia gravis** manifesta-se de modo semelhante à síndrome de Lambert-Eaton, porém é causada por um ataque autoimune dos receptores pós-sinápticos de acetilcolina. Isso faz com que a célula destrua os receptores afetados, deixando menor número de receptores funcionais para responder à acetilcolina, com consequente fraqueza muscular. Os músculos afetados por miastenia gravis tornam-se mais fatigados com o esforço e recuperam-se um pouco com repouso.

O **tétano** é causado por infecção pela bactéria anaeróbica *Clostridium tetani*, que libera a toxina tetanospasmina no espaço extracelular circundante. Essa toxina migra para as junções neuromusculares e, em seguida, segue ao longo do axônio em um percurso retrógrado até alcançar o sistema nervoso central. Uma vez lá, a tetanospasmina bloqueia a liberação de neurotransmissores inibitórios (glicina e ácido γ-aminobutírico), causando espasmos musculares prolongados e violentos.

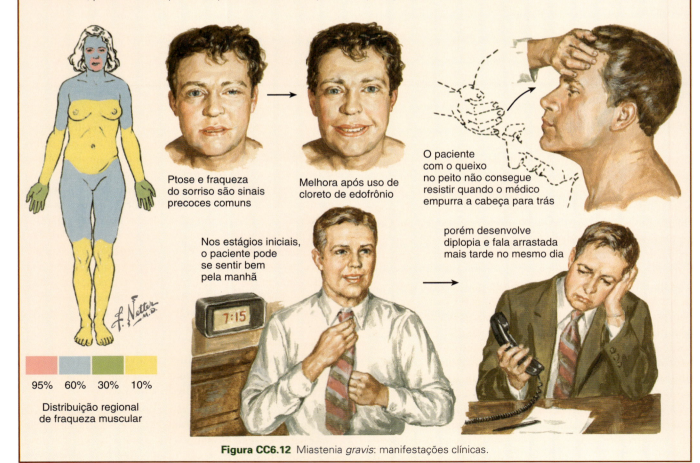

Figura CC6.12 Miastenia *gravis*: manifestações clínicas.

○ A **epinefrina** (adrenalina) assemelha-se à norepinefrina, porém é liberada principalmente na corrente sanguínea pela medula das glândulas suprarrenais e adrenais
- Os **receptores adrenérgicos** são receptores acoplados à proteína G encontrados no músculo liso, nas células musculares cardíacas, nas glândulas endócrinas, nas glândulas exócrinas e no sistema nervoso central. São listados apenas os receptores que exercem efeitos importantes sobre o sistema musculoesquelético
    ○ Os **receptores alfa 1** são encontrados nos músculos lisos dos esfíncteres capilares da pele, mucosas e órgãos abdominopélvicos. A norepinefrina afeta fortemente esses receptores, causando contração dos esfíncteres de músculo liso pré-capilares e desvio de sangue dos órgãos durante uma reação de luta ou fuga
    ○ Os **receptores beta 1** são encontrados no coração. Esses receptores respondem à epinefrina e norepinefrina, aumentando a frequência e a força da contração cardíaca
    ○ Os **receptores beta 2** são encontrados no músculo liso que reveste as vias respiratórias. Esses receptores respondem a epinefrina e norepinefrina com relaxamento do músculo liso das vias respiratórias, possibilitando maior fluxo de ar
    ○ As **catecolaminas** são degradadas na fenda sináptica pela **catecol-O-metiltransferase** (COMT) e pela **monoamina oxidase** (MAO)
- A **serotonina** é derivada do triptofano. Liga-se aos receptores de canais iônicos serotoninérgicos e acoplados à proteína G no sistema nervoso central, particularmente no tronco encefálico
- A **histamina** é derivada da histidina. Liga-se aos receptores de histamina acoplados à proteína G no sistema nervoso central, particularmente no hipotálamo. É também liberada perifericamente pelos mastócitos e basófilos.

Os neurotransmissores de **aminoácidos** são ativos no sistema nervoso central.

- O **glutamato** e o **aspartato** são importantes neurotransmissores excitatórios que abrem os receptores de canais iônicos de Na^+/K^+ e despolarizam as células-alvo
- A **glicina** tende a atuar de maneira inibitória, abrindo os receptores de canais de íons Cl^- e hiperpolarizando a célula-alvo
- O **GABA** (ácido γ-aminobutírico) é derivado do glutamato e é um importante neurotransmissor inibitório que abre os receptores de canais de íons Cl^- e receptores acoplados à proteína G no sistema nervoso central. Trata-se de importante neurotransmissor nos núcleos da base, que planejam e iniciam o movimento.

Os **neurotransmissores peptídicos** são proteínas curtas que atuam como neurotransmissores e hormônios. Incluem a ocitocina, o liberador de hormônio da tireoide, a substância P e peptídios opioides, como a encefalina e as endorfinas, que ajudam o sistema nervoso central a modular a dor. Outros neurotransmissores incluem a adenosina e os gases óxido nitroso e monóxido de carbono.

Referências bibliográficas

Milz S, Tischer T, Buettner A, Schieker M, Maier M, Redman S, Emery P, McGonagle D, Benjamin M. Molecular composition and pathology of entheses on the medial and lateral epicondyles of the humerus: a structural basis for epicondylitis. *Ann Rheum Dis.* 2004;63:1015–1021.

Stecco C, Fede C, Macchi V, Porzionato A, Patrelli L, Biz C, Stern R, De Caro R. The fasciacytes: a new cell devoted to fascial gliding regulation. *Clin Anat.* 2018;31:667–676.

7

Desenvolvimento do Sistema Musculoesquelético

Visão geral

Resumo rápido do desenvolvimento inicial, 122
Gastrulação e embrião trilaminar, 123
Neurulação, 125
Diferenciação do sistema nervoso e dos ventrículos, 127
Diferenciação da mesoderme, 128
Mesoderme paraxial e somitos, 128

Mesoderme da placa lateral e formação da parede do corpo, 129
Desenvolvimento das costas, 130
Desenvolvimento dos membros, 133
Ossificação endocondral, 137
Desenvolvimento das articulações, 139

Resumo rápido do desenvolvimento inicial

Como qualquer outro sistema do corpo, o sistema musculoesquelético (Figura 7.1) começa com a fertilização de um **oócito** por um **espermatócito**. Quando as duas células germinativas se fundem, criam uma célula unicelular, o **zigoto**, que se desenvolve ainda mais e se torna um indivíduo geneticamente distinto. Aproximadamente 30 horas após a fertilização, o zigoto começa a se dividir sem crescer em tamanho. Quando atinge o estágio de 16 células, é chamado de **mórula**. Cada mórula é composta por uma **massa celular externa** cercando uma **massa celular interna**, que se tornarão a **placenta** e o **embrião**, respectivamente. Neste capítulo, vamos nos concentrar exclusivamente na massa celular interna e ignorar o desenvolvimento (interessante, mas fora do tópico) da placenta a partir da massa celular externa, citotrofoblasto e sinciciotrofoblasto.

O oócito e o zigoto são circundados por uma cobertura protetora chamada de zona pelúcida, que gradualmente desaparece e passa pelo estágio de mórula. Uma vez ausente, aproximadamente 4 dias após a fertilização, o líquido penetra a mórula e cria um espaço entre as massas celulares internas e externas. O espaço cheio de líquido entre as duas massas de células é chamado de cavidade do blastocisto, e toda a estrutura é então chamada de **blastocisto**. A massa celular interna permanece em contato com a massa celular externa em uma seção que formará o **pedúnculo conector**. Normalmente, o blastocisto implanta-se no revestimento uterino em algum momento do 6º dia, e o desenvolvimento posterior ocorre lá.

No 8º dia, outro espaço, a **cavidade amniótica**, forma-se dentro da massa celular interna no lado oposto da cavidade do blastocisto, que então é chamada de **saco vitelino primário**. Mesmo que seja muito pequena nesse momento, a cavidade amniótica em seguida aumenta e envolve todo o embrião. A porção da massa celular interna em contato com a cavidade amniótica é chamada **epiblasto**. A porção em contato com a cavidade do blastocisto é então chamada de **hipoblasto**.

As células do epiblasto são células colunares altas, enquanto as células do hipoblasto são cuboidais ou escamosas (planas). Os folhetos ovais das células do epiblasto e do hipoblasto ficam em contato entrei si, formando um **disco bilaminar**. Por isso, essa etapa é chamada de **embrião bilaminar**.

No 9º dia, o embrião está totalmente implantado no útero. As células que circundam o saco vitelino primário proliferam-se para formar uma camada distinta, a **mesoderme extraembrionária**, que separa o embrião em desenvolvimento (saco vitelino primário, disco bilaminar e cavidade amniótica) da placenta em desenvolvimento. À medida que a mesoderme extraembrionária aumenta, pequenos espaços adicionais cheios de líquido aparecem dentro dela também. No 12º dia, os espaços preenchidos por líquido dentro da mesoderme extraembrionária convergem e criam um grande espaço esférico envolvendo todo o embrião, o **celoma extraembrionário** (cavidade). Conforme esse celoma se expande, o embrião é suspenso dentro dele apenas pelo pedúnculo conector (que acaba se tornando o **cordão umbilical**) que permite sua comunicação com a placenta. Como aparentemente tudo neste capítulo, o celoma extraembrionário muda de nome para se tornar a **cavidade coriônica** à medida que se expande para envolver o embrião.

Conforme avançamos para o 13º e o 14º dia (Figuras 7.1 e 7.2), o saco vitelino primário é comprimido pela cavidade coriônica em expansão. A porção maior permanece em contato com o hipoblasto e é chamada de **saco vitelino secundário**, que torna-se revestido por células derivadas do hipoblasto em proliferação. Em uma pequena região, essas células hipoblásticas aumentam e formam a **placa precordal**, uma estrutura que se fundirá firmemente à ectoderme sobrejacente, criando a **membrana orofaríngea**, a localização final da boca. Isso é emocionante, porque é a primeira evidência da orientação definitiva do corpo de superior para inferior. Em frente à placa precordal, as células epiblásticas em proliferação na região do polo caudal/inferior do embrião formam um sulco chamado

Capítulo 7 Desenvolvimento do Sistema Musculoesquelético   123

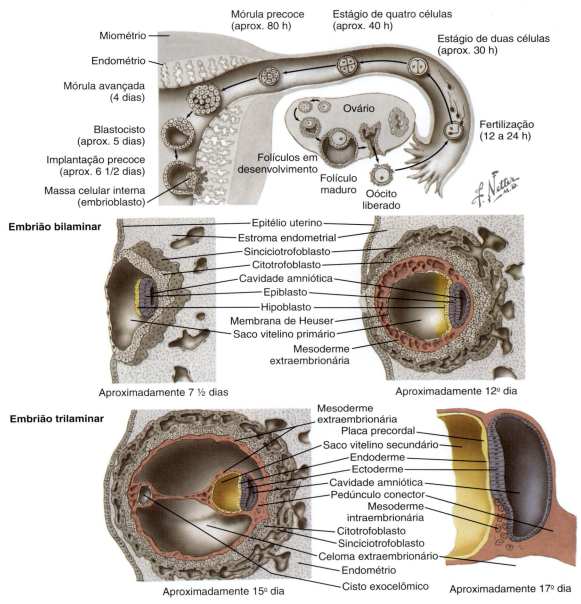

Figura 7.1 Desenvolvimento do oócito ao blastocisto.

de **linha primitiva**. Isso possibilitará o processo de **gastrulação**, quando o disco bilaminar é substituído por um **disco trilaminar** composto por três novas camadas de células germinativas: **ectoderme embrionária, mesoderme intraembrionária e endoderme embrionária**.

Gastrulação e embrião trilaminar

Para formar o disco trilaminar (Figuras 7.2 e 7.3), a linha primitiva estende-se da extremidade caudal do epiblasto em direção à placa precordal, mas não a alcança. À medida que se estende cranialmente, as células do epiblasto replicam-se rapidamente e involuem no sulco, criando uma fissura profunda chamada de **sulco primitivo** conforme empurram e invadem o espaço entre o epiblasto e o hipoblasto. Em termos de cauda, a linha primitiva para antes de atingir outra área onde a ectoderme e a endoderme estão fortemente fundidas, a **membrana cloacal**.

À medida que a gastrulação prossegue, a camada de hipoblastos é inteiramente substituída por células que migram pela linha primitiva e ao longo do interior do saco vitelino secundário. Essa nova camada é a **endoderme embrionária** e produz as células que revestem os tratos respiratório, urogenital e gastrintestinal, bem como muitas das glândulas do corpo. As células do antigo epiblasto são agora chamadas de **ectoderme embrionária**, e essa camada produz a epiderme, o sistema nervoso central e as **células da crista neural** migratórias. Entre a endoderme e a ectoderme está a **mesoderme intraembrionária** que produz todo o restante: os rins e as gônadas, as estruturas vasculares, musculares e a maioria das estruturas dos tecidos conjuntivos do corpo.

A migração das células epiblásticas ocorre ao longo de toda a extensão do sulco primitivo, mas existem algumas características importantes que ocorrem em sua extremidade craniana, área denominada **nó primitivo**. As células do epiblasto que migram

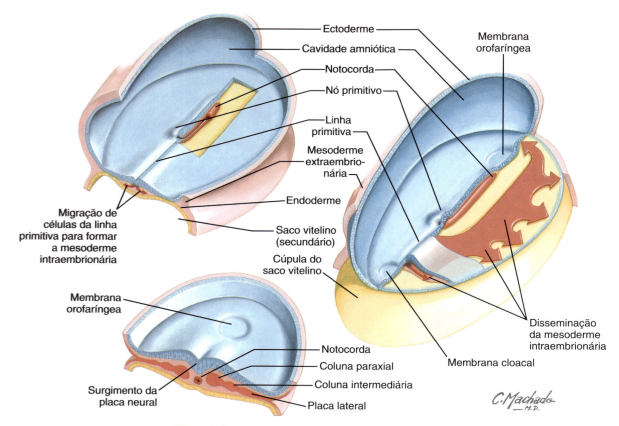

Figura 7.2 Gastrulação e formação do embrião trilaminar.

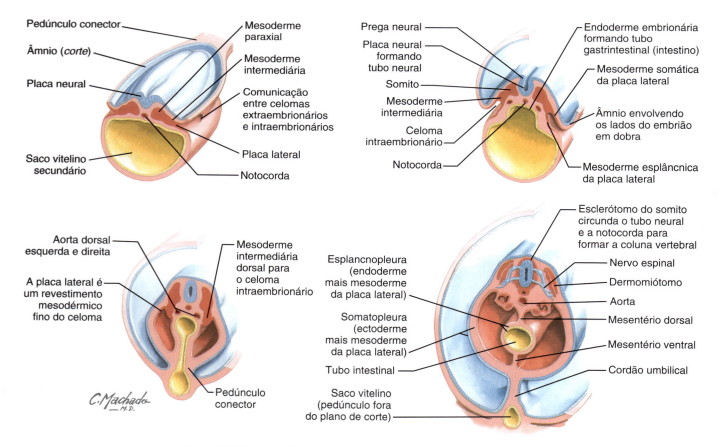

Figura 7.3 Desenvolvimento adicional do embrião trilaminar e neurulação.

Capítulo 7 Desenvolvimento do Sistema Musculoesquelético

> **Correlação clínica 7.1** Teratoma sacrococcígeo
>
> Como as células do epiblasto que migram através da linha primitiva dão origem a todas as três camadas de células germinativas (ectoderme, mesoderme e endoderme), elas podem se diferenciar em qualquer célula do corpo humano. Um tumor da linha primitiva pode se manifestar como um teratoma sacrococcígeo, um tumor que pode conter qualquer tecido do corpo humano, incluindo ossos, cabelos e dentes.

pelo nó primitivo movem-se diretamente em direção à placa precordal, formando uma importante estrutura de sinalização chamada **processo notocordal**. O processo notocordal forma inicialmente uma linha plana de células em contato com o líquido no saco vitelino secundário. Ele se dobra sobre si mesmo para criar um tubo dentro da mesoderme chamado de **notocorda**, uma importante estrutura para direcionar o desenvolvimento das três camadas de células germinativas (Boxe Correlação Clínica 7.1).

Neurulação

A notocorda libera moléculas de sinalização (Figuras 7.3 e 7.4) que induzem mudanças na mesoderme e na ectoderme próximas. A região central sobrejacente da ectoderme engrossa e forma uma placa neural que se fecha em forma de pinça para invadir a mesoderme e formar um sulco neural na linha média no 14º dia de desenvolvimento. À medida que o desenvolvimento prossegue do 16º ao 18º dia, os dois lados da placa neural se aproximam como **pregas neurais** e se unem como o tubo neural dentro da mesoderme, formando a medula espinal, o tronco encefálico e o córtex cerebral. A porção central do tubo neural se comprime por volta do dia 21, deixando aberturas no âmnio em suas extremidades craniana e caudal, o **neuroporo cranial** e o **neuroporo caudal**. Começando em sua região central, o tubo neural "fecha-se" nas direções craniana e caudal à medida que se move para a mesoderme subjacente. Isso faz com que os neuroporos craniano e caudal encolham e, em seguida, se fechem

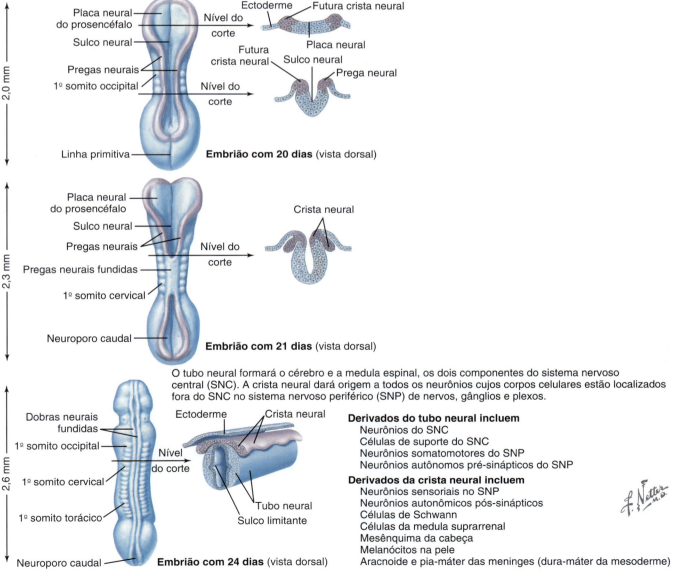

Figura 7.4 Formação do tubo neural.

nos dias 24 e 27, respectivamente. O núcleo do tubo neural contém um canal neural que se tornará o sistema ventricular do cérebro e da medula espinal (Boxe Correlação Clínica 7.2).

Depois que o tubo neural se desprende da ectoderme, outras células ectodérmicas, as **células da crista neural**, deixam as pregas neurais e migram para a mesoderme imediatamente posterior ao tubo. Elas formarão os gânglios da raiz posterior e os gânglios sensoriais dos nervos cranianos. As células da crista neural também migram para formar as células de Schwann e as células-satélites que protegem os nervos periféricos. Se isso não bastasse, elas também se diferenciam em gânglios simpáticos, células da medula adrenal, gânglios parassimpáticos pós-sinápticos na cabeça e órgãos, estruturas do tecido conjuntivo da face e os melanócitos em toda a pele, o cabelo e a íris.

As **células neuroepiteliais** derivadas do epiblasto que revestem o canal neural proliferam-se extensamente, expandindo-se para fora a partir da **zona ventricular** até as **zonas intermediárias** e **marginais** do espessamento do tubo neural. Existe uma divisão funcional do tubo neural chamada **sulco limitante**, que o divide em uma **placa alar posterior**, que se desenvolverá em neurônios sensoriais, e uma **placa basal** anterior, que se desenvolverá em neurônios motores. A linha divisória entre as duas placas é chamada **sulco limitante**.

Correlação clínica 7.2 Espinha bífida

Os neuroporos craniano e caudal fecham-se, criando uma medula espinal completa dentro da mesoderme. Como o neuroporo caudal é o último a se fechar, atrasos no fechamento podem impedir que o mesênquima esclerotomal dessa região migre posteriormente à medula espinal. Além disso, os processos espinhosos são tipicamente o último segmento de uma vértebra a condrificar e ossificar. Por tudo isso, há uma variedade de malformações em que os processos espinhosos e as lâminas não se fundem, chamadas **espinha bífida**.

- **Espinha bífida oculta** ocorre quando o defeito é muito pequeno e não há deslocamento das meninges subjacentes ou da medula espinal. Muitas vezes é descoberto acidentalmente, mas às vezes é notável por induzir o crescimento de um tufo de cabelo sobre a região acometida.
- **Meningocele** resulta da falha dos processos espinhosos e das lâminas ao se formar adequadamente. O recém-nascido acometido terá uma "bolha" de meninges cheias de líquido cefalorraquidiano (LCR) (dura e aracnoide máter) que se estende do canal vertebral até o dorso. Isso é evidente ao nascimento e pode ser detectado durante a ultrassonografia de pré-natal
- **Meningomielocele** é uma forma ainda mais grave dessa malformação. O recém-nascido acometido terá uma bolha de meninges cheias de LCR estendendo-se do canal vertebral, que também inclui a medula espinal ou raízes nervosas. Frequentemente há déficits neurológicos abaixo da malformação. Isso é evidente ao nascimento e pode ser detectado durante a ultrassonografia de pré-natal
- **Raquisquise** é a forma mais grave de espinha bífida. Nessa condição, a neurulação não ocorre, e o tubo neural não se forma na área acometida. Em vez disso, o tecido nervoso potencial (que também é derivado da ectoderme) ainda está localizado nas costas e o corpo abaixo da lesão está completamente denervado.

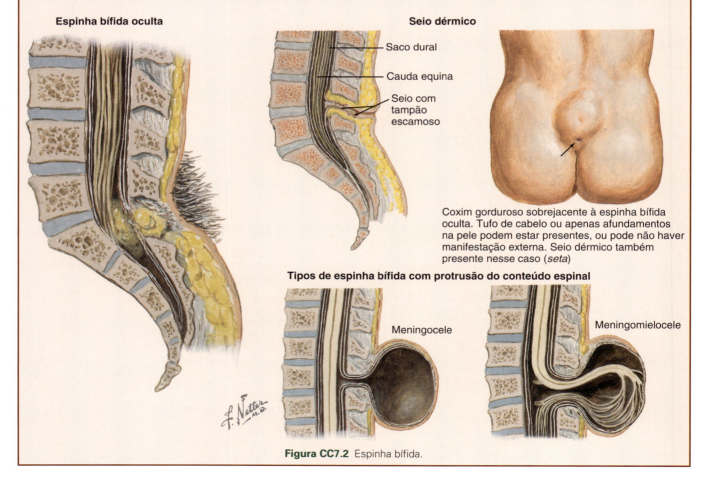

Figura CC7.2 Espinha bífida.

Capítulo 7 Desenvolvimento do Sistema Musculoesquelético

Diferenciação do sistema nervoso e dos ventrículos

O tubo neural e o canal neural que o acompanha desenvolvem expansões que em seguida se tornarão regiões distintas do sistema nervoso central (Figura 7.5). A extremidade cranial expandida é o **prosencéfalo**, a porção média é o **mesencéfalo** e a extremidade caudal é o **rombencéfalo**. O tubo neural nesse estágio é côncavo anteriormente, com uma pronunciada flexão cefálica entre o prosencéfalo e o mesencéfalo, conferindo ao cérebro humano sua aparência típica "inclinada para a frente". Uma flexura cervical semelhante está presente entre o rombencéfalo e a medula espinal.

O prosencéfalo diferencia-se em **telencéfalo** bulboso e **diencéfalo** menor. O telencéfalo expande-se para a esquerda e para a direita, finalmente formando os lobos dos **córtices cerebrais** esquerdo e direito, associado ao nervo craniano I (olfatório). Os **ventrículos laterais** esquerdo e direito estão presentes no telencéfalo e são derivados do canal neural. O diencéfalo forma o **tálamo** nos lados esquerdo e direito, parte da glândula hipófise, o **hipotálamo** e o **epitálamo/glândula pineal**. O nervo craniano II (óptico) projeta-se do diencéfalo para se tornar a retina do olho. Entre os dois tálamos está o **terceiro ventrículo**, único, na linha média, derivado do canal neural.

O **mesencéfalo** (encéfalo médio) permanece mesencéfalo com o aqueduto cerebral estreito. Os nervos cranianos III (oculomotor) e IV (troclear) projetam-se de seus lados ventral e dorsal, respectivamente. O rombencéfalo diferencia-se em **metencéfalo** e **mielencéfalo**. Anteriormente, o metencéfalo torna-se a ponte, com os nervos cranianos V (trigêmeo) e VI (abducente) saindo de sua superfície ventral. Posteriormente, o metencéfalo desenvolve-se no **cerebelo**. O mielencéfalo torna-se o **bulbo**, com os nervos cranianos VII (facial), VIII (vestibulococlear), IX (glossofaríngeo), X (vago) e XII (hipoglosso) projetando-se de suas superfícies lateral e ventral. A **medula espinal** estende-se inferiormente dali em diante, com o nervo craniano XI (acessório espinal) deixando suas laterais. Uma **flexão pontina**

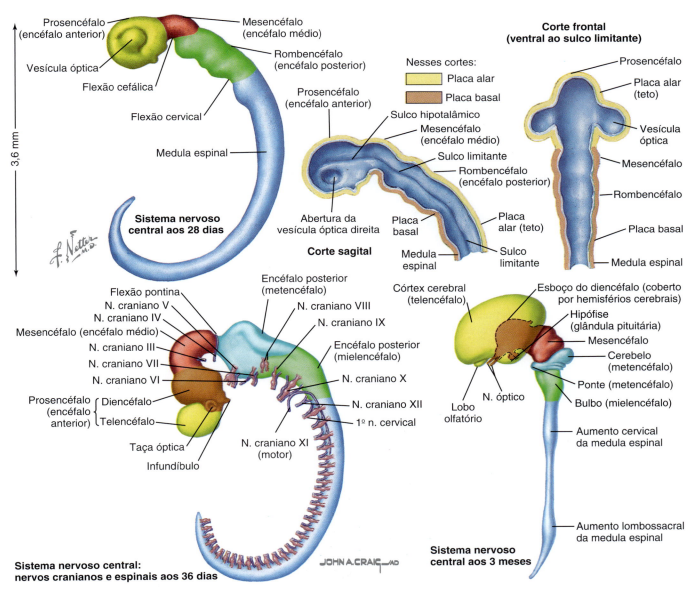

Figura 7.5 Desenvolvimento do sistema nervoso central.

desenvolve-se entre o metencéfalo e o mielencéfalo, com sua concavidade voltada posteriormente. O **quarto ventrículo** situa-se entre a ponte e a medula anteriormente e o cerebelo posteriormente. O restante do tubo neural caudal ao mielencéfalo se tornará a medula espinal com um canal central em seu núcleo.

Diferenciação da mesoderme

A notocorda libera sinais moleculares que induzem mudanças no tubo neural e na mesoderme próxima, possibilitando a diferenciação da mesoderme em muitas estruturas distintas (Figuras 7.3 e 7.6). A **mesoderme paraxial** encontra-se imediatamente lateral ao tubo neural e à notocorda. Ela diferencia-se em **somitos**, grandes bolhas de mesoderme que formam saliências visíveis em ambos os lados do tubo neural. Os somitos desenvolvem-se no esqueleto axial e nos seus músculos, bem como na camada dérmica da pele. Imediatamente lateral à mesoderme paraxial está a **mesoderme intermediária**, que se diferencia em órgãos urogenitais. Como a mesoderme intermediária não contribui para o sistema musculoesquelético, esta é a última vez que ouviremos falar dela neste volume. Lateralmente à mesoderme intermediária está a **mesoderme da placa lateral**, que se dividirá em duas lâminas: uma que circunda o tubo intestinal e outra que forma a parede anterior do corpo e os membros. Nessa fase, podemos acompanhar o desenvolvimento de qualquer sistema orgânico, mas nos concentraremos nos sistemas nervoso e musculoesquelético.

Mesoderme paraxial e somitos

Os somitos na mesoderme paraxial formam pares distintos em ambos os lados do tubo neural. Eles começam a aparecer no 25º dia e aumentam gradualmente de número à medida que o desenvolvimento prossegue. Essa progressão é tão bem caracterizada que muitos dos eventos do desenvolvimento são descritos

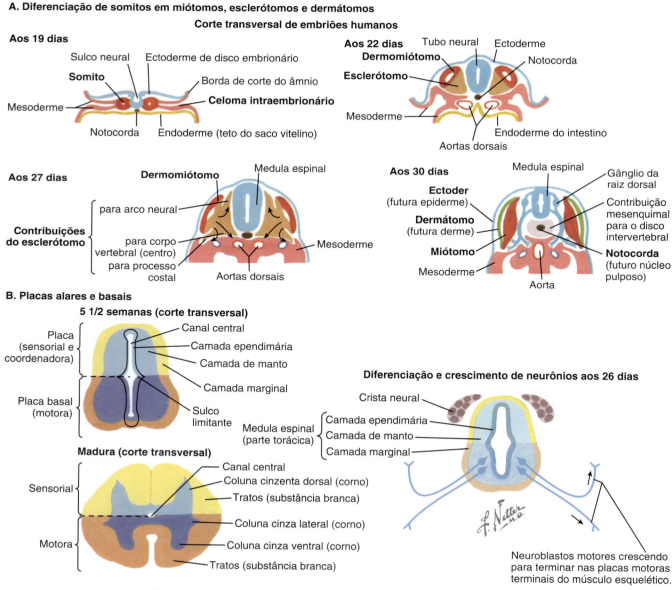

Figura 7.6 Diferenciação de somitos em miótomo, esclerótomo e dermátomo.

usando o número de somitos como referência. No fim, haverá 4 occipitais, 8 cervicais, 12 torácicos, 5 lombares, 5 sacrais e um número variável (mas pequeno) de somitos coccígeos.

O mesênquima (células-tronco indiferenciadas) que compõe os somitos prolifera-se e em seguida subdivide-se em regiões especializadas, **esclerótomo**, **meningótomo** e **dermomiótomo**. A notocorda e o tubo neural ventral liberam uma importante molécula sinalizadora, a **Sonic Hedgehog** (**Shh**), que induz o mesênquima proliferante do esclerótomo a circundar a notocorda e o tubo neural, formando um modelo frouxo das vértebras que se transformarão em cartilagem e depois em osso. A porção dorsal do esclerótomo em seguida se torna o processo espinhoso e a lâmina; o esclerótomo central torna-se pedículos e processos articulares; o esclerótomo ventral transforma-se em corpos vertebrais e anel fibroso do disco intervertebral; e o esclerótomo lateral forma os processos transversos e as costelas.

Medialmente ao esclerótomo está o **meningótomo**, que se torna dura, aracnoide e pia-máter. O tubo neural dorsal e a ectoderme sobrejacente liberam uma molécula sinalizadora diferente, a Wnt, que induz a formação do **dermomiótomo** lateral ao esclerótomo, que se subdivide em dermátomo e miótomo. O **miótomo** é feito de células mesenquimais que migram ao redor do tronco e dos membros conforme se diferenciam para formar os músculos esqueléticos. Lateralmente ao miótomo está o **dermátomo**, que forma a parte interna da pele, a **derme**. A derme contém os vasos sanguíneos e os nervos que nutrem a **epiderme**, mais externa, derivada da ectoderme que envolve todo o embrião em desenvolvimento.

Mesoderme da placa lateral e formação da parede do corpo

Lateralmente à mesoderme paraxial e intermediária está **a mesoderme da placa lateral** (Figuras 7.3, 7.6 e 7.7), que é contínua com a mesoderme extraembrionária quando atinge

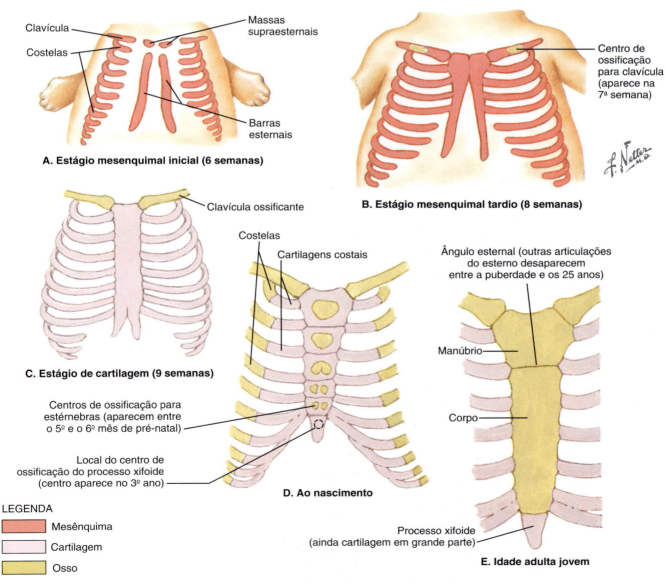

Figura 7.7 Desenvolvimento do esterno e das costelas.

os limites do embrião trilaminar. Está em contato com a ectoderme em seu lado dorsal/posterior e com a endoderme no lado ventral/anterior. Pequenas lacunas cheias de líquido começam a se formar dentro da mesoderme da placa lateral; estas se ampliam e se fundem para criar um novo espaço, o **celoma intraembrionário** (cavidade). Não parece muita coisa a princípio, mas acabará por formar todas as cavidades do corpo. À medida que o celoma intraembrionário aumenta, divide a mesoderme da placa lateral em duas lâminas. A **camada visceral da mesoderme da placa lateral** está em contato com a endoderme, e o nome do grupo para essa estrutura combinada (camada visceral + endoderme) é **esplancnopleura**. As esplancnopleuras direita e esquerda aproximam-se uma da outra e em seguida encontram-se, fundem-se e criam o tubo intestinal. A endoderme forma o revestimento do trato gastrintestinal, enquanto a camada visceral se torna o mesentério que a conecta à parede posterior do corpo. Enquanto isso acontece, o tubo intestinal cilíndrico empurra o saco vitelino secundário para longe, permanecendo preso a ele em um local chamado ducto vitelino.

A **camada parietal da mesoderme da placa lateral** está em contato com a ectoderme. O nome do grupo para essa estrutura (camada parietal + ectoderme) é **somatopleura**. A partir do 22º dia, a somatopleura começa a se alongar e expandir lateralmente (como as asas de uma arraia manta). No 24º dia, está lateral ao tubo intestinal em desenvolvimento e, no 26º dia, a somatopleura esquerda e a direita encontram-se na linha média e se fundem. Assim, formam a parede anterior do corpo e envolvem o tubo intestinal dentro do celoma intraembrionário, que em seguida formará as cavidades peritoneal, pericárdica e pleural.

Dentro da borda principal da somatopleura estão condensações mesenquimais chamadas de **barras do esterno**. Elas fundem-se à medida que a parede do corpo se torna contínua e fecha-se em um movimento de zíper de superior para inferior. O mesênquima das costelas em desenvolvimento funde-se com as barras esternais. O mesênquima torna-se cartilagem e, em seguida, centros de ossificação desenvolvem-se na cartilagem do corpo esternal pouco antes do nascimento. O esterno termina de ossificar durante a idade adulta jovem, embora uma articulação sinovial permaneça entre o manúbrio e o corpo esternal e o processo xifoide não ossifique até muito posteriormente na vida.

Desenvolvimento das costas

Os músculos esqueléticos das costas, tronco e membros vêm das células mesenquimais do miótomo (Figuras 7.8 a 7.10). As células indiferenciadas de mioblastos fundem-se para criar células longas e multinucleadas do **miotubo** que começam a produzir miofilamentos. Conforme aumentam e migram para suas posições finais, os miofilamentos ocupam a maior parte do citoplasma, empurrando os núcleos para a periferia das células. Para que os músculos se tornem funcionais, eles devem ser inervados por um neurônio motor da medula espinal. Neurônios motores inferiores no corno anterior/ventral da

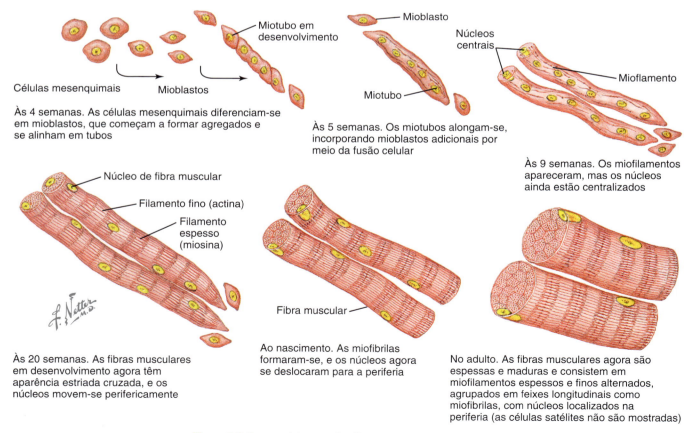

Figura 7.8 Desenvolvimento das fibras musculares esqueléticas.

medula espinal estendem seus axônios para alcançar o miótomo. Eles têm dificuldade ao fazer isso devido ao mesênquima denso do esclerótomo entre o tubo neural e o miótomo. A solução do corpo para esse problema é bastante interessante: o esclerótomo de cada somito divide-se em superior e anterior, em uma **fissura de von Ebner**, criando uma fenda no meio do somito (anteriormente íntegro) que possibilita aos axônios motores migrarem lateralmente e alcançarem o miótomo. A localização da fenda acabará marcada pelo forame intervertebral entre duas vértebras.

Quanto ao esclerótomo, a divisão superior se fundirá com a divisão inferior de seu vizinho superior (eu gostaria que houvesse um modo mais fácil de dizer isso) para criar uma vértebra, deixando um pouco de tecido de esclerótomo entre cada corpo vertebral, que se tornará o anel fibroso do disco intervertebral. Dessa maneira, cada vértebra vem de metade de dois esclerótomos diferentes, mas adjacentes. Existem algumas exceções: os esclerótomos occipitais e a divisão superior de C1 fazem parte do osso occipital; C1 tem parte de seu esclerótomo "roubado" por C2 para criar os dentes. Os esclerótomos sacrais se dividirão normalmente, mas depois se fundirão às vértebras sacrais vizinhas.

O modelo de mesênquima frouxo de cada vértebra fará a transição para se tornar cartilagem nos **centros de condrificação** no **centro** (corpo vertebral em desenvolvimento), pedículos e lâminas. A cartilagem fornece rigidez juntamente com a capacidade de crescer conforme o corpo se alonga. Finalmente, **centros primários de ossificação** desenvolvem-se no centro e no pedículo e começam a substituir a cartilagem por osso. Depois disso, **centros secundários de ossificação** desenvolvem-se nos processos transversos, nos processos espinhosos e na epífise anular ao longo da borda superior e inferior do corpo vertebral. A área final da vértebra a condrificar e ossificar é o processo espinhoso.

Até agora, o desenvolvimento das vértebras tem sido relativamente geral; no entanto, cada vértebra e região vertebral possui características distintas que a separam das demais. As diferenças observadas entre as vértebras são o resultado da expressão da família de genes homeobox (**Hox**). Na região occipital, apenas dois membros da família de genes Hox são expressos nas vértebras em desenvolvimento. À medida que nos movemos inferiormente, esses genes continuam a ser expressos, mas outros genes Hox são acrescentados. Quanto mais inferiormente viajamos, mais genes Hox são expressos, com aproximadamente 24 membros da família Hox expressos na ponta do cóccix (Boxe Correlação Clínica 7.3).

Cada miótomo subdivide-se em **músculos hipaxiais** e **músculos epaxiais** (Figura 7.10). Os músculos hipaxiais são inervados por **ramo anterior** e tornam-se os músculos anteriores do pescoço, tronco, membros e períneo. À medida que migram através da parede do corpo e dos membros, arrastam seus ramos anteriores atrás de si, criando os vários plexos em cada região do corpo. Os músculos epaxiais formam os músculos intrínsecos das costas. Os ramos do nervo espinal para os

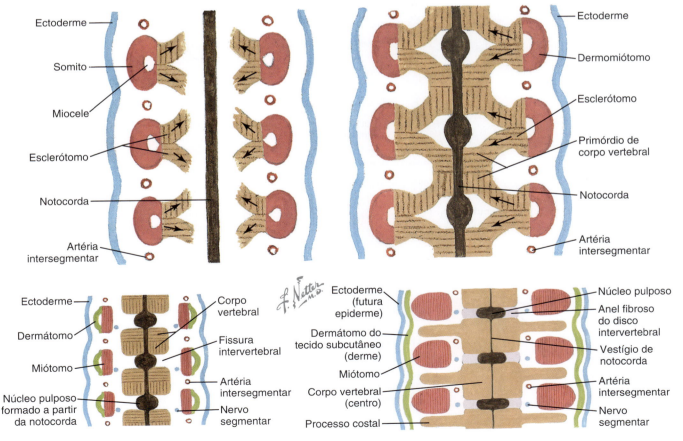

Figura 7.9 Estágios de formação da coluna vertebral, dermátomos e miótomos.

Correlação clínica 7.3 Sacralização e lombarização

Como as diferenças entre as vértebras são causadas pela expressão de membros relacionados da família de genes Hox, as vértebras próximas umas das outras tendem a ser semelhantes. Uma manifestação interessante disso é a sacralização, na qual a vértebra L5 se funde com a S1, formando efetivamente um sacro aumentado e uma região lombar encurtada. Não surpreendentemente, a lombarização ocorre quando a vértebra S1 não se funde com S2, formando um sacro encurtado e uma região lombar alongada.

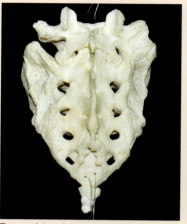
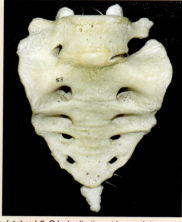

Este espécime demonstra sacralização parcial da vértebra L5. O lado direito está completamente fundido a S1, mas o lado esquerdo mantém a aparência típica de uma vértebra lombar.

Figura CC7.3 Sacralização parcial de L5 do lado direito.

A. Primórdios mesenquimais em 5 e 6 semanas

Primórdios da pré-cartilagem mesenquimal dos esqueletos axial e apendicular em 5 semanas

- Placa paracordal do condrocrânio dos esclerótomos do somito occipital (faz parte da base do crânio)
- Mesênquima escapular
- Corpo e processo costal de T1
- Medula espinal
- A notocorda torna-se o núcleo pulposo do futuro disco intervertebral
- Primórdios de costelas
- Mesênquima do osso pélvico
- Mesênquima ósseo do membro superior
- Mesênquima ósseo do membro inferior

Condensações de células mesenquimais de pré-cartilagem do esqueleto apendicular na 6ª semana

Epiderme — Escápula — Rádio — Úmero — Carpos — Ulna
Membro superior

Epiderme — Púbis — Tíbia — Ílio — Fêmur — Fíbula — Metatarsos
Membro inferior

B. Epímero, hipômero e grupos musculares

Membros
- Raiz posterior
- Raiz anterior
- Músculos epaxiais
- Ramo posterior
- Ramo anterior
- Divisão posterior
- Divisão anterior
- Músculos hipaxiais (extensores do membro)
- Músculos hipaxiais (flexores do membro)
- Músculos hipaxiais (flexores do braço e ombro)

Parede do corpo
- Os neuroblastos motores formam axônios primitivos e entram no músculo esquelético da parede do corpo
- Gânglio da raiz posterior
- Nervo cutâneo posterior
- Músculos epaxiais
- Ramo posterior
- Ramo anterior

Nota: Um corte transversal esquemático mostrando a parede do corpo e o membro superior no lado direito do embrião e a parede do corpo do embrião apenas no lado esquerdo

- Músculos hipaxiais na parede torácica e abdominal
- Nervo cutâneo lateral
- Nervo cutâneo anterior

O sistema nervoso somático inerva a somatopleura (parede corporal)

Figura 7.10 Primórdios mesenquimais com 5 e 6 semanas.

músculos epaxiais tornam-se **ramos posteriores** e serão tracionados posteriormente conforme os músculos epaxiais se dividirem em uma coluna muscular epaxial lateral e uma coluna muscular epaxial medial, fixando-se às vértebras e a outras características ósseas relacionadas às costas.

As células da crista neural posicionadas posteriormente ao tubo neural em cada nível se diferenciarão nos gânglios da raiz posterior, contendo células nervosas sensoriais. Elas estendem um axônio pseudounipolar que se divide em medial e lateral. Como os axônios motores já migraram através do esclerótomo dividido, a divisão lateral desses axônios sensoriais os segue para alcançar o miótomo e o dermátomo sobrejacente. A divisão lateral de cada nervo então transmite informações sensoriais das fibras do fuso muscular, órgãos tendinosos de Golgi e sensações da pele para os gânglios da raiz posterior. A divisão medial desses neurônios estende-se em direção a outras células nervosas que se desenvolvem no corno posterior da medula espinal, para que possam transmitir sensações dos músculos e da pele de volta ao sistema nervoso central.

Após a neurulação e a formação inicial das vértebras, a medula espinal estende-se por toda a extensão do canal vertebral com os nervos espinais saindo de seus respectivos forames. Nesse momento, os segmentos da medula espinal estão no nível correspondente do canal vertebral (ou seja, o segmento L3 da medula espinal é envolvido pela vértebra L3). No entanto, o rápido crescimento do restante do corpo fetal supera a capacidade da medula espinal de se alongar. Felizmente, a medula espinal permanece firmemente presa ao tronco encefálico, e sua extremidade afilada, o **cone medular**, permanece preso ao cóccix por um cordão fino, o **filo terminal**. No final do 5º mês no útero, o cone medular "ascende" (não ascende realmente, apenas não se alonga tão depressa quanto a coluna vertebral) ao nível vertebral S2, e no momento em que nascemos está em L3. O alongamento do corpo ocorre muito mais lentamente após o nascimento e, quando atingimos a idade adulta, o cone medular é tipicamente encontrado no nível vertebral L2. Ao todo, a coluna vertebral adulta tem aproximadamente 22 vezes seu comprimento fetal, enquanto a medula espinal adulta tem apenas aproximadamente 12 vezes seu comprimento fetal.

Como cada nervo espinal está ligado a um forame intervertebral específico antes de a medula "subir", eles são alongados à medida que a coluna vertebral se estende consideravelmente antes do nascimento. As raízes nervosas espinais anterior e posterior alongam-se entre a medula e sua saída do canal vertebral. A coleção de raízes nervosas pareadas visíveis entre L2 e o cóccix é chamada de **cauda equina** (rabo de cavalo) e corre em paralelo ao único filo terminal.

Devido a esse crescimento diferencial, os segmentos da medula espinal não estão necessariamente localizados no nível vertebral correspondente (ver Capítulo 9, Figura 9.1):

- Os níveis da coluna cervical superior tendem a estar próximos dos mesmos níveis vertebrais
- Os segmentos inferiores da medula espinal lombar estão em estreita associação com o corpo vertebral T12
- Todos os segmentos sacrais da medula espinal estão em estreita associação com o corpo vertebral de L1.

Desenvolvimento dos membros

Os brotos dos membros superiores e inferiores começam a se estender para fora e lateralmente a partir da somatopleura após a formação da parede anterior do corpo (Figuras 7.10 e 7.11). O **broto do membro superior** forma-se primeiro, após 30 dias de desenvolvimento, e o broto do membro inferior aparece em seguida, no dia 34. As células na ponta do broto do membro proliferam-se descontroladamente e fazem com que o broto cresça para fora e crie regiões distintas, como ombro, braço, antebraço, punho e mão. No centro de cada broto de membro estão **condensações mesenquimais** que formam um modelo aproximado dos ossos finais em cada região. Uma **placa da mão** é formada após 35 dias, e a extensão do broto do membro cessa. **Raios digitais** formam-se na placa da mão, marcando a subsequente localização dos dedos. Os dedos são formados à medida que as células da placa da mão entre cada raio digital sofrem morte celular programada, ou **apoptose**. Os dedos das mãos ficam distintos por volta do 52º dia. O **broto de membro inferior** forma-se de maneira semelhante, mas começa mais tarde, no dia 39, formando as regiões glútea, coxa, perna, tornozelo e pé, e tem dedos distintos no 56º dia. Os brotos dos membros inferiores desenvolvem-se em ambos os lados de um segmento da cauda com suas próprias vértebras e somitos. Normalmente, esse segmento da cauda será rescindido, e apenas o cóccix marcará sua localização (Boxes Correlação Clínica 7.4 e 7.5).

Os ossos do membro superior formam-se por ossificação endocondral, que será detalhadamente descrita no final deste capítulo. Em tal processo, o mesênquima no centro dos membros se condensa para formar um modelo frouxo dos ossos em cada região. Essas células mesenquimais farão a transição para a cartilagem hialina antes de fazer a transição novamente para osso, formando centros de ossificação. As células da cartilagem entre os centros de ossificação formam placas de crescimento que se proliferam e possibilitam o alongamento dos ossos durante a infância e a adolescência. As células da cartilagem nas placas de crescimento proliferam em resposta ao hormônio do crescimento (GH), Indian Hedgehog (IHH) e o fator de crescimento semelhante à insulina 1 (IGF1). No fim, os centros de ossificação encontram-se e fecham as placas de crescimento, e o osso chega ao seu comprimento maduro. Uma proporção maior de estrogênio circulante em comparação com a testosterona tenderá a fechar as placas de crescimento. Como as mulheres tendem a ter uma proporção de estrogênio/testosterona mais alta do que os homens, as placas de crescimento das mulheres tendem a se fundir mais cedo. Observe que essa é uma generalidade e que muitos fatores (genética, nutrição, estresse) influenciam o crescimento, não apenas hormônios (Boxes Correlação Clínica 7.6 a 7.8).

Os ramos do nervo espinal para os músculos hipaxiais são os **ramos anteriores,** que se tornam o plexo cervical, plexo braquial, nervos intercostais, plexo lombar e plexo lombossacral. Os próprios músculos hipaxiais têm várias divisões. Uma divisão pré-vertebral forma músculos ao longo da face anterior das vértebras. Outros migram ao redor da parede do corpo para formar músculos do tronco, como os intercostais e abdominais. Os músculos hipaxiais e os ramos anteriores

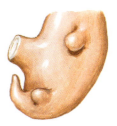 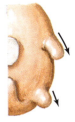 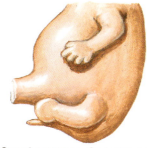 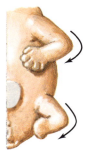

Com 5 semanas. Os membros superiores e inferiores se formaram como apêndices semelhantes a nadadeiras, apontando lateral e caudalmente.

Com 6 semanas. Os membros se dobram anteriormente, de modo que os cotovelos e os joelhos apontam lateralmente, as palmas das mãos e as plantas dos pés ficando voltadas para o tronco.

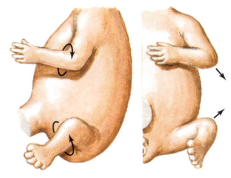 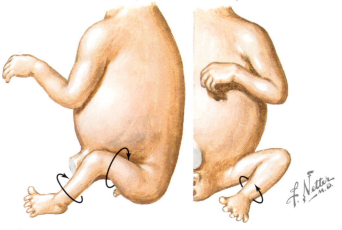

Com 7 semanas. Os membros superiores e inferiores sofreram torção de 90° em torno do eixo alongado, mas em direções opostas, de modo que os cotovelos apontam caudal e posteriormente, e os joelhos, cranial e anteriormente. Dedos das mãos e dos pés estão se distinguindo.

Com 8 semanas. A torção dos membros inferiores resulta em arranjo torcido ou em "poste de barbeiro" de sua inervação cutânea.

Figura 7.11 Rotação do broto do membro.

Correlação clínica 7.4 Polidactilia e sindactilia

Sinais moleculares aberrantes durante a formação da placa de mão podem resultar em dedos das mãos ou dos pés adicionais, chamados de polidactilia. A apoptose das células das placas da mão e do pé entre os raios digitais esculpe os dedos das mãos e dos pés. Se esse processo não ocorrer, ou se ocorrer de maneira incompleta, dá-se a sindactilia (fusão dos dígitos). Isso percorre um espectro de fusão completa do osso até a formação de uma teia frouxa de pele entre os dedos. Curiosidade: o mesênquima entre os raios digitais dos morcegos não sofre apoptose, dando-lhes asas!

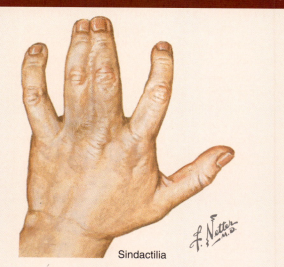

Sindactilia

Figura CC7.4 Anomalias dos dígitos.

Correlação clínica 7.5 Sirenomelia

Ocasionalmente, o segmento da cauda não se desenvolve durante o desenvolvimento embrionário inicial, ou o suprimento sanguíneo para os membros inferiores será insuficiente. Isso pode fazer com que os brotos dos membros inferiores fiquem muito próximos e se fundam em um único membro grande, semelhante à cauda de uma baleia. Isso é chamado **sirenomelia**; o termo é derivado de "sirene", referindo-se às sereias da mitologia grega, e "-melia" é um sufixo que significa um problema nos membros.

Capítulo 7 Desenvolvimento do Sistema Musculoesquelético

Correlação clínica 7.6 Acondroplasia

O nanismo é uma classificação para aqueles que atingem uma altura madura de 147 cm (4 pés, 10 polegadas) ou menos. Uma causa disso é uma mutação no gene do receptor 3 do fator de crescimento de fibroblastos, que prejudica a proliferação de condrócitos em placas de crescimento durante a ossificação endocondral. Como resultado da mutação, as placas de crescimento se fecham prematuramente, e os ossos fundem-se mais cedo do que o normal. Isso é chamado **acondroplasia ou nanismo desproporcional**, e a pessoa acometida tende a ter uma estatura mais baixa, porque os ossos dos membros não se alongam tanto quanto seria esperado se as placas de crescimento não fossem afetadas. Os ossos faciais também sofrem ossificação endocondral, de modo que aqueles com acondroplasia tendem a ter faces mais curtas, fazendo com que o crânio pareça comparativamente maior. A estenose espinal é comumente associada à acondroplasia e pode causar sinais relacionados à compressão da medula espinal. É importante observar que a acondroplasia não resulta em nenhuma deficiência intelectual. Uma condição semelhante, **pseudoacondroplasia**, ocorre devido a uma mutação no gene da proteína da matriz oligomérica da cartilagem (COMP), que ajuda a manter os condrócitos viáveis durante o processo de ossificação endocondral. Isso se apresenta de maneira semelhante à acondroplasia, mas tem frouxidão articular e curvaturas da coluna mais pronunciadas e tipicamente não causa encurtamento dos ossos faciais. Como antes, nenhum atraso intelectual está associado a essa condição.

Pacientes de várias idades com desproporção corporal (membros curtos, tronco relativamente longo, cabeça grande) e flexão limitada de cotovelos e quadris

5 ½ meses

Altura média

14 anos

Cotovelos flexionados e arqueamento acentuado dos membros inferiores

Altura média

37 anos

As pontas dos dedos alcançam apenas os trocanteres

3 anos

Altura média

Lordoses acentuadas e abdome proeminente

Figura CC7.6 Manifestações clínicas da acondroplasia.

Correlação clínica 7.7 Nanismo proporcional

Uma condição diferente, o **nanismo proporcional**, ocorre quando há muito pouco GH para causar um estirão de crescimento puberal. Nesses casos, os membros, a face e o corpo mantêm as proporções típicas, mas serão simplesmente menores e mais curtos. Observe que o termo "anão" foi usado no passado para pessoas que se encaixam nessa descrição, mas é considerado ofensivo e não deve ser usado por profissionais de saúde (ou outros), com "pessoas pequenas" sendo considerado um termo aceitável no momento em que isso foi escrito.

também migram para os brotos dos membros em desenvolvimento. Dentro dos brotos dos membros, o hipômero e seu ramo anterior dividem-se novamente para formar **massa muscular dorsal** e **massa muscular ventral** em ambos os lados dos ossos em desenvolvimento. As massas musculares dorsais migram ao longo dos lados posteriores dos membros em desenvolvimento para formar os músculos extensores. No membro superior, as massas musculares dorsais são inervadas por ramos da **divisão posterior do plexo braquial**, como os nervos radial e axilar. As massas musculares dorsais do membro inferior são inervadas por ramos dos **nervos glúteo, femoral** e **fibular comum**.

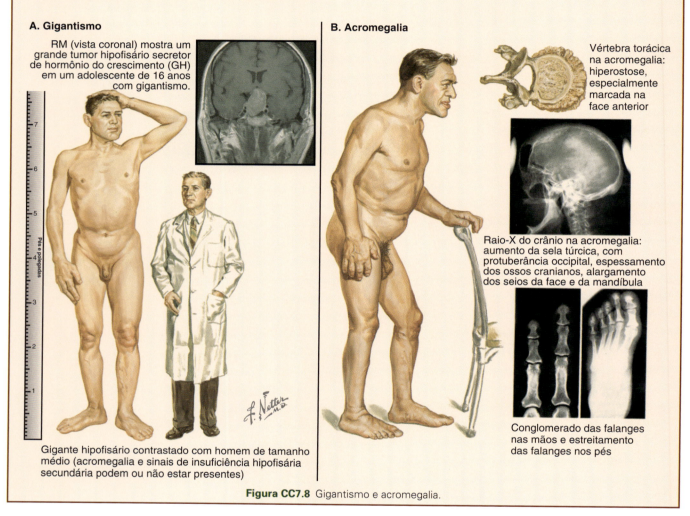

Figura CC7.8 Gigantismo e acromegalia.

Da mesma maneira, as massas musculares ventrais migram ao longo dos lados anteriores dos membros em desenvolvimento para formar os músculos flexores e adutores. No membro superior, as massas musculares dorsais são inervadas por ramos da **divisão anterior do plexo braquial**, como os nervos mediano, ulnar e musculocutâneo. No membro inferior, são inervadas por ramos dos nervos obturador e tibial. Na próxima seção, investigaremos como a inervação da parede do corpo e dos membros se conecta com as estruturas do sistema nervoso central.

No 56º dia de desenvolvimento, o membro superior gira de forma a trazer a ponta do cotovelo (olécrano) posteriormente. É por isso que os extensores do membro superior são posteriores, e os flexores são anteriores. O membro inferior gira na direção oposta para que o joelho (patela) aponte anteriormente. É por isso que os extensores do membro inferior são anteriores, e os flexores são posteriores.

Sinais relacionados ao padrão dos membros

O **fator de crescimento de fibroblastos 8 (FGF8)** é expresso no mesênquima da somatopleura, nos locais onde os brotos dos membros se formarão. À medida que os botões crescem para fora, a extensão mais lateral do broto é chamada **crista epidérmica apical (com)**, onde o FGF8 é expresso. O FGF8 não apenas inicia o desenvolvimento dos membros, mas também mantém o crescimento dos brotos dos membros. Se não for expresso, nenhum membro se formará; se o AER for removido, o membro deixará de crescer; e se os grânulos embebidos em FGF8 forem implantados no momento certo, membros adicionais se formarão nesses locais.

Anteriormente, discutimos como os membros da família de genes Hox são expressos ao longo das vértebras em desenvolvimento e resultam nas diferenças em cada região. Membros da mesma família de genes também estão envolvidos na padronização dos membros. Hox 9 é expresso no ombro e, à medida que o AER cresce para fora para formar o braço, Hox 9 e 10 são expressos. Membros dos genes Hox 9 a 11 são expressos no antebraço e carpos proximais, e Hox 12 é adicionado no carpo distal. Finalmente, no mesênquima que se tornará a mão, os genes Hox 9 a 13 são expressos. Essa expressão diferencial cria as variações entre as regiões do membro superior.

A área mais inferior do broto do membro em crescimento é conhecida como **zona de atividade polarizadora (ZPA)** e expressa uma importante molécula de sinalização, **Sonic Hedgehog (Shh)**. Shh é mais altamente concentrada na área medial da mão, onde o quinto dedo se formará, e menos concentrada na região lateral ao redor do primeiro dedo. Se Shh for colocada experimentalmente na área lateral da mão em desenvolvimento, em vez de um polegar, outro quinto e quarto dedos se formarão. Por outro lado, a remoção do ZPA da mão medial resultará em polegares em ambos os lados da mão em desenvolvimento (Boxe Correlação Clínica 7.9).

Ossificação endocondral

Nas vértebras e nos ossos dos membros, vimos que o mesênquima forma um modelo grosseiro do osso final à medida que o membro se desenvolve (Figuras 7.12 e 7.13). Essas células mesenquimais não são fortes o suficiente para sustentar o corpo da mesma forma que o osso; no entanto, se formássemos ossos mineralizados nesse estágio inicial de desenvolvimento, eles não poderiam crescer com rapidez suficiente para acompanhar o crescimento do corpo. Assim, para fornecer suporte estrutural, juntamente com a capacidade de crescer rapidamente, as células mesenquimais proliferam rapidamente antes de se tornarem cartilagem hialina, que em seguida fará a transição para o osso. Esse processo é chamado

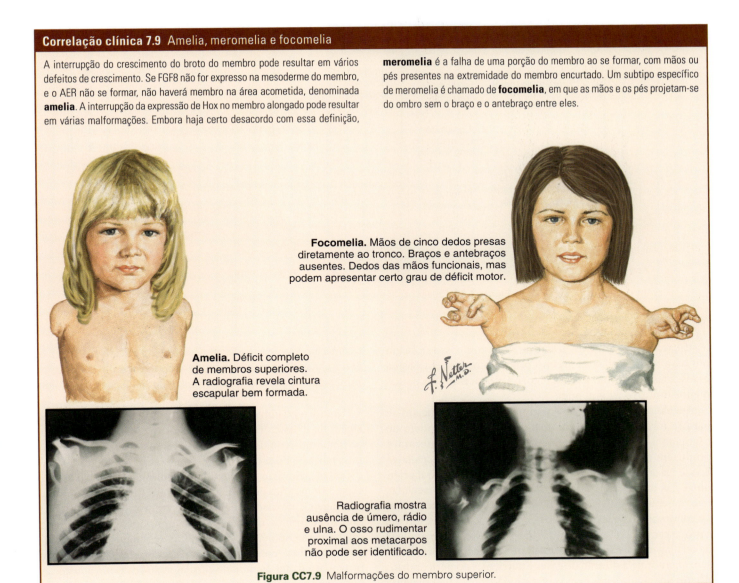

Correlação clínica 7.9 Amelia, meromelia e focomelia

A interrupção do crescimento do broto do membro pode resultar em vários defeitos de crescimento. Se FGF8 não for expresso na mesoderme do membro, e o AER não se formar, não haverá membro na área acometida, denominada **amelia**. A interrupção da expressão de Hox no membro alongado pode resultar em várias malformações. Embora haja certo desacordo com essa definição, **meromelia** é a falha de uma porção do membro ao se formar, com mãos ou pés presentes na extremidade do membro encurtado. Um subtipo específico de meromelia é chamado de **focomelia**, em que as mãos e os pés projetam-se do ombro sem o braço e o antebraço entre eles.

Focomelia. Mãos de cinco dedos presas diretamente ao tronco. Braços e antebraços ausentes. Dedos das mãos funcionais, mas podem apresentar certo grau de déficit motor.

Amelia. Déficit completo de membros superiores. A radiografia revela cintura escapular bem formada.

Radiografia mostra ausência de úmero, rádio e ulna. O osso rudimentar proximal aos metacarpos não pode ser identificado.

Figura CC7.9 Malformações do membro superior.

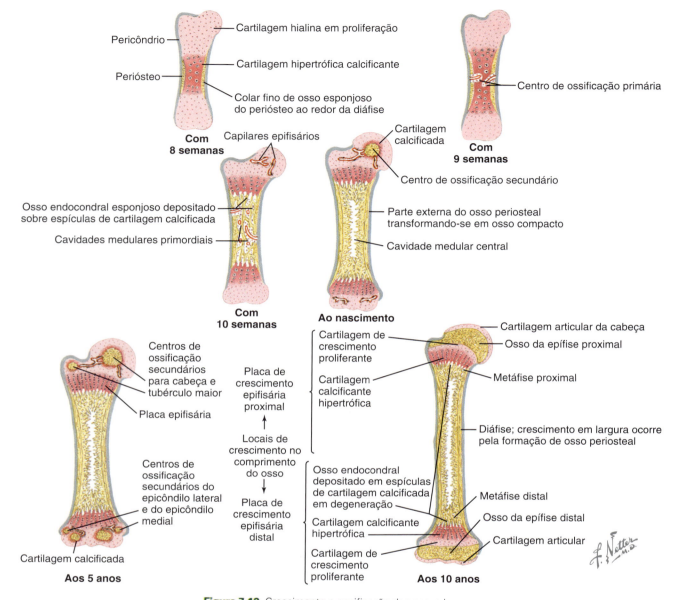

Figura 7.12 Crescimento e ossificação dos ossos longos.

ossificação endocondral; descreveremos como isso se dá em um osso longo típico. O mesmo processo ocorre em outros ossos, mas sua forma irregular torna o processo um pouco menos intuitivo de entender.

As células no modelo mesenquimal do osso diferenciam-se para se tornarem condroblastos, que criam um modelo de cartilagem hialina do osso. Os condrócitos proliferam e produzem matriz extracelular. À medida que uma célula se divide, ela cria um grupo isógeno de células-filhas que se afastam umas das outras à medida que liberam a matriz extracelular (crescimento intersticial), o que faz com que a cartilagem cresça. Os condroblastos que revestem o pericôndrio também se ativam e proliferam (crescimento aposicional). Finalmente, o modelo de cartilagem em expansão torna-se muito grande para receber suprimentos pela difusão de gases e nutrientes do pericôndrio. Alguns dos condrócitos mais centrais hipertrofiam (aumentam)

e começam a secretar fosfatase alcalina para calcificar sua matriz extracelular. O modelo cartilaginoso desenvolve um **colar ósseo** mineralizado ao redor do perímetro de sua haste e abaixo do pericôndrio.

Uma artéria nutriente perfura o colar ósseo e infiltra a cartilagem da diáfise, trazendo células osteoprogenitoras mesenquimais adicionais, que passam a residir na cartilagem mineralizada. Essas células começam a secretar osteoide e criam o **centro primário de ossificação** no meio do **diáfise**. Esse centro de ossificação se expandirá para fora, substituindo a cartilagem por osso à medida que avança. Com o tempo, a porção central da **diáfise** torna-se um pouco oca e hospeda células hematopoiéticas (formadoras de sangue) em sua **cavidade medular**. A ossificação também ocorre nas extremidades proximal e distal do modelo cartilaginoso, com novas artérias perfurando o pericôndrio e criando **centros secundários de**

Capítulo 7 Desenvolvimento do Sistema Musculoesquelético 139

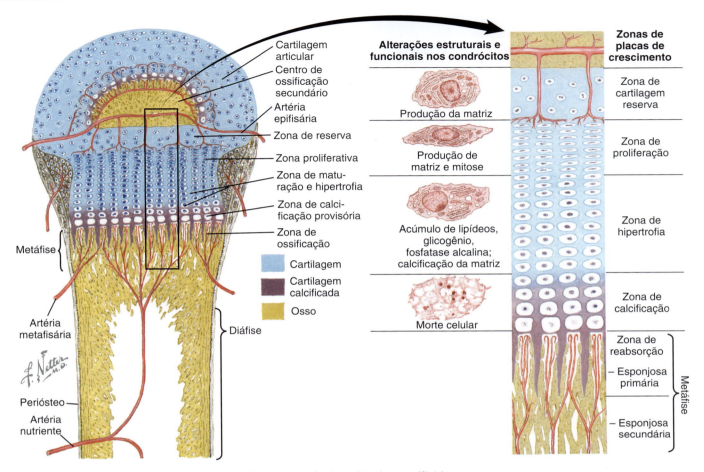

Figura 7.13 Regiões das placas epifisárias.

ossificação durante os primeiros 2 anos de vida. As extremidades dos ossos são chamadas de **epífises**. Conforme a ossificação prossegue, acabam substituindo toda a cartilagem por osso, exceto ao longo das superfícies articulares dos ossos.

À medida que os centros de ossificação primário e secundário se aproximam, uma faixa de cartilagem permanece entre eles. Essa **placa epifisária** (placa de crescimento) é o que permite que nossos ossos se alonguem durante a infância e a adolescência. A região do lado oposto da epífise é chamada de **metáfise**: está ligada à diáfise, mas não contém uma cavidade medular oca. Os condrócitos na placa epifisária se organizam em várias zonas que lhes possibilitam empurrar os centros de ossificação primário e secundário para longe um do outro.

- **Zona de cartilagem de reserva**: essa região está cheia de condroblastos quiescentes que podem se tornar ativos e começar a proliferar.
- **Zona de proliferação:** conforme os condrócitos da zona de reserva da cartilagem se tornam ativos, eles começam a se dividir e a formar grupos lineares e isógenos. É aqui que ocorre o alongamento da placa epifisária
- **Zona de hipertrofia**: conforme os condrócitos entram nessa região, aumentam e liberam fosfatase alcalina
- **Zona de calcificação**: os condrócitos mortos e que estão morrendo estão agora envoltos em matriz extracelular mineralizada

- **Zona de reabsorção**: a cartilagem calcificada é quebrada e substituída por osso à medida que os osteoblastos se movem e começam a liberar osteoide, usando a cartilagem calcificada como estrutura.

Finalmente, a divisão dos condrócitos diminui, os centros de ossificação das epífises e metáfises se encontram e então se fundem para criar um único osso. Nesse momento, o osso atinge seu comprimento total. Diferentes placas epifisárias se fecham em momentos diferentes, mas o processo está praticamente completo no final da adolescência (Boxes Correlação Clínica 7.10 e 7.11). Os sinais hormonais afetam a taxa de proliferação da cartilagem. O GH aumenta a atividade da produção de cartilagem, enquanto o estrogênio diminui a taxa de crescimento e pode fechar a placa epifisária.

Desenvolvimento das articulações

As primeiras condensações mesenquimais no centro de cada broto de membro estão inicialmente todas conectadas. À medida que o membro se alonga, o mesênquima torna-se menos denso nas áreas onde as articulações sinoviais se formarão. O mesênquima mais denso de cada lado dessas áreas se tornará cartilagem e depois osso; o mesênquima frouxo entre os ossos se esvazia para criar o espaço sinovial. A cartilagem hialina permanece ao longo das superfícies articulares do osso e, em algumas

Correlação clínica 7.10 Fraturas de Salter-Harris

Fraturas envolvendo placas de crescimento, chamadas **fraturas de Salter-Harris**, podem ser muito graves, porque a ruptura da placa pode impedir o crescimento subsequente.

- **Fratura de Salter-Harris tipo I:** nenhuma fratura óssea, mas uma lesão por cisalhamento apenas através da placa de crescimento cartilaginosa
- **Fratura de Salter-Harris tipo II:** a linha de fratura passa pela placa de crescimento e por uma porção da metáfise
- **Fratura de Salter-Harris tipo III:** a linha de fratura passa pela placa de crescimento e uma porção da epífise
- **Fratura de Salter-Harris tipo IV:** a linha de fratura passa pela epífise, placa de crescimento e metáfise
- **Fratura de Salter-Harris tipo V:** lesão por esmagamento da placa de crescimento causada por compressão pela epífise e a metáfise. Pode ocorrer sem qualquer fratura óssea
- **Fratura de Salter-Harris tipo VI:** envolve uma fratura por avulsão em um lado, envolvendo metáfise, placa epifisária e epífise. Quando cicatriza, o novo osso forma um ponto de compressão que não cresce. O restante da placa continua crescendo, causando deformação do osso.

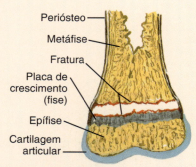

Tipo I. Separação completa entre epífise e diáfise através da cartilagem calcificada (zona de crescimento) da placa de crescimento. Nenhum osso realmente fraturado; periósteo pode permanecer intacto. Mais comum em recém-nascidos e crianças pequenas

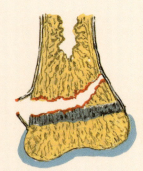

Tipo II. Mais comum. A linha de separação estende-se parcialmente através da camada profunda da placa de crescimento e através da metáfise, deixando a porção triangular da metáfise ligada ao fragmento epifisário

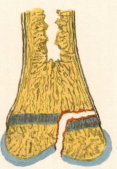

Tipo III. Incomum. Fratura intra-articular através da hepífise, da zona profunda da placa de crescimento para a periferia. Redução aberta e fixação frequentemente necessárias

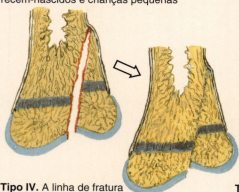

Tipo IV. A linha de fratura estende-se da superfície articular através da epífise, placa de crescimento e metáfise. Se o segmento fraturado não for perfeitamente realinhado com redução aberta, pode ocorrer ponte óssea através da placa de crescimento, resultando em parada parcial do crescimento e angulação articular

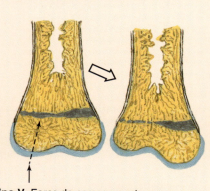

Tipo V. Força de esmagamento grave transmitida através da epífise para a porção da placa de crescimento por estresse de abdução ou adução ou carga axial. Deslocamento mínimo ou inexistente dificulta o diagnóstico radiográfico; a placa de crescimento pode, no entanto, ser danificada, resultando em parada ou encurtamento parcial do crescimento e deformidade angular

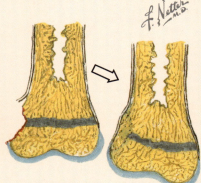

Tipo VI. Porção da placa de crescimento cisalhada ou cortada. A superfície crua cicatriza, formando uma ponte óssea através da placa de crescimento e limitando o crescimento no lado lesionado, com deformidade angular

Figura CC7.10 Lesão da placa de crescimento (classificação Salter-Harris, modificação Rang).

Rótulos (primeira figura): Periósteo; Metáfise; Fratura; Placa de crescimento (fise); Epífise; Cartilagem articular

Correlação clínica 7.11 Fraturas falsas

Como a cartilagem é muito menos densa que o osso, ela permite que os raios X passem por seus tecidos e pode parecer escura nas radiografias. Por causa disso, as radiografias de bebês, crianças e adolescentes podem parecer estranhas, com fragmentos ósseos aparecendo separados do restante dos ossos. Em consequência, os médicos às vezes diagnosticam fraturas erroneamente. De fato, os espaços entre esses centros de ossificação estão cheios de cartilagem que ainda não fez a transição para osso.

articulações, há restos de fibrocartilagem que formam discos articulares ou meniscos (Figura 7.14).

Inicialmente, o revestimento fibroso externo de uma articulação é contínuo com o periósteo dos ossos ossificantes. À medida que o desenvolvimento continua, a camada sinovial vascular dentro da camada fibrosa da cápsula articular se desenvolve e secreta o líquido sinovial verdadeiro. Isso normalmente é concluído no terceiro mês de desenvolvimento; os músculos tornam-se ativos, e o feto começa a se mover (Boxe Correlação Clínica 7.12).

Capítulo 7 Desenvolvimento do Sistema Musculoesquelético   141

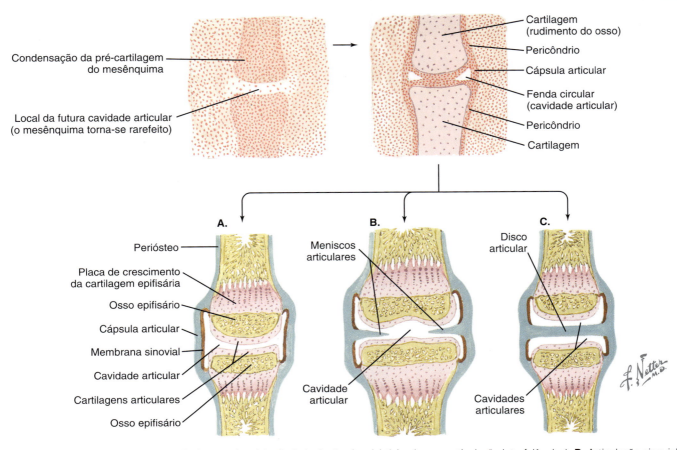

Figura 7.14 Desenvolvimento das articulações sinoviais. **A.** Articulação sinovial típica (p. ex., articulação interfalângica). **B.** Articulação sinovial com menisco (p. ex., joelho). **C.** Articulação sinovial com disco articular (p. ex., articulação esternoclavicular).

Correlação clínica 7.12 Pé torto/*talipes varo*

Se houver muito pouco líquido amniótico no útero ou o feto estiver comprimido (talvez por um irmão compartilhando o útero), ele pode ser incapaz de se mover livremente e ajudar as articulações sinoviais a se desenvolverem nos ângulos corretos. Isso às vezes pode forçar os tornozelos a se desenvolverem em uma posição altamente invertida/supinada, chamada de **pés tortos** ou ***talipes varo***.

Essa condição também pode ocorrer por causas genéticas, não exclusivamente posicionais. Antes da correção cirúrgica, isso causava deformidade por toda a vida. Felizmente, hoje somos capazes de colocar aparelhos nos pés e reconectar os tendões de maneira que possibilite o desenvolvimento adequado dos ossos durante a primeira infância antes de se tornarem totalmente ossificados.

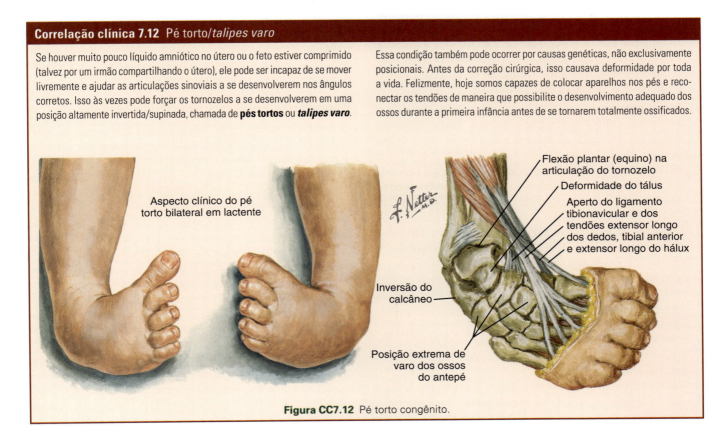

Figura CC7.12 Pé torto congênito.

8

Sistema Nervoso Central em Relação ao Sistema Musculoesquelético

Visão geral

Introdução, 142
Componentes do sistema nervoso central, 142
Diencéfalo: tálamo, hipotálamo e glândula pineal, 147
Mesencéfalo, 149
Metencéfalo – ponte e cerebelo, 150

Mielencéfalo/bulbo, 152
Medula espinal, 154
Fluxo de líquido cerebrospinal, 155
Atividade somatomotora – Inervação motora do músculo esquelético, 155
Cerebelo, 170
Gânglios basais, 176

Introdução

No Capítulo 4, discutimos o sistema nervoso periférico em relação aos compartimentos musculares do corpo. Agora, iremos em outra direção e examinaremos o sistema nervoso central e como ele planeja, executa e edita a atividade motora dos músculos esqueléticos. Também examinaremos como as informações da pele e dos músculos trafegam ao longo dos axônios sensoriais para atingir alvos na medula espinal, no tronco encefálico e no córtex. Reserve um momento e revise os conceitos básicos do sistema nervoso periférico e dos nervos espinais (Figura 8.1). Em seguida, apresentaremos as estruturas do córtex e do tronco encefálico antes de seguir rumo à atividade motora e sensorial em sua totalidade.

- **Raízes anteriores** transportam axônios motores (apenas) da medula espinal para o nervo espinal. Várias pequenas radículas convergem para formar uma única raiz anterior em cada nível espinal
- **Raízes posteriores** transportam axônios sensoriais (apenas) do nervo espinal para a medula espinal. À medida que as raízes se aproximam da medula espinal, elas se dividem em várias pequenas radículas
- **Gânglios da raiz posterior** são os corpos celulares dos nervos sensoriais pseudounipolares que estão na raiz posterior entre o nervo espinal e a medula espinal
- **Nervos espinais** são estruturas motoras e sensoriais combinadas que passam pelos forames intervertebrais da coluna vertebral. Posteriormente, eles se dividem em ramos posterior e anterior
- **Ramos posteriores** transportam axônios motores e sensoriais entre o nervo espinal, os músculos intrínsecos e a pele sobrejacente das costas
- **Ramos anteriores** transportam axônios motores e sensoriais entre o nervo espinal, os músculos e a pele da parede anterior do corpo e dos membros. Os ramos anteriores às vezes formam estruturas nervosas complexas (plexos cervicais, braquiais, lombares e lombossacrais) ou podem permanecer separados (nervos intercostais e subcostais).

Componentes do sistema nervoso central

O sistema nervoso central é derivado do tubo neural e suas várias subdivisões. O telencéfalo torna-se o **córtex cerebral** direito e esquerdo. O diencéfalo desenvolve-se em **tálamo**, **hipotálamo** e **epitálamo**. O mesencéfalo produz (permanece) o **mesencéfalo**. O metencéfalo desenvolve-se em **ponte** e **cerebelo**, enquanto o mielencéfalo produz o **bulbo**. O restante do tubo neural torna-se a **medula espinal**.

Hemisférios cerebrais esquerdo e direito

Os **hemisférios** cerebrais, "o cérebro", são as regiões ampliadas onde ocorre a atividade neural sofisticada e complexa. Costumava-se acreditar que todas as atividades mentais ocorriam uniformemente em todo o cérebro. Posteriormente, estudos detalhados de lesões cerebrais fizeram a opinião dos cientistas oscilar para o extremo oposto; pensava-se que cada função mental estava ligada explicitamente a uma região específica do cérebro. Hoje sabemos que ambas as perspectivas têm certa validade. Atividades mentais específicas, como fala, visão e movimento, estão ligadas a locais nervosos específicos, mas todas essas atividades dependem de conexões com outras regiões para funcionar de maneira ideal. Alguns processos, como a memória, são muito difusos: várias áreas contribuem para a criação de memórias a longo prazo a partir de memórias a curto prazo em funcionamento.

Cada hemisfério cerebral tem cinco **lobos** distintos. Além dos lobos de cada córtex, existem elevações menores, **giros**, na superfície do córtex, bem como ranhuras, sulcos, entre esses giros. A parte externa de cada hemisfério consiste em **matéria cinzenta**, chamada de **córtex**, que é composta por várias camadas

Capítulo 8 Sistema Nervoso Central em Relação ao Sistema Musculoesquelético

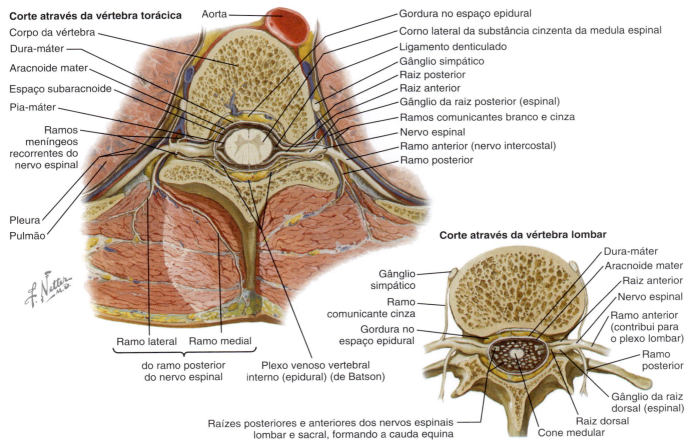

Figura 8.1 Nervos espinais nos níveis torácico e lombar.

de corpos celulares de neurônios e axônios. Abaixo da substância cinzenta está a **substância branca**, composta por grandes feixes de axônios. A matéria branca é "branca" devido às bainhas de mielina gordurosa que envolvem esses axônios. Existem muitas estruturas no sistema nervoso central, e vamos nos concentrar naquelas relacionadas à atividade musculoesquelética e às sensações das costas e dos membros. Começaremos com alguns dos principais pontos de referência no córtex (Figuras 8.2 e 8.3).

- **Sulco interlobar (fissura longitudinal)**: essa grande lacuna separa os hemisférios direito e esquerdo um do outro. Uma grande dobra de dura-máter em forma de foice, a **foice do cérebro**, assenta-se nesse espaço
- **Lobo frontal**: envolvido na função executiva, de autocontrole, personalidade, planejamento motor e início da atividade motora. O ponto mais anterior do lobo frontal é o **polo frontal**
- **Lobo parietal**: onde vários tipos de informação sensorial são interpretados
- **Lobo temporal**: envolvido no processamento auditivo, gerando memória e emoções. O ponto mais anterior do lobo temporal é o **polo temporal**
- **Sulco lateral (fissura Sylviana)**: uma grande fenda que separa os lobos frontal e parietal do lobo temporal
- **Lobo occipital**: recebe e processa a entrada visual da retina. O ponto mais posterior do lobo occipital é o **polo occipital**
- **Lobo insular**: envolvido na audição, fala e percepção de dor. É normalmente coberto pelos lobos temporal, frontal

e parietal. Se a fissura lateral for aberta, o lobo insular pode ser observado.

A partir de uma vista lateral, podemos visualizar as seguintes características do córtex (Figura 8.2).

- **Giro frontal superior, giro frontal médio e giro frontal inferior**: esses três giros estão localizados na face anterolateral do lobo frontal. Eles são separados um do outro pelo **sulco frontal superior** e pelo **sulco frontal inferior**. O giro frontal inferior possui uma região triangular próxima ao polo temporal, que é subdividida em uma parte orbital, uma parte triangular e uma parte opercular
- **Sulco pré-central**: separa os giros frontal superior, médio e inferior do giro pré-central
- **Giro pré-central**: esse giro é o **córtex motor primário** e contém os **neurônios motores superiores (NMS)** que se projetam para os **neurônios motores inferiores (NMI)** dentro do corno anterior da medula espinal. Encontra-se no córtex lateral e no superior, estendendo-se até o aspecto medial superior do córtex
- **Sulco central**: separa o giro pré-central do lobo frontal do giro pós-central do lobo parietal
- **Giro pós-central**: esse giro é o **córtex somatossensorial primário**. As entradas sensoriais de todo o corpo chegam aqui depois de passarem pelos núcleos do tálamo. Corre paralelamente ao giro pré-central e cobre os lados lateral, superior e medial do córtex

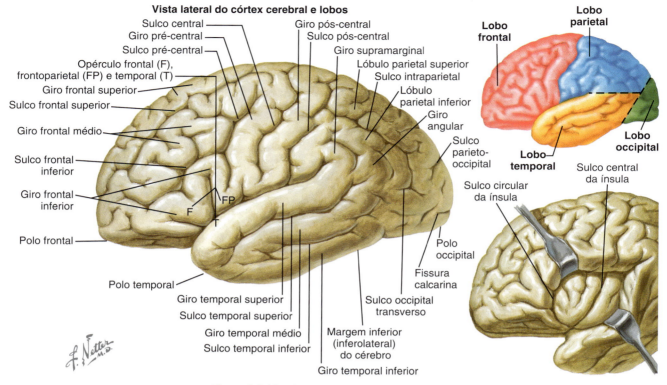

Figura 8.2 Vista lateral do córtex cerebral e lobos.

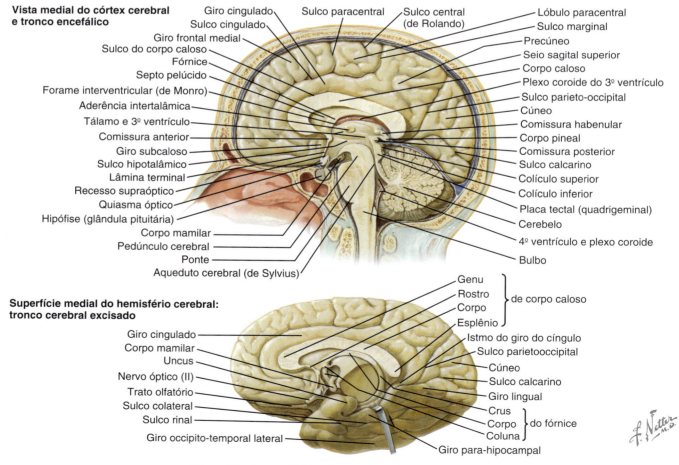

Figura 8.3 Vista medial do córtex cerebral e tronco encefálico.

- **Sulco pós-central**: separa o giro pós-central do restante do lobo parietal
- **Lóbulo parietal superior e lóbulos parietais inferiores**: localizados posteriormente ao giro pós-central e separados entre si pelo sulco interparietal
- **Sulco parieto-occipital**: é pouco visível na face lateral do cérebro, mas é muito mais pronunciado na face medial
- **Giro temporal superior, giro temporal médio e giro temporal inferior**: são observados na face lateral do lobo temporal e são separados entre si pelo sulco temporal superior e pelo sulco temporal inferior.

A partir de uma visão medial do córtex, podemos observar o seguinte (Figura 8.3):

- **Corpo caloso**: a característica mais distinta da incidência medial é essa estrutura maciça em forma de C, localizada na base da fissura longitudinal; é feita de muitos axônios que conectam os hemisférios direito e esquerdo. É côncava inferiormente
    - **Genu**: parte mais anterior do corpo caloso
    - **Rostro**: continua posteriormente a partir do genu, tornando-se rapidamente muito menor. Fica próximo a outro feixe de axônios que passa entre os lados direito e esquerdo do córtex, a comissura anterior
    - **Corpo**: a maior porção do corpo caloso corre no sentido anterior para posterior
    - **Esplênio**: a porção mais posterior do corpo caloso fica logo acima da glândula pineal e do mesencéfalo
- **Fórnice**: esse feixe de axônios se origina na face inferior do lobo temporal e é identificável na vista medial do cérebro, logo abaixo do corpo caloso. Os axônios dentro das duas estruturas não se conectam, mas são unidos por uma fina lâmina de pia-máter, o **septo pelúcido**, que separa os dois ventrículos laterais
- **Giro cingulado**: esse grande giro corre paralelamente ao corpo caloso, cruzando do lobo frontal até o lobo parietal. É separado do corpo caloso pelo **sulco caloso**
- **Giro frontal medial**: esse enorme giro é paralelo ao giro cingulado e é separado dele pelo sulco do cíngulo
- **Lóbulo paracentral**: essa área está localizada na extremidade posterior do giro frontal medial e contém as extensões dos giros pré-central e pós-central. É limitado anteriormente pelo sulco pré-central e posteriormente pelo sulco pós-central; portanto, suas partes anterior e posterior são compartilhadas pelos lobos frontal e parietal, respectivamente. O sulco central pode ser visto em sua face superior, mas não se estende pelo lóbulo.

Estruturas de substância branca do córtex

Comissuras ou **fibras comissurais** passam contralateralmente entre os dois lados do córtex (Figuras 8.3 a 8.5). O **corpo caloso** maciço na face medial do córtex situa-se logo acima do diencéfalo e forma o teto dos ventrículos laterais. Os lobos frontais esquerdo e direito são interligados por axônios que passam pelo genu do corpo caloso; da mesma forma, os lobos occipitais esquerdo e direito conectam-se através do esplênio do corpo caloso.

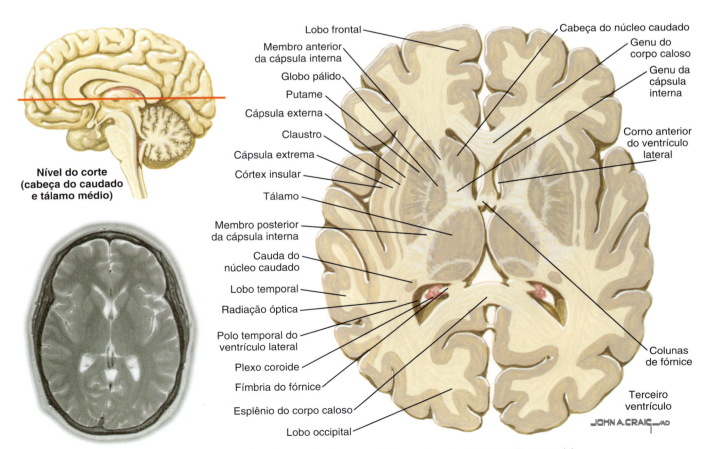

Figura 8.4 Seções horizontais através do prosencéfalo: comissura anterior e tálamo caudal.

Outras comissuras são muito menores do que o corpo caloso.

- **Comissura anterior**: esse feixe conecta partes dos lobos frontal e temporal, bem como os tratos olfatórios
- **Comissura hipocampal**: essas fibras se originam na formação hipocampal do lobo temporal, entram no fórnice e cruzam rumo ao fórnice oposto, criando uma fina lâmina de axônios
- **Comissuras posteriores e habenulares**: esses dois pequenos feixes conectam as estruturas do epitálamo e do tecto mesencefálico.

Projeções ou **fibras de projeção** conectam o córtex a outras regiões do sistema nervoso central. Essas fibras de projeção formam uma grande estrutura em forma de V, chamada de **cápsula interna**. Tem um **membro anterior** entre o núcleo caudado dos gânglios da base, medialmente, e o putame e o globo pálido dos gânglios da base, lateralmente. O **membro posterior** é similarmente pressionado entre o tálamo medialmente e os núcleos lenticulares dos gânglios da base, lateralmente. O **genu** da cápsula interna conecta ambos os membros. Fibras e funções das regiões da cápsula interna:

- **Membro anterior**: contém axônios que trafegam do lobo frontal para a ponte (**fibras frontopontinas**), bem como axônios do tálamo para o lobo frontal (**radiações talâmicas anteriores**)
- **Genu**: contém axônios motores superiores (**trato corticonuclear ou corticobulbar**) dos lobos frontais, particularmente do giro pré-central e áreas próximas, que inervam os NMIs nos núcleos dos nervos cranianos do tronco encefálico
- **Membro posterior**: essa grande estrutura contém axônios motores superiores (**tratos corticospinais**) dos lobos frontais para NMI na medula espinal. As radiações talâmicas centrais contêm axônios que trafegam entre o córtex e o tálamo.

Os axônios das várias **fibras de associação** conectam diferentes partes do córtex entre si ipsilateralmente. As **fibras curtas de associação** formam pequenos feixes que interconectam os giros adjacentes, enquanto as **fibras longas de associação** conectam áreas mais amplamente separadas de cada hemisfério. Existem algumas fibras longas de associação importantes a serem consideradas

- **Fascículo longitudinal superior (arqueado)**: conecta os lobos frontal, parietal e occipital, localizados próximo à superfície do córtex
- **Fascículo occipito-frontal**: conecta os lobos frontal, temporal e occipital
- **Fascículo longitudinal inferior**: conecta os lobos temporal e occipital
- **Fascículo uncinado**: conecta os lobos frontal e temporal anteriormente
- **Cíngulo**: esse feixe de fibras vai do giro do cíngulo (imediatamente superior ao corpo caloso) até o hipocampo no lobo temporal.

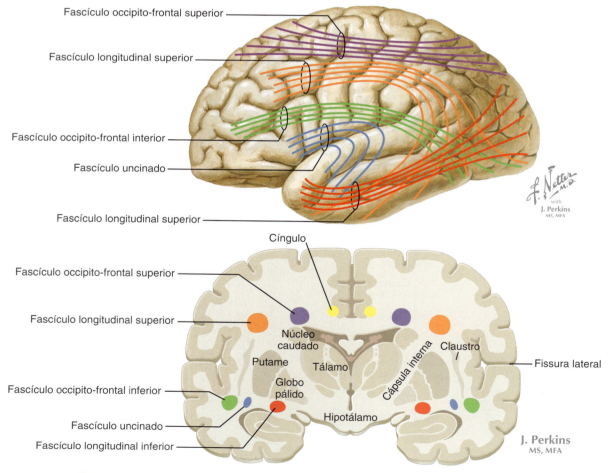

Figura 8.5 Principais feixes de associação cortical: vista do córtex cerebral e tronco encefálico.

Capítulo 8 Sistema Nervoso Central em Relação ao Sistema Musculoesquelético

Diencéfalo: tálamo, hipotálamo e glândula pineal

Tálamo

Os tálamos (Figura 8.6) são estruturas em forma de ovo na extremidade superior do tronco encefálico e são circundados pelos lobos dos hemisférios cerebrais. Atuam como um "painel de comando" para o sistema nervoso central, encaminhando informações sensoriais para diversos outros locais corticais.

Núcleos talâmicos da linha média encontram-se adjacentes ao terceiro ventrículo. Um trato de substância branca em forma de Y, a **lâmina medular interna**, divide o tálamo em **grupos nucleares anterior**, **medial** e **lateral**. Alguns **núcleos intralaminares** estão localizados dentro da própria lâmina. O tálamo lateral é coberto por uma rede difusa de células nervosas, o **núcleo reticular talâmico**, imediatamente medial ao ramo posterior da cápsula interna.

A maioria dos núcleos talâmicos pode ser descrita como **núcleos de retransmissão**, uma vez que recebem impulsos e os encaminham para regiões distintas do córtex. Existem muitos desses núcleos de retransmissão espalhados por todo o tálamo. Listo apenas aqueles que impactam diretamente o sistema musculoesquelético.

- **Ventral lateral** (VL): recebe impulsos dos gânglios da base, um conjunto de neurônios que organizam e iniciam o movimento, bem como os núcleos cerebelares profundos, que são as principais saídas do cerebelo e ajudam a tornar os movimentos suaves e organizados. Os axônios do VL projetam-se para o giro pré-central e áreas pré-motoras do lobo frontal e tendem a estimular a atividade motora
- **Ventral posterolateral** (VPL): esse núcleo recebe impulsos somatossensoriais de tratos aferentes do corpo: lemnisco medial e trato espinhotalâmico. Os neurônios do VPL então projetam-se para as regiões medial, superior e superolateral do giro pós-central do lobo parietal
- **Ventral posteromedial** (VPM): esse núcleo recebe impulsos somatossensoriais dos principais tratos aferentes da cabeça: o lemnisco trigeminal e o trato trigeminotalâmico. Neurônios do VPM então projetam-se para a região lateral do giro pós-central do lobo parietal.

Os **núcleos intralaminares** também atuam para retransmitir informações, mas recebem dados dos gânglios da base e os retransmitem de volta para os gânglios da base e o córtex cerebral. Esse sistema será discutido em detalhes no final do capítulo com o restante dos gânglios da base. O **núcleo reticular talâmico** atua para inibir a atividade de outros núcleos talâmicos.

Hipotálamo e glândula hipofisária

O tálamo e **hipotálamo** são separados um do outro pelo **sulco hipotalâmico** (Figura 8.7). O hipotálamo posterior tem duas grandes protuberâncias que são visíveis na face inferior do cérebro,

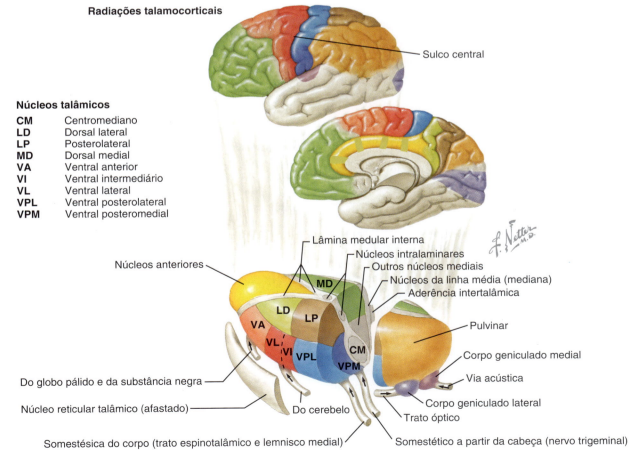

Figura 8.6 Radiações talamocorticais.

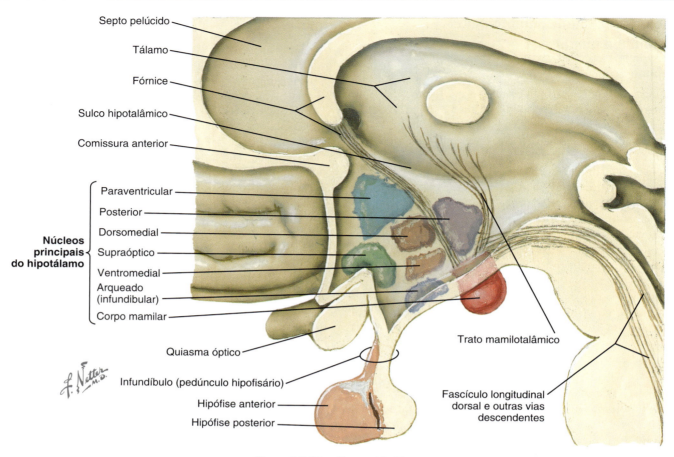

Figura 8.7 Hipotálamo e Hipófise.

os **corpos mamilares**. Imediatamente anterior aos corpos mamilares está a **hipófise**. O hipotálamo e a hipófise estão intimamente ligados ao controle das funções endócrinas que afetam o crescimento, o desenvolvimento sexual e o equilíbrio hídrico.

Os núcleos hipotalâmicos podem ser agrupados (de medial para lateral) em núcleo periventricular, área hipotalâmica medial e área hipotalâmica lateral. No entanto, eles também podem ser agrupados (de anterior para posterior) em área pré-óptica, área anterior (supraóptica), área média (tuberal) e área posterior (mamilar).

O **núcleo paraventricular** e a **área lateral** contêm neurônios que fornecem axônios aos tratos autonômicos descendentes para modular a atividade dos sistemas parassimpático e simpático. As áreas lateral e medial regulam o apetite; as lesões laterais resultam em excesso de saciedade e recusa alimentar, enquanto as lesões mediais causam alimentação insaciável e obesidade. Os núcleos nas áreas anterior e posterior ajudam a regular a vigília; lesões anteriores causam insônia (incapacidade de dormir), e lesões posteriores causam hipersonia (sono persistente). Os núcleos da área anterior e posterior também controlam a termorregulação; lesões anteriores causam hipertermia, e lesões posteriores resultam em um estado de "sangue frio", em que a temperatura corporal oscila com o ambiente externo (Boxe Correlação Clínica 8.1).

A hipófise atua como condutora do sistema endócrino do corpo e, portanto, afeta muitos sistemas. Possui um lobo posterior, que se desenvolve como um crescimento descendente do hipotálamo e permanece funcionalmente ligada a ele. Libera hormônio antidiurético para influenciar o equilíbrio hídrico do corpo, bem como a ocitocina, que estimula a contração uterina e a liberação de leite.

Correlação clínica 8.1 Síndrome de Horner

Síndrome de Horner consiste em pálpebra caída (ptose), pupila persistentemente contraída (miose), vermelhidão, rubor facial e falta de suor (anidrose) no lado acometido. Essa constelação de sinais neurológicos é causada pela interrupção do suprimento nervoso simpático para a cabeça. Isso pode ocorrer perifericamente se a cadeia simpática (paravertebral) ou se os gânglios cervicais superiores estiverem danificados. Também pode ocorrer centralmente se o trato simpático descendente do hipotálamo à medula espinal estiver danificado.

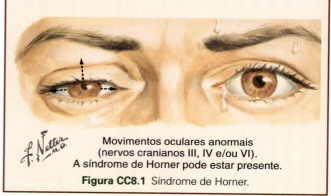

Movimentos oculares anormais (nervos cranianos III, IV e/ou VI). A síndrome de Horner pode estar presente.

Figura CC8.1 Síndrome de Horner.

O lobo anterior da hipófise desenvolve-se a partir do teto da cavidade oral e migra para cima, encontrando o lobo posterior. Libera muitos hormônios que afetam o desenvolvimento reprodutivo, bem como hormônio **tireotrópico**, que estimula a liberação de hormônios da tireoide. O hormônio do lobo anterior com efeito mais direto sobre o sistema musculoesquelético é o hormônio do crescimento (GH), que é liberado por **células somatotrópicas** acidófilas (rosa). O GH promove a liberação do fator de crescimento semelhante à insulina, estimulando o crescimento do músculo esquelético e a divisão das células da cartilagem nas placas epifisárias (de crescimento) dos ossos em desenvolvimento.

Epitálamo

O **epitálamo** (Figura 8.3) situa-se posterossuperiormente ao tálamo e consiste em núcleos habenulares e **glândula pineal**. A última estrutura recebe informações visuais do nervo óptico por neurônios intermediários e ajuda a regular os ciclos sazonais de atividade com base nos níveis de luz ambiente. Muitas vezes desenvolve regiões calcificadas com a idade e pode servir como marco radiográfico. Tem pouco impacto direto no sistema musculoesquelético, então não será mais abordado por enquanto.

Mesencéfalo

O mesencéfalo (Figura 8.8) tem uma **região tegmentar** anterior e um **tecto posterior**, ou "teto", que às vezes também é chamado de **placa quadrigêmea**. O aqueduto cerebral está localizado entre o tegmento e o tecto e é circundado por um tubo distinto de neurônios, a substância cinzenta periaquedutal, que está envolvida na modulação da dor. Algumas estruturas que impactam a função do sistema musculoesquelético são listadas.

Tegmento do mesencéfalo

- **Núcleo oculomotor (nervo craniano III)**: fornece inervação motora para quatro dos seis músculos extraoculares, o reto superior, reto inferior, reto medial e oblíquo inferior, bem como para um músculo da pálpebra superior, o levantador da pálpebra superior
- **Núcleo de Edinger-Westphal (nervo craniano III)**: fornece inervação parassimpática pré-ganglionar ao nervo oculomotor
- **Núcleo troclear (nervo craniano IV)**: fornece inervação motora a um músculo extraocular, o músculo oblíquo superior

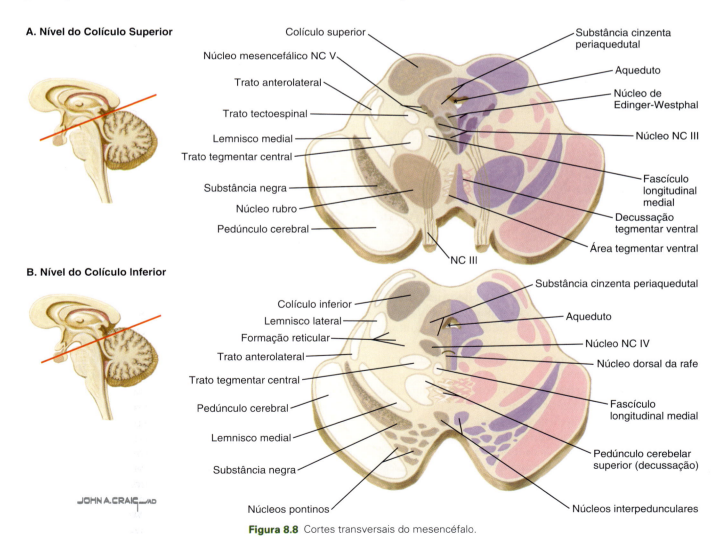

Figura 8.8 Cortes transversais do mesencéfalo.

- **Núcleo trigeminal mesencefálico (nervo craniano V)**: recebe estímulo sensorial proprioceptivo dos dentes e da articulação temporomandibular
- **Núcleo rubro**: observado na porção superior do mesencéfalo, contém NMS que se projetam através do **trato rubroespinal** para inervar (principalmente) os músculos flexores do membro superior. Em humanos, esse trato é secundário ao trato corticospinal lateral mais proeminente
- **Substância negra**: parte dos gânglios da base, que ajudam a planejar e a iniciar o movimento
- **Crus cerebri/pedúnculos cerebrais**: grandes feixes de substância branca que transportam NMS do córtex para a ponte, a medula e a medula espinal. O **trato corticonuclear** fornece NMS para inervar núcleos de nervos cranianos, e axônios do **trato corticospinal** inervam NMI no corno anterior da medula espinal
- **Lemnisco medial**: transmite vibração, propriocepção e sensação de toque fino do corpo para o tálamo VPL
- **Sistema anterolateral (SAL)**: transmite a sensação de dor e temperatura do corpo para locais no tronco encefálico, particularmente o tálamo VPL
- **Decussação dos pedúnculos cerebelares superiores**: são grandes tratos de substância branca que conectam o mesencéfalo ao cerebelo
- **Formação reticular**: uma coleção de núcleos próximos à linha média que estão envolvidos em várias funções, incluindo a vigília.

Tecto do mesencéfalo

- Colículo superior: ajuda a coordenar as respostas do corpo a estímulos visuais
- Colículo inferior: envolvido no processamento de estímulos auditivos.

Metencéfalo – ponte e cerebelo

A **ponte** e a medula situam-se anteriormente ao **quarto ventrículo**, enquanto o **cerebelo** é posterior a ele (Figuras 8.9 e 8.10).

Ponte

- **Núcleos pontinos**: esses corpos celulares de neurônios estão presentes na ponte anterior, a **base pontina**. Seus axônios projetam-se lateral e posteriormente como **fibras pontocerebelares** e criam o pedúnculo cerebelar médio
- **Pedúnculo cerebelar médio**: conecta e transporta axônios da ponte para o cerebelo
- **Núcleo motor do trigêmeo (nervo craniano V)**: fornece inervação motora para os músculos da mastigação e músculos relacionados do primeiro arco faríngeo
- **Núcleo sensorial principal do trigêmeo (nervo craniano V)**: recebe estímulos sensoriais de toque fino da cabeça
- **Núcleo abducente (nervo craniano VI)**: fornece inervação motora a um músculo extraocular, o reto lateral
- **Núcleo motor facial (nervo craniano VII)**: fornece inervação motora para os músculos da expressão facial e os músculos relacionados do segundo arco faríngeo

- **Núcleo salivatório superior (nervo craniano VII)**: fornece inervação parassimpática pré-ganglionar ao nervo facial
- **Núcleos vestibulares e núcleos cocleares (nervo craniano VIII)**: recebem estímulos de equilíbrio e auditivos da orelha interna e os projetam para outros locais do tronco encefálico e do córtex
- **Tratos corticonucleares e corticospinais**: continuam do pedúnculo cerebral do mesencéfalo e trafegam inferiormente, passando entre os núcleos pontinos
- **Lemnisco medial**: transmite vibração, propriocepção e sensação de toque fino do corpo para o tálamo VPL
- **Sistema anterolateral (SAL)**: transmite a sensação de dor e temperatura do corpo para locais no tronco encefálico, particularmente o tálamo VPL
- **Formação reticular**: coleção de núcleos próximos à linha média que estão envolvidos em várias funções, incluindo vigília.

O **cerebelo** está envolvido na coordenação da atividade motora contínua, para torná-la suave e precisa. Suas funções serão descritas em detalhes no final deste capítulo.

- **Folhas**: região externa do cerebelo consiste em muitas pequenas **folhas** que contêm neurônios em sua superfície externa
- **Lóbulos**: quando o cerebelo é cortado no plano sagital, seu núcleo de substância branca tem uma aparência marcante de árvore e é poeticamente chamado de *arbor vitae* ou "árvore da vida". Cada ramo dessa árvore com sua folha associada é chamado de lóbulo
- **Fissuras**: são os espaços que separam os lóbulos adjacentes
- **Hemisférios laterais**: essas grandes estruturas projetam-se lateralmente e são cobertas por folhas. A parte mais inferior e medial de cada hemisfério lateral termina como um lóbulo abaulado logo acima do forame magno, as **amígdalas cerebelares**
- **Verme**: coleção de lóbulos na linha média que atravessa a superfície superior do cerebelo e inferiormente, terminando como o **nódulo**
- **Lobo anterior**: formado pelos lóbulos 1 a 5 do verme e hemisférios laterais
- **Lobo posterior**: formado pelos lóbulos 6 a 9 do verme e hemisfério lateral
- **Fissura primária**: fenda entre os lóbulos no lado superior do cerebelo que separa seus lobos anterior e posterior
- **Flóculo**: flóculo esquerdo e direito se localiza lateralmente ao nódulo no lado anterior do cerebelo. O nódulo e o flóculo são feitos a partir do 10º lóbulo do cerebelo. Eles estão funcionalmente ligados e às vezes são chamados de **lobo floculonodular**
- **Fissura posterolateral**: separa o lobo floculonodular do restante do cerebelo
- **Núcleos cerebelares profundos**: dentro da substância branca do cerebelo estão os quatro núcleos cerebelares profundos, o **denteado**, o **emboliforme**, o **globoso** e o **fastigial**. Estes recebem informações da medula espinal, medula e folha cerebelar; suas saídas passam pelo pedúnculo cerebelar superior para alvos no tronco cerebral. Os circuitos relacionados a esses núcleos serão discutidos mais adiante no capítulo

Capítulo 8 Sistema Nervoso Central em Relação ao Sistema Musculoesquelético

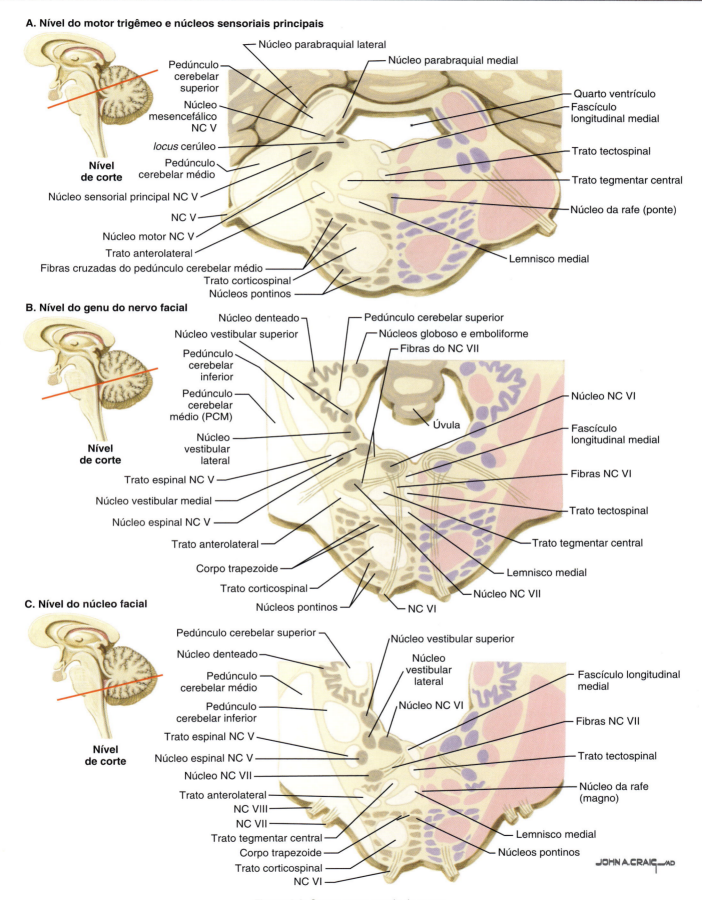

Figura 8.9 Cortes transversais da ponte.

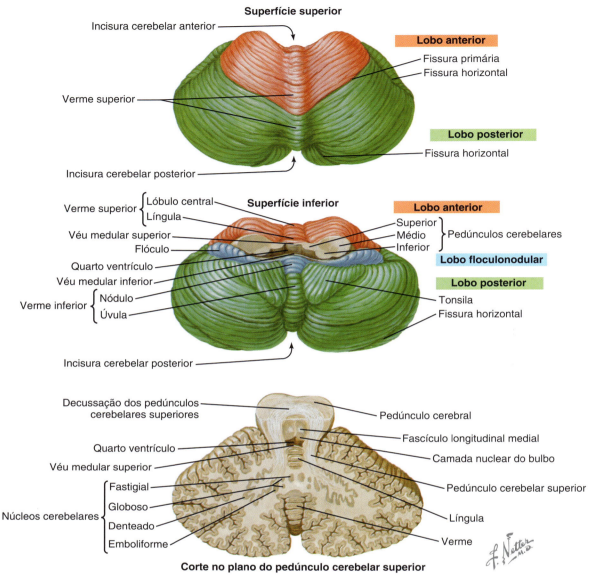

Figura 8.10 Cerebelo.

- **Pedúnculo cerebelar inferior**: conecta a medula ao cerebelo. Contém axônios que trafegam para o cerebelo a partir da medula espinal, o **corpo restiforme**, bem como fibras que conectam o cerebelo aos núcleos vestibulares, o **corpo justarestiforme**
- **Pedúnculo cerebelar médio**: conecta a ponte ao cerebelo e, sem surpresa, contém fibras pontocerebelares que se originam de núcleos pontinos
- **Pedúnculo cerebelar superior**: conecta o mesencéfalo ao cerebelo. Contém principalmente axônios que saem dos núcleos cerebelares profundos que decussam no tegmento do mesencéfalo. Alguns axônios da medula espinal entram no cerebelo através do pedúnculo cerebelar superior.

Mielencéfalo/bulbo

Como a ponte, a medula (Figura 8.11) fica anterior ao **quarto ventrículo** e ao **cerebelo**.

- **Pedúnculo cerebelar inferior**: conecta a medula ao cerebelo
- **Núcleo trigeminal espinal (nervos cranianos V, VII, IX, X)**: recebe informações sensoriais de dor e temperatura da cabeça e partes do pescoço por vários nervos cranianos
- **Núcleo solitário e trato (nervos cranianos VII, IX, X)**: recebe sensação gustativa da língua e estímulos viscerossensoriais dos órgãos do corpo
- **Núcleos vestibulares e núcleos cocleares (nervo craniano VIII)**: recebem estímulos de equilíbrio e auditivos da orelha interna e os projetam para outros locais do tronco encefálico e do córtex
- **Tratos vestibuloespinais**: vários tratos vestibuloespinais se projetam dos núcleos vestibulares para a medula espinal para coordenar o movimento conforme o corpo muda de posição
- **Núcleo motor vagal dorsal (nervo craniano X)**: fornece inervação parassimpática pré-ganglionar ao nervo vago
- **Núcleo ambíguo (nervos cranianos IX e X)**: fornece inervação motora aos músculos do palato, faringe e laringe

Capítulo 8 Sistema Nervoso Central em Relação ao Sistema Musculoesquelético

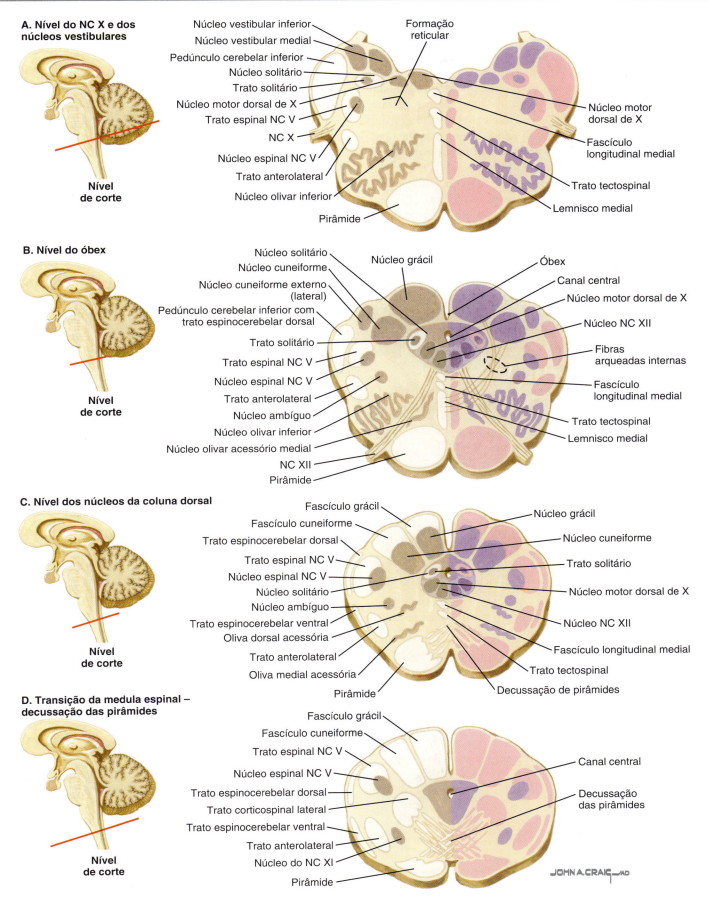

Figura 8.11 Cortes transversais da medula.

- **Núcleo salivar inferior (IX nervo craniano):** fornece inervação parassimpática pré-ganglionar ao nervo glossofaríngeo
- **Núcleo do hipoglosso (nervo craniano XII):** fornece inervação motora aos músculos da língua
- **Pirâmides medulares:** essas grandes estruturas estão presentes na superfície anterior da medula e contêm os axônios do trato corticospinal que trafegam para a medula espinal. A maioria das fibras nessa estrutura decussa para o lado oposto na **decussação piramidal**, pouco antes da transição da medula para a medula espinal
- **Lemnisco medial:** transmite vibração, propriocepção e sensação de toque fino do corpo para o tálamo VPL
- **Sistema anterolateral (SAL):** transmite a sensação de dor e temperatura do corpo para locais no tronco encefálico, particularmente o tálamo VPL
- **Formação reticular:** coleção de núcleos próximos à linha média que estão envolvidos em várias funções, incluindo vigília e atividade motora
- **Núcleo olivar inferior:** localizado lateralmente às pirâmides medulares, essa estrutura transmite informações entre si e o cerebelo

Medula espinal

O interior da medula espinal (Figura 8.12) é feito de corpos celulares nervosos, chamados de substância cinzenta, com o canal central em seu núcleo. A massa cinzenta aparece como uma estrutura grosseiramente similar à forma de borboleta em corte transversal, com as "asas" formadas por um corno anterior e um corno posterior de cada lado.

- **Corno posterior:** contém neurônios sensoriais e interneurônios que se conectam com outras regiões da substância cinzenta espinal
- **Corno anterior:** contém NMIs que projetam seus axônios através das raízes espinais anteriores para inervar o músculo esquelético

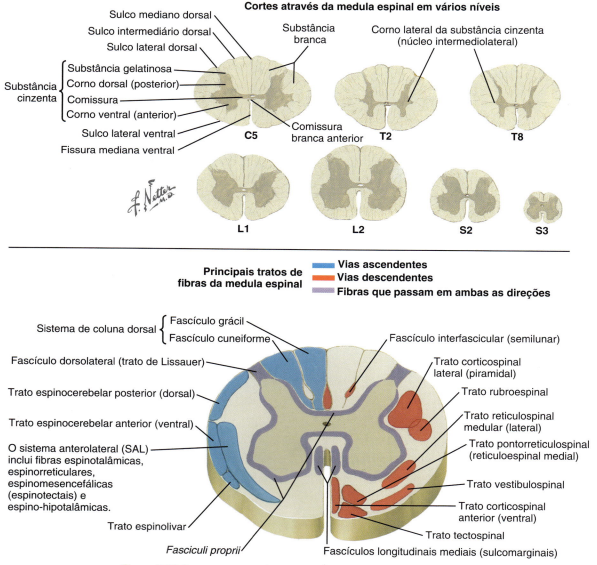

Figura 8.12 Cortes transversais da medula espinal e dos tratos de fibras.

Capítulo 8 Sistema Nervoso Central em Relação ao Sistema Musculoesquelético

- **Zona intermediária**. Contém:
  - **Interneurônios**: presentes em todos os níveis da medula espinal, esses neurônios permitem a comunicação entre diferentes regiões da medula espinal
  - **Núcleo acessório espinal (nervo craniano XI)**: presentes apenas nos níveis cervicais superiores, esses NMI inervam os músculos trapézio e esternocleidomastóideo
  - **Núcleo dorsal de Clarke**: presente dos níveis T1 a L2, projeta o impulso proprioceptivo do corpo para o cerebelo
  - **Coluna de células intermédias laterais**: presente de T1 a L2, fornece axônios simpáticos pré-ganglionares para inervar estruturas viscerais do corpo.

A substância branca na parte externa da substância cinzenta consiste em axônios sensoriais (aferentes) que ascendem rumo ao tronco encefálico ou córtex, bem como axônios motores (eferentes) que trafegam do córtex e tronco encefálico para a substância cinzenta da medula. As grandes regiões de substância branca da medula espinal são chamadas de **colunas** ou **lemniscos** e contêm múltiplos tratos funcionais:

- **Colunas dorsais**: contêm tratos sensoriais ascendentes que transmitem estímulos proprioceptivos, vibratórios e de toque fino (sistema coluna dorsal-lemniscal medial) que fazem sinapse com núcleos na medula
- **Colunas laterais**: contêm tratos motores descendentes para controlar o movimento voluntário (tratos corticospinal lateral e rubroespinal) que fazem sinapse com os nervos do corno anterior. Também contêm tratos sensoriais ascendentes (tratos espinocerebelares dorsais e ventrais) para o cerebelo
- **Colunas anteriores**: a substância branca anteromedial da medula espinal contém tratos motores descendentes (tratos corticospinais anteriores, vestibuloespinais medial e lateral, reticuloespinal e tectoespinal), que fazem sinapse com células nervosas no corno anterior. Mais lateralmente (onde se sobrepõe à coluna lateral) está a SLA, um trato sensorial ascendente que transmite dor, temperatura e toque bruto aos núcleos em várias regiões do tronco encefálico e do tálamo VPL
- À medida que os axônios sensoriais dos gânglios da raiz posterior entram na medula espinal, eles podem ascender brevemente em um trato imediatamente superficial ao corno posterior da medula espinal, chamado **Trato de Lissauer**. Uma vez dentro da medula, os axônios sensoriais podem trafegar para uma das várias colunas de substância branca ou para a substância cinzenta.

A medula espinal está visivelmente aumentada nas regiões que inervam os membros superiores e inferiores, chamadas de **aumentos cervical** e **lombossacral**, respectivamente. Os tratos da substância branca são muito mais espessos na região cervical superior, uma vez que os axônios do trato mais descendente que ainda não atingiram seus alvos na substância cinzenta e quase todos os axônios do trato ascendente já entraram na medula espinal.

Fluxo de líquido cerebrospinal

As células ependimárias que revestem os ventrículos lateral, terceiro e quarto desenvolvem tufos vasculares, chamados de **plexo coroide**. O plexo coroide filtra o sangue para liberar líquido cefalorraquidiano (LCR) (Figura 8.13) que flui dos **ventrículos laterais** através dos **forames interventriculares pareados** (de Monro) para atingir o **terceiro ventrículo**. A partir daí, passa pelo estreito **aqueduto cerebral** para chegar ao **quarto ventrículo**, que está conectado ao **canal central** da medula espinal. Três aberturas na pia-máter que circundam o quarto ventrículo, as duas **aberturas laterais** (de Luschka) e a **abertura mediana** única (de Magendie), possibilitam a saída do LCR do sistema ventricular e envolvem o sistema nervoso central (SNC) dentro do **espaço subaracnóideo** entre a pia-máter e a aracnoide. O LCR no espaço subaracnóideo amortece o cérebro, impedindo-o de impactar ossos próximos durante os movimentos normais. Existem várias **cisternas** ao redor de partes do SNC onde uma quantidade significativa de LCR está presente. A aracnoide estende-se por várias **granulações aracnoides** através da dura-máter no topo da foice do cérebro. Nesse local encontra-se um grande **seio venoso dural** denominado **seio sagital superior**, que drena grande parte do sangue venoso do cérebro e também recebe o LCR que sai por canais microscópicos nas granulações aracnoides. A partir dali, o LCR torna-se parte do plasma sanguíneo (Boxe Correlação Clínica 8.2).

Atividade somatomotora – Inervação motora do músculo esquelético

Os tratos que transportam axônios motores das células nervosas no córtex, mesencéfalo e medula são frequentemente chamados de **tratos motores descendentes**. Esses **neurônios motores superiores** (NMS) trafegam de seus locais de origem através de todas as regiões do tronco encefálico inferiores a estes e, finalmente, atingem a medula espinal, onde fazem sinapse com **neurônios motores inferiores** (NMI) no corno anterior. Depois disso, os NMIs trafegam pelas raízes anteriores, nervos espinais e ramos para inervar os músculos por todo o corpo.

Os NMS que se originam no córtex vêm predominantemente do **giro pré-central** do lobo frontal, embora alguns também venham de giros próximos. Estes são por vezes chamados de **células piramidais gigantes** (são grandes e aparecem em forma de pirâmide quando coradas), e esses tratos corticospinais e corticonucleares são agrupados como os **tratos/sistema piramidal**. O giro pré-central é disposto somatotopicamente, com regiões distintas do corpo representadas em diferentes áreas do giro. A parte mais lateral do giro pré-central, próxima aos lobos insular e temporal, contém NMSs para laringe, língua, face e pescoço. À medida que trafegamos cada vez mais superiormente, o giro pré-central contém NMSs para mãos, antebraço, braço, tórax, abdome, pelve e parte superior da coxa. Conforme o giro pré-central reflete-se no lado medial do córtex (parte anterior do lóbulo paracentral) e, em seguida, mais inferiormente, ele contém NMS para coxa, perna e pé.

Tratos corticospinais

À medida que os axônios do NMS deixam o giro pré-central (Figura 8.14), eles passam primeiro por uma região de substância branca, a **coroa radiada**, antes de se agruparem para

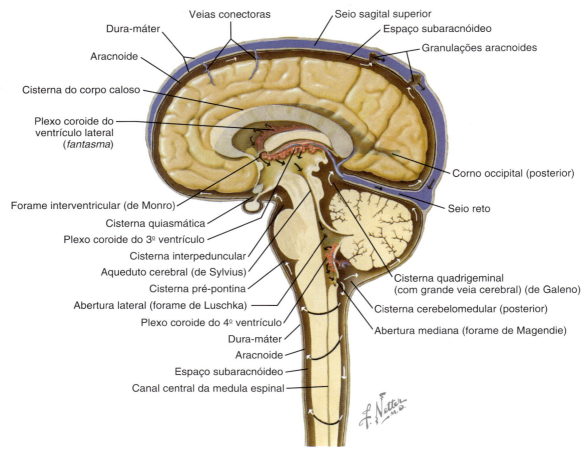

Figura 8.13 Circulação do líquido cefalorraquidiano.

Correlação clínica 8.2 Hidrocefalia

A taxa de produção de LCR pode variar, mas nunca para. Isso pode criar problemas quando a pressão excessiva ou o inchaço fecham parte da via de drenagem do sistema ventricular. Existem várias condições diferentes relacionadas ao fluxo de LCR bloqueado, ou **hidrocefalia**. A hidrocefalia congênita tende a resultar do bloqueio do aqueduto cerebral, fazendo com que os ventrículos lateral e terceiro se expandam tremendamente à medida que o LCR se acumula. Como o crânio ainda não ossificou, isso pode causar a expansão do córtex e do crânio conforme o cérebro empurra os ossos em desenvolvimento.

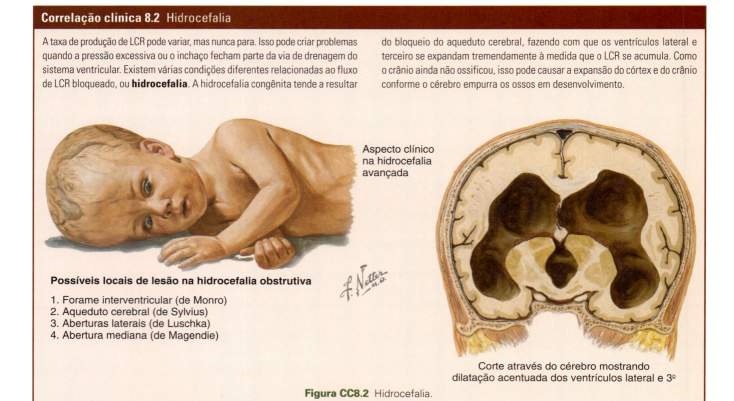

Figura CC8.2 Hidrocefalia.

Capítulo 8 Sistema Nervoso Central em Relação ao Sistema Musculoesquelético

passar pelo **ramo posterior da cápsula interna**. Dentro da cápsula interna, os axônios para o pescoço são mais anteriores, com axônios para o membro superior, tronco e membro inferior localizados cada vez mais posteriormente. Esses axônios então descem pelo **pedúnculo cerebral** do mesencéfalo, **base pontina** e **pirâmides medulares**. Conforme a medula faz a transição para medula espinal, a maioria dos axônios motores superiores cruza a linha média na **decussação piramidal** para formar o **trato corticospinal lateral** contralateral na medula espinal. Um número menor (cerca de 15%) de axônios permanece no lado ipsilateral como **trato corticospinal anterior** dentro dos tratos anteriores da substância branca da medula espinal.

Os axônios do trato corticospinal lateral e anterior descem pelos tratos da substância branca da medula espinal. À medida que atingem o nível da medula onde fazem sinapse, eles "descascam" ou saem dos tratos e fazem sinapse com interneurônios próximos usando o neurotransmissor glutamato. Esses interneurônios fazem sinapse com NMIs no corno anterior usando ácido gama aminobutírico, conhecido pela sigla inglesa GABA (*gamma-aminobutyric acid*) ou glutamato. O trato corticospinal anterior tende a afetar os NMIs que se projetam para os músculos axiais (centrais) das regiões cervical e torácica superior. Estes estão localizados principalmente no lado medial do corno anterior. Os axônios do trato corticospinal lateral afetam os NMIs em todo o corno anterior, fornecendo quase toda a inervação aos músculos dos membros, possibilitando atividade motora controlada com precisão (Boxes Correlação Clínica 8.3 a 8.5).

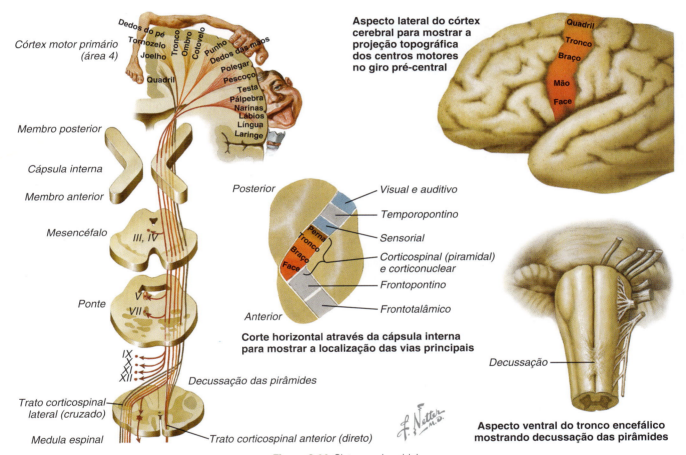

Figura 8.14 Sistema piramidal.

Correlação clínica 8.3 Sinais do neurônio motor superior e sinais do neurônio motor inferior

Danos aos corpos das células nervosas ou axônios de NMS e NMIs causam fraqueza e dificuldade com movimentos voluntários. No entanto, existem características distintas das lesões de NMS ou NMI que possibilitam sua distinção pelos médicos, com dedução do local da lesão.

Os corpos celulares do NMI estão localizados no corno anterior da medula espinal e projetam seus axônios ao longo das raízes anteriores, nervos espinais e ramos posteriores ou anteriores (incluindo os plexos cervical, braquial, lombar e lombossacral) de cada nível espinal para alcançar o músculo esquelético. Se os corpos celulares ou axônios do NMI forem danificados, os músculos que dependem de sua inervação sofrem **paralisia flácida**. Esses músculos são fracos (incapazes de gerar movimento significativo), têm tônus mínimo (tensão de repouso), e suas respostas reflexas serão mínimas ou ausentes. Podem ocorrer fasciculações descoordenadas (espasmos) devido à liberação de cálcio dentro das células, expondo o sítio de ligação da actina com a miosina.

Os corpos celulares do NMS do trato corticospinal lateral estão localizados em grande parte no giro pré-central do córtex. Seus axônios descem pela coroa radiada, cápsula interna, pedúnculo cerebral, pirâmides medulares e tratos laterais da substância branca da medula espinal antes de fazerem sinapse

(*continua*)

Correlação clínica 8.3 Sinais do neurônio motor superior e sinais do neurônio motor inferior (continuação)

com um NMI, muitas vezes por meio de interneurônios intermediários. Se o corpo celular ou axônio do NMS estiver danificado, os músculos inervados pelo seu NMI sofrerão **paralisia espástica**. Os músculos são incapazes de gerar movimentos significativos. No entanto, os músculos acometidos apresentam tônus aumentado (tensos em repouso) e são hiper-reflexivos, respondendo excessivamente ao teste de reflexos. Como os músculos estão tensos, as fasciculações geralmente não estão presentes. Durante a lesão aguda do NMS, pode haver um período de paralisia flácida que é gradualmente substituída por uma paralisia espástica, mais típica do NMS.

A chave para entender esse estranho arranjo é saber que, quando desejamos fazer movimentos intencionais, os NMS despolarizam, fazem sinapse com seus interneurônios e NMI associados, que então despolarizam e iniciam a contração muscular. No entanto, na ausência de despolarização do NMS, os NMS e os interneurônios associados na verdade exercem uma influência inibitória (calmante) sobre os NMIs. Se isso ainda não está claro, acompanhe esta metáfora: pense nos NMSs como um guarda que está patrulhando um prédio. O guarda tem um cachorro, que representa os NMIs, na coleira. Se um ladrão invadir o prédio, o guarda (NMS) sinalizará ao cão (NMI) para atacar e fazer um "movimento significativo" em direção ao ladrão. Se não houver nenhum ladrão presente, o que acontece na maioria das vezes, o guarda exerce então uma influência calmante sobre o cão. Se algum ladrão particularmente cruel atira no cachorro (desculpe-me, querido leitor), então nenhum movimento significativo pode ocorrer (lesão do NMI), e nenhuma atividade motora é possível (paralisia flácida). Se o ladrão atirar no guarda (lesão do NMS), então o cão é solto da coleira e corre sem controle, reagindo exageradamente a tudo ao seu redor (paralisia espástica).

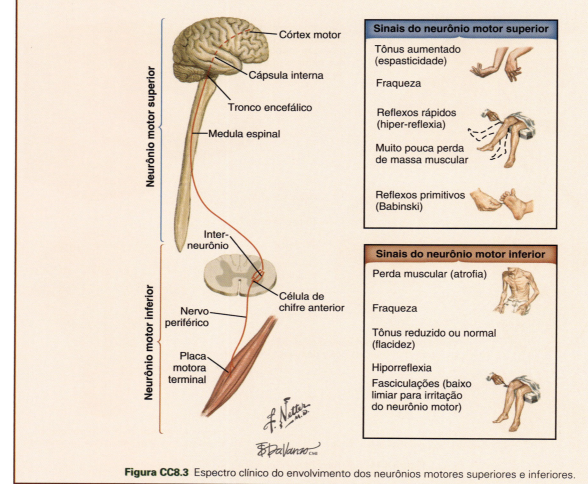

Figura CC8.3 Espectro clínico do envolvimento dos neurônios motores superiores e inferiores.

Correlação clínica 8.4 Classificação de fraqueza motora

A terminologia associada às perdas motoras é confusa. Em geral, a *paralisia* quer dizer alguma forma de disfunção motora que pode incluir fraqueza ou perda total da função. Paralisia significa perda completa da atividade motora voluntária. O sufixo *plegia* tem o mesmo significado, mas é adicionado a outra palavra descritiva para classificar a área da perda (p. ex., hemiplegia significa perda completa da atividade motora voluntária em uma metade do corpo). *Paresia* é usada para denotar fraqueza neurológica de um músculo ou grupo de músculos, mas com alguma função restante.

Correlação clínica 8.5 Doenças do neurônio motor

Existem várias doenças degenerativas que acometem os neurônios motores, como a **esclerose lateral amiotrófica** (ELA), também conhecida como doença de Lou Gehrig. Nessa condição, há degeneração dos neurônios motores superiores e inferiores, mas os sinais do neurônio motor superior podem ser os mais perceptíveis durante o diagnóstico inicial. A **esclerose lateral primária** é outra condição degenerativa que acomete os neurônios motores superiores, enquanto a **atrofia muscular espinal** afeta os neurônios motores inferiores.

Trato corticonuclear (corticobulbar)

Os axônios motores superiores que inervam os músculos da cabeça e parte do pescoço trafegam dentro do **trato corticonuclear (corticobulbar)** (Figura 8.15). Esses axônios não atingem a medula espinal, mas fazem sinapse nos núcleos motores dos nervos cranianos no tronco encefálico e na medula espinal cervical superior. Esses axônios do trato corticonuclear correm ao lado dos axônios que se tornarão os tratos corticospinais, mas trafegam através do **genu da cápsula interna** e deixam o trato à medida que atingem os núcleos motores associados aos nervos cranianos V (trigêmeo), VII (facial), IX (glossofaríngeo), X (vago), XII (hipoglosso) e XI (acessório espinal), nessa ordem. Começaremos pelos núcleos mais inferiores e trabalharemos mais superiormente para que todos os sinais associados a uma lesão desse trato fiquem claros.

Os **núcleos acessórios espinais** estão localizados na medula espinal cervical superior na face lateral da substância cinzenta. Cada um deles projeta axônios do NMI através do nervo acessório espinal ipsilateral (NC XI) para inervar os músculos esternocleidomastóideo e trapézio. O esternocleidomastóideo é inervado bilateralmente (há certa discordância nesse ponto) pelo trato corticonuclear, enquanto o trapézio é inervado por axônios do trato corticonuclear contralateral. Uma **lesão do trato corticonuclear** não causará perda imediata de função para o **esternocleidomastóideo**, mas causará fraqueza ao **músculo trapézio contralateral**. Isso geralmente é testado fazendo com que um paciente eleve o ombro contra alguma resistência.

Os **núcleos hipoglossos** localizam-se no bulbo. Cada um deles projeta axônios pelo nervo hipoglosso ipsilateral para inervar os **músculos da língua**, exceto o músculo palatoglosso. Cada núcleo hipoglosso recebe inervação bilateral do trato corticonuclear, mas os NMIs que inervam especificamente o **músculo genioglosso** (único músculo que estende a língua) são inervados apenas pelo trato corticonuclear contralateral. Isso é importante, pois uma lesão do trato corticobulbar, núcleo hipoglosso ou nervo hipoglosso fará com que a língua se desvie quando o paciente for solicitado a estendê-la. Como o genioglosso é um músculo de "empurrar", o lado fraco é superado pelo lado forte. Uma **lesão do núcleo** ou nervo **hipoglosso** afetará os NMIs e fará com que eles se desviem para o lado ipsilateral lesionado. Uma **lesão do trato corticonuclear** acima do núcleo (antes da decussação) afetará os NMSs e resultará em desvio da língua para longe do lado contralateral lesionado. Isso é acompanhado de fraqueza ao elevar a **ombro contralateral**, pois o **trato corticobulbar** está danificado acima do **núcleo acessório espinal** (Figura 8.16).

O **núcleo ambíguo** está localizado em cada lado do bulbo, e seus NMIs projetam-se para o palato, a faringe e a laringe através dos nervos cranianos IX e X. Cada núcleo ambíguo recebe

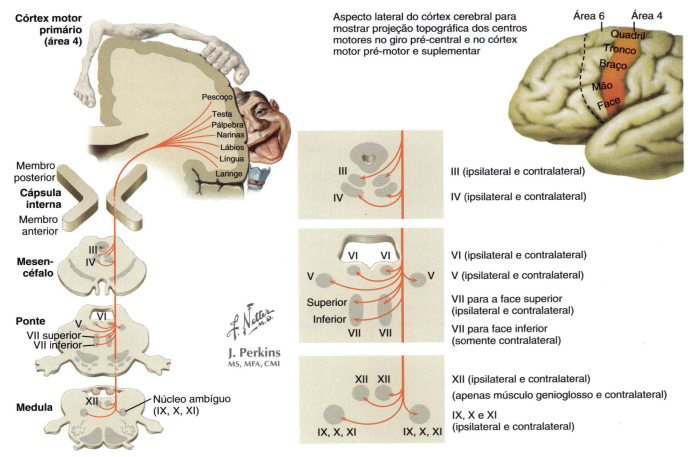

Figura 8.15 Trato corticobulbar.

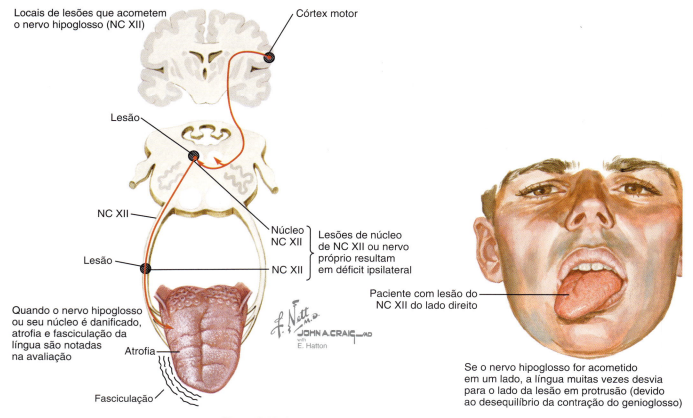

Figura 8.16 Sinais de fraqueza do nervo craniano XII.

inervação bilateral do trato corticonuclear. Por causa disso, uma lesão nesse trato em apenas um lado pode resultar em fraqueza, mas não em perda direta da função de deglutição (disfagia) e fala (disfonia). Entretanto, como a lesão é craniana aos núcleos acessórios do hipoglosso e espinal, resultaria em desvio da língua no sentido oposto do lado lesionado e fraqueza na elevação do ombro contralateral.

Os **núcleos motores faciais** localizam-se no bulbo craniana. Esses NMIs projetam axônios através do nervo facial ipsilateral para inervar os **músculos da expressão facial** e outros músculos associados ao crânio, osso hioide e ossículos. Cada núcleo motor facial recebe inervação do trato corticonuclear contralateral, exceto a seção que se projeta para a fronte, que recebe inervação corticonuclear bilateral. Por causa disso, uma **lesão do trato corticobulbar** craniano ao núcleo facial causará **paralisia dos músculos contralaterais da expressão facial**, exceto a fronte, que é poupada devido à sua inervação bilateral. Entretanto, como a lesão é craniana aos núcleos acessórios do hipoglosso e espinal, resultaria em desvio da língua a partir do lado lesionado e fraqueza na elevação do ombro contralateral.

Os **núcleos motores do trigêmeo** localizam-se na ponte. Esses NMIs enviam axônios ao longo do ramo mandibular ipsilateral do nervo trigêmeo (V3) para inervar os **músculos de mastigação** e outros músculos associados com a mandíbula e ossículos. Cada núcleo motor do trigêmeo recebe inervação bilateral do trato corticonuclear. Por isso, **lesões unilaterais do trato acima do núcleo trigeminal** não eliminarão a capacidade de mover a mandíbula. No entanto, como a lesão é craniana aos núcleos facial, ambíguo, hipoglosso e acessório espinal, os músculos dos dois terços inferiores contralaterais da face (incapacidade de sorrir ou piscar completamente), o trapézio contralateral (fraqueza ao encolher os ombros) e o músculo genioglosso contralateral (a língua se desvia do trato lesionado) terão todos certo grau de **paralisia espástica** (Boxe Correlação Clínica 8.6).

Outros tratos motores descendentes

Os outros tratos motores descendentes são: rubroespinal, vestibulospinal lateral, vestibulospinal medial, reticulospinal e tectospinal. Todos afetam o sistema musculoesquelético, mas não no mesmo grau que os mencionados anteriormente.

- **Trato rubroespinal** (Figura 8.17): esses NMSs se originam na região magnocelular do **núcleo rubro** do mesencéfalo. Seus axônios cruzam para o lado contralateral na **decussação tegmental ventral** do mesencéfalo e descem ao longo dos axônios do trato corticospinal lateral nos tratos laterais da substância branca da medula espinal. Os axônios desse trato fazem sinapse preferencialmente com interneurônios excitatórios que estimulam os NMIs para os músculos flexores do membro superior, enquanto outras fibras estimulam os interneurônios que inibem os NMIs para os músculos extensores. Tem entrada mínima para os membros inferiores, embora um pequeno número de axônios possa atingir a medula espinal lombar

Capítulo 8 Sistema Nervoso Central em Relação ao Sistema Musculoesquelético

Correlação clínica 8.6 Paralisia de Bell versus lesão corticonuclear

Uma lesão do núcleo facial ou do nervo facial resultará em paralisia flácida de todos os músculos ipsilaterais da expressão facial. Isso é conhecido como paralisia de Bell e geralmente ocorre no nervo facial quando sai do forame estilomastóideo. Um paciente acometido será incapaz de sorrir, piscar ou enrugar a testa no lado acometido. No entanto, se todos os músculos da face estiverem paralisados, exceto a testa, isso indica uma lesão do trato corticonuclear contralateral dentro do sistema nervoso central. Um paciente acometido será incapaz de sorrir ou piscar, mas será capaz de enrugar a testa.

Fraqueza facial periférica esquerda VII

Tentativa de fechar o olho resulta em rotação superior do globo ocular, expondo a esclera (fenômeno de Bell), mas sem fechamento da pálpebra

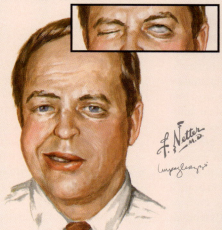

Paciente incapaz de enrugar a testa; a pálpebra cai muito ligeiramente; não consegue mostrar os dentes do lado acometido ao tentar sorrir; e o lábio inferior cai ligeiramente

Fraqueza facial central esquerda

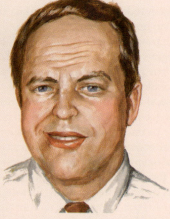

Sorriso incompleto, com achatamento muito sutil do sulco nasolabial acometido; preservação relativa do movimento da sobrancelha e da testa

Figura CC8.6 Distinção entre fraqueza do nervo facial central versus periférico.

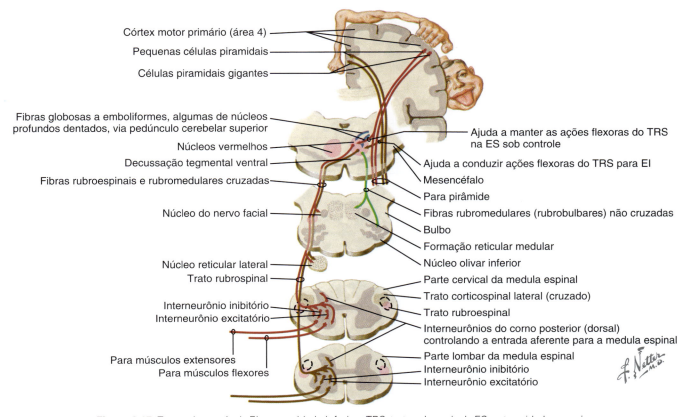

Figura 8.17 Trato rubroespinal. *EI*, extremidade inferior; *TRS*, trato rubrospinal; *ES*, extremidade superior.

- **Tratos vestibuloespinais laterais e mediais** (Figura 8.18): esses NMS originam-se nos núcleos vestibulares da medula
  - Os axônios do trato vestibuloespinal lateral não decussam e descem no fascículo anterior para todos os níveis da medula espinal. Eles fazem sinapse principalmente com interneurônios que inibem NMI para músculos flexores, bem como interneurônios que estimulam NMI para músculos extensores. Isso possibilita que os músculos extensores mantenham o corpo ereto e equilibrado, mesmo em uma superfície instável. Atingem todos os níveis da medula espinal, mas têm maior efeito nos membros inferiores
  - Os axônios do trato vestibuloespinal medial descem bilateralmente (alguns decussam e descem contralateralmente, enquanto outros permanecem ipsilaterais) pela porção medial do fascículo anterior da medula espinal, terminando na região cervical inferior. Fazem sinapse principalmente com os NMIs que inervam os músculos do pescoço. Isso possibilita que os músculos do pescoço respondam automaticamente ao movimento e mantenham a cabeça ereta
  - **Trato reticuloespinal** (Figura 8.19): esses NMS se originam da formação reticular da ponte e da medula sob influência de impulsos corticais. Eles descem (principalmente) pelos tratos anteriores da substância branca da medula espinal, antes de fazerem sinapse com os interneurônios que inervam os NMIs. Esses NMIs tendem a inervar os músculos centrais do tronco e ajudam a manter a postura normal. Os axônios nesse trato, na verdade, tendem a inervar bilateralmente seus NMIs
  - **Trato tectospinal** (Figura 8.20): esses NMSs se originam no **colículo superior** do mesencéfalo. Seus axônios cruzam para o lado contralateral na **decussação tegmental dorsal** do mesencéfalo e descem pelos tratos anteriores da substância branca da medula espinal, antes de fazerem sinapse com os NMIs na região cervical, para coordenar os movimentos entre os olhos e a cabeça (Boxe Correlação Clínica 8.7).

Mielinização e atividade do neurônio motor

Conforme observado no Capítulo 6, uma bainha de mielina faz a despolarização se mover mais rapidamente ao longo de um axônio. Em relação à mielinização dos axônios motores:

- **Fibras A-alfa (Aα)** têm as bainhas de mielina mais espessas e circundam os NMIs que trafegam para as fibras musculares esqueléticas extrafusais. Podem conduzir uma despolarização entre 80 e 120 m/s
- **Fibras A-gama (Aγ)** têm bainhas de mielina menos robustas e circundam os NMIs até as fibras musculares esqueléticas intrafusais dos fusos musculares. Sua velocidade de condução cai vertiginosamente para 15 a 30 m/s
- **Fibras B** têm uma bainha de mielina muito leve e envolvem axônios autônomos pré-ganglionares. A velocidade de despolarização cai para 3 a 15 m/s
- **Fibras C** denotam axônios autonômicos pós-ganglionares não mielinizados, embora ainda sejam cercados por células de Schwann. Sua velocidade de condução é de aproximadamente 0,7 a 2,3 m/s.

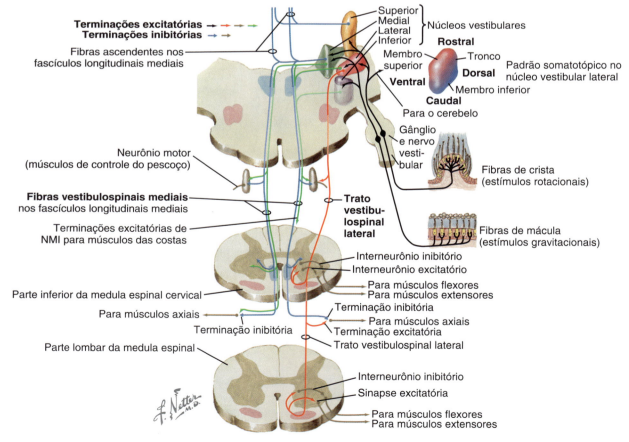

Figura 8.18 Trato vestibulospinal. *NMI*, neurônios motores inferiores.

Capítulo 8 Sistema Nervoso Central em Relação ao Sistema Musculoesquelético

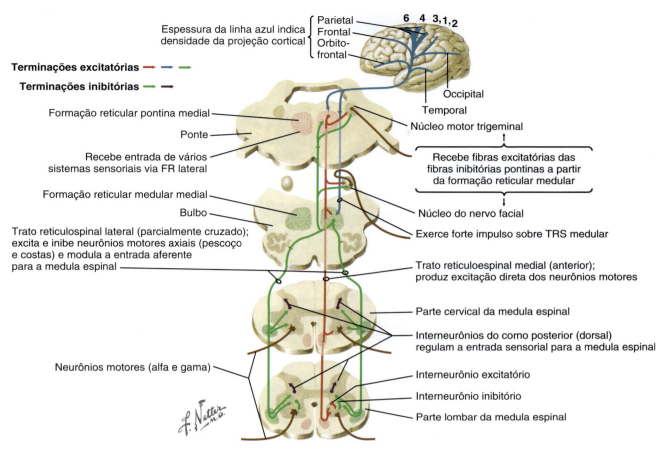

Figura 8.19 Vias reticulospinais e corticorreticulares. *FR*, formação reticular.

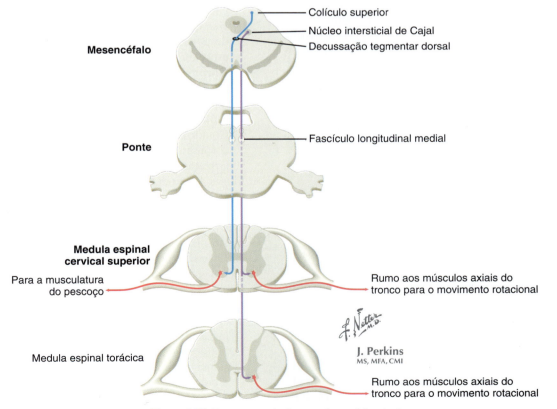

Figura 8.20 Trato tectospinal e trato intersticiospinal

Correlação clínica 8.7 Reflexos posturais

Danos maciços ao sistema nervoso central podem resultar em coma com pacientes fixados em posturas distintas. Estes ocorrem devido à perda de determinados tratos motores descendentes.

Rigidez do flexor (decorticado)

Danos entre o tálamo e o mesencéfalo podem destruir os tratos corticospinais descendentes nesse nível, que controlam o movimento fino dos membros. No entanto, o núcleo rubro e o trato rubroespinal do mesencéfalo permanecem intactos e inervam preferencialmente os flexores do membro superior. Os núcleos vestibulares e os tratos vestibuloespinais da medula superior também estão intactos. O trato vestibulospinal lateral inerva preferencialmente os extensores do membro inferior. Por causa disso, a pessoa acometida terá persistentemente membros superiores **flexionados** e membros inferiores **estendidos**.

Rigidez de extensor (descerebração)

Danos ao tronco encefálico entre o mesencéfalo e a medula rompem os tratos corticospinal e rubrospinal. A partir dali, os tratos vestibulospinais são os únicos neurônios motores superiores que se projetam para os membros superiores e inferiores. Por causa disso, a pessoa acometida persistentemente terá membros superiores **flexionados** e membros inferiores **estendidos**.

Atividade somatossensorial: entrada para o sistema nervoso central da pele e do músculo esquelético

Os tratos nervosos que transportam informações sensoriais da pele e dos músculos esqueléticos são frequentemente chamados de **tratos ascendentes**. Estes começam tipicamente com um receptor sensorial periférico e, em seguida, utilizam uma cadeia de três neurônios para percorrer o trajeto da periferia até seu alvo no córtex. Em algum lugar ao longo do caminho eles decussam através da linha média. Existem dois grandes tratos somatossensoriais: a **coluna dorsal/trato lemniscal medial** e o **sistema anterolateral**. À medida que acompanhamos os detalhes desses tratos, preste atenção especial à localização dos três corpos celulares dos neurônios (denominados neurônios de primeira, segunda e terceira ordem) ao longo da cadeia e o local da decussação. Tais detalhes são responsáveis pelas manifestações clínicas observadas quando esses tratos são danificados.

Receptores sensoriais periféricos

A sensação começa com os receptores dentro dos tecidos do corpo. Vamos nos concentrar em sua presença no sistema musculoesquelético, mas observe que os receptores sensoriais também são encontrados nos órgãos de outros sistemas, ainda que possamos não ter consciência desses estímulos. Existem várias maneiras de classificar os receptores sensoriais (Figura 8.21), mas começaremos por classificá-los de acordo com a espessura de suas bainhas de mielina e sua velocidade de despolarização correspondente.

- **Fibras A-alfa (Aα)**: bainha de mielina mais espessa, despolariza a aproximadamente 80 a 120 m/s
  - **Fibras do fuso muscular**: foram descritos no Capítulo 6. Em resumo, as **fibras intrafusais** desses receptores são encontradas encapsuladas dentro das **fibras extrafusais** do músculo sobrejacente. Elas detectam a tensão e

desencadeiam um aumento em tônus muscular à medida que o alongamento é aplicado às fibras musculares intrafusais e extrafusais
  - **Órgãos tendinosos de Golgi**: foram descritos no Capítulo 6. Em resumo, esses receptores são frequentemente encontrados na junção músculo-tendão. Eles tornam-se ativos quando alongamento intenso é aplicado ao tendão. Eles então desencadeiam uma diminuição no tônus do músculo alongado para evitar danos ou avulsão
- **Fibras A-beta (Aβ)**: bainhas de mielina relativamente espessas; despolarizam a aproximadamente 35 a 75 m/s
  - **Corpúsculos de Meissner**: esses receptores de **toque fino** são particularmente bons em detectar o contato de baixa frequência e a discriminação de dois pontos em áreas como os dedos, as palmas das mãos, a planta do pé e os lábios. Elas são **fásicas**, o que significa que respondem no início e no final de um estímulo, mas não respondem durante o período sustentado do estímulo. São encontradas nas papilas dérmicas que fazem interface com as cristas da epiderme. As células de Schwann que circundam o axônio sensorial dão a toda a estrutura uma aparência retorcida, semelhante a um tornado
  - **Discos/células de Merkel**: esses pequenos receptores celulares são encontrados na camada mais profunda da epiderme. Cobrem uma pequena área e detectam mudanças em pressão. Despolarizam-se de maneira **tônica**, permanecendo ativos durante toda a duração de um estímulo
  - **Órgão terminal/corpúsculos de Ruffini**: esses receptores consistem em uma rede ramificada de extremidades axônicas contidas em uma cápsula perfurada por fibras de colágeno da derme circundante. À medida que a derme circundante é esticada, as fibras de colágeno transportam essa deformação para o corpúsculo de Ruffini. Estes despolarizam mais fortemente no início e no final do estímulo do estiramento de maneira fásica
  - **Corpúsculos de Pacini**: esses grandes receptores são encontrados nas regiões mais profundas da derme ou hipoderme e possuem camadas em corte transversal com múltiplas lamelas circundando o axônio sensorial. Conforme **vibração** ou **pressão profunda** atingem esses corpúsculos, eles deformam as lamelas e causam despolarização de maneira fásica
- **Fibras A-delta (Aδ)** (levemente mielinizadas, 5 a 30 m/s) e **fibras C** (não mielinizadas, 0,5 a 2 m/s) estão associadas a **terminações nervosas livres**. As terminações nervosas livres são encontradas na epiderme e envolvem os folículos pilosos. Eles despolarizam em resposta ao movimento. As entradas das terminações nervosas livres podem ser interpretadas como **toque fino** (incluindo folículos capilares), **calor**, **frio** ou **nocicepção** (**dor**)
  - **Toque fino**: algumas terminações nervosas livres na epiderme respondem a pequenas mudanças na deformação do tecido circundante. Esses estímulos são transmitidos por fibras A-delta ou C. Os estímulos dos nervos associados aos folículos pilosos são transportados mais rapidamente pelas fibras A-beta e atuam de forma fásica
  - **Receptores de calor**: respondem a temperaturas entre 30°C e 45°C com despolarização mais frequente conforme

Capítulo 8 Sistema Nervoso Central em Relação ao Sistema Musculoesquelético

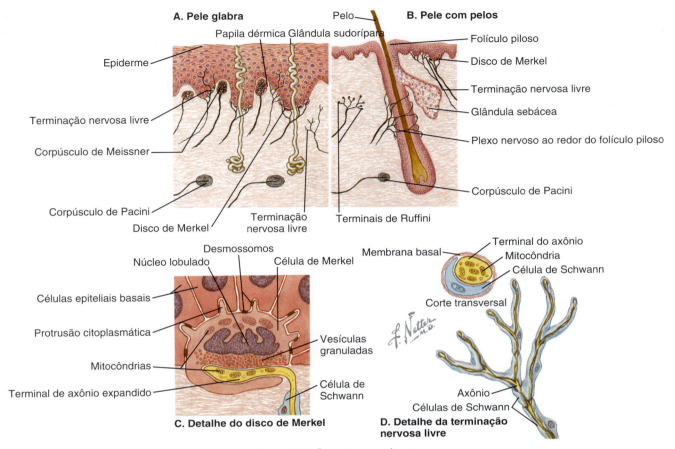

Figura 8.21 Receptores cutâneos.

seu limite superior se aproxima. Esses estímulos são principalmente (mas não exclusivamente) transmitidos pelas fibras C
- **Receptores de frio**: respondem a temperaturas entre 20°C e 35°C com despolarização mais frequente em torno de 25°C. Calor extremo (> 45°C) também causa despolarização desses receptores. Esses estímulos são transmitidos principalmente por fibras A-delta
- **Receptores nociceptivos (dor)**: respondem a intensos estímulos mecânicos (penetrantes ou contundentes), térmicos ou químicos e são interpretados como dor pelo SNC. Esses estímulos são transmitidos pelas fibras A-delta e C. Observe que o estímulo extremamente intenso de qualquer receptor pode ser interpretado como dor pelo SNC.

Colunas dorsais/sistema lemniscal medial

Este trato sensorial (Figura 8.22) possui axônios ascendentes através de duas estruturas da substância branca, as colunas dorsais e o lemnisco medial, que lhe conferem seu nome. Transmite vibração, toque fino e estímulo proprioceptivo ao SNC. O trajeto das colunas dorsais/lemniscal medial (CDLM) procede da seguinte maneira.

1. Alterações na pele ou nos músculos são detectadas pelos corpúsculos de Pacini (vibração), corpúsculos de Meissner, discos de Merkel, órgãos terminais de Ruffini (toque fino), órgãos tendinosos de Golgi e fibras do fuso muscular (propriocepção).

2. A despolarização ocorre ao longo do axônio de cada receptor sensorial da periferia em direção à medula espinal. Esses axônios trafegam como parte dos nervos periféricos dos ramos posteriores, ramos anteriores e seus vários plexos.
3. Os corpos celulares, **neurônios de primeira ordem**, desses neurônios estão localizados nos **gânglios da raiz posterior** ao longo de cada lado da coluna vertebral. Estes são axônios pseudounipolares, de modo que a despolarização continua passando pelo gânglio sem fazer sinapse e entra na medula espinal.
4. Os axônios trafegam medialmente e entram nas **colunas dorsais (posteriores)** da medula espinal.
5. Os axônios dos níveis coccígeo, sacro, lombar e torácico inferior (membros inferiores e tronco inferior) formam a mais medial das duas colunas, o **fascículo grácil**.
6. Os axônios dos níveis torácicos superiores e cervicais (tronco superior e membros superiores) formam uma coluna próxima, porém distinta: o **fascículo cuneiforme**.
7. Os axônios que entram no fascículo grácil ou cuneiforme ascendem pelos níveis remanescentes da medula espinal até atingirem a medula inferior, onde se encontram e fazem sinapse com **neurônios de segunda ordem** localizados no **núcleo grácil** e no **núcleo cuneiforme**, respectivamente.
8. Os axônios que se projetam dos núcleos grácil e cuneiforme estendem-se anteriormente e decussam para alcançar o lado oposto, formando **fibras arqueadas internas**.

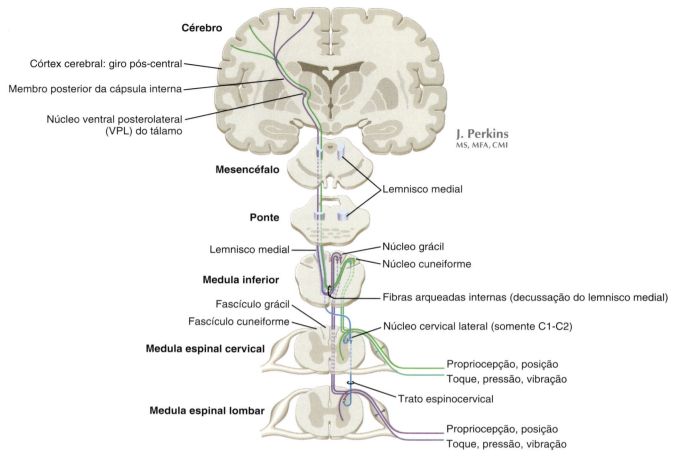

Figura 8.22 Sistema somatossensorial: o sistema da coluna dorsal e as modalidades epícritas.

9. Após a decussação, os axônios dos núcleos grácil e cuneiforme ascendem pelo restante do tronco encefálico como **lemnisco medial**. O lemnisco medial é disposto somatotopicamente ao longo de seu comprimento. Na medula, está localizado muito próximo à linha média com axônios que representam os pés, anteriormente, e a parte superior do corpo, posteriormente. Na ponte, está localizado abaixo do tegmento, seu eixo gira em 90°, com os pés representados lateralmente, e a parte superior do corpo, medialmente. No mesencéfalo, ele gira alguns graus a mais, com axônios representando os pés localizados posterolateralmente, e a parte superior do corpo, anteromedialmente.
10. Os axônios do lemnisco medial fazem sinapse com **neurônios de terceira ordem** no **núcleo talâmico ventral posterolateral (VPL)**.
11. Os axônios do VPL estendem-se superiormente através do córtex via **ramo posterior da cápsula interna**, a **coroa radiada**, chegando finalmente ao **giro pós-central do lobo parietal** (assim como em algumas áreas próximas). O giro pós-central também é organizado somatotopicamente, de maneira muito semelhante ao giro motor pré-central. Os axônios que representam a genitália, os pés e a perna projetam-se para os neurônios no lado medial do giro, da coxa e da pelve mais superiormente; tronco, membros superiores, pescoço e cabeça continuam mais lateralmente até o final do giro pós-central.

Lesões do sistema CDLM se manifestam como perda do toque fino (discriminação de dois pontos), vibração e sensação proprioceptiva. Esse trato decussa na medula inferior; portanto, lesões no trato abaixo desse nível causam perdas sensoriais ipsilaterais (as fibras não cruzaram), enquanto lesões no trato acima desse nível causam perdas contralaterais (as fibras cruzaram).

Sistema anterolateral

Esse sistema sensorial ascendente (Figura 8.23) consiste em vários tratos paralelos (tratos espinorreticular, espinomesencefálico, espino-hipotalâmico, espinotalâmico) que transmitem sensação de dor e temperatura da periferia para uma variedade de alvos no SNC. Essa amplitude de alvos ajuda a explicar por que a dor nos afeta de tantas maneiras diferentes. Neste texto, vamos nos concentrar no **trato espinotalâmico**, que transmite estímulos de dor e temperatura ao tálamo e ao córtex, possibilitando a percepção consciente dessas sensações. A via seguida pelos axônios da ELA procede da seguinte maneira.

1. As terminações nervosas livres detectam alterações na pele relacionadas a calor, frio, dor e certo toque fino.
2. A despolarização ocorre ao longo do axônio de cada receptor sensorial, da periferia em direção à medula espinal. Esses axônios trafegam como parte dos nervos periféricos dos ramos posteriores, ramos anteriores e seus vários plexos.

Capítulo 8 Sistema Nervoso Central em Relação ao Sistema Musculoesquelético

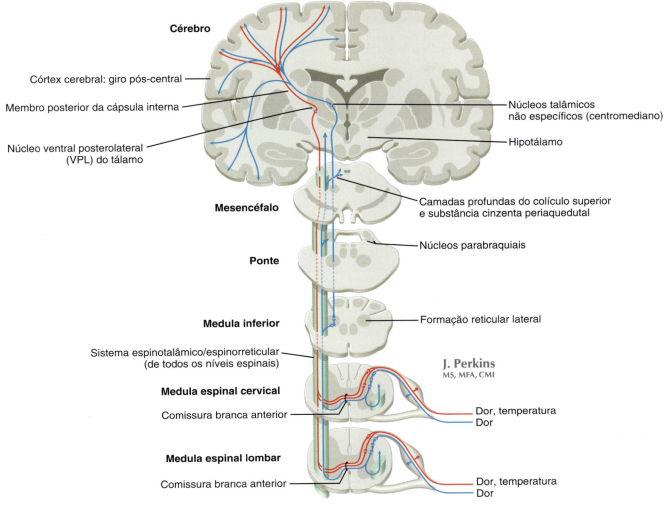

Figura 8.23 Sistema somatossensorial: os sistemas espinotalâmicos e espinorreticulares e modalidades protopáticas.

3. Os corpos celulares desses neurônios, **neurônios de primeira ordem**, estão localizados nos **gânglios da raiz posterior** ao longo de cada lado da coluna vertebral. Estes são axônios pseudounipolares, de modo que a despolarização continua além do gânglio sem fazer sinapse e entra na medula espinal.
4. Após uma curta ascensão no trato posterolateral (de Lissauer), os axônios trafegam medialmente e entram no **corno posterior** (substância cinzenta) da medula espinal e fazem sinapse com os **neurônios de segunda ordem** ali localizados, especificamente na **substância gelatinosa** do corno posterior.
5. Os axônios que saem dos neurônios de segunda ordem trafegam anterior e medialmente, decussando para o lado oposto e passando pela **comissura branca anterior** da medula espinal. Observe que os axônios geralmente sobem aproximadamente dois níveis espinais durante o processo de decussação.
6. Após a decussação, os axônios unem-se ao SLA no feixe de substância branca anterior e lateral da medula espinal. Eles permanecem nesse feixe até atingirem alvos na formação reticular e no mesencéfalo, hipotálamo e tálamo.
7. Os axônios do trato espinotalâmico fazem sinapse com **neurônios de terceira ordem** no **núcleo talâmico do VPL**.
8. Os axônios do VPL estendem-se superiormente pelo córtex via **ramo posterior da cápsula interna**, a **coroa radiada**, chegando finalmente ao **giro pós-central do lobo parietal** (assim como em algumas áreas próximas). O giro pós-central também é organizado somatotopicamente. Os axônios que representam a genitália, os pés e a perna projetam-se para os neurônios no lado medial do giro, coxa e pelve mais superiormente; tronco, membros superiores, pescoço e cabeça continuam mais lateralmente até o final do giro pós-central.

Lesões do sistema SLA se manifestam como perda da sensação de dor e temperatura. Esse trato decussa continuamente em todos os níveis da medula espinal. Portanto, a lesão desse trato sempre causará lesões contralaterais, já que os axônios não se unem a ele até depois da decussação. A lesão na comissura branca anterior da medula espinal causa perda bilateral da sensação de dor e temperatura, mas apenas nos níveis que estavam ativamente decussando na área danificada (Boxes Correlação Clínica 8.8 a 8.10).

Correlação clínica 8.8 Lesões da medula espinal

Danos à medula espinal podem causar vários sinais neurológicos; aqui estão alguns dos mais proeminentes que podem ser analisados durante uma avaliação neurológica.
- Danos ao trato corticospinal lateral causam paralisia espástica ipsilateral abaixo da lesão
- A lesão do CDLM causa perda ipsilateral da vibração, propriocepção e sensação de toque fino abaixo da lesão
- A lesão do SLA causa perda contralateral da sensação de dor e temperatura abaixo da lesão
- Danos ao corno anterior da medula espinal causam paralisia flácida ipsilateral no nível que foi danificado
- Danos ao corno posterior da medula espinal causam perda ipsilateral da sensação de dor e temperatura no nível que foi danificado
- A lesão da comissura branca anterior causa perda bilateral da sensação de dor e temperatura nos níveis que estavam em decussação na área danificada

Lesão do cordão transverso
A transecção completa da medula espinal rompe os tratos ascendente e descendente, bem como a substância cinzenta nesse nível. Todos os níveis abaixo da lesão sofrem paralisia espástica (devido à perda bilateral do trato corticospinal lateral), bem como perda de toda a sensibilidade (destruição bilateral do SLA e CDLM). Devido à ascensão dos axônios sensoriais no trato de Lissauer, e à medida que os axônios da ELA ascendem durante sua decussação, os sinais podem se manifestar 1 a 2 níveis espinais abaixo da lesão real. Paralisia flácida bilateral (devido à destruição dos cornos anteriores) no nível lesionado pode ser percebida.

Lesão de hemicórdio/síndrome de Brown-Sequard
A destruição de metade da medula espinal resulta em uma constelação única de sinais neurológicos que podem ocorrer durante lacerações que penetram o canal espinal pelo lado posterior. Os processos espinhosos geralmente mantêm esse trauma isolado a um lado. A paralisia espástica (trato corticospinal lateral), bem como a perda de vibração, propriocepção e sensação de toque fino (CDLM) são observadas ipsilateralmente em todos os níveis abaixo da lesão, uma vez que esses tratos decussam na medula. A perda da sensação de dor e temperatura (SLA) será notada contralateralmente abaixo da lesão, uma vez que esse trato decussa logo após entrar na medula espinal e antes de se unir ao SLA no fascículo anterior. A destruição dos cornos posterior e anterior da medula espinal resulta em perda da sensação de dor e temperatura ipsilateral e paralisia flácida ipsilateral no nível lesionado, respectivamente.

Lesões centrais da medula
Essas lesões começam no canal central da medula espinal e se expandem para fora. Uma causa frequente dessa condição é a siringomielia na medula cervical. Isso ocorre quando a pressão no LCR faz com que o canal central se expanda para fora. Inicialmente, isso comprime a comissura branca anterior, causando perda bilateral da sensação de dor e temperatura nos níveis acometidos. A versão típica disso estende-se até os níveis C4, criando uma distribuição de "capa" de sinais de SLA bilateralmente na parte superior dos ombros. Se a lesão continuar a se expandir e comprometer outras estruturas, pode causar paralisia flácida nos níveis acometidos (corno anterior), paralisia espástica em todos os níveis abaixo da lesão (trato espinal cortical lateral), perda de vibração, propriocepção e toque fino (CDML) abaixo da lesão e, finalmente, perda da sensação de dor e temperatura abaixo do nível acometido (SLA). Como esses tratos não são obliterados, certa função pode permanecer.

Síndrome da medula posterior
As lesões nessa região podem ser decorrentes de bloqueio das artérias espinais posteriores, *tabes dorsalis* (associada à sífilis terciária) ou deficiência de vitamina B12. Há perda de propriocepção, vibração e toque fino bilateralmente abaixo do nível acometido (CDML). Se a lesão for especialmente grande, também pode haver pouca perda da sensação de dor e temperatura (corno posterior) no nível acometido, e lesões ainda maiores podem causar paralisia espástica abaixo do nível acometido (trato corticospinal lateral).

Síndrome da medula anterior
As lesões nessa região podem ser decorrentes de bloqueio das artérias espinais anteriores ou trauma, como fratura do corpo vertebral. Essas lesões geralmente causam perda bilateral da sensação de dor e temperatura (SLA) e paralisia espástica (trato corticospinal lateral) abaixo do nível acometido. Além disso, pode ocorrer paralisia flácida nos níveis acometidos (corno anterior).

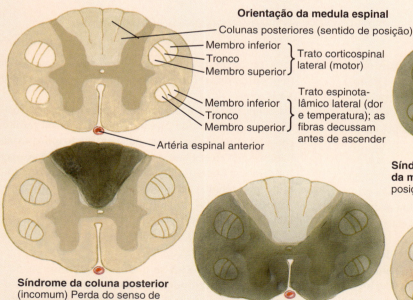

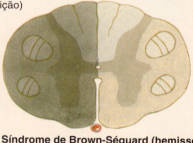

Síndrome de Brown-Séquard (hemissecção lateral da medula) Paralisia ipsilateral e perda do senso de posição; analgesia contralateral

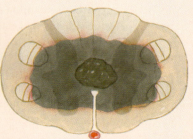

Síndrome da medula central Partes de três tratos principais envolvidos em ambos os lados; membros superiores mais acometidos do que membros inferiores

Figura CC8.8 Lesão da coluna cervical: síndromes incompletas da medula espinal.

Capítulo 8 Sistema Nervoso Central em Relação ao Sistema Musculoesquelético

Correlação clínica 8.9 Lesões do tronco encefálico

Danos ao tronco encefálico podem envolver tratos motores descendentes e tratos sensoriais ascendentes. No entanto, tais lesões também podem envolver núcleos de nervos cranianos e outras estruturas neurológicas, que vão além do foco deste livro. Por isso, estes serão abordados de maneira breve, mas com precisão. Há uma variação considerável no tamanho de um infarto, e algumas estruturas na periferia de uma lesão podem ou não ser afetadas.

Medula (Figura CC8.9 A)
Síndrome medular medial: lesões que envolvem o suprimento sanguíneo para a medula medial, principalmente ramos paramedianos das artérias espinais anteriores ou vertebrais, causando paralisia espástica contralateral (pirâmides medulares/tratos corticospinais), perda contralateral da propriocepção vibratória e toque fino (CDML) e fraqueza ipsilateral da língua, desviando-se para o lado lesionado (núcleo e nervo hipoglosso).

Síndrome medular lateral (Wallenberg): lesões que envolvem o suprimento sanguíneo para a medula lateral, principalmente ramos laterais das artérias vertebrais, causando perda contralateral de sensação de dor e temperatura (SLA), perda de sensação de dor facial ipsilateral e de temperatura (núcleo trigeminal espinal), dificuldade ao falar e engolir (núcleo ambíguo), anormalidade do paladar (núcleo solitário), ataxia ipsilateral (pedúnculo cerebelar inferior) e síndrome de Horner (trato simpático descendente).

Ponte (Figura CC8.9 B)
Os infartos vasculares da linha média da ponte estão relacionados aos ramos paramediais da artéria basilar. Isso geralmente resulta em paralisia espástica contralateral (tratos corticospinais e corticonucleares), perda contralateral de vibração, propriocepção e sensação de toque fino (CDML), paralisia flácida facial ipsilateral (núcleo e nervo motor facial), paralisia do nervo abducente (núcleo abducente) e ataxia contralateral (núcleos pontinos, fibras pontocerebelares e pedúnculo cerebelar médio).

Os infartos mais laterais da ponte, causados por disfunção da artéria cerebelar anteroinferior, geralmente se manifestam com vertigem (núcleos vestibulares), perda contralateral de dor e sensação de temperatura (ALS), perda ipsilateral de sensação de dor facial e de temperatura (núcleo trigeminal espinal) e síndrome de Horner (trato simpático descendente).

Mesencéfalo (Figura CC8.9 C)
Os infartos vasculares que acometem o tegmento do mesencéfalo podem se manifestar de várias maneiras. Ramos paramedianos da artéria cerebral posterior (ACP) ou artéria basilar podem causar paralisia do nervo oculomotor (núcleos do NC III), paralisia espástica contralateral (tratos corticospinais, corticonucleares e núcleo rubro). Se o infarto for mais disseminado, esses sinais serão acompanhados por ataxia (pedúnculos cerebelares superiores), perda contralateral de vibração, propriocepção e sensação de toque fino (CDML), perda contralateral de sensação de dor e temperatura (ALS) e síndrome de Horner (trato simpático descendente).

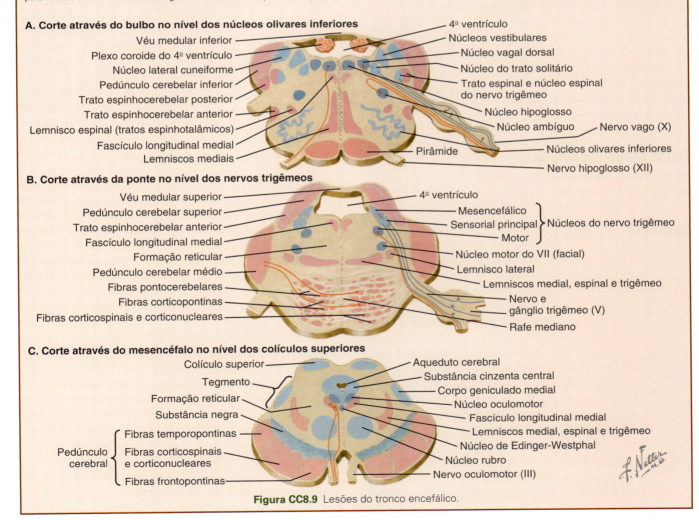

Figura CC8.9 Lesões do tronco encefálico.

> **Correlação clínica 8.10** Lesões corticais
>
> A proximidade dos giros pré-central e pós-central e sua organização somatotópica semelhante torna as lesões que acometem o córtex relativamente de simples compreensão (pelos padrões do diagnóstico neurológico). As faces laterais de ambos os giros incluem atividades motoras e sensoriais relacionadas à cabeça e ao pescoço. À medida que se trafega superiormente ao longo dos giros, as regiões da mão, do membro superior, do tronco e da parte superior da coxa são encontradas. A face medial do giro, situada dentro da fissura longitudinal entre os hemisférios corticais, inclui regiões para joelho, perna, pé e genitália (principalmente sensorial).
>
> Como a artéria cerebral média cobre a face lateral do córtex, a interrupção do fluxo sanguíneo através dela geralmente resulta em sinais do neurônio motor superior e perdas sensoriais profundas (CDML e SLA) da cabeça, do pescoço, da mão e do membro superior contralateral. À esquerda, isso geralmente será acompanhado por uma incapacidade de falar de maneira coerente, chamada de afasia de Broca. A artéria cerebral anterior perfunde o aspecto medial dos lobos frontal e parietal. A interrupção do fluxo através desse vaso geralmente causa sinais no neurônio motor superior e perdas sensoriais profundas do membro inferior contralateral.
>
>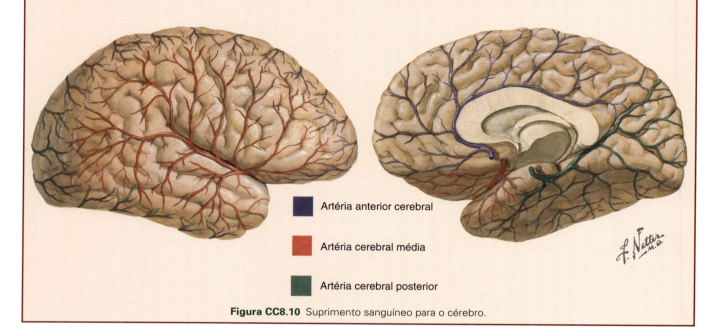
>
> ■ Artéria anterior cerebral
> ■ Artéria cerebral média
> ■ Artéria cerebral posterior
>
> **Figura CC8.10** Suprimento sanguíneo para o cérebro.

Tratos espinhocerebelares

Além disso, existem várias vias espinhocerebelares na medula espinal, que serão descritas na próxima seção.

Cerebelo

A atividade motora é planejada e organizada nos lobos frontais e nos gânglios da base (mais sobre isso em breve). Os neurônios motores superiores carregam suas despolarizações para a medula espinal, onde são passados para os NMIs, que então fazem com que os músculos esqueléticos contraiam. O cerebelo não inicia nenhuma dessas ações, mas é vital na contínua edição da atividade motora em andamento, para mantê-la suave e precisa. Ele faz isso recebendo informações do córtex sobre a atividade motora pretendida. Os estímulos da medula espinal e da medula o mantêm atualizado em relação à atividade motora em tempo real. Em seguida, sugere mudanças ao tálamo e lobos frontais para corrigir as discrepâncias entre a intenção e a realidade. Isso é feito usando os circuitos do **córtex cerebelar** e **núcleos cerebelares profundos**. As lesões desse sistema resultam em disfunções motoras como **ataxia**, a incapacidade de fazer movimentos suaves e coordenados.

Entradas para o cerebelo: fibras musgosas e trepadeiras

Todos os axônios que entram no cerebelo são chamados de **fibras musgosas**, exceto aqueles provenientes do núcleo olivar inferior da medula, chamados de **fibras trepadeiras**. As fibras musgosas e trepadeiras excitam os núcleos cerebelares profundos e o córtex cerebelar; entretanto, o córtex cerebelar então envia um sinal inibitório aos núcleos cerebelares profundos. Portanto, os estímulos para o cerebelo causam rápida modulação liga/desliga na saída dos núcleos cerebelares profundos.

Tratos pontocerebelares (Figura 8.9)

Os **núcleos pontinos** recebem axônios dos vários lobos do córtex, incluindo impulsos das áreas motoras do lobo frontal. **Axônios pontocerebelares** que saem dos núcleos pontinos decussam e trafegam através do **pedúnculo cerebelar médio** (seria mais correto dizer que eles *são* o pedúnculo cerebelar médio) antes de se distribuírem por todo o cerebelo como fibras musgosas.

Tratos espinhocerebelares

Os tratos espinhocerebelares (Figuras 8.12 e 8.24) transmitem informações dos músculos e da coluna para o cerebelo por meio de fibras musgosas. Os tratos espinhocerebelares dorsais

Capítulo 8 Sistema Nervoso Central em Relação ao Sistema Musculoesquelético   171

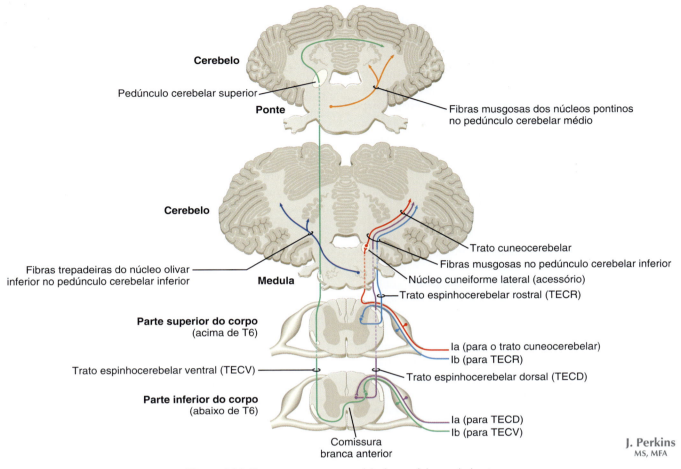

Figura 8.24 Sistema somatossensorial: vias espinhocerebelares.

e ventrais transmitem informações proprioceptivas dos membros inferiores e do tronco, enquanto os tratos espinhocerebelares cuneocerebelares e rostrais transmitem as mesmas informações dos membros superiores e do tronco.

Trato espinhocerebelar dorsal

1. Fibras do fuso muscular, órgãos tendinosos de Golgi e corpúsculos pacinianos nos membros inferiores e tronco inferior enviam impulsos proprioceptivos ao longo dos nervos periféricos associados a seus músculos. Esses axônios trafegam como parte dos nervos periféricos dos ramos posteriores, ramos anteriores e seus vários plexos.
2. Os corpos celulares desses neurônios estão localizados nos **gânglios da raiz posterior** ao longo de cada lado da coluna vertebral. Estes são axônios pseudounipolares, de modo que a despolarização continua após o gânglio sem fazer sinapse e entra na medula espinal.
3. Esses axônios podem entrar no fascículo grácil, mas saem rapidamente para fazer sinapse com os corpos celulares dos neurônios no **núcleo dorsal de Clarke** ipsilateral, que existe apenas entre os níveis T1 e L2 da medula espinal.
4. Axônios de **fibra musgosa** do núcleo dorsal de Clarke ascendem no **trato espinhocerebelar dorsal** ipsilateral,

localizado no lado posterolateral da medula espinal, imediatamente superficial ao trato corticospinal lateral.
5. O trato espinhocerebelar dorsal ascende pela medula espinal e medula antes de entrar no cerebelo através do **pedúnculo cerebelar inferior**, especificamente o **corpo restiforme** no pedúnculo cerebelar inferior.
6. Esses axônios então trafegam para o córtex cerebelar ipsilateral. Note que esse trato nunca decussa.

Trato cuneocerebelar

1. Fibras do fuso muscular, órgãos tendinosos de Golgi e corpúsculos pacinianos nos membros superiores e tronco superior enviam impulsos proprioceptivos ao longo dos nervos periféricos associados a seus músculos. Esses axônios trafegam como parte dos nervos periféricos dos ramos posteriores, ramos anteriores e seus vários plexos.
2. Os corpos celulares desses neurônios estão localizados nos **gânglios da raiz posterior** ao longo de cada lado da coluna vertebral. Estes são axônios pseudounipolares, de modo que a despolarização continua além do gânglio sem fazer sinapse e entra na medula espinal.
3. Esses axônios entram no **fascículo cuneiforme** e ascendem dentro desse trato para alcançar a medula inferior e o **núcleo cuneiforme externo**, localizado ao lado do núcleo cuneiforme.

4. O núcleo cuneiforme externo desempenha papel semelhante ao núcleo dorsal de Clarke, mas está localizado em um local em vez de se espalhar por vários níveis da coluna vertebral.
5. Axônios do núcleo cuneiforme externo, denominados fibras cuneocerebelares, entram no cerebelo através do **pedúnculo cerebelar inferior**, especificamente no **corpo restiforme** do pedúnculo cerebelar inferior.
6. Esses axônios então trafegam para o córtex cerebelar ipsilateral. Observe que esse trato também permanece ipsilateral e nunca decussa.

Trato espinhocerebelar ventral

1. Esse trato origina-se de interneurônios na zona intermediária da substância cinzenta da medula espinal que recebem aferências dos membros inferiores, incluindo muitos tipos de receptores sensoriais.
2. Os axônios dessas células decussam para o lado contralateral através da comissura branca anterior e ascendem no trato espinhocerebelar ventral, localizado superficialmente ao SLA.
3. O trato espinhocerebelar ventral ascende pela medula espinal, medula, ponte e mesencéfalo antes de entrar no cerebelo através do pedúnculo cerebelar superior.
4. Axônios do trato espinhocerebelar ventral então decussam novamente e trafegam para o córtex cerebelar contralateral. Nota: esse trato decussa duas vezes enquanto trafega da medula espinal para o cerebelo.

Trato espinhocerebelar rostral

1. Esse trato origina-se de interneurônios na zona intermediária da substância cinzenta da medula espinal que recebem impulsos dos membros superiores. Há controvérsia sobre exatamente como esse caminho é estabelecido.
2. Os axônios dos interneurônios cervicais ascendem próximo ou dentro do trato espinhocerebelar dorsal ipsilateral antes de entrar no cerebelo através dos pedúnculos cerebelares inferior e superior.
3. Esse trato é descrito com permanência ipsilateral (semelhante aos tratos espinhocerebelar dorsal e cuneocerebelar) ou decussando duas vezes (como o trato espinhocerebelar ventral) à medida que trafega da medula espinal para o cerebelo.

Fibras trepadeiras e o núcleo olivar inferior

O **núcleo olivar inferior** (Figura 8.11) (que pode ser subdividido em núcleo olivar principal e acessório) está no bulbo superior, imediatamente lateral à pirâmide medular. Em corte transversal, assemelha-se ao núcleo denteado. Esse núcleo recebe saídas do cerebelo contralateral. Seus próprios axônios então decussam pela linha média e entram no cerebelo contralateral através do corpo restiforme do pedúnculo cerebelar inferior. Esses axônios do núcleo olivar inferior são chamados **fibras trepadeiras**. Eles excitam os núcleos cerebelares profundos e então "escalam" ao longo dos axônios de várias células de Purkinje na região e alcançam o córtex cerebelar ao lado de fibras musgosas.

Camadas e células do córtex cerebelar

Cada **lóbulo** do cerebelo consiste em um núcleo de substância branca que é coberto pela **folha**, o córtex de três camadas do cerebelo (Figura 8.25 e 8.26). De fora para dentro, as camadas de massa cinzenta são **camada molecular**, **camada de células de Purkinje** e **camada de células granulares**. A camada de células granulares é densamente empacotada com pequenos neurônios chamados **células granulares**, assim como **células de Golgi** menos numerosas. A camada molecular contém axônios de células granulares, **células estreladas** e **células em cesto**. Os grandes corpos de **células de Purkinje** formam sua própria camada entre as camadas molecular e de células granulares.

As células granulares estendem seus axônios para fora e alcançam a camada molecular, onde seus axônios dividem-se em **fibras paralelas** que correm ao longo da superfície da folha e excitam os dendritos das células de Purkinje, células estreladas e células em cesto. Os axônios das células estreladas e em cesto trafegam ao longo das fibras paralelas próximas antes de formar sinapses inibitórias nas células de Purkinje. Os axônios das células estreladas fazem sinapse nos dendritos de Purkinje, mas os axônios das células em cesto formam sinapses semelhantes a cestos no corpo da célula de Purkinje. Dessa forma, uma célula de Purkinje é brevemente excitada pelos axônios das células granulares antes que as células em cesto e estreladas próximas (excitadas pelos mesmos axônios das células granulares) a inibam. Os dendritos das células de Golgi estendem-se para a camada molecular, onde também são excitados pelos axônios das células granulares. Os axônios das células de Golgi então fazem sinapse com os dendritos das células granulares para inibi-los. Esse ciclo de retorno diminui o tempo que as células granulares passam ativas e torna cada impulso excitatório distinto dos impulsos anteriores e posteriores. Se as células granulares são um amigo tagarela, as células de Golgi são o outro amigo que lhes diz que já falaram o suficiente.

As fibras musgosas da ponte, da medula espinal e dos núcleos vestibulares emitem um axônio ramificado que excita um dos núcleos cerebelares profundos e outro que passa para a camada de células granulares do córtex cerebelar. Ali eles formam uma extremidade terminal alargada, o **glomérulo cerebelar**. O glomérulo contém sinapses excitatórias com os dendritos de múltiplas células granulares. Curiosamente, também é aqui que ocorrem as sinapses inibitórias entre os axônios das células de Golgi e os dendritos das células granulares. As fibras ascendentes do núcleo olivar inferior excitam os núcleos cerebelares profundos e então "escalam" ao longo dos axônios de várias células de Purkinje na região para alcançar a camada de células de Purkinje e a molecular. Elas excitam fortemente as células de Purkinje.

O único axônio que sai de cada célula de Purkinje é a única saída do córtex cerebelar, e todas as outras células na área servem para modular sua atividade. Os axônios das células de Purkinje fazem sinapse com neurônios nos núcleos cerebelares profundos, que gerarão a única saída do cerebelo como um todo.

Capítulo 8 Sistema Nervoso Central em Relação ao Sistema Musculoesquelético

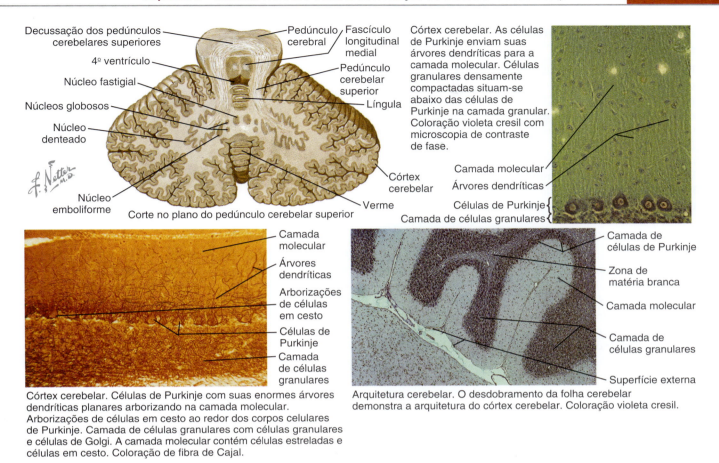

Figura 8.25 Anatomia cerebelar: características internas. (Micrografias reutilizadas, com autorização, de Felten DL, O' Banion MK, Maida MS. *Netter's Atlas of Neuroscience*. 3ª edição. Elsevier; 2016. Figura 4.4.)

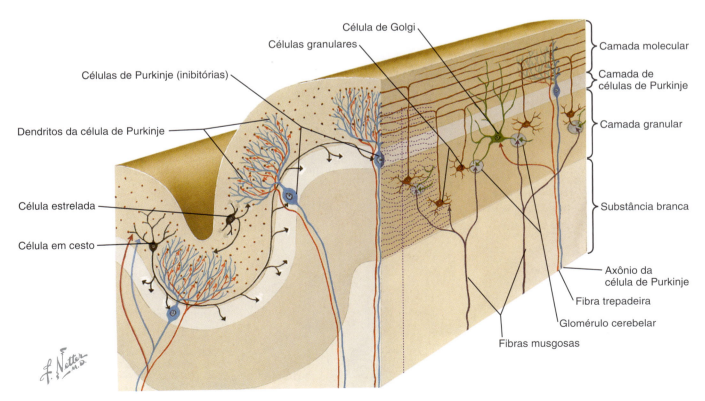

Figura 8.26 Córtex cerebelar.

Núcleos cerebelares profundos e saídas cerebelares

Dentro dos tratos da substância branca do cerebelo estão quatro coleções de corpos de células nervosas, os **núcleos cerebelares profundos** (Figuras 8.25 e 8.27). De lateral para medial estão os **núcleos denteado, emboliforme, globoso** e **fastigial**. Não consigo melhorar o mnemônico em inglês mais comum para lembrá-los: *Don't Eat Greasy Food*. Esses núcleos recebem estímulos excitatórios da ponte, medula espinal e núcleos olivares inferiores. Depois disso, eles recebem estímulos inibitórios das células de Purkinje de regiões distintas do córtex cerebelar. Os núcleos cerebelares profundos são as únicas saídas do cerebelo.

Núcleo denteado

Esse circuito é mais ativo imediatamente antes de o movimento começar. Os neurônios do núcleo denteado recebem estímulos inibitórios das células de Purkinje nos **hemisférios cerebelares laterais**. Os neurônios do núcleo denteado estendem seus axônios pelo pedúnculo cerebelar superior ipsilateral até o tegmento do mesencéfalo, onde decussam. A partir daí, os axônios podem trafegar a vários alvos, mas há dois locais principais para onde eles se projetam.

O primeiro alvo é o núcleo talâmico contralateral (VL). Os neurônios do tálamo VL então enviam axônios para o córtex, incluindo a área de planejamento pré-motor e o córtex motor primário, o giro pré-central. Isso possibilita que o cerebelo afete o planejamento motor e o início do movimento. O segundo alvo é a porção parvocelular (células pequenas) do núcleo rubro contralateral. Os axônios no núcleo rubro então projetam-se inferiormente pelo trato tegmentar central e alcançam o núcleo olivar inferior. As células da oliva inferior estendem então um axônio de fibra trepadeira até o cerebelo contralateral, terminando no mesmo lado em que esse circuito começou. Esse circuito entre o núcleo olivar inferior e o cerebelo está envolvido no aprendizado de atividades motoras complexas e pode ser onde a memória muscular é gerada. Outras projeções do núcleo denteado estendem-se ao hipotálamo e aos núcleos pontinos.

Núcleos interpostos (núcleo emboliforme e núcleo globoso)

Os núcleos emboliforme e globoso (chamados coletivamente de **núcleos interpostos**) recebem estímulos inibitórios das células de Purkinje nos aspectos mediais dos hemisférios cerebelares, a **zona intermediária**. Esse circuito é mais ativo durante a atividade motora contínua dos membros. Os neurônios dos núcleos interpostos estendem seus axônios pelo pedúnculo cerebelar superior ipsilateral até o tegmento do mesencéfalo, onde decussam.

Assim como o núcleo denteado, o primeiro alvo é o núcleo talâmico do VL contralateral, levando a áreas motoras do lobo frontal, como o giro pré-central. Esse circuito possibilita que o cerebelo modifique a atividade dos membros, alterando a atividade do trato corticospinal lateral. O trato corticospinal lateral

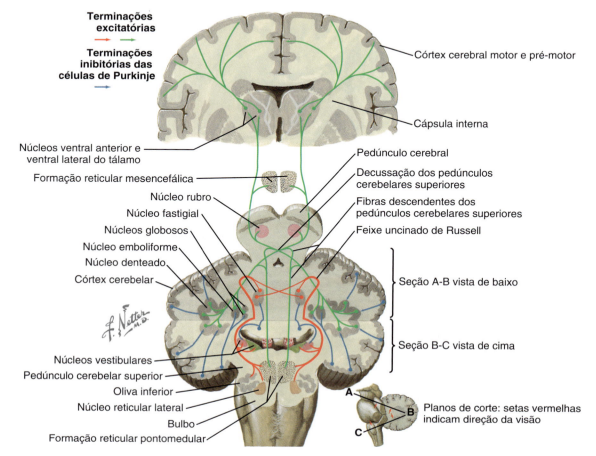

Figura 8.27 Vias eferentes cerebelares.

também decussa à medida que desce; a região intermediária do hemisfério cerebelar e os núcleos interpostos afetam a atividade motora ipsilateralmente devido à dupla decussação. O segundo alvo é a porção magnocelular (células grandes) do núcleo rubro contralateral. Esses neurônios estendem seus axônios através do trato tegmental ventral, onde decussam e formam o trato rubroespinal para inervar os músculos flexores do membro superior. Outras projeções atingem a formação reticular, o núcleo olivar inferior e o corno anterior da medula espinal.

Núcleo fastigial

O núcleo fastigial recebe estímulos das células de Purkinje do **verme superior** e uma pequena parte do **lobo floculonodular**. Esse circuito coordena os movimentos contínuos dos músculos do tronco. Os neurônios fastigiais estendem seus axônios através do pedúnculo cerebelar superior ipsilateral até o tegmento do mesencéfalo, onde decussam antes de atingir o núcleo talâmico VL, levando ao giro pré-central. Esse circuito possibilita que o cerebelo modifique a atividade dos músculos do tronco do corpo, alterando a atividade dos tratos corticospinais lateral e anterior.

Os axônios do núcleo fastigial também se projetam inferiormente pelo pedúnculo cerebelar inferior (esse feixe é chamado **corpo justarestiforme**) e alcançam os **núcleos vestibulares ipsilaterais**. Simultaneamente, os axônios fastigiais decussam através de um caminho na substância branca do cerebelo chamado **fascículo uncinado** para atingir o corpo justarestiforme contralateral e os núcleos vestibulares. Portanto, cada núcleo fastigial projeta-se bilateralmente para os núcleos vestibulares esquerdo e direito. Outras projeções atingem a formação reticular, o núcleo olivar inferior e o corno anterior da medula espinal. Esse circuito afeta o movimento dos músculos centrais, alterando a atividade dos tratos vestibuloespinal e reticuloespinal.

Lobo floculonodular e verme inferior

Os neurônios das células de Purkinje do lobo floculonodular e verme inferior podem estender seus axônios para o núcleo fastigial, mas muitos contornam os núcleos cerebelares profundos inteiramente, viajando inferiormente pelo corpo justarestiforme do pedúnculo cerebelar inferior para fazer sinapse com os núcleos vestibulares. Isso ocorre bilateralmente (possivelmente usando o núcleo fastigial contralateral como retransmissor) e influencia a atividade de: (1) músculos extraoculares através do fascículo longitudinal medial (um trato que conecta os núcleos vestibular, abducente, troclear e oculomotor); (2) o trato vestibulospinhal medial para coordenar os movimentos da cabeça com os movimentos oculares; e (3) o trato vestibulospinal lateral para coordenar os movimentos extensores dos membros inferiores (Boxe Correlação Clínica 8.11).

Correlação clínica 8.11 Disfunção cerebelar

Danos ao córtex cerebelar ou núcleos cerebelares profundos tipicamente resultam em ataxia e outras disfunções de coordenação motora no lado ipsilateral. Isso ocorre porque os circuitos que conectam o cerebelo ao córtex e à medula espinal decussam duas vezes ou não decussam. No entanto, lesões que afetam o verme da linha média geralmente resultam em ataxia bilateral dos músculos do tronco.

- Ataxia: movimento descoordenado devido a disfunção cerebelar
  - Ataxia do tronco: movimento descoordenado dos músculos do tronco. Pode ser causada por danos no verme, tratos espinhocerebelares, núcleos cerebelares profundos, núcleos vestibulares ou pedúnculos cerebelares. Os pacientes acometidos são incapazes de manter o equilíbrio sobre uma base estreita e caminham com uma marcha ampla e arrastada para evitar a queda. Como teste, pode-se pedir que caminhem em linha reta, encostando no chão o calcanhar, a planta e os dedos; ou que fiquem em pé com os pés juntos e olhos fechados (teste de Romberg). Os pacientes tendem a cair para o lado acometido
- Ataxia apendicular: movimento descoordenado das extremidades. Pode ser causada por danos nos hemisférios cerebelares, tratos espinhocerebelares, núcleos cerebelares profundos ou pedúnculos cerebelares
- Disdiadococinesia: a incapacidade de realizar movimentos rápidos e alternados. Testa-se esse problema fazendo o paciente colocar as palmas das mãos nas coxas e, em seguida, pronar e supinar rapidamente. Uma lesão cerebelar lateral tornará isso quase impossível
- Dissinergia: a quebra de um movimento complexo em suas partes individuais
- Dismetria: **overshooting** ou **undershooting** ao tentar tocar em objetos em movimento ou estacionários
- Disritmia: tempo ou ritmo anormal dos movimentos
- Tremor de intenção: um tremor que piora progressivamente à medida que se chega ao fim de um movimento intencional. Isso geralmente é testado fazendo um paciente estender o braço e depois tocar o nariz. Um tremor de intenção se tornará mais grave à medida que a mão se aproxima do nariz.

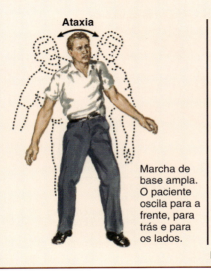
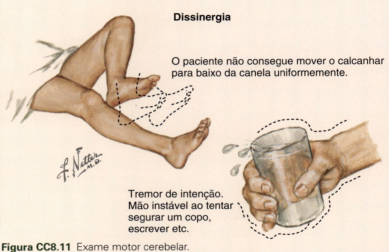

Figura CC8.11 Exame motor cerebelar.

Gânglios basais

Os gânglios basais (Figura 8.28) são uma coleção de células nervosas (substância cinzenta) aninhadas nos tratos de substância branca do córtex. Eles são nomeados erroneamente porque não são gânglios verdadeiros, já que não estão fora do SNC. Atuam na coordenação e no início do movimento.

- **Núcleo caudado**: essa estrutura de substância cinzenta em forma de girino é vista na parede de cada ventrículo lateral. Sua **cabeça** grande está localizada anteriormente, e seu tamanho diminui conforme se move posteriormente ao **corpo** e torna-se ainda menor à medida que sua **cauda** fica ao longo do corno inferior do ventrículo lateral. As diferentes regiões não possuem pontos de transição visualmente distintos

- **Putame**: localizado abaixo do lobo insular, cápsula extrema, claustro e cápsula externa. Está ligado por pontes de substância cinzenta com a cabeça do núcleo caudado. À medida que nos movemos posteriormente, os dois se separam pelo ramo anterior da cápsula interna. Por causa de sua ligação e semelhança funcional, o putame e o núcleo caudado às vezes são chamados em conjunto de **estriado**

- **Globo pálido**: medialmente ao putame está o globo pálido. Está separado do tálamo pelo ramo posterior da cápsula interna. O globo pálido é dividido em **segmento externo** e **interno**. Como o putame e o globo pálido formam uma coleção de massa cinzenta em forma de lente (quando vistos em um corte axial), eles às vezes são chamados coletivamente de **núcleo lentiforme ou lenticular**

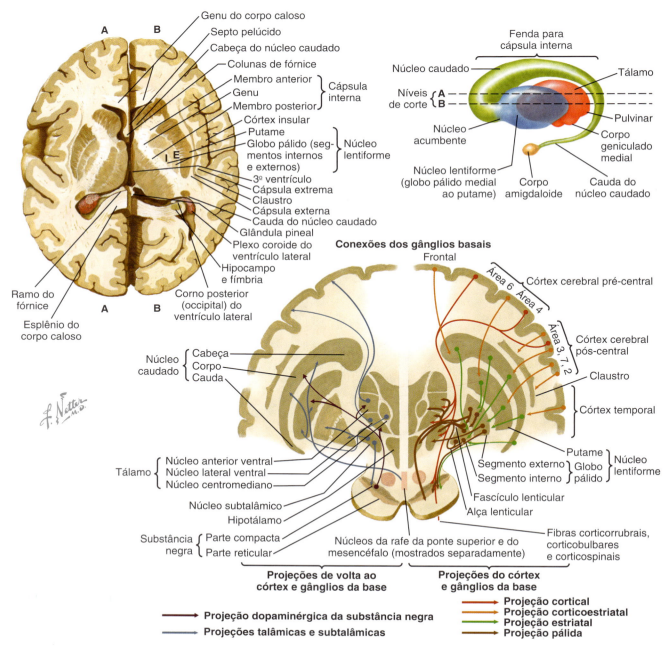

Figura 8.28 Tratos motores, gânglios da base e vias de dopamina.

- **Substância negra**: na verdade, está localizado no mesencéfalo, mas funciona como parte dos gânglios da base. É constituída por duas partes, a **parte reticular** ventral e a **parte compacta** dorsal
- **Núcleo subtalâmico**: como o próprio nome sugere, está localizado inferiormente ao tálamo, mas superiormente à substância negra.

Existem outras estruturas do sistema nervoso próximas aos gânglios da base que não estão diretamente ligadas ao movimento, mas servem como pontos de referência valiosos

- **Núcleo acumbente**: encontrado em ligação à cabeça do núcleo caudado e à porção anteroinferior do putame. Envolvido na percepção de prazer, busca de recompensa e vício
- **Amígdala**: localizada no final da cauda do núcleo caudado. Contribui para o sistema límbico e o processamento emocional.

Vias dos gânglios basais que influenciam o movimento

O circuito dos gânglios da base é complexo (Figuras 8.28 e 8.29). Vamos nos concentrar exclusivamente em como essas estruturas afetam o movimento, mas vale a pena notar que os gânglios da base também influenciam a emoção, a cognição de ordem superior e a personalidade. Quase todos os estímulos para os gânglios da base chegam ao núcleo caudado e ao putame. Como essas duas estruturas atuam como uma unidade, usaremos o termo de grupo **corpo estriado** daqui em diante. As saídas dos gânglios da base vêm quase inteiramente do segmento interno do globo pálido e da parte reticular da substância negra. Esses neurônios de saída usam um neurotransmissor inibitório, o GABA, para diminuir a atividade dos neurônios nos **núcleos ventral anterior (VA)** e **talâmicos ventrais laterais (VL)**. Como esses neurônios talâmicos estimulam as regiões motoras do lobo frontal (incluindo o giro pré-central), a inibição do GABA dos gânglios da base tende a diminuir a atividade motora do córtex motor primário.

Podemos agrupar as projeções dos gânglios da base em duas vias que modulam a atividade motora. As projeções da **via direta** resultam em aumento líquido na atividade motora, enquanto as projeções da **via indireta** resultam em diminuição líquida na atividade motora.

Via direta

Na via direta, o estriado recebe estímulos do córtex, incluindo o córtex pré-motor frontal, que estimula seus neurônios com o neurotransmissor excitatório **glutamato**. Neurônios estriados enviam sinais inibitórios para neurônios no segmento interno do globo pálido e na parte reticular da substância negra usando os neurotransmissores **GABA** e **substância P**. Como esses neurônios estriatais inibem as saídas inibitórias do segmento interno do globo pálido e da parte reticular da substância negra, a via direta tende a excitar a atividade motora no tálamo VA e VL, que excita os neurônios motores no lobo frontal. Observe que neurônios liberadores de **dopamina** na parte compacta da substância negra também fazem sinapse com neurônios estriatais da via direta. Esses neurônios estriatais expressam um receptor que se liga à dopamina e estimula a liberação de GABA e substância P. Como resultado, a dopamina ajuda a *aumentar* a atividade motora, estimulando a via direta.

Via indireta

Na via indireta, que ganhou esse nome por ter etapas adicionais, o estriado recebe estímulos de glutamato do córtex, assim como na via direta. Nessa via, os axônios do estriado trafegam para o segmento externo do globo pálido e liberam neurotransmissores inibitórios, como GABA e **encefalina**. Neurônios do segmento externo do globo pálido estendem axônios inibitórios liberadores de GABA para o núcleo subtalâmico. Neurônios no núcleo subtalâmico então estendem axônios excitatórios que liberam glutamato para o segmento interno do globo pálido e parte reticular da substância negra. Dessa maneira, a via indireta inibe neurônios que inibem neurônios que excitam neurônios que inibem o tálamo VA e VL e o córtex motor primário.

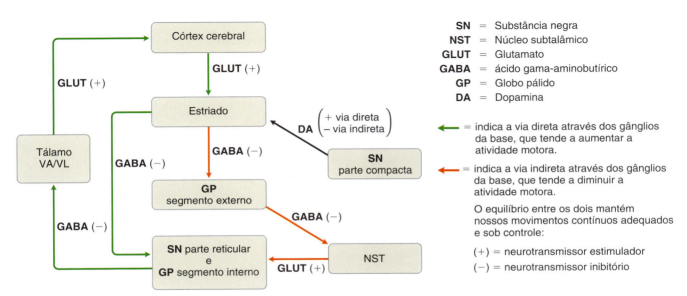

Figura 8.29 Circuitos básicos dos gânglios basais e neurotransmissores.

Sei que a frase anterior é horrível, mas fiz o meu melhor. Aqui está uma versão mais sucinta. O segmento interno do globo pálido e a parte reticular da substância negra inibem o tálamo e, portanto, inibem a atividade motora no lobo frontal. A via indireta resulta em uma estimulação efetiva da atividade por meio do núcleo subtalâmico. Os neurônios liberadores de dopamina da parte compacta da substância negra também fazem sinapse com os neurônios estriatais da via indireta, mas por meio de um receptor diferente, que na verdade inibe os neurônios estriatais da via indireta. Como resultado, a dopamina também ajuda a *aumentar* a atividade motora, inibindo a via indireta (Boxes Correlação Clínica 8.12 a 8.14).

Correlação clínica 8.12 Doença de Parkinson

Na doença de Parkinson, as células liberadoras de dopamina da parte compacta da substância negra morrem. Como a dopamina estimula a via direta e inibe a via indireta pelos gânglios da base, essa perda resulta em diminuição do movimento, chamada hipocinesia. As pessoas que sofrem dessa doença tendem a se mover com passos pequenos e arrastados e a ter falta de movimento e expressão facial. O movimento intencional ocorre, mas é limitado e mínimo. Quando os membros estão relaxados, muitas vezes há um tremor de repouso que afeta as mãos, membros superiores, membros inferiores ou a boca. Outra característica clássica do Parkinson é a rigidez da roda dentada; à medida que um examinador estende o cotovelo de um paciente, a articulação se estende, mas de repente para e "trava" para se tornar imóvel. Em seguida, estende-se ainda mais, trava e repete até que o membro seja estendido. Se a substância negra de um lado for afetada, os sinais aparecem principalmente no lado oposto, já que os gânglios da base se projetam para o giro pré-central ipsilateral, que envia axônios corticospinhais laterais para o lado contralateral do corpo.

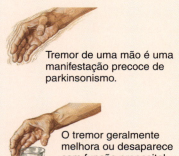

Tremor de uma mão é uma manifestação precoce de parkinsonismo.

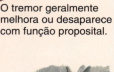

O tremor geralmente melhora ou desaparece com função proposital.

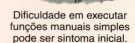

Dificuldade em executar funções manuais simples pode ser sintoma inicial.

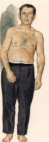

Estágio 1: Envolvimento unilateral; fácies em branco; braço acometido em posição semiflexionada com tremor; paciente inclina-se para o lado não acometido

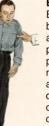

Estágio 2: Envolvimento bilateral com alterações posturais precoces; marcha arrastada lenta com diminuição da excursão das pernas

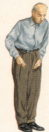

Estágio 3: Distúrbios pronunciados da marcha e incapacidade generalizada moderada; instabilidade postural e tendência a quedas

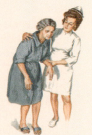

Estágio 4: Deficiência significativa; deambulação limitada com assistência

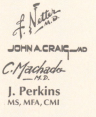

Estágio 5: Invalidez completa; paciente confinado à cama ou cadeira; não pode ficar de pé ou andar, mesmo com ajuda

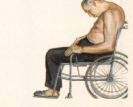

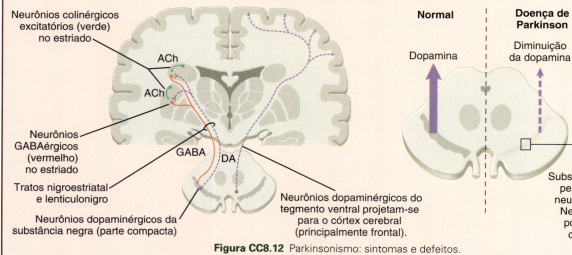

Figura CC8.12 Parkinsonismo: sintomas e defeitos.

Correlação clínica 8.13 Doença de Huntington

Na doença de Huntington ou na coreia de Huntington, uma mutação de repetição de trinucleotídios causa a morte das células estriatais do núcleo caudado e do putame, particularmente os neurônios inibitórios liberadores de encefalina da via indireta. À medida que as células estriatais morrem, a via direta torna-se mais ativa, e a via indireta torna-se menos ativa, causando aumento no movimento descontrolado e arremessador, chamado hipercinesia ou coreia. As pessoas que sofrem dessa doença terão movimentos não intencionais dos membros, e isso geralmente é acompanhado por mudanças na personalidade.

Assim como na doença de Parkinson, se um lado é acometido em maior grau do que o lado oposto, os sinais aparecem principalmente no lado contralateral, já que os gânglios da base se projetam para o giro pré-central ipsilateral, que envia axônios corticospinhais laterais para o lado contralateral do corpo. Como o núcleo caudado está na parede lateral dos ventrículos laterais, os próprios ventrículos podem parecer aumentar de tamanho. Isso às vezes é chamado de ventriculomegalia ou *hidrocefalia ex vacuo* e não deve ser confundida com hidrocefalia obstrutiva.

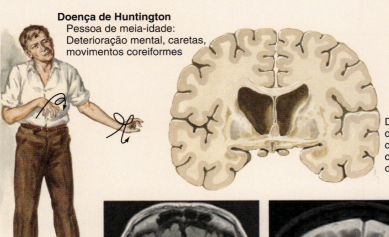

Doença de Huntington
Pessoa de meia-idade:
Deterioração mental, caretas, movimentos coreiformes

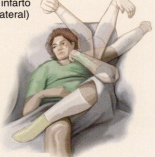

Hemibalismo
Movimentos balísticos proximais unilaterais (fase aguda do infarto do NST contralateral)

Degeneração e atrofia do núcleo caudado e córtex cerebral, com consequente aumento dos ventrículos

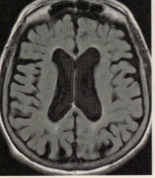
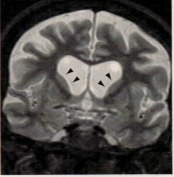

A. FLAIR axial mostra aumento ventricular difuso leve e certo aumento do sinal de T2 na substância branca paraventricular.

B. A imagem coronal T2 no *fast spin* eco mostra com mais clareza a considerável atrofia dos núcleos caudados (pontas de seta).

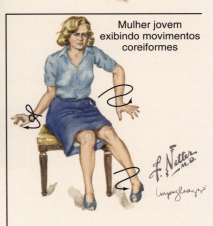

Mulher jovem exibindo movimentos coreiformes

Figura CC8.13 Coreia.

Correlação clínica 8.14 Hemibalismo

Essa condição é caracterizada por arremesso incontrolável dos membros, acometendo principalmente o segmento proximal (úmero ou fêmur). Ocorre frequentemente devido a uma lesão do núcleo subtalâmico, que tipicamente estimula o segmento interno do globo pálido e a parte reticular da substância negra para inibir a atividade motora proveniente do tálamo e do giro pré-central. Como a morte dos neurônios subtalâmicos compromete a via indireta, isso resulta em aumento líquido da atividade motora descontrolada. Os sinais neurológicos aparecem principalmente no lado contralateral, uma vez que os gânglios da base se projetam para o giro pré-central ipsilateral, que envia axônios corticospinhais laterais para o lado contralateral do corpo.

9

Anatomia Clínica das Costas

Visão geral

Introdução, 180
As vértebras e a coluna vertebral, 180
Coluna vertebral como um todo, 188
Articulações da coluna vertebral, 188
Ligamentos da coluna vertebral, 189

Grupos musculares das costas, 192
Canal vertebral, 200
Inervação das costas, 201
Suprimento sanguíneo para as costas, 205

Introdução

No início, nos Capítulos 2 a 5, tivemos uma visão geral dos ossos, músculos, nervos e vasos das costas. Em seguida, discutimos a histologia e a fisiologia dos tecidos conjuntivos e dos músculos, antes de revisar a embriologia do corpo e o papel do sistema nervoso central na coordenação das sensações e dos movimentos corporais, nos Capítulos 6 a 8. Agora, mudaremos o foco para investigar uma região do corpo. No processo, revisaremos o conteúdo anterior conforme reintroduzimos esse material considerando o contexto das costas. Ao longo do caminho, abordaremos a biomecânica das costas e as preocupações clínicas que surgem nessa região.

As vértebras e a coluna vertebral

A **coluna vertebral** consiste em uma série de vértebras individuais que circundam e protegem a medula espinal e suas estruturas associadas, sustenta e manobra a cabeça, transmite forças dos membros e resiste à compressão. Existem cinco regiões distintas da coluna vertebral. De superior para inferior, são as regiões **cervical** (7 vértebras), **torácica** (12), **lombar** (5), **sacral** (5) e **coccígea** (3 a 5).

Com exceção do atlas, todas as vértebras têm um **corpo vertebral** em seu lado anterior, que sustenta o peso do corpo superiormente a ele e transmite forças das suas vértebras inferiores. Estendendo-se posteriormente a partir do corpo vertebral está o **arco vertebral**, que envolve e protege a medula espinal e as estruturas associadas. As porções do arco vertebral que se conectam ao corpo vertebral são os **pedículos** direito e esquerdo. As **lâminas** direita e esquerda estendem-se dos pedículos e encontram-se na linha média. O espaço formado pelo arco e corpo vertebral é o **forame vertebral**. Um único **processo espinhoso** estende-se posteriormente do arco vertebral, no ponto onde as lâminas direita e esquerda se encontram. Os **processos transversos** direito e esquerdo estendem-se lateralmente a partir do arco onde os pedículos encontram as lâminas. Perto dos processos transversos estão os **processos articulares superior**

e **inferior**. O processo articular superior estende-se superiormente e apresenta uma **faceta articular superior**. O **processo articular inferior** estende-se inferiormente e abriga uma **faceta articular inferior** que se articula com a faceta articular superior da vértebra vizinha. Na face posterior de cada corpo vertebral há um **forame basivertebral** (ou, às vezes, uma série de forames) que possibilita o acesso de grandes vasos ao interior do osso.

Vértebras cervicais

Existem sete vértebras cervicais que conectam a cabeça às vértebras torácicas. Seus corpos vertebrais são relativamente pequenos em comparação aos de outras regiões do corpo, pois não sustentam muito peso do corpo. As vértebras cervicais inferiores (3ª a 7ª) têm muitas características em comum; entretanto, as vértebras cervicais superiores são distintas das outras cinco. Por isso, o atlas (C1) e o áxis (C2) serão discutidos separadamente.

Vértebras cervicais inferiores

Cada uma das vértebras C3-C7 (Figuras 9.1 e 9.2) tem todas as características típicas de uma vértebra (corpo vertebral, arco vertebral, pedículos, lâminas, processos transversos, processo espinhoso, processos e facetas articulares superior e inferior, disco intervertebral), bem como algumas características distintas. O aspecto superior dos corpos vertebrais tem bordas laterais elevadas, **processos uncinados**, que embalam o disco intervertebral próximo e formam **articulações uncovertebrais** sinoviais com a face inferolateral do corpo vertebral acima. As vértebras C1-C6 geralmente apresentam um orifício em seus processos transversos, chamado de **forame transverso**, que circunda as artérias e veias vertebrais esquerda e direita à medida que trafegam dos vasos subclávios para o tronco encefálico. Os processos transversos também apresentam **tubérculos anterior** e **posterior** elevados que flanqueiam o forame transverso e são separados por uma depressão, o **sulco do nervo espinal**. O tubérculo anterior de C6 é particularmente grande e é chamado de **tubérculo carotídeo**. Os processos espinhosos de C3-C6 são tipicamente **bífidos**, divididos em dois, posteriormente.

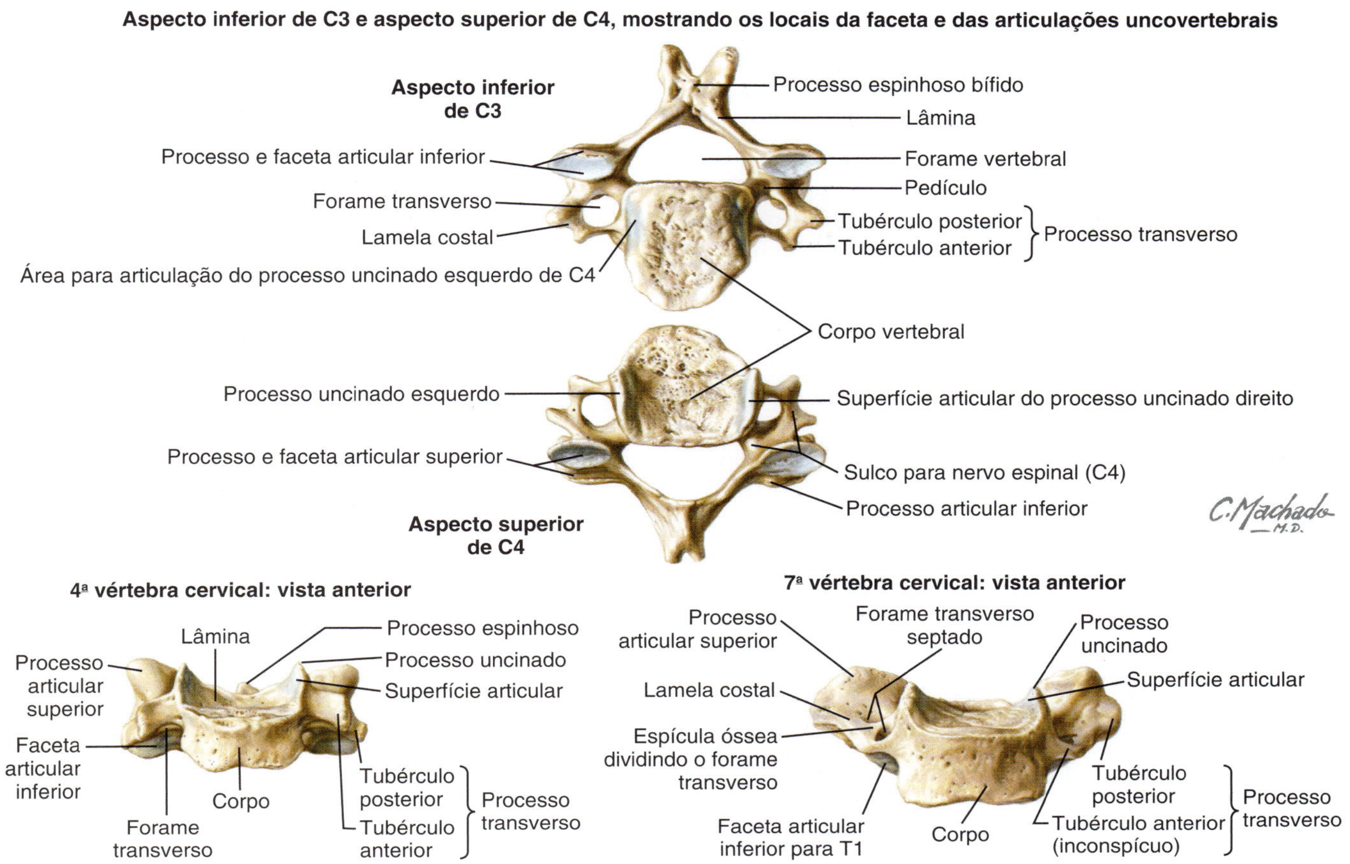

Capítulo 9 Anatomia Clínica das Costas 181

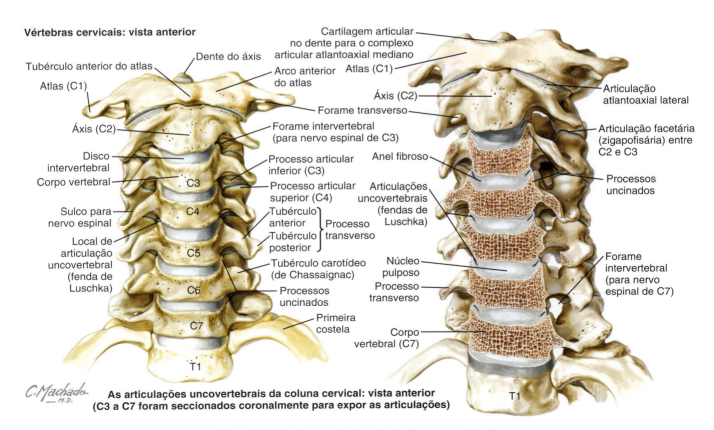

Figura 9.1 Vértebras cervicais.

Figura 9.2 Vértebras cervicais: articulações uncovertebrais.

Vértebra cervical superior

O **áxis** (C2) parece muito com uma vértebra cervical típica (Figura 9.3), mas é único por ter um grande **dente** em forma de polegar (processo odontoide), que se estende superiormente do corpo vertebral, com o **ápice** pontiagudo do dente em seu ponto mais superior. O dente é na verdade o corpo vertebral de C1 que se fundiu com o corpo vertebral de C2 enquanto os esclerótomos se separavam durante o desenvolvimento. O dente tem **facetas articulares anteriores e posteriores** que lhe possibilitam a conexão com o atlas (anteriormente) e o ligamento transverso do atlas (posteriormente) à medida que o atlas gira, com o dente na posição do fulcro. O áxis interage com o atlas por sua faceta articular superior e o dente; não há disco intervertebral entre eles.

O **atlas** (C1) é um osso oval que não possui corpo vertebral; entretanto, o atlas tem grandes **massas laterais** que hospedam os processos transversos, forames transversos, bem como as facetas articulares superior e inferior. As facetas articulares superiores articulam-se com os côndilos occipitais, enquanto as facetas articulares inferiores articulam-se com as facetas articulares superiores do áxis. Anteriormente, as massas laterais são conectadas por um curto **arco anterior**, que tem uma **protuberância anterior** distinta em seu ponto médio. A superfície interna do arco anterior tem uma **faceta articular para o dente**. O grande **arco posterior** estende-se das massas laterais, envolvendo o forame vertebral. Tem uma **protuberância posterior** em sua linha média posterior, bem como um notável **sulco para a artéria vertebral** que corre ao longo de sua face superior.

Vértebras torácicas

As doze vértebras torácicas (Figura 9.4) têm todas as características típicas de uma vértebra, bem como algumas características distintas relacionadas à sua interação com as costelas. Cada vértebra torácica articula-se com uma ou duas **costelas** por meio de uma **faceta costal** ou **semifacetas costais superiores**. Facetas costais (T1, T11, T12) são observadas quando toda a cabeça de uma costela se articula com um único corpo vertebral, enquanto semifacetas superiores e inferiores (T1 a T10) são observadas quando a cabeça de uma costela atravessa dois corpos vertebrais adjacentes e seu disco intervertebral entre elas. As costelas também se articulam com a face anterior dos processos transversos vertebrais na **faceta costal transversa**. As facetas costais transversas geralmente não estão presentes em T11 e T12. Imediatamente posteriores às facetas costais do corpo vertebral de T1 estão os **processos uncinados** atrofiados esquerdo e direito, que interagem com C7. Nenhuma das outras vértebras torácicas tem processos uncinados.

A partir de uma vista lateral, os processos espinhosos superiores e médios são longos e angulados inferiormente, em especial os processos espinhosos torácicos médios (T4 a T9). Os processos espinhosos torácicos inferiores são menores e de formato quadrado.

Vértebras lombares

As cinco vértebras lombares (Figura 9.5) têm corpos vertebrais muito grandes para suportar o peso do corpo. Os processos transversos das vértebras lombares são alongados e planos, orientados

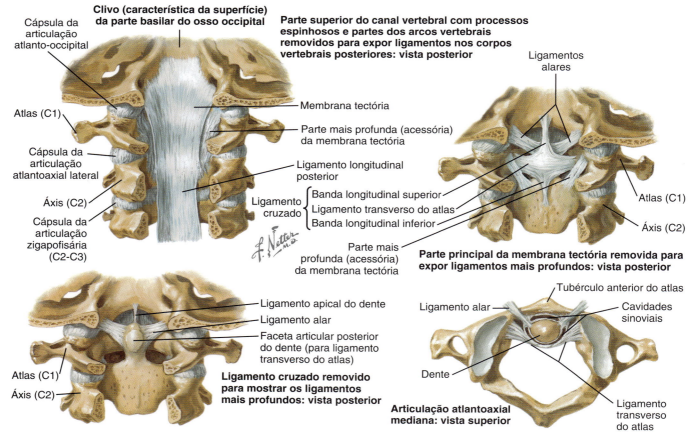

Figura 9.3 Vértebras cervicais: coluna do atlas e áxis: osteologia.

Capítulo 9 Anatomia Clínica das Costas 183

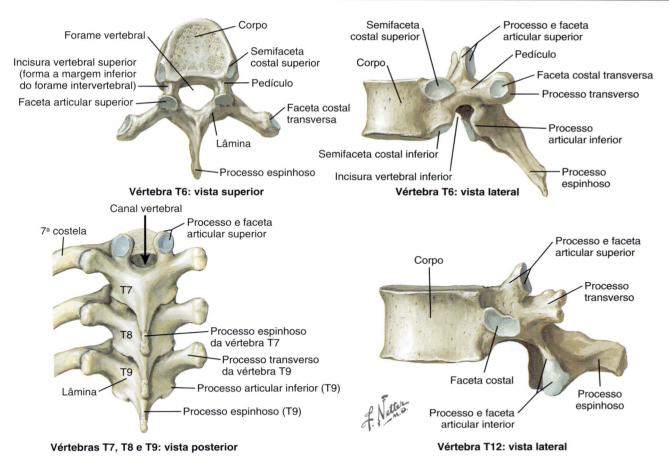

Figura 9.4 Vértebra torácica.

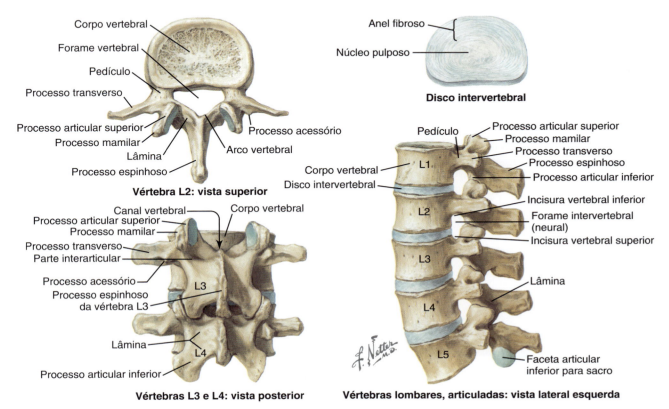

Figura 9.5 Vértebras lombares e coluna do disco intervertebral: osteologia.

no plano coronal. Os processos espinhosos das vértebras lombares são muito grandes e têm forma quadrada. Existem alguns pontos de referência especiais nas vértebras lombares posteriores para inserção muscular. Os **processos mamilares** projetam-se posteriormente dos processos articulares superiores, e os **processos acessórios** notáveis estão localizados na face posterior dos processos transversos lombares. Os processos acessórios, na verdade, marcam onde os processos transversos normalmente teriam parado; o restante dos processos transversos lombares são, na verdade, costelas atrofiadas, chamadas de **processos costais** quando mencionados como estrutura distinta. No entanto, a maioria dos médicos e anatomistas chama todo o conjunto envolvendo processo acessório e processo costal de **processo transverso**.

Vértebras sacrais

O **sacro** (Figura 9.6) consiste em cinco ossos que se fundem durante o desenvolvimento. Os locais de fusão, marcando onde estariam os discos intervertebrais, são os **cumes transversos** na face anterior do sacro. Nos limites laterais de cada linha transversa há **forames sacrais anteriores** para os ramos anteriores, que saem do sacro e trafegam para os órgãos pélvicos e membros inferiores. A grande porção superior do sacro é a **base sacral** que termina anteriormente como **promontório sacral**. A ponta inferior do sacro que se articula com o cóccix é chamada de **ápice do sacro**. As grandes **asas ósseas**, que se estendem lateralmente dos corpos vertebrais sacrais articulam-se com o ílio na **superfície auricular** do sacro.

Como as vértebras sacrais estão fundidas, os forames vertebrais criam um **canal sacral** contínuo que circunda as raízes nervosas anteriores e posteriores que se estendem da medula espinal. Sua abertura inferior é o **hiato sacral**, delimitado por dois **cornos sacrais**. A face posterior do sacro tem uma grande crista óssea que cobre a linha média do canal sacral, a **crista sacral mediana**. É formada pelos processos espinhosos das vértebras fundidas, mas só se estende até S3 ou S4. Em ambos os lados da crista sacral mediana existem **cristas sacrais intermediárias** direita e esquerda, que são formadas por processos articulares fundidos e cobrem o canal sacral. As cristas sacrais intermediárias terminam superiormente como **processos articulares superiores** e **facetas** que se articulam com as facetas articulares inferiores de L5. Mais lateralmente estão as **cristas sacrais laterais** direita e esquerda, formadas pela fusão dos processos transversos sacrais. Entre as cristas sacrais intermediária e lateral estão os forames sacrais posteriores, que transmitem ramos posteriores do sacro para a região inferior das costas. Entre a crista sacral lateral de S1-S3 e a superfície auricular há uma série de três depressões e **três tuberosidades sacrais** que marcam onde o ligamento sacroilíaco posterior liga-se ao sacro.

Vértebras coccígeas

O **cóccix** é uma série de três a cinco vértebras fundidas e vestigiais (Figura 9.6). Esses corpos vertebrais conjuntos perderam todas as outras características das vértebras, além de um

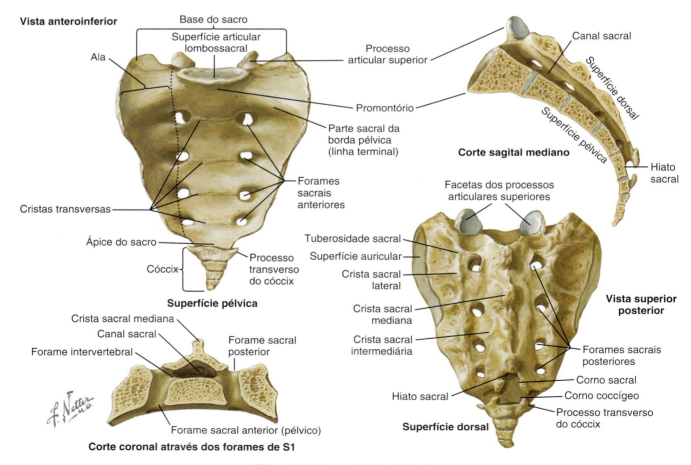

Figura 9.6 Sacro e cóccix: osteologia.

Capítulo 9 Anatomia Clínica das Costas

processo transverso atrofiado em cada lado da primeira vértebra coccígea. A face posterossuperior da primeira vértebra coccígea também pode apresentar **cornos coccígeos** direito e esquerdo, estendendo-se superiormente. Esses ossos quase insignificantes servem como ponto de inserção para os músculos do diafragma pélvico e do ânus. Não parecem insignificantes quando fraturados, pois dor aguda é causada ao sentar-se e defecar, atividades que ninguém consegue adiar indefinidamente (Boxe Correlação Clínica 9.1).

Forame intervertebral

Quando vistos lateralmente, os pedículos apresentam pequenas reentrâncias em suas superfícies superior e inferior (Figura 9.5), a **incisura vertebral superior** e a **incisura vertebral inferior** maior. As incisuras vertebrais inferior e superior das vértebras adjacentes criam um **forame intervertebral** que possibilita a saída de um nervo espinal em cada nível vertebral. Os forames intervertebrais cervicais e torácicos superiores são estreitos, enquanto os forames intervertebrais lombares e torácicos inferiores são bastante grandes. A flexão lateral pode estreitar os forames intervertebrais no lado côncavo da curvatura. O supercrescimento ósseo ao redor do forame intervertebral ou osteófitos ao redor das articulações facetárias também podem estreitar esse espaço (Boxe Correlação Clínica 9.2).

Discos intervertebrais

Os corpos vertebrais vizinhos, exceto C1-C2 e as vértebras sacrais, são conectados por **discos intervertebrais** (Figura 9.7; ver também Figura 9.5). Esses discos servem como amortecedores para as forças transmitidas ao longo da coluna vertebral. Têm um núcleo gelatinoso, o **núcleo pulposo**, que consiste em tecido conjuntivo mucoso rico em proteoglicanos e fibras frouxamente dispostas. O núcleo pulposo é o único remanescente da notocorda, que ocupava a mesma posição em um estágio muito anterior do desenvolvimento. Ao redor de cada núcleo pulposo está o **anel fibroso**, formado por muitos anéis concêntricos de fibrocartilagem. Cada anel tem lâminas de fibras colágenas (tipos I e II) que correm perpendicularmente aos anéis vizinhos. O anel fibroso e os corpos vertebrais são ambos derivados do esclerótomo, mas o anel não ossifica, mas sim circunda o núcleo e o mantém em posição central. Isso possibilita que o disco se recupere quando vivencia forças de compressão.

Correlação clínica 9.1 Lesões da coluna vertebral estáveis e instáveis

As lesões da coluna vertebral (espinal) são classificadas como estáveis, quando não requerem imobilização, ou instáveis, quando requerem imobilização. Para fazer essas designações, as vértebras são conceituadas como tendo três colunas: (1) a metade anterior do corpo vertebral; (2) a metade posterior do corpo vertebral e pedículos; e (3) as lâminas, processos articulares e processos espinhosos. A lesão que envolve apenas uma coluna é classificada como estável; é improvável que danifique a medula espinal. A lesão envolvendo 2 ou 3 colunas é instável, e o paciente deve ser contido para minimizar o potencial de trauma neurológico.

Fraturas por Compressão e Ruptura (Figura CC9.1A)

A **osteoporose** é a perda de densidade óssea, uma das várias coisas que podem levar à **osteopenia**, fraqueza óssea. Os corpos vertebrais são particularmente vulneráveis, pois suportam o peso do corpo acima de seu nível. Se ficarem muito fracos, podem sofrer **fratura por compressão**, na qual o corpo vertebral colapsa sobre si mesmo. Uma vez que o aspecto posterior das vértebras é sustentado pelos pedículos e processos articulares, os lados anteriores tornam-se mais severamente comprimidos, resultando em um corpo vertebral em forma de cunha, com a extremidade estreita apontada anteriormente. Essa é uma causa de aumento da cifose torácica com a idade. Em uma fratura por explosão, a força de compressão maciça faz com que o corpo vertebral exploda para fora, possivelmente colidindo com as estruturas do canal vertebral e causando sinais neurológicos.

Fratura do atlas e áxis (Figura CC9.1B)

A compressão súbita da cabeça por cima pode exercer uma pressão tremenda sobre as facetas articulares do atlas. Quando o atlas é comprimido violentamente, ele empurra as massas laterais lateralmente e pode resultar na quebra dos arcos anterior e posterior do atlas. Assim como a pelve, o atlas é um anel de osso e quase sempre fratura em mais de um lugar.

Os processos articulares do áxis são mais robustos do que os do atlas. São caracteristicamente propensos a fraturas na área entre os processos articulares superior e inferior (parte interarticular), quando a cabeça é estendida à força em relação às vértebras cervicais superiores. Isso é notavelmente (e horrivelmente) usado no enforcamento, quando o nó do laço é colocado ao lado da mandíbula de modo que, quando a corda fica esticada, a cabeça é puxada em extensão, fraturando o áxis e destruindo a medula espinal superior, causando morte quase instantânea. Mais horrendamente, se isso não for feito da maneira correta, a vítima se asfixia gradualmente, à medida que as vias respiratórias e os vasos do pescoço são comprimidos.

Espondilólise e espondilolistese (Figura CC9.1C)

As fraturas da parte interarticular são conhecidas como espondilólise. Essa é uma lesão relativamente comum em atletas jovens e tende a ocorrer quando as vértebras são comprimidas durante a extensão forçada. Se essa fratura ocorrer bilateralmente, o arco da vértebra acometida permanece fixado à sua vizinha inferior, e o corpo vertebral é fixado à sua vizinha superior. Essa instabilidade pode resultar no deslocamento anterior do corpo vertebral à medida que os ligamentos de suporte e o disco intervertebral enfraquecem e se esticam. Fraturas da parte interarticular, a espondilólise, juntamente com deslocamento é chamada de **espondilolistese** e pode piorar gradualmente conforme o corpo vertebral acometido desliza anteriormente em relação ao seu vizinho inferior. À medida que essa condição piora, a medula espinal posterior à vértebra acometida pode ficar comprimida. Isso pode ocorrer em qualquer nível, mas é mais comum nos níveis lombar e cervical devido à sua curvatura lordótica (côncava posteriormente), o que torna mais prováveis as lesões por hiperextensão. Quando sua imagem é realizada usando uma incidência oblíqua posterior, essa condição tem o sinal clássico do "cão escocês". A cabeça do cão é formada por pedículo, faceta articular superior e processo transverso. O pescoço é formado pela parte interarticular. A perna anterior é formada pela faceta articular inferior, enquanto o corpo e os membros posteriores são formados pelo processo espinhoso e pelo processo articular inferior oposto. Se o cão escocês aparecer bem, então a parte interarticular encontra-se íntegra. Se ele estiver usando uma coleira escura, há uma espondilólise. Se o cão tiver sido decapitado (desculpe, gentil leitor), então a parte interarticular está fraturada, e houve um deslocamento significativo – uma espondilolistese. Essa descrição ainda é usada, embora as tomografias computadorizadas sejam usadas com mais frequência para diagnosticar tal condição.

(continua)

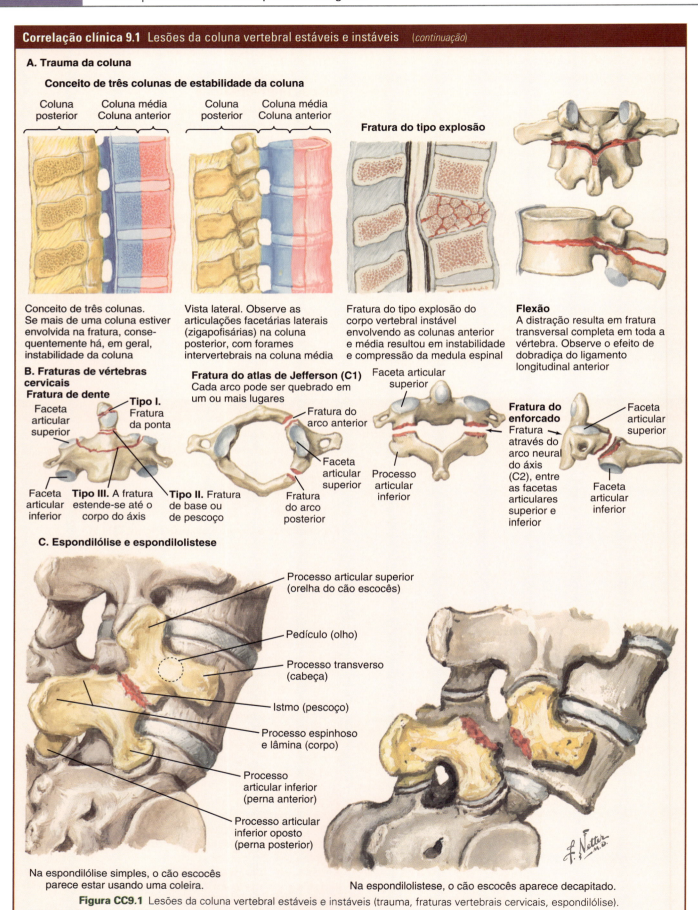

Figura CC9.1 Lesões da coluna vertebral estáveis e instáveis (trauma, fraturas vertebrais cervicais, espondilólise).

Correlação clínica 9.2 Palpação das costas e anatomia topográfica

A palpação dos processos espinhosos da coluna vertebral é comumente realizada para identificar o nível exato de uma queixa ou disfunção vertebral. A vértebra proeminente (processo espinhoso mais proeminente) estende-se mais posteriormente e, em geral, é C7 ou T1. Se você deseja determinar a vértebra específica, pode palpar e pedir ao seu paciente para flexionar o pescoço. Se ele se mover, a proeminência da vértebra é C7; se for estável, é T1.

No entanto, como os processos espinhosos não se projetam perfeitamente na horizontal, é um pouco confuso identificar qual processo espinhoso corresponde a qual corpo vertebral.

Os médicos criaram a **regra de três** para acompanhar essas relações na coluna torácica.
- T1-T3: O processo espinhoso de cada vértebra está no mesmo nível de seu corpo vertebral
- T4-T6: O processo espinhoso de cada vértebra está ½ nível inferiormente ao seu corpo vertebral
- T7-T9: O processo espinhoso de cada vértebra está 1 nível abaixo de seu corpo vertebral
- T10: O processo espinhoso de cada vértebra está 1 nível abaixo de seu corpo vertebral (como em T7-T9)
- T11: O processo espinhoso de cada vértebra está ½ nível inferiormente ao seu corpo vertebral (como em T4-T6)
- T12: O processo espinhoso de cada vértebra está no mesmo nível de seu corpo vertebral (como em T1-T3)

No entanto, estudos recentes demonstraram que a regra dos três não é tão precisa quanto poderíamos esperar, e uma alternativa, a **regra de Geelhoed**, foi proposta. Essa regra afirma que os processos espinhosos de todas as vértebras torácicas estão no mesmo plano horizontal que os processos transversos de sua vértebra inferior vizinha.

Existem alguns pontos de referência abaixo da região torácica. O processo espinhoso L4 é palpável no mesmo nível do aspecto mais superior da crista ilíaca, enquanto o processo espinhoso S2 (da crista sacral mediana) é palpável no nível da espinha ilíaca posterossuperior. O processo espinhoso de S3 é palpável no limite superior da fenda glútea.

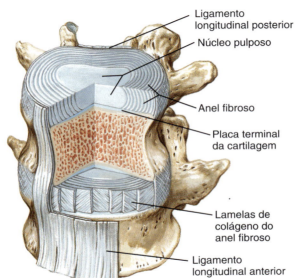

Disco intervertebral composto por zona nuclear central de colágeno e proteoglicanos hidratados circundados por lamelas concêntricas de fibras de colágeno

O mecanismo de bombeamento acionado por movimento comprime e relaxa alternadamente a pressão sobre o disco, bombeando água e resíduos para fora e água e nutrientes para dentro

Figura 9.7 Disco intervertebral.

A interface entre o corpo vertebral e o disco intervertebral é a **placa terminal vertebral**. Essa estrutura fascinante também vem do mesênquima esclerotomal, mas permanece como cartilagem hialina mesmo após a ossificação dos corpos vertebrais. As placas terminais são fundidas com os anéis internos do anel fibroso, bem como as bordas superior e inferior elevadas dos corpos vertebrais, as **epífises anelares**. Pequenos vasos dentro das placas terminais possibilitam aos nutrientes a difusão do osso trabecular dos corpos vertebrais, seguida do alcance dos discos intervertebrais, que de outra forma são avasculares. Em espécimes de osso seco, as placas terminais não estão presentes, e isso confere às superfícies planas do corpo vertebral uma aparência esponjosa. A ossificação das placas terminais com a idade e a perda de vasos que passam por elas para os discos pode ser um fator que contribui para a doença degenerativa dos discos (Boxes Biomecânica 9.1 e Correlação Clínica 9.3).

Biomecânica 9.1 Função do disco intervertebral

Quando em pé ou sentado em posição ereta, os discos intervertebrais são comprimidos e achatados de maneira uniforme. A compressão do disco intervertebral cria pressão aumentada no núcleo pulposo, que é mantido dentro das camadas do anel fibroso. À medida que a coluna vertebral flexiona (torna-se côncava anteriormente), o núcleo pulposo é comprimido anteriormente e forçado posteriormente. Por outro lado, conforme a coluna vertebral se estende (torna-se côncava posteriormente), o núcleo pulposo é empurrado anteriormente. Ao se inclinar para um lado, como para a esquerda, o núcleo pulposo é empurrado para a convexidade, nesse caso para a direita.

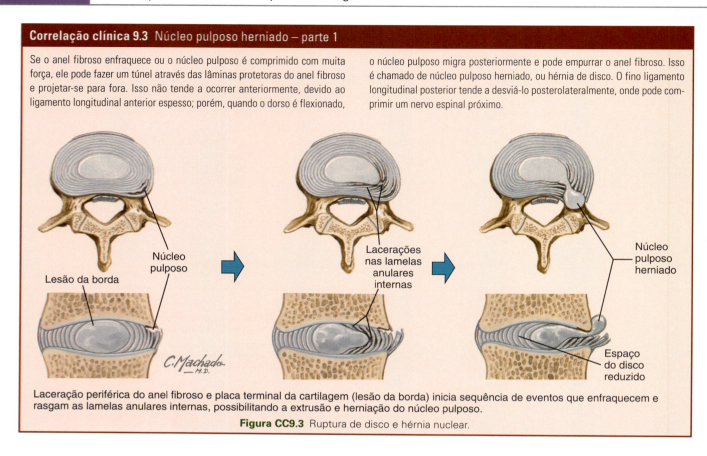

Correlação clínica 9.3 Núcleo pulposo herniado – parte 1

Se o anel fibroso enfraquece ou o núcleo pulposo é comprimido com muita força, ele pode fazer um túnel através das lâminas protetoras do anel fibroso e projetar-se para fora. Isso não tende a ocorrer anteriormente, devido ao ligamento longitudinal anterior espesso; porém, quando o dorso é flexionado, o núcleo pulposo migra posteriormente e pode empurrar o anel fibroso. Isso é chamado de núcleo pulposo herniado, ou hérnia de disco. O fino ligamento longitudinal posterior tende a desviá-lo posterolateralmente, onde pode comprimir um nervo espinal próximo.

Laceração periférica do anel fibroso e placa terminal da cartilagem (lesão da borda) inicia sequência de eventos que enfraquecem e rasgam as lamelas anulares internas, possibilitando a extrusão e herniação do núcleo pulposo.

Figura CC9.3 Ruptura de disco e hérnia nuclear.

Coluna vertebral como um todo

Quando toda a coluna vertebral (Figura 9.8) é visualizada de lado, as diferentes regiões apresentam curvas distintas. As regiões cervical e lombar aparecem côncavas (escavadas) posteriormente e convexas (abauladas) anteriormente; esse tipo de curvatura é chamado de **lordose**. Grosso modo, as regiões torácica e sacral aparecem côncavas anteriormente e convexas posteriormente; esse tipo de curvatura é chamado de **cifose**. As cifoses torácica e sacral são **curvaturas primárias**, pois estão presentes no nascimento e são uma característica intrínseca da maneira como esses ossos se desenvolvem. As lordoses cervicais e lombares são **curvaturas secundárias**, pois só se desenvolvem após o nascimento, à medida que nosso corpo aprende a lidar com a gravidade. Como as vértebras cervicais e lombares não são fundidas ou restritas pela caixa torácica, essas curvaturas lordóticas podem variar consideravelmente de pessoa para pessoa. A **escoliose** (também chamada de rotoescoliose) refere-se a uma curvatura lateral da coluna vertebral. Tais curvas laterais não são uma característica normal da coluna vertebral, mas podem se desenvolver devido à má postura ou podem ser causadas por doenças degenerativas. Sua gravidade pode variar consideravelmente, dependendo de sua causa.

Articulações da coluna vertebral

Além dos discos intervertebrais, as vértebras interagem à medida que as facetas em seus processos articulares inferiores (Figuras 9.2, 9.3, 9.5 e 9.8) encontram as facetas articulares nos processos articulares superiores da vértebra imediatamente inferior a ela. A interação cria uma **articulação facetária** vertebral (também conhecida como **articulação zigapofisária**) em cada lado. Apesar das diferenças em sua orientação, as articulações facetárias das vértebras de C1 a S1 compartilham várias características. Como outras articulações sinoviais, as articulações facetárias têm uma camada fibrosa externa e uma camada sinovial, que filtra o sangue para criar o líquido sinovial dentro da cápsula. Dentro da cápsula, as superfícies articulares dos ossos são tipicamente cobertas por cartilagem hialina (muitas vezes chamada de "articular"). Isso possibilita que seus movimentos sejam suaves e minimiza o atrito e a irritação.

As **articulações atlanto-occipitais**, formadas pela faceta articular superior do atlas e pelos côndilos occipitais, possibilitam grande flexão/extensão e são responsáveis pela maioria da flexão/extensão na região cervical (faça que "sim" com a cabeça se você entender), bem como por pequena quantidade de flexão lateral. A rotação é limitada. Há ligamentos capsulares espessados em suas faces anterior, posterior e lateral.

Existem várias **articulações atlantoaxiais**. A **articulação atlantoaxial mediana** é formada quando as superfícies articulares anterior e posterior do dente articulam-se com o arco anterior do atlas e o ligamento transverso do atlas. A faceta articular inferior do atlas conecta-se à faceta articular superior do áxis de maneira muito semelhante às articulações da faceta cervical inferior, formando as **articulações atlantoaxiais laterais**. Essas articulações possibilitam tremenda quantidade de rotação (balance a cabeça em "não" se isso não estiver claro), mas tanto flexão lateral quanto flexão/extensão são limitadas.

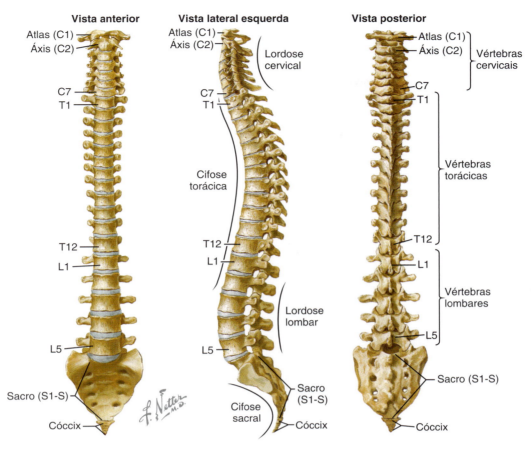

Figura 9.8 Coluna vertebral.

As facetas articulares superior e inferior das **articulações facetárias cervicais inferiores** são orientadas um pouco no plano horizontal, mas tornam-se mais orientadas verticalmente (no plano coronal) à medida que se aproximam das vértebras torácicas. Por si só, essas junções de facetas já permitiriam quantidade considerável de movimento. No entanto, os processos uncinados limitam gravemente a quantidade de rotação e deslocamento lateral das vértebras cervicais inferiores, possibilitando certa flexão/extensão, translação anterior/posterior e pequena quantidade de flexão lateral nessa região. O contato dos processos espinhosos limita a extensão possível no pescoço; no entanto, os processos espinhosos bífidos das vértebras cervicais atravessam o processo espinhoso de seu vizinho inferior, possibilitando apenas um pouco mais de extensão do que seria possível de outra forma. As facetas articulares superior e inferior das **articulações facetárias torácicas** são em grande parte verticais no plano coronal. Por si só, permitiriam uma quantidade enorme de movimento, mas a caixa torácica os restringe consideravelmente, limitando (mas não eliminando) flexão/extensão, flexão lateral e rotação. Os processos espinhosos torácicos sobrepostos limitam gravemente a extensão. As **articulações facetárias lombares** são amplamente orientadas verticalmente no plano sagital, com as facetas articulares inferiores circundadas pelas facetas articulares superiores de suas vizinhas. Elas possibilitam grande quantidade de flexão/extensão e flexão lateral, mas limitam a rotação. A **articulação facetária lombossacral** é semelhante às articulações facetárias lombares. Finalmente, a **articulação sacrococcígea** é uma pequena articulação sinovial (não é uma articulação facetária, pois não há facetas articulares superiores ou inferiores nesse nível) entre o ápice S5 do sacro e o corpo da vértebra Co1. A **articulação sacroilíaca** será discutida no Capítulo 11.

Ligamentos da coluna vertebral

As articulações facetárias e os discos intervertebrais estabilizam as vértebras e ajudam a evitar movimentos excessivos. No entanto, não são fortes o suficiente por conta própria para manter a coluna vertebral estável. Muitos ligamentos e músculos vertebrais auxiliam nesse esforço (Figura 9.9).

Ligamentos do arco vertebral

Medialmente às articulações facetárias e posteriormente ao canal vertebral, as lâminas das vértebras adjacentes são conectadas por **ligamentos amarelos** que possibilitam a flexão, mantendo os arcos vertebrais conectados. Esses ligamentos são levemente amarelados devido ao grande número de fibras elásticas dentro deles. Como esses ligamentos são elásticos, eles não se dobram durante a extensão das costas, o que potencialmente afetaria a medula espinal. Sustenta-se que, como conectam lâminas adjacentes, não estão presentes na linha média; no entanto, trabalhos recentes mostraram que eles geralmente cobrem a linha média do arco vertebral. Os ligamentos amarelos do espaço atlantoaxial (C1-C2) são largos e

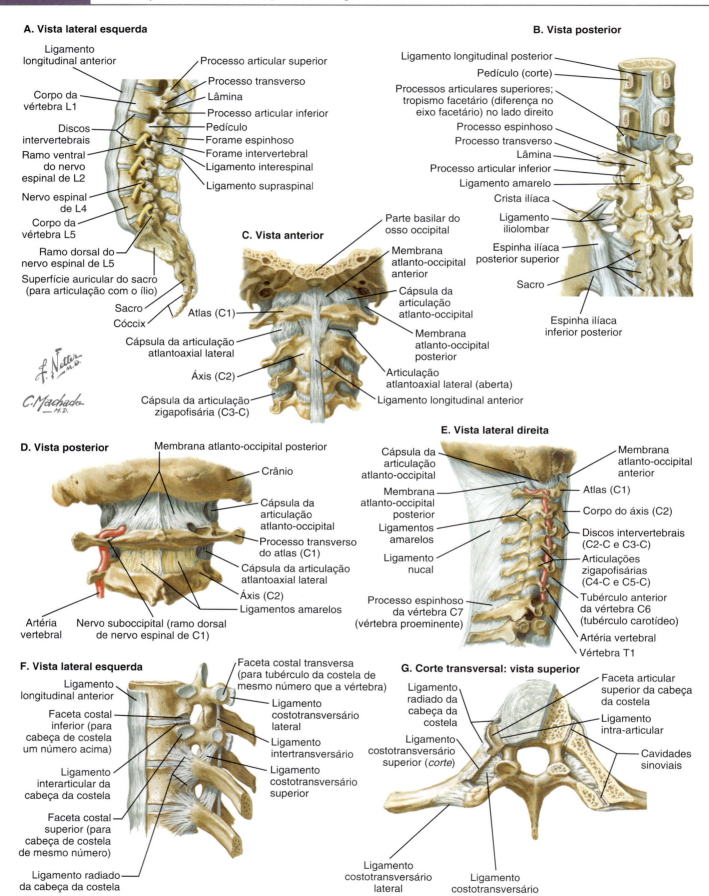

Figura 9.9 Ligamentos vertebrais: região lombossacral.

chamados de **membrana atlantoaxial posterior**. Não há ligamentos amarelos entre o atlas e o osso occipital; em vez disso, há uma **membrana atlanto-occipital posterior**, que é relativamente fina, para acomodar a flexão do pescoço. Existem lacunas na membrana atlanto-occipital posterior à esquerda e à direita, que permitem que as artérias vertebrais perfurem a membrana e se movam para o forame vertebral e forneçam sangue ao tronco encefálico e à medula espinal.

De maneira semelhante, processos espinhosos adjacentes são conectados por **ligamentos interespinais** que limitam a flexão. Os processos transversos adjacentes são conectados por **ligamentos intertransversários** que limitam a flexão lateral. Estes são indistintos na região cervical, formando feixes visíveis entre as vértebras torácicas e apresentando-se como lâminas finas na região lombar. Os processos transversos L4 e L5 têm **ligamentos iliolombares** muito fortes que os conectam à crista ilíaca.

Mais posteriormente, um **ligamento supraspinal** longo corre pelo comprimento da coluna vertebral, saltando da ponta de cada processo espinhoso de C7 para o cóccix. As fibras dos ligamentos supraespinais e interespinais são contínuas entre si. Como o supraespinal é o mais posterior dos ligamentos da coluna vertebral, torna-se tenso na flexão e limita a hiperflexão das costas. O ligamento supraespinal termina como **ligamento sacrococcígeo posterior superficial**, que cobre o hiato sacral. O cóccix está mais firmemente ancorado ao sacro pelos **ligamentos sacrococcígeos anterior, lateral e posterior profundo**. Na região cervical, o ligamento supraspinal é substituído pelo **ligamento nucal** muito largo, em forma de leque, que vai da protuberância occipital externa até o tubérculo posterior do atlas e os processos espinhosos de C2-C7. Como o ligamento amarelo, o ligamento nucal contém fibras elásticas. Por causa disso, o ligamento possibilita a flexão cervical, mas torna-se tenso à medida que o pescoço é cada vez mais flexionado. Devido ao seu tamanho grande, o ligamento nucal também fornece um local de inserção para os músculos da região posterior do pescoço.

Na região torácica existem vários ligamentos que ancoram as vértebras às costelas proximais. O **ligamento radiado da cabeça da costela** forma uma bainha circular contínua que conecta a cabeça da costela às facetas ou semifacetas das vértebras. Dentro do ligamento radiado há um pequeno **ligamento intra-articular da cabeça da costela** que ancora a parte central da cabeça da costela ao centro da faceta/semifaceta. O **ligamento costotransversário** estende-se do processo transverso até o colo da costela no mesmo nível. Um **ligamento costotransversário superior** conecta o colo de uma costela ao processo transverso de seu vizinho superior (p. ex., o ligamento costotransversário superior da 5ª costela conecta-se ao processo transverso de T4). O **ligamento costotransversário lateral** conecta a extremidade lateral do processo transverso ao tubérculo da costela, tornando-se efetivamente um ligamento capsular para a articulação costotransversária.

Ligamentos dos corpos vertebrais

Passando para os próprios corpos vertebrais, o **ligamento longitudinal anterior** largo segue da face anterior do áxis até o sacro anterior, conectando os corpos vertebrais e seus discos intervertebrais ao longo de seu comprimento. Esse ligamento forte se torna tenso durante a extensão. Na região cervical superior, o ligamento longitudinal anterior é contínuo com uma **membrana atlantoaxial anterior** e uma **membrana atlanto-occipital anterior**. A membrana atlanto-occipital anterior é uma estrutura robusta que continua lateralmente em associação com a cápsula da articulação atlanto-occipital e é contínua com a membrana atlanto-occipital posterior, formando um anel contínuo de tecido conjuntivo que corre entre o atlas e o forame magno.

O **ligamento longitudinal posterior** mais fino conecta as faces posteriores de todos os corpos vertebrais e discos intervertebrais do áxis ao sacro. A **membrana tectorial** continua superiormente a partir do ligamento longitudinal posterior (são essencialmente o mesmo ligamento, mas com nomes diferentes) para cobrir o dente, seus ligamentos e o atlas posterior. Ele corre ao longo do interior do osso occipital anterior ao forame magno.

Em geral, a flexão da coluna vertebral é limitada pelos ligamentos supraspinal e nucal, principalmente no tórax, devido à sua curvatura cifótica. A extensão da coluna vertebral é limitada pelo ligamento longitudinal anterior e pelos discos intervertebrais. Curvaturas lordóticas excessivas nas regiões cervical e lombar podem esticar e em seguida enfraquecer o ligamento longitudinal anterior (Boxe Correlação Clínica 9.4).

> **Correlação clínica 9.4** Lesões por hiperflexão e hiperextensão
>
> Quando a coluna vertebral é estendida ou flexionada violentamente, seu tecido muscular, tecido conjuntivo e estruturas nervosas podem ser rompidos pelo movimento súbito. As lesões musculares e ligamentares são muito dolorosas, mas as lesões musculares tendem a cicatrizar mais rapidamente, devido à maior vascularização do músculo esquelético em comparação aos pequenos vasos que suprem o tecido conjuntivo. Lesões desse tipo podem resultar em dor debilitante a longo prazo.
>
> **Hiperflexão súbita** (como uma desaceleração repentina em uma colisão frontal de veículo) estica e possivelmente lacera os músculos da parte posterior do pescoço, bem como os ligamentos da parte posterior do pescoço (nesta ordem): (1) o ligamento nucal ou ligamento supraspinal; (2) ligamento interespinal; e (3) ligamento amarelo. Se o alongamento continuar, pode tracionar a medula espinal cervical e possivelmente até romper o ligamento longitudinal posterior e o disco intervertebral. O mesmo processo pode ocorrer na região lombar (como a flexão forçada durante uma desaceleração súbita restringida por um cinto subabdominal) e pode afetar os músculos da região lombar e ligamentos (nesta ordem): (1) supraspinal; (2) interespinal; e (3) ligamento amarelo. Como antes, o alongamento contínuo pode traumatizar a cauda equina, o ligamento longitudinal posterior e o disco intervertebral.
>
> **Hiperextensão súbita** (como uma colisão na traseira em veículo sem apoio de cabeça) alonga e lesiona os músculos da parte anterior do pescoço. Se o alongamento continuar, o ligamento longitudinal anterior e o disco intervertebral podem ser rompidos. Estas são comumente chamadas de lesões em "chicote" e também podem causar avulsão de parte do corpo vertebral à medida que o ligamento é rompido. Outro problema com a hiperextensão, principalmente na região cervical, é o "pinçamento" das facetas articulares, pedículos e processos espinhosos por seus vizinhos, possivelmente fraturando as vértebras.

Ligamentos relacionados ao dente

Para uma estrutura tão pequena, o dente do áxis está associado a um número desconcertante de ligamentos. O pequeno **ligamento apical** do dente (Figura 9.10) estende-se de seu ápice para se inserir na borda anterior do forame magno. Flanqueando o ligamento apical estão dois fortes **ligamentos alares** que se estendem para fora do dente superolateral e se inserem na borda anterolateral do forame magno. Esses ligamentos possibilitam a rotação da cabeça e do atlas usando o dente como ponto de articulação, mas evitam a rotação excessiva (p. ex., à medida que a cabeça gira para a direita, o ligamento alar direito tensiona).

O **ligamento cruzado do atlas** é uma estrutura composta que conecta o áxis, o atlas e o osso occipital. Seu componente horizontal é o **ligamento transverso do atlas**, que conecta os lados internos direito e esquerdo do arco anterior, passando posteriormente ao dente. Esse ligamento na verdade forma uma articulação sinovial com a faceta articular posterior do dente. Os componentes verticais do ligamento cruzado do atlas são a **banda longitudinal inferior** (corpo vertebral posterior do áxis ao ligamento transverso do atlas) e a **banda longitudinal superior** (ligamento transverso do atlas para a borda interna anterior do forame magno), que corre posteriormente ao ligamento apical e anteriormente à membrana tectorial (Boxe Correlação Clínica 9.5).

Grupos musculares das costas

Os ossos, articulações e ligamentos da coluna vertebral possibilitam ao corpo equilibrar mobilidade com estabilidade. No entanto, os grandes músculos das costas (Figura 9.11 A) são as estruturas que realmente se movem e estabilizam fortemente a coluna vertebral e a medula espinal dentro dela. Os **músculos intrínsecos das costas** desenvolvem-se a partir dos músculos epaxiais, derivados do miótomo dos somitos nesse nível. Esses músculos inserem-se nas vértebras, na crista ilíaca, nas costelas

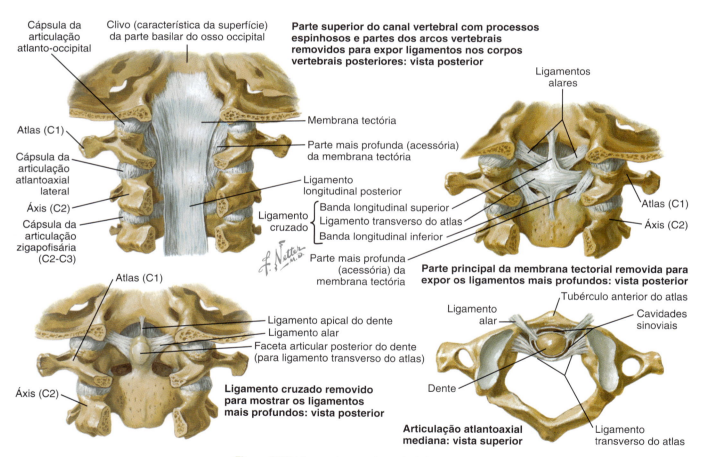

Figura 9.10 Ligamentos craniocervicais internos.

Correlação clínica 9.5 Ruptura do ligamento transverso do atlas e fratura do dente

A compressão repentina da cabeça para baixo sobre o pescoço pode colocar tremenda pressão nas facetas articulares do atlas, causando a fratura. O ligamento transverso do atlas também está exposto a ruptura quando isso ocorre. Sem um ligamento íntegro, o atlas pode se deslocar anteriormente, pinçando a medula espinal. Um problema semelhante pode ocorrer se o dente estiver fraturado. Se a ponta do dente for avulsionada pelos ligamentos apicais ou alares (tipo I), não haverá instabilidade macroscópica do atlas. Se a base do dente (tipo II) ou o corpo anterossuperior do áxis (tipo III) estiver fraturado, o dente e o atlas não são mais contidos pelo ligamento transverso do atlas, permitindo a translação anterior do atlas e do dente e pressionando a medula espinal.

Capítulo 9 Anatomia Clínica das Costas

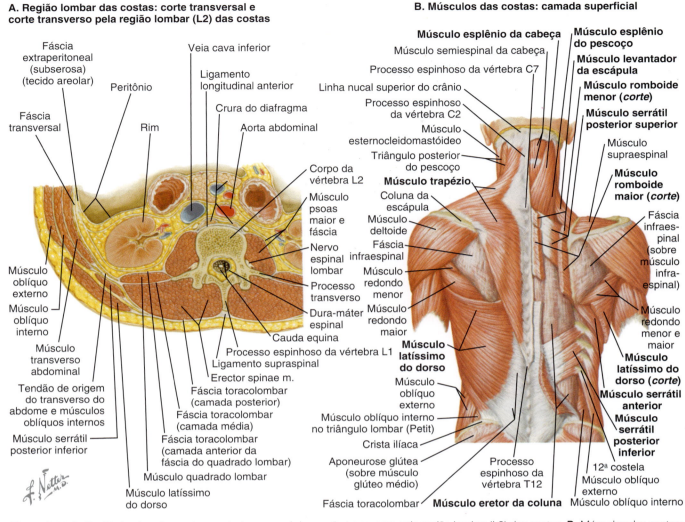

Figura 9.11 **A.** Região lombar das costas: corte transversal da secção transversa pela região lombar (L2) das costas. **B.** Músculos das costas: camada superficial.

e no crânio posterior. Os **músculos extrínsecos das costas** estão localizados mais superficialmente, derivados dos músculos hipaxiais que migram para o dorso. Esses músculos inserem-se nas costas, mas agem principalmente para mover os membros superiores, uma vez que também se ligam a escápula, clavícula e/ou úmero. Uma estrutura que conecta muitos músculos das costas, tanto intrínsecos quanto extrínsecos, é a fáscia toracolombar.

Fáscia toracolombar

A parte inferior das costas contém uma estrutura única de tecido conjuntivo multicamadas, a **fáscia toracolombar** (Figura 9.11), que conecta o ílio, as vértebras e os músculos das costas. A camada posterior é subdividida em duas lâminas: uma lâmina superficial, que forma um tendão largo e plano dos músculos inferiores latíssimo dorsal e serrátil posterior, e uma lâmina profunda, que se liga aos músculos eretores da espinha. A camada média da fáscia toracolombar marca onde os músculos epaxial e hipaxial foram separados. Ela separa os músculos eretores da espinha do quadrado lombar, que conecta a crista ilíaca à 12ª costela. A camada anterior da fáscia toracolombar circunda a face anterior do músculo quadrado lombar.

Anteriormente, a fáscia toracolombar é contínua com a fáscia que envolve os músculos oblíquos abdominais.

Músculos extrínsecos das costas
Músculo latíssimo do dorso

O **músculo latíssimo do dorso** (Figura 9.11 B) é o músculo mais superficial da parte inferior das costas. Em inglês, seu nome significa "mais largo das costas" e certamente merece tal descrição. Esse músculo origina-se amplamente da crista ilíaca, sacro, processos espinhosos lombares e torácicos (via fáscia toracolombar), mas estreita-se para imergir em uma pequena região do úmero proximal. Ele puxa o braço para mais perto da parte inferior das costas, e isso o torna um forte extensor do ombro, especialmente quando o braço começa em uma posição flexionada. Da mesma maneira, aduz fortemente o braço no ombro a partir de uma posição abduzida. Como seu tendão gira levemente em torno da face anterior do úmero, ele também girará medialmente (internamente) o braço no ombro. O nervo toracodorsal e os vasos trafegam na superfície anterior do latíssimo do dorso e fornecem inervação e sangue a ele.

Inserções proximais	• Crista ilíaca
	• Lâmina superficial da camada posterior da fáscia toracolombar (T7 ao sacro)
Inserção distal	• Sulco intertubercular do úmero proximal
Funções	• Extensão do ombro a partir de posição flexionada
	• Adução do ombro a partir de posição abduzida
	• Rotação medial do braço
Testes musculares e sinais de danos	• Com os braços abduzidos no ombro, peça ao paciente para aduzi-los contra resistência; avaliar qualquer assimetria de força
	• Com os braços flexionados na altura do ombro, peça ao paciente para estendê-los contra resistência; avalie qualquer assimetria de força
Inervação	• Nervo toracodorsal
Suprimento sanguíneo	• Principalmente vasos toracodorsais

Músculo trapézio

O **trapézio** (Figura 9.11 B) é o músculo mais superficial da parte superior das costas. Esse músculo em forma de losango origina-se do osso occipital, do ligamento nucal e dos processos espinhosos torácicos. Ele concentra essa longa inserção na espinha da escápula, acrômio e clavícula distal. Isso possibilita a elevação, retração e depressão da escápula às partes superior, média e inferior do trapézio, respectivamente. Recebe inervação motora do par de nervo craniano XI (NC XI, nervo acessório espinal), mas também tem certa inervação sensorial dos nervos espinais cervicais. Curiosamente, existem corpos celulares sensoriais (provavelmente proprioceptivos dos músculos trapézio e esternocleidomastóideo) associados ao NC XI, que é tradicionalmente descrito como um nervo motor, somente. A largura desse músculo reflete-se em seu suprimento sanguíneo: recebe sangue de ramos da artéria carótida externa e do tronco tireocervical no pescoço.

Inserções proximais	• Fibras superiores: parte medial da linha nucal superior e protuberância occipital externa, ligamento nucal
	• Fibras médias: ligamento nucal, processos espinhosos C7-T5
	• Fibras inferiores: processos espinhosos T6-T12
Inserção distal	• Coluna da escápula
	• Acrômio
	• Clavícula distal
Funções	• Fibras superiores: elevar a escápula e o membro superior
	• Fibras médias: retrair a escápula
	• Fibras inferiores: deprimir a escápula
Testes musculares e sinais de danos	• Peça ao paciente para elevar os ombros contra resistência
	• Fraqueza em um lado pode indicar disfunção do trapézio ou do NC XI
Inervação	• NC XI: nervo acessório espinal
Suprimento sanguíneo	• Principalmente ramos da artéria carótida externa e do tronco tireocervical (vasos cervicais transversos e escapulares dorsais)

Músculo levantador da escápula

O **músculo levantador da escápula** (Figura 9.11 B) tem ventres musculares originados dos processos transversos das vértebras cervicais superiores que se fundem e se inserem no ângulo superior da escápula. Essa inclinação inferolateral muito íngreme torna o levantador da escápula bom em elevar a escápula (daí seu nome), mas também em girar a escápula inferiormente, apontando o ombro "para baixo" e abaixando o membro superior. O nervo escapular dorsal passa entre as cabeças do levantador da escápula, inervando-o; vão de encontro a ele a artéria e a veia escapulares dorsais.

Inserções proximais	• Processo transverso de C1
	• Tubérculos posteriores C2-C4 dos processos transversos
Inserção distal	• Ângulo superior da escápula
Funções	• Elevar a escápula
	• Rotação inferior da escápula e fossa glenoide
Testes musculares e sinais de danos	• Peça ao paciente que eleve os ombros bilateralmente e observe se há assimetria
	• Fraqueza de um lado pode indicar fraqueza dos músculos levantadores da escápula, mas a atividade das fibras superiores do trapézio pode mascarar essa fraqueza
Inervação	• Nervo escapular dorsal
Suprimento sanguíneo	• Principalmente vasos escapulares dorsais

Músculos romboide maior e romboide menor

Os **músculos romboide maior e romboide menor** (Figura 9.11 B) estão localizados abaixo das fibras média e inferior do músculo trapézio. Eles trafegam dos processos espinhosos cervicais inferiores e torácicos superiores para inserção na borda medial da escápula perto da espinha escapular (menor) e medialmente à fossa infraespinal (maior). No processo, ambos os músculos trafegam na direção inferolateral. Esses músculos às vezes se fundem, obscurecendo o local exato da separação entre o maior e o menor. Como esses músculos trafegam obliquamente, podem retrair a escápula, mas também girá-la inferiormente, o que também desloca todo o membro superior inferiormente. Esses músculos são inervados e perfundidos pelo nervo escapular dorsal e pelos vasos, que continuam a partir do levantador da escápula e seguem ao longo da face anterior dos músculos romboides.

Inserções proximais	• Menor: ligamento nucal inferior, processos espinhosos C7 e T1
	• Maior: processos espinhosos T2-T5
Inserção distal	• Menor: borda medial da escápula superior e no nível da espinha da escápula
	• Maior: borda medial da escápula do nível da espinha da escápula até a proximidade do ângulo inferior
Funções	• Retração da escápula
	• Rotação inferior da escápula e fossa glenoide
Testes musculares e sinais de danos	• Peça ao paciente que eleve os ombros bilateralmente e observe se há assimetria
	• Fraqueza na retração pode indicar fraqueza dos músculos romboides, mas a atividade das fibras médias do trapézio pode mascarar essa fraqueza
Inervação	• Nervo escapular dorsal
Suprimento sanguíneo	• Principalmente vasos escapulares dorsais

Inserções proximais	• Superior: aspecto inferior do ligamento nucal, processos espinhosos C7-T3 • Inferior: lâmina superficial da camada posterior da fáscia toracolombar perto de T11-L2
Inserção distal	• Superior: costelas T2-T5, ou lateral ao ângulo costal • Inferior: costelas T9-T12, laterais ao ângulo costal
Funções	• Estudos eletromiográficos, juntamente a seu pequeno tamanho, sugerem que esses músculos são principalmente de natureza proprioceptiva • Superior: pode auxiliar na elevação das costelas superiores durante a inspiração forçada • Inferior: pode ajudar a deprimir as costelas inferiores durante a expiração forçada
Testes musculares e sinais de danos	• Esses músculos geralmente não são avaliados clinicamente • Espasmos ou irritações do serrátil posterior superior geralmente causam um "ponto de gatilho" que se torna mais doloroso na expiração forçada, mas que não é exacerbada pelo movimento do membro superior. Isso pode ser tratado com manipulação ou massagem
Inervação	• Superior: nervos intercostais T2-T5 • Inferior: nervos intercostais T9-T11, nervo subcostal T12
Suprimento sanguíneo	• Superior: vasos intercostais T2-T5 • Inferior: vasos intercostais T9-T11, vasos subcostais

Músculos serrátil posterior superior e inferior

Os **músculos serrátil posterior superior e inferior** (Figura 9.12; ver também Figura 9.11 B) são músculos planos e profundos que vão dos processos espinhosos até as costelas. O serrátil posterior superior está localizado abaixo dos músculos romboides, correndo na direção inferolateral. O serrátil posterior inferior fica abaixo do músculo latíssimo do dorso, trafegando na direção superolateral. Como o latíssimo do dorso e o serrátil posterior inferior seguem na mesma direção e originam-se da fáscia toracolombar, eles podem se fundir em algum grau.

Músculos intrínsecos das costas

Os **músculos intrínsecos das costas** são interessantes porque muitos deles não têm origens e inserções distintas. Em vez disso, os grupos eretores da coluna e os transversospinais consistem em muitos pequenos músculos que se agrupam, contribuem para o corpo do músculo e depois saem conforme seus pequenos tendões se ligam aos ossos mais superiores. Outros músculos intrínsecos das costas têm, de fato, origens e inserções bem definidas.

Músculos esplênio da cabeça e esplênio do pescoço

Os **músculos esplênio do pescoço e esplênio da cabeça** (Figuras 9.11 B e 9.12) estão localizados principalmente na região cervical e são imediatamente superficiais aos músculos eretores da espinha. Eles são orientados obliquamente na direção superolateral. Esses dois músculos tipicamente não têm separação clara entre si e são diferenciados por seus locais de inserção. Um modo de distinguir os músculos esplênicos é que um dos deslizamentos musculares do músculo levantador da escápula trafega entre o esplênio do pescoço e da cabeça para alcançar os processos transversos de C1.

Eretor da coluna

O grupo de músculos **eretores da coluna** (Figura 9.12) está localizado abaixo dos músculos trapézio, latíssimo do dorso, romboide e serrátil posterior. Eles correm longitudinalmente ao longo da coluna vertebral e, por esse motivo, às vezes são chamados de **músculos paraespinais**. Os eretores da espinha

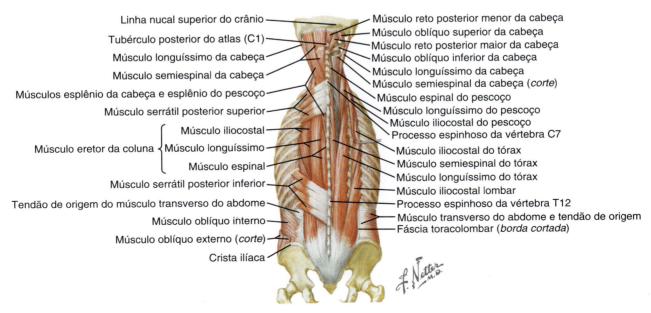

Figura 9.12 Músculos das costas: camadas intermediárias.

Inserções proximais	• Pescoço: processos espinhosos T3-T6
	• Cabeça: porção inferior do ligamento nucal, processos espinhosos C7-T2
	Obs.: a distinção entre esplênio do pescoço e da cabeça tende a ser indistinta em suas inserções proximais
Inserção distal	• Pescoço: processo transverso de C1, tubérculos posteriores de C2-C4 dos processos transversos
	• Cabeça: processo mastoide posterior do osso temporal, osso occipital lateral entre as linhas nucais superior e inferior
Funções	• Contração unilateral: flexão lateral ipsilateral e rotação da cabeça e pescoço
	• Contração bilateral: extensão da cabeça e pescoço
Testes musculares e sinais de danos	• Com o paciente sentado na posição vertical, palpe a parte posterior do pescoço e peça ao paciente para estender e girar lentamente o pescoço. Os músculos esplênios podem ser palpáveis, mas são difíceis de isolar, pois ficam abaixo do trapézio e superficialmente ao semiespinal da cabeça, o extensor mais proeminente da cabeça
	• Se um lado estiver fraco, o paciente irá inclinar-se para o lado e girar para longe do lado fraco durante a extensão do pescoço. O espasmo desses músculos fará com que o paciente se incline para o lado e gire em direção ao lado acometido
Inervação	• Ramos posteriores dos nervos espinais cervicais próximos ao seu nível de origem
Suprimento sanguíneo	• Principalmente ramos da artéria carótida externa e tronco tireocervical (vasos cervicais transversos)

são circundados posteriormente pela lâmina profunda da camada posterior da fáscia toracolombar. Eles têm ampla origem dos processos transversos de T11 a L5, sacro posterior e crista ilíaca. Essas fibras ascendem (principalmente) na direção superolateral e inserem-se em estruturas mais laterais e superiores, como processos transversos, processos espinhosos e costelas. Como esses músculos trafegam obliquamente, a contração unilateral dobra para o lado e gira o corpo ipsilateralmente; a contração bilateral estende fortemente a coluna vertebral.

Os músculos eretores da coluna são divididos nos **músculos iliocostal**, **longuíssimo** e **espinal**, que então se subdividem ainda mais (prepare-se). O iliocostal tem seções torácicas e cervicais. O longuíssimo tem seções lombar, torácica, cervical e da cabeça. O espinal tem seções torácica, cervical e da cabeça.

Inserções proximais	• Grupo muscular iliocostal
	○ Iliocostal do lombo: processos transversos L4-L5, sacro posterior, crista ilíaca
	○ Iliocostal do tórax: costelas 7 a 12 perto do ângulo costal
	○ Iliocostal cervical: costelas 3 a 6 perto do ângulo costal

	• Grupo do músculo longuíssimo
	○ Longuíssimo do tórax: processos transversos L1-L5, sacro posterior
	○ Longuíssimo cervical: processos transversos T1-T5
	○ Longuíssimo da cabeça: processos transversos T1-T5, processos articulares C4-C7
	• Grupo muscular espinal
	○ Espinal torácico: processos espinhosos de T10-L2
	○ Espinal cervical: porção inferior do ligamento nucal e processo espinhoso T1
	○ Espinal da cabeça: região média do ligamento nucal
Inserção distal	• Grupo muscular iliocostal
	○ Iliocostal lombar: costelas 7 a 12 no (ou lateral) ao ângulo costal
	○ Iliocostal do tórax: costelas 1 a 6 perto do ângulo costal
	○ Iliocostal cervical: processos transversos de C4-C7
	• Grupo do músculo longuíssimo
	○ Longuíssimo do tórax: todos os processos transversos torácicos e todas as costelas proximais ao ângulo costal
	○ Longuíssimo cervical: processos transversos de C2-C7
	○ Longuíssimo da cabeça: face posterior do processo mastoide do osso temporal
	• Grupo muscular espinal
	○ Semiespinal do tórax: Processos espinhosos T1-T8
	○ Espinal cervical: processos espinhosos C7-C2
	○ Espinal da cabeça: entre as linhas nucais superior e inferior do osso occipital, fundidas com semiespinal da cabeça
Funções	• Contração unilateral: flexão lateral e rotação ipsilateral
	• Contração bilateral: extensão da coluna vertebral
Testes musculares e sinais de danos	• Com o paciente sentado na posição vertical, palpe as colunas musculares e paraespinais (eretores da coluna) nas costas. Peça ao paciente para estender lentamente as costas. Observe qualquer assimetria ou desvio para um lado
	• Se um lado estiver fraco, o paciente irá se inclinar e girar para o lado contrário ao lado fraco durante a extensão das costas. O espasmo desses músculos fará com que o paciente se incline para o lado e gire em direção ao lado acometido
	• Esses músculos são comumente distendidos durante o levantamento de peso. O paciente comumente adota uma posição de relaxamento que encurta passivamente o músculo. Ele ou ela senta-se ou fica em pé, inclinando-se para o lado acometido e deixando a gravidade encurtar o músculo acometido. A dor geralmente resulta da extensão das costas, com inclinação lateral para longe do lado acometido (alongando o músculo lesionado) ou inclinação lateral **ativa** em direção ao lado acometido ou extensão (contraindo o músculo lesionado)
Inervação	• Ramos posteriores dos nervos espinais perto de seu nível de origem
Suprimento sanguíneo	• Artérias segmentares posteriores que acompanham os ramos posteriores

Capítulo 9 Anatomia Clínica das Costas

Grupo muscular transversoespinal

O **grupo muscular transversoespinal** (Figura 9.13; ver também Figura 9.12) é o mais profundo dos músculos intrínsecos das costas e geralmente se aninha no sulco entre os processos transverso e espinhoso das vértebras; daí seu nome. Esse grupo corre longitudinalmente à coluna vertebral; porém, ao contrário dos músculos esplênio e eretor da coluna, ele trafega na direção superomedial. Com algumas exceções, os músculos transversospinais flexionam lateralmente as costas ipsilateralmente e giram as costas contralateralmente quando contraídos por um lado apenas. Quando contraídos bilateralmente, estendem as costas e a cabeça.

Os músculos transversospinais são divididos em **músculos semiespinais**, **multífidos** e **rotadores**. Como todos esses músculos se originam dos processos transversos e inserem-se nos processos espinhosos (ou no osso occipital), eles não se distinguem por diferenças em suas inserções, mas por quantos segmentos vertebrais abrangem. Os músculos semiespinais abrangem mais de 4 níveis vertebrais à medida que sobem; os músculos multífidos abrangem 2 a 4 níveis; os rotadores abrangem 1 a 2 níveis. Como você já deve suspeitar, eles serão ainda subdivididos com base na região das costas em que residem. Os músculos semiespinais têm seções torácica, cervical e da cabeça. Devido à sua orientação vertical, os músculos semiespinais são principalmente extensores das costas, com o **músculo semiespinal da cabeça** muito grande, localizado abaixo dos músculos trapézio e esplênio, sendo um extensor poderoso da cabeça e do pescoço. Os multífidos têm seções lombar, torácica e cervical. Devido ao seu curso oblíquo, podem estender e girar as vértebras. Os rotadores têm seções lombar, torácica e cervical, mas são mais bem desenvolvidos na região torácica. Os rotadores que abrangem dois níveis vertebrais são chamados de **rotadores longos** (um pouco hiperbólico para músculos tão curtos), enquanto aqueles que abrangem um nível são **rotadores curtos** (Boxe Biomecânica 9.2).

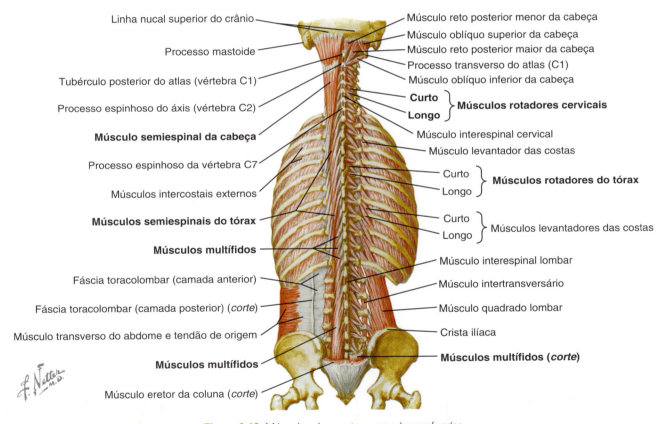

Figura 9.13 Músculos das costas: camadas profundas.

Biomecânica 9.2 Músculos transversoespinais

Ainda que os membros do grupo transversoespinal abranjam muitos níveis vertebrais, há alguns que são particularmente importantes. Os **rotadores torácicos** são os mais bem desenvolvidos dos rotadores e são particularmente propensos à tensão durante a rotação irregular das vértebras. Por causa de sua função proprioceptiva e sensorial, eles são bastante dolorosos quando lesionados. O **multífido lombar** é uma enorme cunha de músculo que se estende entre o sacro posterior, a crista ilíaca, os processos transversos lombares e os processos espinhosos lombares. Serve para ancorar a coluna vertebral na pelve durante a flexão e em pé. Se pensarmos na coluna vertebral como o braço estendido de um guindaste, o multífido lombar é a base pesada e estável do guindaste. O **semiespinal cervical e o semiespinal da cabeça** são músculos grandes, quase verticais, que são os principais extensores da cabeça e do pescoço. Estes podem se tornar espásticos ou hiperativos durante cefaleias de tensão muscular.

Inserções inferiores	**Grupo muscular semiespinal (extensão > 4 segmentos)**
	  ○ Semiespinal do tórax: processos transversos T6-T10
	  ○ Semispinhal cervical: processos transversos T1-T5
	  ○ Semiespinal da cabeça: processos transversos C4-T6
	Grupo muscular multífido (abrange 2 a 4 segmentos)
	  ○ Multífido lombar: sacro posterior, espinha ilíaca posterossuperior, processos mamilares lombares
	  ○ Multífido torácico: processos transversos torácicos
	  ○ Multífido cervical: processos articulares C4-C7
	Grupo muscular de rotadores (abrange 1 a 2 segmentos)
	  ○ Rotadores lombares: processos transversos L1-L5
	  ○ Rotadores torácicos: processos transversos T1-T12
	  ○ Rotadores cervicais: processos transversos C3-C7

Inserção superior	**Grupo muscular semiespinal (extensão > 4 segmentos)**
	  ○ Semiespinal torácico: processos espinhosos C6-T4
	  ○ Semispinal cervical: processos espinhosos C2-C6 (a inserção C2 é muito proeminente)
	  ○ Espinal da cabeça: osso occipital medial entre as linhas nucais superior e inferior
	Grupo muscular multífido (abrange 2 a 4 segmentos)
	  ○ Multífido lombar: processos espinhosos L1-L5
	  ○ Multífido torácico: processos espinhosos T1-T12
	  ○ Multífido cervical: processos espinhosos C2-C7
	Grupo muscular de rotadores (abrange 1 a 2 segmentos)
	  ○ Rotadores lombares: processos espinhosos T12-L4
	  ○ Rotadores torácicos: processos espinhosos C7-T11
	  ○ Rotadores cervicais: processos espinhosos C2-C6

Funções	**Grupo muscular semiespinal**
	  ○ Contração unilateral: flexão lateral ipsilateral e leve rotação contralateral
	  ○ Contração bilateral: extensão das costas
	  ○ O semiespinal da cabeça estende fortemente a cabeça
	Grupo muscular multífido
	  ○ Contração unilateral: flexão lateral ipsilateral e rotação contralateral
	  ○ Contração bilateral: extensão da coluna vertebral
	  ○ O multífido lombar ancora as vértebras lombares ao sacro e ao ílio
	Grupo muscular rotadores
	  ○ Contração unilateral: inclinação lateral ipsilateral e rotação contralateral fracas
	  ○ Contração bilateral: extensão da coluna vertebral muito fraca
	  ○ Esses músculos são muito pequenos para mover as vértebras perceptivelmente. Podem estabilizar um pouco a coluna vertebral, mas são principalmente proprioceptivos

Testes musculares e sinais de danos	• Esses músculos raramente são testados clinicamente, mas constituem possível fonte de dor nas costas devido a lesão, tensão ou atrofia • Se um paciente tiver dor nas costas causada por espasmo ou lesão em um desses músculos, ela pode ser localizada pedindo-se ao paciente que estenda as costas. Depois disso, a inclinação lateral para longe do músculo acometido o alongará e causará dor. Se a dor for localizada profundamente nas costas e piorar ainda mais com a rotação ipsilateral, provavelmente se origina de um músculo transverso-espinal
Inervação	• Ramos posteriores dos nervos espinais perto do seu nível de origem
Suprimento sanguíneo	• Divisões lombares e torácicas: artérias segmentares posteriores que acompanham os ramos posteriores • Divisões do pescoço e da cabeça: ramos da artéria carótida externa e tronco tireocervical (vasos cervicais transversos e escapulares dorsais)

Músculos suboccipitais

Os **músculos suboccipitais** (Figura 9.14; ver também Figuras 9.12 e 9.13) são uma coleção de quatro músculos curtos agrupados entre o processo espinhoso do áxis e o osso occipital posterior. O **triângulo suboccipital** é formado pelo **reto posterior maior da cabeça** (borda medial), **oblíquo inferior da cabeça** (inferior) e **oblíquo superior da cabeça** (superior). O reto posterior menor da cabeça é medial ao triângulo, que contém a artéria vertebral conforme ela passa pelo arco posterior do atlas para perfurar a membrana atlanto-occipital posterior. Também contém o ramo posterior de C1, chamado **nervo suboccipital**, que inerva os músculos suboccipitais. O **nervo occipital maior** (ramo posterior C2) é um grande nervo sensorial que passa imediatamente inferior ao músculo oblíquo inferior da cabeça e alcança o couro cabeludo posterior (Boxe Correlação Clínica 9.6).

Inserções proximais	• Reto posterior menor da cabeça: tubérculo posterior de C1 • Reto posterior maior da cabeça: processo espinhoso de C2 • Oblíquo inferior da cabeça: processo espinhoso de C2 • Oblíquo superior da cabeça: processo transverso de C1
Inserção distal	• Reto posterior menor da cabeça: face medial da linha nucal inferior • Reto posterior maior da cabeça: face lateral da linha nucal inferior • Oblíquo inferior da cabeça: processo transverso de C1 • Oblíquo superior da cabeça: face lateral do osso occipital entre as linhas nucais superior e inferior
Funções	• Contração unilateral: inclinação lateral ipsilateral • Contração bilateral: extensão das articulações atlantoaxial e atlanto-occipital
Testes musculares e sinais de danos	• Os músculos suboccipitais podem se tornar espásticos ou hiperativos durante cefaleias de tensão muscular. Os pacientes podem se queixar de sentir a cabeça "travada" • A manipulação ou massagem na base do crânio pode ajudar a aliviar temporariamente essa dor
Inervação	• Nervo suboccipital (ramo posterior C1)
Suprimento sanguíneo	• Ramos da artéria carótida externa e vasos vertebrais

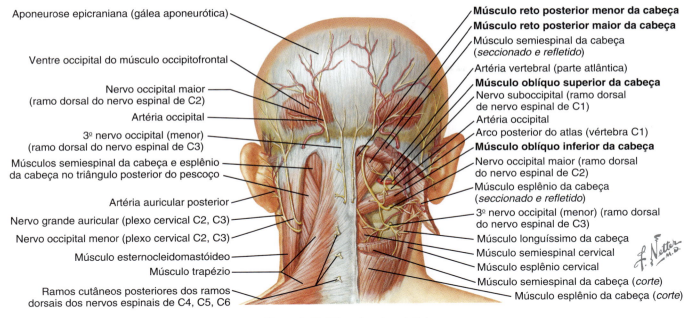

Figura 9.14 Triângulo suboccipital.

Correlação clínica 9.6 Pontes miodurais

A dura-máter é extremamente sensível à dor e frequentemente é a fonte de fortes cefaleias. Um aspecto intrigante dos músculos suboccipitais são as pontes miodurais que correm entre os músculos suboccipitais e a dura-máter cervical. Faixas distintas de tecido conjuntivo estendem-se da superfície anterior do reto posterior menor da cabeça, reto posterior maior da cabeça e oblíquo inferior da cabeça, perfurando as membranas atlantoaxial posterior e atlanto-occipital e fundindo-se com a dura-máter subjacente. Essa conexão direta pode explicar como o espasmo ou a disfunção muscular suboccipital pode causar cefaleias muito intensas para serem explicadas apenas pela tensão desses pequenos músculos. A função das pontes miodurais ainda é tema de debate. Como as membranas atlantoaxial e atlanto-occipital posteriores não são tão elásticas quanto o ligamento amarelo presente em outros níveis, as pontes miodurais podem permitir que os músculos suboccipitais puxem a dura-máter posteriormente durante a extensão do pescoço e evitar que ela se dobre para a frente e empurre a medula espinal.

Músculos profundos menores das costas

Existem vários músculos muito pequenos, principalmente proprioceptivos nas costas (Figura 9.13). Eles não são capazes de mover as costas de maneira apreciável, mas agem para estabilizar as vértebras e costelas e fornecer retorno proprioceptivo com base na tensão e no alongamento que vivenciam. Os **músculos interespinais** esquerdo e direito conectam os processos espinhosos adjacentes e são separados pelo ligamento interespinal da linha média. Os **músculos intertransversários** conectam os processos transversos adjacentes em cada lado das vértebras. Os **músculos elevadores das costelas** estendem-se inferiormente dos processos transversos até as costelas proximais. Aqueles que se estendem inferiormente por uma costela são os **levantadores curtos das costelas**; aqueles que atingem duas costelas abaixo do seu nível são os **levantadores longos das costelas**.

Inserções superiores	• Interespinais: face inferior dos processos espinhosos (indistintos na região torácica)
	• Intertransversários: face inferior dos processos transversos (indistintos na região torácica)
	• Levantadores curtos das costas: processos transversos C7 a T11
	• Levantadores longos das costas: processos transversos C7 a T10
Inserção inferior	• Interespinais: face superior dos processos espinhosos da vértebra inferior vizinha
	• Intertransversários: face superior dos processos espinhosos da vértebra inferior vizinha
	• Levantadores das costas: área próxima ao tubérculo costal da costela (curto: uma costela inferior; longo: duas costelas inferiores)
Funções	• Estabilizar vértebras adjacentes e costelas proximais
	• Retorno proprioceptivo da tensão e posição das vértebras e costelas
Testes musculares e sinais de danos	• O espasmo desses músculos pode produzir dor lombar profunda focal, exacerbada pela flexão (interespinais), inclinação lateral contralateral (intertransversários contralaterais) e expiração profunda (levantadores das costas)
	• A manipulação ou massagem na área sensível pode aliviar temporariamente essa dor
Inervação	• Interespinais: ramos posteriores C2-L5
	• Intertransversários: ramos anterior (cervical) e posterior (lombar). Os níveis torácicos podem ser indistintos devido à possível ausência de intertransversários
	• Levantadores das costas: ramos posteriores de C8-T11
Suprimento sanguíneo	• Vasos cervicais transversos superficiais e profundos
	• Divisões posteriores de vasos segmentares intercostais e lombares

Correlação clínica 9.7 Triângulo lombar e hérnia lombar

O triângulo lombar é formado pelo músculo latíssimo do dorso (borda medial), oblíquo abdominal externo (borda lateral) e a crista ilíaca (borda inferior) (Figura 9.11 B). O assoalho desse triângulo é formado por dois outros músculos abdominais, o oblíquo interno e o transverso do abdome. O triângulo lombar constitui um ponto fraco na parede abdominal, pois é coberto por apenas dois músculos em vez de três. Quando a pressão intra-abdominal aumenta, partes do intestino delgado ou grosso podem empurrar esse ponto fraco, criando uma hérnia lombar. O intestino herniado pode deslizar para dentro e para fora do defeito ou pode ficar preso e estrangulado na abertura estreita.

Outros músculos

Existem outros músculos que são vistos nas costas, mas que exercem seu maior efeito em outros locais. O **músculo oblíquo externo do abdome** origina-se das costelas e da crista ilíaca antes de envolver o abdome. Abaixo dos músculos latíssimo do dorso, serrátil posterior inferior e eretores da coluna está o músculo quadrado lombar, que faz parte da parede abdominal posterior. Este se origina da crista ilíaca posteromedial e insere-se nos processos transversos lombares e na face inferior da 12ª costela. Pode ser uma fonte de tensão e dor profunda nas costas que é exacerbada pela inclinação lateral para longe do lado acometido. Esses músculos serão discutidos com mais detalhes na seção sobre o abdome (Boxe Correlação Clínica 9.7).

Canal vertebral

Dentro do canal vertebral estão as três **meninges** que circundam a medula espinal e os nervos espinais. A dura-máter é a camada protetora mais externa, mas não ocupa todo o espaço dentro do canal. Uma grande quantidade de **gordura epidural** (tecido adiposo) e um extenso **plexo venoso vertebral interno** circundam a dura-máter no **espaço epidural** (Figura 9.15).

Meninges

A **dura-máter** fica dentro do canal vertebral, cercada pelo espaço epidural e circundando a medula espinal e as raízes nervosas espinais (Figura 9.15). A dura-máter é uma estrutura de tecido conjuntivo resistente e relativamente inelástico, feita principalmente de colágeno tipo I que realmente protege a medula espinal (não é hipérbole que dura-máter se traduz em inglês como "mãe resistente"). Todo o espaço aberto dentro da dura-máter é chamado de **saco dural**. O espaço epidural circunda a dura-máter ao longo de todo o canal vertebral. Superiormente, a dura-máter espinal torna-se a dura-máter craniana ao entrar no forame magno. Quando isso acontece, a **dura-máter meníngea** funde-se com o periósteo interno do calvário do crânio, que às vezes é chamado de **dura-máter periosteal**. À medida que cada nervo espinal sai do forame intervertebral, uma manga de dura-máter o envolve (e envolve também as raízes espinais que o criam). Essas **bainhas radiculares durais** fundem-se com o periósteo das vértebras, formando o forame intervertebral.

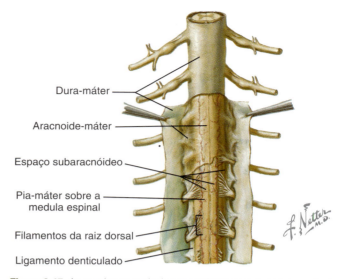

Figura 9.15 As meninges espinais e sua relação com a medula espinal.

Inferiormente, o saco dural termina aproximadamente no nível vertebral S2. No entanto, várias bainhas radiculares durais continuam ao redor das raízes nervosas espinais S3-Co1 até que cada uma delas encontre seus forames. Uma única extensão longa da dura-máter na linha média, o **filo terminal externo**, funde-se ao cóccix posterior e ancora o saco dural inferiormente.

Abaixo da dura-máter está a próxima camada das meninges, a **aracnoide-máter**. Essa estrutura recebe o nome de "mãe aranha" devido à natureza difusa e semelhante a uma teia de aranha de suas fibras. No laboratório de anatomia macroscópica, essa camada é tipicamente observada junto à parte externa da medula espinal. Porém, em vida, ela é empurrada para fora pelo **líquido cefalorraquidiano** (LCR) no **espaço subaracnóideo** e em contato com a dura-máter. Entre a dura-máter e a aracnoide-máter há um espaço potencial, que só é observado quando o sangue ou alguma outra massa separa as duas camadas, o **espaço subdural**. A aracnoide-máter é constituída por fibras colágenas do tipo I, ao lado de fibras elásticas. É avascularizada e obtém nutrição pelo LCR, mas ajuda a sustentar os vasos sanguíneos à medida que se aproximam e partem da medula espinal. As **trabéculas aracnoides** estendem-se da aracnoide-máter e fundem-se à próxima camada, a pia-máter.

A **pia-máter** é a camada final e mais profunda das meninges. Está intimamente ligada a todas as superfícies do sistema nervoso central, incluindo medula espinal, raízes espinais e nervos espinais. A extremidade da medula espinal, o cone medular, estreita-se para deixar apenas a camada externa da pia-máter, que se estende até o cóccix posterior como o **filo terminal interno** dentro do filo terminal externo. No entanto, essa não é a única maneira como a pia-máter estabiliza a medula espinal. Os ligamentos denticulados são extensões piais que saem da medula espinal à esquerda e à direita (cerca de 20 a 22 pares) para perfurar a aracnoide-máter e inserir-se na dura-máter. Eles estão presentes ao longo do comprimento da medula e podem ser identificados conforme separam-se em raízes anteriores e posteriores.

Minha metáfora favorita para apreciar o arranjo das meninges é compará-las a dormir em um saco de dormir. O saco de dormir resistente envolve tudo em um grande saco como a dura-máter. O pijama que uma pessoa usa é muito mais leve, muito parecido com a aracnoide-máter. Finalmente, a pele por baixo do pijama é como a pia-máter: não pode ser removida sem danificar o corpo subjacente/medula espinal.

O espaço subaracnóideo contém o LCR que mantém a medula espinal e as raízes nervosas espinais flutuando. O LCR deixa o sistema ventricular dos hemisférios cerebrais e preenche o espaço subaracnóideo ao redor do cérebro, tronco encefálico e medula espinal. O LCR deixa o espaço subaracnóideo drenando através de granulações aracnoides para um enorme seio venoso dural (o seio sagital superior) na cabeça. Durante muito tempo acreditou-se que o saco dural era uma bolsa cega para o LCR, mas pequenas granulações aracnoides das bainhas radiculares durais também removem o LCR do espaço subaracnóideo espinal e o depositam nas veias radiculares próximas (Boxe Correlação Clínica 9.8).

Inervação das costas

A neuroanatomia da medula espinal já foi descrita. No restante deste capítulo, discutiremos como a medula espinal inerva os músculos das costas e a pele sobrejacente com referência a anatomia, histologia e fisiologia da área.

Níveis espinais e cauda equina

A medula espinal emite um nervo espinal para cada nível vertebral. Nas costas, cada um desses nervos inerva uma faixa de pele que se estende da linha média das costas até a linha média anterior (Figura 9.16).

- Oito nervos espinais cervicais saem superiormente à vértebra correspondente (p. ex., o nervo espinal C4 sai entre as vértebras C3 e C4). A única exceção é que o nervo espinal C8 sai entre as vértebras C7 e T1
- 12 nervos espinais torácicos saem inferiormente à vértebra correspondente (p. ex., o nervo espinal T4 sai entre as vértebras T4 e T5)
- Cinco nervos espinais torácicos saem inferiormente à vértebra correspondente (p. ex., o nervo espinal L4 sai entre as vértebras L4 e L5)
- Cinco nervos espinais sacrais saem através do forame intervertebral e forames sacrais anterior e posterior inferior à vértebra correspondente (p. ex., o nervo espinal S4 sai entre as vértebras fundidas S4 e S5)
- Um a dois nervos espinais coccígeos saem nas proximidades do cóccix proximal.

Medula espinal em detalhes

O interior da medula espinal (Figuras 9.17 A e B) tem um núcleo de substância cinzenta em forma de borboleta (células nervosas) com o canal central do sistema ventricular no centro.

Correlação clínica 9.8 Punção lombar

Às vezes, é útil obter uma amostra do LCR para diagnosticar infecções das meninges ou para administrar anestésicos. A fim de realizar uma punção lombar (punção espinal), a agulha é direcionada através da pele, gordura subcutânea, fáscia toracolombar (se a agulha for inserida fora da linha média), ligamento supraspinal (se a agulha for inserida na linha média), ligamento interespinal, ligamento nucal, espaço epidural, dura-máter, aracnoide-máter e (finalmente) o espaço subaracnóideo e o LCR. Isso é feito na região lombar inferior para que a agulha não entre em contato acidentalmente com a medula espinal, e sim passe entre as raízes nervosas espinais que são móveis o suficiente para não ficarem presas na ponta da agulha. Para auxiliar no processo de inserção da agulha, o paciente é solicitado a flexionar-se para a frente com o propósito de afastar as lâminas lombares umas das outras e diminuir a probabilidade de impacto da agulha. A anestesia também pode ser administrada no espaço subaracnóideo por essa via. Para anestesiar os nervos sacrais durante o parto, o anestésico pode ser injetado no espaço epidural ao redor das raízes dos nervos espinais, nervos espinais e suas mangas durais. A anestesia peridural caudal é administrada direcionando uma agulha através do hiato sacral, usando os cornos sacrais como pontos de referência palpatórios. Alternativamente, a agulha pode ser inserida através de um forame sacral posterior para banhar os nervos com uma anestesia peridural transsacral.

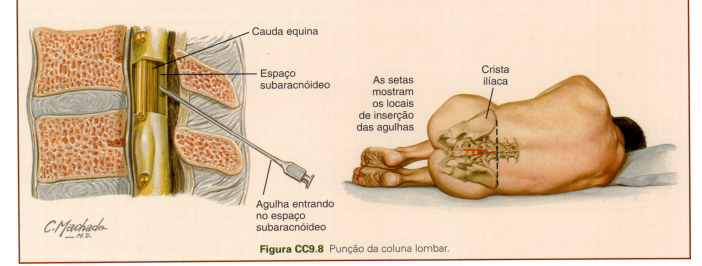

Figura CC9.8 Punção da coluna lombar.

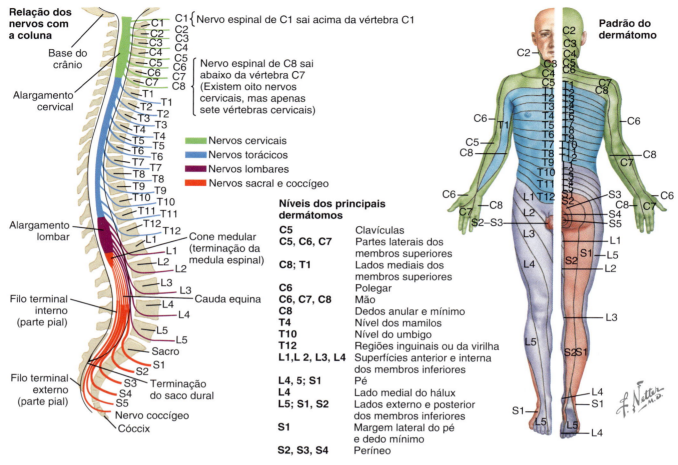

Figura 9.16 Nervos espinais e dermátomos sensoriais.

As estruturas internas de interesse para cada nervo espinal são:
- **Corno posterior**: contém corpos celulares de neurônios associados a tratos sensoriais, bem como interneurônios que se conectam a outras regiões da substância cinzenta espinal
- **Corno anterior**: contém neurônios motores inferiores que projetam seus axônios pelas raízes espinais anteriores para inervar o músculo esquelético
- Zona intermediária. Contém:
    - **Interneurônios**: presentes em todos os níveis, comunicam-se com outras regiões da medula espinal
    - **Núcleo acessório espinal (NC XI)**: presente apenas na região cervical superior, fornece inervação motora para os músculos trapézio e esternocleidomastóideo
    - **Coluna de células intermediolaterais**: presente de T1 a L2, supre axônios simpáticos pré-ganglionares para inervar estruturas viscerais do corpo.

As grandes regiões de substância branca do lado de fora da medula espinal são chamadas de **colunas** ou **lemniscos** e consistem em axônios sensoriais (aferentes) que ascendem rumo ao córtex, bem como axônios motores (eferentes) que descem para a substância cinzenta da medula.
- **Colunas dorsais**: contêm tratos sensoriais ascendentes que transmitem estímulos proprioceptivos, vibratórios e de toque fino (sistema coluna dorsal-lemniscal medial) que fazem sinapse com núcleos na medula

- **Colunas laterais**: contêm tratos motores descendentes para controlar o movimento voluntário (tratos corticospinal lateral e rubroespinal) que fazem sinapse com os nervos do corno anterior. A coluna lateral também contém tratos sensoriais ascendentes (tratos espinocerebelares dorsais e ventrais) até o cerebelo
- **Colunas anteriores**: as porções mais mediais contêm tratos motores descendentes (tratos corticospinal anterior, vestibuloespinal medial e lateral, tratos reticuloespinal e tectoespinal) que fazem sinapse com células nervosas no corno anterior. Mais lateralmente, onde a coluna anterior se sobrepõe à coluna lateral, está o sistema anterolateral, um trato sensorial ascendente que transmite sinais que podem ser interpretados como dor, temperatura e estímulos de toque bruto para núcleos em várias regiões do tronco encefálico.

Neurônios motores superiores (ver Figuras 8.12, 8.14 e 8.17 a 8.20, no Capítulo 8) de várias partes do sistema nervoso central descem para alcançar a substância cinzenta da medula espinal. Dentro da medula espinal, esses axônios são protegidos por **oligodendrócitos** que enviam processos para fora e circundam segmentos de vários axônios próximos com **bainhas de mielina**.
- **Giro pré-central do córtex**: projeta axônios através dos tratos corticospinhais laterais nas colunas laterais, bem como através dos tratos corticospinhais anteriores nas colunas anteriores

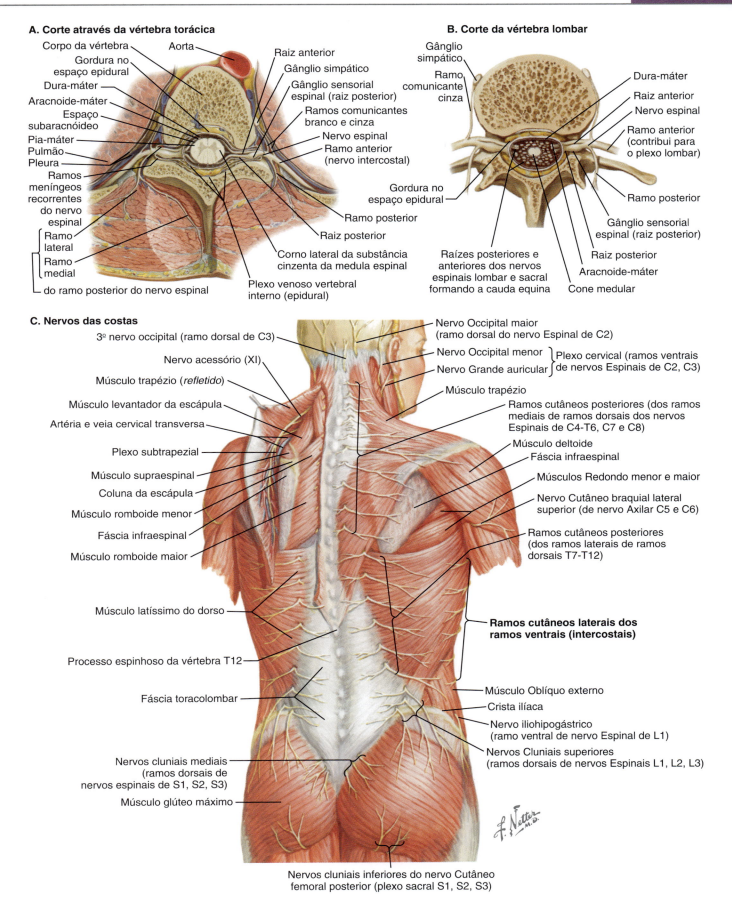

Figura 9.17 Corte transversal do nervo espinal.

- **Núcleo rubro do mesencéfalo**: envia axônios através dos tratos rubrospinhais nas colunas laterais
- **Núcleos tectais no mesencéfalo**: os axônios descem através dos tratos tectospinhais das colunas anteriores
- **Formação reticular**: projeta axônios através dos tratos reticulospinhais nas colunas anteriores
- **Núcleos vestibulares da medula**: enviam axônios através dos tratos vestibulares medial e lateral nas colunas anteriores.

Os neurônios motores superiores que inervam os músculos proximais do tronco (incluindo os músculos intrínsecos das costas) deixam seus tratos e fazem sinapse com os **neurônios motores inferiores** (ver Figura 8.14, no Capítulo 8) na face medial do corno anterior. As sinapses entre os neurônios motores superiores e inferiores são mediadas por interneurônios e pelo neurotransmissor **glutamato**. Após ser liberado na fenda sináptica, o glutamato liga-se a **receptores glutamatérgicos** que possuem propriedades ionotrópicas e metabotrópicas. Os receptores ionotrópicos permitem que Na^+ e Ca^{2+} entrem no neurônio motor inferior, causando despolarização geral e tornando mais provável a geração de um potencial de ação. O glutamato é eliminado da fenda sináptica por **transportadores de glutamato** dependentes de Na^{+-} dos astrócitos próximos.

Neurônios motores inferiores em cada nível da medula espinal projetam seus axônios através do lado anterolateral da coluna por múltiplas radículas. Em cada nível vertebral, essas radículas combinam-se e formam uma única **raiz espinal anterior** que contém neurônios motores inferiores somáticos, bem como axônios simpáticos pré-ganglionares motores viscerais. As raízes espinais anteriores trafegam lateralmente à medula espinal e alcançam os músculos. À medida que fazem o percurso, encontram as raízes espinais posteriores (ver adiante) que transmitem informações sensoriais desse nível e se fundem para formar um **nervo espinal**.

Assim como as raízes espinais anteriores carregam axônios motores dos neurônios no corno anterior, as raízes posteriores conduzem axônios sensoriais dos **gânglios da raiz posterior**. Esses gânglios ficam ao lado da face posterolateral da medula espinal. Os neurônios sensoriais nos gânglios são derivados das células da crista neural. Essas células nervosas pseudounipolares são caracterizadas pelo grande tamanho de seu corpo celular, núcleo central (fazendo a célula parecer um ovo frito com gema mole) e muitas pequenas células satélites localizadas ao redor do corpo. Eles também têm um único axônio que parte do corpo celular antes de se dividir em um ramo medial e outro lateral. Juntos, os ramos medial e lateral do gânglio da raiz posterior são chamados coletivamente de raiz espinal posterior.

- **Ramo medial**: estende-se do gânglio da raiz posterior até a medula espinal. Ascende brevemente antes de fazer sinapse no corno posterior ou trafegar superiormente nas colunas posteriores
- **Ramo lateral**: estende-se do gânglio da raiz posterior através do forame intervertebral (unindo-se à raiz anterior no processo e formando o nervo espinal) para alcançar receptores sensoriais nos músculos, pele e órgãos.

Nervos espinais são formados pela convergência de raízes anteriores e raízes posteriores; deixam a coluna vertebral ao trafegar pelo forame intervertebral em cada nível. Depois que um nervo espinal sai de um forame intervertebral, ele se divide, formando os ramos posterior e anterior; cada um desses contêm tanto axônios motores como sensoriais. A dura-máter nas proximidades do forame intervertebral funde-se com o periósteo das vértebras que formam o forame. Como o LCR e a pia-máter não estão mais presentes ao redor dos ramos, o **epineuro** cobre e protege os nervos espinais e todos os nervos periféricos que derivam deles. Antes de formar os ramos anterior e posterior, o nervo espinal emite vários **ramos meníngeos** (também chamados de nervos meníngeos recorrentes), que transmitem sensações de dor dos ligamentos vertebrais próximos, discos intervertebrais e dura-máter. Esses ramos meníngeos também transportam axônios simpáticos pós-ganglionares para os vasos sanguíneos que suprem essas estruturas.

Os **ramos anteriores** também deixam os nervos espinais em cada nível e projetam-se anteriormente; inervam os músculos derivados do hipômero de cada miótomo, os músculos da parede do corpo e dos membros. Ao contrário dos ramos posteriores, eles não inervam os músculos de maneira segmentar. Frequentemente formam plexos interconectados antes de formarem nervos terminais que atingem seus músculos-alvo.

Os **ramos posteriores** (Figura 9.17 C) deixam os nervos espinais em cada nível da medula espinal e projetam-se posteriormente. Eles fornecem inervação motora para todos os músculos intrínsecos das costas, bem como sensação cutânea sobrejacente. Após deixar o nervo espinal, cada ramo posterior divide-se em ramos laterais, mediais e (às vezes) intermediários. Ramos articulares do ramo medial de cada ramo posterior inervam as articulações facetárias vertebrais em ambos os lados do forame intervertebral (Boxe Correlação Clínica 9.9).

Inervação autonômica e o nervo espinal

Além de controlar o fluxo sanguíneo para os órgãos, o sistema nervoso simpático inerva as glândulas sudoríparas da pele, bem como os esfíncteres do músculo liso, que regulam o fluxo sanguíneo para os músculos esqueléticos, incluindo os das costas (Figura 9.17 A e B). Os **axônios simpáticos pré-ganglionares** das **colunas de células intermediolaterais** (presentes nos níveis T1-L2) projetam seus axônios através das raízes anteriores, nervo espinal e ramos anteriores. Esses axônios saem do ramo anterior como **ramos comunicantes brancos** (*brancos* porque esses axônios são fibras B levemente mielinizadas) e alcançam os **gânglios paravertebrais** associados a cada nível espinal dentro da **cadeia simpática**. Uma vez que eles vêm da coluna celular intermediolateral, existem apenas ramos comunicantes brancos presentes entre T1 e L2. Esses axônios podem ascender ou descer dentro da cadeia simpática antes da sinapse ou podem fazer sinapse no nível em que entraram.

Para alvos somáticos, incluindo a pele e os músculos das costas, os axônios pré-ganglionares fazem sinapse com células nervosas pós-ganglionares nos gânglios paravertebrais. Os **axônios simpáticos pós-ganglionares** deixam a cadeia através dos **ramos comunicantes cinza** (*cinza* porque esses axônios são fibras C não mielinizadas) que os transportam para o nervo espinal no nível de partida. Como a cadeia simpática se estende por todos os níveis da coluna vertebral, existem ramos cinzentos presentes também em todos os níveis da coluna vertebral. Uma vez no nervo espinal, esses axônios simpáticos pós-ganglionares

Correlação clínica 9.9 Núcleo pulposo herniado – parte 2

Quando um núcleo pulposo herniado (NPH) força seu trajeto para fora do anel fibroso, ele se projeta posteriormente. Devido ao estreito forame intervertebral nos níveis cervical e torácico superior, ele tende a afetar o nervo espinal que sai nesse nível. No entanto, nos níveis lombares (e torácicos mais baixos), os forames intervertebrais são alongados de cima para baixo. Os nervos espinais saem na região superior do forame, e o disco intervertebral está na região inferior do forame intervertebral.

Por causa disso, um NPH cervical afeta o nervo que sai nesse nível. Como dado nervo espinal cervical sai superiormente às suas vértebras correspondentes (p. ex., o nervo espinal de C5 sai no nível intervertebral C4-C5), o nervo acometido por um NPH é aquele que sai nesse nível. Em contrapartida, um NPH lombar empurra rumo à parte mais baixa de um forame intervertebral e não atinge o nervo que sai nesse nível. O nervo que sai no nível imediatamente inferior está próximo e provavelmente será impactado. Portanto, se o disco L4-L5 estiver herniado, ele não atingirá o nervo espinal L4 (que sai nesse nível), mas colidirá com o próximo nervo, L5.

Você notará que, apesar das diferenças em como os nervos espinais saem em relação às suas vértebras nomeadas, tipicamente funciona se você listar um disco intervertebral (p. ex., C4-C5, L2-L3 ou L5-S1): o nível mais baixo corresponderá ao nervo espinal que é impactado (C5, L3 e S1, respectivamente). NPHs na região torácica são relativamente raros devido à estabilidade proporcionada pela caixa torácica. O NPH não pode ocorrer no sacro por (o que espero que seja) uma razão óbvia.

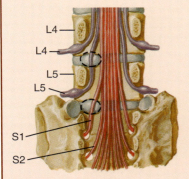

A. Protrusão do disco lombar. Geralmente não acomete o nervo que sai acima do disco. A protrusão lateral no nível do disco L4-L5 afeta o nervo espinal de L5, não o de L4. A protrusão lateral no nível do disco L5-S1 afeta o nervo espinal de S1, não o de L5

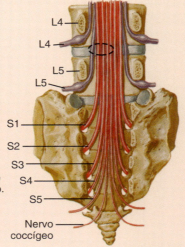

B. Protrusão medial no nível do disco L4-L5. Raramente afeta o nervo espinal de L4, mas pode afetar o nervo espinal de L5 e às vezes os nervos espinais de S1-S4.

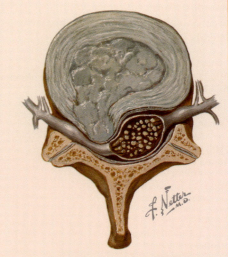

C. Corte transversal esquemático mostrando compressão da raiz nervosa

Figura CC9.10 Hérnia de disco lombar.

---

seguem os ramos posteriores, os ramos anteriores e os nervos periféricos resultantes para alcançar as glândulas sudoríparas, músculos eretores do pelo e esfíncteres pré-capilares na pele, bem como os esfíncteres pré-capilares e músculos lisos nos vasos para os músculos esqueléticos das costas.

Suprimento sanguíneo para as costas

As vértebras e a medula espinal têm um suprimento sanguíneo extenso e complexo. Na região cervical, as artérias cervical ascendente, cervical profunda e vertebral fornecem a maior parte do sangue arterial para as vértebras. As vértebras torácicas e lombares recebem sangue das artérias intercostal, subcostal, lombar segmentar e iliolombar. O sacro recebe sangue das artérias sacral mediana, sacral lateral e iliolombar (Figura 9.18).

Os grandes vasos próximos a cada vértebra emitem **ramos equatoriais** que perfuram o perímetro do corpo vertebral para supri-lo. Os **ramos posteriores** continuam a partir dos grandes vasos e suprem os processos transverso, articular e espinhoso, bem como os **ramos musculares** para os músculos dorsais sobrejacentes. Esses ramos posteriores são frequentemente encontrados ao longo dos ramos posteriores. **Ramos espinais** entram no forame intervertebral e dividem-se em:

- **Ramo pós-central (canal vertebral anterior)**: localizado posteriormente ao corpo vertebral. Fornece uma grande **artéria nutriente** para o corpo vertebral através do forame basivertebral
- **Ramo pré-laminar (canal vertebral posterior)**: localizado dentro do canal vertebral próximo a pedículos e lâminas.

Esses vasos também fazem pequenas contribuições com as artérias longitudinais da própria medula espinal, as duas **artérias espinais posteriores** e uma **artéria espinal anterior**. Essas artérias originam-se na base do crânio das grandes **artérias vertebrais** esquerda e direita. Embora as artérias vertebrais sejam muito grandes, elas não são capazes de fornecer sangue suficiente para perfundir toda a medula espinal. Felizmente, cada ramo espinal (a cada nível) emite **artérias medulares radiculares** ou **segmentares** que trafegam ao longo do nervo espinal e das raízes. As artérias radiculares suprem apenas as raízes e o nervo espinal. As **artérias medulares segmentares** (anteriores ou posteriores) são maiores e alimentam as artérias espinais anteriores ou posteriores que perfundem a medula nesse nível. Eles são mais proeminentes perto dos alargamentos cervicais e lombossacrais. Na região torácica inferior ou lombar superior, normalmente há uma **grande artéria medular segmentar anterior (de Adamkiewicz)** que fornece aumento maciço ao volume de sangue nos vasos espinais. Localiza-se tipicamente à esquerda e deve ser preservada durante operações na região posterior do tórax ou abdome, pois a perda dessa artéria causará isquemia da medula espinal inferior e possível hemiplegia.

Dentro da medula, a artéria espinal anterior envia um **ramo sulcal** através da fissura mediana anterior da medula espinal. Fornece a maior parte do sangue para a substância cinzenta, colunas anteriores e parte das colunas laterais. As artérias espinais posteriores suprem as colunas posteriores, uma pequena área da substância cinzenta posterior e algumas colunas laterais.

Várias **veias espinais** (Figura 9.19) correm paralelamente às artérias espinais e se interconectam conforme passam ao longo do comprimento da medula. O sangue nessas veias é drenado para as **veias medular anterior**, **medular posterior** e **radicular** que desembocam em uma extensa série de veias localizadas no tecido adiposo do espaço epidural, o **plexo venoso vertebral interno**. As porções posterior e anterior do plexo venoso vertebral interno são bastante extensas. As grandes **veias basivertebrais** drenam a medula óssea vermelha (importante fonte de novas células sanguíneas) dos corpos vertebrais para a porção anterior do plexo venoso vertebral interno. Superiormente, esse plexo pode drenar para veias cerebrais ou seios venosos durais. No restante da medula espinal, drenam para as **veias intervertebrais**, que transportam sangue para o **plexo venoso vertebral externo** que circunda as vértebras. A partir dali, o sangue venoso é drenado para qualquer grande veia próxima, como as veias cervicais profundas, vertebrais, intercostais, subcostais ou lombares (Boxe Correlação Clínica 9.10).

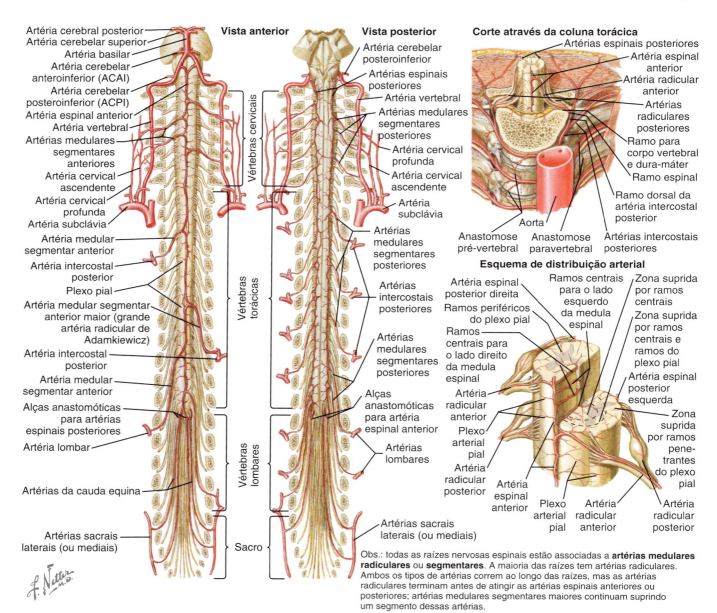

Figura 9.18 Artérias da medula espinal.

Capítulo 9   Anatomia Clínica das Costas   207

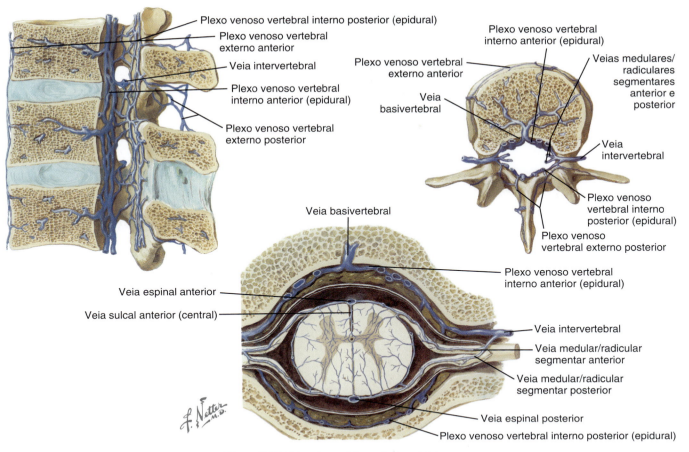

Figura 9.19 Veias da medula espinal e vértebras.

Correlação clínica 9.10   Plexos venosos vertebrais e metástase tumoral

Os plexos venosos vertebrais internos e externos formam uma rede extensa e interconectada de veias que se estendem do cóccix até a base do crânio. Essas veias estão interconectadas a muitas das grandes veias próximas à linha média do corpo e não possuem válvulas em suas paredes. Tumores metastáticos que invadiram as veias podem enviar células tumorais para a corrente sanguínea.

Os cânceres de próstata, mama e pulmão frequentemente se espalham para a coluna vertebral, transportados pelas veias sem válvulas do plexo venoso vertebral externo e interno. Esse sistema inteiro é por vezes chamado de plexo venoso de Batson.

10

Anatomia Clínica do Membro Superior

Visão geral

Introdução, 208
Ossos, ligamentos e articulações do membro superior, 208
Grupos musculares do membro superior, 222
Inervação dos membros superiores, 247

Suprimento sanguíneo dos membros superiores, 257
Drenagem linfática do membro superior, 265
Feixes neurovasculares, 266

Introdução

O membro superior está conectado ao dorso pelos seus músculos extrínsecos (músculos latíssimo do dorso, trapézio, romboides maior e menor, levantador da escápula) e ao tórax por grandes músculos da parede torácica (músculos peitorais maior e menor, serrátil anterior). Além disso, a clavícula conecta o esterno à escápula, ligando as duas regiões.

Ossos, ligamentos e articulações do membro superior

O **cíngulo do membro superior** é formado pela clavícula e pela escápula em cada lado do corpo e fixa os membros superiores ao tronco. O manúbrio do esterno tecnicamente não faz parte do cíngulo do membro superior, porém interage com as duas clavículas. O **ombro** é um conjunto de estruturas onde o úmero interage com o cíngulo do membro superior.

Clavícula e articulação esternoclavicular

A **clavícula** (Figura 10.1; ver também Figura 2.23, Capítulo 2) é um osso alongado que parece principalmente plano quando visto anteriormente, mas apresenta dupla curvatura pronunciada quando visto de um ponto superior. A **extremidade esternal** da clavícula é uma expansão medial do osso que se articula com o manúbrio do esterno na face articular esternal. Se você examinar essa articulação em osso seco, ela não parece remotamente confortável, e as duas faces não se relacionam facilmente. Isso se deve ao fato de que, em vida, existe normalmente um **disco articular** constituído de fibrocartilagem entre os dois ossos que possibilita o movimento suave entre ambos na **articulação esternoclavicular**. Isso permite o movimento anterior, posterior, superior ou inferior da parte distal da clavícula com pequeno grau de rotação. Os **ligamentos esternoclavicular anterior** e **esternoclavicular posterior** são ligamentos capsulares que consistem em espessamentos da cápsula da articulação esternoclavicular. O **ligamento interclavicular** é contínuo com os ligamentos esternoclaviculares,

conecta os lados mediais das clavículas esquerda e direita e cruza a incisura jugular do manúbrio. O músculo esternocleidomastóideo insere-se na face superior do manúbrio e na parte proximal da clavícula. Imediatamente lateral à face articular esternal no lado inferior da clavícula, encontra-se a **impressão do ligamento costoclavicular**, que liga a clavícula à primeira costela.

A única característica interessante ao longo do **corpo** da clavícula alongado é o **sulco do músculo subclávio**, que também conecta a face inferior da clavícula com a primeira costela. A cabeça clavicular do músculo peitoral maior origina-se a partir da face anterior do corpo da clavícula. A parte lateral da clavícula apresenta uma **extremidade acromial** expandida, terminando em uma face articular que interage com o acrômio da escápula. A parte distal da clavícula é um local de fixação para o músculo trapézio e parte anterior do músculo deltoide (Boxe Correlação Clínica 10.1).

Articulação acromioclavicular

A **articulação acromioclavicular** (Figura 10.2; ver também Figura 10.1) é envolvida por uma cápsula forte que apresenta um **ligamento acromioclavicular** resistente na face superior. Com frequência, há fibrocartilagem entre o acrômio e a clavícula, porém nem sempre ela forma um disco completo. A face inferior da parte lateral da clavícula abriga o **tubérculo conoide** e a **linha trapezoide**, onde os **ligamentos coracoclaviculares** (**ligamentos conoide** e **trapezoide**) fixam-se para estabilizar a parte distal da clavícula. Embora os dois ligamentos sejam distintos, eles ficam localizados muito próximos um do outro, desempenham funções semelhantes e tendem a sofrer danos simultaneamente (Boxe Correlação clínica 2.1).

Escápula

No Capítulo 9, observamos que muitos dos músculos extrínsecos do dorso fixam-se à escápula (Figura 10.1) para movimentar o membro superior. A escápula é o osso mais proximal do membro superior e só está conectada ao tronco pela clavícula. Isso proporciona à clavícula ampla gama de possíveis

Capítulo 10 Anatomia Clínica do Membro Superior   209

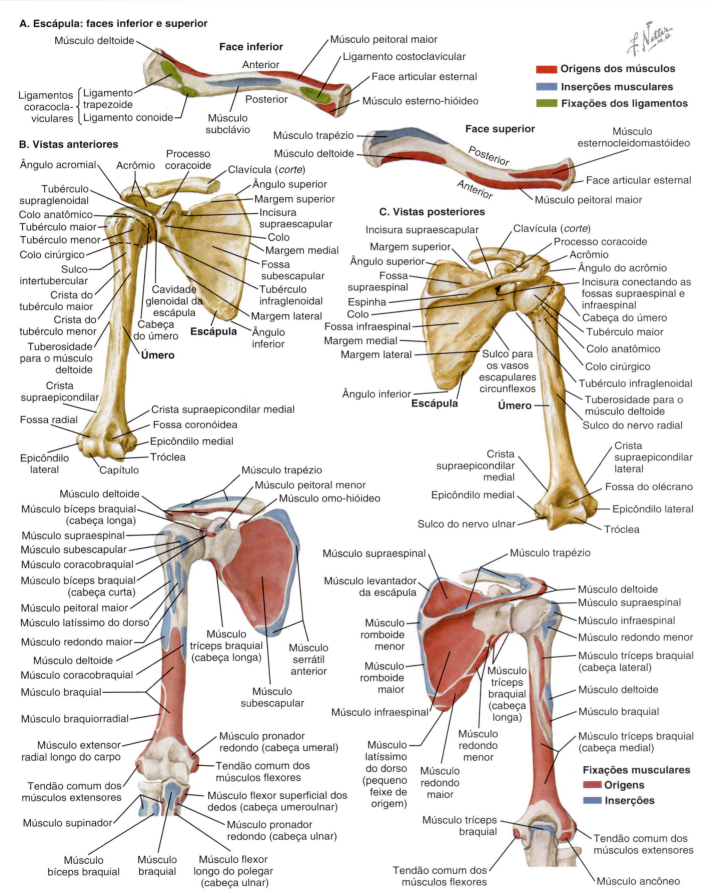

Figura 10.1 Úmero de escápula: inserções e origens.

Correlação clínica 10.1 — Fraturas ósseas e fratura da clavícula

Existem vários tipos de fraturas que podem afetar os ossos, particularmente os ossos longos dos membros (Figura CC10.1 A). Outras fraturas específicas podem acometer certos ossos (p. ex., fratura do tipo explosão dos corpos vertebrais); porém, aqui são apresentados os tipos comuns de fraturas. Observe que elas não são mutuamente exclusivas, e as fraturas podem ser descritas com o emprego simultâneo de um ou mais desses termos.

- As **fraturas fechadas** não causam ruptura da pele
- As **fraturas abertas (expostas)** causam ruptura da pele e ficam abertas ao ambiente externo, tornando a ocorrência de infecção motivo de preocupação
- As **fraturas transversais** são perpendiculares (90°) ao eixo longitudinal do osso
- As **fraturas lineares** seguem o eixo longitudinal do osso
- As **fraturas oblíquas** estendem-se diagonalmente em relação ao eixo longitudinal do osso
- As **fraturas em espiral** também passam diagonalmente através do eixo longitudinal do osso, porém de maneira torcida
- As **fraturas estáveis** apresentam suas extremidades fraturadas na posição original, apesar da fratura
- As **fraturas deslocadas** apresentam separação entre as extremidades fraturadas do osso
- As **fraturas cominutivas** têm o osso quebrado em vários fragmentos, alguns dos quais podem ser pequenos
- As **fraturas segmentares** ocorrem quando duas fraturas criam um fragmento "frouxo" entre as outras duas
- As **fraturas por estresse** são comumente causadas por uso excessivo e impacto, causando microfraturas que podem evoluir para macro, comumente cursando com dores
- As **fraturas de compressão** ocorrem quando os ossos não conseguem sustentar as cargas às quais são expostos e colapsam sobre si mesmos
- As **fraturas em toro** resultam da curvatura e colapso do osso em um lado, sem fratura do lado oposto
- As **fraturas em galho verde** são comuns em crianças e ocorrem quando uma fratura afeta um lado do osso, e o outro lado não se rompe, porém fica encurvado
- As **fraturas por avulsão** ocorrem quando um tendão ou ligamento traciona um osso tão fortemente a ponto de arrancar parte desse osso
- As **fraturas patológicas** ocorrem quando o osso foi enfraquecido por outra doença (como tumor no osso) e sofre fraturas, visto que não consegue sustentar as forças normais que encontra
- As **fraturas de Salter-Harris** são fraturas que incluem as placas de crescimento de cartilagem. Foram discutidas no Capítulo 7.

A clavícula é um osso fraturado com muita frequência, particularmente em crianças (Figura CC10.1 B). Pode ser fraturada por trauma direto ou por uma queda sobre um braço em hiperextensão, quando a força da queda é transmitida ao longo do membro superior até quebrar a clavícula. Em geral, a fratura ocorre imediatamente proximal aos ligamentos coracoclaviculares ou no terço médio do osso. Quando isso ocorre, o músculo esternocleidomastóideo eleva a extremidade do fragmento proximal, e o peso do membro superior traciona o segmento distal (e o resto do membro) inferiormente. A tensão dos músculos peitorais, do músculo latíssimo do dorso e de outros músculos adutores pode encurtar os fragmentos, causando migração da extremidade distal na direção mais medial. Pode-se efetuar um reparo cirúrgico no caso de fraturas cominutivas; porém, a lesão é frequentemente reduzida (as extremidades do osso são unidas), imobilizada e deixada para consolidar sem intervenção cirúrgica.

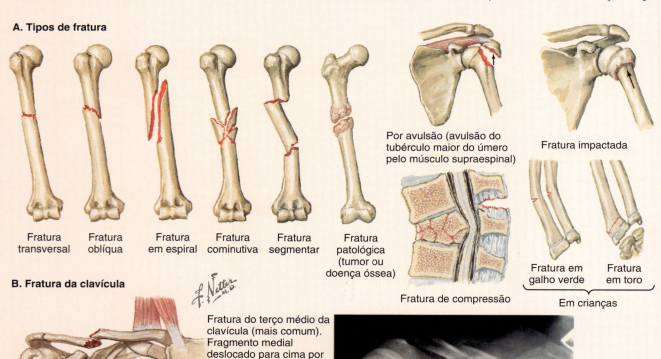

Figura CC10.1 Tipos de fratura.

Capítulo 10 Anatomia Clínica do Membro Superior   211

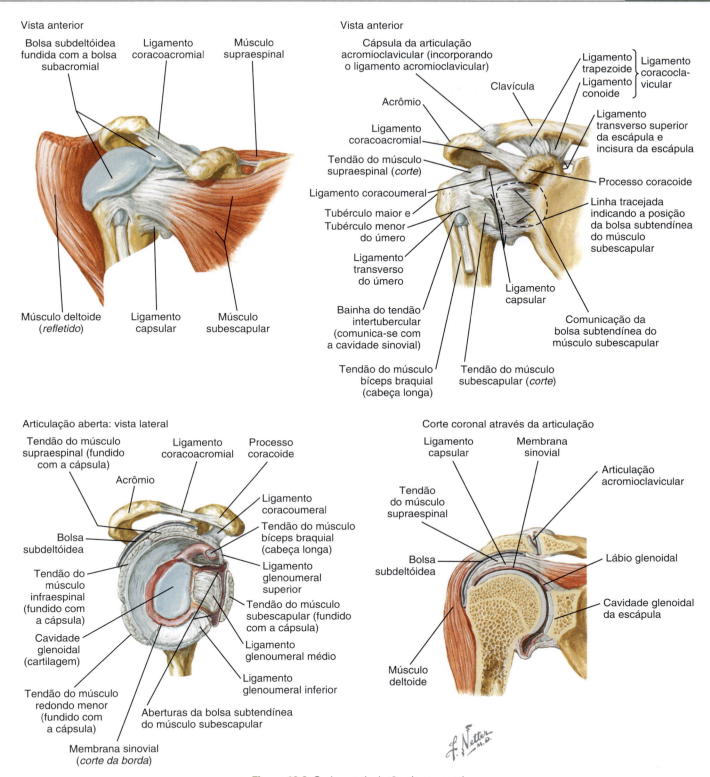

Figura 10.2 Ombro: articulação glenoumeral.

movimentos, que são limitados e estabilizados pelos numerosos músculos que a fixam ao dorso, ao tórax e ao membro superior. O **corpo da escápula** de formato triangular possui **margem lateral** oblíqua que se encontra com a **margem medial** vertical no **ângulo inferior** da escápula. A margem medial estende-se dos níveis vertebrais T7 a T2 até o **ângulo superior**, onde encontra a **margem superior** da escápula. Os músculos romboides maior e menor fixam-se à margem medial, enquanto os músculos levantadores da escápula fixam-se ao longo do ângulo superior da escápula. A margem superior tem uma impressão pequena, porém distinta, ao longo de seu terço distal, conhecida como **incisura da escápula**, coberta por um ligamento transverso superior da escápula pequeno, porém resistente. Em certas ocasiões, esse ligamento sofre ossificação, envolvendo um **forame supraescapular**. O pequeno músculo omo-hióideo fixa-se à margem superior, próximo à incisura da escápula. Imediatamente lateral à incisura da escápula encontra-se um suporte de osso maciço em forma de polegar que se estende anteriormente, denominado **processo coracoide**. Além dos dois ligamentos coracoclaviculares, os músculos peitoral menor, coracobraquial e a cabeça curta do músculo bíceps braquial também se inserem no processo coracoide. A margem superior da escápula encontra a margem lateral no **ângulo lateral** da escápula. Essa área complexa forma uma extensão estreita e ovoide de osso, o **colo da escápula**, antes de se expandir na **cabeça da escápula** grande e circular, que se articula com a cabeça do úmero por meio da **cavidade glenoidal**. Imediatamente superior e inferior à cavidade glenoidal estão o **tubérculo supraglenoidal** e o **tubérculo infraglenoidal**, locais de origem da cabeça longa do músculo bíceps braquial e cabeça longa do músculo tríceps, respectivamente.

A escápula tem uma **face costal** côncava em seu lado anterior, onde desliza através das costelas. A aparência lisa dessa face é algumas vezes interrompida por linhas laterais que se estendem principalmente ao longo do plano axial. A maior parte da face costal é ocupada pela **fossa subescapular**, onde se origina o músculo subescapular – um dos quatro músculos do manguito rotador. Exatamente medial à fossa subescapular, existe uma área mais áspera, paralela à margem medial da escápula, onde se origina o músculo serrátil anterior. A **articulação escapulotorácica** é uma articulação muito incomum: não se trata de uma articulação sinovial e não possui cápsula. O tecido conjuntivo frouxo entre a face anterior da escápula e a parte lateral da caixa torácica é rico em proteoglicanos, que amortecem e lubrificam a escápula quando esta se eleva, abaixa, protrai, retrai e sofre rotação pelo tórax.

A **face posterior** da escápula é convexa e abriga duas áreas lisas, a **fossa infraespinal** e a **fossa supraespinal**. Essas fossas são os locais de origem dos músculos infraespinal e supraespinal, respectivamente (dois dos músculos do manguito rotador). O músculo redondo menor (o último do manguito rotador) origina-se na margem lateral da escápula. Imediatamente inferior a ele está a origem do músculo redondo maior, cujo ponto de fixação quase alcança o ângulo inferior da escápula. As fossas infraespinal e supraespinal na face posterior são divididas por um suporte elevado de osso, a **espinha da escápula**. No terço medial da espinha, encontra-se o **tubérculo deltoide** para a parte posterior do músculo deltoide. A espinha da escápula continua lateralmente e perde a sua conexão com o resto do osso, criando a **incisura da escápula**, onde se conecta com o colo da escápula. A incisura da escápula possibilita o trajeto dos vasos e dos nervos entre as fossas supraespinal e infraespinal. A extensão lateral da espinha da escápula cria o **acrômio**, que se localiza anteriormente, criando o **ângulo do acrômio** de tamanho variável antes de terminar na **face articular da clavícula**, onde encontra a parte distal da clavícula. Um **ligamento coracoacromial** largo e surpreendentemente resistente conecta o acrômio à face lateral do processo coracoide. Como tanto o acrômio quanto o processo coracoide constituem parte da escápula, a lesão desse ligamento é rara. O músculo trapézio insere-se ao longo da face superior da parte distal da clavícula, acrômio e espinha da escápula. O músculo deltoide origina-se a partir dos mesmos três pontos ósseos de referência, mas estende-se inferiormente para inserção no úmero.

Parte proximal do úmero

O osso no centro do braço é o úmero (Figura 10.1). O aspecto mais proeminente da parte proximal do úmero é a sua **cabeça** arredondada e lisa, que se articula com a cavidade glenoidal da escápula. Mais lateralmente, são encontrados dois locais de fixação muscular, o **tubérculo menor** e o **tubérculo maior** muito grande, que continuam inferiormente como a **crista do tubérculo menor** e a **crista do tubérculo maior**. Entre os dois tubérculos está o **sulco intertubercular** profundo, também conhecido como sulco bicipital. O **ligamento transverso do úmero** estende-se pelo tubérculo maior e pelo tubérculo menor, mantendo o tendão da cabeça longa do músculo bíceps braquial fixado no lugar.

A cabeça do úmero e os tubérculos são separados uns dos outros pelo **colo anatômico** do úmero, uma depressão superficial que marca o local de fusão dos centros de ossificação para criar um osso contínuo. Os tubérculos e suas cristas estreitam-se à medida que se estendem inferiormente no **corpo** do úmero. A área estreita imediatamente abaixo dos tubérculos marca o **colo cirúrgico** do úmero, que constitui local comum de fraturas e cirurgias ortopédicas. Seguindo ao longo do tubérculo maior, no sentido inferior para superior, são encontrados os locais de fixação dos músculos redondo menor, infraespinal e supraespinal. O tubérculo menor marca o local de inserção do músculo subescapular. O tendão do músculo peitoral maior insere-se ao longo da crista do tubérculo maior, enquanto a crista do tubérculo menor constitui local de inserção dos músculos latíssimo do dorso e redondo maior.

Articulação glenoumeral

A cabeça do úmero articula-se com a cavidade glenoidal rasa na **articulação glenoumeral** (do ombro) (Figura 10.2). Para aprofundar a articulação, existe um anel de fibrocartilagem ao redor da parte externa da cavidade glenoidal, denominado **lábio glenoidal**. Os **ligamentos glenoumeral superior**, **glenoumeral médio** e **glenoumeral inferior** são ligamentos intracapsulares que são mais visíveis a partir de dentro da própria articulação. Esses ligamentos limitam a adução, a rotação lateral e a abdução, respectivamente. O **ligamento coracoumeral** estende-se da base lateral do processo coracoide até a face medial do tubérculo maior para cobrir e reforçar a cápsula. A articulação do ombro possibilita ampla gama de movimentos: flexão/extensão, abdução/adução, rotação medial/lateral. Pode também fazer o movimento de circundução, realizando vários movimentos simultaneamente. À medida que a articulação glenoumeral aproxima-se de seus limites na abdução, flexão e extensão, ocorre rotação da escápula para deslocar o ângulo da articulação do ombro (Boxes Correlação Clínica 10.2 a 10.4).

Capítulo 10 Anatomia Clínica do Membro Superior

Correlação clínica 10.2 Luxação da articulação glenoumeral (do ombro)

Os músculos do manguito rotador, o ligamento coracoacromial, o lábio glenoidal e a cápsula da articulação do ombro mantêm a cabeça do úmero no lugar. Entretanto, a abdução, a extensão e a rotação excessivas do úmero causam deslocamento da sua cabeça em relação à cavidade glenoidal, resultando em **luxação do ombro**. A abdução excessiva pode forçar a cabeça do úmero inferiormente, a qual pode ser então tracionada anteriormente (mais comum) ou posteriormente para a fossa glenoidal pelos músculos inseridos na parte proximal do úmero. A cabeça do úmero, quando deslocada anteriormente, pode ser levada a uma posição **subcoracoide** (mais comum), **subglenoidal** ou **subclavicular**. Simultaneamente, a cabeça do úmero pode ser pressionada contra a borda da cavidade glenoidal, criando uma região cuneiforme de osso comprimido sobre a cabeça do úmero, denominada **lesão de Hill-Sachs**. Isso é frequentemente acompanhado por rupturas da cápsula da articulação do ombro e tração sobre os nervos axilar ou musculocutâneo.

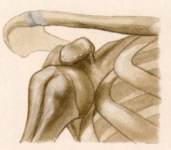
Deslocamento subcoracoide (mais comum)

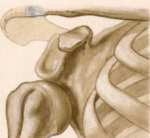
Deslocamento subglenoidal

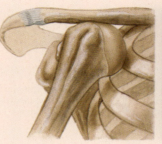
Deslocamento subclavicular (incomum). Muito raramente, a cabeça do úmero penetra entre as costelas, produzindo deslocamento intratorácico

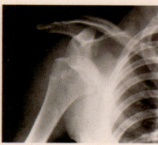
Radiografia anteroposterior. Deslocamento subcoracoide

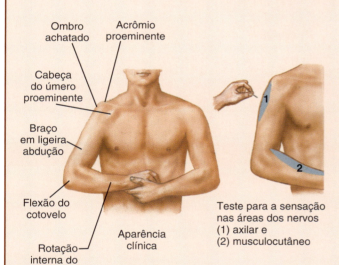

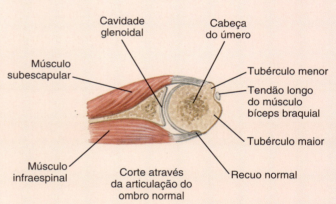

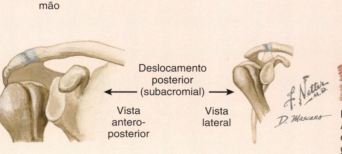

Estágios na formação da lesão de Hill-Sachs

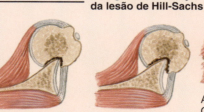

Luxação anterior. A borda anterior da cavidade glenoidal causa entalhe na parte posterolateral da cabeça do úmero

A luxação anterior prossegue; o entalhe na cabeça do úmero aumenta

Após redução. O defeito persiste, causando instabilidade e predisposição à luxação recorrente

Figura CC10.2 Luxação da articulação do ombro.

Correlação clínica 10.3 Ruptura do lábio glenoidal

Os movimentos repetitivos no ombro ou movimentos extremamente vigorosos da parte proximal do úmero podem causar ruptura do lábio glenoidal. Durante uma luxação anterior do úmero, é comum ocorrer ruptura anteroinferior do lábio glenoidal, e essa lesão é denominada **lesão de Bankart**. A tensão extrema transmitida pela cabeça longa do tendão do músculo bíceps braquial pode causar rupturas na parte superior do lábio glenoidal. Essas **lesões SLAP** (ruptura do lábio glenoidal superior de anterior para posterior [do inglês *superior labral tear from anterior to posterior*]) ocorrem comumente em atletas que movem violentamente os braços para baixo, como jogadores de voleibol ou arremessadores no beisebol ou críquete.

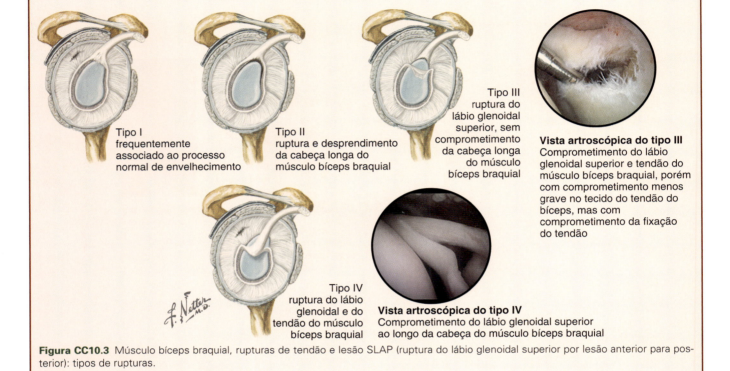

Figura CC10.3 Músculo bíceps braquial, rupturas de tendão e lesão SLAP (ruptura do lábio glenoidal superior por lesão anterior para posterior): tipos de rupturas.

Correlação clínica 10.4 Ombro congelado/capsulite adesiva

A inflamação em torno do ombro por luxação, ruptura do lábio glenoidal, tendinite da cabeça longa do músculo bíceps braquial, lesão do manguito rotador ou bursite podem causar cicatrizes no tecido conjuntivo da articulação glenoumeral (do ombro). Isso pode resultar em capsulite adesiva, que limita a mobilidade da articulação e impede a abdução além de 45°. Com frequência, o tratamento consiste em anestesiar o paciente e manipular agressivamente o úmero, rompendo as aderências e, em seguida, evitando que a inflamação subsequente volte a congelar o ombro, sendo fundamental o acompanhamento com a fisioterapia.

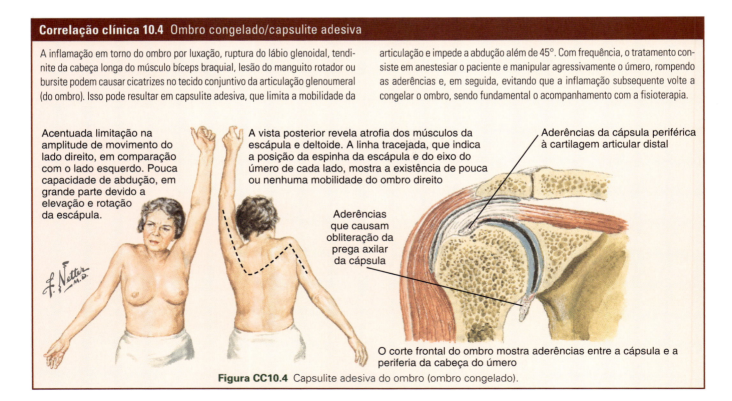

Figura CC10.4 Capsulite adesiva do ombro (ombro congelado).

Corpo e parte distal do úmero

O corpo não apresenta uma seção transversa completamente circular, porém assemelha-se mais a um triângulo arredondado com faces anteromedial, anterolateral e posterior (Figura 10.3; ver também Figura 10.1). A **tuberosidade deltóidea** é uma elevação notável na face lateral do corpo do úmero onde todas as três partes do músculo deltoide se inserem. O sulco radial segue na direção inferolateral ao longo da face posterior e marca o local onde são encontrados o nervo radial e a artéria braquial profunda. A face posterior também é o local de origem das cabeças curta e medial do músculo tríceps braquial. O músculo coracobraquial insere-se a meio caminho no corpo do úmero, em sua face anterolateral. O músculo braquial origina-se a partir de uma região muito larga nas faces anterolateral e anteromedial da parte distal do úmero. A face posterior do úmero achata-se de maneira considerável próximo à sua extremidade inferior, criando uma borda medial proeminente e uma borda lateral que terminam em uma **crista supraepicondilar medial** proeminente e em uma **crista supraepicondilar lateral**. Os músculos braquiorradial e extensor radial longo do carpo originam-se da crista supraepicondilar lateral.

A extremidade distal do úmero, o **côndilo do úmero** (algumas vezes subdividido em côndilos medial e lateral, embora não haja uma divisão clara entre os dois) articula-se com o rádio e a ulna. O lado lateral do côndilo termina em uma superfície articular para a cabeça do rádio, o **capítulo**. Imediatamente superior ao capítulo, na parte anterior do úmero, existe uma depressão, a **fossa radial**, onde o perímetro arredondado da cabeça do rádio pode se encaixar durante a flexão completa do cotovelo. O lado medial do côndilo do úmero termina na **tróclea**, onde a ulna se articula. Imediatamente superior à tróclea no lado anterior encontra-se a **fossa coronóidea** e, na face posterior, existe a **fossa do olécrano**, onde o processo coronoide e o olécrano residem durante a flexão ou a extensão completas do cotovelo, respectivamente. Imediatamente lateral ao capítulo do úmero, há uma proeminência elevada e palpável, denominada **epicôndilo lateral**, local de fixação para o tendão comum dos músculos extensores que continua com a crista supraepicondilar lateral. Medialmente à tróclea, encontra-se um **epicôndilo medial** ainda maior, local de origem de parte do músculo pronador redondo e tendão comum dos músculos flexores. Superiormente, funde-se com a crista supraepicondilar medial e, em sua face posterior, forma uma depressão muito profunda que segue da direção superior para inferior, o **sulco do nervo ulnar** (Boxe Correlação Clínica 10.5).

Parte proximal da ulna e do rádio

O aspecto mais proeminente da parte proximal da ulna (Figura 10.4; ver também Figura 10.3) é o **processo olécrano** maciço, o único ponto de inserção para todas as três partes do músculo tríceps braquial. O músculo ancôneo fixa-se a uma ampla expansão da face posterolateral proximal da ulna,

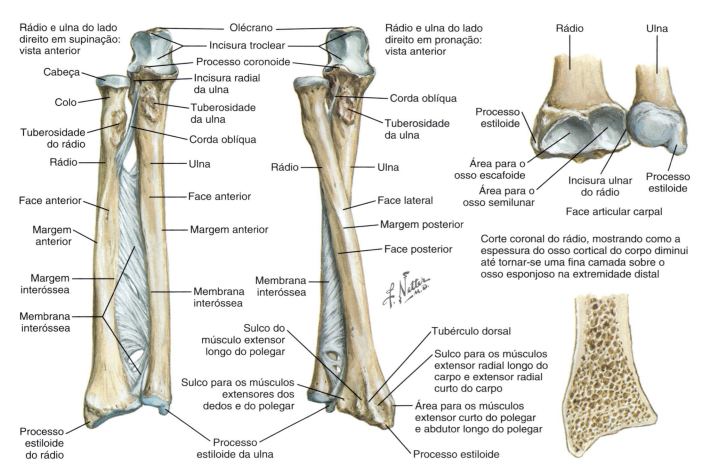

Figura 10.3 Ossos do antebraço.

Correlação clínica 10.5 Fratura do úmero

O úmero é um osso robusto, porém existem alguns locais onde é mais propenso a sofrer fratura do que outros. Pode ocorrer **fratura do colo cirúrgico do úmero** quando uma força de torção é exercida sobre a parte proximal do úmero, particularmente se o osso estiver enfraquecido por osteoporose ou por falta de atividade. Isso deixa a cabeça do úmero dentro da cápsula da articulação do ombro (glenoumeral). Os fortes tendões que se inserem nos tubérculos maior e menor podem tracionar essas proeminências ósseas para fora do resto do osso, causando **fraturas por avulsão**. O corpo do úmero pode sofrer **fratura transversal** ou **espiral**. Dependendo do local exato onde a fratura ocorre, o fragmento proximal pode ser direcionado lateralmente pela tração do músculo deltoide, ou o fragmento distal pode ser tracionado superiormente, com cavalgamento sobre o fragmento proximal. A **região intercondilar da parte distal do úmero** pode ser fraturada por hiperextensão forçada do olécrano para dentro da fossa do olécrano, separando os côndilos medial e lateral do resto do úmero.

---

pronador redondo e parte dos músculos flexores superficiais dos dedos originam-se logo medialmente a essa área. O lado lateral da incisura troclear é contínuo com outra face articular, a **incisura radial**, onde a cabeça do rádio articula-se com a ulna. Imediatamente distal à incisura radial, no lado lateral da parte proximal da ulna, está a **crista do músculo supinador**, a origem do músculo supinador, que envolve o lado posterior da cabeça do rádio antes de se inserir nela.

A **cabeça do rádio** é a parte proximal expandida do osso que contribui para a complexa articulação do joelho. Mais especificamente, a face articular da cabeça do rádio, uma região ligeiramente deprimida na extremidade superior do osso, é a parte que se articula com o capítulo do úmero. A **circunferência articular** lisa da cabeça do rádio desliza pela incisura radial da ulna, mantida no lugar pelo **ligamento anular**. O rádio estreita-se consideravelmente no **colo** antes de se expandir novamente no **corpo** do rádio. A parte proximal do corpo apresenta um processo notável, a **tuberosidade do rádio**, onde se fixa o tendão do músculo bíceps braquial.

Articulações do cotovelo

A **articulação do cotovelo** (Figura 10.5) é uma combinação de três articulações distintas: as articulações umeroulnar, umerorradial e radiulnar proximal, que são reunidas dentro da cápsula da articulação do cotovelo. A **articulação umeroulnar** entre a tróclea do úmero e a incisura troclear da ulna possibilita grande

incluindo parte do olécrano. No lado anterior e proximal da ulna, existe uma depressão em forma de C, a **incisura troclear**, com uma crista de orientação ligeiramente elevada que ajuda a mantê-la alinhada com a tróclea do úmero. Em frente ao olécrano, a crista-guia termina anteriormente no **processo coronoide** proeminente. Imediatamente distal ao processo coronoide na face anterior encontra-se a **tuberosidade da ulna**, onde se insere o músculo braquial. A cabeça ulnar do músculo

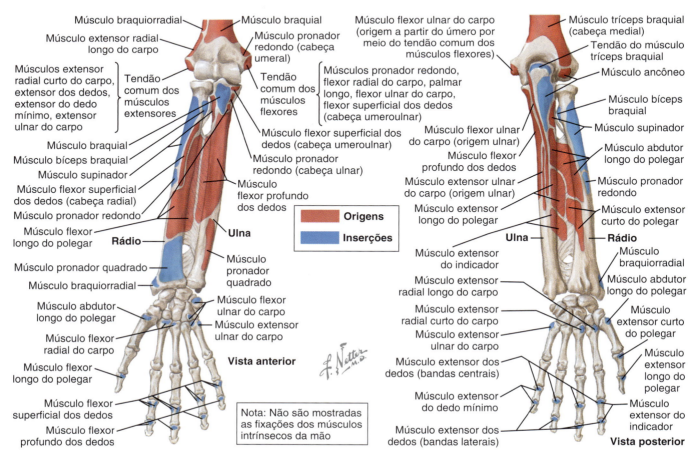

Figura 10.4 Fixações ósseas dos músculos do antebraço.

Capítulo 10 Anatomia Clínica do Membro Superior   217

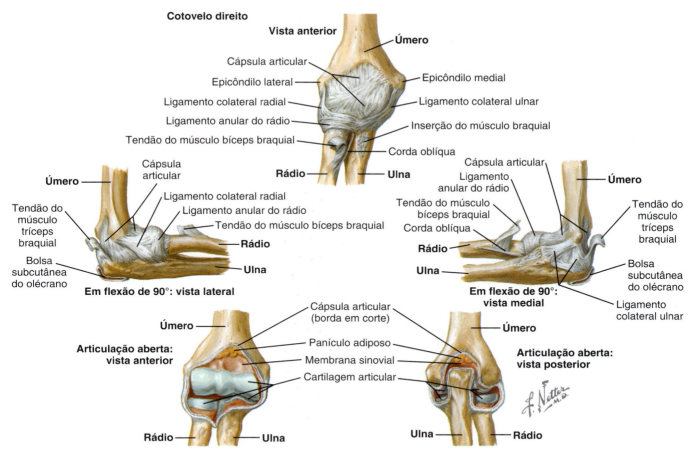

Figura 10.5 Ligamentos do cotovelo.

amplitude de flexão e extensão. A flexão é limitada pelo processo coronoide que alcança a fossa coronoidea da parte distal do úmero; de modo semelhante, a extensão é limitada pelo olécrano quando alcança a fossa do olécrano do úmero. O lado medial da ulna está conectado ao lado medial da parte distal do úmero por um **ligamento colateral ulnar** forte e em forma de leque (também conhecido como ligamento colateral medial do cotovelo). A **articulação umerorradial** entre o capítulo do úmero e a face articular da cabeça do rádio possibilita a rotação da cabeça do rádio em torno do capítulo durante a supinação e a pronação. O **ligamento anular do rádio** envolve a cabeça e o colo do rádio e mantém a cabeça do rádio no lugar durante a pronação e a supinação. A estabilidade da cabeça do rádio é assegurada pelo pequeno **ligamento quadrado**, que se estende da incisura radial da ulna até o colo do rádio, impedindo a supinação e a pronação excessivas no cotovelo. O **ligamento colateral radial** (ligamento colateral lateral do cotovelo) conecta o ligamento anular do rádio à face lateral e distal do úmero. Medialmente, o ligamento anular do rádio insere-se em cada lado da incisura radial da ulna e, no lado lateral, está conectado ao ligamento colateral radial. Isso mantém a cabeça do rádio em contato próximo com a incisura radial da ulna, formando a **articulação radiulnar proximal**, que possibilita a pronação e a supinação. Uma pequena bolsa do revestimento sinovial do cotovelo, o recesso saciforme, estende-se inferiormente para fora do ligamento anular (Boxe Correlação Clínica 10.6).

> **Correlação clínica 10.6** Ruptura do ligamento colateral ulnar
>
> O ligamento colateral ulnar é submetido a tremendo estresse pelos repetidos movimentos vigorosos de arremesso dos jogadores (*quarterbacks*) de futebol americano, bem como dos arremessadores de beisebol e críquete. Esse tendão pode sofrer ruptura e, como resultado, causar instabilidade da face medial do cotovelo. A famosa cirurgia de "Tommy John" foi desenvolvida para tratar o arremessador de beisebol que tinha esse nome. Um autoenxerto longo do tendão do músculo palmar longo não dominante ou plantar é colocado através de orifícios perfurados no epicôndilo medial do úmero e parte proximal da ulna, reconstruindo, assim, um ligamento colateral ulnar que é tão estável (ou mais estável) quanto aquele que está sendo substituído.

Parte distal da ulna e do rádio

O **corpo** da ulna estende-se distalmente (Figuras 10.3 e 10.4) e apresenta três áreas achatadas. A face medial é separada da face anterior pela margem anterior e da face posterior pela margem posterior. As faces anterior e posterior são separadas pela **margem interóssea** da ulna, marcando o local onde a membrana óssea se fixa à ulna. O corpo estreita-se à medida que se aproxima da **cabeça** da ulna em sua extremidade distal. Pode-se distinguir uma **circunferência articular** lisa em torno de sua periferia. O lado posteromedial da cabeça termina com um **processo estiloide da ulna** pequeno, porém proeminente.

Em relação ao rádio, a face lateral do corpo é separada da face anterior e da face posterior pelas margens anterior e posterior, respectivamente. O músculo supinador insere-se ao longo da margem anterior proximal, enquanto o músculo pronador redondo insere-se um pouco mais inferiormente, deixando algumas vezes uma distinta **tuberosidade para o músculo pronador**. À semelhança da ulna, as faces anterior e posterior são separadas pela **margem interóssea** do rádio. A extremidade distal do rádio expande-se notoriamente próximo à sua articulação com a fileira proximal dos ossos carpais, terminando com o **processo estiloide do rádio** em sua extremidade mais lateral. Imediatamente proximal a ele encontra-se a **crista supraestilóidea**, onde se fixa parte do músculo braquiorradial. O lado posterior da parte distal do rádio apresenta vários **sulcos para os tendões dos músculos extensores**, separados por cristas ósseas. Do sentido lateral para medial, esses sulcos são: o sulco para os tendões dos músculos extensores radiais do carpo; o **tubérculo dorsal (de Lister)**; o sulco para o tendão do músculo extensor longo do polegar; e o sulco para os tendões extensores dos dedos e extensor do indicador. O lado medial da parte distal do rádio abriga a **incisura ulnar**, que se articula com a cabeça da ulna.

A **membrana intraóssea** não é uma articulação em si, e sim um conjunto de fibras de tecido conjuntivo que fixam o corpo da ulna ao corpo do rádio. As fibras colágenas da membrana seguem principalmente na direção inferomedial, possibilitando a pronação e a supinação, porém mantendo os dois ossos conectados, mesmo quando um deles ou ambos estão fraturados. Uma **corda oblíqua** relacionada segue inferolateralmente, da base do processo coronoide da ulna até a tuberosidade do rádio.

Vários músculos compartilham locais de fixação no úmero, no rádio e na ulna, bem como na membrana interóssea. No lado anterior são encontrados os seguintes músculos: flexor superficial dos dedos; flexor profundo dos dedos; flexor longo do polegar; e, mais distalmente, o pronador quadrado. Posteriormente, são encontrados os seguintes músculos: flexor ulnar do carpo; extensor ulnar do carpo; abdutor longo do polegar; extensor longo do polegar; extensor curto do polegar; e extensor do indicador (Boxe Correlação Clínica 10.7).

Ossos carpais

A **fileira proximal** de ossos carpais (Figura 10.6) da região lateral até a medial inclui o escafoide, o semilunar, o piramidal e o pisiforme.

- **Escafoide**: esse osso em forma de barco possui um **tubérculo** do escafoide virado lateralmente e separado do resto do osso por uma **cintura** estreita. O escafoide possui faces articulares grandes para o rádio e o capitato e faces articulares menores para o trapézio, o trapezoide e o semilunar (Boxe Correlação Clínica 10.8)
- **Semilunar**: em forma de meia-lua (crescente); articula-se com o rádio, o escafoide, o piramidal, o capitato e o hamato
- **Piramidal**: possui três faces articulares para o semilunar, o hamato e o pisiforme
- **Pisiforme**: é o menor osso carpal, que se articula exclusivamente com o piramidal. O pisiforme tem um ponto de fixação distinto para o músculo flexor ulnar do carpo e alguns músculos hipotenares. Tem um pequeno **sulco para a artéria ulnar** em sua face lateral.

Correlação clínica 10.7 Fratura do antebraço

Em virtude de sua conexão com a membrana interóssea, o rádio e a ulna frequentemente sofrem fratura juntos quando são traumatizados. Quando uma pessoa cai e interrompe sua descida estendendo o braço, a parte distal do rádio pode quebrar, causando uma **fratura de Colles**. Essa fratura caracteriza-se por uma "deformidade em garfo", devido ao deslocamento posterior do fragmento distal.

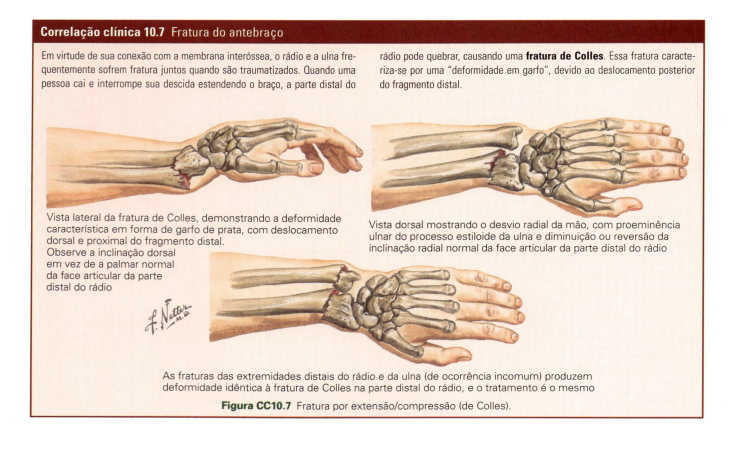

Vista lateral da fratura de Colles, demonstrando a deformidade característica em forma de garfo de prata, com deslocamento dorsal e proximal do fragmento distal. Observe a inclinação dorsal em vez de a palmar normal da face articular da parte distal do rádio

Vista dorsal mostrando o desvio radial da mão, com proeminência ulnar do processo estiloide da ulna e diminuição ou reversão da inclinação radial normal da face articular da parte distal do rádio

As fraturas das extremidades distais do rádio e da ulna (de ocorrência incomum) produzem deformidade idêntica à fratura de Colles na parte distal do rádio, e o tratamento é o mesmo

Figura CC10.7 Fratura por extensão/compressão (de Colles).

Capítulo 10   Anatomia Clínica do Membro Superior   219

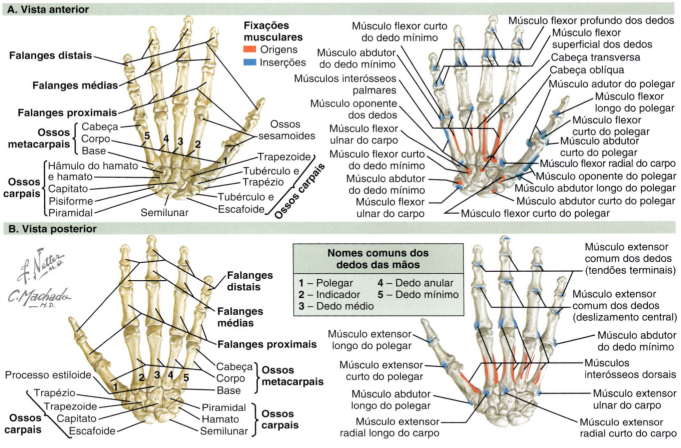

Figura 10.6 Anatomia topográfica, ossos, origens e inserções da mão: vistas anterior e posterior.

Correlação clínica 10.8 Necrose avascular do escafoide

O escafoide pode sofrer lesão quando uma pessoa cai e estende a mão para interromper sua queda. A pressão súbita exercida sobre o punho pode causar fratura do escafoide, mais comumente na cintura estreita. Como o suprimento sanguíneo para o escafoide entra no osso distalmente a partir de um ramo da artéria radial, o segmento proximal do osso fraturado pode ser privado de sangue, causando **necrose avascular** e dor no punho. Como vimos, a queda sobre um membro em hiperextensão provoca grande estresse sobre os ossos do membro superior e pode causar fratura em diversos locais: a parte distal do rádio, a clavícula ou qualquer ponto que pareça ser o "elo fraco".

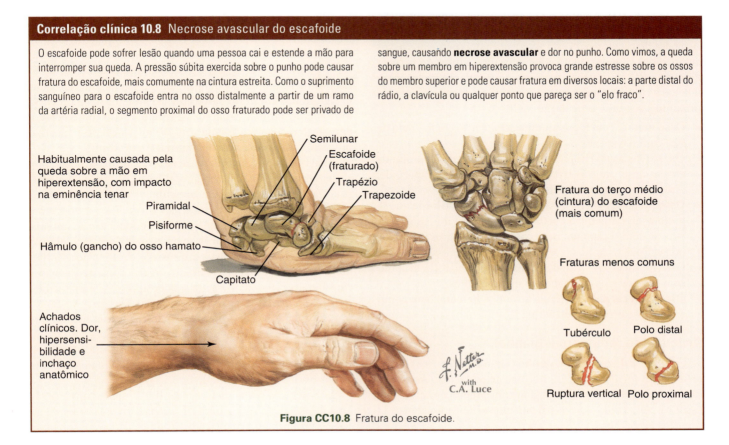

Figura CC10.8 Fratura do escafoide.

A **fileira distal** de ossos carpais é formada por trapézio, trapezoide, capitato e hamato.

- **Trapézio**: apresenta um **tubérculo do trapézio** em sua face palmar medial e um sulco próximo para o tendão do músculo flexor radial do carpo. Possui faces articulares para o escafoide e o trapezoide, bem como uma grande face articular em formato de sela para o metacarpal I, enquanto o metacarpal II tem uma articulação muito pequena medialmente
- **Trapezoide**: osso cuneiforme, com grandes faces articulares para o trapézio, o capitato e o metacarpal II, com uma face minúscula para o escafoide
- **Capitato**: é o maior osso carpal, localizado centralmente no punho. Sua grande face articular convexa está voltada proximalmente e articula-se com o escafoide e o semilunar. Suas faces lateral e medial articulam-se com o trapezoide e o hamato. A extremidade distal achatada articula-se com os metacarpais II, III e (de maneira inconstante) IV
- **Hamato**: distingue-se por um **gancho (hâmulo) do osso hamato** alongado em seu lado palmar. Articula-se com o capitato, o piramidal e os metacarpais IV e V por meio de uma extremidade distal expandida.

Ossos metacarpais

A mão possui cinco **ossos metacarpais** longos em sua palma (Figura 10.6). A **base** de cada osso metacarpal associa-se a um ou mais ossos carpais distais e projeta-se para a frente na forma de um **corpo longo**. Na extremidade do corpo, a **cabeça** de cada metacarpal apresenta uma convexidade bulbosa que se articula com suas falanges correspondentes. Os **espaços metacarpais interósseos** entre ossos metacarpais adjacentes são onde se originam os músculos interósseos dorsais e palmares. A cabeça do metacarpal I está associada a dois pequenos **ossos sesamoides** situados dentro dos músculos adutor do polegar e flexor curto do polegar, próximo à articulação metacarpofalângica (MCF). Outro osso sesamoide pode ser encontrado próximo à segunda articulação MCF.

- **Osso metacarpal I**: possui uma articulação em formato de sela com o trapézio
- **Osso metacarpal II**: apresenta uma cavidade muito profunda em sua base, onde se articula com o trapézio, o trapezoide, o capitato e a base do metacarpal III
- **Osso metacarpal III**: possui um **processo estiloide** que se projeta lateralmente a partir da base dorsal do osso. Articula-se com o capitato, bem como com as bases dos ossos metacarpais vizinhos
- **Osso metacarpal IV**: articula-se com o hamato, bem como com as bases dos ossos metacarpais vizinhos
- **Osso metacarpal V**: articula-se com o hamato, bem como com a base do osso metacarpal IV.

Articulação radiocarpal (punho)

À semelhança do cotovelo, o **punho** (Figuras 10.7 e 10.8) é uma articulação formada por numerosas articulações. As partes distais do rádio e da ulna interagem com a fileira proximal dos ossos carpais, e cada osso carpal tem uma articulação com cada um de seus vizinhos.

A **articulação radiulnar distal** é formada pela cabeça da ulna, pela incisura ulnar do rádio e pelo **disco articular** do punho; possibilita pronação e supinação. Essa articulação é estabilizada por **ligamentos radiulnares dorsal e palmar**. O rádio sofre rotação em torno da cabeça da ulna, e o processo estiloide da ulna atua como eixo dessa rotação. O disco articular forma um capuz de fibrocartilagem sobre a cabeça da ulna e cria uma face articular, contínua com a face articular carpal do rádio; essa face articular contínua é côncava e forma o lado proximal da **articulação radiocarpal**. O escafoide, o semilunar e o piramidal formam a face convexa distal da articulação. O pisiforme não contribui para a articulação radiocarpal, porém articula-se com o piramidal e é ancorado no local pelos **ligamentos piso-hamato** e **pisometacarpal**. A articulação radiocarpal tem algo grau de liberdade, visto que os ossos que a formam são côncavos/convexos em dois planos, possibilitando a flexão e extensão do punho (melhor na flexão), bem como a abdução e a adução, descritas como desvio radial e desvio ulnar (melhor no desvio ulnar).

A **articulação mediocarpal** é o conjunto de articulações da fileira proximal com a fileira distal de ossos carpais. Sua face articular complexa possibilita leve grau de flexão/extensão (melhor na extensão) e desvio ulnar/radial (melhor no desvio radial).

No caso de ambas as articulações radiocarpal e mediocarpal, a flexão/extensão são limitadas pela tensão muscular, bem como por ligamentos em ambos os lados do punho, os **ligamentos radiocarpal dorsal, ulnocarpal dorsal, radiocarpal palmar, ulnocarpal palmar, intercarpais dorsais** e **intercarpais palmares**. Estes podem ser subdivididos ao listar o osso carpal exato ao qual se fixa cada ligamento. Os ligamentos intercarpais também definem a cápsula articular sinovial para cada articulação. Como se isso já não fosse complexo o suficiente, existem também **ligamentos intercarpais interósseos** dentro das cápsulas articulares sinoviais. Os desvios radial/ulnar são significativamente limitados por ligamentos colaterais em cada lado. O **ligamento colateral radial do carpo** conecta o processo estiloide do rádio a escafoide, trapézio e osso metacarpal I, enquanto o **ligamento colateral ulnar do carpo** conecta o processo estiloide da ulna ao piramidal e pisiforme.

As **articulações carpometacarpais** são as encontradas entre a fileira distal de ossos carpais e as bases dos ossos metacarpais I a V. Existem também **articulações intermetacarpais** entre as bases dos ossos metacarpais II a V. Essas articulações são estabilizadas pelos **ligamentos carpometacarpais dorsais, carpometacarpais palmares, metacarpais dorsais, metacarpais palmares** e **metacarpais interósseos**. A articulação carpometacarpal do polegar (primeiro dedo) com frequência é considerada separadamente, visto que apresenta várias características singulares. O osso metacarpal I articula-se com o trapézio por meio de uma superfície em forma de sela que possibilita a flexão/extensão e a adução/abdução. Uma combinação de abdução, flexão e adução do polegar nessa articulação cria um movimento que possibilita o contato do polegar com os outros dedos, denominado oposição.

As bases dos ossos metacarpais II a V articulam-se, cada uma delas, com a fileira distal de ossos carpais e ossos metacarpais vizinhos. As articulações carpometacarpais possibilitam

Capítulo 10 Anatomia Clínica do Membro Superior 221

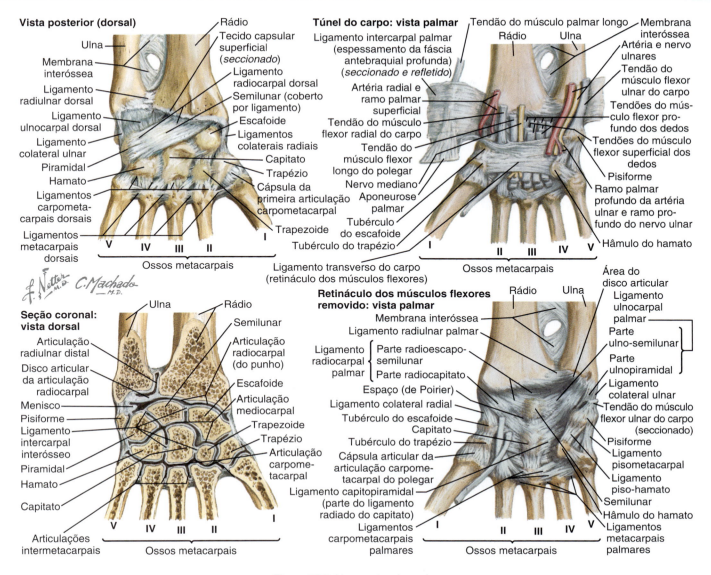

Figura 10.7 Ligamentos do punho.

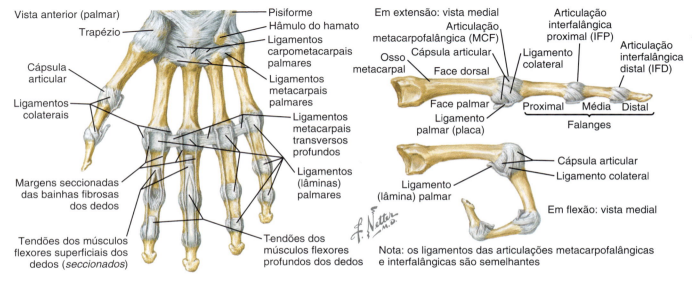

Figura 10.8 Ligamentos e articulações metacarpofalângicas e interfalângicas da mão.

Netter | Sistema Musculoesquelético Integrado

pequeno grau de flexão/extensão (com tendência para a flexão), de modo que os objetos possam ser colocados na palma. Em seu conjunto, os ossos carpais e metacarpais são côncavos no lado palmar. Essa concavidade é reforçada pelo **retináculo dos músculos flexores**, uma faixa muito resistente de tecido conjuntivo, que conecta o trapézio ao pisiforme e ao hamato. Isso forma um "teto" sobre um espaço no lado palmar do punho, denominado **túnel do carpo**. O assoalho do túnel do carpo é constituído por uma coleção de ligamentos intercarpais palmares, que se espalham a partir do capitato e que são designados como **ligamento radiado do carpo**. A abdução das cabeças dos ossos metacarpais II a V é impedida pelo **ligamento metacarpal transverso profundo**, que conecta a cabeça de cada osso metacarpal a seu vizinho.

Falanges

O **polegar** (primeiro dedo) tem dois segmentos, formados pela **falange proximal** e **falange distal**. Os dedos (do segundo ao quinto dígitos) possuem três segmentos: as **falanges proximal**, **média** e **distal**. Cada falange (Figuras 10.6 e 10.7) aparece como um osso metacarpal encolhido, com uma **base proximal**, um **corpo** e uma **cabeça** distal. As falanges distais apresentam **tuberosidades** alargadas, imediatamente proximais às suas cabeças.

No lado palmar, os tendões dos músculos flexor curto do polegar e flexor longo do polegar inserem-se na base das falanges proximal e distal do polegar. De modo semelhante, os tendões dos músculos flexores superficial dos dedos e profundo dos dedos inserem-se nas bases das falanges média e distal do indicador e dedos médio, anular e mínimo. No lado dorsal, os tendões dos músculos extensores curto e longo do polegar inserem-se na base das falanges proximal e distal do polegar. O músculo extensor dos dedos possui faixas tendíneas que se inserem nas bases das falanges média e distal do indicador e dos dedos médio, anular e mínimo. O tendão do músculo extensor do indicador insere-se nas bases das falanges média e distal do indicador.

Articulações dos dedos das mãos

O indicador e os dedos médio, anular e mínimo possuem, cada um deles, articulações metacarpofalângicas (MCF), interfalângicas proximais (IFP) e interfalângicas distais (IFD) que possibilitam o movimento dos dedos das mãos (Figura 10.8). O polegar tem uma articulação MCF, porém apenas uma articulação interfalângica, visto que não tem falange média. Nas **articulações MCF**, a cabeça de cada osso metacarpal é arredondada e encaixa-se em uma depressão côncava (algumas vezes em forma de sela) na base de cada falange proximal, o que possibilita a flexão/extensão e abdução/adução dos dedos das mãos. Existem **ligamentos colaterais mediais** e **colaterais laterais** robustos em cada lado da articulação MCF que ficam tensos na flexão e frouxos na extensão. Isso possibilita a adução/abdução dos dedos das mãos quando a articulação MCF está estendida, mas não quando está flexionada. Por fim, existem **ligamentos palmares** (placas palmares), que estabilizam o lado palmar da articulação MCF, que limitam a extensão da articulação MCF e também se conectam ao ligamento metacarpal transverso profundo.

As articulações IFP e IFD são muito semelhantes à articulação MCF, com limitação da abdução, adução e extensão pelos **ligamentos colateral medial**, **colateral lateral** e **palmar**. As cabeças das falanges proximal e média são convexas, mas têm uma depressão central cuja trilha formada possibilita a flexão/extensão das articulações interfalângicas, ainda que impeça a abdução/adução. Para estabilizar ainda mais os dedos das mãos, os ligamentos colaterais das articulações IPF e IFD são rígidos tanto na flexão quanto na extensão, de modo que não é possível haver abdução ou adução nessas articulações; de outro modo, isso resultaria em trauma.

Grupos musculares do membro superior

Pode ser útil revisar a seção sobre o membro superior no Capítulo 3 ou na Tabela 10.1 antes de passar para a anatomia detalhada dos músculos dos membros superiores.

Tabela 10.1 Grupos musculares do membro superior.

Região Muscular	Principais Funções	Fonte de Inervação
Inferior do dorso	Adução e extensão do braço no ombro	Nervo toracodorsal
Superior do dorso	Elevação, retração, depressão da escápula	Nervo acessório espinal (NC XI)
Parede torácica lateral	Protração da escápula	Nervo torácico longo
Parede torácica anterior	Flexão e adução do braço no ombro	Nervos peitorais medial e lateral
Ombro	Abdução, adução, flexão, extensão, rotação do braço no ombro	Nervos axilar, subescapular, supraescapular
Parte anterior do braço	Flexão do antebraço no cotovelo	Nervo musculoesquelético
Parte posterior do braço	Extensão do antebraço no cotovelo	Nervo radial
Parte posterior do antebraço	Extensão do punho, extensão dos dedos das mãos, supinação	Nervo radial
Parte anterior do antebraço	Flexão do punho, flexão dos dedos das mãos, pronação	Nervos mediano e ulnar
Palma da mão	Flexão, adução dos dedos das mãos, extensão das falanges	Nervos mediano e ulnar
Dorso da mão	Abdução dos dedos das mãos	Nervo ulnar

Músculos dos membros superiores que se originam do dorso

Os músculos extrínsecos dorsais estão localizados nas costas, mas exercem seu principal efeito sobre o membro superior. Os **músculos latíssimo do dorso**, **trapézio**, **romboide maior**, **romboide menor** e **levantador da escápula** foram discutidos no Capítulo 9, de modo que apenas os revisitaremos nestas tabelas.

Músculo latíssimo do dorso

Fixações proximais	• Crista ilíaca • Lâmina superficial da camada posterior da aponeurose toracolombar (T7 até o sacro)
Inserção distal	• Sulco intertubercular da parte proximal do úmero
Funções	• Extensão do ombro a partir de uma posição de flexão • Adução do ombro a partir de uma posição de abdução • Rotação medial do braço
Teste muscular e sinais de lesão	• Com os braços em abdução no ombro, pedir ao paciente que os aduza contra a resistência e avaliar qualquer assimetria na força • Com os braços em flexão no ombro, pedir ao paciente que realize a sua extensão contra resistência e avaliar qualquer assimetria na força
Inervação	• Nervo toracodorsal (C6-C8)
Suprimento sanguíneo	• Principalmente vasos toracodorsais

Músculo trapézio

Fixações proximais	• Parte descendente (fibras superiores): parte medial da linha nucal superior e protuberância occipital externa, ligamento nucal • Parte transversa (fibras médias): ligamento nucal, processos espinhosos de C7-T5 • Parte ascendente (fibras inferiores): processos espinhosos T6-T12
Inserção distal	• Espinha da escápula • Acrômio • Parte distal da clavícula
Funções	• Parte descendente: eleva a escápula e o membro superior • Parte transversa: retrai a escápula • Parte ascendente: deprime a escápula
Teste muscular e sinais de lesão	• Solicitar ao paciente a elevação dos ombros contra resistência • Fraqueza em um dos lados pode indicar disfunção do músculo trapézio ou do nervo craniano XI
Inervação	• NC XI – nervo acessório espinal
Suprimento sanguíneo	• Principalmente ramos da artéria carótida externa e tronco tireocervical (vasos cervicais transversais e escapulares dorsais)

> ### Correlação clínica 10.9 Trígono da ausculta
>
> Na parte superior do dorso, existe uma área coberta por menos musculatura do que o restante. Esse trígono da ausculta é formado pela margem lateral do músculo trapézio, margem superior do músculo latíssimo do dorso e margem medial da escápula. É possível aumentar esse espaço pedindo ao paciente para aduzir os braços, cruzando-os no tórax (ou seja, "dando-se um abraço"), enquanto flexiona o tronco. Esse trígono tem sido considerado um local desejável para auscultar os pulmões; porém, os estetoscópios modernos diminuíram sua relevância, e esse ponto de referência anatômico aparece principalmente em questões de prova.

Músculo levantador da escápula

Ver Boxe Correlação Clínica 10.9.

Fixações proximais	• Processo transverso de C1 • Tubérculos posteriores dos processos transversos C2-C4
Inserção distal	• Ângulo superior da escápula
Funções	• Eleva a escápula • Rotação inferior da escápula e cavidade glenoidal
Teste muscular e sinais de lesão	• Pedir ao paciente a elevação bilateral dos ombros; observar a presença de assimetria • Fraqueza em um lado pode indicar fraqueza dos músculos levantadores da escápula, porém, a atividade da parte descendente do músculo trapézio pode mascarar essa fraqueza
Inervação	• Nervo dorsal da escápula
Suprimento sanguíneo	• Principalmente vasos dorsais da escápula

Músculos romboides menor e maior

Fixações proximais	• Romboide menor: ligamento nucal inferior, processos espinhosos C7 e T1 • Romboide maior: processos espinhosos T2-T5
Inserção distal	• Romboide menor: margem medial da escápula superior e no nível da espinha da escápula • Romboide maior: margem medial da escápula a partir do nível da espinha da escápula, próximo ao ângulo inferior
Funções	• Retração da escápula • Rotação inferior da escápula e cavidade glenoidal
Teste muscular e sinais de lesão	• Pedir ao paciente a retração bilateral dos ombros e observar a presença de assimetria • Fraqueza em um lado pode indicar fraqueza dos músculos romboides; porém, a atividade da parte transversa do músculo trapézio pode mascarar essa fraqueza
Inervação	• Nervo dorsal da escápula
Suprimento sanguíneo	• Principalmente vasos dorsais da escápula

Músculos do membro superior que se originam da parede torácica lateral

O **músculo serrátil anterior** (Figura 10.9) origina-se da parte lateral do tórax como faixas musculares distintas, que se fundem conforme seguem posteriormente, envolvendo a parede do corpo e inserindo-se na parte medial da escápula. Em indivíduos musculosos e magros, esse músculo tem aparência serrilhada (em dente de serra) imediatamente inferior e lateral ao músculo peitoral maior. A contração uniforme das diversas faixas desse músculo causa protração da escápula, que a aproxima mais do tórax, de modo que os movimentos do tronco são transferidos para o braço, e vice-versa. Se isso não ocorresse, toda vez que uma pessoa empurrasse algo com o braço para longe, a escápula se projetaria posteriormente. A contração das faixas inferiores do músculo serrátil anterior roda superiormente a cavidade glenoidal, de modo que o braço possa ser elevado acima dos 90° de abdução. O músculo é inervado pelo nervo torácico longo, que desce ao longo da face lateral do músculo ao lado de sua principal fonte sanguínea, a artéria torácica lateral. Outros vasos próximos, como as artérias toracodorsal e intercostal, também fornecem um pouco de sangue para o músculo serrátil anterior.

Músculo serrátil anterior

Fixações proximais	• Faces laterais das costelas I-VIII
Inserção distal	• Face anterior da margem medial da escápula, imediatamente medial ao músculo subescapular
Funções	• Protração da escápula, fixando-a ao tórax • A contração dos feixes inferiores roda a cavidade glenoidal superiormente, de modo que o braço possa ser elevado acima de 90° de abdução
Teste muscular e sinais de lesão	• A fraqueza do músculo serrátil anterior resulta em "escápula alada", que não se estende em direção à parede do corpo, e sim é deslocada posteriormente quando uma força é aplicada ao longo do braço. Solicite ao paciente que se incline para a frente, com as palmas da mão contra a parede. À medida que a pessoa empurra, a escápula alada forma uma protuberância para fora do tórax. Pacientes que estejam em forma podem ser solicitados a empurrar para cima, enquanto o examinador procura o aparecimento da escápula alada. Ocorre também fraqueza na abdução do membro superior acima do plano horizontal
Inervação	• Nervo torácico longo (C5 a C7)
Suprimento sanguíneo	• Artéria torácica lateral, artéria toracodorsal e/ou artérias intercostais

Músculos dos membros superiores que se originam da parte anterior da parede torácica

O **músculo peitoral maior** (Figura 10.9) origina-se da parte inferior da clavícula, do esterno, das cartilagens costais e costelas antes de concentrar sua contração no sulco intertubercular do úmero. Em suas faces anterior e posterior, é coberto por uma **fáscia peitoral** distinta. Essa fáscia permite a sua separação do **músculo peitoral menor** subjacente, que se estende das partes anteriores das costelas III a V até o processo coracoide. O músculo peitoral menor está contido dentro da **fáscia clavipeitoral**, que se estende a partir da clavícula e do músculo subclávio ao redor do músculo peitoral menor e funde-se com a fáscia da axila. O músculo peitoral maior é um adutor e flexor muito forte do braço no ombro. O popular exercício de supino é dirigido para esse músculo; como o seu tendão envolve a parte anterior do corpo do úmero, ele também realiza a rotação medial do braço.

O músculo peitoral menor ajuda a fixar a escápula à parede do corpo, exercendo tração anterior e inferior sobre o processo coracoide. Esses músculos são inervados pelos nervos peitorais medial e lateral e recebem sangue de muitas artérias próximas.

O pequeno músculo subclávio contrasta com o músculo peitoral maior maciço. Em seres humanos, o músculo subclávio tem importância funcional mínima, visto que não é capaz de manobrar a clavícula com uma grande amplitude de movimento, atuando, todavia, como estabilizador. É muito útil em caso de fraturas da clavícula, pois evita o deslocamento dos fragmentos em virtude de sua inserção ao longo da diáfise inferior do osso.

Um músculo anômalo que algumas vezes pode ser encontrado na parte anterior do tórax é o **músculo esternal**. Esse músculo estranho é incomum (cerca de 3 a 5%) e estende-se ao longo da margem lateral do esterno, entre o processo xifoide, a parte medial da clavícula e o músculo esternocleidomastóideo.

Músculos peitoral maior e peitoral menor

Fixações proximais	• Músculo peitoral maior:
	  ◦ Parte clavicular: face medial da parte anterior da clavícula
	  ◦ Parte esternocostal: parte anterior do esterno e cartilagens costais I-VI
	  ◦ Parte abdominal: uma pequena área compartilhada com a aponeurose do músculo oblíquo esterno do abdome
	• Músculo peitoral menor: faces anteriores das costelas III-V

Inserção distal	• Músculo peitoral maior: face lateral do sulco intertubercular e crista do tubérculo maior • Músculo peitoral menor: face medial do processo coracoide da escápula
Funções	• Músculo peitoral maior: flexão e adução do úmero no ombro. Além disso, rotação medial do úmero • Músculo peitoral menor: tração do processo coracoide e da escápula anterior; inferiormente através da face superior do tórax
Teste muscular e sinais de lesão	• Fraqueza de um músculo peitoral maior resulta em fraqueza assimétrica na adução e flexão do ombro no braço. Isso pode ser mascarado pela atividade de outros músculos (músculos latíssimo do dorso e deltoide) que também efetuam esses movimentos. A fraqueza da parte clavicular (nervo peitoral lateral) afeta principalmente a flexão do ombro, enquanto a fraqueza das partes esternocostal e abdominal (nervo peitoral medial) afeta a adução • É difícil diagnosticar a fraqueza isolada do músculo peitoral menor devido à localização profunda do músculo e à sua estreita amplitude de movimento
Inervação	• Músculo peitoral maior: a parte clavicular é inervada pelo nervo peitoral lateral (C5-C7), enquanto as partes esternocostal e abdominal são inervadas pelo nervo peitoral medial (C8-T1) • Músculo peitoral menor: nervo peitoral medial (C8-T1)
Suprimento sanguíneo	• Ramo peitoral da artéria toracoacromial, artérias torácica lateral, torácica interna, intercostal anterior

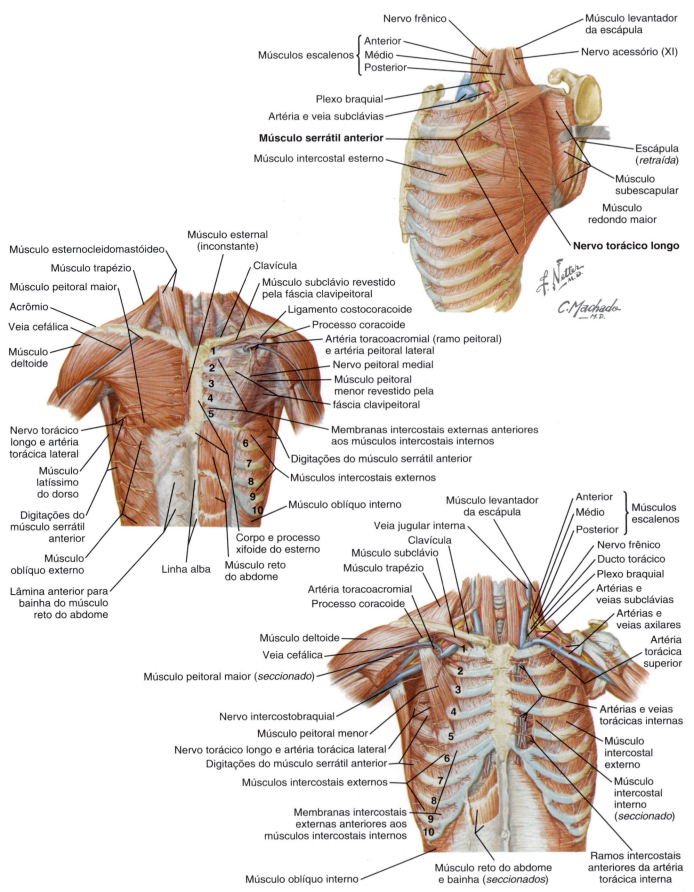

Figura 10.9 Músculos dos membros superiores que se originam da parte lateral da parede torácica.

Netter | Sistema Musculoesquelético Integrado

Músculo subclávio

Fixações proximais / Inserção distal	• Face superior da primeira cartilagem costal e costela I adjacente
	• Face inferior da porção média do corpo da clavícula
Funções	• Leve depressão da clavícula
	• Estabilização da articulação esternoclavicular
	• O músculo subclávio pode evitar o deslocamento das extremidades ásperas de uma clavícula recém-fraturada com consequente laceração dos vasos subclávios e do plexo braquial
Teste muscular e sinais de lesão	• O espasmo do músculo subclávio pode deprimir a clavícula e comprimir os vasos subclávios e o plexo braquial
	• Cateteres venosos podem ser comprimidos pelo músculo se forem inseridos através de seus tecidos em uma via de acesso lateral da veia subclávia
Inervação	• Nervo subclávio (C5-C6)
Suprimento sanguíneo	• Ramos da artéria toracoacromial, possivelmente artéria torácica superior

Músculos do ombro

O músculo mais proeminente do ombro é o **músculo deltoide** (Figura 10.8), que é coberto por um revestimento da **fáscia deltóidea** e inervado pelo nervo axilar. Esse músculo é constituído pelas partes anterior, média e posterior, que realizam a flexão, a abdução e a extensão do ombro, respectivamente. Como outros músculos complementam esses movimentos, a perda da atividade do músculo deltoide não elimina os movimentos do braço no ombro, porém os enfraquece. O atrito causado pelo músculo deltoide ao cruzar o tubérculo maior do úmero é minimizado pela **bolsa subdeltóidea** e **subacromial**, um saco de tecido conjuntivo preenchido com líquido sinovial que fica presente entre o músculo e o osso.

Músculo deltoide

Fixações proximais	• Parte clavicular (anterior): parte distal da clavícula
	• Parte acromial (média): acrômio
	• Parte espinhal (posterior): espinha da escápula
Inserção distal	• Tuberosidade para o músculo deltoide
Funções	• Parte clavicular: flexão e rotação medial do braço no ombro
	• Parte acromial: abdução do braço no ombro de 15° a 90°. A abdução adicional exige rotação superior da cavidade glenoidal pelos músculos serrátil anterior e trapézio
	• Parte espinhal: extensão e rotação lateral do braço no ombro
Teste muscular e sinais de lesão	• Parte clavicular: fraqueza na flexão do ombro contra resistência. Observe que os músculos peitoral maior e coracobraquial também realizam a flexão do braço no ombro e podem mascarar a fraqueza do músculo deltoide
	• Parte acromial: a incapacidade de manter o braço em um ângulo de 90° (afastando-o diretamente do lado do corpo) contra a resistência ou gravidade indica disfunção da parte acromial do músculo deltoide
	• Parte espinal: fraqueza assimétrica na extensão do ombro contra resistência. Observe que o músculo latíssimo do dorso também realiza a extensão do braço e pode mascarar a fraqueza do músculo deltoide

	• Em casos de desnervação, a atrofia do músculo deltoide é visualmente aparente com frequência devido à proeminência do músculo no ombro
Inervação	• Parte clavicular: nervo peitoral lateral (C5-C7) e nervo axilar (C5-C6)
	• Partes acromial e espinhal: nervo axilar (C5-C6)
Suprimento sanguíneo	• Ramo deltoideo da artéria toracoacromial, artérias circunflexa anterior do úmero, circunflexa posterior do úmero e braquial profunda

Abaixo do músculo deltoide encontram-se os músculos do **manguito rotador**: os **músculos supraespinal**, **infraespinal**, **redondo menor** e **subescapular** (Figura 10.10; ver também Figura 10.9). Esses músculos originam-se da escápula e formam um manguito em torno da cabeça do úmero, que o mantém no lugar. Individualmente, esses músculos realizam a rotação e a abdução do braço no ombro. A bolsa subdeltóidea/subacromial também minimiza o atrito entre o músculo supraespinal e o acrômio sobrejacente. Uma **bolsa tendínea do músculo subescapular** minimiza o atrito entre o músculo e o colo da escápula e normalmente comunica-se de maneira direta com o espaço da articulação glenoumeral. O músculo supraespinal possui uma **fáscia supraespinal** de revestimento, porém mínima quando comparada com a **fáscia infraespinal** incrivelmente robusta, que serve para estabilizar a espinha da escápula e também fornece uma superfície de origem adicional para o músculo infraespinal. Com frequência, essa fáscia infraespinal cobre parte do músculo redondo menor. O **músculo redondo maior** de localização próxima (Figura 10.10) não faz parte do manguito rotador, porém atua de modo semelhante ao músculo latíssimo do dorso.

Manguito rotador

Fixações proximais	• Faces anterior e posterior da escápula
Inserção distal	• Tubérculos maior e menor do úmero
Funções do grupo	• Forma um manguito muscular em torno da cabeça do úmero que mantém sua posição na cavidade glenoidal

Músculo supraespinal

Ver Correlação Clínica 10.10.

Fixações proximais	• Fossa supraespinal da escápula
Inserção distal	• Face anterossuperior do tubérculo maior do úmero
Funções	• Inicia a abdução do braço no ombro, de 0° a 15°. O músculo deltoide continua a abdução além desse ponto
Teste muscular e sinais de lesão	• O músculo supraespinal é o componente do manguito rotador mais frequentemente lesionado. A fraqueza ou paralisia desse músculo resultam em incapacidade de iniciar a abdução do braço a partir do lado do corpo, ou dor ao efetuar a abdução. Certifique-se de que o paciente não balance para os lados para obter impulso
	• Como esse músculo é lesionado com tanta frequência, existe uma ampla série de testes especiais para avaliar sua função
Inervação	• Nervo supraescapular (C5-C6)
Suprimento sanguíneo	• Artéria supraescapular

Capítulo 10 Anatomia Clínica do Membro Superior 227

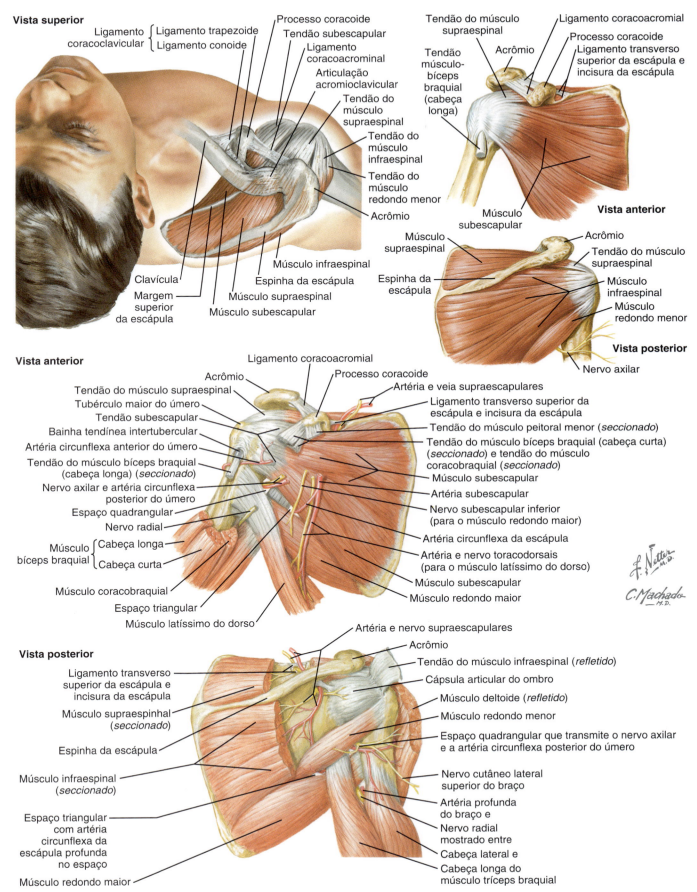

Figura 10.10 Músculos do manguito rotador.

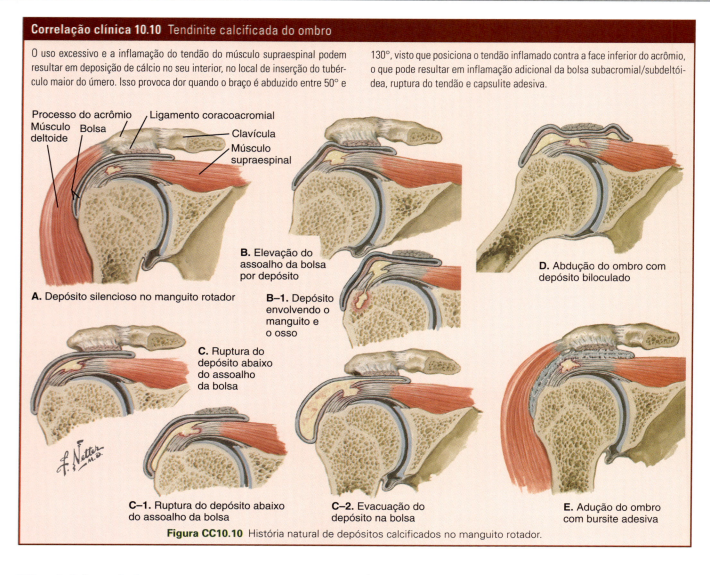

Figura CC10.10 História natural de depósitos calcificados no manguito rotador.

Músculo infraespinal

Fixações proximais	• Fossa infraespinal da escápula
Inserção distal	• Face posterossuperior do tubérculo maior do úmero
Funções	• Rotação lateral do braço no ombro
Teste muscular e sinais de lesão	• A lesão ou desnervação do músculo infraespinal manifesta-se como incapacidade de efetuar a rotação lateral do úmero contra resistência e/ou rotação persistentemente medial do úmero, devido à ação sem oposição do músculo subescapular
Inervação	• Nervo supraescapular (C5-C6)
Suprimento sanguíneo	• Artérias supraescapular, circunflexa da escápula e dorsal da escápula

Músculo redondo menor

Fixações proximais	• Margem medial da escápula imediatamente superior ao músculo redondo maior
Inserção distal	• Face posterior do tubérculo maior do úmero
Funções	• Rotação lateral do braço no ombro
Teste muscular e sinais de lesão	• A lesão ou desnervação do músculo redondo menor manifesta-se da mesma maneira como as do músculo infraespinhal
Inervação	• Nervo axilar (C5-C6)
Suprimento sanguíneo	• Artérias supraescapular e circunflexa da escápula

Músculo subescapular

Fixações proximais	• Fossa subescapular na face costal anterior da escápula
Inserção distal	• Tubérculo menor do úmero
Funções	• Rotação medial do braço no ombro
Teste muscular e sinais de lesão	• A lesão ou desnervação do músculo subescapular manifesta-se como uma incapacidade de rotação medial do úmero contra resistência e/ou como rotação persistentemente lateral do úmero, devido à ação sem oposição dos músculos infraespinal e redondo menor
Inervação	• Nervo subescapular superior (C5) • Nervo subescapular inferior (C6)
Suprimento sanguíneo	• Artérias subescapular, toracodorsal, circunflexa da escápula

Capítulo 10 Anatomia Clínica do Membro Superior

Músculo redondo maior

Ver Boxes Correlação Clínica 10.11 e 10.12.

Fixações proximais	• Ângulo inferior e margem lateral da escápula inferior ao músculo redondo menor
Inserção distal	• Face medial do sulco intertubercular e crista do tubérculo menor do úmero
Funções	• Adução do ombro a partir de posição abduzida • Rotação medial do braço
Teste muscular e sinais de lesão	• Com os braços abduzidos no ombro, pedir ao paciente que realize a sua adução contra resistência e avaliar qualquer assimetria quanto ao comprimento
Inervação	• Nervo subescapular inferior (C6)
Suprimento sanguíneo	• Artérias supraescapular, circunflexa da escápula, dorsal da escápula

Músculos anteriores do braço

Os três músculos do **compartimento anterior do braço** (Figura 10.11) possuem uma fáscia de revestimento em torno de cada músculo, porém também estão contidos em uma bainha robusta da **fáscia do braço** que define o compartimento. Essa fáscia funde-se com o úmero de cada lado, formando os **septos intermusculares lateral** e **medial do braço**, que separam os

Correlação clínica 10.11 Lesão dos músculos do manguito rotador

O músculo supraespinal é o mais frequentemente lesionado dentre os músculos do manguito rotador, visto que é o menor e passa por um túnel estreito de osso formado pela espinha da escápula, acrômio e parte distal da clavícula. Os movimentos repetitivos, o estiramento súbito e a tendinite degenerativa podem causar fraqueza e dor em qualquer um dos músculos do manguito rotador. Essa é a base para muitos testes clínicos de movimento do manguito rotador.

músculos anteriores e posteriores do braço. Os músculos encontrados nessa região, o **coracobraquial**, o **bíceps braquial** e o **braquial**, exibem características singulares; entretanto, como grupo, realizam a flexão do antebraço no cotovelo e são inervados pelo nervo musculocutâneo. O músculo coracobraquial e a cabeça curta do músculo bíceps braquial originam-se do ápice do processo coracoide da escápula e podem se fundir nessa região, antes de se separarem para inserção no úmero ou para união com a cabeça longa do músculo bíceps braquial. Normalmente, o nervo musculocutâneo perfura a face medial do músculo coracobraquial antes de seguir seu trajeto em um plano entre os músculos bíceps braquial e braquial e de prosseguir lateralmente para se tornar o nervo cutâneo lateral do antebraço.

Correlação clínica 10.12 Testes especiais para os músculos do manguito rotador

Existem muitos testes especializados para avaliar a função e a estabilidade dos músculos. Aqui são apresentadas algumas das técnicas mais comuns de exame físico relacionadas com o manguito rotador. Observe que o braço é considerado na posição de 0 grau quando está estendido ao lado do corpo, com os dedos apontando para o solo.

Músculo supraespinal
- **Teste de queda do braço**: comece com o braço abduzido até 180° acima da cabeça. Pede-se ao paciente para abaixar lentamente o braço ao lado do corpo. A ocorrência de dor ou a queda descontrolada do braço são consideradas teste positivo. Se o braço cair subitamente entre 180° e 90°, pode haver lesão dos músculos serrátil anterior e trapézio. Se cair entre 90° e 15°, o músculo deltoide pode estar disfuncional. Se descer de maneira controlada até cerca de 15° e, em seguida, cair, o músculo supraespinal provavelmente está lesionado ou dolorido
- **Teste de Hawkins Kennedy**: o braço é flexionado a 90° no ombro, com o cotovelo dobrado a 90°. Efetua-se uma rotação medial lenta do braço, e o relato de dor é considerado teste positivo. Isso pode ocorrer devido a disfunção do músculo supraespinal, lacerações do lábio ou dano acromioclavicular
- **Teste da lata vazia (de Jobe)**: o paciente começa o exame com os braços flexionados anteriormente no ombro, com pronação dos antebraços (polegares para o chão). O avaliador exerce leve pressão sobre a parte distal dos antebraços para empurrá-los inferiormente. A dor ou a incapacidade de empurrar simetricamente contra resistência constituem teste positivo
- **Teste da lata cheia (de Jobe)**: o paciente começa o exame com os braços flexionados anteriormente no ombro, com os antebraços e polegares na posição para cima. O avaliador exerce leve pressão na parte distal dos antebraços para empurrá-los inferiormente. A ocorrência de dor ou a incapacidade de empurrar simetricamente contra resistência constituem teste positivo
- **Teste de Neer**: o examinador estabiliza a escápula com um braço e efetua a rotação medial do braço com apoio no cotovelo. O braço é elevado em flexão e levantado sobre a cabeça, comprimindo as estruturas no espaço subacromial. A dor anterior está associada à bursite subacromial/subdeltóidea, enquanto a dor mais profunda está associada à disfunção do músculo supraespinal.

Músculos infraespinal e redondo menor
- **Sinal de atraso de rotação externa em posição neutra**: o paciente começa com o braço ligeiramente abduzido até aproximadamente 20° e o cotovelo flexionado a 90°. O examinador efetua suavemente a rotação lateral do braço até o seu limite sem dor e ajuda a mantê-lo nessa posição, com apoio no cotovelo e no punho. O examinador pede ao paciente para manter a posição de rotação lateral com a retirada do apoio no punho. Se o braço recuar em rotação medial e cair, é provável que haja lesão dos músculos infraespinal ou supraespinal
- **Sinal de atraso de rotação externa em abdução**: o paciente tem o braço abduzido até 90° com o cotovelo flexionado a 90° e a palma da mão voltada para a frente (como no gesto de "toca aqui!"), enquanto o examinador apoia o cotovelo e o punho em rotação lateral. O examinador pede ao paciente para manter essa posição enquanto retira o apoio do punho. Se houver rotação medial do braço (palma para baixo), é provável que haja lesão dos músculos infraespinal ou redondo menor
- **Sinal de Hornblower**: o paciente começa com os braços abduzidos e os cotovelos flexionados (cotovelos voltados para o lado) e as mãos juntas na boca, com apoio dos cotovelos pelo examinador. Pede-se ao paciente para manter essa posição e, em seguida, o apoio é retirado. Se houver lesão dos músculos infraespinal e/ou redondo menor, o paciente será incapaz de interromper a queda do cotovelo afetado, como se estivesse tocando uma buzina.

Músculo subescapular
- **Teste *lift-off***: o paciente coloca (com ou sem ajuda) o dorso da mão contra a região lombar. Pede-se ao paciente para afastar a mão da região lombar, testando a rotação medial e o músculo subescapular. O teste é positivo se o paciente não consegue realizar o movimento ou se ele produz dor
- **Teste do abraço de urso**: o paciente é posicionado com a palma da mão apoiada sobre o ombro oposto com os dedos em extensão ou em punho cerrado. O examinador tenta levantar a mão do ombro (para cima), e o paciente é instruído a resistir. O teste é positivo se houver dor, se o paciente não conseguir resistir à elevação da mão ou se houver assimetria visível de um lado quando comparado com o outro.

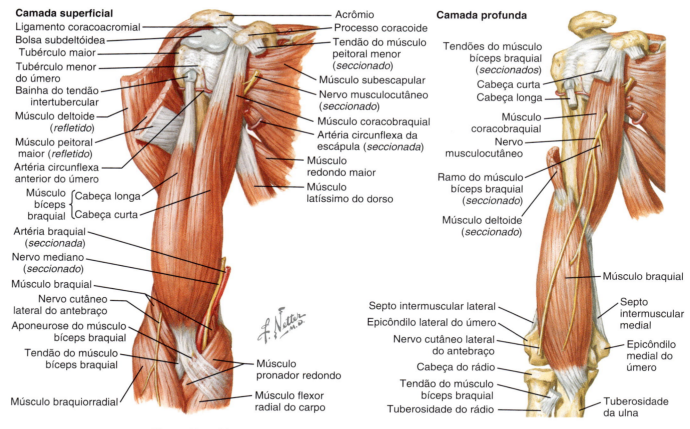

Figura 10.11 Músculos do braço com porções de artérias e nervos: vista anterior.

A cabeça longo do músculo bíceps braquial origina-se na articulação glenoumeral (do ombro), imediatamente acima da cavidade glenoidal. O tendão segue seu percurso pelo espaço sinovial, sai pela face anterior da cápsula, segue sob o ligamento transverso do úmero dentro do sulco intertubercular, e, por fim, une-se à cabeça curta do músculo bíceps braquial. Distalmente, apresenta duas inserções, uma tendínea, bem definida na tuberosidade do rádio, e uma mais frágil (porém ainda funcional) na fáscia do antebraço. Existe uma **bolsa bicipitorradial** entre a parte distal do tendão do músculo bíceps braquial e a tuberosidade do rádio, impedindo a ocorrência de irritação à medida que o músculo se aproxima de seu local de fixação.

O músculo braquial é o mais profundo dos três e segue imediatamente anterior à cápsula da articulação do cotovelo. Algumas de suas fibras se inserem na camada fibrosa da cápsula, para que ele não seja pinçado nem comprimido durante a flexão do cotovelo. Está sempre envolvido na flexão do cotovelo; porém, essa ação é suplementada por outros músculos, como os músculos bíceps braquial e braquiorradial.

Músculo coracobraquial

Fixações proximais	• Ápice anterior do processo coracoide da escápula
Inserção distal	• Face medial da parte média do corpo do úmero
Funções	• Flexão do braço no ombro • Adução do braço no ombro • Impede a luxação inferior da cabeça do úmero
Teste muscular e sinais de lesão	• A fraqueza na flexão e adução do ombro podem resultar de dano seletivo ao músculo coracobraquial; entretanto, como outros músculos maiores também contribuem para esses movimentos, ela pode não ser discernível
Inervação	• Nervo musculocutâneo (C5-C7)
Suprimento sanguíneo	• Ramos das artérias axilar e braquial

Músculo bíceps braquial

Ver Boxe Correlação Clínica 10.13.

Fixações proximais	• Cabeça curta: ápice anterior do processo coracoide da escápula • Cabeça longa: tubérculo supraglenoidal da escápula
Inserção distal	• O forte tendão do músculo bíceps braquial insere-se na tuberosidade do rádio • A aponeurose do músculo bíceps braquial abre-se em leque para se fundir com a face anteromedial da fáscia do antebraço
Funções	• Supinação poderosa do antebraço flexionado • Uma vez que o antebraço esteja em flexão, o músculo bíceps braquial supina o antebraço no cotovelo • À semelhança do músculo coracobraquial, a cabeça curta também impede o deslocamento inferior da cabeça do úmero
Teste muscular e sinais de lesão	• A fraqueza na flexão no antebraço supinado contra resistência constitui sinal de fraqueza do músculo bíceps braquial
Inervação	• Nervo musculocutâneo (C5-C7)
Suprimento sanguíneo	• Ramos das artérias axilar e braquial

Capítulo 10 Anatomia Clínica do Membro Superior

Correlação clínica 10.13 Tendinite bicipital, luxação e ruptura do tendão do músculo bíceps braquial

O tendão da cabeça longa do músculo bíceps braquial tem um trajeto extenso: desde o tubérculo supraglenoidal, passa pela articulação glenoumeral antes de realizar uma acentuada curva inferiormente dentro de uma bainha tendínea sinovial, descer pelo sulco intertubercular do úmero, e de entrar finalmente na face anterior do braço e fundir-se com a cabeça curta. Esse longo percurso, somado a seu uso frequente, pode causar **tendinite bicipital** dolorosa quando ocorre microtrauma do tecido conjuntivo denso regular do tendão. Outro problema relacionado com esse tendão ocorre quando ele se desloca do sulco intertubercular, rolando para fora sob um ligamento transverso do úmero enfraquecido. Essa **luxação do tendão do músculo bíceps braquial** ocorre frequentemente durante a rotação do braço e é percebida pelo "dedilhar" doloroso do tendão à medida que rola pelo tubérculo maior ou menor do úmero. O tendão pode necessitar de tratamento para ser reposicionado adequadamente. A inflamação prolongada do tendão da cabeça longa do músculo bíceps braquial o enfraquece e pode resultar em sua **ruptura**. Isso também pode ocorrer se o músculo bíceps braquial exercer uma força excessiva e houver ruptura do tendão ao meio. Se sofrer ruptura, a cabeça longa do músculo bíceps braquial "junta-se" com a cabeça curta na face anterior do braço, criando um nódulo visível no meio da face anterior do braço. É também possível ocorrer ruptura da parte distal do tendão. Nesse caso, as cabeças longa e curta sofrem retração na parte superior da face anterior do braço, causando um grande nódulo. Em ambos os casos, o músculo bíceps braquial protuberante é frequentemente designado sinal de "Popeye", apesar de o personagem do desenho animado, Popeye, o Marinheiro, ter antebraços absurdamente grandes, e não bíceps.

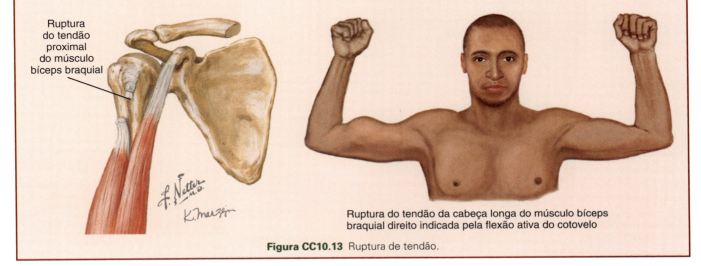

Figura CC10.13 Ruptura de tendão.

Músculo braquial

Fixações proximais	• Face anterior da parte distal do úmero
Inserção distal	• Tuberosidade da ulna e processo coronoide da ulna
Funções	• Flexão do antebraço no cotovelo
Teste muscular e sinais de lesão	• Com o cotovelo a meia distância entre pronação e supinação, verificar a ocorrência de fraqueza na flexão do antebraço contra resistência
Inervação	• Nervo musculocutâneo (C5-C7)
Suprimento sanguíneo	• Ramos das artérias braquial, radial, recorrente radial, ulnar e recorrente ulnar

Músculos posteriores do braço

Os dois músculos do **compartimento posterior do braço** (Figura 10.12) também estão contidos em uma bainha robusta da fáscia do braço que se funde com o úmero nos **septos intermusculares lateral** e **medial do braço**. Os dois músculos nesse compartimento são os **músculos tríceps braquial** e **ancôneo**, que são inervados pelo nervo radial e que realizam a extensão do antebraço no cotovelo.

As três cabeças do músculo tríceps braquial convergem no olécrano, focando sua contração nesse único ponto. A **cabeça longa do músculo tríceps braquial** origina-se a partir do tubérculo infraglenoidal da escápula, enquanto a **cabeça lateral** e a **cabeça medial** originam-se da parte posterior do úmero, lateral e medialmente ao sulco do nervo radial, respectivamente. Em geral, a cabeça medial situa-se abaixo da cabeça longa, o que dificulta sua visualização da perspectiva superficial. O **músculo ancôneo** é um músculo menor que se origina do epicôndilo lateral do úmero e se abre em leque através da face lateral do olécrano e parte posterior da ulna. Existem várias bolsas associadas ao olécrano e ao tendão do músculo tríceps braquial. Uma **bolsa subtendínea do olécrano** está situada entre a extremidade distal do tendão do músculo tríceps braquial e o olécrano. Uma **bolsa subcutânea do olécrano** repousa entre a pele e o olecrano, com propensão a inflamação se for repetidamente irritada, resultando em **bursite subcutânea do olécrano**. Outras bolsas subcutâneas ao redor do epicôndilo medial, epicôndilo lateral e músculo ancôneo podem se tornar inflamadas e simular uma bursite do olécrano.

Músculo tríceps braquial

Fixações proximais	• Cabeça longa: tubérculo infraglenoidal da escápula
	• Cabeça lateral: parte superolateral do corpo do úmero, lateral ao sulco do nervo radial
	• Cabeça medial: face posterior do úmero, medial ao sulco do nervo radial e abaixo da cabeça longa
Inserção distal	• Face posterossuperior do olécrano

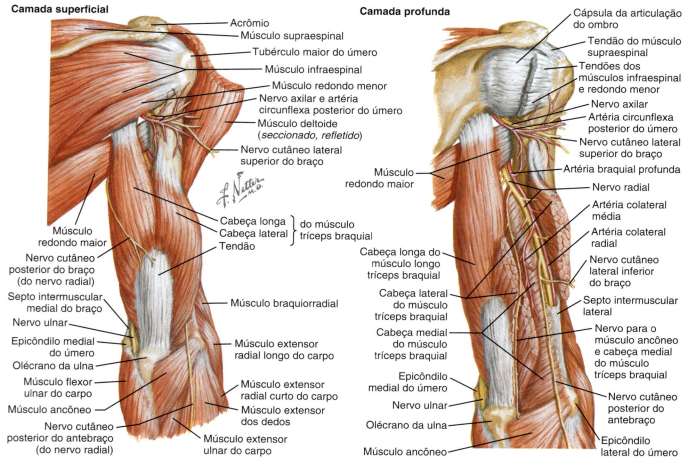

Figura 10.12 Músculos do braço com porções das artérias e dos nervos: vista posterior.

Funções	• Todas as cabeças do músculo tríceps braquial realizam a extensão do antebraço no cotovelo • A cabeça longa do músculo tríceps braquial pode realizar a adução e extensão do braço, em particular quando inicialmente posicionado acima da cabeça. Impede também o deslocamento inferior da cabeça do úmero
Teste muscular e sinais de lesão	• A fraqueza ou desnervação do músculo tríceps braquial manifesta-se como fraqueza pronunciada na extensão do antebraço no cotovelo. O teste deve investigar a presença de fraqueza assimétrica
Inervação	• Nervo radial (C5-T11)
Suprimento sanguíneo	• Artérias circunflexas anterior e posterior do úmero, circunflexa da escápula, subescapular, braquial profunda, colateral ulnar, recorrente radial e ramos da artéria braquial

Músculo ancôneo

Ver Boxe Correlação Clínica 10.14.

Fixações proximais	• Face posterior do epicôndilo lateral do úmero
Inserção distal	• Face posterior da cápsula fibrosa na articulação do cotovelo • Face lateral do olécrano e parte posterior da ulna

Funções	• Ajuda na extensão do antebraço no cotovelo • Estabiliza o olécrano para resistir à abdução do antebraço • Exerce tração na cápsula articular para evitar pinçamento durante a extensão total
Teste muscular e sinais de lesão	• É muito difícil detectar a fraqueza desse músculo
Inervação	• Nervo radial (C5-T1)
Suprimento sanguíneo	• Ramos das artérias braquial profunda e recorrente radial

Músculos posteriores do antebraço

À medida que passamos do braço para o antebraço, o suporte fascial permanece semelhante. Cada músculo é circundado por uma fáscia de revestimento, e o antebraço como um todo é coberto pela **fáscia do antebraço** que, juntamente com a membrana interóssea, separa os compartimentos anterior e posterior do antebraço (Figura 10.13). Os músculos posteriores do antebraço são variados, mas (felizmente) compartilham vários aspectos que auxiliam na sua compreensão. Todos são inervados por ramos do nervo radial. Muitos originam-se de um tendão comum do epicôndilo lateral do úmero; a maioria consiste em extensores do punho ou dos dedos das mãos, e seus nomes descrevem sua localização ou sua principal função.

Capítulo 10 Anatomia Clínica do Membro Superior 233

Correlação clínica 10.14 Fratura do olécrano ou fratura por avulsão

Em virtude de sua localização exposta, o olécrano pode ser fraturado em uma queda quando a ponta do cotovelo entra em contato com o solo ou com outra superfície sólida. Uma vez fraturado, o músculo tríceps braquial com frequência desloca o segmento superiormente na parte posterior do braço. Apesar de ser uma situação incomum, o músculo tríceps braquial às vezes pode contrair com tanta força que provoca avulsão do olécrano saudável da ulna.

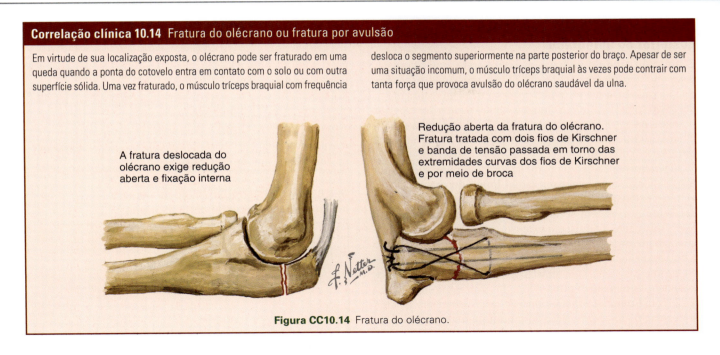

Figura CC10.14 Fratura do olécrano.

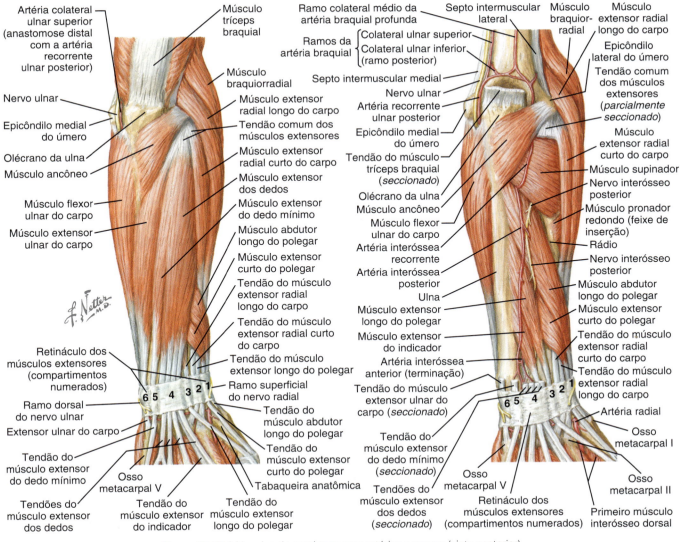

Figura 10.13 Músculos do antebraço com artérias e nervos (vista posterior).

Camada superficial do compartimento posterior do antebraço

O **músculo braquiorradial** é, de certo modo, uma anomalia, visto que se origina próximo aos outros músculos extensores e é inervado pelo nervo radial, porém atua principalmente na flexão do cotovelo. Parece combinar características dos compartimentos anterior e posterior do braço, já que se origina a partir da área supracondilar lateral do úmero e se insere na parte distal lateral do rádio.

Ligeiramente abaixo da parte lateral do úmero, são encontrados os **músculos extensor radial longo do carpo** (cabeça longa) e **extensor radial curto do carpo** (cabeça curta). Esses dois músculos inserem-se na base dos ossos metacarpais II e III, respectivamente. O músculo extensor radial longo do carpo é imediatamente posterior ao músculo braquiorradial, enquanto o músculo extensor radial curto do carpo é posterior e ligeiramente inferior ao músculo radial longo do carpo. Esses músculos estendem fortemente o punho quando contraídos em coordenação com o músculo extensor ulnar do carpo; entretanto, quando se contraem em coordenação com o músculo flexor radial do carpo, produzem abdução/desvio radial do punho. Enquanto esses e outros músculos extensores realizam a extensão do punho, também desempenham uma função subvalorizada: eles se contraem durante a flexão forte do punho para estabilizá-lo e possibilitar o trabalho eficiente dos músculos flexores dos dedos.

O **músculo extensor dos dedos** está localizado imediatamente medial ao músculo extensor radial curto do carpo, e ambos têm a origem comum a partir dos músculos extensores no epicôndilo lateral do úmero. Esse músculo largo atravessa o carpo e o dorso da mão para alcançar o lado posterior do segundo ao quinto dedos. No dorso da mão, proximamente às articulações MCF, os quatro tendões estão habitualmente conectados por três **conexões intertendíneas**, que reforçam os tendões e dificultam a extensão isolada do dedo médio e do dedo anular. O **músculo extensor do dedo mínimo** mais delgado também origina-se a partir da origem comum dos músculos extensores e segue o seu trajeto ao longo da face medial do músculo extensor dos dedos para se inserir no lado posterior do dedo mínimo. Esses músculos inserem-se na face dorsal dos dedos por meio de uma **expansão extensora**, que será descrita de modo mais detalhado após a discussão de outros músculos que se inserem nela a partir da face palmar da mão.

O **músculo extensor ulnar do carpo** é o músculo extensor final nessa parte superficial. Origina-se do epicôndilo lateral e da parte proximal da ulna. Insere-se na base do osso metacarpal V. Juntamente com o músculo extensor radial do carpo, pode realizar a extensão e a estabilização do punho. Quando trabalha com o músculo flexor ulnar do carpo, realiza a adução/desvio ulnar do punho.

Músculo braquiorradial

Fixações proximais	• Crista supraepicondilar lateral do úmero
Inserção distal	• Face lateral da parte distal do rádio, proximal ao processo estiloide do rádio
Funções	• Flexão do antebraço na articulação do cotovelo, particularmente quando o antebraço não está em pronação nem em supinação

Teste muscular e sinais de lesão	• Pedir ao paciente para colocar a mão na posição de "joinha" (com polegar para cima, entre pronação e supinação) e flexionar o cotovelo contra resistência. Esse músculo tende a formar uma protuberância visível para fora quando testado. A fraqueza assimétrica pode ser um sinal de disfunção braquiorradial
Inervação	• Nervo radial (C5-T1)
Suprimento sanguíneo	• Ramos das artérias braquial profunda, recorrente radial, radial

Músculo extensor radial longo do carpo e músculo extensor radial curto do carpo

Fixações proximais	• Longo (cabeça longa): crista supraepicondilar lateral do úmero, imediatamente superior ao epicôndilo lateral • Curto (cabeça curta): origem comum dos músculos extensores no epicôndilo lateral do úmero
Inserção distal	• Longo: base do osso metacarpal II na face dorsal da mão • Curto: base do osso metacarpal III na face dorsal da mão
Funções	• Ambos os músculos contraem juntamente com o músculo extensor ulnar do carpo para realizar a extensão da mão no punho • Ambos os músculos contraem juntamente com o músculo flexor radial do carpo para produzir desvio radial/desvio/lateral/abdução da mão no punho • Ambos os músculos, porém particularmente o músculo extensor radial longo do carpo, contraem para estabilizar a mão e o punho durante a flexão dos dedos ou para serrar o punho
Teste muscular e sinais de lesão	• A fraqueza ou desnervação dos músculos extensores radiais do carpo resultam em preensão fraca, extensão e abdução fracas do punho. Como outros músculos também contribuem para esses movimentos, eles podem ser assimetricamente fracos, porém sua função não é totalmente perdida. O examinador pode pedir ao paciente para realizar a abdução e extensão simultâneas do punho contra resistência para isolar os músculos extensores radiais do carpo
Inervação	• Longo: nervo radial (C5T1) • Curto: ramo profundo do nervo radial (C7–C8)
Suprimento sanguíneo	• Ramos da artéria braquial profunda, artérias recorrente radial e radial

Músculo extensor dos dedos

Fixações proximais	• Origem comum dos músculos extensores no epicôndilo lateral do úmero
Inserção distal	• Expansão extensora do segundo ao quinto dedos
Funções	• Forte extensão das articulações MCF do segundo ao quinto dedos • Conectados entre si por ligações intertendíneas
Teste muscular e sinais de lesão	• Com o antebraço em repouso sobre uma mesa ou outra superfície plana, pedir ao paciente que estenda a articulação metacarpofalângica contra leve resistência
Inervação	• Ramo profundo do nervo radial (C7C8)
Suprimento sanguíneo	• Ramos da artéria braquial profunda, artérias recorrente radial e radial

Músculo extensor do dedo mínimo

Fixações proximais	• Origem comum dos músculos extensores no epicôndilo lateral do úmero
Inserção distal	• Expansão extensora do quinto dedo
Funções	• Forte extensão da articulação MCF no quinto dedo, juntamente com o tendão final do músculo extensor dos dedos
Teste muscular e sinais de lesão	• O examinador flexiona do segundo ao quinto dedo e pede para o paciente estender o dedo mínimo contra leve resistência
Inervação	• Ramo profundo do nervo radial (C7-C8)
Suprimento sanguíneo	• Ramos da artéria braquial profunda, artérias recorrente radial e radial

Músculo extensor ulnar do carpo

Ver Boxe Correlação Clínica 10.15.

Fixações proximais	• Origem comum dos músculos extensores no epicôndilo lateral do úmero e parte proximal da face lateral da ulna
Inserção distal	• Base do osso metacarpal V na face dorsal da mão
Funções	• O músculo extensor ulnar do carpo contrai juntamente com os músculos extensores radiais longo e curto do carpo para realizar a extensão da mão no punho
	• Contrai também juntamente com o músculo flexor ulnar do carpo para produzir desvio ulnar/desvio medial/adução da mão no punho
Teste muscular e sinais de lesão	• A fraqueza dos músculos extensores ulnares do carpo resulta em preensão, extensão do punho e adução do punho fracas. Como outros músculos também contribuem com esses movimentos, eles podem ser assimetricamente fracos, porém sem perda total da função. O examinador pode tentar pedir que o paciente realizar simultaneamente a adução e extensão do punho contra resistência para isolar os músculos extensores ulnares do carpo
Inervação	• Ramo profundo do nervo radial (C7-C8)
Suprimento sanguíneo	• Ramos da artéria braquial profunda, artéria recorrente radial

Camada profunda do antebraço anterior

Abaixo dos músculos flexor radial do carpo, extensor dos dedos, extensor do dedo mínimo e extensor ulnar do carpo, existem outros músculos. O **músculo supinador** segue um percurso oblíquo que se estende do epicôndilo lateral do úmero e da crista do músculo supinador da ulna em torno da parte proximal da ulna antes de se inserir na face anterior proximal do rádio. O ramo profundo do nervo radial passa pelo músculo supinador e prossegue distalmente como nervo interósseo posterior, inervando os músculos dessa região.

Mais distalmente, o **músculo abdutor longo do polegar** origina-se amplamente da parte média posterior da ulna, da membrana interóssea e do rádio. Um pouco mais distalmente, o **músculo extensor curto do polegar** origina-se no terço distal do rádio e na membrana interóssea. Os tendões desses dois músculos seguem junta e superficialmente aos tendões dos músculos extensores radiais curto e longo do carpo. Inserem-se na base do osso metacarpal I e na face dorsal da base da falange proximal do polegar, respectivamente.

Correlação clínica 10.15 Epicondilite lateral

Contrações vigorosas e repetidas dos músculos extensores do carpo e dos dedos podem causar inflamação e dor na fixação da origem comum dos músculos extensores no epicôndilo lateral do úmero. Essa condição é também conhecida como cotovelo de tenista, visto que pode ser agravada pelo balanço de uma raquete de tênis. Seu tratamento é difícil, visto que qualquer extensão forte ou desvio radial do punho pode causar ainda mais inflamação. Uma forma de tratamento consiste em aplicar pressão sobre os músculos afetados distalmente a alguns centímetros do epicôndilo lateral. Isso desloca funcionalmente o local de contração do osso para a parte comprimida do músculo, dando ao osso tempo suficiente para se restabelecer sem agravamento adicional.

Tendinose da origem comum dos músculos extensores (o músculo extensor radial curto do carpo é mais comumente afetado)

Epicondilite lateral (cotovelo de tenista)

Figura CC10.15 Epicondilite lateral (cotovelo de tenista).

O **músculo extensor longo do polegar** origina-se do terço médio da face posterior da ulna e membrana interóssea. Seu tendão cruza a face posterior da parte distal do rádio antes de se inserir na face dorsal da base da falange distal do polegar. O **músculo extensor dos indicador**, de localização próxima, origina-se imediatamente distal ao músculo extensor longo do polegar na parte distal da ulna e membrana interóssea, em sua face posterior. Distalmente, seu tendão une-se à expansão extensora do segundo dedo, juntamente com um dos tendões do músculo extensor dos dedos.

Músculo supinador

Fixações proximais	• Úmero: epicôndilo lateral
	• Ulna: crista do músculo supinador
Inserção distal	• Margem anterior proximal do rádio
Funções	• Supinação do antebraço quando o cotovelo está em extensão
Teste muscular e sinais de lesão	• A fraqueza do músculo supinador pode ser detectada pedindo ao paciente para resistir à pronação do antebraço com o cotovelo estendido. O músculo bíceps braquial realiza a supinação do antebraço quando o cotovelo está flexionado, de modo que a flexão do cotovelo precisa ser minimizada
Inervação	• Ramo profundo do nervo radial (C7-C8)
Suprimento sanguíneo	• Artérias recorrente radial e interóssea recorrente

Músculos abdutor longo do polegar (ALP), extensor curto do polegar (ECP), extensor longo do polegar (ELP)

Fixações proximais	• ALP: terço médio da parte posterior da ulna, rádio e membrana interóssea • ECP: terço distal da parte posterior do rádio e membrana interóssea adjacente • ELP: terço médio da parte posterior da ulna e membrana interóssea adjacente
Inserção distal	• ALP: face lateral da base do osso metacarpal I • ECP: face dorsal da base da falange proximal do polegar • ELP: face dorsal da base da falange distal do polegar
Funções	• ALP: abdução do osso metacarpal I e dedo. Ligeira extensão do polegar • ECP: extensão do polegar nas articulações carpo-metacarpal e metacarpofalângica • ELP: extensão do polegar nas articulações carpo-metacarpal, metacarpofalângica e interfalângica
Teste muscular e sinais de lesão	• Começando com o polegar em adução (pressionado junto ao resto da mão), pedir ao paciente para tentar realizar sua abdução ("joinha") contra resistência e deslocar lentamente entre abdução e extensão. Os tendões desses músculos fazem protrusão a partir da face lateral do punho se estiverem intactos
Inervação	• Nervo interósseo posterior do antebraço (C7-C8)
Suprimento sanguíneo	• Artéria interóssea posterior

Músculo extensor do indicador

Fixações proximais	• Terço distal da face posterior da ulna e membrana interóssea adjacente
Inserção distal	• Expansão de extensão posterior do indicador
Funções	• Forte extensão da articulação MCF do indicador, juntamente ao primeiro tendão do músculo extensor dos dedos
Teste muscular e sinais de lesão	• O examinador flexiona do segundo ao quinto dedo e pede ao paciente para estender o indicador contra leve resistência
Inervação	• Nervo interósseo posterior do antebraço (C7-C8)
Suprimento sanguíneo	• Artéria interóssea posterior

Músculos do antebraço anterior

Em muitos aspectos, os músculos do compartimento anterior do antebraço (Figura 10.14) correspondem aos do compartimento posterior: também são recobertos pela fáscia do antebraço; em vez de serem músculos extensores, tendem a ser flexores; o tendão comum dos músculos flexores provém do epicôndilo medial do úmero, em vez do epicôndilo lateral; em vez de serem inervados pelo nervo radial, recebem inervação dos nervos mediano e ulnar; e seus nomes também descrevem sua localização ou função principal.

Músculos anteriores superficiais do antebraço

O **músculo pronador redondo** contrapõe-se ao músculo supinador; ele realiza a pronação forte do braço independentemente de o cotovelo estar flexionado ou estendido. Sua cabeça umeral origina-se da origem comum dos músculos flexores no epicôndilo medial do úmero, enquanto a cabeça ulnar origina-se do processo coronoide da ulna. O nervo mediano segue seu percurso entre as duas cabeças e pode ficar encapsulado por elas, visto que desce obliquamente para se inserir na face anterolateral do rádio, aproximadamente a meia distância de seu corpo.

O **músculo flexor radial do carpo**, que também vem da origem comum dos músculos flexores, cruza na direção medial para lateral, à medida que desce para se inserir na face palmar da base do osso metacarpal II. Causa flexão forte do punho quando contrai juntamente com o músculo flexor ulnar do carpo e produz desvio radial/desvio lateral/abdução do punho e da mão quando contrai com as duas cabeças do músculo extensor radial do carpo.

O **músculo palmar longo** vem da origem comum dos músculos flexores e emite rapidamente um longo tendão fino que cruza o punho e se abre como um leque em lâmina triangular de tecido conjuntivo resistente, que cobre e protege as estruturas da palma da mão, a **aponeurose palmar**. Ajuda fracamente na flexão do punho. Com frequência, esse músculo tem uma parte curta e um tendão longo e fino, porém às vezes pode ter uma parte muscular mais longa que pode ser totalmente ausente em cerca de 14% das pessoas. O músculo palmar longo pode ser demonstrado (quando presente) ao apertar fortemente o polegar e o dedo mínimo juntos em oposição, enquanto o punho é flexionado; seu tendão tende a formar uma "corda de arco" de maneira bastante acentuada. Como não é um importante agonista do punho, o tendão do músculo palmar longo é clinicamente importante como fonte de autoenxerto de tendão.

O grande **músculo flexor ulnar do carpo** vem da origem comum dos músculos flexores no epicôndilo medial do úmero e face posterior próxima da ulna, da face medial do olécrano até aproximadamente metade do corpo do osso. Desce ao longo da face medial do antebraço antes de se inserir no pisiforme, hâmulo do hamato e base do osso metacarpal V. Sua contração com o músculo flexor radial do carpo produz forte flexão do punho, enquanto sua contração com o músculo extensor ulnar do carpo causa desvio ulnar/desvio medial/adução.

Músculo pronador redondo

Fixações proximais	• Úmero: Origem comum dos músculos flexores no epicôndilo medial do úmero • Ulna: Face medial do processo coronoide
Inserção distal	• Face lateral do rádio, aproximadamente no meio do corpo do rádio
Funções	• Pronação do antebraço
Teste muscular e sinais de lesão	• A fraqueza do músculo pronador redondo pode ser detectada ao pedir para o paciente resistir à supinação. O examinador deve palpar a área do epicôndilo medial para sentir a contração do músculo e observar qualquer fraqueza assimétrica
Inervação	• Nervo mediano (C6-T1)
Suprimento sanguíneo	• Artérias colateral ulnar, recorrente ulnar, ulnar e radial

Capítulo 10 Anatomia Clínica do Membro Superior   237

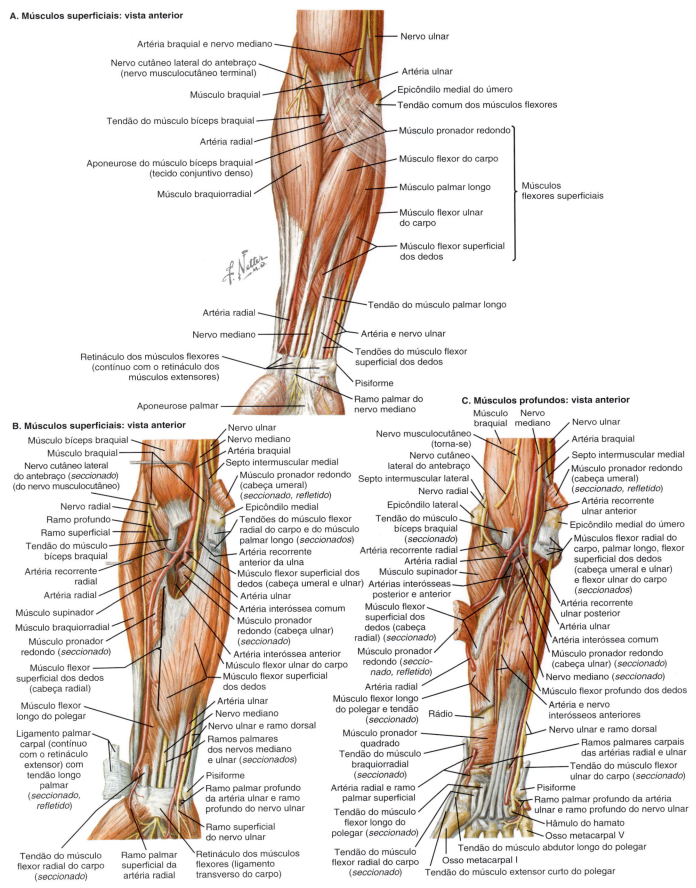

Figura 10.14 Músculos do antebraço.

Músculo flexor radial do carpo

Fixações proximais	• Origem comum dos músculos flexores no epicôndilo medial do úmero
Inserção distal	• Base do osso metacarpal II na face palmar da mão
Funções	• O músculo flexor radial do carpo contrai juntamente com o músculo flexor ulnar do carpo para realizar a flexão da mão no punho • Contribui para o desvio radial/desvio lateral/abdução da mão no punho, juntamente com os músculos extensores radiais longo e curto do carpo
Teste muscular e sinais de lesão	• A disfunção do músculo flexor radial do carpo resulta em flexão fraca do punho. Esses movimentos podem ser assimetricamente fracos, porém sem perda completa, visto que outros músculos também contribuem • O tendão pode ser palpado quando a flexão e a abdução do punho são combinadas, como ao tentar tocar a face anterior do antebraço com o polegar
Inervação	• Nervo mediano (C6-T1)
Suprimento sanguíneo	• Artérias colateral ulnar, recorrente ulnar e radial

Músculo palmar longo

Fixações proximais	• Origem comum dos músculos flexores no epicôndilo medial do úmero
Inserção distal	• Retináculo dos músculos flexores e aponeurose palmar
Funções	• Flexão fraca da mão no punho
Teste muscular e sinais de lesão	• A fraqueza isolada do músculo palmar longo é dificilmente detectável. A presença do músculo e do tendão pode ser estabelecida pela oposição do polegar e do dedo mínimo do paciente enquanto flexiona o punho
Inervação	• Nervo mediano (C6-T1)
Suprimento sanguíneo	• Artérias colateral ulnar, recorrente ulnar e ulnar

Músculo flexor ulnar do carpo

Fixações proximais	• Úmero: Origem comum dos músculos flexores no epicôndilo medial do úmero • Ulna: Face posterior da ulna e da parte medial do olécrano até o meio do corpo da ulna
Inserção distal	• Pisiforme, hâmulo do hamato, base do osso metacarpal V na face palmar
Funções	• O músculo flexor ulnar do carpo contrai juntamente com o músculo flexor radial do carpo para flexionar a mão no punho • Contribui também para o desvio ulnar/desvio medial/adução da mão no punho, juntamente com o músculo extensor ulnar do carpo
Teste muscular e sinais de lesão	• A fraqueza do músculo ulnar do carpo resulta em flexão acentuadamente fraca e adução do punho como importante contribuinte para ambos os movimentos. Para sua avaliação específica, o tendão pode ser palpado quando a flexão e a adução do punho são combinadas, como ao tentar tocar a face anterior do antebraço com o dedo mínimo
Inervação	• Nervo mediano (C6-T1)
Suprimento sanguíneo	• Artérias colateral ulnar, recorrente ulnar e ulnar

Músculos anteriores da parte intermediária do antebraço

O único músculo que ocupa essa parte intermediária é o **músculo flexor superficial dos dedos**. Esse músculo tem origem oblíqua, que atravessa todos os ossos na área, mas não na membrana interóssea, que começa imediatamente inferior aos locais de origem do músculo. A cabeça umero-ulnar origina-se de uma linha oblíqua que cruza a origem comum dos músculos flexores no epicôndilo medial do úmero até a face superomedial do processo coronoide. A cabeça radial origina-se na face anterior do rádio, começando abaixo da tuberosidade do rádio e terminando a meia distância do corpo do osso. As duas cabeças fundem-se e, em seguida, separam-se de novo para formar quatro tendões alongados que passam pelo **túnel do carpo** antes de cada um deles seguir seu trajeto até o segundo ao quinto dedo. Conforme os tendões passam para dentro dos dedos, dividem-se em bandas medial e lateral que se inserem nas faces medial e lateral das bases palmares e dos corpos das falanges médias. A contração provoca flexão das articulações MCF e IFP, mas não das articulações IFD, que é realizada pelo músculo flexor profundo dos dedos na camada profunda do compartimento anterior do antebraço.

Músculo flexor superficial dos dedos

Ver Boxe Correlação Clínica 10.16.

Fixações proximais	• Cabeça umeroulnar: origem comum dos músculos flexores no epicôndilo medial do úmero e parte súpero-medial do processo coronoide da ulna • Cabeça radial: margem anterior do rádio entre a tuberosidade e o corpo do rádio
Inserção distal	• Faces medial e lateral das bases e corpos das falanges médias em sua face palmar
Funções	• Flexão forte das articulações IFP e MCF do segundo ao quinto dedos • Em seguida, flexão do punho
Teste muscular e sinais de lesão	• A fraqueza desse músculo como um todo resulta em redução da força de preensão, que é mascarada se o músculo flexor profundo dos dedos estiver funcional • Como esses tendões seguem seu percurso independentemente em cada um dos dois a cinco dedos, os tendões podem ser testados individualmente em caso de ruptura. Cada dedo é flexionado na articulação IFP (enquanto as articulações MCF e IFD são mantidas na posição estendida), e o paciente exerce resistência à extensão suave
Inervação	• Nervo mediano (C6-T1)
Suprimento sanguíneo	• Artérias recorrente ulnar, ulnar e radial

Correlação clínica 10.16 Epicondilite medial

Contrações forçadas e repetidas dos músculos flexores do carpo e dos dedos podem causar inflamação e dor na fixação da origem comum dos músculos flexores no epicôndilo medial do úmero. Essa condição é também conhecida como cotovelo de golfista, visto que pode ser agravada pelo golpe forte de um taco de golfe na arrancada. À semelhança da epicondilite lateral, o tratamento é desafiador, visto que qualquer flexão forte ou desvio ulnar do punho podem provocar mais inflamação. Uma forma de tratamento consiste em aplicar pressão aos músculos afetados a alguns centímetros distalmente do epicôndilo medial. Isso desloca funcionalmente o local de contração do osso para a parte comprimida do músculo, fornecendo o tempo necessário para que o osso se restabeleça sem agravamento adicional.

Tendinose da origem da massa dos músculos flexor e pronador (os músculos pronador redondo e flexor radial do carpo são mais comumente afetados)

Epicondilite medial (cotovelo de golfista)

Figura CC10.16 Epicondilite medial (cotovelo de golfista).

Músculos anteriores profundos do antebraço

O nervo mediano e a artéria ulnar passam entre as cabeças umeroulnar e radial do músculo flexor superficial dos dedos para alcançar o espaço entre a parte intermediária e a parte profunda do compartimento anterior do antebraço. Na parte profunda são encontrados três músculos. O **músculo flexor profundo dos dedos** origina-se nos dois terços proximais da face anterior da ulna, começando imediatamente inferior ao processo coronoide e membrana interóssea adjacente. O músculo dá origem a quatro tendões que passam pelo túnel do carpo e, em seguida, para o segundo a quinto dedos. À medida que os tendões passam para dentro dos dedos, eles se dividem em bandas medial e lateral, que, por sua vez, se inserem nas faces medial e lateral das bases das falanges distais. É o único músculo capaz de realizar a flexão das articulações IFD; porém, sua contração continuada também produz flexão das articulações IFP, MCF e do punho.

O **músculo flexor longo do carpo** origina-se amplamente da face anterior do rádio, imediatamente inferior à origem do músculo flexor superficial dos dedos e membrana interóssea adjacente. Esse grande músculo libera um único tendão que passa pelo túnel do carpo e, em seguida, insere-se

na face palmar da base da falange distal do polegar. É o único músculo que produz flexão da articulação interfalângica do polegar.

O músculo anterior mais profundo do antebraço é o **músculo pronador quadrado**, que fixa a parte distal da ulna à parte distal do rádio. Sua contração inicia a pronação do antebraço e, quando alongado, impede a supinação excessiva da parte distal do rádio da ulna. Ele também mantém as extremidades distais de ambos os ossos conectadas e evita a distração entre ambos. O nervo e a artéria interósseos anteriores passam abaixo (posteriormente) do músculo à medida que seguem seu trajeto distalmente.

Músculo flexor profundo dos dedos

Fixações proximais	• Dois terços superiores da face anterior da ulna e membrana interóssea adjacente
Inserção distal	• Face palmar das bases das falanges distais do segundo ao quinto dedos
Funções	• Flexão forte das articulações IFD do segundo ao quinto dedo • Em seguida, flexiona articulações IFP, MCF e punho
Teste muscular e sinais de lesão	• A fraqueza desse músculo como um todo resulta em fraqueza da força de preensão, porém pode ser mascarada se o músculo flexor superficial dos dedos estiver funcional • Como esses tendões seguem seu trajeto independentemente para cada um dos dedos dois a cinco, os tendões podem ser testados individualmente em caso de ruptura. As articulações MCF e IFP de cada dedo são estendidas e pede-se ao paciente para flexionar a articulação IFD contra resistência suave
Inervação	• Face medial: Nervo ulnar (C8-T1) • Face lateral: Nervo interósseo anterior (C8-T1)
Suprimento sanguíneo	• Artérias ulnar e interóssea anterior

Músculo flexor longo do polegar

Fixações proximais	• Região média da face anterior do rádio e membrana interóssea adjacente
Inserção distal	• Face palmar da base da falange distal do polegar
Funções	• Flexão forte da articulação interfalângica do polegar • Em seguida, flexão da articulação MCF
Teste muscular e sinais de lesão	• A articulação MCF do polegar é mantida em posição de extensão, e a articulação interfalângica é flexionada contra extensão leve
Inervação	• Nervo interósseo anterior (C8-T1)
Suprimento sanguíneo	• Artérias radial e interóssea anterior

Músculo pronador quadrado

Fixação medial	• Quarto distal da face anterior da ulna imediatamente superior à cabeça da ulna
Fixação lateral	• Quarto distal da face anterior do rádio, imediatamente superior à inserção do músculo braquiorradial
Funções	• Pronação do antebraço e resistência à supinação excessiva • Resistência à distração do rádio da ulna
Teste muscular e sinais de lesão	• A disfunção do músculo pronador quadrado manifesta-se como fraqueza na pronação, porém pode ser mascarada pelo posicionamento do braço e atividade do músculo pronador redondo
Inervação	• Nervo interósseo anterior (C8-T1)
Suprimento sanguíneo	• Artérias interósseas anteriores

Estruturas fasciais do punho e da mão

A **fáscia dorsal da mão** e a **fáscia palmar** são contínuas com as fáscias posterior e anterior do antebraço e cobrem suas respectivas regiões da mão (Figuras 10.14 e 10.15; ver também Figura 10.13). A fáscia dorsal da mão tem poucas características especiais, exceto sua conexão com o **retináculo dos músculos extensores** do punho, uma lâmina de tecido conjuntivo resistente que fixa os tendões dos músculos extensor e abdutor do polegar aos ossos para que não percam sua vantagem mecânica ou corda de arco para fora conforme a mão se movimenta e assume uma variedade de posições. À medida que os tendões cruzam abaixo do retináculo dos músculos flexores, eles passam através das **bainhas sinoviais dos tendões**. São estruturas que envolvem os tendões para lubrificar seus movimentos e permitir seu deslizamento suave ao longo do punho. O músculo extensor ulnar do carpo cruza a face posterior da cabeça da ulna dentro de sua própria bainha sinovial. Movendo-se lateralmente, há uma única bainha ao longo do espaço entre a ulna e o rádio para o tendão do músculo extensor do dedo mínimo. Lateralmente ao longo da face posterior do rádio, a próxima bainha contém todos os tendões dos músculos extensor dos dedos e extensor do indicador e, em seguida, há outra bainha única para o músculo extensor longo do polegar. O tubérculo dorsal do rádio o separa da próxima bainha, que contém os tendões dos músculos extensores radial longo do carpo e radial curto do carpo. A bainha sinovial tendínea final situa-se na face lateral do rádio e contém os tendões dos músculos extensor curto do polegar e abdutor longo do polegar.

No lado oposto, a fáscia anterior do antebraço torna-se espessa e forma o **ligamento carpal palmar**. Os tendões do músculo ulnar do carpo e músculo palmar longo seguem superficialmente através dele, enquanto os outros tendões de músculos flexores longos seguem abaixo, bem como o **retináculo dos músculos flexores** muito mais espesso, que forma o teto do **túnel do carpo**. O túnel do carpo é um grande espaço único que contém várias bainhas tendíneas sinoviais (Figura 10.15). Lateralmente, o tendão do músculo flexor radial do carpo ocupa sua própria bainha e é imediatamente lateral à bainha tendínea do **tendão do músculo flexor longo do polegar**. Mais medialmente, os tendões dos músculos flexores profundo e superficial dos dedos ocupam uma única e grande **bainha comum dos músculos flexores**, que transporta esses músculos através do punho até a palma da mão.

Mais superficialmente, na palma da mão, a fáscia palmar dá origem a muitas estruturas, espaços e compartimentos distintos. Centralmente, forma uma aponeurose palmar resistente (antes discutida com o músculo palmar longo), que protege a palma da mão (Figura 10.15). Distalmente, a aponeurose palmar abre-se em leque a partir do punho para cada dedo (segundo ao quinto dedo), criando **bandas digitais** distintas que cobrem os tendões para esses dedos. Antes de alcançar cada dedo, sobre as cabeças dos ossos metacarpais, há um **ligamento metacarpal transverso superficial**, que conecta a fáscia na base de cada dedo com sua vizinha. Cada banda digital da aponeurose palmar também estende-se profundamente rumo ao osso metacarpal subjacente e forma uma **bainha fibrosa dos dedos** que circunda uma **bainha sinovial do dedo**, a qual (por sua vez) envolve e lubrifica os tendões dos músculos flexores superficial e profundo dos dedos à medida que estes seguem seu trajeto para as falanges média e distal. Enquanto as bainhas dos tendões do polegar e do segundo ao quarto dedo são separadas umas das outras, a bainha tendínea do dedo mínimo conecta-se com a bainha comum dos tendões dos músculos flexores. As fibras colágenas das bainhas fibrosas dos dedos apresentam **partes anulares** orientadas circularmente, bem como **partes cruciformes** orientadas de forma cruzada. Isso ajuda a estabilizar os tendões e evita a tensão de corda de arco durante a flexão. Conforme os tendões cruzam as articulações MCF, IFP e IFD, eles são sustentados por espessamentos da cápsula articular, as placas/ligamentos palmares. A expansão extensora de cada dedo funde-se lateral e medialmente com o ligamento palmar da articulação MCF. Além disso, os ligamentos palmares na articulação MCF do segundo ao quinto dedo estão interligados pelo **ligamento metacarpal transverso profundo**, que impede sua distração para muito longe uns dos outros (Boxes Correlação Clínica 10.17 e 10.18).

Retornando à base da mão, a aponeurose palmar situa-se superficialmente ao grande **compartimento central** da palma da mão. Um **septo fibroso medial** conecta o lado medial da aponeurose palmar ao osso metacarpal V, criando o **compartimento hipotenar** coberto por uma fina **fáscia hipotenar**. De modo semelhante, o **septo fibroso lateral** conecta a face lateral da aponeurose palmar ao osso metacarpal III, criando o **compartimento tenar** coberto pela fáscia tenar. Abaixo do compartimento central encontra-se o **compartimento adutor** e, profunda/dorsalmente a todos os compartimentos já mencionados estão os quatro **compartimentos interósseos** entre os ossos metacarpais. Observe que algumas fontes listam compartimentos adicionais dentro desses compartimentos, formados por subdivisões da fáscia palmar. Superficialmente ao compartimento hipotenar e inserindo-se na margem medial proximal da aponeurose palmar está o **músculo palmar curto**, que se

Capítulo 10   Anatomia Clínica do Membro Superior   241

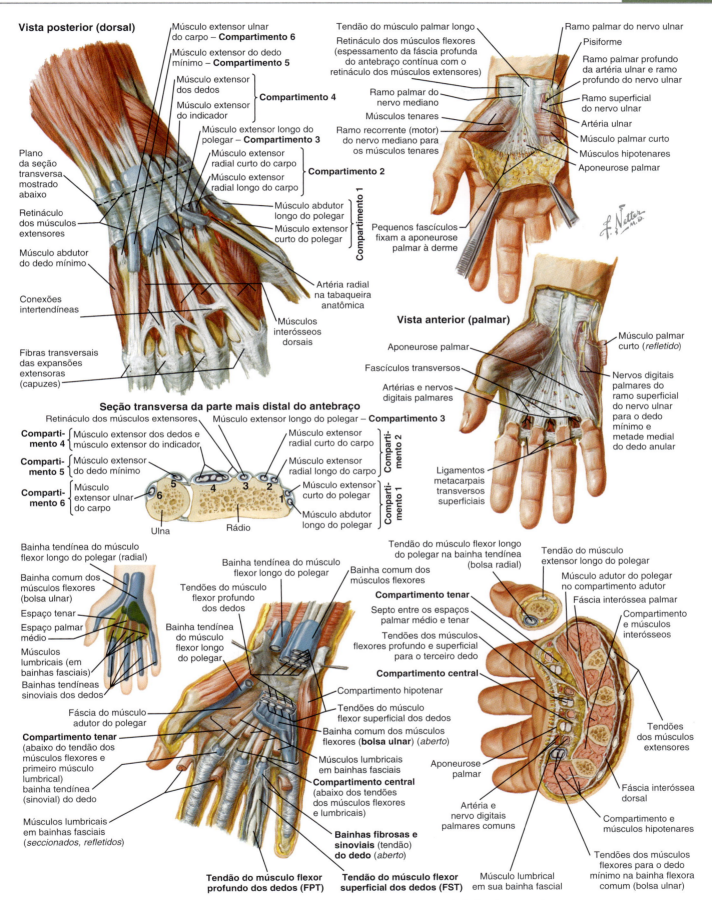

Figura 10.15 Tendões dos músculos extensores e extensor do indicador no punho.

Correlação clínica 10.17 Cistos sinoviais (gangliônicos) do punho

O excesso de líquido sinovial ou a fraqueza de uma bainha tendínea podem causar o aparecimento de um nódulo firme na face dorsal do punho, associado a uma das bainhas do tendão dos músculos flexores. Esses cistos sinoviais podem ou não ser dolorosos. Algumas vezes, resolvem-se espontaneamente, mas podem exigir aspiração ou punção. Apesar de serem denominados cistos "gangliônicos", não estão relacionados a corpos celulares de neurônios. Podem surgir também nas bainhas tendíneas sinoviais palmares.

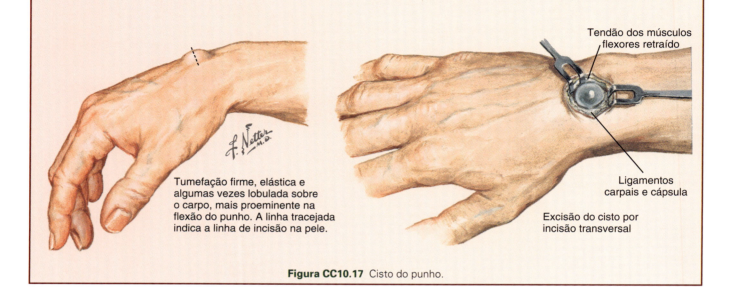

Figura CC10.17 Cisto do punho.

Correlação clínica 10.18 Dedo em gatilho

Algumas vezes, pode haver desenvolvimento de nódulos nos tendões longos dos músculos flexores superficial ou profundo dos dedos, o que dificulta a entrada desses tendões na região das bainhas dos dedos. Se o nódulo ficar alojado proximalmente à bainha, ocorrerá flexão persistente do dedo. Os pacientes muitas vezes podem usar a outra mão para estender o dedo à força, puxando o nódulo para dentro da bainha. O **dedo em gatilho** frequentemente produz um estalido audível quando o nódulo entra na bainha durante a extensão e quando sai dela durante a flexão.

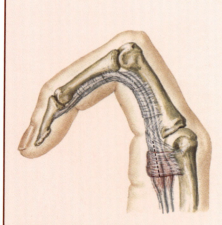 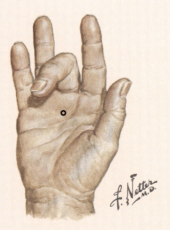 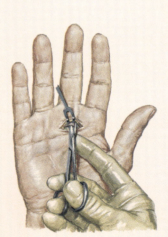

Espessamento inflamatório da bainha fibrosa (polia) dos tendões flexores, com aumento nodular fusiforme de ambos os tendões. A linha tracejada indica a linha de incisão na face lateral da polia.

Paciente com incapacidade de extensão do dedo afetado. O dedo pode ser estendido passivamente, e ocorre extensão com estalido distinto e doloroso. O círculo indica o ponto de hipersensibilidade onde o aumento nodular dos tendões e da bainha é habitualmente palpável.

Incisão da polia espessa por meio de pequena incisão transversal da pele, imediatamente distal à prega da flexão distal, para liberar a constrição, permitindo que os tendões flexores deslizem livremente com redução da inflamação.

Figura CC10.18 Dedo em gatilho.

Correlação clínica 10.19 Contratura de Dupuytren

A aponeurose palmar pode sofrer fibrose progressiva de suas faixas longitudinais, particularmente nas que se projetam para o quarto e o quinto dedos. O processo começa com nódulos firmes na fáscia e aponeurose palmares, que formam contraturas fibrosas e causam flexão persistente, produzindo "aros" elevados nos dedos afetados. Não foi identificada nenhuma causa isolada para essa condição, porém ela tende a acometer indivíduos depois dos 50 anos de idade e é provavelmente hereditária. O tratamento envolve excisão das faixas fibrosas.

Contratura em flexão do quarto e quinto dedos (mais comum). Depressões e enrugamento da pele. Nódulos fasciais palpáveis próximos à prega de flexão da palma na base dos dedos afetados, com formações semelhantes a cordões que se estendem até a parte proximal da mão.

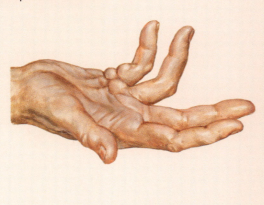
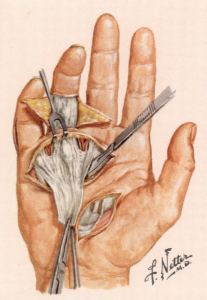

Excisão parcial da fáscia palmar. A parte proximal da fáscia é seccionada e liberada por meio de incisão tenar, em seguida puxada para a incisão palmar, onde é ainda dissecada com cuidado para evitar os feixes neurovasculares. A dissecção é então continuada nos dedos. É preciso evitar o caseado da pele. Nódulos e espessamentos fasciais em forma de cordão são aparentes.

Figura CC10.19 Doença de Dupuytren.

---

insere na pele sobre a base da eminência hipotenar. Esse músculo cria uma prega na pele e não é observado em todas as pessoas (Correlação Clínica 10.19).

Músculos da palma da mão

No **compartimento hipotenar** existem três músculos, todos associados ao dedo mínimo e todos inervados pelo ramo profundo do nervo ulnar (Figura 10.16; ver também Figura 10.15). O **músculo abdutor do dedo mínimo** é o mais medial e estende-se do pisiforme até a face medial da base da falange proximal do dedo mínimo. Quando contrai, o músculo abdutor do dedo mínimo abduz o dedo mínimo, movendo-o medialmente e afastando-o da linha central da mão. O **músculo flexor curto do dedo mínimo** origina-se do retináculo dos músculos flexores e do hâmulo do hamato e insere-se no mesmo local do músculo abdutor do dedo mínimo. Em virtude de sua origem mais anterior, ele realiza a flexão da articulação MCF em vez de sua abdução. O **músculo oponente do dedo mínimo** compartilha o local de origem do músculo flexor do dedo mínimo, porém insere-se na face medial do corpo do osso metacarpal V. A contração desse músculo produz oposição do dedo mínimo e seu osso carpal para o centro da palma da mão.

Músculos abdutor do dedo mínimo (ADM), flexor curto do dedo mínimo (FCDM), oponente do dedo mínimo (ODM)

Fixações proximais	• ADM: pisiforme • FCDM e ODM: hâmulo do hamato e retináculo dos músculos flexores
Inserção distal	• ADM e FCDM: face medial da base da falange proximal do quinto dedo • ODM: face medial do corpo do osso metacarpal V
Funções	• ADM: abdução (movimento medial) do quinto dedo • FCDM: flexão da articulação MCF do quinto dedo • ODM: oposição da eminência hipotenar, tracionando-a para o centro da palma da mão
Teste muscular e sinais de lesão	• A atrofia da eminência hipotenar é um sinal de desnervação dos músculos nesse compartimento. A abdução do quinto dedo, afastando-se do resto da mão, é uma função exclusiva do músculo ADM, e a perda dessa função aponta para um problema no compartimento hipotenar. A oposição da eminência hipotenar é um tanto sutil, e outros músculos flexionam a articulação MCF do quinto dedo
Inervação	• Ramo profundo do nervo ulnar (C8-T1)
Suprimento sanguíneo	• Arco palmar superficial, arco palmar profundo, artérias digitais palmares comuns, metacarpais palmares

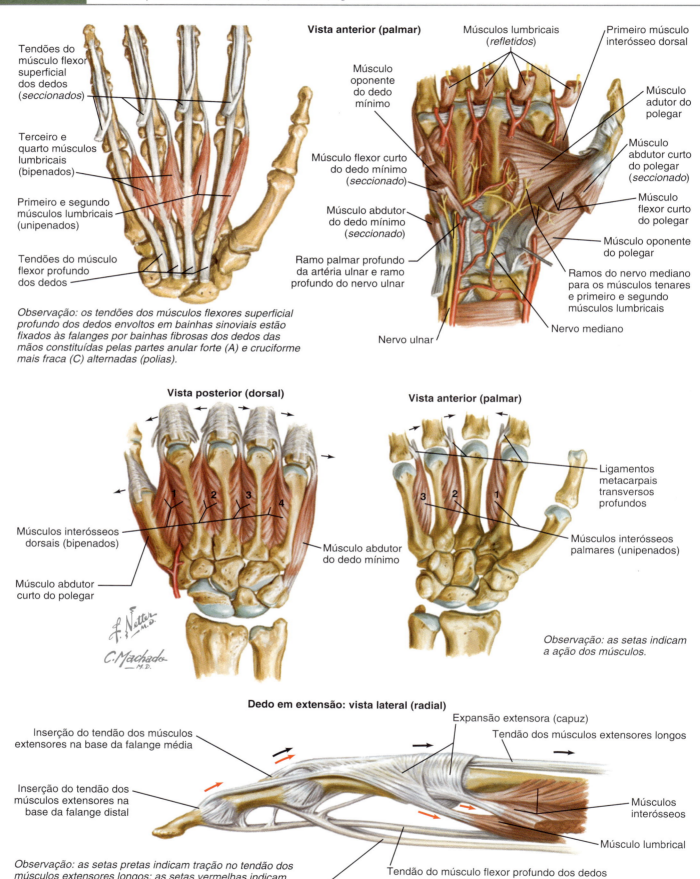

Figura 10.16 Músculos da mão.

Capítulo 10 Anatomia Clínica do Membro Superior

No **compartimento tenar**, existem três músculos, todos associados ao primeiro dedo, ou polegar. Dois desses músculos, o **músculo abdutor curto do polegar** e o **músculo flexor curto do polegar**, originam-se no retináculo dos músculos flexores, escafoide e trapézio, e ambos se inserem próximos um ao outro na face lateral/palmar da base na falange proximal do polegar. O músculo abdutor curto do polegar é mais lateral e realiza o movimento de abdução da articulação MCF mais do que seu vizinho, que se origina mais medialmente e, portanto, tende a flexionar a mesma articulação. O músculo flexor curto do polegar tem duas cabeças: a cabeça superficial é inervada pelo ramo recorrente do nervo mediano; a cabeça profunda é inervada pelo ramo profundo do nervo ulnar. Abaixo desses dois músculos encontra-se o **músculo oponente do polegar**, que compartilha quase o mesmo local de origem dos outros músculos nesse compartimento e se insere na margem palmar lateral do corpo do osso metacarpal I. Quando contrai, causa rolamento em toda a eminência tenar, no osso metacarpal I e nos dedos em direção ao centro da palma, causando oposição.

Músculos abdutor curto do polegar (ACP), flexor curto do polegar (FCP) e oponente do polegar (OP)

Fixações proximais	• ACP, FCP (cabeças superficial e profunda), OP: Retináculo dos músculos flexores, escafoide, trapézio
Inserção distal	• ACP e FCP: face palmar/lateral da base na falange proximal do polegar
	• OP: face palmar/lateral do osso metacarpal I
Funções	• ACP: abdução (movimento lateral) do polegar, afastando-se do resto da mão
	• FCP: flexão da articulação MCF do polegar
	• OP: oposição da eminência tenar, movendo o osso metacarpal I e os dedos em direção ao centro da palma da mão
Teste muscular e sinais de lesão	• A atrofia da eminência tenar indica desnervação do compartimento
	• A oposição da eminência tenar pelo músculo oponente do polegar é um movimento muito importante, exclusivo desse compartimento. É testado com a palma da mão voltada para cima, de modo que a gravidade não possa ajudar na oposição
	• A flexão e a abdução do polegar são complementadas por outros músculos, e a perda isolada dos músculos FCP e ACP pode não ser fácil de diagnosticar
Inervação	• ACP, FCP (cabeça superficial), OP: ramo recorrente do nervo mediano (C8-T1)
	• FCP (cabeça profunda): ramo profundo do nervo ulnar (C8-T1)
Suprimento sanguíneo	• Arcos palmares superficiais e profundos, artéria principal do polegar

O **compartimento adutor** está localizado abaixo dos músculos tenares e contém o músculo adutor do polegar, inervado pelo ramo profundo do nervo ulnar. Esse músculo possui uma cabeça oblíqua e uma cabeça transversa que se originam amplamente dos ossos metacarpais II e III, do capitato e do trapezoide para inserção na face medial da base da falange proximal do polegar. Isso possibilita a adução do polegar em direção ao resto da mão, o que é diferente da oposição, quando o osso metacarpal I permanece no mesmo plano dos outros ossos metacarpais. Está localizado imediatamente anterior ao primeiro músculo interósseo. Normalmente, o músculo adutor do polegar contém dois pequenos ossos sesamoides, situados perto da primeira articulação MCF, e pode conter um único osso sesamoide próximo à segunda articulação MCF.

Músculo adutor do polegar

Fixações proximais	• Cabeça transversa: corpo do osso metacarpal III
	• Cabeça oblíqua: trapezoide, capitato e base dos ossos metacarpais II e III
Inserção distal	• Face medial da base na falange proximal do polegar
Funções	• Adução do polegar em direção ao restante da mão
Teste muscular e sinais de lesão	• Em caso de lesão do ramo profundo do nervo ulnar, a disfunção isolada desse músculo deixa o paciente incapaz de aduzir o polegar contra resistência. É importante isolar a adução da oposição e da flexão do polegar
Inervação	• Ramo profundo do nervo ulnar (C8-T1)
Suprimento sanguíneo	• Arcos palmares superficiais e profundos, artérias metacarpais dorsais, artéria principal do polegar

As principais estruturas do **compartimento central** da palma da mão consistem nos tendões dos músculos flexor longo do polegar, flexor superficial dos dedos e flexor profundo dos dedos, bem como em vasos e nervos que serão discutidos adiante. O compartimento central é o local de origem de alguns músculos incomuns, os **músculos lumbricais**. Os quatro músculos lumbricais são estranhos: em vez de ter origem no osso, eles originam-se nos tendões do músculo flexor profundo dos dedos. O **primeiro** e o **segundo músculos lumbricais** são músculos unipenados (com ventre único), que se estendem da face lateral dos tendões do músculo flexor profundo dos dedos para o segundo e terceiro dedos. São inervados pelo nervo mediano. O **terceiro** e **quarto músculos lumbricais** são bipenados e originam-se nos tendões para o terceiro e quarto dedos (terceiro músculo lumbrical) e quarto e quinto dedos (quarto músculo lumbrical), respectivamente. São inervados pelo ramo profundo do nervo ulnar. Outro aspecto bizarro dos músculos lumbricais é sua inserção. Cada um deles cruza a face palmar de sua articulação MCF correspondente (primeiro músculo lumbrical = segundo dedo; segundo músculo lumbrical = terceiro dedo; terceiro músculo lumbrical = quarto dedo; e quarto músculo lumbrical = quinto dedo) antes de se inserir na face dorsolateral da expansão extensora de determinado dedo. Como percorrem a face palmar da cabeça dos ossos metacarpais, eles flexionam a articulação MCF quando contraem. Entretanto, como se inserem na expansão extensora proximal à falange média, são extensores fortes das articulações IFP e IFD.

Músculos lumbricais

Fixações proximais	• Todos os músculos lumbricais originam-se dos tendões do músculo flexor profundo dos dedos
	• Primeiro músculo lumbrical: face lateral do tendão para o segundo dedo
	• Segundo músculo lumbrical: face lateral do tendão para o terceiro dedo
	• Terceiro músculo lumbrical: face medial do tendão para o terceiro dedo e face lateral do tendão para o quarto dedo
	• Quarto músculo lumbrical: face medial do tendão para o quarto dedo e face lateral do tendão para o quinto dedo
Inserção distal	• Expansão extensora entre as articulações MCF e IFP na face lateral do segundo ao quinto dedos
Funções	• Cada músculo lumbrical flexiona a articulação MCF; porém, essa flexão pode ser neutralizada pelos músculos extensores dos dedos para manter as articulações em extensão
	• Cada músculo lumbrical também pode estender fortemente sua articulação IFP ou IFD associada. Nenhum outro músculo tem a capacidade de realizar isso efetivamente
Teste muscular e sinais de lesão	• Em caso de disfunção dos músculos lumbricais, quando se pede ao paciente para estender fortemente os dedos das mãos, as articulações MCF estendem-se com força; porém, as articulações IFP e IFD o fazem fracamente. A flexão das articulações MCF, IFP e IFD não é afetada, visto que outros músculos contribuem para a flexão dos dedos
	• A lesão do nervo mediano provoca disfunção relacionada ao primeiro e segundo músculos lumbricais, afetando o segundo e terceiro dedos
	• A lesão do nervo ulnar ou do ramo profundo do nervo ulnar provoca disfunção relacionada ao segundo e quarto músculos lumbricais, afetando o quarto e o quinto dedo
Inervação	• Primeiro e segundo músculos lumbricais: nervo mediano
	• Terceiro e quarto músculos lumbricais: ramo profundo do nervo ulnar
Suprimento sanguíneo	• Arco palmar superficial, artérias digitais palmares comuns

Existem dois conjuntos distintos de músculos dentro dos compartimentos interósseos entre os ossos metacarpais. Esses músculos interósseos apresentam algumas características em comum com os músculos lumbricais, visto que seus tendões cruzam as articulações MCF antes da inserção nas expansões extensoras do segundo ao quinto dedos. Em virtude dessa característica, podem flexionar as articulações MCF e (fracamente) estender as articulações IFP e IFD. Entretanto, como suas inserções estão próximas à face medial e lateral da expansão extensora, eles aduzem e abduzem os dedos. O ponto de referência para a abdução e a adução dos dedos é a linha média do terceiro dedo. Ocorre abdução se um dedo se afastar dessa linha, enquanto há adução com movimento em direção a ela.

Existem três **músculos interósseos palmares** unipenados que realizam a adução do segundo, quarto e quinto dedos rumo ao terceiro dedo (mnemônico: **ADP** = **AD**ução **P**almar). O terceiro dedo não pode aduzir, visto que não consegue se aproximar mais de sua própria linha média. O primeiro músculo interósseo palmar origina-se da face medial do osso metacarpal II e insere-se na face medial da expansão extensora do segundo dedo. Os outros dois músculos interósseos palmares originam-se na face lateral dos ossos metacarpais IV e V e inserem-se na face lateral das expansões extensoras correspondentes. O músculo adutor do polegar separado é responsável pelo movimento do polegar rumo à linha média da mão.

Existem quatro **músculos interósseos dorsais** que realizam a abdução do segundo, terceiro e quarto dedos para longe da linha média do terceiro dedo (mnemônico: **ABD** = **AB**dução **D**orsal). Os movimentos medial e lateral do terceiro dedo são designados como abdução, visto que ambos os movimentos o afastam de sua linha média neutra. Diferentemente dos músculos interósseos palmares, os músculos interósseos dorsais são bipenados e originam-se de dois ossos metacarpais vizinhos. O primeiro músculo interósseo dorsal muito grande origina-se dos ossos metacarpais I e II e insere-se na face lateral da expansão externa do segundo dedo. O segundo músculo interósseo dorsal, que tem sua origem nos ossos metacarpais II e III, insere-se na face lateral da expansão extensora do terceiro dedo, enquanto o terceiro músculo interósseo dorsal origina-se dos ossos carpais III e IV e insere-se na face medial da expansão extensora do terceiro dedo. O quarto músculo interósseo dorsal origina-se entre os ossos metacarpais IV e V e insere-se na face medial da expansão extensora do quarto dedo. Lembre-se de que um músculo separado, o músculo abdutor do dedo mínimo, realiza a abdução do quinto dedo.

Músculos interósseos palmares e dorsais

Ver Boxe Correlação Clínica 10.20.

Fixações proximais	• Músculos interósseos palmares: (primeiro) face medial do osso metacarpal II; (segundo e terceiro) face lateral dos ossos metacarpais IV e V
	• Músculos interósseos dorsais: (primeiro) entre os ossos metacarpais I e II; (segundo) entre os ossos metacarpais II e III; (terceiro) entre os ossos metacarpais III e IV; (quarto) entre os ossos metacarpais IV e V
Inserção distal	• Músculos interósseos palmares: (primeiro) expansão extensora medial do segundo dedo; (segundo e terceiro) expansão extensora lateral do quarto e quinto dedos
	• Músculos interósseos dorsais: (primeiro e segundo) face lateral da expansão extensora do segundo e terceiro dedos e expansão extensora medial do terceiro e quarto dedos
Funções	• Os músculos interósseos, tanto palmares quanto dorsais, podem realizar a flexão das articulações MCF e a extensão das articulações IFP e IFD, embora não o façam com muita força
	• Músculos interósseos palmares: adução do segundo, quarto e quinto dedos em direção ao terceiro dedo
	• Músculos interósseos dorsais: abdução do segundo, terceiro e quarto dedos para longe da linha média neutra do terceiro dedo
Teste muscular e sinais de lesão	• A lesão de um tendão dos músculos interósseos pode resultar em perda isolada de função
	• Os músculos interósseos palmares são testados ao observar se o paciente consegue manter adução ativa dos dedos contra leve pressão. Podem ser também avaliados pedindo ao paciente para segurar uma folha de papel entre os dedos enquanto o examinador a puxa
	• Os músculos interósseos dorsais podem ser testados pedindo que o paciente faça abdução ativa dos dedos contra leve pressão
	• Como os músculos interósseos palmares e dorsais compartilham a mesma inervação, ambos os grupos são afetados por danos ao ramo profundo do nervo ulnar
Inervação	• Ramo profundo do nervo ulnar (C8-T1)
Suprimento sanguíneo	• Arcos palmares profundos, artérias metacarpais palmares, artéria radial do indicador

Correlação clínica 10.20 Lesões da mão e dos dedos

Como utilizamos as mãos para interagir com o ambiente, elas frequentemente são expostas a lesões. Os ossos metacarpais e as falanges podem ser fraturados por trauma direto ou via lesão por esmagamento. Uma lesão comum dos ossos metacarpais IV e V é a **fratura do boxeador**, que ocorre quando o indivíduo dá um soco excessivamente forte para a mão (geralmente devido a um punho pouco firme), e o impacto fratura os ossos metacarpais. Normalmente, essa fratura deixa uma protuberância que se torna menos pronunciada com a idade.

Quando um dedo em extensão é subitamente flexionado, a inserção distal da expansão extensora pode ser rompida, causando, com frequência, avulsão da fixação na base dorsal da falange distal. Nesse estado, a tração exercida sobre o músculo flexor profundo dos dedos provoca flexão permanente da articulação interfalângica distal (IFD). Alguém associou essa deformidade à aparência de um martelo e a denominou **dedo em martelo**. Essa deformidade frequentemente ocorre quando os dedos estão presos por uma bola, ou quando um jogador de beisebol mergulha rumo à base com o dedo em riste à sua frente. Por esse motivo, o dedo em martelo algumas vezes é também denominado dedo do jogador de beisebol.

No lado oposto do dedo, o **dedo de Jersey** resulta da extensão súbita e forte da articulação IFD (como se tentasse agarrar uma camisa de futebol ou rúgbi com a ponta do dedo), o que pode causar ruptura do tendão do músculo flexor profundo dos dedos ou avulsão da sua fixação na face palmar da base da falange distal.

O **polegar do esquiador** resulta da abdução forçada do polegar para longe da cabeça do osso metacarpal I. Essa lesão provoca ruptura do ligamento colateral medial da articulação metacarpofalângica do polegar. Isso ocorre quando o polegar é forçado para trás enquanto o resto da mão continua para a frente, como na situação em que um esquiador cai e a sua mão entra na neve, porém o polegar é empurrado para cima pelo bastão de esqui. Essa condição era anteriormente denominada **polegar do guarda-caça**, devido à tensão causada por disparos repetidos de armas de fogo com garras que recuavam para a face medial do polegar, forçando-o posteriormente. Essa lesão também pode causar distensão do músculo adutor do polegar.

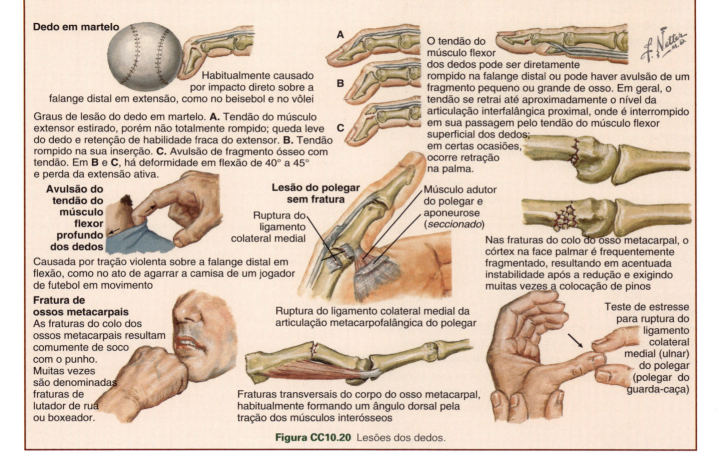

Figura CC10.20 Lesões dos dedos.

Inervação dos membros superiores

Nervos espinais para o membro superior e dermátomos

A neuroanatomia da medula espinal, dos nervos espinais e dos ramos posteriores e anteriores foram descritos nos Capítulos 4 e 9. Como já discutimos os tratos motores e sensoriais longos que afetam os músculos do membro superior, não os descreveremos separadamente. Neste capítulo, discutiremos como os ramos anteriores C4 a T2 inervam os músculos do membro superior e conduzem a sensação proveniente destes (Figura 10.17). Tais ramos são interconectados e, em seguida, separam-se para formar todos os nervos associados ao membro superior. Os dermátomos associados a cada nervo espinhal permanecem como faixas distintas de pele ao longo do membro superior, mesmo quando os axônios que transmitem a sensação de um dermátomo retornam ao longo de vários nervos periféricos diferentes.

Os dermátomos na face dorsal dos membros superior e inferior aparecem ordenadamente segmentados. Entretanto, do outro lado, os dermátomos convergem em uma linha axial ventral que separa C5 de T1. O dermátomo C4 estende-se

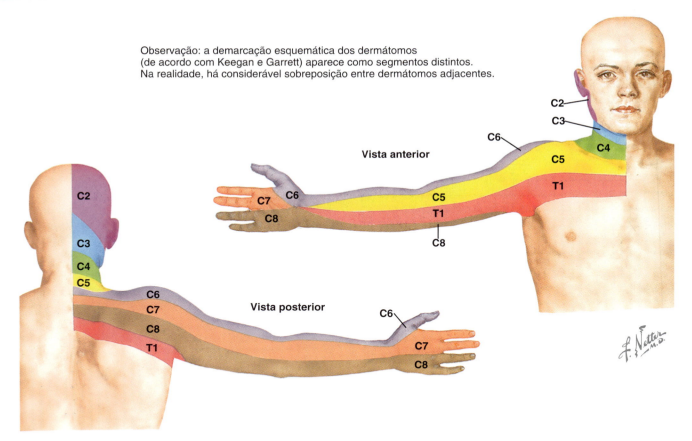

Figura 10.17 Segmentação dérmica do membro superior.

apenas até a extremidade do ombro; o dermátomo C5 estende-se da parte anterior do tórax, na face ventral do braço e antebraço, seguindo a linha axial ventral; C6 progride ao longo dos lados anterior e posterior da face lateral do ombro, braço, antebraço e polegar; C7 segue ao longo da face posterior do ombro, braço, antebraço e faces posterior e anterior da mão e segundo e terceiro dedos. O dermátomo C8 situa-se ao longo das faces anterior e posterior do quarto e quinto dedos e da mão. O dermátomo T1 estende-se pelas faces inferiores anterior e posterior do membro superior, inferiormente à linha axial ventral. O dermátomo T2 tem sido descrito de forma variável, podendo estar presente na face inferior da parte proximal do braço e axila ou ausente do membro superior.

Seria conveniente se os músculos do membro superior formassem faixas como os dermátomos. Em vez disso, as células mesenquimais dos miótomos fundem-se com outras à medida que migram pelo membro e inserem-se nos ossos em desenvolvimento. Arrastam consigo seu suprimento nervoso, criando, dessa maneira, o plexo braquial.

Plexo braquial e axila

C4 e T2 fazem pequenas contribuições para a pele da parte superior do ombro e face medial do braço, respectivamente. São os ramos anteriores de C5 a T1 que fornecem a maioria dos axônios que produzem o **plexo braquial** (Figura 10.18), responsável pela inervação da pele e pelos músculos do membro superior. Conforme os ramos anteriores de C5 a T1 saem de cada forame intervertebral, seguem um percurso lateral, passando entre os músculos escalenos anterior e médio para entrar na axila. A axila é um grande espaço em forma de pirâmide que contém o plexo braquial, a artéria e a veia subclávias, muitos linfonodos, vasos linfáticos e uma quantidade algumas vezes impressionante de tecido adiposo. A margem medial da axila é a parede torácica e o músculo serrátil anterior; a margem anterior é formada pelos músculos peitorais menor e maior; a parede posterior é constituída pelos músculos subescapular e latíssimo do dorso; a parede lateral é a face medial do úmero; e a parede inferior é apenas a pele da axila. A artéria e a veia subclávias seguem seu percurso ao longo do plexo braquial por uma distância considerável, envoltas na **bainha axilar**, uma camada protetora de tecido conjuntivo. À medida que o plexo braquial progride na direção mais distal, pode ser dividido em cinco regiões distintas: as **raízes** (que, na realidade, são os ramos anteriores), os **troncos**, as **divisões**, os **fascículos** e os **nervos terminais**.

Raízes e troncos do plexo braquial

As raízes de C5 e C6 fundem-se para formar o **tronco superior** do plexo braquial; um pequeno número de axônios de C4 pode se unir à raiz de C5 e alcançar o tronco superior. A raiz de C7 continua lateralmente e passa a constituir o **tronco médio**. As raízes de C8 e T1 fundem-se para formar o **tronco inferior**.

A raiz de C5 contribui para o **nervo frênico (C3-C5)**, que desce ao longo da face anterior do músculo escaleno anterior para entrar no tórax e inerva a parte torácica do diafragma. O **nervo dorsal da escápula (C4-C5)** (Figura 10.19) origina-se

Capítulo 10 Anatomia Clínica do Membro Superior

A. Plexo braquial: esquema

Observação: composição habitual mostrada. O plexo pré-fixado tem grande contribuição de C4, mas carece de T1. O plexo pós-fixado carece de C5, porém tem contribuição de T2.

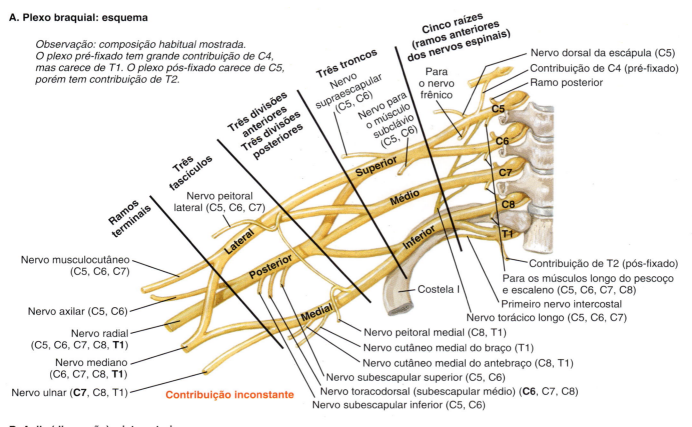

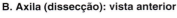

B. Axila (dissecção): vista anterior

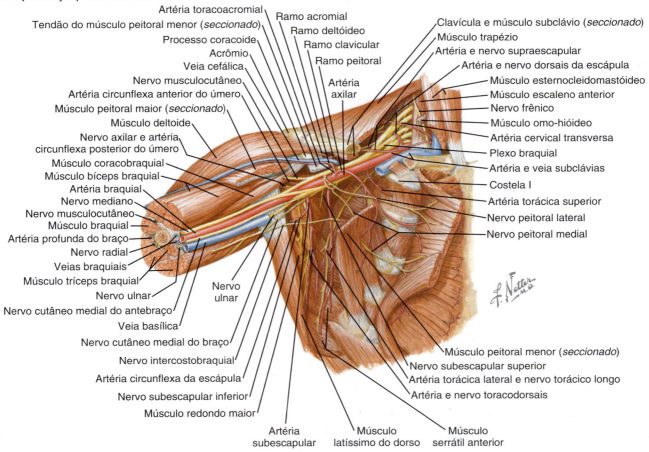

Figura 10.18 Plexo braquial: esquema.

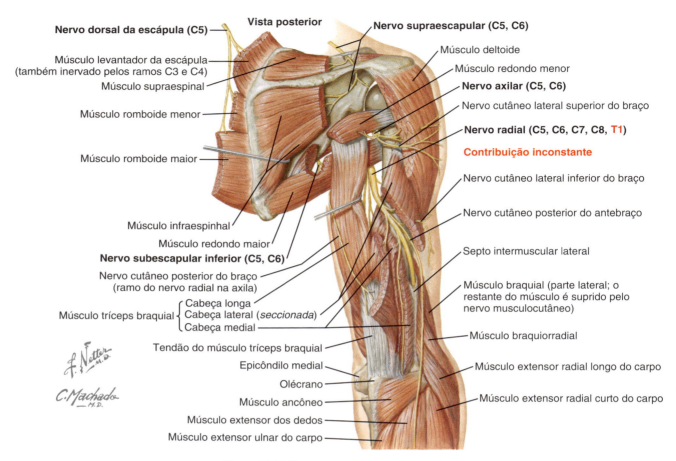

Figura 10.19 Nervos escapulares, axilar e radial.

principalmente de C5 e desce ao longo da parte posterior do tórax para inervar os músculos levantador da escápula e romboides maior e menor. As raízes C5 a C7 emitem ramos que formam o **nervo torácico longo (C5-C7)** (Figura 10.9) que segue seu percurso inferiormente ao longo da parede torácica e inerva o músculo serrátil anterior. Ramos individuais curtos das raízes C5, C6, C7 e C8 estendem-se anteromedialmente para inervar os músculos longo do pescoço e longo da cabeça na parte anterior do pescoço.

O **nervo subclávio (C5-C6)** origina-se do tronco superior e segue seu percurso para a face inferior da clavícula até alcançar o músculo subclávio. Muitas vezes, contribui com uma raiz acessória que se une ao nervo frênico. O tronco superior também emite o **nervo supraescapular (C5-C6)** muito maior (Figura 10.19), que segue lateral e posteriormente para passar sob o ligamento transverso superior da escápula através da incisura da escápula para inervar o músculo supraespinal. Continua inferiormente e cruza lateralmente a incisura da escápula para inervar o músculo infraespinal. Nenhum nervo normalmente deixa os troncos médio ou inferior.

Divisões do plexo braquial

Cada tronco se divide em posterior e anterior. Essas divisões marcam as massas musculares dorsais e ventrais durante o desenvolvimento do membro superior e sua migração para seus respectivos lados do membro superior. O **fascículo posterior** é formado pela fusão de todas as três divisões posteriores e inerva os músculos extensores do membro superior. As divisões anteriores dos troncos superior e médio fundem-se para formar o **fascículo lateral**, enquanto a divisão anterior do fascículo inferior continua isoladamente e forma o **fascículo medial**. Os nervos derivados das divisões anteriores, então chamados de fascículos lateral e medial, inervam os músculos flexores.

Ramos e nervos terminais do fascículo posterior do plexo braquial

O fascículo posterior dá origem a três nervos pequenos, porém importantes, antes de terminar: os **nervos subescapular superior (C5)**, **toracodorsal (C6-C8)** e **subescapular inferior (C6)** (Figura 10.18). Os nervos subescapulares superior e inferior seguem posteriormente para inervar o músculo subescapular, e o nervo subescapular inferior também inerva o músculo redondo maior. O **nervo toracodorsal** estende-se inferiormente através do músculo subescapular para alcançar o músculo latíssimo do dorso que ele inerva. O fascículo posterior termina quando se bifurca em seus dois ramos terminais, os **nervos axilar** e **radial**.

O **nervo axilar (C5-C6)** (Figura 10.20; ver também Figura 10.19) envolve a face posterior do colo cirúrgico do úmero e passa pelo espaço quadrangular (delimitado lateralmente pelo úmero, medialmente, pela cabeça longa do músculo tríceps braquial, superiormente, pelo músculo redondo menor, e inferiormente, pelo músculo redondo maior) para inervar os músculos redondo menor

Capítulo 10 Anatomia Clínica do Membro Superior   251

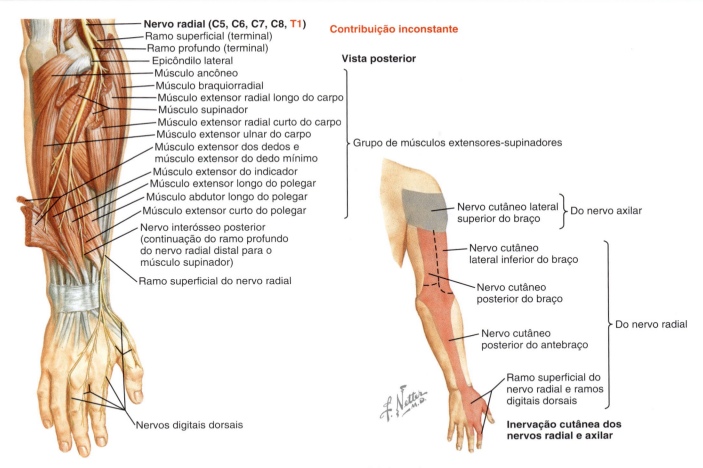

Figura 10.20 Nervo radial do antebraço.

e deltoide. Um ramo cutâneo do nervo axilar, o **nervo cutâneo lateral superior do braço**, transmite sensações provenientes da parte lateral do ombro (Boxe Correlação Clínica 10.21).

O **nervo radial (C5-T1)** enorme (Figuras 10.19 e 10.20) passa posteriormente pelo intervalo triangular (limitado medialmente pela cabeça longa do músculo tríceps braquial, lateralmente, pela cabeça lateral do músculo tríceps braquial, e superiormente, pelo músculo redondo maior) para envolver a face posterior do corpo do úmero dentro do sulco do nervo radial, inervando

---

Correlação clínica 10.21 Lesão do nervo axilar

O nervo axilar é particularmente vulnerável a danos quando ocorre fratura do colo cirúrgico do úmero ou quando há luxação da cabeça do úmero da cavidade glenoidal. Isso resulta em ausência ou alteração da sensação em uma área da pele na face lateral do ombro, bem como em fraqueza dos músculos deltoide e redondo menor. A desnervação do músculo deltoide resulta em fraqueza na flexão, abdução e extensão do ombro, embora esses movimentos não sejam eliminados, já que outros músculos contribuem para sua realização. O *teste de queda do braço* provavelmente demonstra a fraqueza do músculo deltoide quando o braço em abdução passa de 90° para 15° de abdução. A fraqueza do músculo redondo menor é obscurecida se o músculo infraespinal e seu nervo supraescapular ainda estiverem intactos. Entretanto, pode haver fraqueza evidente na rotação lateral do úmero, avaliada pelo *sinal de atraso de rotação lateral* e *sinal de Hornblower* (ver seção sobre teste dos músculos do manguito rotator).

---

todas as três cabeças do músculo tríceps braquial e o músculo ancôneo ao longo de seu percurso. No braço, o nervo radial dá origem a três grandes ramos sensoriais que transmitem sensações provenientes das regiões indicadas por seus nomes. São eles: o **nervo cutâneo lateral inferior do braço**; o **nervo cutâneo posterior do braço**; e o longo **nervo cutâneo posterior do antebraço**. O nervo cutâneo posterior do antebraço perfura a cabeça lateral do músculo tríceps braquial e, em seguida, desce ao longo da face póstero-lateral do antebraço. O restante do nervo radial continua inferiormente no septo intermuscular lateral, passando pela face lateral do cotovelo e inervando os músculos braquiorradial e extensor radial longo do carpo. Alguns ramos do nervo radial podem inervar partes do músculo braquial. À medida que o nervo braquial prossegue pelo epicôndilo lateral do úmero, divide-se em um ramo superficial e um ramo profundo. O **ramo superficial do nervo radial** segue seu percurso ao longo dos tendões do músculo extensor radial do carpo e transmite sensações da parte posterolateral do punho e da parte lateral do dorso da mão antes de se dividir nos **nervos digitais dorsais**, que transmitem as sensações da face dorsal do primeiro ao terceiro dedos, excluindo a área ao redor das unhas. O **ramo profundo do nervo radial (C7-C8)** continua distalmente pela face posterior do antebraço, inervando o músculo extensor radial curto do carpo e o músculo supinador, por onde passa para alcançar os músculos extensor dos dedos, extensor do dedo mínimo e extensor ulnar do carpo na face posterior do antebraço. O ramo motor final do nervo radial é o **nervo interósseo posterior (C7-C8)**, que segue ao longo da face posterior da membrana interóssea, inervando os músculos abdutor longo do polegar, extensor curto do polegar, extensor longo do polegar e extensor do indicador (Boxe Correlação Clínica 10.22).

Correlação clínica 10.22 Lesão do nervo radial

Lesão do nervo radial próximo ao ombro

Se o nervo radial for danificado logo após deixar o fascículo posterior, todos os músculos que ele inerva na parte posterior do braço e antebraço tornam-se paralisados, com exceção do músculo braquiorradial, que muitas vezes recebe axônios adicionais do nervo musculocutâneo. Essa lesão se manifesta com fraqueza na extensão do antebraço no cotovelo, supinando o antebraço quando o cotovelo está estendido e estendendo o punho e todos os dedos nas articulações metacarpofalângicas (MCF). Em consequência, a **queda do punho** constitui um sinal comum de lesão do nervo radial. A força de preensão também será comprometida, visto que a contração dos músculos flexores dos dedos e do carpo precisa ser contrabalançada pelos músculos extensores para manter ótima preensão. Observa-se perda de sensação nas regiões posterior e lateral do braço, parte posterior do antebraço e dorso da mão, incluindo as faces dorsais do primeiro e segundo dedos e face lateral do terceiro dedo. O nervo radial é particularmente vulnerável durante uma fratura espiral do úmero, visto que cruza a face posterior do osso ao longo do sulco do nervo radial. Entretanto, a função do músculo tríceps braquial é frequentemente preservada nesse caso, pois muitos desses axônios motores deixam o nervo radial antes de ele alcançar o sulco do nervo radial.

Lesão do nervo radial próximo ao cotovelo

As lacerações dos ramos do nervo radial no antebraço produzem sinais clínicos muito distintos. A lesão do ramo superficial do nervo radial geralmente produz apenas perda sensorial na face dorsal da mão e no primeiro ao terceiro dedo. A área exata acometida pode variar consideravelmente. O ramo profundo do nervo radial contém apenas neurônios motores. A lesão desse ramo profundo provoca paralisia flácida em qualquer músculo "a jusante" que receba axônios dele ou do nervo interósseo posterior. Os músculos exatos afetados dependerão precisamente do local de lesão do nervo. A fraqueza na extensão do segundo ao quinto dedos na articulação MCF ou ao fazer os tendões da "tabaqueira anatômica" se destacarem constitui sinal indicador de lesão do ramo profundo do nervo radial ou do nervo interósseo posterior do braço.

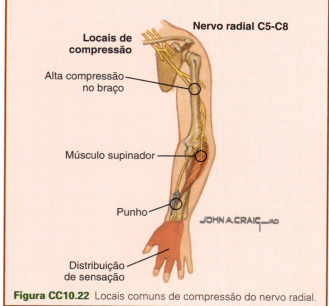

Figura CC10.22 Locais comuns de compressão do nervo radial.

Ramos e nervos terminais do fascículo lateral do plexo braquial

O fascículo lateral dá origem a um **nervo peitoral lateral (C5-C7)** (Figura 10.18), que inerva a parte clavicular do músculo peitoral maior, bem como a parte clavicular do músculo deltoide (pode ser compartilhado com o nervo axilar). O fascículo lateral bifurca-se e forma o nervo musculocutâneo, com uma contribuição lateral para o nervo mediano. O **nervo musculocutâneo (C5-C7)** (Figura 10.21) mergulha no compartimento anterior do braço, perfurando o músculo coracobraquial antes de passar pelas cabeças curta e longa do músculo bíceps braquial; desce na face anterior do músculo braquial, que também inerva. Além disso, segue seu percurso na face anterior do epicôndilo lateral e, com frequência, inerva parte do músculo braquiorradial antes de dar origem ao **nervo cutâneo lateral do antebraço**. Esse nervo se divide em um ramo anterior e um ramo posterior, que transmitem a sensação da face lateral do antebraço, desde o cotovelo até o punho (Boxe Correlação Clínica 10.23).

Ramos e nervos terminais do fascículo medial do plexo braquial

O fascículo medial dá origem ao **nervo peitoral medial (C8-T1)** (Figura 10.18), que passa posteriormente à artéria axilar antes de inervar o músculo peitoral menor. Continua pelo músculo peitoral menor até alcançar e inervar as partes esternocostal e abdominal do músculo peitoral maior. À semelhança do nervo peitoral lateral, o nervo peitoral medial recebe seu nome do fascículo a partir do qual se origina. Na verdade, no tórax, ele costuma ser encontrado mais lateralmente do que o nervo peitoral lateral. Curiosamente, um pequeno ramo do nervo peitoral lateral passa anteriormente à artéria axilar e se une ao nervo peitoral medial. Dois nervos cutâneos, o **nervo cutâneo medial do antebraço (C8-T1)** e o **nervo cutâneo medial do braço (C8-T1)**, originam-se do fascículo medial distal ao nervo peitoral medial. Os dois nervos descem pela face medial do braço e antebraço, fornecendo sensação cutânea ao longo de seu percurso. O fascículo medial termina como nervo ulnar e com uma contribuição medial para o nervo mediano.

O **nervo ulnar (C8-T1)** (Figura 10.22) continua seu trajeto inferiormente na face medial do braço, passando posteriormente ao epicôndilo medial do úmero no **túnel cubital**, antes de entrar no compartimento anterior do antebraço, onde

---

Correlação clínica 10.23 Lesão do nervo musculocutâneo

O nervo musculocutâneo entra no compartimento anterior do braço logo após deixar o fascículo lateral. Portanto, muitas vezes ele não é lesionado isoladamente. Quando isso ocorre, a lesão resulta em paralisia flácida dos músculos coracobraquial, bíceps braquial e braquial. Isso resulta em fraqueza profunda da flexão do antebraço no cotovelo (com frequência, o músculo braquiorradial é duplamente inervado pelos nervos musculocutâneo e radial, o que possibilita ainda a ocorrência de certa flexão) e supinação do antebraço em posição flexionada. Ocorre alteração ou ausência da sensação ao longo de uma faixa alongada de pele na face lateral do antebraço.

Capítulo 10 Anatomia Clínica do Membro Superior   253

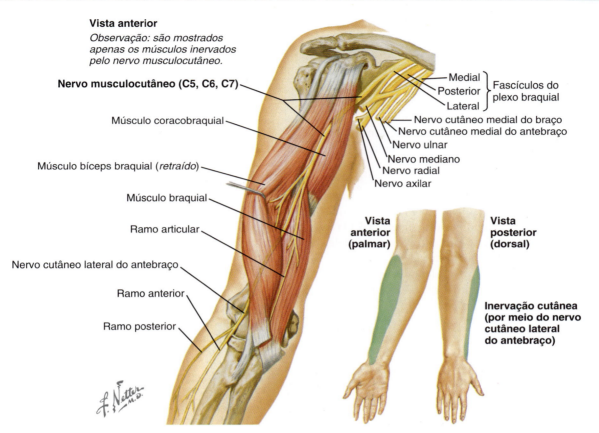

Figura 10.21 Nervo musculocutâneo.

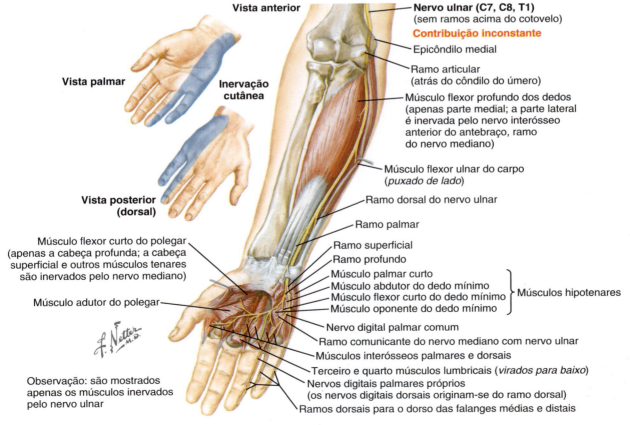

Figura 10.22 Nervo ulnar.

inerva dois músculos, o músculo flexor ulnar do carpo e a parte medial (ulnar) do músculo flexor profundo dos dedos, que envia tendões flexores para o quarto e quinto dedos. Antes de cruzar o punho, o nervo ulnar dá origem a um **ramo dorsal**, que segue um percurso posterior para transmitir inervação sensorial da face dorsal medial da mão, bem como do quinto dedo e da metade medial do quarto dedo por meio dos **nervos digitais dorsais**. O nervo ulnar também se ramifica para produzir o **ramo palmar**, que inerva a face medial do punho e a base da eminência hipotenar. O resto do nervo passa sob o ligamento palmar do carpo e segue entre o pisiforme e o hâmulo do hamato, formando o **túnel ulnar** (loja de Guyon). Após sair do túnel e entrar na palma da mão, o nervo ulnar divide-se em um ramo profundo e ramo superficial. O **ramo superficial do nervo ulnar** é cutâneo e inerva a pele da eminência hipotenar e a face medial do quinto dedo por meio do **nervo digital palmar próprio**. Além disso, dá origem a um **nervo digital palmar comum**, que se divide para formar os **nervos digitais palmares próprios** para a face lateral do quinto dedo e da face medial do quarto dedo. O **ramo profundo do nervo ulnar**, que é exclusivamente motor, arqueia-se lateralmente através da parte profunda da palma e inerva os músculos da eminência hipotenar, os músculos interósseos palmares e dorsais, o terceiro e o quarto músculos lumbricais (para o quarto e o quinto dedos) e o músculo adutor do polegar. Raramente, o primeiro músculo interósseo dorsal e o músculo adutor do polegar podem ser inervados por axônios do ramo superficial do nervo radial (Boxe Correlação Clínica 10.24).

As **raízes laterais** (C6-C7) e **mediais** (C8-T1) do nervo mediano convergem a partir de seus respectivos fascículos para formar o **nervo mediano (C6-T1)** (Figura 10.23). O nervo mediano segue inferiormente ao longo da face medial do úmero e, em seguida, pela linha média anterior do antebraço. Além dos dois músculos do antebraço inervados pelo nervo ulnar, o nervo mediano inerva todos os músculos do antebraço: os músculos pronador redondo, flexor radial do carpo, palmar longo, flexor ulnar do carpo e flexor superficial dos dedos. O nervo mediano emite um ramo profundo, o **nervo interósseo anterior**, que segue seu percurso ao longo da face anterior da membrana interóssea entre o rádio e a ulna; inerva a face lateral (radial) dos músculos flexor profundo dos dedos, flexor longo do polegar e pronador quadrado. Antes de deixar o antebraço, o nervo mediano dá origem a um **ramo palmar** que inerva a pele sobre o retináculo dos músculos flexores. O restante do nervo mediano segue, então, seu percurso pelo túnel do carpo ao lado dos tendões dos músculos flexor superficial dos dedos, flexor profundo dos dedos e flexor longo do polegar. Após passar pelo túnel do carpo, o nervo mediano emite o **ramo recorrente do nervo mediano**, que inerva os músculos da eminência tenar. Na mão, inerva o primeiro e segundo músculos lumbricais (para o segundo e terceiro dedos) e ramifica-se em três **nervos digitais palmares comuns cutâneos**, que continuam se ramificando nos **nervos digitais palmares próprios** para o primeiro, segundo e terceiro dedos e metade lateral do quarto dedo (Boxes Correlação Clínica 10.25 e 10.26).

Correlação clínica 10.24 — Lesão do nervo ulnar

Lesão do nervo ulnar superior ao antebraço
O nervo ulnar possui longo percurso pela face medial do braço, antebraço e punho, e pode sofrer lesão em vários pontos ao longo de sua descida. Os primeiros axônios motores não deixam o nervo até alcançarem a parte medial do antebraço, de modo que lesões entre a parte proximal do antebraço e a sua origem no fascículo medial podem provocar perda total da função relacionada com o nervo ulnar. Essa perda de função pode ocorrer em consequência de ferimento penetrante e pode ser causada também por uma fratura da parte distal do úmero que desloque o epicôndilo medial e distenda ou lacere o nervo ulnar dentro do túnel cubital. A avulsão do epicôndilo medial pelo tendão comum dos músculos flexores ou pelos ligamentos colaterais ulnares também provoca muitas vezes sinais do nervo ulnar. O nervo ulnar também pode ser comprimido pelas cabeças umeral e ulnar do músculo flexor ulnar do carpo na mesma região. O dano nessa área resulta em fraqueza na flexão do punho (músculo flexor ulnar do carpo) e articulações IFD do quarto e quinto dedos (face ulnar do músculo flexor profundo dos dedos). A tração desequilibrada dos músculos flexor radial do carpo e extensor radial do carpo intactos provoca desvio radial persistente do punho.

Além do punho, essa lesão manifesta-se com fraqueza dos músculos da eminência hipotenar, do terceiro e quarto músculos lumbricais (para o quarto e o quinto dedos), adutor do polegar, parte do músculo flexor curto do polegar e músculos interósseos palmares e dorsais. Além disso, normalmente ocorre perda sensorial ao longo da face medial da mão (quinto dedo e face medial do quarto dedo) nos lados dorsal e palmar. A lesão do nervo ulnar no braço ou parte proximal do cotovelo resulta em fraqueza na flexão das articulações interfalângicas distais (IFD) do quarto e quinto dedos. Do ponto de vista clínico isso é importante, visto que o paciente é incapaz de cerrar o punho quando solicitado, e o quarto e quinto dedos permanecem ligeiramente estendidos. Esse sinal clínico é conhecido como **mão em garra** e é acompanhado de atrofia dos músculos interósseos. De modo um tanto paradoxal, pois os músculos lumbricais do quarto e quinto dedos são afetados, o paciente também é incapaz de estender fortemente as articulações interfalângicas proximais e IFD desses dedos.

Lesão do nervo ulnar no punho e na mão
O nervo ulnar tem propensão a ficar comprimido em sua passagem pelo túnel ulnar, coberto pelo ligamento piso-hamato. Essa compressão pode ocorrer quando a pressão prolongada é aplicada sobre o pisiforme e o hamato pelo guidão de uma bicicleta ou motocicleta (**paralisia/neuropatia do ciclista**) e provoca perda de sensação ao longo da face medial da mão e dos músculos na mão anteriormente citados. Como os músculos do antebraço não são afetados por lesões nesse local, não ocorre o sinal de mão em garra.

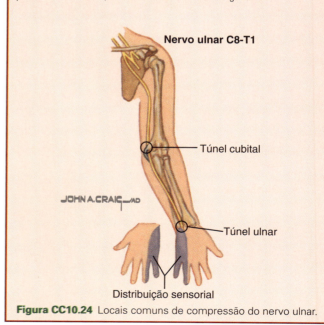

Figura CC10.24 Locais comuns de compressão do nervo ulnar.

Capítulo 10   Anatomia Clínica do Membro Superior

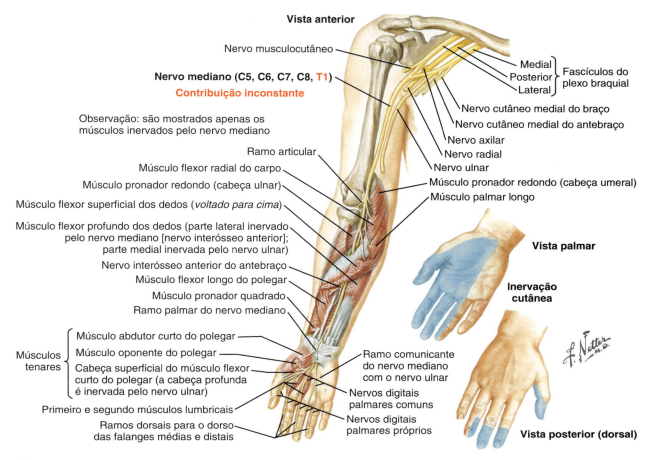

Figura 10.23 Nervo mediano.

Correlação clínica 10.25 Lesão do nervo mediano

Lesão do nervo mediano no cotovelo ou superiormente ao cotovelo

Se o nervo mediano for lesionado logo após sua formação a partir dos fascículos lateral e medial, ocorre paralisação de todos os músculos que ele inerva, manifestada como perda da força de preensão, pronação e perda da destreza do polegar, devido à desnervação dos músculos flexor longo do polegar e os tenares (além de parte do músculo flexor curto do polegar). Ocorrem também perdas sensoriais na face palmar do primeiro ao terceiro dedos e metade lateral do quarto dedo. Nessa área, a lesão do nervo mediano afeta os músculos flexor superficial dos dedos, o flexor longo do polegar e parte do flexor profundo dos dedos (especificamente os tendões para o segundo e o terceiro dedos). Isso é útil para testes clínicos, visto que os pacientes afetados apresentam fraqueza na flexão da articulação interfalângica do polegar, das articulações interfalângicas proximais do segundo ao quinto dedos e são particularmente incapazes de flexionar as articulações interfalângicas distais do segundo e terceiro dedos. Quando solicitado a cerrar o punho, o paciente afetado é incapaz de fazê-lo, pois o segundo e terceiro dedos permanecem ligeiramente estendidos. Esse sinal clínico é conhecido como **mão em bênção**. Em certas ocasiões, um suporte de osso, o processo supracondilar, estende-se da face medial do corpo do úmero e projeta um ligamento (de Struthers) para o epicôndilo medial. Nesse caso, o nervo mediano passa profundamente ao ligamento e pode ser comprimido nesse local. O nervo mediano também pode ser comprimido pela aponeurose bicipital ou encarcerado pelas duas cabeças do músculo pronador redondo ao passar pelo músculo, o que pode poupar os músculos flexor radial do carpo, palmar longo e flexor superficial dos dedos, que são inervados antes da entrada do nervo mediano no músculo pronador redondo. Isso pode ser avaliado ao testar os músculos inervados pelo nervo interósseo anterior, que se ramifica distalmente ao músculo pronador redondo. O paciente afetado também é incapaz de contrair fortemente o músculo flexor longo do polegar e a face radial do músculo flexor profundo dos dedos para os segundo e terceiro dedos. O paciente é solicitado a fazer um círculo, unindo fortemente as pontas do primeiro e segundo dedos (ou do terceiro dedo). O examinador pode tentar separar os dedos para verificar se a força é simétrica ou fraca de um lado; este é um **sinal de pinçamento fraco** positivo. Outra avaliação envolve segurar a mão do paciente com um aperto de mão, pedindo a ele para pronar o antebraço contra a resistência. Se o nervo mediano estiver comprimido no músculo pronador redondo, essa manobra exacerba os sintomas. O nervo mediano passa posteriormente entre as cabeças umeroulnar e radial do músculo flexor superficial dos dedos e pode ser comprimido também nesse local.

Lesão do nervo mediano próximo ao punho

A inflamação dos tendões dos músculos flexor superficial dos dedos, flexor profundo dos dedos e flexor longo do polegar pode comprimir o nervo mediano, visto que todos eles passam pelo túnel do carpo. A **síndrome do túnel do carpo** normalmente manifesta-se no início como alteração da sensação ao longo da pele inervada pelo nervo mediano na mão, faces palmares do primeiro ao terceiro dedos e face palmar lateral do quarto dedo, juntamente com a região do leito ungueal desses mesmos dedos na face dorsal. Posteriormente, ocorrem perdas motoras associadas ao primeiro e segundo músculos lumbricais (para o segundo e terceiro dedos) e na eminência tenar, por meio do ramo recorrente do nervo mediano. A atrofia da eminência tenar pode se tornar visivelmente pronunciada à medida que essa condição progride. Os músculos do antebraço que não são

(continua)

Correlação clínica 10.25 Lesão do nervo mediano (continuação)

inervados pelo nervo mediano não são afetados. Convém assinalar que um cisto sinovial da bainha comum dos tendões dos dedos também pode comprimir a área e causar síndrome do túnel do carpo. O nervo mediano irritado pode ser avaliado pelo **teste de Tinel** no punho: o punho é estendido e o retináculo dos músculos flexores é percutido. O teste é positivo se a percussão resultar em dor radicular (fulgurante) ao longo da distribuição sensorial do nervo mediano na mão. Entretanto, a percussão agressiva pode resultar em teste positivo naqueles que não apresentam síndrome do túnel do carpo. O **teste ou manobra de Phalen** é outro teste mais sensível à síndrome do túnel do carpo. Nesse teste, as faces dorsais de ambas as mãos são empurradas em conjunto por 45 a 60 segundos. Um teste positivo resulta no mesmo tipo de dor radicular descrito.

Convém fazer uma observação final sobre o nervo mediano na mão: como os nervos mediano e ulnar inervam os músculos e a pele na mão, e como as raízes C8-T1 contribuem para ambos os nervos, não é raro ver alguns dos axônios que normalmente seguem seu percurso em um nervo alcançarem seu destino seguindo outro nervo. Isso deve ser lembrado quando os sinais clínicos não se enquadrarem perfeitamente nas neuropatias mediana ou ulnar. Pode haver compressão afetando o nervo, o que imita os sinais associados ao outro. Ocorre uma anastomose de Martin-Gruber quando há conexão direta entre os ramos distais dos nervos mediano e ulnar.

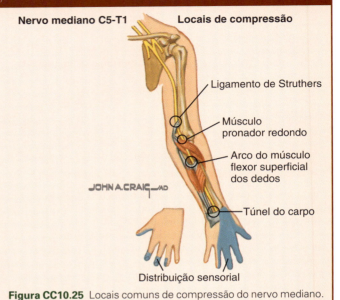

Figura CC10.25 Locais comuns de compressão do nervo mediano.

Correlação clínica 10.26 Plexopatia braquial

É mais fácil compreender a lesão do restante do plexo braquial (**plexopatia braquial**) após aprender como lesões dos nervos terminais manifestam-se clinicamente. Agora, podemos interpretar como as lesões mais proximais se manifestam.

Lesão do fascículo posterior

A lesão do fascículo posterior afeta os nervos axilar e radial. Provoca perda da sensação da parte lateral do ombro (nervo axilar), face posterolateral do braço, face posterior do antebraço, dorso da mão e faces dorsais do primeiro ao terceiro dedos (nervo radial). As disfunções motoras incluem o músculo deltoide (nervo axilar) e os músculos extensores do braço, do antebraço, do carpo e dos dedos (nervo radial). Além dos dois nervos terminais, os nervos subescapular e toracodorsal também podem ser afetados, comprometendo os músculos latíssimo do dorso, subescapular e redondo maior.

Lesão do fascículo lateral

A lesão do fascículo lateral afeta profundamente o nervo musculocutâneo e lesiona parcialmente o nervo mediano. Isso provoca perda da sensação ao longo da face lateral do antebraço (musculocutâneo), bem como a palma e a face palmar (e leitos ungueais dorsais) do primeiro ao terceiro dedos e a face lateral do quarto dedo (nervo mediano). As perdas motoras afetam todos os músculos da face anterior do braço, tornando a flexão do cotovelo profundamente fraca ou ausente (nervo musculocutâneo). No antebraço, provavelmente haverá fraqueza na pronação devido à desnervação do músculo pronador redondo, bem como certa fraqueza difusa na flexão do punho e dos dedos devido à desnervação parcial dos músculos flexor radial do carpo, palmar longo, flexor ulnar do carpo e flexor superficial dos dedos. Esses músculos estarão fracos em vez de flácidos, visto que alguns axônios para esses músculos entram no nervo mediano a partir do fascículo medial e não devem ser afetados. O nervo peitoral lateral pode ser afetado, o que enfraquece a parte clavicular do músculo peitoral maior.

Lesão do fascículo medial

A lesão do fascículo medial provoca perda sensorial, incluindo a face palmar do terceiro dedo e as faces palmar e dorsal do quarto e quinto dedos. Como o nervo cutâneo medial do antebraço e o nervo cutâneo medial do braço originam-se no fascículo medial, a perda de sensação inclui os dermátomos C8-T1 da face medial da mão, do antebraço e do braço. O dano ao fascículo medial também afeta o nervo mediano, mas os músculos mais proximais inervados pela raiz lateral do nervo mediano provavelmente são poupados. Entretanto, os músculos profundos do antebraço inervados pela raiz medial do nervo mediano e todos os músculos inervados pelo nervo ulnar estarão enfraquecidos. Isso provoca incapacidade de flexionar o punho e os dedos, bem como fraqueza na pronação do antebraço. O nervo peitoral medial pode ser afetado, acometendo os músculos peitoral maior e menor.

Lesão do tronco superior

A lesão da raiz C5, da raiz C6 ou tronco superior do plexo braquial resulta de tração forçada da cabeça para longe do ombro, o que pode ocorrer durante uma queda sobre o pescoço ou durante um parto difícil, quando a cabeça é inclinada excessivamente para o lado e exerce tração sobre a parte superior do plexo braquial. Isso provoca **paralisia de Erb-Duchenne** e afeta principalmente os músculos proximais do membro superior, manifestando-se como dificuldade de abdução e rotação lateral do braço juntamente com flexão do cotovelo, visto que C5 e C6 são os principais contribuintes para os nervos supraescapular, axilar e musculocutâneo. Isso provoca rotação medial persistente do braço, que está estendido no cotovelo, o que se denomina **sinal de gorjeta do garçom**, visto que era prática comum um garçom ou *maître* afastar-se de um cliente com o braço em rotação medial e extensão, para que o cliente pudesse discretamente colocar uma gorjeta na sua mão para conseguir uma mesa melhor em um restaurante. Os nervos dorsal da escápula, subclávio e torácico longo provavelmente também são afetados, porém não contribuem para a postura da mão em gorjeta de garçom. A paralisia de Erb-Duchenne também pode se desenvolver gradualmente como resultado do uso de uma mochila pesada que comprima o tronco superior.

Lesão do tronco inferior

A lesão da raiz C8, da raiz T1 ou do tronco inferior do plexo braquial ocorre com menos frequência, mas pode resultar em abdução súbita e forçada do braço, exercendo tração na parte inferior da axila e nos nervos da parte inferior do

(continua)

Capítulo 10 Anatomia Clínica do Membro Superior

Correlação clínica 10.26 Plexopatia braquial (continuação)

plexo braquial. Como o tronco inferior contribui com quase todos os axônios para o fascículo medial, os sinais clínicos são muito semelhantes aos da lesão do fascículo medial. Pode haver déficits adicionais que afetem os músculos extensores distais da face posterior do antebraço, pois o ramo profundo do nervo radial recebe alguns axônios do tronco inferior. Essa condição é conhecida como paralisia de Klumpke e pode ocorrer quando uma pessoa cai e agarra algo que detenha a sua queda, porém atira o braço superiormente. A tração forte sobre o braço de um recém-nascido durante o processo do parto também pode causar essa condição, porque os músculos não estão desenvolvidos e não conseguem resistir à abdução excessiva.

Lesões da raiz C4 podem causar paralisia do nervo frênico e desconforto respiratório – nervo frênico

Lesões na parte superior do plexo braquial ou em suas raízes nervosas (C5, C6) causam paralisia de Erb

Lesões na parte inferior do plexo braquial ou em suas raízes nervosas(C7, C8, T1) causam paralisiade Klumpke e muitas vezes síndrome de Horner

Nervo musculocutâneo

Nervo axilar

Nervo radial

Nervo mediano

Nervo ulnar

C3 · C4 · C5 · C6 · C7 · C8 · T1

Ramo comunicante branco (fibras para o tronco simpático cervical)

Lactente com paralisia de Erb no lado direito. Os músculos do ombro e do braço estão majoritariamente afetados. Cotovelo em extensão e punho em flexão, porém com preensão normal.

Menina com paralisia de Klumpke no lado direito. Os músculos do antebraço e da mão são majoritariamente afetados. Preensão fraca e membro afetado pequeno. Síndrome de Horner presente devido à interrupção das fibras para o tronco simpático cervical.

Figura CC10.26 Lesões do plexo braquial e/ou das raízes dos nervos cervicais ao nascimento.

Inervação autonômica do membro superior

Nos membros superior e inferior, o sistema nervoso simpático inerva as glândulas sudoríferas na pele, bem como os esfíncteres de músculo liso que regulam o fluxo sanguíneo para os músculos esqueléticos (Figura 10.24). Nos membros superiores especificamente, os axônios simpáticos pré-ganglionares dos funículos laterais de T1 a T5 projetam seus axônios através de suas respectivas raízes anteriores, nervos espinais e ramos anteriores. Esses axônios deixam os ramos anteriores como ramos comunicantes brancos e alcançam a cadeia simpática, especificamente os gânglios cervical médio, cervical inferior e primeiro torácico. Com frequência, observa-se um gânglio cervicotorácico (estrelado) nessa área, que simplesmente consiste em uma fusão dos gânglios cervical inferior e primeiro torácico. Dentro desses gânglios, encontram-se as células nervosas simpáticas pós-ganglionares que projetam seus axônios de volta ao nervo espinal ao longo dos ramos comunicantes cinzentos. Uma vez no nervo espinal, os axônios pós-ganglionares podem seguir seu trajeto de volta através dos ramos posteriores ou para o membro superior pelos ramos anteriores e plexo braquial. Esses axônios percorrem todos os nervos periféricos, inervando, ao longo do percurso, os esfíncteres de músculo liso dentro do músculo esquelético, bem como as glândulas sudoríferas, os músculos eretores do pelo e os esfíncteres pré-capilares na pele (Boxe Correlação Clínica 10.27).

Correlação clínica 10.27 Disfunção autonômica do membro superior

A **síndrome de Raynaud** caracteriza-se por contração pronunciada dos esfíncteres pré-capilares que levam aos dedos da mão. Isso faz com que os dedos se tornem pálidos, cianóticos e doloridos. A causa nem sempre é conhecida, mas essa isquemia dos dedos pode ocorrer quando um estresse ou emoções intensas resultam em aumento da atividade simpática, provocando constrição desses vasos sanguíneos. Ocorre **hiperidrose** quando o sistema nervoso simpático está hiperativo e causa sudorese frequente (ou constante) das axilas, das palmas das mãos ou de outros locais. Essas condições podem ser tratadas por meio de secção seletiva dos ramos comunicantes cinzentos, deixando a cadeia simpática alcançar o plexo braquial, ou por meio de lesão dos nervos simpáticos pré-ganglionares dentro da própria cadeia simpática.

Suprimento sanguíneo dos membros superiores

Artérias proximais do membro superior e artéria subclávia

Além das artérias que irrigam os órgãos torácicos, a parte torácica da aorta dá origem às **artérias intercostais posteriores**, que fornecem sangue para o terceiro ao décimo-primeiro espaço intercostal (Figura 10.25). Enquanto fornecem sangue aos

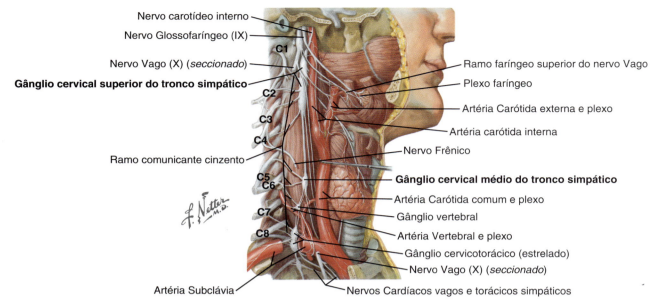

Figura 10.24 Nervos autônomos do pescoço.

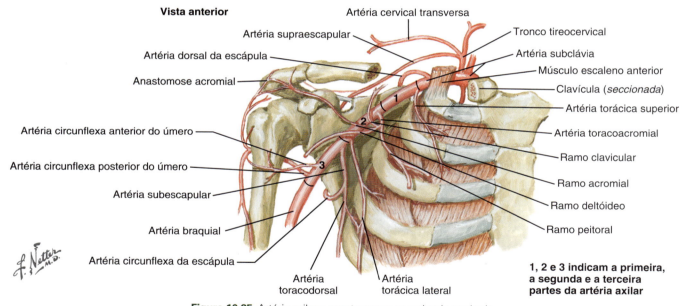

Figura 10.25 Artéria axilar e anastomoses ao redor da escápula.

músculos intercostais e à pele sobrejacente, essas artérias também contribuem para o fornecimento de sangue aos músculos serrátil anterior e peitoral maior (como artérias intercostais anteriores) próximo ao esterno.

A **artéria subclávia** origina-se do tronco braquiocefálico à direita, e diretamente do arco da aorta à esquerda. Apresenta vários ramos importantes que caracteristicamente se originam desta; porém, é necessário lembrar sempre que é muito comum haver variações nesse padrão.

- **Artéria torácica interna**: irriga a parte anterior da parede torácica, esterno e face medial dos músculos peitorais maiores e une-se às artérias intercostais anteriores, conforme já mencionado

- **Artéria vertebral**: ascende pelo forame transverso de C6 a C1 para fornecer sangue ao tronco encefálico e ao cérebro

- **Tronco tireocervical**: esse único tronco divide-se em várias artérias que podem se ramificar diretamente a partir da artéria subclávia em alguns casos. Alguns ramos, como as artérias tireóidea inferior, cervical ascendente, cervical profunda e intercostal suprema, não fornecem sangue ao membro superior; entretanto, outros ramos suprem as estruturas proximais dos membros
  - **Artéria supraescapular**: passa posteriormente e segue ao longo do nervo supraescapular. Corre lateralmente ao ventre inferior do músculo omo-hióideo e

superiormente ao ligamento transverso da escápula e produz ramos para o músculo supraespinhal. Segue o nervo supraescapular lateralmente ao redor da incisura da escápula e emite ramos para o músculo infraespinal. Dentro do músculo, forma importantes anastomoses com as artérias dorsal da escápula e circunflexa da escápula

- A **artéria cervical transversa** (também denominada **tronco cervicodorsal**) dá origem a dois ramos que suprem estruturas relacionadas ao membro superior
  - **Ramo superficial da artéria cervical**: segue um percurso paralelo ao nervo acessório na face anterior do trapézio
  - **Artéria dorsal da escápula**: passa posteriormente para formar uma trama entre as cabeças do músculo levantador da escápula (que ela perfunde), desce ao longo da margem medial da escápula e fornece sangue aos músculos romboide menor e maior. A artéria dorsal da escápula também pode se originar diretamente da artéria subclávia.

Artéria axilar

Após cruzar a margem lateral da costela I, a artéria subclávia muda de nome e torna-se a **artéria axilar** (Figura 10.25), indicando sua localização na axila. A artéria axilar passa posteriormente ao músculo peitoral menor, que constitui uma referência espacial útil para acompanhar o padrão de ramificação mais comum dos vasos que se originam a partir dela.

A primeira parte da artéria axilar localiza-se proximalmente ao músculo peitoral menor e possui um ramo.

- **Artéria torácica superior**: fornece sangue ao primeiro e segundo espaços intercostais, localizados muito superiormente para receber as artérias intercostais posteriores da aorta. Normalmente, fornece sangue também para os músculos subclávio e peitoral maior.

A segunda parte da artéria axilar está localizada posteriormente ao músculo peitoral menor e possui dois ramos que ainda se subdividem mais.

- **Artéria/tronco toracoacromial**: esse tronco arterial divide-se em quatro artérias filhas muito rapidamente após deixar a artéria axilar, que passam medialmente ao músculo peitoral menor. Observe que essas artérias filhas às vezes podem deixar a artéria axilar diretamente
  - **Ramo clavicular**: segue superiormente em direção ao músculo subclávio
  - **Ramo peitoral**: segue inferiormente em direção aos músculos peitorais
  - **Ramo acromial**: segue superiormente ao processo coracoide e alcança a face anterior do acrômio, contribuindo para a **anastomose acromial**, junto com as artérias supraescapular e circunflexa anterior do úmero
  - **Ramo deltóideo**: segue um percurso lateral no sulco deltopeitoral ao longo da veia cefálica e de um ramo do nervo peitoral lateral, para suprir a parte clavicular do músculo deltoide e o músculo peitoral maior

- **Artéria torácica lateral**: desce ao longo da parede lateral do tórax, ao longo do nervo torácico longo para suprir o músculo serrátil anterior, o músculo peitoral maior, os músculos intercostais de localização próxima e a parte lateral da mama. Algumas vezes, origina-se como ramo da artéria toracoacromial ou a partir da terceira parte da artéria axilar.

A terceira parte da artéria axilar localiza-se distalmente ao músculo peitoral menor e possui três ramos que continuam se ramificando.

- **Artéria subescapular**: desce brevemente ao longo da face lateral do músculo subescapular antes de se dividir em dois grandes ramos
  - **Artéria circunflexa da escápula**: passa superiormente ao músculo redondo maior, enquanto segue um percurso posterior e alcança os músculos redondo menor e infraespinal. Essa artéria é importante contribuinte para as anastomoses na fossa infraespinal, juntamente das artérias supraescapular e dorsal da escápula
  - **Artéria toracodorsal**: continua inferiormente junto ao nervo toracodorsal na face anterior do músculo latíssimo do dorso, para o qual é o principal suprimento sanguíneo
- **Artéria circunflexa anterior do úmero**: essa pequena artéria cruza o compartimento anterior do braço, seguindo o seu percurso ao longo do colo cirúrgico do úmero enquanto fornece sangue aos músculos sobrejacentes. Forma uma anastomose significativa com a artéria circunflexa posterior do úmero e contribui também para a anastomose acromial
- **Artéria circunflexa posterior do úmero**: trata-se de um grande vaso que segue uma direção posterior ao longo do colo cirúrgico do úmero e segue paralelamente ao nervo axilar. Supre todos os músculos de localização próxima (partes espinal e acromial do músculo deltoide, cabeças longa e lateral do músculo tríceps braquial, músculos redondos menor e maior) e faz anastomose com a artéria circunflexa anterior do úmero e a artéria braquial profunda (Boxe Correlação Clínica 10.28).

Artéria braquial

À medida que a artéria axilar cruza a margem inferior do músculo redondo maior, ela muda mais uma vez de nome e torna-se a **artéria braquial** (Figura 10.26) e desce ao longo do nervo mediano, na face medial do úmero. Ao longo de seu trajeto, dá origem a uma **artéria nutrícia do úmero**, muitos ramos para os músculos do braço e algumas artérias nomeadas.

- **Artéria braquial profunda**: essa grande artéria deixa a artéria braquial e segue um percurso posterior ao longo do sulco do nervo radial do úmero com o nervo radial. Fornece sangue ao compartimento posterior do braço antes de terminar como três ramos
  - **Ramo deltóideo**: supre a área deltoidea e faz anastomose com a artéria circunflexa posterior do úmero

Correlação clínica 10.28 Anastomoses ao redor da escápula

O membro superior recebe a totalidade de seu suprimento sanguíneo da artéria subclávia e suas tributárias, particularmente as artérias axilar e braquial. As artérias dorsal da escápula e supraescapular originam-se da artéria subclávia e fornecem sangue às faces medial, superior e posterior da escápula. A artéria circunflexa da escápula é uma tributária da terceira parte da artéria axilar e supre as faces lateral e posterior da escápula. Se ocorrer algum bloqueio (como arteriosclerose) na parte distal da artéria subclávia ou proximal da artéria axilar, pode haver aumento de um canal anastomótico que utilize esses vasos para escapar do bloqueio. As artérias dorsal da escápula e supraescapular transportam o sangue através da fossa infraespinal até a artéria circunflexa da escápula. O fluxo por essa artéria reverte sua direção típica, movendo o sangue para as artérias subescapular e axilar antes de suprir a artéria braquial, preenchendo também a parte proximal da artéria axilar. A ligadura súbita da parte proximal da artéria axilar (como em caso de reparo de ruptura da artéria axilar) privará o membro superior de sangue, e poderá não haver tempo suficiente para redirecionar significativamente a anastomose e preservar os tecidos do membro superior.

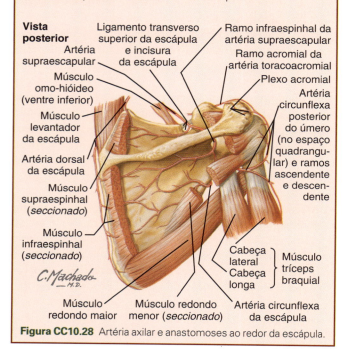

Figura CC10.28 Artéria axilar e anastomoses ao redor da escápula.

- **Artéria colateral radial**: segue inferior e lateralmente. Divide-se em artérias menores que se distribuem por ambos os lados do epicôndilo lateral e contribuem para a rede anastomótica de artérias ao redor do cotovelo
- **Artéria colateral média**: segue inferiormente nas proximidades do olécrano e contribui para a rede anastomótica de artérias ao redor do cotovelo
- **Artéria colateral ulnar superior**: essa artéria pequena, porém longa, deixa a face medial da artéria braquial próximo ao meio do braço e desce para alcançar a face posterior do epicôndilo medial. Nessa região, une-se à rede anastomótica do cotovelo
- **Artéria colateral ulnar inferior**: essa artéria menor deixa a artéria braquial próximo ao cotovelo e segue brevemente um percurso inferior antes de contribuir para a rede anastomótica de artérias ao redor do cotovelo.

Artérias do antebraço

Na fossa cubital, a artéria braquial cruza profunda e lateralmente o nervo mediano (Figura 10.26) antes de passar abaixo da aponeurose bicipital. Normalmente, divide-se imediatamente distal à articulação do cotovelo e forma as artérias ulnar e radial, que fornecem sangue às estruturas dos compartimentos anterior e posterior do antebraço, bem como da palma e do dorso da mão. Observe que as artérias radial e ulnar às vezes separam-se no braço e descem de cada lado do nervo mediano.

No antebraço, a **artéria ulnar** percorre a face medial do antebraço abaixo da camada superficial dos músculos flexores e alcança a face medial da parte anterior do antebraço. Em algumas pessoas (cerca de 3%), a artéria ulnar está localizada superficialmente aos músculos flexores na face medial do braço, tornando-a vulnerável a traumatismos superficiais. Logo após surgir da artéria braquial, a artéria ulnar dá origem a vários ramos proximais, incluindo uma **artéria nutrícia da ulna**. Em seguida, segue ao longo do nervo ulnar, imediatamente lateral ao músculo flexor ulnar do carpo e tendão à medida que desce rumo ao punho.

- **Artéria anterior recorrente ulnar**: segue um percurso medial e proximal ao longo da face anterior do epicôndilo medial do úmero e faz anastomose principalmente com a artéria colateral ulnar inferior
- **Artéria posterior recorrente ulnar**: segue um percurso medial e proximal ao longo da face posterior do epicôndilo medial e faz anastomose com a artéria colateral ulnar superior
- **Artéria interóssea comum**: ramifica-se a partir da face lateral da artéria ulnar e divide-se rapidamente em ramos em ambos os lados da membrana interóssea
  - **Artéria interóssea anterior**: segue ao longo do nervo interósseo anterior para suprir os músculos flexores profundos da parte anterior do antebraço. Passa abaixo do músculo pronador quadrado antes de perfurar a membrana interóssea, alcançar a face dorsal da mão e a rede carpal dorsal, que se origina da artéria radial
    - **Artéria acompanhante do nervo mediano**: durante o desenvolvimento inicial do membro, essa artéria segue seu percurso pela face anterior da membrana interóssea e através do túnel do carpo para alcançar a palma. Normalmente, diminui para abandonar a artéria interóssea anterior à medida que as artérias radial e ulnar aumentam. Entretanto, pode persistir em algumas pessoas
  - **Artéria interóssea posterior**: deixa o compartimento anterior do antebraço, passando entre a corda oblíqua e a membrana interóssea. Sem surpresas, segue então ao longo do nervo interósseo posterior, na face posterior da membrana interóssea. Fornece sangue às estruturas profundas da parte posterior do antebraço e desaparece perto do punho; porém, às vezes pode contribuir para a rede carpal dorsal
    - A **artéria interóssea recorrente** deixa a artéria interóssea posterior pouco após a sua entrada no compartimento posterior do antebraço e segue um percurso proximal ao longo da superfície do músculo supinador para fazer anastomose como a artéria colateral média da artéria braquial profunda.

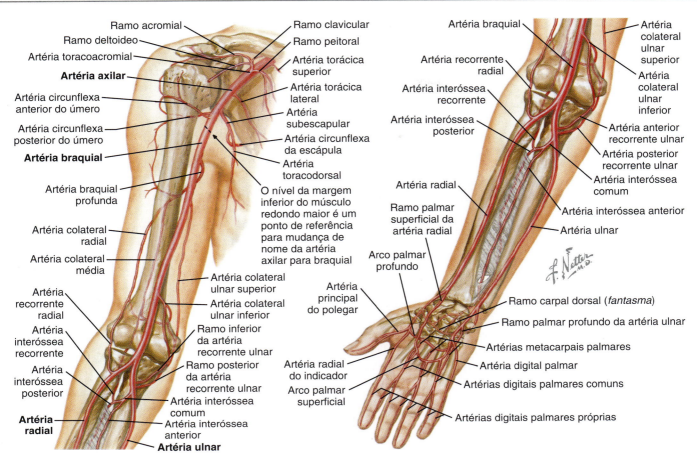

Figura 10.26 Artérias do braço e do antebraço.

A **artéria radial** segue seu percurso ao longo da face lateral da parte anterior do antebraço, abaixo do músculo braquiorradial, mas cruza distal e lateralmente ao redor da parte distal do rádio, alcançando a face dorsal dos ossos carpais laterais e da mão. Na parte proximal do antebraço, a artéria radial dá origem a vários ramos musculares, uma **artéria nutrícia do rádio** e um ramo nomeado.

- **Artéria recorrente radial**: origina-se na face lateral da artéria radial e segue proximalmente ao longo da face anterior do epicôndilo lateral até o úmero. Une-se ao ramo mais lateral da artéria braquial profunda, a artéria colateral radial (Boxes Correlação Clínica 10.29 e 10.30).

Correlação clínica 10.29 Anastomoses ao redor do cotovelo

Além da artéria braquial, existem várias conexões arteriais que também cruzam o cotovelo (Figura 10.26).
- Artérias colateral ulnar superior e recorrente ulnar posterior
- Artérias colateral ulnar inferior e recorrente ulnar anterior
- Ramo colateral radial da artéria braquial profunda e artéria recorrente radial
- Ramo colateral mediano da artéria braquial profunda e artéria interóssea recorrente

Se houver lesão, ligadura ou compressão da artéria braquial por um período de tempo prolongado, pode ocorrer aumento de um ou mais desses canais para transportar o sangue além do bloqueio e perfundir o antebraço e a mão.

Correlação clínica 10.30 Ramificação da artéria braquial

A artéria radial às vezes (cerca de 9%) origina-se em um ponto alto no braço a partir da artéria braquial ou, menos frequentemente, da artéria axilar, como **artéria braquiorradial**. Essa variação deve ser considerada ao planejar um autoenxerto da artéria radial ou em caso de trauma do braço. Outra variação comum (cerca de 10%) é a **artéria mediana**, que se origina da artéria braquial e segue seu percurso entre as artérias radial e ulnar através do túnel do carpo e até os arcos palmares.

Artérias do punho e da mão

As artérias radial e ulnar cruzam o punho para suprir os ossos carpais e as estruturas da mão (Figura 10.26) e formam várias anastomoses complexas durante esse processo. A artéria ulnar segue um percurso lateral ao tendão do músculo flexor ulnar do carpo e pisiforme ao entrar no túnel ulnar, profundamente ao retináculo dos músculos flexores. Antes de entrar no túnel, dá origem a dois vasos para o punho.

- **Ramo carpal dorsal**: essa artéria segue um percurso medial em torno da parte distal da ulna para nutrir a rede carpal dorsal pequena (porém importante) que recebe a maior parte de seu sangue da artéria radial
- **Ramo carpal palmar**: essa artéria sai da face lateral da artéria ulnar para suprir a parte distal do antebraço e parte proximal do carpo. Faz anastomose com um ramo semelhante da artéria radial.

Após ter passado pelo túnel ulnar, a artéria ulnar dá origem a dois ramos para a palma.

- **Arco palmar superficial**: a maior parte do sangue na parte distal da artéria ulnar segue pelo arco palmar superficial, que normalmente é encontrado logo abaixo da aponeurose palmar. É alcançado pelo ramo palmar superficial da artéria radial
- **Artérias digitais palmares comuns**: três dessas artérias deixam o arco palmar superficial e seguem entre os ossos metacarpais II e III, III e IV, IV e V
  - **Artérias digitais palmares próprias**: esses vasos surgem de cada artéria digital palmar comum para suprir os próprios dedos
    - A primeira artéria digital palmar comum ramifica-se nas artérias digitais palmares próprias para a face medial do segundo dedo e face lateral do terceiro dedo
    - A segunda artéria digital palmar comum ramifica-se nas artérias digitais palmares próprias para a face medial do terceiro dedo e face lateral do quarto dedo
    - A terceira artéria digital palmar comum ramifica-se nas artérias digitais palmares próprias para a face medial do quarto dedo e face lateral do quinto dedo
    - Uma artéria digital palmar própria separada para a face medial do quinto dedo origina-se diretamente do arco palmar superficial
    - As artérias digitais palmares próprias para a face lateral do segundo dedo e ambos os lados do primeiro dedo originam-se da artéria radial. Mais detalhes serão fornecidos adiante
- **Ramo palmar profundo**: pequeno vaso que sai da face lateral da artéria ulnar e segue um percurso anterior aos músculos interósseos, fazendo anastomose com o arco palmar profundo, que se origina principalmente da artéria radial.

A **artéria radial** segue ao longo da face lateral da parte distal do rádio, porém desvia-se dorsalmente na vizinhança do escafoide. Quando ainda se encontra na parte distal do antebraço, apresenta dois ramos importantes.

- **Ramo carpal palmar**: essa artéria deixa a face medial da artéria radial e cruza a parte distal do antebraço para fazer anastomose com o ramo equivalente da artéria ulnar, formando o **arco carpal palmar**
- **Ramo palmar superficial**: esse ramo origina-se da face anterior da artéria radial e percorre a palma profundamente ao músculo abdutor curto do polegar e aponeurose palmar. Contribui para o arco palmar superficial, que normalmente recebe a maior parte de seu sangue da artéria ulnar.

Após cruzar a face dorsal do punho, a artéria radial dá origem a vários ramos.

- **Ramo carpal dorsal**: essa artéria surge na face medial da artéria radial e cruza anteriormente os tendões dos músculos extensores radiais do carpo para fazer anastomose com o ramo carpal dorsal da artéria ulnar. Essa anastomose forma a **rede carpal dorsal**
  - **Artérias metacarpais dorsais**: essas artérias estendem-se distalmente a partir da rede carpal dorsal (e da artéria radial) ao lado dos ossos metacarpais

  - **Artérias digitais dorsais**: essas artérias originam-se das artérias metacarpais dorsais para fornecer sangue a cada lado dos dedos
    - A primeira artéria metacarpal dorsal (com origem na artéria radial) ramifica-se nas artérias digitais dorsais na face medial do primeiro dedo e face lateral do segundo dedo
    - A segunda artéria metacarpal dorsal (do arco carpal dorsal) ramifica-se nas artérias digitais dorsais na face medial do segundo dedo e face lateral do terceiro dedo
    - A terceira artéria metacarpal dorsal (do arco digital dorsal) ramifica-se nas artérias digitais dorsais na face medial do terceiro dedo e na face lateral do quarto dedo
    - A quarta artéria metacarpal dorsal (do arco digital dorsal) ramifica-se nas artérias digitais dorsais na face medial do quarto dedo e na face lateral do quinto dedo
    - A artéria digital dorsal para a face medial do quinto dedo ramifica-se diretamente do arco carpal dorsal ou do ramo carpal dorsal da artéria ulnar.

Em seguida, a artéria radial perfura as duas cabeças do primeiro músculo interósseo dorsal e entra na face palmar da mão para dar origem a seus três ramos finais.

- **Artéria principal do polegar**: esse grande vaso segue seu percurso ao longo da face medial do osso metacarpal I antes de se ramificar nas duas artérias digitais palmares próprias do polegar
- **Artéria radial do indicador**: essa artéria segue ao longo da face lateral do osso metacarpal II antes de fazer transição para a artéria digital palmar própria na face lateral do segundo dedo
- **Arco palmar profundo**: a artéria radial fornece a maior parte do sangue para esse arco, porém é suplementada pelo sangue do ramo palmar profundo da artéria ulnar. É encontrado anteriormente aos músculos interósseos e dá origem a ramos que se fundem com as artérias digitais palmares comuns sobrejacentes
  - **Artérias metacarpais palmares**: três desses vasos originam-se do arco palmar profundo e fundem-se com as três artérias digitais palmares comuns, proporcionando outro trajeto para que o sangue alcance os dedos (Boxes Correlação Clínica 10.31 e 10.32).

Correlação clínica 10.31 Tabaqueira anatômica

Se um paciente for solicitado a esticar fortemente o polegar para cima, abduzindo e estendendo o dedo, duas cristas tendíneas projetam-se a partir da face lateral do punho (Figura CC10.32). A mais lateral das duas cristas é formada pelos tendões dos músculos abdutor longo do polegar e extensor curto do polegar, enquanto a crista mais medial é produzida pelo tendão do músculo extensor longo do polegar. A pequena depressão entre essas duas cristas é conhecida como tabaqueira anatômica. As pessoas costumavam cheirar rapé (e algumas ainda o fazem), um tabaco finamente moído, a partir desse espaço. Dentro desse espaço encontra-se a artéria radial, que pode ser palpada na tabaqueira juntamente com o escafoide. Quando há fratura ou necrose avascular do escafoide, a palpação desse espaço frequentemente provoca dor.

Capítulo 10 Anatomia Clínica do Membro Superior

Correlação clínica 10.32 Localização dos pulsos no membro superior

Existem alguns locais típicos onde é possível verificar a frequência de pulso no membro superior. Embora o ultrassom seja hoje usado com mais frequência, a palpação manual dessas artérias é ainda muito comum.

- Artéria braquial: o pulso pode ser sentido quando a artéria é comprimida contra a face medial do corpo do úmero. Pode ser também palpável na fossa cubital, imediatamente medial ao tendão do músculo bíceps braquial. Esse é frequentemente o local onde o pulso é avaliado com o estetoscópio durante a aferição da pressão arterial com um manguito

- Artéria radial: ligeiramente palpável dentro da tabaqueira anatômica, porém, o pulso é sentido com mais facilidade entre os tendões dos músculos flexor radial do carpo e abdutor longo do polegar
- Artéria ulnar: palpável imediatamente lateral ao pisiforme e ao tendão do músculo flexor ulnar do carpo. A artéria é profunda; pode ser necessário que o examinador empurre a pele para encontrar o pulso.

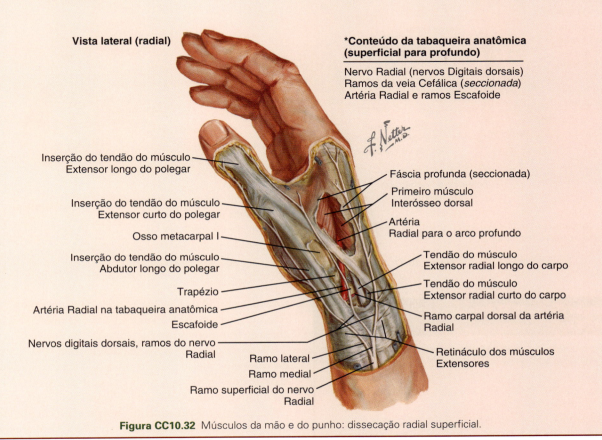

Figura CC10.32 Músculos da mão e do punho: dissecação radial superficial.

Veias dos membros superiores

Em geral, cada artéria nomeada tem uma veia (Figura 10.27) que segue seu trajeto em sentido antiparalelo, drenando o sangue das regiões supridas pela artéria. Entretanto, as vias venosas são muito mais variáveis do que as vias arteriais, e muitas vezes existem múltiplas veias seguindo ao longo de uma grande artéria. Quando essas veias formam uma rede interconectada ao longo da superfície da artéria, são conhecidas como **veias acompanhantes**. As veias do membro superior tendem a ter válvulas em seu lúmen para evitar o fluxo retrógrado de sangue venoso, o que é particularmente importante quando a drenagem venosa precisa operar contra a gravidade. A pulsação das grandes artérias pode ajudar a impulsionar o sangue venoso na direção proximal, visto que a expansão da artéria comprime as veias e empurra o sangue superiormente por outra válvula. Outro importante elemento que impulsiona a drenagem venosa contra a gravidade é a contração muscular dentro dos compartimentos dos membros. Como a fáscia que envolve cada compartimento não possibilita grande expansão, o aumento de pressão comprime as veias no compartimento, impulsionando o sangue na direção proximal, com válvulas que impedem o seu retorno no sentido distal.

No membro superior, existem algumas veias subcutâneas de importância especial. Elas não têm correspondente arterial, e muitas vezes podem ser encontradas logo abaixo da pele ou fazendo protrusão na pele de pessoas com baixo teor de gordura corporal. O sangue venoso das faces palmar e medial da mão e do antebraço tende a ser drenado por tributárias da **veia basílica do antebraço**, que segue seu percurso ao longo da face medial do antebraço rumo ao epicôndilo medial do úmero. Continua superiormente na face medial do braço como **veia basílica** por vários centímetros antes de mergulhar na **veia braquial** do compartimento anterior do braço. A veia braquial cruza o músculo redondo maior para se tornar a **veia axilar**, que recebe sangue venoso de outras tributárias na área até cruzar a costela I e mudar seu nome para **veia subclávia**. Em seguida, a veia subclávia entra no tórax conforme funde-se à veia jugular interna (Boxe Correlação Clínica 10.33).

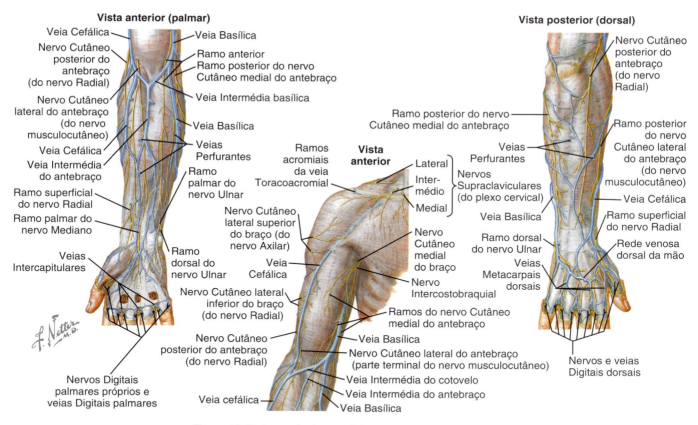

Figura 10.27 Anatomia de superfície: veias e nervos superficiais.

Correlação clínica 10.33 Relações neurovasculares no pescoço

Os vasos subclávios e o plexo braquial estão localizados muito próximos uns dos outros na base do pescoço, e a ocorrência de lesões nessa área pode resultar em hemorragia significativa e desnervação relacionadas com o membro superior (Figura 10.18). A veia subclávia cruza superiormente à costela I e inferiormente à clavícula antes de seguir um percurso anterior à face anterior do músculo escaleno e o nervo frênico, pois drena sangue do membro superior e do pescoço. A artéria axilar e o plexo braquial ficam um pouco mais protegidos à medida que saem do pescoço e passam entre os músculos escalenos anterior e médio. Mais distalmente, seguem um percurso inferior à clavícula e superior à costela I. Essas relações são importantes quando se coloca um acesso central na veia subclávia. Além disso, as lesões por desaceleração súbita, como em um acidente de veículo motorizado, podem fraturar a primeira costela e potencialmente lacerar os vasos subclávios/axilares.

O sangue do dorso da mão flui das veias digitais e das **veias intercapitulares** (entre dedos adjacentes) para as **veias metacarpais dorsais** e para a **rede venosa dorsal da mão**. Parte desse sangue pode ser drenada para a veia basílica do antebraço; porém, a maior parte do sangue da face dorsal, juntamente do sangue da face lateral do antebraço, é drenada rumo ao cotovelo na **veia cefálica do antebraço**. Esse vaso continua superiormente na face lateral do braço como **veia cefálica**, seguindo seu percurso ao longo do sulco deltopeitoral antes de se aprofundar e se unir à veia subclávia. Uma **veia toracoacromial** de localização próxima, que drena a área ao redor da face anterior do ombro, pode se unir à veia cefálica antes de terminar.

Na fossa cubital, há normalmente uma **veia intermédia do cotovelo**, que conecta as veias cefálica e basílica quando cruzam do antebraço para o braço. Esse vaso é variável e pode ser muito grande, duplicado ou totalmente ausente. Quando presente, existe normalmente uma **veia intermédia do antebraço** na linha média, que drena o sangue diretamente para ele a partir da parte anterior do antebraço. Todas essas veias superficiais apresentam pequenas veias perfurantes que mergulham através da fáscia do braço ou do antebraço subjacente para alcançar veias mais profundas, que seguem seu percurso ao longo das artérias do membro superior (Boxe Correlação Clínica 10.34).

Correlação clínica 10.34 Fossa cubital

A face anterior do cotovelo é uma área denominada fossa cubital (Figura 10.27) que constitui local comum de coleta de sangue venoso da veia intermédia do cotovelo. Possui formato triangular, com um dos pontos direcionado distalmente. É delimitada pelos músculos flexores do antebraço (medialmente) extensores do antebraço (lateralmente) e por uma linha entre os epicôndilos medial e lateral (superiormente). O assoalho desse espaço é formado pelos músculos braquial e supinador. Embora seja um local relativamente seguro para a coleta de sangue, existem algumas estruturas importantes na fossa cubital: as artérias e veias braquiais, radiais e ulnares, bem como o nervo mediano e o tendão do músculo bíceps braquial.

Drenagem linfática do membro superior

Existem vasos linfáticos profundos, cujo percurso é mais ou menos paralelo às artérias e veias da mão, do antebraço, do braço e da axila (Figura 10.28). Os vasos linfáticos superficiais da palma mergulham profundamente e se unem aos vasos linfáticos profundos ao redor dos arcos palmares. O líquido linfático dos dedos é drenado através de pequenos vasos linfáticos superficiais rumo ao dorso da mão. Esses pequenos vasos aumentam conforme seguem seu percurso proximalmente e fundem-se uns aos outros. À medida que aumentam, eles tendem a seguir paralelamente às veias superficiais, como as veias cefálica e basílica. Os vasos linfáticos do dorso da mão, e da face lateral do antebraço e do braço tendem a seguir seu trajeto ao lado da veia cefálica. Esses vasos aferentes transportam líquido linfático para os **linfonodos deltopeitorais**, próximos à veia cefálica, imediatamente antes de alcançar a veia axilar ou subclávia. Os vasos linfáticos da face palmar da mão e da face anteromedial do antebraço convergem para a fossa cubital e para os **linfonodos cubitais** localizados nessa região. O líquido linfático dos linfonodos cubitais passa proximalmente ao longo da veia basílica para alcançar os vasos linfáticos profundos ao longo dos vasos braquiais. Esses vasos continuam proximalmente até alcançar os **linfonodos axilares (linfonodos umerais)**.

Os **linfonodos axilares** constituem importante grupo de linfonodos com vários membros cujas posições são indicadas por seus nomes. Os linfonodos umerais (laterais) seguem a face medial da parte proximal do úmero e carregam a maior parte do líquido linfático do membro superior. Os **linfonodos subescapulares (posteriores)** são encontrados anteriormente ao músculo subescapular. Os **linfonodos peitorais (anteriores)** são encontrados nas faces posteriores dos músculos peitorais maior e menor e drenam a parte anterolateral do tórax e a parte lateral da mama. Existem também **linfonodos interpeitorais** entre os dois músculos. No centro da axila, encontram-se os **linfonodos centrais**, que recebem vasos linfáticos dos linfonodos subescapulares, umerais e peitorais. O líquido linfático dos linfonodos centrais, juntamente com vasos linfáticos colaterais dos outros linfonodos axilares, passa proximalmente aos **linfonodos apicais**, localizados no limite superior da axila. A partir desse local, o líquido linfático segue para os **linfonodos supraclaviculares**. Em seguida, o líquido linfático segue no **tronco subclávio**, que é drenado na veia subclávia direita ou esquerda. No lado esquerdo, pode unir-se ao ducto torácico antes de alcançar a veia subclávia (Boxe Correlação Clínica 10.35).

Correlação clínica 10.35 Metástase e linfonodos axilares

Os tipos de câncer que surgem a partir de células endoteliais, denominados carcinomas, frequentemente invadem os vasos linfáticos e enviam células tumorais como "sementes" por meio da linfa, que podem metastizar para outros tecidos e linfonodos. Se os tumores alcançarem os linfonodos axilares, como ocorre regularmente no câncer de mama metastático, pode ser necessário proceder à sua remoção cirúrgica. Embora a profundidade específica da dissecção varie de acordo com as necessidades de cada paciente, é importante preservar os nervos torácico longo e toracodorsal, que inervam os músculos serrátil anterior e latíssimo do dorso. A remoção dos linfonodos axilares quase certamente impede a drenagem do líquido linfático do membro superior, o que resulta em **linfedema**, ou seja, o edema dos tecidos do membro devido à estase de líquido.

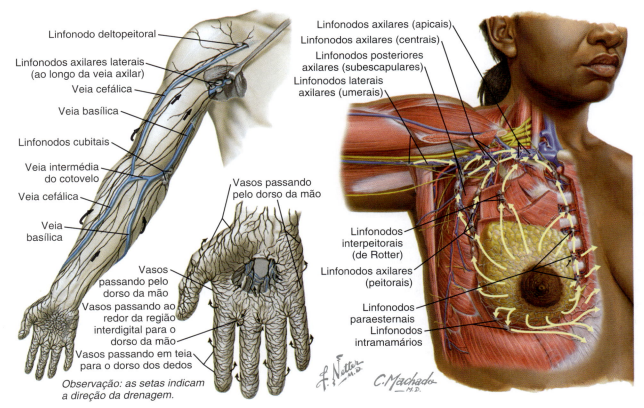

Figura 10.28 Drenagem linfática.

Feixes neurovasculares

Existem vários locais no membro superior onde os grandes vasos e nervos seguem seus trajetos lado a lado. Lesões nessas áreas tendem a danificar os vasos e os nervos, causando hemorragia e lesões por desenervação. A hemorragia de veias tende a exsudar, embora o volume de sangue nessas veias possa ser muito impressionante. A hemorragia que ocorre a partir de artérias é de natureza pulsátil, jorrando de acordo com o pulso.

Ombro e região axilar

- **Fascículos do plexo braquial/vasos axilares**: os fascículos do plexo braquial (posterior, lateral e medial) são encontrados em seus respectivos lados da artéria axilar. São mantidos juntos por tecido conjuntivo que envolve o feixe, a **bainha axilar**. O trauma penetrante profundo na axila pode causar dano a um ou mais dos fascículos, hemorragia maciça da artéria axilar e, possivelmente, da veia axilar de localização próxima
- **Nervo torácico longo e vasos torácicos laterais**: o nervo torácico longo deixa as raízes do plexo braquial e desce alinhado à artéria torácica lateral, um ramo da segunda parte da artéria axilar. O dano a esse feixe resulta em hemorragia ao longo da face lateral da parede torácica e paralisa parte do músculo serrátil anterior ou ele todo
- **Nervo e vasos supraescapulares**: o nervo supraescapular origina-se do tronco superior do plexo braquial e segue seu percurso ao longo da artéria supraescapular após deixar o tronco tireocervical ou outro ramo da artéria subclávia. A ocorrência de trauma penetrante na área superior e anterior à escápula pode causar dano a esse feixe, provocando hemorragia e paralisia dos músculos supraespinal e infraespinal
- **Nervo e vasos toracodorsais**: o nervo toracodorsal origina-se do fascículo posterior do plexo braquial e segue ao longo da face anterior do músculo latíssimo do dorso com a artéria toracodorsal, um ramo da artéria subescapular e terceira parte da artéria axilar. Pode ocorrer dano a esse feixe devido a trauma ao longo da prega axilar posterior, causando hemorragia e perda da função do músculo latíssimo do dorso

Braço

- **Nervo axilar e vasos circunflexos posteriores do úmero**: o nervo axilar é um ramo do fascículo posterior do plexo braquial. Desce ao longo da artéria circunflexa posterior do úmero, um ramo da terceira parte da artéria axilar, e ambos seguem pelo espaço quadrangular do ombro pela face posterior do colo cirúrgico do úmero. Uma fratura nessa área pode resultar em hemorragia, paralisia dos músculos deltoide e redondo menor e ausência de sensação em uma área da pele sobre a face lateral do ombro
- **Nervo radial e vasos braquiais profundos**: o nervo radial é um ramo do fascículo posterior do plexo braquial que segue o seu percurso anteriormente à cabeça longa do músculo tríceps braquial com a artéria braquial profunda, um ramo da artéria braquial na parte proximal do braço.

O feixe segue na direção inferolateral ao longo do sulco do nervo radial na face posterior do úmero, entre as cabeças lateral e medial do músculo tríceps braquial. Uma fratura do úmero (como uma fratura espiral) pode causar lesão desse feixe e provocar hemorragia, paralisia dos músculos que realizam a supinação, extensão do antebraço, ossos carpais e dedos, bem como ausência/alteração da sensação na face posterior do antebraço e dorso da mão. Como os ramos motores e sensórios para os músculos (tríceps braquial) e a pele da face posterolateral do braço podem ter deixado o nervo radial proximalmente ao local da lesão, podem permanecer intactos

- **Nervo mediano e vasos braquiais**: o nervo mediano segue seu percurso ao longo da artéria e veia braquiais, medialmente ao úmero. Na parte superior do braço, o nervo é encontrado anteriormente aos vasos, porém é deslocado para uma posição mais medial à medida que se aproxima do cotovelo. Como esse feixe não está em contato direto com o úmero, ele muitas vezes não é lesionado por fraturas. Contudo, pode ser afetado por trauma da face anteromedial do braço, resultando em hemorragia e fraqueza na flexão do punho, nos dedos e no movimento do polegar.

Antebraço

- **Nervo radial superficial e vasos radiais**: após o nervo radial se dividir em ramos profundo e superficial, o ramo superficial segue um breve percurso pela artéria radial na face lateral da parte anterior do antebraço. Esse feixe é protegido pelos músculos braquiorradiais. Se houver dano a esse feixe, ocorrem hemorragia na área e perda de sensibilidade ao longo da face posterior da parte distal do antebraço e dorso da mão
- **Nervo e vasos ulnares**: o nervo ulnar cruza posteriormente ao epicôndilo medial e desce ao longo da face medial da parte anterior do antebraço, lateralmente ao músculo flexor ulnar do carpo. Aproximadamente a meio caminho pelo antebraço, é alcançado pela artéria ulnar (e veia acompanhante) após surgir da artéria braquial na fossa cubital. Muitas vezes ocorre dano a esse feixe em consequência de lacerações do punho que penetrem no tendão do músculo flexor ulnar do carpo. Isso resulta em hemorragia, perda de sensibilidade da face medial da mão e paralisia dos músculos da mão inervados pelo ramo profundo do nervo ulnar
- **Nervo e vasos interósseos anteriores**: o nervo e a artéria interósseos anteriores são ramos do nervo mediano e da artéria ulnar, respectivamente. Em virtude de sua localização profunda no antebraço, é incomum que sofram dano isoladamente. Podem ser afetados por fraturas do antebraço com deslocamento significativo, resultando em hemorragia profunda na face anterior do antebraço e paralisia dos músculos flexores profundos do primeiro ao terceiro dedos
- **Nervo e vasos interósseos posteriores**: o nervo e a artéria interósseos posteriores são ramos profundos do nervo radial e da artéria ulnar, respectivamente. À semelhança do feixe interósseo anterior, é difícil a ocorrência de dano isolado; porém, eles podem ser afetados por trauma da face posterior do antebraço ou fraturas deslocadas. O dano a esse feixe

resulta em hemorragia na parte posterior do antebraço e paralisia dos músculos extensor e abdutor do polegar e músculo extensor do indicador

- **Veia cefálica e nervo cutâneo lateral do antebraço**: a veia cefálica no antebraço está em estreita proximidade aos ramos do nervo cutâneo lateral do antebraço. O trauma na superfície da face lateral do antebraço pode resultar em hemorragia venosa e perda da sensibilidade na face lateral do antebraço
- **Veia basílica e nervo cutâneo medial do antebraço**: a veia basílica do antebraço e do braço é encontrada na mesma área onde fica o nervo cutâneo medial do antebraço. Traumas superficiais na face medial do antebraço podem resultar em hemorragia venosa e perda de sensibilidade na face medial do antebraço.

Mão

- **Nervos e vasos digitais palmares comuns**: é frequente a ocorrência de trauma na mão e nos dedos da mão. Como as artérias digitais palmares comuns (do arco palmar superficial) e os nervos digitais palmares comuns (dos nervos mediano e ulnar) estão localizados profundamente na palma da mão, a ocorrência de trauma penetrante nessa área pode causar hemorragia e perda de sensação ao longo dos dedos inervados pelo nervo digital palmar comum
- **Artérias e nervos digitais palmares próprios**: os nervos e as artérias digitais palmares próprios estão localizados nas faces palmar lateral e medial dos dedos das mãos. São frequentemente lesionados por lacerações, que resultam em hemorragia e perda de sensibilidade, distalmente à lesão no lado afetado do dedo.

11

Anatomia Clínica do Membro Inferior

Visão geral

Introdução, 268
Ossos, ligamentos e articulações do membro inferior, 268
Grupos musculares do membro inferior, 285
Inervação do membro inferior, 311

Suprimento sanguíneo do membro inferior, 321
Drenagem linfática do membro inferior, 330
Feixes neurovasculares, 331

Introdução

Os membros inferiores assemelham-se aos membros superiores em muitos aspectos. Em vez dos segmentos de ombro, braço, antebraço, punho e mão, os membros inferiores são constituídos por quadril, coxa, perna, tornozelo e pé. Os músculos são agrupados em compartimentos de músculos flexores e extensores e têm padrões distintos de inervação, com grandes vasos que seguem um trajeto profundo dentro do membro e grandes veias superficiais que drenam o sangue dos tecidos subcutâneos. Entretanto, os membros inferiores diferem significativamente dos membros superiores, visto que precisam sustentar o peso do corpo, muitas vezes sobre apenas um membro. Por essa razão, os ossos e os músculos do membro inferior tendem a ser maiores, as articulações tendem a ser menos móveis (e, portanto, mais estáveis) e o pé não é otimizado para a preensão como a mão, e sim para sustentar o peso e deambular. O membro inferior está conectado ao dorso pela articulação do ílio com o sacro. Outras conexões ligamentares e tendíneas mantêm o membro inferior fortemente conectado à coluna vertebral.

Ossos, ligamentos e articulações do membro inferior

O **cíngulo do membro inferior** é um anel ósseo formado pelo sacro e pelos ossos do quadril direito e esquerdo, também denominados quadril, ossos pélvicos ou inominados. Qualquer que seja o termo empregado, esse osso aparentemente único é formado pela fusão de três ossos separados no início da vida: o ílio, o ísquio e o púbis. Os três ossos unem-se no acetábulo e proporcionam uma articulação estável para a cabeça do fêmur, a articulação femoroacetabular.

Ílio e articulação sacroilíaca

O ílio é o maior dos três ossos do quadril e une-se à face auricular (em formato de orelha) do sacro em sua própria **face auricular**, formando a parte sinovial da **articulação sacroilíaca** (Figuras 11.1 e 11.2). Imediatamente superior a ela encontra-se a **tuberosidade ilíaca**, que proporciona uma grande massa de tecido conjuntivo

fibroso, o **ligamento sacroilíaco interósseo**, para ancorar o ílio ao sacro. Logo posteriormente, o **ligamento sacroilíaco posterior** estende-se na direção superoinferior, reforçando ainda mais a articulação. De modo semelhante, o **ligamento sacroilíaco anterior** conecta a crista ilíaca à asa do sacro e forma a margem anterior da articulação sacroilíaca sinovial. É suplementado por ligamentos que se estendem dos processos transversos de L4 e L5 até a crista ilíaca, os **ligamentos iliolombares**.

A **linha arqueada**, que se estende anteriormente a partir da face auricular, é uma crista imediatamente superior ao **corpo do ílio**. A **asa do ílio** estende-se superior e lateralmente a partir da linha arqueada. A face medial lisa da asa do ílio é a **fossa ilíaca**, de onde se origina o músculo ilíaco. A face lateral da asa é a **face glútea**. Em muitos espécimes, aparece quase tão lisa quanto a face ilíaca, porém algumas vezes é possível observar várias cristas ósseas aninhadas: a **linha glútea posterior**, a **linha glútea anterior** e a **linha glútea inferior**. O músculo glúteo médio origina-se dentre as linhas glúteas posterior e anterior, enquanto o músculo glúteo mínimo origina-se dentre as linhas glúteas anterior e inferior. No ápice entre as faces medial e lateral da asa do ílio, encontra-se uma **crista ilíaca** maciça, que se estende do sentido posterior para anterior e ancora muitos músculos abdominais. A crista ilíaca une-se à fossa ilíaca em seu **lábio interno** e une-se à face glútea no **lábio externo**, com uma **linha intermediária** rugosa entre os dois lábios. Em seu limite mais superior, a crista ilíaca apresenta uma região alargada, o **tubérculo ilíaco**. A crista ilíaca termina anteriormente como **espinha ilíaca anterossuperior** e uma **espinha ilíaca anteroinferior** ligeiramente inferior. De forma semelhante, a crista ilíaca termina posteriormente como a **espinha ilíaca posterossuperior**, com uma **crista ilíaca posteroinferior** menor, imediatamente abaixo dela. Inferiormente à crista ilíaca posteroinferior há uma grande reentrância, a **incisura isquiática maior**, que marca o local de fusão do ílio com o ísquio.

Ísquio

Na extremidade inferior da incisura isquiática maior encontra-se a **espinha isquiática** pontiaguda, com outra reentrância, a **incisura isquiática menor**, imediatamente abaixo dela. O **corpo do ísquio** está localizado imediatamente anterior à

Capítulo 11 Anatomia Clínica do Membro Inferior   269

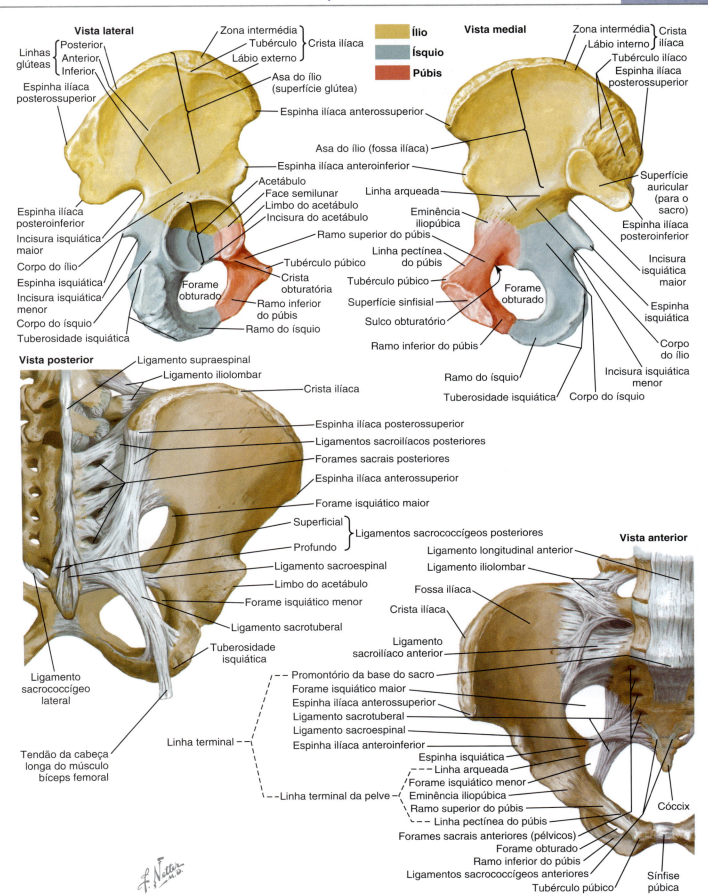

Figura 11.1 Ossos e ligamentos da pelve.

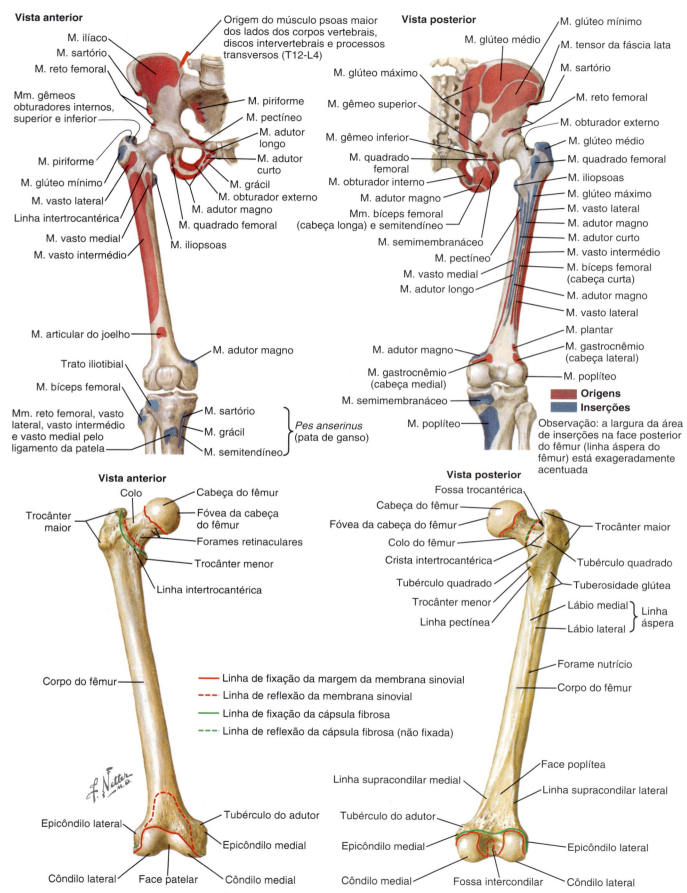

Figura 11.2 Osteologia e fixações do quadril e da coxa.

espinha isquiática. Inferiormente à incisura isquiática menor, encontra-se a **tuberosidade isquiática** maciça, onde se fixam os membros longos do grupo de músculos posteriores da coxa. Prosseguindo anteriormente a partir da tuberosidade isquiática, existe um suporte de osso que conecta o ísquio e o púbis, o **ramo do ísquio**. O sacro é fixado ao ísquio por dois ligamentos fortes que passam entre ele e o ísquio. O **ligamento sacrotuberal** continua inferiormente a partir do ligamento sacroilíaco posterior até a tuberosidade isquiática. O **ligamento sacroespinal** próximo conecta a face anterolateral do sacro e a espinha isquiática. Além de exercer estabilização, esses ligamentos formam dois forames que não são visíveis ao examinar ossos secos: envolvem as incisuras isquiáticas maior e menor e criam o **forame isquiático maior** e o **forame isquiático menor**, que possibilitam a saída dos músculos, dos nervos e dos vasos da pelve para alcançar o membro inferior e a pelve.

Púbis

O púbis é um osso em formato de V; uma das pernas desse V é formada pelo **ramo inferior do púbis** (que o conecta ao ramo do ísquio), enquanto a outra perna é formada pelo **ramo superior do púbis**. Entre os dois ramos e o ísquio, encontra-se o grande **forame obturado** redondo. Durante a vida, a **membrana obturadora** cobre a maior parte do forame, deixando um pequeno espaço, o **canal obturatório**, em sua extremidade anterior. O ramo superior do púbis sobrejacente abriga um **sulco obturatório** para o nervo e os vasos de mesmo nome, próximo à borda superior do forame obturado. O **corpo do púbis** está localizado no ponto de convergência dos dois ramos. Na face superior do corpo do púbis existe uma protuberância, o **tubérculo púbico**. Os corpos do púbis esquerdo e direito unem-se entre si em suas **faces sinfisiais** e normalmente estão conectados por um disco de fibrocartilagem na **sínfise púbica**. A **crista púbica** conecta os tubérculos púbicos direito e esquerdo ao longo de suas faces superiores, sendo a sínfise púbica reforçada por **ligamentos púbicos superior** e **inferior**. A **crista obturatória** estende-se lateralmente do tubérculo púbico em direção ao acetábulo, imediatamente superior ao forame obturado. O ramo superior do púbis une-se ao ílio na **eminência iliopúbica**, imediatamente superior ao acetábulo. Na face medial do ramo superior do púbis e do ramo iliopúbico, encontra-se a **linha pectínea do púbis** elevada, que é contínua com a linha arqueada do ílio.

Acetábulo

O acetábulo não é um osso separado, e sim uma depressão maciça na face lateral do osso do quadril, no ponto onde todos os três ossos convergem. A depressão em si é adequadamente denominada **fossa do acetábulo** e possui margem circundante de osso que possibilita a formação de uma articulação esferóidea maciça com a cabeça do fêmur. A margem é o **limbo do acetábulo**, enquanto a face medial lisa em formato de ferradura da fossa, que de fato entra em contato com a cabeça do fêmur, é a **face semilunar** do acetábulo. Existe uma descontinuidade na fossa do acetábulo, limbo do acetábulo e face semilunar em sua face anteroinferior, formando a **incisura do acetábulo**.

Parte proximal e corpo do fêmur

A **cabeça do fêmur** esférica articula-se com o acetábulo (Figura 11.2). O **colo do fêmur** mais estreito conecta a cabeça do fêmur a um grande nó de osso em sua extremidade superolateral, o **trocânter maior** maciço, onde se fixam os músculos glúteo médio e glúteo mínimo. A face lateral do trocânter maior apresenta uma depressão, a **fossa trocantérica**, onde se inserem os músculos rotadores laterais da coxa. Imediatamente inferior ao colo do fêmur, na face medial da parte proximal do fêmur, encontra-se o **trocânter menor**, onde se insere o músculo iliopsoas. Uma pequena crista, a **linha pectínea**, estende-se inferiormente a partir do trocânter menor e constitui o local de inserção do músculo pectíneo. Anteriormente, os dois trocânteres estão conectados por uma **linha intertrocantérica** rugosa. Posteriormente, os trocânteres estão conectados por uma **crista intertrocantérica** maior. A meio caminho da crista intertrocantérica encontra-se o local de fixação do músculo quadrado femoral, que pode formar um **tubérculo quadrado** distinto. Inferior ao tubérculo quadrado encontra-se a **tuberosidade glútea**, um importante local de inserção para o músculo glúteo máximo. Estende-se inferiormente pela face posterior do **corpo do fêmur** como **linha áspera**, que possui **lábio medial** e **lábio lateral**, onde se inserem os septos intermusculares mediais e laterais dos músculos da coxa e adutores. As faces lateral, anterior e medial do corpo do fêmur são muito lisas, sem características óbvias de superfície.

Articulação do quadril

A articulação do quadril (Figura 11.3) é formada pela articulação da cabeça redonda do fêmur com o acetábulo. O **lábio do acetábulo** robusto, feito de fibrocartilagem, aprofunda a cavidade na qual repousa a cabeça do fêmur, possibilitando a flexão/extensão, abdução/adução e rotação medial/lateral dessa articulação esferóidea sem luxações. O lábio do acetábulo é descontínuo ao longo da incisura do acetábulo; porém, essa área é coberta pelo **ligamento transverso do acetábulo**. Um pequeno **ligamento da cabeça do fêmur** conecta uma fóvea superficial para o ligamento da cabeça do fêmur à incisura do acetábulo. Juntamente com o lábio do acetábulo, a cápsula que circunda a articulação constitui um dos principais fatores na limitação de sua mobilidade. À medida que a camada fibrosa da cápsula da articulação do quadril segue distalmente para se inserir no fêmur, ela se espirala para a extensão do quadril tensionar as fibras e tracionar a cabeça do fêmur para dentro do acetábulo. A cápsula torna-se mais frouxa na flexão. A cápsula também torna-se espessa na proximidade do colo do fêmur, criando a **zona orbicular**, uma região que ajuda a impedir a saída da cabeça do fêmur do acetábulo. Três ligamentos intracapsulares resistentes também contribuem para a articulação do quadril (Boxes Correlação Clínica 11.1 e 11.2).

- **Ligamento iliofemoral**: estende-se através da face anterior da cápsula articular a partir da espinha ilíaca anteroinferior e face anterior do ílio. Divide-se nas partes transversa e descendente, que seguem seu percurso rumo aos trocânteres maior e menor, respectivamente. Ajuda a limitar a extensão do quadril
- **Ligamento isquiofemoral**: forma uma espiral superiormente pela face posterior da cápsula, da face inferior do ísquio ao trocânter maior
- **Ligamento pubofemoral**: estende-se da parte inferior do ramo superior do púbis à parte descendente do ligamento iliofemoral e linha intertrocantérica. Ele tensiona em extensão e durante a abdução do quadril.

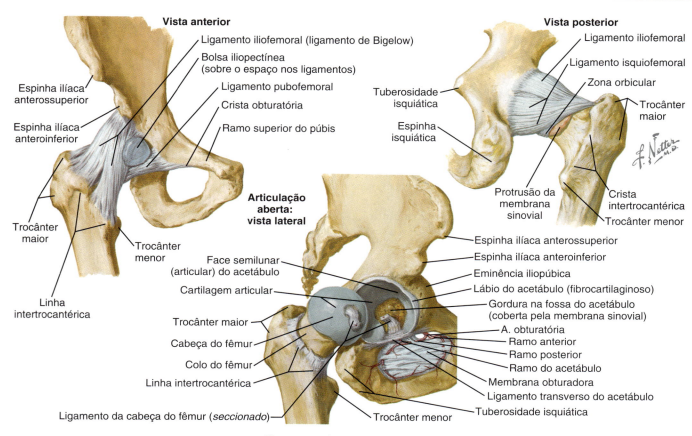

Figura 11.3 Articulação do quadril.

Correlação clínica 11.1 Luxação da articulação do quadril

A luxação traumática da cabeça do fêmur do acetábulo exige uma força significativa, visto que a articulação do quadril é profunda e estabilizada por músculos e ligamentos resistentes. Se o fêmur for impulsionado posteriormente, com o quadril em posição de flexão (p. ex., em uma colisão frontal de veículo, quando o joelho é empurrado para trás), pode ocorrer **luxação posterior da articulação do quadril**. Nesse caso, a cabeça do fêmur pode romper a cápsula articular no ponto fraco entre os ligamentos iliofemoral e isquiofemoral ou apenas irromper (romper de maneira abrupta e com intensidade) através do fraco ligamento isquiofemoral. Muitas vezes, isso comprime ou causa lesão do nervo isquiático, o que pode comprometer os músculos posteriores da coxa, da perna e do pé. Com menos frequência, a hiperextensão ou a rotação lateral (ou ambas simultaneamente) podem causar **luxação anterior do quadril**, quando a cabeça do fêmur fica sentada inferiormente ao acetábulo ou forame obturado. Observe que, devido à grande força necessária para deslocar a articulação do quadril, não é raro haver fraturas associadas do acetábulo.

Luxação posterior da articulação do quadril

A cabeça do fêmur luxada situa-se posterior e superiormente ao acetábulo. Fêmur aduzido e em rotação medial; flexão do quadril. Pode haver estiramento do nervo isquiático.

Radiografia AP mostrando a parte superior da cabeça do fêmur, sem fratura aparente do acetábulo.

Luxação anterior da articulação do quadril

Vista anterior. Cabeça do fêmur no forame obturado da pelve; quadril em flexão e fêmur amplamente abduzido, em rotação lateral

Radiografia anteroposterior, mostrando uma luxação tipo obturador

Figura CC11.1 Luxação da articulação do quadril.

Correlação clínica 11.2 Fratura da parte proximal do fêmur

O colo do fêmur constitui um local frequente de fratura por diversas razões. Trata-se da parte mais estreita do osso, que se estende medialmente, formando um ângulo a partir do corpo do fêmur. Isso torna o osso propenso a fraturas, visto que precisa suportar grande quantidade do peso do corpo e redirecioná-la para a cabeça do fêmur no acetábulo. As fraturas do colo do fêmur tendem a permanecer contidas dentro da cápsula da articulação do quadril. Para reparar essas fraturas intracapsulares, utiliza-se fixação interna (o dispositivo para reparo do colo do fêmur é colocado dentro do osso), de modo que possa ocorrer movimento posterior. As fraturas intertrocantéricas ocorrem entre os trocânteres maior e menor e tendem a ser extracapsulares, o que possibilita o uso de dispositivo externo para alinhar os ossos. Em ambos os casos, os membros inferiores estão em rotação lateral devido à tração do músculo glúteo máximo no fragmento distal separado.

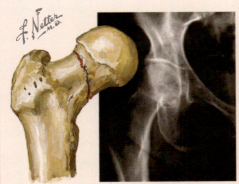
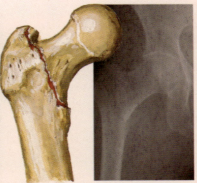
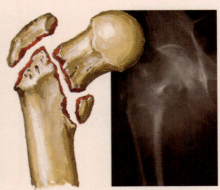

Fratura do colo do fêmur sem deslocamento   Fratura intertrocantérica do fêmur minimamente deslocada em duas partes   Fratura cominutiva intertrocantérica do fêmur em quatro partes

Figura CC11.2 Fratura do colo do fêmur e fratura intertrocantérica do fêmur.

Parte distal do fêmur e da patela (Figuras 11.2, 2.14 e 2.15)

À medida que a linha áspera prossegue inferiormente pela face posterior do corpo do fêmur, abre-se em leque para criar a **linha supracondilar medial** e a **linha supracondilar lateral**. O espaço liso entre essas duas linhas é a **face poplítea** lisa. A extremidade distal do fêmur termina em duas grandes articulações de superfície lisa para a tíbia, o **côndilo medial** e o **côndilo lateral**. Os côndilos medial e lateral do fêmur curvam-se posteriormente e são separados por uma depressão, a **fossa intercondilar**, com a **linha intercondilar** em seu limite superior. Estendendo-se a partir do côndilo lateral do fêmur existe uma grande massa de osso, o **epicôndilo lateral**. Há um **sulco poplíteo** palpável para o **tendão do músculo poplíteo** no epicôndilo lateral, imediatamente superior ao côndilo lateral. O **epicôndilo medial** estende-se ao longo do corpo do fêmur a partir do côndilo medial, com um **tubérculo do adutor** proeminente, que se projeta superiormente. Anteriormente, os dois côndilos unem-se na **face patelar** lisa.

A patela (antigamente conhecida como rótula) possui uma **face articular** posterior, que desliza ao longo da face patelar do fêmur, utilizando uma faceta lateral e medial para permanecer no lugar. Possui uma **base** arredondada ao longo de sua face superior e uma **face anterior** rugosa, onde se inserem os músculos quadríceps femorais no osso. O ligamento da patela estende-se inferiormente a partir do **ápice** da patela e alcança a tuberosidade da tíbia.

Parte proximal da tíbia e da fíbula (Figuras 11.2 e 11.4)

A **tíbia** tem uma **face articular superior** larga e plana, situada sobre o **côndilo medial** e o **côndilo lateral** para se articular com os côndilos medial e lateral do fêmur. Os côndilos da tíbia são separados um do outro por uma **eminência intercondilar**, que abriga o **tubérculo intercondilar medial** elevado e o **tubérculo intercondilar lateral**. Em ambos os lados dos tubérculos intercondilares, existem duas áreas intercondilares: o ligamento cruzado anterior e as extremidades anteriores dos meniscos fixam-se à **área intercondilar anterior**, enquanto o ligamento cruzado posterior e as extremidades posteriores dos meniscos fixam-se na **área intercondilar posterior**.

Na parte proximal da tíbia, o **tubérculo anterolateral (de Gerdy)** para a fixação da faixa iliotibial está localizado inferior e anteriormente ao côndilo lateral da tíbia, enquanto a **face articular fibular** está localizada no lado posterolateral da parte proximal da tíbia. O ligamento da patela insere-se na grande **tuberosidade da tíbia**, na linha média proximal. A margem anterior projeta-se inferiormente a partir da tuberosidade da tíbia, ao longo do seu corpo. Ela é separada da **margem interóssea**, que é voltada lateralmente e constitui o local de fixação da **membrana interóssea** pela face lateral da tíbia. A margem medial da tíbia é separada da margem anterior pela face medial e da margem interóssea pela face posterior. Existe uma **linha para o músculo sóleo** pronunciada na face posterior superior da tíbia, para a fixação do músculo sóleo.

A **fíbula** é o osso companheiro, lateral e delgado da tíbia. A **cabeça da fíbula** tem uma face articular que se une à face articular fibular da tíbia, enquanto o **ápice** da cabeça da fíbula estende-se superiormente como local de fixação para o músculo bíceps femoral e o ligamento colateral lateral. Um pequeno **colo** conecta a cabeça ao **corpo da fíbula**. Para um osso tão pequeno, a fíbula tem muitas linhas distintas que se estendem ao longo de seu comprimento. A **margem interóssea** está voltada para a tíbia e constitui o local de fixação fibular para a

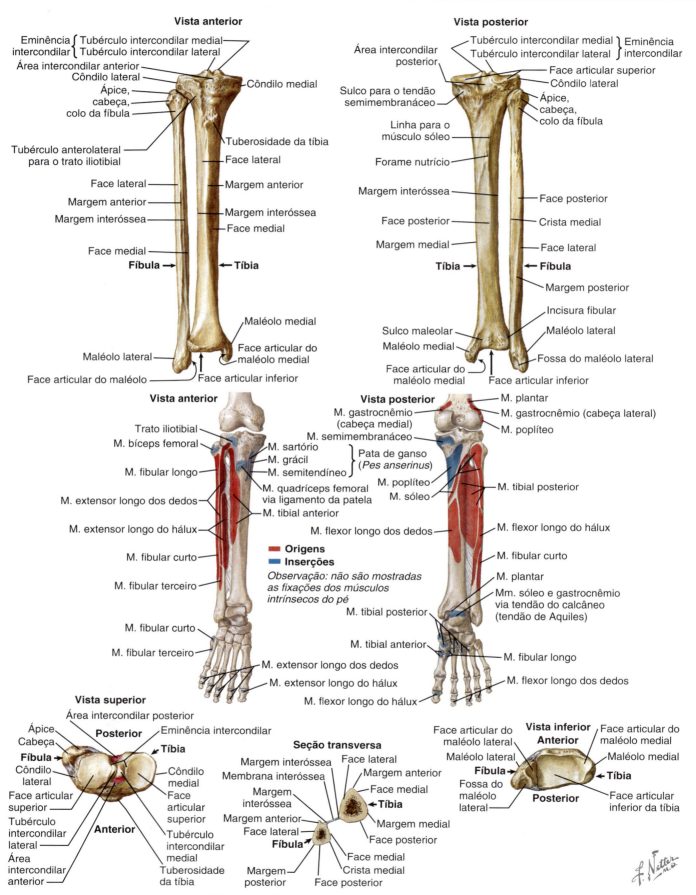

Figura 11.4 Osteologia e fixações da perna e do joelho.

membrana interóssea. A margem interóssea é separada da margem anterior pela face medial, e a face lateral é delimitada pelas faces anterior e posterior. Por fim, a face posterior é separada da margem interóssea pela face posterior da fíbula, com uma **crista medial** que se estende longitudinalmente ao longo de seu comprimento (Boxe Correlação Clínica 11.3).

Articulação do joelho

A articulação do joelho consiste nas **articulações patelofemoral e tibiofemoral** (Figuras 11.4 a 11.6). A face articular da patela está localizada em sua face posterior e interage com a face patelar na face anterior da parte distal do fêmur como articulação patelofemoral. As cristas em ambos os lados da face patelar do fêmur são formadas pelas partes mais anteriores dos côndilos medial e lateral do fêmur. Eles evitam que a patela seja deslocada para qualquer lado conforme é arrastada ao longo da face patelar durante a flexão e a extensão do joelho. A patela é mantida no lugar pela tensão entre os músculos quadríceps, superiormente, e pelo ligamento da patela e tuberosidade da tíbia, inferiormente.

Em contrapartida, a **articulação tibiofemoral** é extremamente móvel e possibilita a flexão/extensão do joelho à medida que os côndilos medial e lateral do fêmur deslizam pelos côndilos medial e lateral da face articular superior da tíbia. Como a face articular superior da tíbia é relativamente plana, essa articulação exige o suporte de muitas estruturas de tecido conjuntivo. Em ambos os lados da eminência intercondilar da tíbia, existem dois ligamentos que se cruzam para conectar a tíbia ao fêmur. O **ligamento cruzado anterior** origina-se da área intercondilar anterior da tíbia e insere-se na face posterolateral da fossa intercondilar do fêmur. De modo semelhante, o **ligamento cruzado posterior** origina-se da área intercondilar posterior e fixa-se à face anterolateral da fossa intercondilar. Esses ligamentos impedem o deslizamento anterior (ligamento cruzado anterior) da tíbia ou posterior (ligamento cruzado posterior) em relação ao fêmur.

Em ambos os lados dos ligamentos cruzados, existem dois discos de fibrocartilagem em formato de C: o **menisco medial** e o **menisco lateral**. Devido a seu formato, os meniscos permitem aprofundar as articulações entre o fêmur e a tíbia e evitar o deslocamento dos côndilos do fêmur. São triangulares

Correlação clínica 11.3 Fíbula e autoenxertos

Quando um cirurgião realiza um reparo ósseo de grande volume, às vezes há necessidade de um enxerto ósseo para acrescentar volume ao local. O enxerto do próprio tecido do paciente evita a rejeição imune que ocorre com ossos doados. A crista ilíaca é utilizada às vezes; porém, a parte média da fíbula tornou-se uma fonte de osso popular, visto que o paciente consegue suportar o peso do corpo na tíbia e caminhar sem fíbula; vale lembrar que, naturalmente, a membrana interóssea é quem faz a distribuição de carga dos membros inferiores entre a tíbia e a fíbula. Além disso, a artéria nutrícia do osso (que se origina da artéria fibular) pode ser coletada ao longo do osso, com anastomose a um vaso no local cirúrgico, diminuindo a probabilidade de necrose avascular do enxerto.

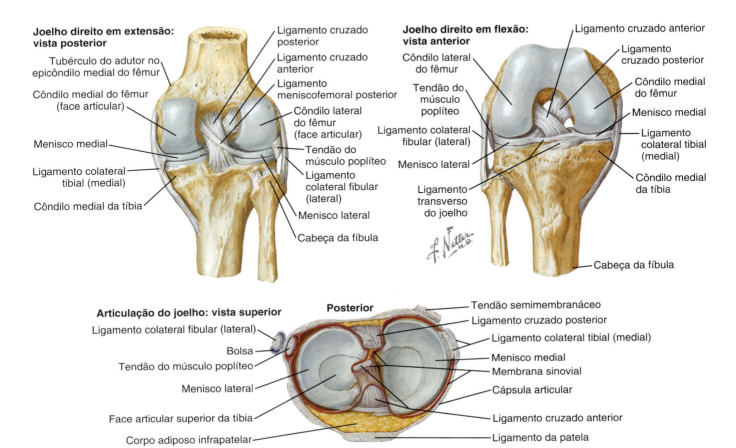

Figura 11.5 Articulações e ligamentos do joelho.

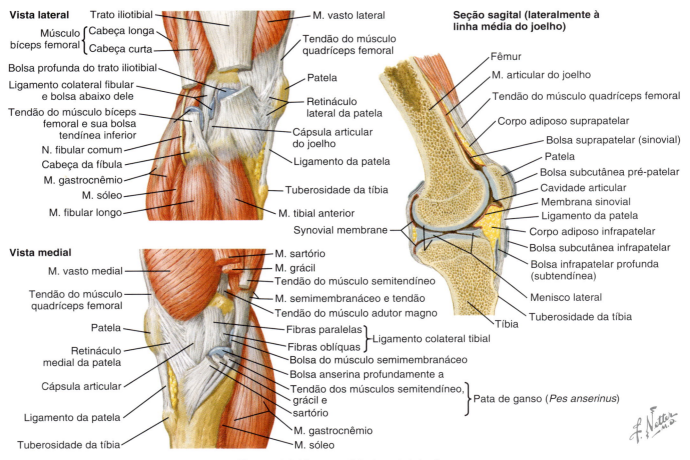

Figura 11.6 Vistas medial e lateral do joelho.

em seção transversa; desse modo, sua margem externa é mais espessa e fica mais estreita conforme se aprofunda na articulação. A margem inferior de cada menisco é fixada à tíbia pelo curto **ligamento coronário do joelho**, também denominado ligamento meniscotibial. O menisco lateral repousa sobre o côndilo lateral da tíbia, e suas duas extremidades inserem-se na eminência intercondilar da tíbia entre os ligamentos cruzados anterior e posterior. O menisco lateral é ainda mais estabilizado por dois ligamentos que saem de sua face posterior e seguem seu percurso ao longo do ligamento cruzado posterior para alcançar o côndilo do fêmur, o **ligamento meniscofemoral anterior** e o **ligamento meniscofemoral posterior**. A face anterior dos meniscos lateral e medial é conectada pelo **ligamento transverso do joelho**, que também se insere na área intercondilar anterior. A extremidade posterior do menisco medial insere-se na tíbia, imediatamente anterior à origem do ligamento cruzado posterior.

Os ligamentos coronários ao redor da margem dos meniscos medial e lateral são contínuos com a cápsula fibrosa da própria articulação. Na face medial, ocorre considerável espessamento da camada fibrosa para formar o **ligamento colateral tibial (medial)** intracapsular do joelho, que liga o platô tibial medial e menisco medial à face medial do epicôndilo do fêmur. Esse ligamento evita o deslocamento lateral (valgo) da perna em relação à coxa. Do lado oposto, o **ligamento colateral fibular (lateral)** estende-se entre a cabeça da fíbula e o epicôndilo lateral do fêmur para evitar o deslocamento medial (varo) da perna em relação à coxa. O ligamento colateral fibular (lateral) não é um ligamento intracapsular, pois está localizado fora da articulação e fica separado da camada fibrosa da cápsula pelo tendão do músculo poplíteo.

A camada fibrosa da cápsula articular do joelho (Figura 11.2) circunda a parte superior da tíbia e a parte inferior do fêmur, fixando-se às faces lateral e medial da patela. A camada sinovial da cápsula está em estreito contato com a camada fibrosa em todas as partes, exceto na face posterior. Essa **prega sinovial infrapatelar** segue seu percurso ao redor dos ligamentos cruzados, excluindo-os do espaço sinovial da articulação do joelho. Duas pequenas pregas alares do revestimento sinovial anterior projetam-se para a prega sinovial infrapatelar, deixando uma pequena faixa da área intercondilar anterior dentro do espaço articular sinovial.

Na face posteromedial da cápsula articular, existe um **ligamento poplíteo oblíquo** intracapsular espesso, que se origina da fáscia que cobre o músculo poplíteo e da inserção distal do músculo semimembranáceo. Passa superolateralmente, abaixo da cabeça lateral do músculo gastrocnêmio e posteriormente ao côndilo lateral do fêmur. O **canto posterolateral do joelho** abriga uma série de estruturas que estabilizam essa região. O **ligamento poplíteo arqueado** origina-se da cabeça da fíbula e passa superomedialmente sobre a cápsula articular fibrosa. Esse ligamento pode estar ausente ou diminuído quando a **fabela**, um osso sesamoide encontrado em cerca de 23% das pessoas, está presente na cabeça lateral sobrejacente do músculo gastrocnêmio. O **ligamento popliteofibular** é uma extensão do tendão do músculo poplíteo que se insere na cabeça da fíbula, enquanto o resto do tendão tem uma inserção mais superior no epicôndilo lateral do fêmur.

O **ligamento da patela** conecta o ápice da patela com a tuberosidade da tíbia, transmitindo a contração dos músculos quadríceps femorais à perna. Em ambos os lados do ligamento da patela, são encontrados dois estabilizadores importantes da face anterior do joelho, o **retináculo medial** e o **retináculo lateral da patela**, que conectam fibras dos músculos vasto medial e vasto lateral à face anterior da parte proximal da tíbia. Transmitem certa quantidade de contração dos músculos quadríceps femorais para a perna, porém são mais importantes para manter a patela no lugar enquanto o joelho move-se durante a flexão e a extensão. Abaixo do ligamento da patela e dos retináculos encontra-se o **corpo adiposo infrapatelar, ou gordura de Hoffa**. Essa estrutura fascinante está, na realidade, localizada entre as camadas fibrosa e sinovial da articulação, é densamente inervada e agudamente sensível à dor. A inflamação do joelho acompanhada de excesso de líquido no espaço articular pode causar abaulamento do corpo adiposo infrapatelar (Boxes Correlação Clínica 11.4 e 11.5).

Correlação clínica 11.4 Varo e valgo

Ao descrever o movimento lado a lado de segmentos do corpo (movimento no plano frontal), os termos **varo** e **valgo** são frequentemente empregados para denotar seu movimento, as forças aplicadas a eles e as lesões associadas. Esses termos descrevem o *movimento de um segmento distal em relação a seu segmento proximal*. Tomando o joelho como exemplo, o movimento da perna *medialmente* em comparação com a coxa é denominado deslocamento em varo e pode ocorrer quando os estabilizadores laterais do joelho, como o ligamento colateral lateral, são rompidos. O movimento da perna *lateralmente* em comparação com a coxa é denominado deslocamento em *valgo* e resulta da ruptura dos estabilizadores mediais, como o ligamento colateral medial. Pessoas com joelhos direcionados lateralmente (pernas arqueadas) podem ser descritas como pessoas que têm **joelho varo**, pois a perna é angulada medialmente em comparação com a coxa. Mesmo se o próprio joelho estiver direcionado lateralmente, é a relação da perna (segmento distal) em comparação com a coxa (segmento proximal) que é considerada. De modo semelhante, os indivíduos com joelhos direcionados medialmente (pernas tortas) apresentam **joelho valgo**, porque a perna é angulada lateralmente em comparação com a coxa. Quando valgo, o ângulo do vértice se direciona para a linha mediana; quando varo, o mesmo ângulo se direciona para a lateral.

Essa terminologia aplica-se a outras articulações além do joelho. Por exemplo, o deslocamento medial do antebraço em relação ao braço (talvez devido à ruptura do ligamento colateral lateral do cotovelo) seria um deslocamento em varo do antebraço; o deslocamento lateral do hálux em relação ao primeiro osso metatarsal, talvez devido ao uso de calçados apertados e pontudos, é um deslocamento em valgo do hálux, denominado **hálux valgo**. Se o colo do fêmur tiver um ângulo de inclinação diminuído (aproximando-se de um ângulo de 90° em relação ao corpo do fêmur), o desvio é denominado **coxa vara**. Se o ângulo de inclinação estiver aumentado (tornando-se mais alinhado com o corpo do fêmur), o desvio é denominado **coxa valga**.

Articulação tibiofibular proximal

A **articulação tibiofibular proximal (superior)** (Figuras 11.4 a 11.6) é uma articulação sinovial que possibilita um grau de translação da fíbula superior e inferiormente à medida que o tornozelo se move com dorsiflexão e flexão plantar. A articulação é estabilizada pelos **ligamentos anterior** e **posterior da cabeça da fíbula**. Mais inferiormente, a tíbia e a fíbula estão conectadas pela **membrana interóssea da perna**, uma folha de tecido conjuntivo que fixa a face medial do corpo da fíbula à face lateral da tíbia. Ela mantém os dois ossos conectados, mesmo quando sofrem fraturas.

Parte distal da tíbia e da fíbula

O **corpo da tíbia** (Figura 11.4) continua inferiormente e termina com ampla depressão em sua face lateral, a **incisura fibular**, e com um processo ósseo igualmente largo na face medial, o maléolo medial. A face posterior desse processo possui um **sulco maleolar**, onde os tendões dos músculos do compartimento posterior profundo da perna cruzam o osso. A face lateral (interna) do maléolo medial é lisa e é denominada face articular do maléolo medial. É contínua com a **face articular inferior** lisa, que segue ao longo da parte distal da tíbia.

O **corpo da fíbula** continua inferiormente até terminar como o **maléolo lateral**. O maléolo lateral possui um **sulco maleolar** para os tendões dos músculos fibular longo e fibular curto, bem como uma face articular. A área articular retangular formada pela face articular inferior da tíbia e pelas faces articulares dos maléolos medial e lateral articulam-se com o tálus.

Articulação tibiofibular distal (Figuras 11.4 e 11.7)

A **articulação tibiofibular distal (inferior)** (também conhecida como **sindesmose tibiofibular**) mantém a parte distal da fíbula dentro da incisura fibular da tíbia, conectando firmemente os dois ossos. Essa articulação é uma sindesmose, que consiste totalmente em ligamentos sem cartilagem articular ou líquido sinovial. A articulação é formada pelos **ligamentos tibiofibular anterior** e **ligamento tibiofibular posterior**, que são encontrados nos respectivos lados da parte distal da perna. O ligamento tibiofibular posterior insere-se em uma pequena depressão do maléolo lateral posterior, a fossa do maléolo lateral.

Ossos tarsais

Os ossos tarsais ou ossos do tornozelo (Figura 11.8) são uma coleção de sete ossos (tálus, calcâneo, navicular, cuboide, cuneiforme medial, cuneiforme intermédio e cuneiforme lateral), que conectam a perna ao resto do pé. O **retropé** (parte posterior do pé) é composto por tálus e calcâneo, enquanto o **mediopé** (parte média do pé) contém o cuboide, o navicular e três cuneiformes (medial, intermédio e lateral). O **antepé** (parte anterior do pé) contém os ossos metatarsais e os dedos dos pés, que serão discutidos separadamente.

Tálus

O **tálus** tem várias articulações. O **corpo do tálus** é a parte proximal superior do osso, que se articula com a tíbia, a fíbula e o calcâneo. A **cabeça do tálus** é a parte distal que se articula com o navicular. As duas regiões são unidas por um **colo** mais estreito.

Correlação clínica 11.5 Ruptura dos ligamentos do joelho

A força em valgo excessiva dirigida contra a perna provoca estresse e, possivelmente, ruptura do ligamento colateral medial (tibial). Para avaliar esse ligamento, o examinador realiza o **teste de valgo** no paciente em decúbito dorsal, estabilizando a coxa e empurrando a perna lateralmente. A deflexão lateral excessiva da perna sem ponto final firme é considerada resultado positivo. Como o ligamento colateral medial é intracapsular, a tendência é uma cicatrização junto às partes sinovial e fibrosa da cápsula.

A força em varo excessiva contra a perna provoca estresse e, por fim, ruptura do ligamento colateral fibular (lateral). Para testar esse ligamento, o examinador realiza o **teste em varo** com o paciente em decúbito dorsal, estabilizando a coxa e empurrando a perna medialmente. A deflexão medial excessiva da perna sem um ponto final firme é considerada teste positivo. Como não faz parte da cápsula articular, a ruptura completa do ligamento não cicatriza sem intervenção cirúrgica.

O ligamento cruzado anterior é frequentemente lesionado quando ocorre rotação lateral da perna em relação ao fêmur ou durante outras lesões que afetem o joelho. Pode-se demonstrar ruptura completa do ligamento pelo **sinal da gaveta anterior**. O paciente senta-se ou deita-se em decúbito dorsal com o joelho flexionado. O examinador estabiliza o pé e, em seguida, tenta puxar anteriormente a parte proximal da tíbia. Uma translação anterior excessiva da tíbia sem ponto final firme é considerada teste positivo. O espasmo dos músculos da coxa pode fornecer um falso-negativo, e esses músculos precisam estar relaxados antes do início do exame. Outro teste do ligamento cruzado anterior é o **teste de Lachman**. Nesse caso, o paciente fica em decúbito dorsal, e o examinador empurra delicadamente a parte distal da coxa para baixo enquanto eleva a parte proximal da tíbia com leve rotação lateral. Obtém-se um teste positivo quando há translação anterior excessiva da tíbia sem ponto final bem definido.

O ligamento cruzado posterior raramente é lesionado, mas pode sofrer dano quando a parte proximal da tíbia é empurrada posteriormente com força. Isso pode ocorrer quando alguém no banco da frente de um carro tem os joelhos apoiados no painel do carro e sofre colisão frontal que força o painel contra o passageiro. Pode-se demonstrar a ocorrência de ruptura completa por um **sinal da gaveta posterior**. Nesse teste, o paciente senta-se ou fica em decúbito dorsal com o joelho flexionado. O examinador estabiliza o pé e, em seguida, tenta empurrar posteriormente a parte proximal da tíbia. Uma translação posterior excessiva da tíbia sem ponto final firme é considerada teste positivo.

Como as estruturas do joelho são muito complexas e são expostas a forças significativas, ele pode ser lesionado de maneiras inesperadas. Como o menisco medial está fixado ao ligamento medial, podem ser lesionados em conjunto por forças em valgo. A clássica **tríade terrível ou infeliz** do joelho envolve a lesão conjunta do menisco medial, do ligamento cruzado anterior e do ligamento colateral tibial (medial). Estudos retrospectivos demonstraram que lesões a outra tríade, a **tríade de O'Donoghue**, são mais comuns. As estruturas afetadas nessa tríade são o ligamento cruzado anterior, o ligamento colateral tibial (medial) e o menisco lateral.

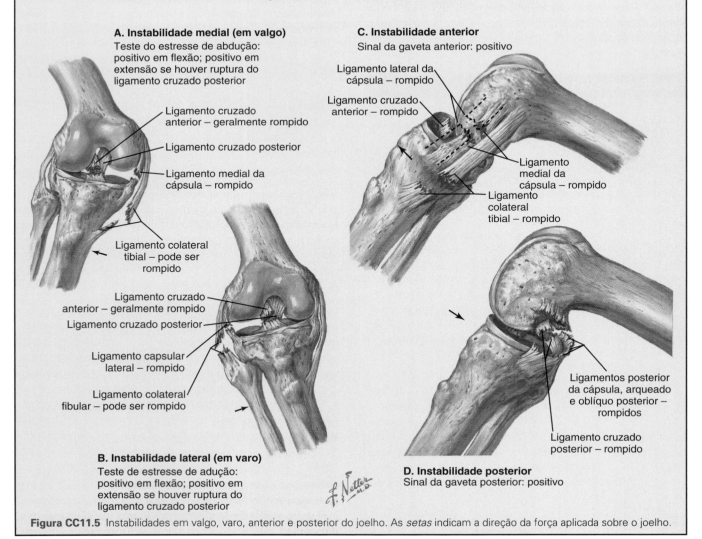

Figura CC11.5 Instabilidades em valgo, varo, anterior e posterior do joelho. As *setas* indicam a direção da força aplicada sobre o joelho.

Capítulo 11 Anatomia Clínica do Membro Inferior   279

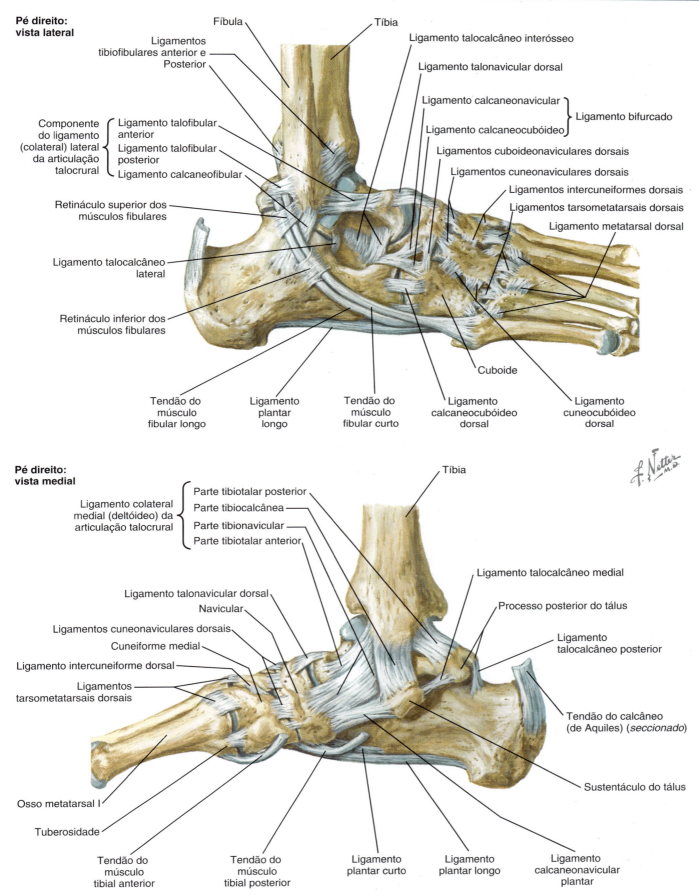

Figura 11.7 Tornozelo e pé: articulação talocrural e ligamentos.

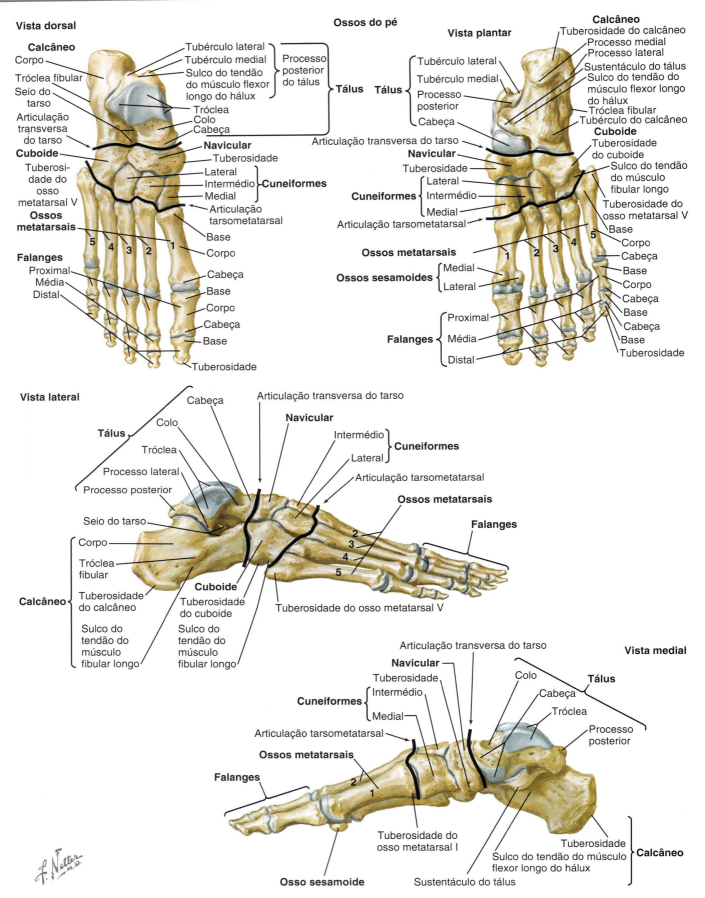

Figura 11.8 Ossos do pé.

Na parte superior do corpo encontra-se a **tróclea do tálus**, que abriga uma face superior para se articular com a face articular inferior da tíbia. A tróclea do tálus é mais estreita posteriormente, o que confere ao pé maior mobilidade quando está em flexão plantar, pois há menos osso presente entre os maléolos. As faces maleolares medial e distal da tróclea dos tálus articulam-se com os maléolos medial e lateral e ajudam a limitar a inversão e a eversão do pé. Existe um **processo lateral do tálus** acentuado na face lateral do corpo do tálus. Posterior à tróclea, encontra-se o **processo posterior do tálus** e suas duas projeções, o **tubérculo lateral** e o **tubérculo medial**, que abrem o sulco para o tendão do **músculo flexor longo do hálux**. A face inferior do tálus apresenta as **faces articulares calcâneas** posterior, média e anterior. Um **sulco do tálus** muito profundo separa as faces articulares calcâneas posterior e média. A parte mais anterior da cabeça do tálus abriga a **face articular navicular** convexa.

Calcâneo

O **calcâneo** (osso do calcanhar) (Figura 11.9) é o maior osso tarsal, e a sua face posterior é dominada pela **tuberosidade do calcâneo**, com **processos medial** e **lateral** pronunciados em sua face posterior e inferior. O restante da face posterior do calcâneo é constituído pelo local de fixação do tendão do calcâneo (de Aquiles). Anteriormente aos processos medial e lateral, existe uma área rugosa na face inferior que termina em uma saliência elevada, o **tubérculo do calcâneo**. Anteriormente ao tubérculo do calcâneo, há uma **face articular do cuboide** em formato de sela (bicôncava). A face lateral do calcâneo abriga duas elevações ósseas discretas. Dessas duas elevações, a mais superior é para a fixação do ligamento calcâneo fibular. Inferiormente, existe uma **tróclea fibular** com um sulco para o tendão do músculo fibular longo, localizado imediatamente inferior a ela. O **seio do tarso**, uma grande depressão interóssea, é encontrado entre a face superior da parte anterior do calcâneo e a face lateral do tálus. Posteriormente a esse seio, encontra-se a face articular talar posterior convexa e, medialmente, existem as faces articulares talares média e anterior. Entre as faces articulares talares posterior e média, há um sulco profundo, o **sulco do calcâneo**, que se conecta com o seio do tarso. Na face medial do calcâneo, existe uma plataforma proeminente de osso, o **sustentáculo do tálus**, que sustenta e estabiliza o osso. Em sua face inferior, ao lado de sua conexão com o resto do calcâneo, encontra-se o sulco para o tendão do músculo flexor longo hálux.

Navicular e cuneiformes

O **navicular** é um osso largo, em formato de barco, com uma **tuberosidade** palpável em sua face medial. Posteriormente, articula-se com o tálus por meio de uma face articular côncava. Em sua face anterior e oposta, o tálus tem uma face articular para cada um dos cuneiformes. Os ossos **cuneiforme medial**, **cuneiforme intermédio** e **cuneiforme lateral** formam uma fileira de ossos imediatamente anterior ao navicular.

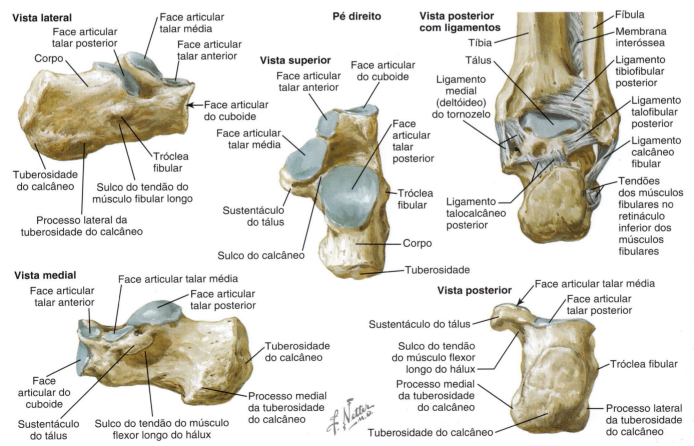

Figura 11.9 Calcâneo.

O cuneiforme medial articula-se com o navicular, o cuneiforme intermédio e os ossos metatarsais I e II. O cuneiforme intermédio articula-se com o navicular, o cuneiforme medial, o cuneiforme lateral e o osso metatarsal II. O cuneiforme lateral articula-se com o navicular, o cuneiforme intermédio, os ossos metatarsais II e III, e levemente com o osso metatarsal IV e o cuboide.

Cuboide

Em sua face medial, o **cuboide** articula-se com o cuneiforme lateral e o navicular. Posteriormente, possui uma **face articular para o calcâneo** em forma de sela. A face inferior do cuboide apresenta uma **tuberosidade** do cuboide elevada, imediatamente posterior ao sulco do tendão do músculo fibular longo. A face anterior do cuboide possui faces articulares para os ossos metatarsais IV e V.

Articulação talocrural

A **articulação talocrural** (articulação do tornozelo) (Figura 11.7) é o local onde a tróclea do tálus articula-se com a face articular inferior da tíbia, bem como as faces articulares dos maléolos medial e lateral. Isso possibilita a dorsiflexão e a flexão plantar do pé enquanto é estabilizada por ligamentos em suas faces medial e lateral. O **ligamento deltóideo** é uma grande estrutura em formato de leque que conecta o maléolo medial aos ossos tarsais próximos. Embora o ligamento deltóideo seja constituído por quatro outros ligamentos que estão ligeiramente fundidos (partes tibionavicular, tibiocalcânea, tibiotalar anterior e tibiotalar posterior), todos tendem a atuar em conjunto para impedir a eversão excessiva (deflexão em varo) do pé.

Na face lateral, são encontrados três ligamentos separados que conectam o maléolo lateral às faces laterais dos ossos tarsais. O **ligamento talofibular anterior** conecta o maléolo lateral à face lateral da cabeça do tálus, cruzando a face superior do seio do tarso. Posteriormente a ele está o **ligamento calcaneofibular**, que conecta a extremidade inferior do maléolo lateral à face lateral do corpo do calcâneo. Posteriormente, o **ligamento talofibular posterior** estende-se desde a face posterior do maléolo lateral até o tubérculo lateral do processo posterior do tálus (Boxes Correlação Clínica 11.6 e 11.7).

Correlação clínica 11.6 Entorse alta do tornozelo

Quando o pé é forçado em dorsiflexão, a parte anterior ampla da tróclea do tálus pode forçar os maléolos medial e lateral a se afastarem um do outro. Se isso romper os ligamentos tibiofibulares anterior e posterior, a parte distal da fíbula desprende-se da tíbia, resultando em **entorse alta do tornozelo**. Esses casos são classificados de acordo com a distância entre a parte distal da fíbula e a tíbia observada em uma radiografia.

Diástase com avulsão de fragmento da tíbia

Entorse por abdução (ruptura do ligamento tibiofibular anterior; diástase)

Figura CC11.6 Entorse alta do tornozelo.

Correlação clínica 11.7 Ruptura dos ligamentos do tornozelo

Quando o pé é forçado em eversão/abdução por força em valgo, o ligamento deltoide é estirado e pode sofrer **entorse** ou ruptura do **ligamento colateral medial**. Entretanto, o ligamento deltóideo é muito forte e muitas vezes traciona a sua inserção no maléolo medial com tanta força que provoca a sua avulsão do reto da tíbia. A eversão adicional é limitada pelo contato com o maléolo lateral, que se estende ainda mais distalmente do que o maléolo medial. Se a força em valgo continuar, o maléolo lateral é forçado lateralmente, fraturando o terço inferior do corpo da fíbula. Essa combinação de avulsão do maléolo medial e fratura do corpo da fíbula é conhecida como **fratura de Pott**.

Quando o pé e o tornozelo são forçados em inversão/adução por força em varo, pode ocorrer **entorse do ligamento colateral lateral**. Esses ligamentos tendem a romper do sentido anterior para posterior: em primeiro lugar, o ligamento talofibular anterior; em seguida, o ligamento calcâneo fibular; por fim, o ligamento talofibular posterior. O tornozelo torna-se progressivamente mais instável conforme mais ligamentos sofrem ruptura.[1]

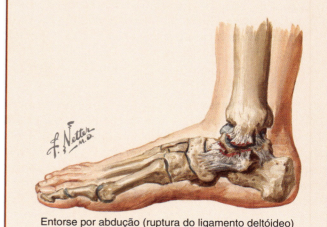

Entorse por abdução (ruptura do ligamento deltóideo)

Figura CC11.7 Entorse por abdução.

---

[1] N.R.T.: A prevalência de entorses de tornozelo ocorre em inversão por três motivos: o maléolo lateral é mais inferior (barreira óssea), o ligamento deltoide é mais resistente (barreira ligamentar) e a ação dos fibulares é insuficiente para reverter o peso do corpo sobre o pé em inversão nos momentos abruptos (ação muscular).

Articulações talocalcânea e transversa do tarso

A articulação entre as faces articulares talares e calcâneas é, tecnicamente, a **articulação talocalcânea**, onde ocorre a maior parte da inversão e da eversão (Figuras 11.7 a 11.10). Possui uma cápsula articular frágil que é reforçada por três ligamentos. O **ligamento talocalcâneo lateral** estende-se desde o processo lateral do tálus até a face medial do seio do tarso. Imediatamente anterior encontra-se o **ligamento talocalcâneo interósseo resistente**, que se estende do seio do tarso ao longo do comprimento do sulco do calcâneo. Os **ligamentos talocalcâneo posterior** e **talocalcâneo medial** originam-se dos tubérculos lateral e medial do processo posterior do tálus. Inserem-se na face superior do corpo do calcâneo e no sustentáculo do tálus, respectivamente. Clinicamente, a articulação talocalcânea inclui muitas vezes a **articulação talocalcaneonavicular** e a **articulação talonavicular**, que possibilitam a pronação e a supinação do pé. Apesar de serem tratados algumas vezes como sinônimos, os termos *eversão* e *inversão* referem-se, estritamente, à planta do pé voltada lateral e medialmente (os dedos dos pés permanecem direcionados anteriormente). A pronação envolve certa rotação lateral do pé (dedos apontando lateralmente), enquanto a supinação envolve certa rotação medial do pé (dedos apontando medialmente). Os dois conjuntos de movimento estão ligados e, em geral, ocorrem simultaneamente.

Para complicar a situação, a **articulação transversa do tarso** é uma articulação composta que também inclui a articulação talocalcaneonavicular, especificamente a articulação entre a cabeça do tálus e o navicular, bem como a **articulação calcaneocubóidea**. A articulação transversa do tarso possibilita a rotação da parte distal do pé, o que complementa os movimentos da articulação talocalcânea.

Outras articulações e ligamentos do tarso e do pé

O restante dos ossos tarsais, o cuboide e os três cuneiformes, formam as **articulações cuneonavicular**, **intercuneiforme** e **cuneocubóidea** (Figuras 11.7, 11.8 e 11.10). Essas articulações são menos móveis do que as outras que foram descritas e são sustentadas por uma série de **ligamentos do tarso** que mantêm os ossos no lugar e impedem a subluxação. As faces internas desses ossos e seus vizinhos abrigam vários **ligamentos interósseos do tarso** (ligamentos interósseos intercuneiformes e cuneocubóideos). Os ossos são ainda estabilizados pelos **ligamentos dorsais do tarso** (ligamentos intercuneiforme dorsal, cuneocubóideo dorsal, cuboideonavicular dorsal, cuneonavicular dorsal, calcaneocubóideo dorsal), bem como o **ligamento bifurcado** com as partes calcaneonavicular e calcaneocubóidea, que podem sofrer lesão por inversão. Sem surpresas, existem também vários **ligamentos plantares do tarso** (cuneonavicular plantar, cuboideonavicular plantar, intercuneiforme plantar, cuneocubóideo plantar), que também contribuem para a estabilidade desses ossos.

Existem três ligamentos particularmente importantes na face plantar do pé. O **ligamento calcaneonavicular plantar** estende-se entre o sustentáculo do tálus do calcâneo até a face inferior do navicular (incluindo a tuberosidade do navicular), próximo

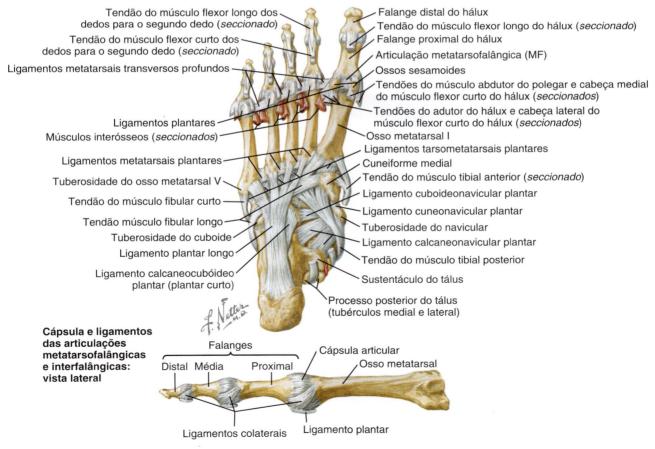

Figura 11.10 Inserções de tendões e ligamentos da planta do pé.

à inserção do tendão do músculo tibial posterior. Esse ligamento expansivo impede que o navicular e o calcâneo sejam separados pelo peso do corpo do tálus, empurrando-o para baixo. Sua face superior contribui para a face articular entre a cabeça do tálus e a face articular posterior do navicular. Imediatamente lateral a ele está o **ligamento plantar curto (calcaneocubóideo plantar)**, que se estende do tubérculo do calcâneo até o cuboide. Por fim, o **ligamento plantar longo** origina-se do calcâneo, imediatamente anterior aos processos medial e lateral da tuberosidade do calcâneo. Segue um percurso anterior na forma de um único grande feixe para cruzar o cuboide. Em seguida, divide-se em múltiplas faixas que passam inferiormente ao tendão do músculo fibular longo, alcançando as bases dos ossos metatarsais II a V. A **aponeurose plantar**, um ligamento muito resistente e largo (Figura 11.20), é encontrada inferiormente (superficialmente) a todos os músculos intrínsecos da face plantar do pé. Estende-se dos processos medial e lateral da tuberosidade do calcâneo e abre-se em leque até as cabeças de cada osso metatarsal e até os próprios dedos. Imediatamente proximal às cabeças dos ossos metatarsais, as extensões distais da aponeurose são unidas por **fascículos transversos** robustos. Distalmente (ou sobrejacente) às cabeças dos ossos metatarsais, existe outra faixa transversa de tecido conjuntivo, o **ligamento metatarsal transverso superficial**. Uma **faixa lateral** menor (porém ainda significativa) da aponeurose plantar estende-se do calcâneo até a base do osso metatarsal V (Boxe Correlação Clínica 11.8).

Ossos, articulações e ligamentos do pé

O resto do pé, o **antepé**, é constituído pelos ossos metatarsais e falanges (Figuras 11.4, 11.7, 11.8 e 11.10). À semelhança dos ossos metacarpais na mão, os **ossos metatarsais** formam o centro do pé em si. A **base** de cada osso metatarsal associa-se aos cuneiformes ou ao cuboide. O **corpo** ou **diáfise** de cada osso metatarsal estende-se distalmente e termina em uma cabeça alargada e arredondada, que se articula com um dedo. Existe uma **tuberosidade proeminente do osso metatarsal V** em sua base lateral, onde se insere o músculo fibular curto. O primeiro osso metatarsal tem uma tuberosidade menos pronunciada na face inferior de sua base. A cabeça do primeiro osso metatarsal possui sulcos articulares medial e lateral em sua face inferior para os **ossos sesamoides** dentro do tendão do músculo flexor curto do hálux.

A base do primeiro osso metatarsal articula-se com o cuneiforme medial e com a base do segundo osso metatarsal. A base do segundo osso metatarsal articula-se com os cuneiformes medial, intermédio (muito pouco do), lateral e com as bases do primeiro e terceiro ossos metatarsais. A base do terceiro osso metatarsal articula-se com o cuneiforme lateral e com as bases do segundo e quarto ossos metatarsais. A base do quarto osso metatarsal articula-se com o cuboide e com as bases do terceiro e quinto ossos metatarsais. Por fim, a base do quinto osso metatarsal articula-se com o cuboide e com a base do quarto osso metatarsal.

Os ossos tarsais e as bases dos ossos metatarsais articulam-se por meio de **articulações tarsometatarsais**. Essas articulações são ligadas e estabilizadas por **ligamentos tarsometatarsais dorsais** e **plantares**. Um **ligamento cuneometatarsal interósseo (de Lisfranc)** estende-se do cuneiforme medial até a base do segundo osso metatarsal e pode ser rompido ou causar avulsão quando o pé é submetido a uma rotação excessiva. As **articulações intermetatarsais** que ligam as bases de ossos metatarsais adjacentes são estabilizadas pelos **ligamentos metatarsais dorsais** e **plantares**, bem como por **ligamentos metatarsais interósseos** dentro das articulações.

Ossos, articulações e ligamentos dos dedos dos pés

Os dedos em si são organizados em torno das **falanges** (Figuras 11.4, 11.7 e 11.10). O **hálux** (primeiro dedo do pé) possui dois segmentos: a **falange proximal** e a **falange distal**. Os dedos dos pés (do segundo ao quinto dedos) possuem três segmentos: **falange proximal**, **falange média** e **falange distal**. Cada falange tem uma **base** proximal, um **corpo/diáfise** e uma **cabeça** distal. As cabeças das falanges proximal e média têm duas extremidades arredondadas que formam a **tróclea da falange**, que se articula com as bases da próxima falange. Assim como na mão, as falanges distais abrigam **tuberosidades** alargadas imediatamente proximais às suas cabeças ou, de acordo com algumas descrições, no lugar das suas cabeças.

Nas articulações **metatarsofalângicas** (MTF), a base de cada osso metatarsal é arredondada para se encaixar em uma depressão superficial na base de cada falange proximal. Há um **ligamento colateral medial** e um **ligamento colateral lateral** robustos de cada lado, bem como **ligamentos plantares**, para proteger o espaço articular, manter os movimentos uniformes dos tendões dos músculos flexores dos dedos e limitar a extensão. Os ligamentos plantares (e, portanto, as cabeças dos ossos metatarsais) são conectados pelo **ligamento metatarsal transverso profundo**, que impede a abdução das cabeças dos ossos metatarsais entre si.

As **articulações interfalângica proximal** (IFP) e **interfalângica distal** (IFD) são muito semelhantes à articulação MTF; elas têm **ligamentos colaterais mediais**, **colaterais laterais** e

---

Correlação clínica 11.8 Arcos do pé

As articulações dos ossos tarsais e do pé não estão dispostas de forma a deixar o pé plano contra o solo. Em vez disso, esses ossos são arqueados para absorver a energia mecânica que encontram a cada passo e para abrir espaço para os numerosos músculos existentes na planta do pé. O **arco longitudinal do pé** está no plano sagital; é sustentado pela aponeurose plantar e pela ação dos músculos flexor longo do hálux e flexor longo dos dedos. É subdividido em partes lateral e medial. O **arco longitudinal lateral** cruza o tálus, os cuneiformes e os ossos metatarsais IV e V e é mantido pelos ligamentos plantares longo e curto, bem como pela tração superior do tendão do músculo fibular longo. O **arco longitudinal medial** é muito mais alto do que a parte lateral e abrange o calcâneo, o cuboide e os ossos metatarsais I a III. É mantido pelo ligamento calcaneonavicular plantar e pela tração superior do tendão do músculo tibial posterior. O **arco transverso do pé** está no plano frontal e cruza os cuneiformes lateral, intermédio e medial até o cuboide. O arco transverso é sustentado pela tração lateral do tendão do músculo fibular longo e pela tração medial do tendão do músculo tibial posterior.

Quando esses ligamentos e tendões estão enfraquecidos em decorrência do uso excessivo ou de calçados inadequados, os arcos podem colapsar. Esses **arcos caídos (desabados)** ou **pés planos** são dolorosos e tornam a marcha menos eficiente devido à perda de elasticidade do pé. Isso pode resultar em uma pessoa que caminha sobre o lado medial dos ossos tarsais quando a parte medial do arco longitudinal é obliterada.

plantares que limitam a abdução, a adução e a extensão. O hálux (primeiro dedo) possui uma articulação MTF normal, porém apenas uma articulação interfalângica, pois não tem falange média (Boxe Correlação Clínica 11.9).

Grupos musculares do membro inferior

Pode ser conveniente revisar a seção sobre o membro inferior no Capítulo 3 ou acompanhar a tabela a seguir antes de passar para a anatomia detalhada dos músculos do membro inferior.

Região muscular	Principais funções	Origem da inervação
Glútea	Abdução e extensão da coxa	Nervos glúteos superior e inferior
Iliopsoas	Flexão da coxa	Ramos anteriores dos nervos lombares
Anterior da coxa	Extensão da perna	Nervo femoral
Medial da coxa	Adução da coxa	Nervo obturatório
Posterior da coxa	Extensão da coxa e flexão da perna	Nervo isquiático
Posterior da perna	Flexão plantar do pé, flexão dos dedos	Nervo tibial
Lateral da perna	Eversão do pé	Nervo fibular superficial
Anterior da perna	Dorsiflexão do pé, extensão dos dedos	Nervo fibular profundo
Plantar do pé	Flexão, adução, abdução dos dedos	Nervos plantares medial e lateral
Dorso do pé	Extensão dos dedos	Nervo fibular superficial

Marcha

Na descrição dos músculos do membro inferior, há alusões frequentes ao modo como esses músculos são utilizados durante a marcha normal e à maneira como sua disfunção interrompe o ciclo da marcha. Dificuldades com o ciclo da marcha podem estar ligadas a problemas em nervos e músculos específicos, e a sua observação pode ser uma importante ferramenta de diagnóstico. Apresentaremos agora o ciclo da marcha, discutindo a contribuição de cada músculo; revisitaremos essas questões quando examinarmos o modo como determinadas lesões nervosas podem enfraquecer os músculos e provocar distúrbios da marcha.

O ciclo da marcha (Figura 11.11) é divido em duas partes principais: a **fase de apoio** e a **fase de balanço**. Essas fases são subdivididas ainda em outras fases listadas a seguir.

- **Fase de apoio**: o membro sustenta o peso, sozinho ou com o outro membro
    - **Toque do calcâneo**: o balanço do quadril para a frente é interrompido pelos músculos glúteos. O joelho é estendido por músculos anteriores da coxa (músculo quadríceps femoral). O pé é dorsifletido pelos músculos anteriores da perna, e há leve rotação lateral do pé pelos músculos glúteos profundos
    - **Pé apoiado**: ocorre contração dos músculos laterais do quadril para impedir que a pelve caia em direção à perna que está em balanço. O quadril é estendido por músculos posteriores da coxa (isquiotibiais). O joelho é mantido em extensão por músculos anteriores da coxa

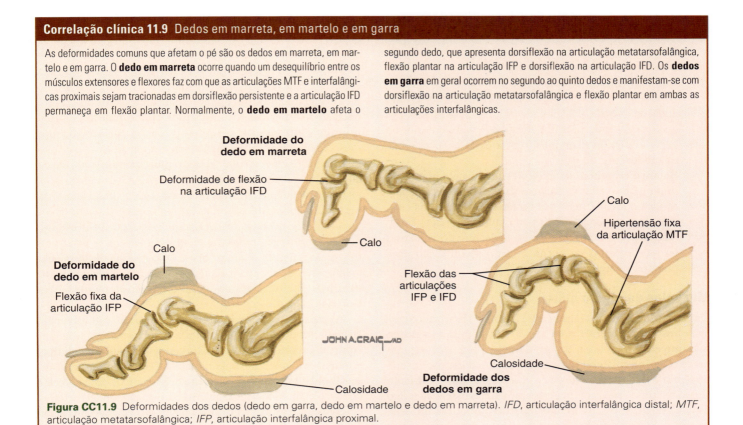

Correlação clínica 11.9 Dedos em marreta, em martelo e em garra

As deformidades comuns que afetam o pé são os dedos em marreta, em martelo e em garra. O **dedo em marreta** ocorre quando um desequilíbrio entre os músculos extensores e flexores faz com que as articulações MTF e interfalângicas proximais sejam tracionadas em dorsiflexão persistente e a articulação IFD permaneça em flexão plantar. Normalmente, o **dedo em martelo** afeta o segundo dedo, que apresenta dorsiflexão na articulação metatarsofalângica, flexão plantar na articulação IFP e dorsiflexão na articulação IFD. Os **dedos em garra** em geral ocorrem no segundo ao quinto dedos e manifestam-se com dorsiflexão na articulação metatarsofalângica e flexão plantar em ambas as articulações interfalângicas.

Figura CC11.9 Deformidades dos dedos (dedo em garra, dedo em martelo e dedo em marreta). *IFD*, articulação interfalângica distal; *MTF*, articulação metatarsofalângica; *IFP*, articulação interfalângica proximal.

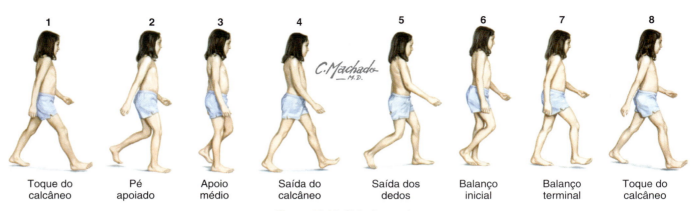

Figura 11.11 Ciclo da marcha.

que resistem à flexão sob o peso do corpo. Os músculos da face plantar do pé contraem para manter os ossos do pé no lugar
- **Apoio médio**: igual à fase de pé apoiado, porém, os músculos anteriores da perna de dorsiflexão são contrabalançados pelos músculos de flexão plantar da face posterior da perna (panturrilha)
- **Saída do calcâneo (ocorre toque do calcâneo oposto nesse momento)**: igual à fase de apoio médio, porém ocorre forte contração dos músculos flexores plantares posteriores da perna para levantar o calcanhar e impulsionar o corpo para a frente
- **Saída dos dedos**: os músculos da face anterior do quadril (músculo psoas) começam a contrair para interromper a extensão. Os músculos flexores plantares posteriores da perna e os músculos da planta do pé impulsionam o corpo para a frente
- **Balanço**: o membro não está sustentando o peso do corpo e está se movendo para a frente pelo ar
  - **Balanço inicial**: os músculos anteriores do quadril contraem fortemente para balançar a coxa no sentido anterior. O joelho é flexionado por músculos posteriores da coxa. Os músculos dorsiflexores na face anterior da perna contraem para puxar o pé e os dedos para cima, de modo a sair do solo
  - **Balanço terminal**: os músculos glúteos e a gravidade diminuem o balanço da coxa para a frente. O impulso retifica o joelho, mas os músculos posteriores da coxa impedem a hiperextensão. Os músculos quadríceps femorais na face anterior da coxa e os músculos dorsiflexores na face anterior da perna iniciam a contração para preparar o toque do calcâneo

Músculos da região glútea

Os músculos glúteos (Figura 11.12) estão localizados nas faces posterior e lateral do sacro e do ílio. O músculo **glúteo máximo** enorme cobre muitas das outras fibras que seguem na direção inferolateral à medida que desce para se inserir no fêmur e fáscia resistente da coxa, a **fáscia lata**. O músculo glúteo máximo cruza algumas proeminências ósseas ao longo de seu trajeto, e o movimento repetitivo ou a compressão contra essas proeminências podem causar dor e inflamação.

Para evitar esse problema, há uma **bolsa isquiática do músculo glúteo máximo** entre o músculo e a tuberosidade isquiática, uma **bolsa trocantérica do músculo glúteo máximo** entre o músculo e o grande trocânter maior, e várias bolsas intermusculares dos músculos glúteos ao longo da tuberosidade glútea e linha áspera na região. Uma bolsa trocantérica subcutânea superficial, de localização próxima, ajuda a prevenir inflamações quando a pele é empurrada contra o trocânter maior. A maior parte superolateral do músculo glúteo máximo fixa-se à crista ilíaca como **aponeurose glútea**, que também dá origem a parte do músculo glúteo médio. A **fáscia glútea** estende-se inferiormente a partir da crista ilíaca e divide-se para passar pelos dois lados do músculo glúteo máximo, antes de se misturar com a fáscia lata. Abaixo do músculo glúteo máximo encontram-se os **músculos glúteo médio** e **glúteo mínimo**. O músculo glúteo médio origina-se entre as linhas glúteas posterior e anterior, enquanto o músculo glúteo mínimo origina-se entre as linhas glúteas anterior e inferior. Ambos os músculos se inserem no trocânter maior do fêmur. Para evitar a irritação dos tendões distais dos músculos glúteo médio e glúteo mínimo quando se inserem no osso, existem **bolsas trocantéricas dos músculos glúteo médio** e **glúteo mínimo** entre eles e o trocânter maior. Anteriormente aos músculos glúteo máximo e glúteo médio, encontra-se o último dos músculos glúteos superficiais, o **músculo tensor da fáscia lata**, que está fixado à face anterior da crista ilíaca e localizado, na realidade, dentro de uma bolsa da própria fáscia lata. Esse músculo não possui um tendão típico, porém termina em uma região espessa da fáscia circundante, o **trato iliotibial**, que se estende lateralmente além do joelho e se insere no tubérculo anterolateral da tíbia. Como precisa deslizar pelo joelho antes de se inserir na tíbia, existe uma **bolsa do trato iliotibial** que o separa do côndilo lateral do fêmur (Boxe Correlação Clínica 11.10).

Os músculos glúteos profundos são todos cobertos pela face inferior do músculo glúteo máximo. Normalmente atuam como músculos rotadores laterais/externos da coxa, mas também evitam abdução e distração da cabeça do fêmur do acetábulo. O **músculo piriforme** origina-se da face anterior do sacro e sai do forame isquiático maior ao lado das artérias e nervos glúteos, nervo isquiático e nervo cutâneo posterior da coxa. Possui uma pequena bolsa do músculo piriforme que

Capítulo 11   Anatomia Clínica do Membro Inferior   287

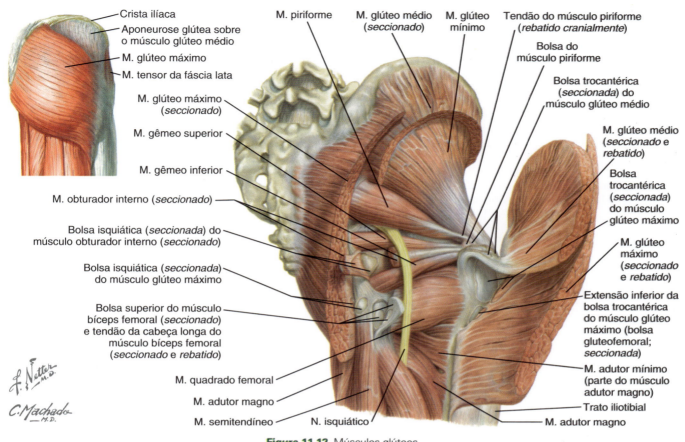

Figura 11.12 Músculos glúteos.

Correlação clínica 11.10 Bursite trocantérica e bursite isquiática

A flexão e extensão repetitivas do quadril podem causar inflamação das bolsas situadas entre os músculos glúteos e o trocânter maior. A dor manifesta-se ao subir escadas e subir uma superfície inclinada; essa dor é sentida superficialmente ao trocânter maior, podendo irradiar-se para baixo, na face lateral da coxa. A bolsa isquiática entre o músculo glúteo máximo e a tuberosidade isquiática também pode se tornar inflamada, causando dor sobre a tuberosidade isquiática, que se agrava durante a flexão do quadril e na posição sentada, com o peso apoiado sobre os ossos afetados.

---

amortece seu tendão próximo à inserção na parte superior do trocânter maior. O **músculo obturador interno** origina-se também dentro da pelve, nesse caso a partir da face interna da membrana obturadora. Seu tendão passa pelo forame isquiático menor e faz uma curva acentuada através do ísquio, do qual é separado pela bolsa isquiática do músculo obturador interno. Seu tendão insere-se na fossa trocantérica e possui uma bolsa subtendínea do músculo obturador interno, próximo à sua fixação ao osso. O **músculo gêmeo superior** origina-se da espinha isquiática, enquanto o **músculo gêmeo inferior** origina-se da concavidade da incisura isquiática menor. Ambos se fundem com o tendão do músculo obturador interno e inserem-se na fossa trocantérica. O último músculo desse grupo origina-se da tuberosidade isquiática e insere-se na crista intertrocantérica, o robusto **músculo quadrado femoral** (Boxe Correlação Clínica 11.11).

Correlação clínica 11.11 Injeções intramusculares glúteas

As injeções intramusculares são frequentemente administradas quando o material injetado precisa alcançar a circulação, porém a uma taxa mais lenta do que a injeção intravenosa. Os músculos glúteos constituem local frequente para essas injeções. A região glútea inferior deve ser evitada devido à proximidade dos nervos isquiático e cutâneo posterior. Em vez disso, o quadrante superolateral da região glútea é utilizado, de modo que a injeção seja administrada nos músculos glúteo médio ou glúteo máximo. Entretanto, se houver tecido adiposo em excesso ou se a agulha não for avançada o suficiente, a injeção pode acabar entrando na gordura subcutânea, resultando em absorção mais demorada do material (ou mesmo em ausência de absorção). Por essa razão, alguns profissionais preferem administrar injeções intramusculares nos músculos deltoide ou vasto lateral.

Músculo glúteo máximo

Fixações proximais	• Crista ilíaca posterior • Face posterior do sacro • Ligamento sacrotuberal
Inserção distal	• Tuberosidade glútea do fêmur e parte superior da linha áspera • Fáscia lata da coxa
Funções	• Extensão da coxa a partir de posição em flexão, como levantar-se a partir de uma posição sentada ou subir degraus • Rotação lateral da coxa
Teste muscular e sinais de lesão	• A perda da função do músculo glúteo máximo não afeta a marcha normal, visto que os músculos posteriores da coxa são os principais músculos extensores do quadril durante a marcha normal • A fraqueza do músculo glúteo máximo impede a pessoa de subir escadas se o membro afetado for o próximo a subir. Essas pessoas tendem a subir escadas com o membro afetado sempre atrasado e nunca é usado para o próximo degrau. De forma semelhante, essas pessoas têm dificuldade ao levantar-se de uma posição sentada sem auxílio dos membros superiores
Inervação	• Nervo glúteo inferior (L5-S2)
Suprimento sanguíneo	• Vasos glúteos superiores e inferiores

Músculos glúteo médio, glúteo mínimo e tensor da fáscia lata

Fixações proximais	• Músculo glúteo médio: metade superior da face glútea do ílio, entre as linhas glúteas anterior e posterior • Músculo glúteo mínimo: metade inferior da face glútea do ílio, entre as linhas glúteas anterior e inferior • Músculo tensor da fáscia lata: pequena faixa da face glútea do ílio, anteriormente às fixações dos músculos glúteo médio e glúteo mínimo
Inserção distal	• Músculo glúteo médio: margem lateral do trocânter maior do fêmur • Músculo glúteo mínimo: margem lateral anterior do trocânter maior do fêmur • Músculo tensor da fáscia lata: estende-se até o tubérculo anterolateral da tíbia através do trato iliotibial da fáscia lata
Funções	• Músculos glúteo médio e glúteo mínimo: juntam o trocânter maior e o ílio, produzindo a abdução de um membro inferior sem peso ou elevação da pelve contralateral quando esse membro sustenta peso, mantendo o nível da pelve quando o indivíduo está na posição ortostática sobre uma perna de apoio • Músculo tensor da fáscia lata: auxilia na função dos músculos glúteo médio e glúteo mínimo; também tensiona de fato a fáscia lata
Teste muscular e sinais de disfunção	• Para testar os músculos glúteo médio, glúteo mínimo e tensor da fáscia lata, deve-se pedir ao paciente para ficar em pé sobre uma perna com o corpo ereto. O examinador pode precisar ajudar o paciente. Se esses músculos estiverem fracos ou se houver lesão do nervo glúteo superior, o paciente cairá a partir do lado afetado (sinal de Trendelenburg), visto que a pelve não pode ser mantida em nível
	• Para evitar uma queda durante a caminhada, a pessoa afetada balança a parte superior do corpo rumo ao lado afetado enquanto sustenta o peso (marcha de Trendelenburg)
Inervação	• Nervo glúteo superior (L5-S1)
Suprimento sanguíneo	• Vasos glúteos superiores e inferiores

Músculo piriforme

Fixações proximais	• Parte anterior da asa do sacro, entre S2 e S4
Inserção distal	• Extremidade superior do trocânter maior do fêmur
Funções	• Rotação lateral da coxa em extensão, abdução da coxa em flexão
Teste muscular e sinais de disfunção	• Encurtamento muito leve do passo devido à fraqueza da rotação lateral do membro inferior durante o toque do calcâneo • O espasmo ou a tensão do músculo piriforme podem ser uma causa de dor glútea e provocar rotação lateral persistente da coxa
Inervação	• Nervo glúteo superior (L5-S1) ou ramos anteriores de S1-S2
Suprimento sanguíneo	• Vasos glúteos superiores e inferiores

Músculos obturador interno, gêmeo superior, gêmeo inferior e quadrado femoral

Fixações proximais	• Músculo obturador interno: face interna da membrana obturadora e margem circundante do púbis e do ísquio • Músculo gêmeo superior: espinha isquiática • Músculo gêmeo inferior: incisura isquiática menor • Músculo quadrado femoral: entre a parte mais posterior da tuberosidade isquiática e o forame obturado
Inserção distal	• Músculos obturador interno, gêmeo superior e gêmeo inferior: fossa trocantérica imediatamente inferior ao músculo piriforme • Músculo quadrado femoral: parte posterior do trocânter maior/tubérculo quadrado
Funções	• Rotação lateral da coxa em extensão, abdução da coxa em flexão • O tônus desses músculos em repouso ajuda a manter a cabeça do fêmur dentro do acetábulo
Teste muscular e sinais de disfunção	• Passo ligeiramente encurtado devido à fraqueza da rotação lateral do membro inferior durante o toque do calcâneo
Inervação	• Músculos obturador interno e gêmeo superior: nervo do músculo obturador interno (L5-S1) • Músculos gêmeo inferior e quarado femoral: nervo do músculo quadrado femoral (L5-S1)
Suprimento sanguíneo	• Vasos glúteos inferiores e artéria circunflexa femoral medial

Músculos anteriores profundos da coxa – músculo iliopsoas

Existem vários músculos que se originam do tronco e que atuam no membro inferior. O **psoas maior** (Figura 11.13) é um grande músculo escondido profundamente no corpo, ao longo da

Capítulo 11 Anatomia Clínica do Membro Inferior   289

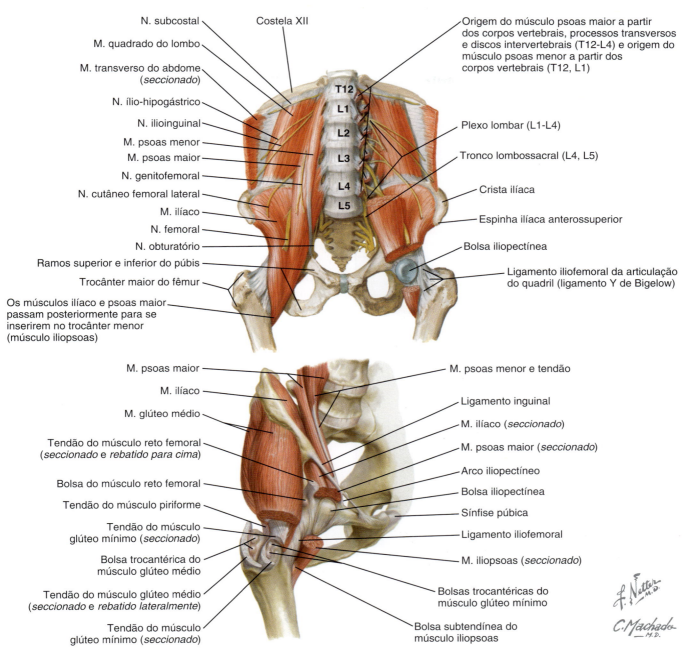

Figura 11.13 Músculos psoas e ilíaco.

coluna vertebral. Origina-se dos corpos vertebrais e dos discos intervertebrais T12 a L5, bem como dos processos transversos das vértebras lombares. Na pelve, funde-se com um músculo originário da fossa ilíaca do ílio, o **músculo ilíaco**. A **fáscia ilíaca** na face medial desse músculo é muito espessa e funde-se com a **fáscia do músculo psoas** e une-se ao ligamento inguinal como **arco iliopectíneo**. Esse arco cria um espaço muscular lateral ao arco e um espaço vascular para os vasos femorais em sua face medial. Os músculos psoas maior e ilíaco fundem-se e formam o **músculo iliopsoas**, que cruza o espaço muscular formado pelo ligamento inguinal e arco iliopectíneo, inserindo-se no trocânter menor do fêmur. Para minimizar o atrito quando cruza a eminência iliopúbica, a **bolsa iliopectínea** (também denominada bolsa do músculo iliopsoas) é encontrada imediatamente anterior à cápsula da articulação do quadril, entre os ligamentos iliofemoral e pubofemoral. Existe uma **bolsa subtendínea ilíaca** sobre o trocânter menor para ajudar o deslizamento suave do tendão do músculo iliopsoas através do osso em sua inserção. O músculo iliopsoas é o principal músculo flexor da coxa no quadril, porém é poderoso o suficiente para reverter o movimento e movimentar o tronco e a parte superior do tronco quando os membros inferiores estão imóveis. Reforça também a articulação do quadril anteriormente. Muitas vezes existe um pequeno **músculo psoas menor** sobre a superfície do músculo psoas maior, que não entra no membro inferior, porém se insere no arco iliopectíneo e na fáscia ilíaca. Quando presente, ajuda a controlar a inclinação pélvica e a flexionar a pelve (Boxe Correlação Clínica 11.12).

Correlação clínica 11.12 Abscesso do músculo psoas

Em virtude de sua estreita associação com os corpos vertebrais, o músculo psoas maior pode ser afetado quando infecções dos corpos vertebrais (possivelmente como resultado de tuberculose) liberam material purulento. Esse material pode se espalhar profundamente para a fáscia do músculo psoas e causar edema em todo o contorno do músculo psoas maior. Na face anterior da coxa, isso pode provocar edema proeminente imediatamente abaixo do ligamento inguinal, próximo à inserção do tendão do músculo iliopsoas no trocânter menor. Esse edema pode ser confundido com outras condições na área (hérnias e edema de linfonodos), porém estará preenchido com pus, podendo exigir punção e drenagem.

Músculos psoas maior, ilíaco e psoas menor

Fixações proximais	• Músculo psoas maior: corpos vertebrais T12-L5 e discos intervertebrais, processos transversos das vértebras lombares • Músculo ilíaco: fossa ilíaca do ílio, parte anterior da asa do sacro no S1, ligamento sacroilíaco anterior • Músculo psoas menor: corpos vertebrais T12-L1 e disco intervertebral
Inserção distal	• Músculos psoas maior e ilíaco: fundem-se para formar o músculo iliopsoas e inserem-se no trocânter menor do fêmur • Músculo psoas menor: eminência iliopúbica e linha pectínea
Funções	• Músculos psoas maior e ilíaco: flexão da coxa no quadril. Se os membros inferiores estiverem fixos, flexão do tronco no quadril. Estabilizam a face anterior da articulação do quadril • Músculo psoas menor: flexão e estabilização anterior da pelve
Teste muscular e sinais de disfunção	• Músculos psoas maior e ilíaco: pedir ao paciente para deitar-se em decúbito dorsal. Fazer com que ele flexione o quadril contra uma resistência moderada de cada lado e observar a ocorrência de assimetria na força. O espasmo do músculo iliopsoas ou do músculo psoas maior causa dor lombar. O encurtamento do músculo psoas maior pode ser detectado pela elevação de cada membro inferior da mesa, separadamente. Se o quadril contralateral erguer-se da mesa, isso indica que o músculo psoas maior nesse lado alcançou seu limite. O examinador pode colocar a palma de uma das mãos sob as vértebras lombares para observar qualquer lordose que neutralize a tensão no músculo psoas maior • Músculo psoas menor: não se observa a perda da função do músculo. O espasmo pode causar dor lombar
Inervação	• Músculo psoas maior: ramos anteriores L1-L3 • Músculo psoas menor: ramos anteriores L1-L2 • Músculo ilíaco: ramos anteriores L2-L3 e/ou ramos do nervo femoral
Suprimento sanguíneo	• Artérias segmentar lombar, iliolombar, circunflexa ilíaca profunda, circunflexa femoral medial

Músculos anteriores da coxa

Toda a coxa é coberta pela **fáscia lata**. Os músculos do compartimento anterior da coxa (Figuras 11.4 e 11.14) são separados dos outros por divisões da fáscia lata que mergulham profundamente e fundem-se com o periósteo do fêmur nos lábios medial e lateral da linha áspera, o **septo intermuscular lateral da coxa** e o **septo intermuscular medial da coxa**. Os músculos anteriores da coxa desempenham múltiplas funções, mas sua principal ação consiste na extensão da perna no joelho e flexão da coxa no quadril. O **músculo sartório** é o mais longo e o mais superficial dos músculos nesse compartimento e origina-se da espinha ilíaca anterossuperior, cruzando anteriormente ao quadril e medialmente ao joelho em sua descida, em um percurso de lateral para medial. O músculo sartório insere-se no côndilo medial da tíbia, juntamente com os tendões dos músculos grácil e semitendíneo como um tendão composto, a **pata de ganso** (*pes anserinus*), que estabiliza a face medial do joelho. Como cruza duas articulações obliquamente, o músculo sartório desempenha diversas funções. Auxilia na flexão das articulações do quadril e do joelho e realiza a rotação lateral da coxa. O **músculo pectíneo** origina-se do ílio e do púbis nas proximidades do ramo superior do púbis e insere-se na linha pectínea da face anterior do fêmur, imediatamente distal ao trocânter menor. Do ponto de vista funcional, é um músculo adutor da coxa, que pertence mais ao compartimento medial. Como liga o ílio e o púbis, também estabelece uma ponte entre os compartimentos anterior e medial da coxa.

A maior parte do compartimento anterior da coxa é ocupada pelos **músculos quadríceps femorais**. Esses quatro músculos estendem-se do ílio e do fêmur até a patela por meio do **tendão do músculo quadríceps femoral** e, por meio dele, até a tuberosidade da tíbia através do **ligamento da patela**. A patela é um osso sesamoide (um osso encontrado dentro de um tendão muscular) e já houve muita discussão sobre o fato de o ligamento da patela ser ou não denominado tendão da patela ou se todo o conjunto deve ser denominado tendão do músculo quadríceps femoral. Utilizaremos a terminologia padrão (determinada acima) por enquanto. O **músculo reto femoral** é o mais longo desse grupo; origina-se da espinha ilíaca anteroinferior (cabeça reta) e da parte superior do limbo do acetábulo (cabeça reflexa), descendo pela face anterior da coxa para se unir ao tendão do músculo quadríceps femoral. Auxilia na flexão do quadril e na extensão do joelho. Como é menos tenso durante a flexão do quadril, os outros músculos quadríceps femorais constituem os principais extensores do joelho quando o quadril está flexionado. O **músculo vasto medial** está localizado no lado medial do corpo do fêmur, com local de fixação significativo ao longo do lábio medial da linha áspera. Embora seja mais espesso inferiormente, ele na verdade se estende ao longo do comprimento do fêmur a partir da linha intertrocantérica até o tendão do músculo quadríceps femoral. Algumas de suas fibras terminam no **retináculo medial da patela**, que cruza o joelho medialmente à patela e ao ligamento da patela, ajudando a estabilizá-las durante o movimento. O **músculo vasto lateral** é

Capítulo 11 Anatomia Clínica do Membro Inferior 291

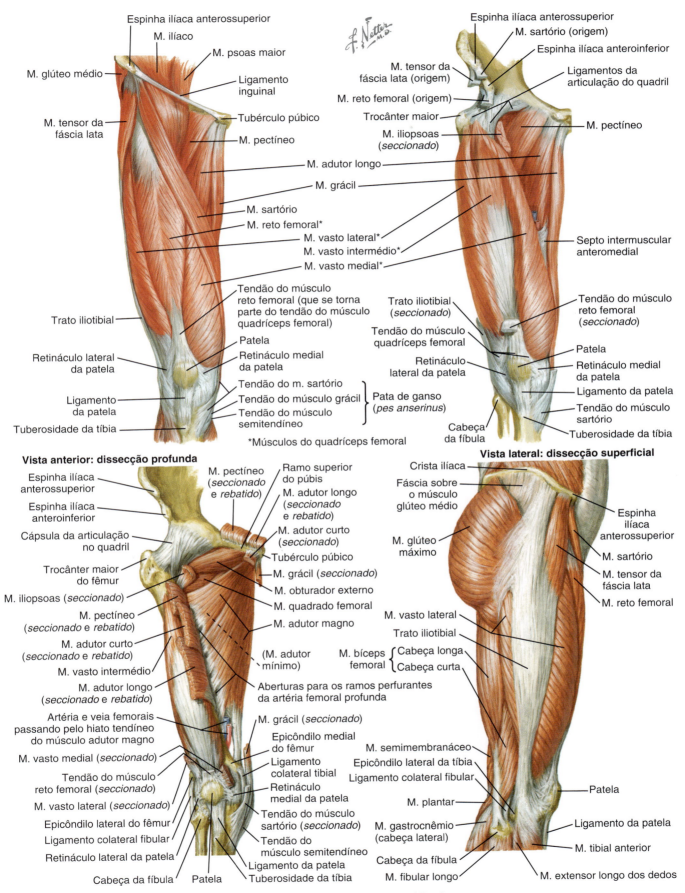

Figura 11.14 Músculos anteriores do quadril e da coxa.

um grande músculo que se estende a partir da base do trocânter maior, seguindo pela face lateral do fêmur e se fixa ao lábio lateral da linha áspera, imediatamente acima da linha supraepicondilar lateral, antes de contribuir para o tendão do músculo quadríceps femoral. Algumas fibras do músculo vasto lateral terminam no **retináculo lateral da patela**, que é lateral à patela e ao ligamento da patela. O último dos músculos quadríceps femorais, o **músculo vasto intermédio**, origina-se do terço médio da face anterior do fêmur, abaixo dos músculos reto femoral e vasto lateral. À semelhança dos outros, ele também contribui para o tendão do músculo quadríceps femoral. A parte mais profunda do músculo vasto intermédio origina um número variável de feixes que se inserem na cápsula da articulação do joelho. Esse **músculo articular do joelho** impede que a cápsula fique frouxa durante a extensão e que fique comprimida entre a patela e o fêmur.

Abaixo do tendão do músculo quadríceps femoral (às vezes estendendo-se superiormente até o meio do fêmur!) encontra-se a **bolsa suprapatelar** (Figura 11.6). Essa bolsa é contínua com o espaço sinovial da articulação do joelho, e infecções podem se espalhar facilmente entre os dois espaços. Como a face anterior do joelho sofre muito impacto, existem várias bolsas verdadeiras a seu redor: uma **bolsa subcutânea pré-patelar**, que possibilita o deslizamento uniforme da pele sobre a patela; uma **bolsa subcutânea infrapatelar** entre a pele e o ligamento da patela; e uma **bolsa subcutânea da tuberosidade da tíbia**. Existe uma **bolsa infrapatelar** profunda entre o ligamento da patela e a área da tíbia imediatamente superior à sua inserção na tuberosidade da tíbia (Boxes Correlação Clínica 11.13 e 11.14).

Músculo sartório

Fixações proximais	• Espinha ilíaca anterossuperior
Inserção distal	• Côndilo medial da tíbia como parte da pata de ganso (*pes anserinus*)
Funções	• Auxilia na flexão e rotação lateral da coxa no quadril
	• Auxilia na flexão da perna no joelho
Teste muscular e sinais de disfunção	• O músculo sartório contribui para os movimentos (flexão do quadril e flexão do joelho) realizados por outros músculos, de modo que o seu isolamento representa um desafio
	• Para testar o músculo sartório, pedir ao paciente para flexionar e realizar a rotação lateral do quadril com o joelho flexionado contra resistência (chute em saco de pancada)
Inervação	• Nervo femoral (L2-L4)
Suprimento sanguíneo	• Ramos da artéria femoral, artérias descendente do joelho e média do joelho

Correlação clínica 11.13 Bursite

Qualquer bolsa pode se tornar inflamada e inchada com líquido (bursite), mas aquelas ao redor do joelho são particularmente propensas à bursite devido a movimentos repetitivos e atrito, ocorrendo principalmente em elevadas amplitudes (Figura 11.6). As bolsas subcutânea pré-patelar e subcutânea infrapatelar podem inchar, criando um grande contorno arredondado na face anterior do joelho. A bolsa infrapatelar profunda também pode apresentar bursite se houver peso ou impacto rotineiramente sobre a tuberosidade da tíbia. Como os padres frequentemente se ajoelham em chão duro (genuflexão), essa condição também é conhecida como joelho de padre, porém pode afetar qualquer pessoa cujos joelhos repousem rotineiramente sobre superfícies duras. A bursite da bolsa subcutânea pré-patelar pode afetar pessoas que trabalham apoiadas nos joelhos, razão pela qual é comum o uso de joelheiras em determinadas atividades. Essa bursite costumava ser conhecida como "joelho de faxineira"; porém esse termo não é mais aplicável, pois poucas faxineiras profissionais atualmente tendem a esfregar com as mãos e os joelhos no solo.

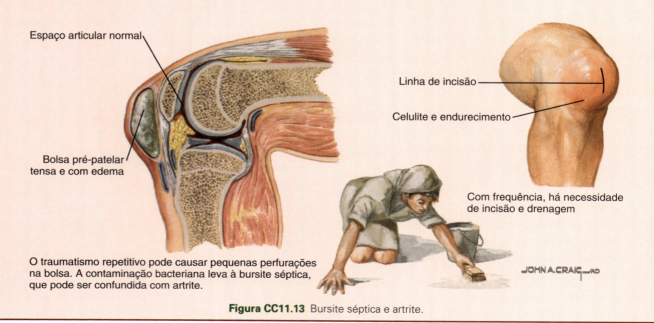

Figura CC11.13 Bursite séptica e artrite.

Capítulo 11 Anatomia Clínica do Membro Inferior

Correlação clínica 11.14 Disfunções da patela

Normalmente, a patela é mantida em seu lugar natural entre os dois côndilos do fêmur pelo ligamento da patela, pelos retináculos medial e lateral da patela e pelos músculos quadríceps. A ocorrência de traumatismo pode causar um posicionamento anormal da patela, assim como a subluxação ou luxação; porém, isso também pode ocorrer devido a uma desigualdade entre a tração do músculo vasto medial *versus* músculo vasto lateral. A **subluxação da patela** ocorre quando ela deixa o sulco entre os dois côndilos do fêmur; por outro lado, ocorre **luxação da patela** quando ela é totalmente deslocada para um lado de um côndilo do fêmur, sendo a luxação lateral mais comum. O fortalecimento do músculo vasto medial muitas vezes resolve o problema. Pode ocorrer **síndrome patelofemoral** por motivos semelhantes, com rangido da patela contra o côndilo lateral do fêmur. Todavia, essa síndrome também pode ocorrer devido a traumatismo ou osteoartrite que afete a cartilagem da patela e do fêmur. Uso excessivo, trauma, extensão forçada excessiva e enfraquecimento dos tendões na área também podem causar **ruptura do tendão da patela** entre a patela e a tíbia ou **ruptura do tendão do músculo quadríceps** entre o músculo quadríceps e a patela. Em ambos os casos, dor e fraqueza são imediatamente evidentes, e o membro afetado é incapaz de sustentar o peso do corpo.

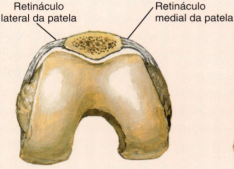

Vista do horizonte. Normalmente, a patela cavalga sobre o sulco entre os côndilos medial e lateral do fêmur

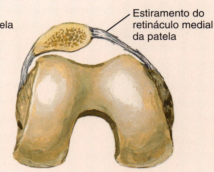

Na subluxação, a patela é deslocada lateralmente devido a fraqueza do músculo vasto medial, tensão do retináculo lateral da patela e ângulo Q alto

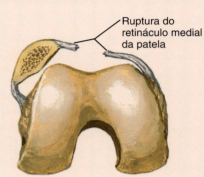

Na luxação, a patela é totalmente deslocada para fora do sulco intercondilar

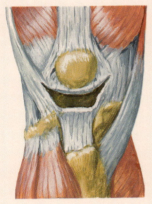

Ruptura do ligamento da patela
Ruptura do ligamento da patela na margem inferior da patela

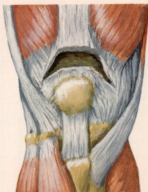

Ruptura do tendão do músculo quadríceps femoral
Ruptura do tendão do músculo quadríceps femoral na margem superior da patela

Figura CC11.14 Subluxação e luxação da patela.

Músculo pectíneo

Fixações proximais	Ramo superior do púbis e ílio adjacente
Inserção distal	Linha pectínea do fêmur
Funções	Auxilia na adução, flexão e rotação medial da coxa no quadril
Teste muscular e sinais de disfunção	O músculo pectíneo contribui para os movimentos (flexão e adução da coxa) que são mais fortemente realizados por outros grupos musculares; assim, é difícil identificar perda isolada da função desse músculo
Inervação	Parte que se origina do ílio: nervo femoral (L2-L4) Parte que se origina do púbis: nervo obturatório (L2-L4)
Suprimento sanguíneo	Ramos das artérias obturatória, femoral, circunflexa femoral medial

Grupo do músculo quadríceps femoral

Fixações proximais	Músculo reto femoral: espinha ilíaca anteroinferior e parte superior do limbo do acetábulo Músculo vasto medial: face medial do corpo do fêmur a partir da linha intertrocantérica ao longo do lábio medial da linha áspera Músculo vasto lateral: base do trocânter maior ao longo do lábio lateral da linha áspera Músculo vasto intermédio: face anterior do corpo do fêmur abaixo dos músculos vasto lateral e reto femoral
Inserção distal	O tendão do músculo quadríceps femoral converge na face superior da patela, que emite o ligamento da patela para a tuberosidade da tíbia, tornando-a efetivamente o local de fixação do músculo quadríceps femoral

	• Faces anteriores dos côndilos medial e lateral da tíbia por meio dos retináculos medial e lateral da patela dos músculos vasto medial e vasto lateral
Funções	• Como grupo, os músculos quadríceps femorais estendem fortemente a perna no joelho
	• O músculo reto femoral auxilia na flexão da coxa no quadril
Teste muscular e sinais de disfunção	• Pedir ao paciente para deitar-se com as pernas penduradas sem apoio e os pés fora do solo. Pedir ao paciente para estender cada perna contra resistência e observar a presença de assimetria. A fraqueza da extensão do joelho ou a atrofia do músculo quadríceps femoral indica lesão ou desnervação. O mesmo teste pode ser realizado com o paciente sentado ereto, relaxando o músculo reto femoral e fazendo com que os outros músculos quadríceps femorais realizem a extensão da perna
	• O espasmo do músculo quadríceps femoral provoca dor no compartimento anterior da coxa e extensão persistente do joelho
Inervação	• Nervo femoral (L2-L4)
Suprimento sanguíneo	• Ramos da artéria femoral, artérias circunflexas femoral medial e femoral lateral, descendente do joelho, média do joelho e lateral do joelho

Músculos mediais da coxa

Os músculos do **compartimento medial da coxa** (Figura 11.14) também são circundados pela fáscia lata e apresentam uma fáscia de revestimento ao redor de cada músculo individual. Em geral, esses músculos originam-se da face inferior do púbis e partes adjacentes do ílio e do ísquio. A maior parte insere-se na linha áspera do fêmur e realiza a adução da coxa no quadril. O músculo mais superficial desse compartimento é o **músculo adutor longo**, que se origina de uma pequena região do corpo do púbis, imediatamente anterior ao sulco obturatório, e expande-se para inserção ao longo do terço médio da linha áspera. Posteriormente aos músculos pectíneo e adutor longo, encontra-se o **músculo adutor curto**. Esse músculo origina-se de uma faixa de osso ao longo do ramo inferior do púbis e insere-se na parte inferior da linha pectínea e na parte superior da linha áspera. O nervo obturatório divide-se em ramos anterior e posterior que atravessam o músculo adutor curto e inervam os músculos nesse compartimento. O grande **músculo adutor magno** faz jus a seu nome, com uma **parte adutora** que se origina do ramo inferior do púbis e uma **parte associada** aos músculos isquiotibiais, que se origina do ramo do ísquio e parte inferior da tuberosidade isquiática. A parte adutora insere-se ao longo do comprimento da linha áspera, enquanto a parte associada aos músculos isquiotibiais fixa-se ao tubérculo adutor do fêmur. A face anterior do músculo adutor magno está conectada à face medial do músculo vasto medial por uma folha de tecido conjuntivo, o **septo intermuscular anteromedial**. Essa folha cobre o **canal dos adutores**, que contém a artéria e veia femorais em sua descida. As partes adutora e associada aos músculos isquiotibiais do músculo adutor magno separam-se uma da outra para formar o hiato adutor, que possibilita a passagem dos vasos femorais para a face posterior da coxa,

tornando-se vasos poplíteos. O músculo adutor magno estabelece uma ponte entre os compartimentos medial e posterior da coxa, e isso se reflete nas diferenças de inervação da parte adutora (nervo obturatório) e na parte associada aos músculos isquiotibiais (nervo tibial, divisão do nervo isquiático). Às vezes, a parte mais anterior e superior do músculo adutor magno forma um **músculo adutor mínimo** separado e plano.

Os outros três músculos do compartimento medial da coxa são os músculos pectíneo, obturador externo e grácil. O músculo pectíneo estende-se entre os compartimentos anterior e medial da coxa e foi discutido na seção anterior. O **músculo obturador interno** origina-se da face anterior da membrana obturadora, do púbis e do ísquio circundantes. O seu tendão estende-se lateralmente, seguindo seu percurso inferiormente ao acetábulo e ao colo do fêmur para alcançar a fossa trocantérica do fêmur. Apesar de estar localizado no compartimento medial da coxa, ele atua como membro do grupo de músculos glúteos profundos e efetua a rotação lateral da coxa no quadril. O nervo do músculo obturador interno o perfura para entrar no compartimento medial da coxa. O **músculo grácil** é alongado e assemelha-se ao músculo sartório em circunferência, porém em uma posição diferente. Como o músculo mais medial da coxa, ele desce do corpo do púbis e ramo inferior adjacente do púbis para se unir à pata de ganso (*pes anserinus*) na face medial do joelho, ao lado da parte distal do músculo sartório e do músculo semitendíneo.

Músculos adutor longo, adutor curto, adutor magno

Fixações proximais	• Músculo adutor longo: corpo do púbis anterior ao sulco obturatório
	• Músculo adutor curto: ramo inferior do púbis
	• Músculo adutor magno:
	• Parte adutora: ramo inferior do púbis e ramo do ísquio
	• Parte associada aos músculos isquiotibiais: ramo do ísquio e parte inferior da tuberosidade isquiática
Inserção distal	• Músculo adutor longo: terço médio da linha áspera
	• Músculo adutor curto: parte inferior da linha pectínea, parte superior da linha áspera
	• Músculo adutor magno
	• Parte adutora: linha áspera
	• Parte associada aos músculos isquiotibiais: Tubérculo do adutor do fêmur
Funções	• Quando o membro inferior não está sustentando peso, esses músculos realizam a adução da coxa no quadril. Quando o membro inferior sustenta peso, auxiliam na manutenção do nível da pelve
	• A parte associada aos músculos isquiotibiais do músculo adutor magno ajuda a estender a coxa no quadril
Teste muscular e sinais de disfunção	• Pode ser difícil diagnosticar a perda de função dos músculos adutores, que pode resultar em problemas de equilíbrio, visto que a pelve tem dificuldade em permanecer nivelada
	• O espasmo ou a lesão desses músculos (tração da virilha) provocam fraqueza na adução, mas também dor, muitas vezes próximo à fixação do músculo na pelve

Inervação	• Músculos adutor longo, adutor curto e parte adutora do músculo adutor magno: nervo obturatório (L2-L4)
	• Parte do músculo adutor magno associada aos músculos isquiotibiais: nervo tibial, divisão do nervo isquiático (L4-S3)
Suprimento sanguíneo	• Ramos da artéria femoral, artérias femoral profunda, circunflexa femoral medial, descendente do joelho, média do joelho

Músculo obturador externo

Fixações proximais	• Face externa da membrana obturadora e púbis e ísquio circundantes
Inserção distal	• Fossa trocantérica imediatamente inferior à fixação do músculo obturador interno
Funções	• Rotação lateral da coxa em extensão, abdução da coxa flexionada
	• Ajuda a manter a cabeça do fêmur dentro do acetábulo
Teste muscular e sinais de disfunção	• Encurtamento muito leve do passo devido a fraqueza da rotação lateral do membro inferior durante o toque do calcâneo
Inervação	• Nervo obturatório (L2-L4)
Suprimento sanguíneo	• Artérias obturatória e circunflexa femoral medial

Músculo grácil

Fixações proximais	• Corpo do púbis e ramo inferior adjacente do púbis
Inserção distal	• Côndilo medial da tíbia como parte da pata de ganso (pes anserinus)
Funções	• Adução da coxa no quadril
	• Leve rotação medial da coxa, flexão da perna no joelho
Teste muscular e sinais de disfunção	• É difícil detectar a perda isolada de função do músculo grácil
	• O espasmo ou a lesão do músculo grácil provoca fraqueza da adução, mas também dor, muitas vezes próximo à fixação do músculo na parte inferior do púbis
Inervação	• Nervo obturatório (L2-L4)
Suprimento sanguíneo	• Artérias obturatória, descendente do joelho e média do joelho

Músculos posteriores da coxa

Os três músculos do **compartimento posterior da coxa** (Figuras 11.4, 11.6, 11.12, 11.14 e 11.15), os músculos semitendíneo, semimembranáceo e bíceps femoral, com uma cabeça longa e uma cabeça curta, também são circundados pela fáscia lata. Esses músculos situam-se posteriormente ao fêmur e aos septos intermusculares medial da coxa e lateral da coxa no seu local de inserção na linha áspera. Como grupo, são denominados músculos isquiotibiais; porém, tecnicamente, apenas os três que se originam da tuberosidade isquiática são verdadeiros músculos isquiotibiais, excluindo a cabeça curta do músculo bíceps femoral, que se origina da face posterior do fêmur. Todos os músculos do compartimento posterior da coxa possuem uma inserção distal na tíbia ou na fíbula. Devido a essa característica, quando o membro inferior não carrega peso, eles flexionam fortemente a perna no joelho, o que é importante durante a fase de balanço inicial do ciclo da marcha. Quando uma perna está sustentando peso, os músculos isquiotibiais verdadeiros (fixados à tuberosidade isquiática) estendem a coxa no quadril, algo importante durante as fases de pé apoiado e apoio médio no ciclo da marcha. Como os músculos são mais eficientes quando estão parcialmente estirados, os músculos isquiotibiais são efetivos na flexão do joelho ou na extensão do quadril, mas não em ambos simultaneamente.

O **músculo semitendíneo** origina-se da face posterior da tuberosidade isquiática, ao lado da cabeça longa do músculo bíceps femoral. O músculo semitendíneo desce pelo lado medial da face posterior da coxa, e recebe seu nome devido a seu forte tendão que se assemelha a uma corda, localizado posteriormente ao músculo semimembranáceo na face medial da parte distal da coxa. Esse tendão une-se aos músculos sartório e grácil na face medial da tíbia como pata de ganso (*pes anserinus*). Os três tendões são separados do côndilo medial da tíbia pela **bolsa anserina**. Quando o joelho é flexionado, os músculos da pata de ganso, bem como o músculo semimembranáceo, estão alinhados de maneira que possibilite a rotação medial da perna no joelho.

O **músculo semimembranáceo** origina-se ligeiramente lateral à origem comum do músculo semitendíneo e da cabeça longa do músculo bíceps femoral. Na verdade, há uma bolsa superior do músculo bíceps femoral entre eles, que desce pela face medial da parte posterior da coxa, se expande em um ventre muscular amplo na parte inferior da coxa e, em seguida, em um tendão largo, que se achata para a sua inserção em três pontos: a fáscia poplítea, o ligamento poplíteo oblíquo na face posterior da cápsula da articulação do joelho e o côndilo medial da tíbia, abaixo do qual existe uma bolsa do músculo semimembranáceo.

A **cabeça longa do músculo bíceps femoral** origina-se ao lado do músculo semitendíneo; cruza do sentido medial para lateral à medida que desce e insere-se lateralmente na cabeça da fíbula. A **cabeça curta do músculo bíceps femoral** une-se à cabeça longa do músculo. Apesar de ser curto, trata-se ainda de um músculo substancial, e sua origem estende-se da metade inferior da linha áspera até a linha supracondilar lateral do fêmur. Funde-se com a cabeça longa e ambas se inserem na cabeça da fíbula. O tendão do músculo bíceps femoral insere-se próximo ao local de fixação do ligamento colateral fibular (lateral) do joelho e pode ser utilizado para localizar esse segmento durante exame físico ou dissecção. O tendão do músculo bíceps femoral é separado do ligamento colateral lateral e do côndilo lateral da tíbia pela **bolsa subtendínea inferior do músculo bíceps femoral**. A cabeça curta do músculo bíceps femoral é o único músculo do compartimento posterior que não é inervado pelo nervo tibial, divisão do nervo isquiático; em vez disso, é inervado pelo nervo fibular comum, divisão do nervo isquiático. Quando o joelho é flexionado, o músculo bíceps femoral consegue efetuar a rotação lateral da perna no joelho, atuando como contraparte da pata de ganso (*pes anserinus*) e músculos semitendíneos na face medial da tuberosidade isquiática (Boxe Correlação Clínica 11.15).

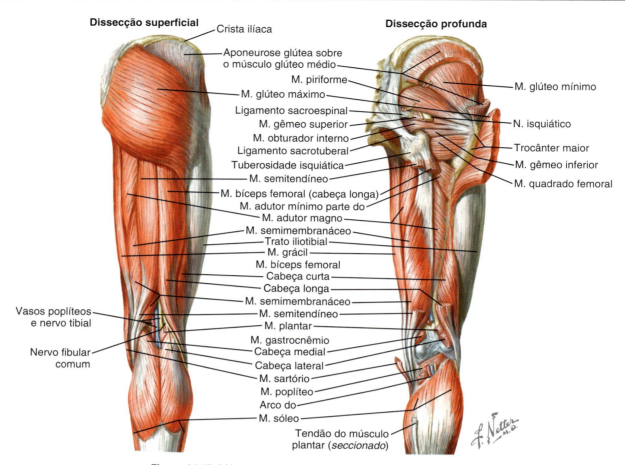

Figura 11.15 Músculos dorsais do quadril e da coxa: vista posterior.

Correlação clínica 11.15 Lesão dos músculos isquiotibiais

As lesões dos músculos isquiotibiais podem ocorrer em qualquer ponto ao longo do comprimento de cada músculo, porém são mais comuns na origem tendínea dos músculos na tuberosidade isquiática. Fazer corrida de obstáculo, chutar uma bola ou outras formas de exercício em que o mecanismo biomecânico descreva o movimento de flexão vigorosa de quadril associado a extensão de joelho geram grande estresse sobre os isquiotibiais. A ruptura parcial ou completa do tendão nesse local provoca dor glútea e relutância (ou incapacidade) de caminhar. Em certas ocasiões, a tração dos músculos pode causar avulsão de parte da tuberosidade isquiática.

Músculos isquiotibiais (músculos semitendíneo, semimembranáceo e bíceps femoral)

Fixações proximais	• Músculo semitendíneo: tendão comum com a cabeça longa do músculo bíceps femoral na face posterior da tuberosidade isquiática
	• Músculo semimembranáceo: face lateral da tuberosidade isquiática
	• Músculo bíceps femoral
	  • Cabeça longa: tendão comum com o músculo semitendíneo na tuberosidade isquiática
	  • Cabeça curta: parte inferior da linha áspera e linha supracondilar lateral do fêmur
		Funções	• Flexão da perna no joelho – fase de balanço inicial do ciclo da marcha
			• Músculos semitendíneo e semimembranáceo e cabeça longa do músculo bíceps femoral: extensão da coxa no quadril – fases de pé apoiado e de apoio médio do ciclo da marcha

Inserção distal	• Músculo semitendíneo: côndilo medial da tíbia como parte da pata de ganso (*pes anserinus*) • Músculo semimembranáceo: côndilo medial da tíbia, fáscia poplítea, ligamento poplíteo oblíquo • Músculo bíceps femoral: os tendões das duas cabeças fundem-se em sua inserção na face lateral da cabeça da fíbula	**Teste muscular e sinais de disfunção**	• Com o paciente em decúbito ventral, colocar o joelho do paciente em flexão com o pé no ar. O examinador pede ao paciente para resistir à medida que o joelho é levado suavemente, porém com firmeza, à extensão. O examinador deve investigar assimetria da força e pode apoiar a palma da mão sobre os músculos isquiotibiais do paciente para palpá-los durante o procedimento • Tensão, fraqueza e cãibras dos músculos isquiotibiais são muito comuns. Isso é usual em culturas sedentárias, onde pessoas, como escritores, passam muitas horas por dia sentados com os joelhos flexionados e os músculos isquiotibiais passivamente encurtados

Inervação	• Músculos semitendíneo e semimembranáceo e cabeça longa do músculo bíceps femoral: nervo tibial, divisão do nervo isquiático (L4-S3)
	• Cabeça curta do músculo bíceps femoral: nervo fibular comum, divisão do nervo isquiático (L4-S2)
Suprimento sanguíneo	• Artérias perfurantes, ramos da artéria femoral profunda, artérias lateral do joelho e medial do joelho

Músculos posteriores da perna

À semelhança dos outros compartimentos dos membros, os músculos do compartimento posterior da perna são todos cobertos pela própria fáscia de revestimento, enquanto a **fáscia da perna profunda** envolve toda a perna e funde-se com o periósteo da tíbia e da fíbula. Está conectada com a fáscia lata pela **fáscia poplítea**, uma lâmina de tecido conjuntivo que cobre os vasos poplíteos e nervos acompanhantes da face posterior do joelho. As divisões da fáscia da perna profunda e a **membrana interóssea** criam quatro compartimentos: o compartimento anterior da perna, o compartimento lateral da perna, a parte profunda do compartimento posterior da perna e a parte superficial do compartimento posterior da perna. Iniciaremos com a parte superficial do compartimento posterior da perna em virtude de sua continuidade com o compartimento posterior da coxa.

Parte superficial do compartimento posterior da perna

A **parte superficial do compartimento posterior da perna** (Figuras 11.4, 11.6 e 11.15 a 11.18) é coberta posteriormente pela fáscia da perna profunda e é separada do compartimento lateral e da parte profunda do compartimento posterior pelo septo intermuscular posterior da perna. Os músculos desse compartimento são quase exclusivamente dedicados à flexão plantar forte do pé no tornozelo, e todos se fundem para formar o **tendão do calcâneo (de Aquiles)** que se fixa à face posterior da tuberosidade do calcâneo.

O músculo que ocupa a maior parte do espaço nesse compartimento é o **músculo sóleo**, que possui origem ampla em formato de ferradura e que se estende a partir da margem medial e linha do músculo sóleo na face posterior da parte superior da tíbia, cruzando sobre a membrana interóssea e no terço superior da face posterior da fíbula. Medialmente, existe um **arco tendíneo do músculo sóleo**, um espaço que possibilita a entrada do nervo tibial e dos vasos tibiais posteriores na parte profunda do compartimento posterior da perna. Esse músculo largo fornece a maior parte das fibras colágenas que formam o tendão do calcâneo, particularmente em sua face medial; isso faz dele um músculo flexor plantar forte do tornozelo.

O músculo mais superficial desse compartimento é o **músculo gastrocnêmio**, com uma cabeça lateral e uma cabeça medial. A **cabeça lateral do músculo gastrocnêmio** origina-se do côndilo lateral do fêmur, imediatamente acima da fixação ao ligamento colateral fibular (lateral) do joelho. A **cabeça medial do músculo gastrocnêmio** origina-se da face poplítea do fêmur, imediatamente proximal ao côndilo medial do fêmur. Para evitar atrito e irritação durante a contração, existem as bolsas subtendíneas lateral e medial do músculo gastrocnêmio situadas entre a origem de cada cabeça e os epicôndilos do fêmur subjacentes. As duas cabeças formam um tendão comum conforme descem, e este se une ao tendão do calcâneo, ligeiramente inclinado para a sua face lateral. Como o músculo gastrocnêmio cruza a articulação do joelho e a articulação talocrural, ele afeta ambas. Pode flexionar o joelho e realizar a flexão plantar do tornozelo, porém só pode realizar um desses movimentos com força de cada vez. Ocasionalmente (em aproximadamente 23% dos indivíduos), existe um osso sesamoide na face profunda da cabeça lateral do músculo gastrocnêmio, a **fabela**.

Em virtude de seu tendão comum, funções semelhantes e estreita proximidade, o músculo sóleo e as duas cabeças do músculo gastrocnêmio são muitas vezes designados coletivamente como **músculo tríceps sural**. Para alongar o músculo gastrocnêmio, pode-se inclinar contra uma parede com o joelho em extensão, enquanto empurra-se o calcanhar rumo ao solo (mas não totalmente em contato com ele). O mesmo alongamento realizado com o joelho flexionado visará especificamente o músculo sóleo, pois a flexão do joelho relaxa um pouco os músculos gastrocnêmios. A **bolsa tendínea calcânea** amortece o tendão à medida que se aproxima da tuberosidade do calcâneo. Outra estrutura mais superficial, a **bolsa calcânea subcutânea**, evita o atrito conforme a pele e os tecidos subcutâneos deslizam pela tuberosidade do calcâneo. A inflamação dessas bolsas pode ser confundida com lesão do tendão (Boxe Correlação Clínica 11.16).

O **músculo plantar** também se origina a partir da linha supracondilar lateral do fêmur e do ligamento poplíteo oblíquo. Apresenta comumente um ventre muscular robusto próximo à sua origem superior, que rapidamente dá origem a um longo tendão fino descendo pela face medial do tendão do calcâneo e, às vezes, se funde a ele. Como cruza a articulação do joelho e a articulação talocrural, poderia teoricamente realizar a flexão do joelho e a flexão plantar do tornozelo; entretanto, por ser muito menor do que os outros músculos nesse compartimento, sua contribuição é insignificante para esses dois movimentos. Devido à alta densidade das fibras do fuso muscular, o músculo plantar é mais provavelmente de natureza proprioceptiva. Entretanto, em virtude de sua insignificância funcional, seu tendão longo constitui excelente fonte de autoenxertos para reparo de outros tendões ou ligamentos.

Músculo gastrocnêmio

Fixações proximais	• Cabeça medial: superfície poplítea do fêmur superior ao côndilo medial do fêmur
	• Cabeça lateral: côndilo lateral do fêmur
Inserção distal	• Fixa-se à face posterior do calcâneo, na parte lateral do tendão do calcâneo
Funções	• Flexão plantar forte do pé na articulação talocrural, particularmente quando o tornozelo já está em ligeira flexão plantar e o joelho está estendido, como na fase de saída dos dedos do ciclo da marcha
	• Auxilia os músculos do compartimento posterior da coxa na flexão do joelho, particularmente quando o tornozelo está em dorsiflexão
Teste muscular e sinais de disfunção	• A perda de função do músculo gastrocnêmio, sem perda da função do músculo sóleo, enfraquece a fase de saída dos dedos, porém não compromete totalmente o movimento de flexão plantar
	• A ação dos músculos gastrocnêmio e sóleo seria perdida durante uma ruptura do tendão do calcâneo. Isso torna a marcha muito difícil e resultaria em encurtamento da fase de apoio devido à perda das fases de pé apoiado, saída do calcâneo e saída dos dedos
Inervação	• Nervo tibial (L4-S3)
Suprimento sanguíneo	• Artérias do joelho, artérias surais da artéria poplítea

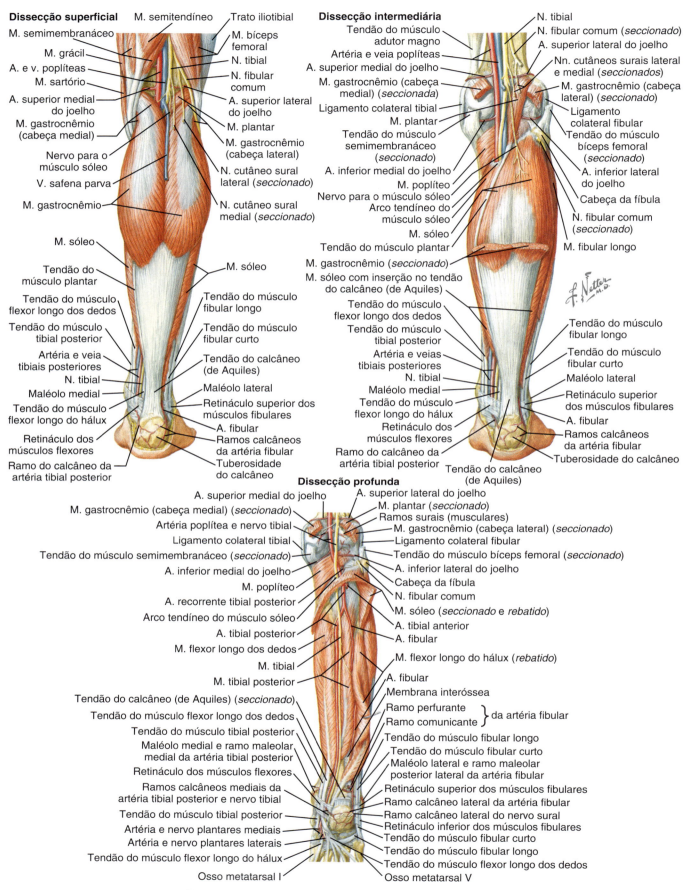

Figura 11.16 Músculos, artérias e nervos da perna: vista posterior.

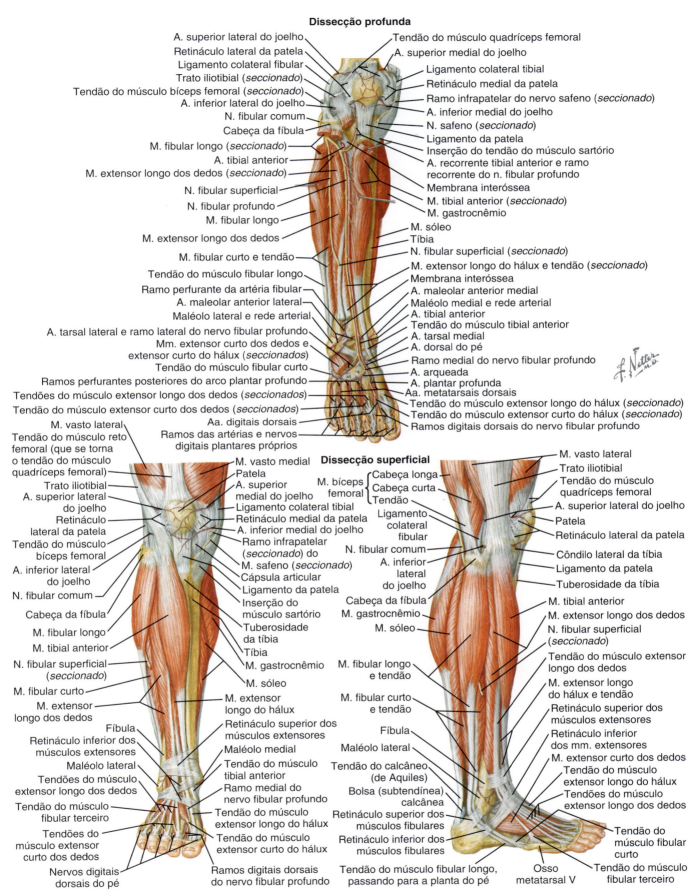

Figura 11.17 Músculos, artérias e nervos da pele: vista anterior.

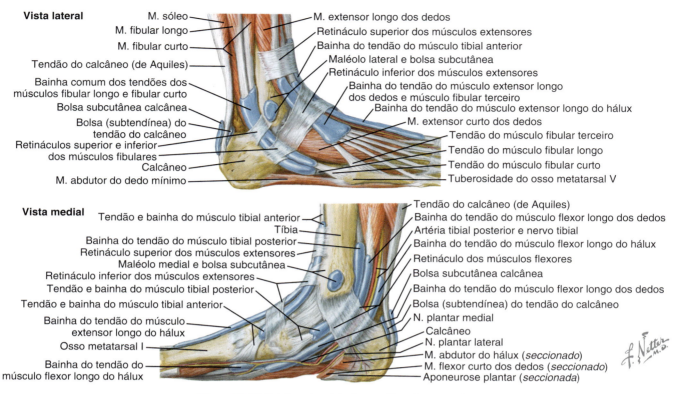

Figura 11.18 Bainhas sinoviais dos tendões do tornozelo.

Correlação clínica 11.16 — Tendinite do calcâneo e ruptura do tendão do calcâneo

O uso excessivo do tendão do calcâneo pode causar dor devido a microtraumatismos do tendão em sua inserção na tuberosidade do calcâneo. Essa dor é exacerbada por contração ou alongamento do músculo tríceps sural (Figura 11.18). Se o trauma ou o estiramento forem graves demais para que o tendão possa suportá-los, ele pode sofrer ruptura. Muitas vezes isso ocorre quando o músculo tríceps sural é alongado durante forte contração (contração excêntrica). Se a ruptura for completa, ocorrerá retração dos músculos gastrocnêmio e sóleo na parte superior da face posterior da perna, e o calcâneo cairá no chão, incapaz de realizar uma flexão plantar. Essa lesão exige reparo cirúrgico em qualquer paciente que deseje manter sua atividade posteriormente. A integridade do tendão do calcâneo pode ser testada colocando o paciente em decúbito dorsal sobre uma mesa, com o pé sem apoio e relaxado. O examinador comprime suavemente, mas com firmeza, os músculos gastrocnêmios. Se o tendão do calcâneo estiver intacto, ocorrerá certa flexão plantar.

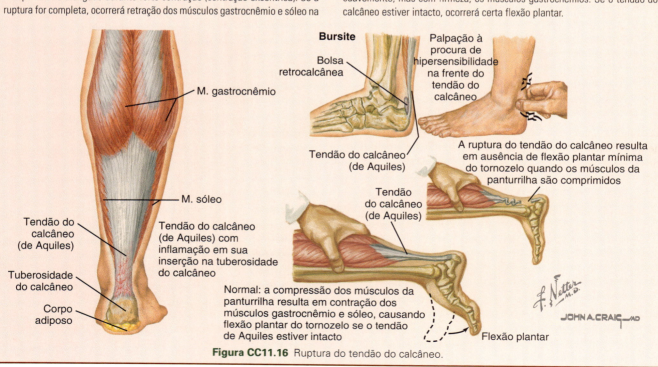

Figura CC11.16 Ruptura do tendão do calcâneo.

Músculo sóleo

Fixações proximais	• Linha do músculo sóleo e margem medial da tíbia, parte superior da face posterior da fíbula
Inserção distal	• Fixa-se à face posterior do calcâneo como parte medial do tendão do calcâneo
Funções	• Flexão plantar forte do pé no tornozelo. Diferentemente do músculo gastrocnêmio, o músculo sóleo pode realizar forte flexão plantar do pé no tornozelo enquanto os joelhos estão em flexão
Teste muscular e sinais de disfunção	• A perda do músculo sóleo deve comprometer a flexão plantar, tornando o salto difícil e comprometendo as fases de pé apoiado, saída do calcâneo e saída dos dedos do ciclo da marcha • A ação dos músculos gastrocnêmio e sóleo é perdida durante uma ruptura do tendão do calcâneo. Isso torna a marcha muito difícil e resulta em encurtamento da fase de apoio devido a perda das fases de pé apoiado, saída do calcâneo e saída dos dedos do ciclo da marcha
Inervação	• Nervo tibial (L4-S3)
Suprimento sanguíneo	• Ramos das artérias poplítea, tibial posterior e fibular

Músculo plantar

Fixações proximais	• Face poplítea do fêmur imediatamente superior ao côndilo lateral do fêmur
Inserção distal	• Face posteromedial da tuberosidade do calcâneo, medialmente ao tendão do calcâneo
Funções	• Auxilia fracamente na flexão plantar do tornozelo • Principalmente proprioceptiva
Teste muscular e sinais de disfunção	• A perda desse músculo não deve ter efeito perceptível sobre a flexão plantar ou a marcha
Inervação	• Nervo tibial (L4-S3)
Suprimento sanguíneo	• Artérias superior lateral do joelho e surais, que se originam da artéria poplítea

Parte profunda do compartimento posterior da perna

A **parte profunda do compartimento posterior da perna** (Figuras 11.4, 11.5, 11.16 e 11.18) é delimitada, posteriormente, pelo septo intermuscular posterior e, anteriormente, pela fíbula, tíbia e membrana interóssea. Os quatro músculos desse compartimento (músculos poplíteo, tibial posterior, flexor longo dos dedos e flexor longo do hálux) estão em contato estreito com a tíbia, a fíbula e a membrana interóssea. Todos são inervados por ramos do nervo tibial e recebem seu suprimento sanguíneo das artérias do joelho, tibial posterior e fibular.

O **músculo poplíteo** origina-se de uma pequena região imediatamente superior ao côndilo lateral do fêmur, porém imediatamente inferior à fixação do ligamento colateral fibular (lateral) ao fêmur. Está separado do côndilo lateral do fêmur por uma bolsa ou extensão do revestimento sinovial da articulação do joelho, o recesso subpoplíteo, e é separado do ligamento colateral fibular (lateral) pela bolsa fibulopoplítea. Proximalmente, é coberto pela cápsula articular fibrosa do joelho e possui fixações ao menisco lateral e cabeça da fíbula por meio do ligamento poplíteo fibular. À medida que o músculo desce, segue um percurso medial e abre-se em leque de forma considerável antes de se fixar à parte superior da face posterior da tíbia, imediatamente acima da linha do músculo sóleo. É coberto por uma fáscia poplítea distinta, que serve como local de fixação para o músculo semimembranáceo. O músculo poplíteo ajuda a manter o menisco lateral no lugar e evita o deslizamento anterior do fêmur sobre a tíbia. Quando os joelhos estão travados ou totalmente estendidos, o músculo poplíteo realiza rotação lateral leve do fêmur para permitir o início da flexão do joelho. Quando a pessoa está sentada com a perna flexionada no joelho e balançando livremente, o músculo poplíteo auxilia na rotação medial (interna) da perna. Às vezes, o músculo poplíteo tem um osso sesamoide, a **ciamela**, em sua face profunda, próximo à fixação femoral (Boxe Correlação Clínica 11.17).

O músculo mais profundo desse compartimento é o **músculo tibial posterior**, que se origina de uma ampla área da face lateral posterior do corpo da tíbia, imediatamente inferior à linha do músculo sóleo, do lado medial da metade superior do corpo da fíbula e da membrana interóssea de revestimento. O músculo desce ao longo da face posterior da tíbia, cruza medialmente e segue um percurso posterior ao maléolo medial, girando anteriormente ao cruzar o sulco maleolar da tíbia. No pé, o músculo tibial posterior abre-se em leque para inserção na tuberosidade do navicular, lado inferior do sustentáculo do tálus, bem como na face inferior de todos os três cuneiformes e do cuboide. Quando o pé sustenta peso, a atividade desse músculo mantém a parte medial do arco longitudinal do pé. Se o pé estiver sem peso, atuará com sua contraparte anterior, o músculo tibial anterior, para inverter o pé no tornozelo.

O **músculo flexor longo dos dedos** é o músculo mais medial desse compartimento, visto que se origina do terço médio posterior da tíbia, imediatamente inferior à linha do músculo sóleo. Desce ao longo da face posterior da tíbia, passa posteriormente ao músculo tibial anterior, gira no sentido anterior e cruza inferiormente ao maléolo medial e ao tendão do músculo tibial posterior. Assim que entra na face medial do pé, o tendão passa lateralmente e divide-se, formando tendões individuais para cada dedo, do segundo ao quinto. Cada tendão do músculo flexor longo dos dedos cruza as articulações MTF, IFP e IFD para inserção na face plantar da base da falange distal do segundo ao quinto dedos do pé. O músculo quadrado plantar e os quatro músculos lumbricais (na abordagem sobre os músculos do pé) fixam-se aos tendões do músculo flexor longo dos dedos, que auxilia na flexão plantar do pé no tornozelo, ajuda a sustentar a parte medial do arco longitudinal do pé e é o único músculo que realiza a flexão da articulação IFD. A flexão da falange distal é particularmente importante durante a fase de saída dos dedos no ciclo da marcha para impulsionar o corpo adiante.

> ## Correlação clínica 11.17 Cistos poplíteos (de Baker)
>
> O derrame (líquido excessivo) na articulação do joelho pode causar herniação do revestimento sinovial da articulação através da cápsula articular fibrosa ou através de algumas das bolsas que se comunicam com o espaço sinovial do joelho. Esses **cistos poplíteos (de Baker)**, preenchidos com líquido sinovial, estendem-se da face posterior do joelho superiormente até o músculo poplíteo. Podem se tornar muito grandes e impedir a flexão total do joelho.

O **músculo flexor longo do hálux** é o músculo mais lateral na parte profunda do compartimento posterior da perna – o que é interessante, visto que seu tendão cruza o primeiro dedo (hálux) na face medial do pé. Origina-se da metade inferior da face posterior do corpo da fíbula e de uma pequena parte da membrana interóssea adjacente. Próximo ao tornozelo, seu tendão cruza medial e inferiormente ao maléolo tibial, tendão do músculo tibial posterior, tendão do músculo flexor longo dos dedos, nervo tibial e artéria tibial posterior. Ao entrar no pé, passa posteriormente ao longo de um sulco no tálus e inferiormente ao seu próprio sulco na face inferior do sustentáculo do tálus. O grande tendão do músculo flexor longo do hálux insere-se na face plantar da base da falange distal do hálux. É o único músculo que realiza a flexão da articulação interfalângica do hálux. Como o tendão se estende rumo ao hálux, ele é cavalgado por duas cabeças do músculo flexor curto do hálux; estas contêm ossos sesamoides no nível da articulação MTF que impedem o deslocamento do tendão.

O tendão do músculo tibial posterior, o tendão do músculo flexor longo dos dedos, os vasos tibiais posteriores, o nervo tibial e o tendão do músculo flexor longo do hálux passam posteriormente ao maléolo medial, nessa ordem. Cada um deles é circundado por **bainhas tendíneas** separadas, que aparecem no nível do maléolo medial e continuam ao longo de seus respectivos tendões até os ossos tarsais e no pé. Todo o conjunto é coberto por um **retináculo dos músculos flexores**, que se estende da face inferior do maléolo medial até a face medial do calcâneo, imediatamente inferior ao sustentáculo do tálus. Uma **bolsa subcutânea do maléolo medial** de localização próxima impede o atrito quando a pele e os tecidos subcutâneos deslizam pela face medial do tornozelo.

Músculo poplíteo

Fixações proximais	• Epicôndilo lateral do fêmur, abaixo da camada fibrosa da cápsula da articulação do joelho • Conexões pequenas, porém importantes, com o menisco lateral e a cabeça da fíbula
Inserção distal	• Face posterior da tíbia entre o côndilo medial, a área intercondilar e a linha do músculo sóleo
Funções	• Impede a luxação anterior da parte distal do fêmur • Retração do menisco lateral durante a flexão da perna no joelho para evitar lesões • "Destrava" o joelho de uma posição em extensão total pela rotação lateral da parte distal do fêmur sobre os côndilos da tíbia • Rotação medial de uma perna sem apoio e flexionada
Teste muscular e sinais de disfunção	• A ruptura ou avulsão do tendão podem ocorrer quando a perna é rodada lateralmente (externamente) com força em relação ao fêmur • Pode ocorrer lesão do músculo, do tendão ou das fixações à cabeça da fíbula e menisco lateral durante lesões que envolvam o canto posterolateral do joelho • Pode ser difícil diagnosticar uma disfunção do músculo poplíteo
Inervação	• Nervo tibial (L4-S3)
Suprimento sanguíneo	• Artérias inferior lateral do joelho, média do joelho e tibial posterior

Músculo tibial posterior

Fixações proximais	• Face lateral da parte posterior do corpo da tíbia, inferior à linha do músculo sóleo • Face medial do corpo da fíbula • Membrana interóssea
Inserção distal	• Tuberosidade do navicular • Parte inferior do sustentáculo do tálus • Face inferior dos cuneiformes medial, intermédio e lateral e cuboide
Funções	• Sustenta a parte medial do arco longitudinal do pé durante a sustentação do peso • Inverte o pé no tornozelo, juntamente com o músculo tibial anterior
Teste muscular e sinais de disfunção	• A disfunção do músculo tibial posterior geralmente provoca queda do arco longitudinal medial do pé, que é mais pronunciada na posição ortostática • A fraqueza na inversão do pé devido à perda do músculo tibial posterior pode acabar resultando em eversão persistente do pé devido à tração não compensada a partir dos músculos fibulares
Inervação	• Nervo tibial (L4-S3)
Suprimento sanguíneo	• Ramos das artérias tibial posterior, fibular e plantar medial

Músculo flexor longo dos dedos

Fixações proximais	• Terço médio da face posterior do corpo da tíbia, inferiormente à linha do músculo sóleo
Inserção distal	• Face plantar na base da falange distal do segundo ao quinto dedos do pé
Funções	• Quatro tendões individuais flexionam as articulações interfalângicas distais do segundo ao quinto dedos do pé • Auxilia na flexão plantar do pé no tornozelo • Auxilia na manutenção do arco longitudinal medial do pé
Teste muscular e sinais de disfunção	• A disfunção do músculo flexor longo dos dedos resultaria em fraqueza na flexão do segundo ao quinto dedos do pé e perda profunda da flexão na articulação interfalângica distal. Isso enfraqueceria de modo perceptível a fase de saída dos dedos no ciclo da marcha • A função desse músculo pode ser avaliada especificamente ao pedir para o paciente que curve os dedos dos pés, enquanto o examinador estabiliza a falange média de cada dedo do pé, do segundo ao quinto dedos. Se ocorrer flexão da falange distal, isso indica a integridade do tendão para o dedo do pé e a presença de músculo funcional
Inervação	• Nervo tibial (L4-S3)
Suprimento sanguíneo	• Ramos das artérias tibial posterior, plantar medial e lateral

Músculo flexor longo do hálux

Fixações proximais	• Metade inferior da face posterior do corpo da fíbula e membrana interóssea adjacente
Inserção distal	• Face plantar na base da falange distal do hálux
Funções	• Flexão da articulação interfalângica do hálux
	• Trata-se do principal músculo envolvido na fase de saída dos dedos no ciclo da marcha, que impulsiona a pessoa adiante no final da fase de apoio
Teste muscular e sinais de disfunção	• A disfunção do músculo flexor longo do hálux resultaria em fraqueza na flexão do hálux, particularmente na articulação interfalângica. Isso causaria grave enfraquecimento na fase de saída dos dedos do ciclo da marcha
	• A função desse músculo pode ser avaliada especificamente ao pedir para o paciente flexionar o hálux, enquanto o examinador estabiliza a falange proximal. Se houver flexão da falange distal, o tendão desse dedo está intacto, e o músculo é funcional
Inervação	• Nervo tibial (L4-S3)
Suprimento sanguíneo	• Ramos das artérias fibular e plantar medial

Compartimento lateral da perna

O **compartimento lateral da perna** (Figuras 11.4 e 11.17 a 11.19) é delimitado anteriormente pelo septo intermuscular anterior, lateralmente pela fáscia profunda da perna, posteriormente pelo septo intermuscular posterior da perna e, medialmente, pela fíbula. Os músculos desse compartimento, os músculos fibular longo e fibular curto (às vezes denominados músculos peroneais devido ao nome antigo da fíbula), são inervados pelo nervo fibular superficial, um ramo do nervo fibular comum. Não há nenhuma artéria dentro do compartimento lateral; os músculos situados nesse compartimento recebem ramos perfurantes da artéria tibial anterior (compartimento anterior) e da artéria fibular (parte profunda do compartimento posterior).

O **músculo fibular longo** origina-se da face lateral da cabeça da fíbula e metade superior do corpo da fíbula. O **músculo fibular curto** origina-se imediatamente inferior ao músculo fibular longo, pela face lateral da metade distal do corpo da fíbula. Em sua descida, o músculo fibular longo cobre e obscurece o músculo fibular curto, que pode ser visto se o tendão do músculo fibular longo for deslocado. Os tendões dos músculos fibular longo e fibular curto passam posterior e inferiormente ao maléolo lateral, que apresenta um sulco maleolar para abrigar os tendões durante sua descida. Uma bolsa subcutânea do maléolo lateral de localização próxima impede a fricção quando a pele e os tecidos subcutâneos deslizam pela face lateral do tornozelo. O **retináculo superior dos músculos fibulares** cobre o espaço entre o maléolo lateral e o calcâneo e fixa os tendões todos em uma única **bainha tendínea comum dos tendões dos músculos fibulares**. O **retináculo inferior dos músculos fibulares** cobre a tróclea fibular na face lateral do calcâneo e mantém os tendões dos músculos fibulares e suas bainhas tendíneas individuais no lugar conforme divergem.

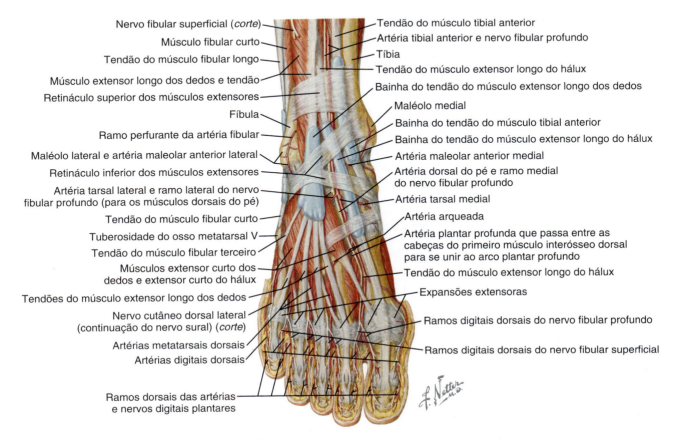

Figura 11.19 Dissecção superficial dos músculos dorsais do pé.

O tendão do músculo fibular curto está localizado superiormente à tróclea fibular, e o músculo fibular longo passa inferiormente a ele enquanto seguem lateralmente ao calcâneo. O tendão do músculo fibular curto continua lateralmente ao cuboide e fixa-se à tuberosidade da base no osso metatarsal V. O tendão do músculo fibular longo tem um trajeto mais elaborado dentro da **bainha do tendão plantar do músculo fibular longo**, que passa inferiormente ao cuboide dentro de seu próprio sulco, abaixo do ligamento plantar longo, antes de finalmente se inserir na face lateral do cuneiforme medial e na face medial da base do osso metatarsal I. Como o músculo fibular longo utiliza o cuboide como polia, ele atua na manutenção do arco longitudinal lateral do pé. Ambos os músculos fibulares fazem eversão do pé, o que possibilita o contato com solo irregular durante a marcha. O dano a esses músculos ou ao nervo fibular superficial dificulta a eversão e pode levar a lesões de inversão mais frequentes no tornozelo.

Músculos fibular longo e fibular curto

Fixações proximais	• Músculo fibular longo: metade superior da face lateral do corpo da fíbula • Músculo fibular curto: metade inferior da face lateral do corpo da fíbula
Inserção distal	• Músculo fibular longo: faces laterais do cuneiforme medial e base do osso metatarsal I • Músculo fibular curto: tuberosidade da base do osso metatarsal V
Funções	• Eversão do pé no tornozelo • Contribuição menor para a flexão plantar
Teste muscular e sinais de disfunção	• A ruptura de um tendão dos músculos fibular longo ou fibular curto ou danos ao nervo fibular superficial provocam fraqueza na eversão do pé no tornozelo e incapacidade de resistir à inversão. Isso pode se manifestar como queda por inversão ou entorse (rolagem do tornozelo) mais frequentes • Com o paciente sentado e a perna sem apoio, o examinador estabiliza a parte distal da perna em uma mão e o pé na outra mão. Pedir ao paciente para everter o pé (virar a planta do pé para fora), enquanto o examinador procura delicadamente inverter o pé. Uma assimetria na força pode indicar dano ou desnervação que afete os músculos fibulares
Inervação	• Nervo fibular superficial (L5-S2)
Suprimento sanguíneo	• Superiormente: ramos perfurantes da artéria tibial anterior • Inferiormente: ramos perfurantes da artéria fibular

Compartimento anterior da perna

O **compartimento anterior da perna** (Figuras 11.4 e 11.17 a 11.19) é delimitado anteriormente por uma fáscia muscular particularmente espessa da perna, lateralmente pelo septo intermuscular anterior da perna, medialmente pela tíbia e, posteriormente, pela membrana interóssea. Os músculos desse compartimento (músculos tibial anterior, extensor longo dos dedos, extensor longo do hálux) são inervados pelo nervo fibular profundo, um ramo do nervo fibular comum. As estruturas do compartimento anterior da perna recebem sangue da artéria tibial anterior, que alcança o compartimento a partir de sua ramificação na artéria poplítea, passando pela membrana interóssea.

O grande **músculo tibial anterior** origina-se da face lateral da parte anterior da tíbia e estende-se a partir do côndilo lateral da tíbia, imediatamente abaixo da inserção do trato iliotibial até a metade da diáfise, incluindo a membrana interóssea adjacente. O músculo desce ao longo da face lateral da margem anterior da tíbia e cruza anteriormente ao maléolo medial antes de se inserir nas faces medial e inferior da parte distal do cuneiforme medial e base do osso metatarsal I. Existe uma bolsa subtendínea do músculo tibial anterior entre o seu tendão e os ossos tarsais, imediatamente proximal a seu local de inserção. Trata-se do principal dorsiflexor do pé no tornozelo, essencial durante a fase de balanço da marcha para evitar o arrastamento dos dedos dos pés, bem como durante o toque do calcâneo na fase de apoio. Juntamente com o músculo tibial posterior, ele inverte o pé.

O **músculo extensor longo dos dedos** é o músculo mais lateral desse compartimento, pois origina-se a partir de uma pequena região do côndilo lateral da tíbia, cabeça da fíbula e membrana interóssea adjacente, antes de estender-se inferiormente ao longo dos dois terços superiores da face anterior do corpo da fíbula. Uma parte pequena e inconstante do músculo extensor dos dedos, o **músculo fibular terceiro**, origina-se da face anterior do corpo da fíbula, alguns centímetros acima do maléolo lateral. À medida que o tendão do músculo extensor dos dedos se aproxima do tornozelo, ele se divide em cinco tendões distintos. Quatro desses tendões cruzam o dorso do pé e criam **expansões extensoras**, que se fixam às faces dorsais nas bases das falanges média e distal do segundo ao quinto dedos do pé. Por isso, o músculo extensor longo dos dedos estende as articulações MTF do segundo ao quinto dedos e auxilia na dorsiflexão. O quinto tendão, quando presente, provém da parte do músculo fibular terceiro e insere-se na face superolateral do corpo do osso metatarsal V (e, às vezes, do IV). Auxilia na dorsiflexão e na eversão do pé, podendo atuar como músculo proprioceptivo para detectar estiramento súbito durante a inversão.

O **músculo extensor longo do hálux** origina-se do terço médio da fíbula e da membrana interóssea adjacente, abaixo dos músculos tibial anterior e extensor longo dos dedos. Seu tendão desce entre os outros dois músculos enquanto cruza o tornozelo e o dorso do pé e fixa-se fortemente à face dorsal da base da falange distal. Estende o primeiro dedo do pé ou hálux nas articulações MTF e interfalângicas e auxilia na dorsiflexão do pé.

Um **retináculo superior dos músculos extensores** cruza entre a parte distal da fíbula e a tíbia para cobrir (do sentido lateral para medial) os tendões dos músculos extensor longo dos dedos, extensor longo do hálux e tibial anterior. À medida que os mesmos tendões cruzam o tornozelo, eles são cobertos por um **retináculo inferior dos músculos extensores** em formato de Y, que começa na face superior do calcâneo. Medialmente, divide-se em duas lâminas que cobrem as faces anterior e posterior dos tendões dos músculos extensor longo dos dedos e fibular terceiro. Em seguida, as camadas se reúnem e dividem-se, então, em uma faixa superior, que se fixa ao maléolo medial, e em uma faixa inferior, que alcança o cuneiforme medial e a base do osso metatarsal I, fundindo-se com a aponeurose plantar. Os tendões dos músculos do compartimento anterior da perna são cobertos por **bainhas dos tendões** individuais. A bainha do tendão do músculo tibial anterior começa na parte distal da perna e é encontrada profundamente ao retináculo superior dos músculos extensores e faixa superior do retináculo inferior dos músculos extensores. A bainha do tendão do músculo extensor longo do hálux começa distalmente ao retináculo superior dos músculos extensores e cobre seu tendão à medida que segue seu percurso abaixo das faixas superior e inferior do retináculo inferior dos músculos extensores. Por fim, a bainha do tendão do músculo extensor longo dos dedos envolve o tendão comum desse músculo à medida que passa profundamente ao retináculo inferior dos músculos extensores e divide-se para envolver as partes muito proximais dos tendões individuais dos músculos extensores dos dedos e tendão do músculo fibular terceiro.

Músculo tibial anterior

Fixações proximais	• Côndilo lateral e face lateral da metade superior do corpo da tíbia e membrana interóssea adjacente
Inserção distal	• Face medial inferior da parte distal do cuneiforme medial e da base do osso metatarsal I
Funções	• Dorsiflexão forte do pé no tornozelo • Juntamente com o músculo tibial posterior, inversão do pé no tornozelo
Teste muscular e sinais de disfunção	• O paciente senta-se com as pernas sem apoio, enquanto o examinador estabiliza a parte distal da perna. O examinador realiza a flexão plantar do pé, enquanto o paciente tenta resistir ao movimento por meio de dorsiflexão. A ocorrência de assimetria na força ou de dor durante o movimento pode indicar dano ao músculo ou ao nervo fibular profundo • A perda de função do músculo tibial anterior faz com que os dedos do pé afetado sejam arrastados no solo durante a fase de balanço do ciclo da marcha ou ao subir escadas. O paciente pode compensar, adotando uma marcha de "passo alto" para assegurar que o pé se levante do chão
Inervação	• Nervo fibular profundo (L4-L5)
Suprimento sanguíneo	• Artéria tibial anterior

Músculos extensor longo dos dedos e fibular terceiro

Fixações proximais	• Côndilo lateral da tíbia, cabeça da fíbula na região próxima e membrana interóssea • Dois terços superiores da face anterior do corpo da fíbula • Músculo fibular terceiro: face anterior da fíbula superiormente ao maléolo distal
Inserção distal	• Expansões extensoras no dorso do segundo ao quinto dedos do pé • Músculo fibular terceiro: face superolateral do corpo dos ossos metatarsais IV e V
Funções	• Forte extensão do segundo ao quinto dedos do pé, útil durante a fase de balanço da marcha • Auxilia na dorsiflexão • Músculo fibular terceiro: auxilia os músculos fibular longo e fibular curto na eversão; auxilia outros músculos do compartimento anterior da perna na dorsiflexão

Teste muscular e sinais de disfunção	• O paciente senta-se com as pernas sem apoio, enquanto o examinador estabiliza o pé. Em seguida, o examinador flexiona delicadamente, porém com firmeza, os dedos dos pés, enquanto o paciente tenta resistir e fazer a extensão. A ocorrência de assimetria na força ou de dor durante o movimento pode indicar dano ao músculo, a um dos tendões ou ao nervo fibular profundo • A perda de função pode fazer com que os dedos afetados sejam arrastados durante a fase de balanço da marcha ou ao subir escadas. Isso provavelmente não será observado, a não ser que o músculo tibial anterior também apresente alguma disfunção • Músculo fibular terceiro: o tendão desse músculo é frequentemente lesionado durante entorses de inversão do pé e pode causar avulsão da tuberosidade na base do primeiro metatarsal quando sofre distensão súbita e violenta
Inervação	• Nervo fibular profundo (L4-L5)
Suprimento sanguíneo	• Artéria tibial anterior

Músculo extensor longo do hálux

Fixações proximais	• Metade do terço da face anterior da fíbula e membrana interóssea adjacente
Inserção distal	• Face dorsal na base da falange distal do primeiro dedo (hálux)
Funções	• Forte extensão do hálux nas articulações metatarsofalângica e interfalângica, útil durante a fase de balanço da marcha • Auxilia na dorsiflexão
Teste muscular e sinais de disfunção	• O paciente senta-se com as pernas sem apoio, enquanto o examinador estabiliza o pé. Em seguida, o examinador flexiona o hálux, enquanto o paciente tenta resistir ao movimento e fazer a extensão. A ocorrência de assimetria na força ou dor durante o movimento pode indicar dano ao músculo, a seu tendão ou ao nervo fibular profundo
Inervação	• Nervo fibular profundo (L4-L5)
Suprimento sanguíneo	• Artéria tibial anterior

Estruturas das fáscias e músculos do dorso do pé

Abaixo da pele fina que cobre o dorso do pé, existe uma distinta **fáscia dorsal do pé** (Figuras 11.17 a 11.19), que contém os músculos, os vasos e os nervos nessa área dentro de um fino **compartimento dorsal do pé**. A fáscia dorsal funde-se lateral e medialmente com fibras da aponeurose plantar. Os dois pequenos músculos do **compartimento dorsal do pé** são o **músculo extensor curto dos dedos** e o **músculo extensor curto do hálux**. Ambos os músculos compartilham uma origem em fusão na face anterior da parte superior do calcâneo dentro do seio tarsal. Seus tendões divergem conforme projetam-se medialmente. Os três tendões do músculo extensor dos dedos estendem-se distalmente e unem-se à face lateral da expansão extensora no dorso do segundo ao quarto dedos do pé, excluindo o quinto dedo. O tendão do músculo extensor curto do hálux projeta-se medialmente até o hálux e fixa-se à face dorsal da base da falange proximal. Ambos os músculos são inervados pelo ramo lateral do nervo fibular profundo após sua saída do compartimento anterior da perna.

Músculos extensor curto dos dedos (ECD) e extensor curto do hálux (ECH)

Fixações proximais	• ECD e ECH: face anterior do seio tarsal na face anterior do calcâneo
Inserção distal	• ECD: expansões extensoras no dorso do segundo ao quarto dedos do pé • ECH: face dorsal na base da falange proximal do hálux
Funções	• ECD: auxilia na extensão do segundo ao quarto dedos do pé nas articulações metatarsofalângicas e interfalângicas • ECH: auxilia na extensão do hálux na articulação metatarsofalângica
Teste muscular e sinais de disfunção	• É muito difícil detectar disfunção desses músculos se os músculos extensor longo do hálux e extensor longo dos dedos estiverem intactos • Esses músculos podem sofrer hipertrofia em dançarinos, praticantes de artes marciais, ginastas e outros que estendem fortemente os dedos dos pés por períodos prolongados. A perda de inervação desses músculos pode provocar atrofia perceptível sobre o lado afetado nessas pessoas
Inervação	• Ramo lateral do nervo fibular profundo (L5-S1)
Suprimento sanguíneo	• Artéria tarsal lateral

Estruturas da fáscia e músculos da planta do pé

Abaixo da pele espessa da planta do pé (Figura 11.20), existe uma camada de fáscia superficial e tecido adiposo. Essa camada é particularmente densa no calcâneo, com uma camada profunda de tecido adiposo confinada nos compartimentos fibrosos por ligamentos de pele, que servem como unidades compressíveis para absorver a força de cada toque do calcâneo. Profundamente ao tecido adiposo, encontra-se uma lâmina muito resistente de tecido conjuntivo que cobre a maior parte da planta do pé, a **aponeurose plantar**. Esta possui uma **faixa lateral** que começa no processo lateral da tuberosidade do calcâneo e se estende rumo à base do osso metatarsal V. A parte maior e mais central da aponeurose plantar começa na face posterior da tuberosidade do calcâneo e estende-se distalmente, dividindo-se em faixas separadas para cada dedo do pé. Essas faixas fundem-se com a camada fibrosa subjacente nas bainhas dos tendões dos músculos flexores e também estão conectadas com as faixas adjacentes dos dedos por **fascículos transversos**. Sobre as cabeças dos ossos metatarsais e imediatamente proximal aos dedos, existe outro conjunto de fibras de tecido conjuntivo, que conecta e reforça as faixas da aponeurose plantar, os **ligamentos metatarsais transversos superficiais**. O **ligamento metatarsal transverso profundo** conecta as cabeças dos ossos metatarsais e funde-se à face plantar da cápsula de cada articulação MTF (Boxe Correlação Clínica 11.18).

Correlação clínica 11.18 Fascite plantar

As estruturas de tecido conjuntivo tendem a ser bem inervadas, porém inadequadamente perfundidas com sangue. Isso faz com que fiquem dolorosas quando traumatizadas e sejam de cicatrização lenta. A aponeurose plantar é particularmente propensa a lesões devido à grande quantidade de peso que precisa suportar a cada passo, além de participar do complexo propulsor. O uso excessivo ou impacto excessivo no calcanhar podem resultar em microtraumatismo e inflamação, levando à fascite plantar. A dor associada a essa condição é mais intensa após permanecer sentado ou deitado por tempo significativo, como ao iniciar o dia pela manhã. Como a aponeurose plantar pode ser novamente traumatizada com facilidade, é importante evitar o impacto excessivo ou seu estiramento durante o tratamento. A inflamação de longa duração pode levar à formação de um esporão ósseo (esporão do calcâneo) no local onde a aponeurose traumatizada fixa-se ao calcâneo.

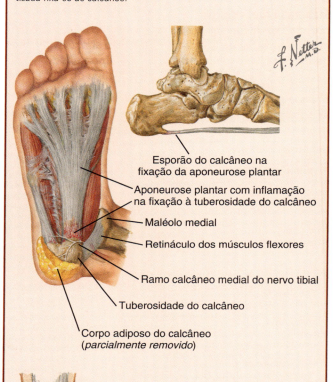

- Esporão do calcâneo na fixação da aponeurose plantar
- Aponeurose plantar com inflamação na fixação à tuberosidade do calcâneo
- Maléolo medial
- Retináculo dos músculos flexores
- Ramo calcâneo medial do nervo tibial
- Tuberosidade do calcâneo
- Corpo adiposo do calcâneo (*parcialmente removido*)

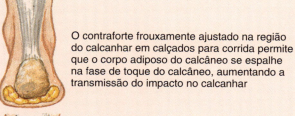

O contraforte frouxamente ajustado na região do calcanhar em calçados para corrida permite que o corpo adiposo do calcâneo se espalhe na fase de toque do calcâneo, aumentando a transmissão do impacto no calcanhar

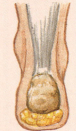

O contraforte firme e bem ajustado na região do calcanhar mantém a natureza compacta do corpo adiposo, amortecendo a força do impacto

Figura CC11.18 Fascite plantar.

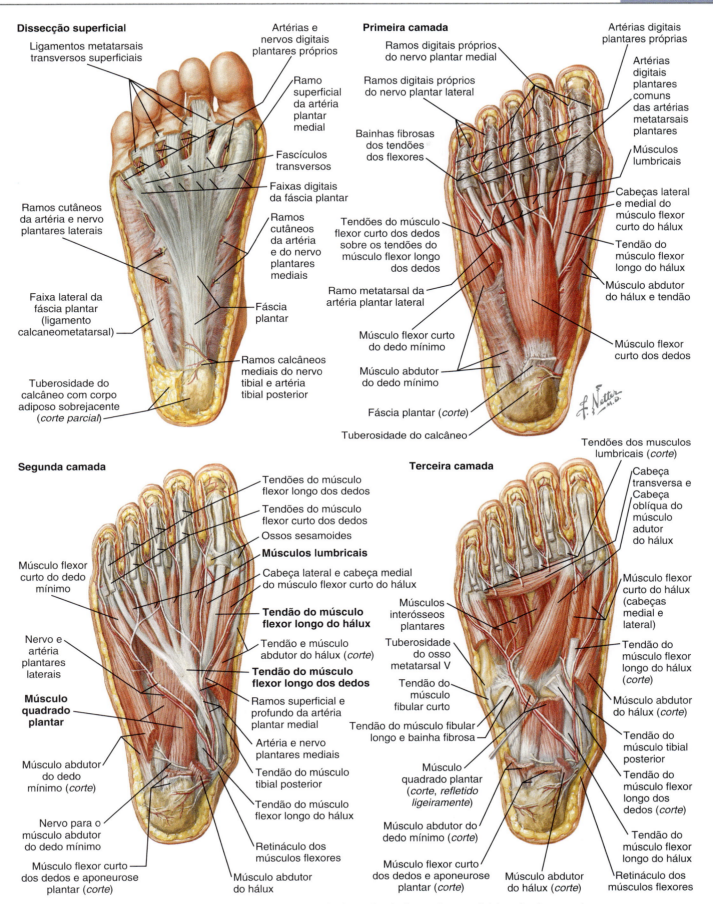

Figura 11.20 Músculos, artérias e nervos da planta do pé: dissecção superficial e primeira camada.

As faces medial e lateral da aponeurose plantar encontram a fáscia dorsal do pé, porém também são contínuas com septos de tecido conjuntivo que se estendem profundamente e criam vários compartimentos no próprio pé. O número de compartimentos presentes no pé é controverso; neste livro, utilizaremos o esquema apresentado em Lugo-Pico et al. (2019). Os compartimentos lateral, medial e central superficial estendem-se pelo retropé, mediopé e antepé. O compartimento central profundo está localizado no retropé, enquanto os compartimentos dos adutores e interósseo estão no antepé. Superiormente aos ossos metatarsais encontra-se o compartimento dorsal do pé, que foi descrito na seção anterior. Ao discutirmos os músculos da face plantar do pé, suas funções individuais serão apresentadas. Entretanto, esses músculos tendem a atuar como um para unir os ossos do pé e impedir o deslocamento dos ossos tarsais e metatarsais em todas as partes da fase de apoio da marcha, bem como durante outras atividades que exercem estresse sobre o pé.

Compartimento lateral do pé

O **compartimento lateral do pé** contém os músculos abdutor do dedo mínimo e flexor curto do dedo mínimo. O **músculo abdutor do dedo mínimo** origina-se do processo lateral da tuberosidade do calcâneo e de uma pequena faixa de osso imediatamente anterior ao processo medial. Algumas fibras também se originam da faixa lateral sobrejacente da aponeurose plantar; o músculo envolve a face plantar da base do osso metatarsal V, imediatamente medial à tuberosidade desse osso. Algumas fibras da base do metatarsal V unem-se ao músculo e estendem-se distalmente para se inserirem na face lateral da base da falange proximal do quinto dedo. O ângulo em que se aproxima de sua inserção possibilita a abdução e a flexão do dedo mínimo na articulação MTF. O **músculo flexor curto do dedo mínimo** origina-se da região média da base do osso metatarsal V em sua face plantar; em seguida, percorre um caminho distal, imediatamente medial ao músculo abdutor do dedo mínimo, para se inserir na face plantar da base da falange proximal do dedo mínimo. Isso possibilita a flexão do quinto dedo do pé na articulação MTF.

Músculos abdutor do dedo mínimo (AbDM) e flexor curto do dedo mínimo (FCDM)

Fixações proximais	• AbDM: Processo lateral do calcâneo e área imediatamente anterior ao processo medial, face plantar da base do osso metatarsal V • FCDM: Face plantar média da base do osso metatarsal V
Inserção distal	• AbDM: Face lateral da base da falange proximal do quinto dedo do pé • FCDM: Face plantar da base da falange proximal do quinto dedo do pé
Funções	• Estabilizam os ossos do pé durante a fase de apoio da marcha e outros movimentos • AbDM: Abdução e flexão da articulação metatarsofalângica do quinto dedo • FCDM: Flexão da articulação metatarsofalângica do quinto dedo
Teste muscular e sinais de disfunção	• A atrofia desses músculos pode ser observada se estiverem desnervados • Pode-se observar a presença de fraqueza na abdução ou na flexão do quinto dedo durante um exame físico extremamente detalhado
Inervação	• Nervo plantar lateral (S2-S3)
Suprimento sanguíneo	• Artéria plantar lateral

Compartimento medial do pé

O **compartimento medial do pé** atua no primeiro dedo (hálux) da mesma forma como o compartimento lateral atua no quinto dedo (dedo mínimo). Contém os músculos abdutor do hálux e flexor curto do hálux. O **músculo abdutor do hálux** origina-se do processo medial do calcâneo e estende-se ao longo da face medial do pé para alcançar a face medial da base da falange proximal do hálux. Essa disposição possibilita leve abdução do hálux, bem como sua flexão na primeira articulação MTF. O **músculo flexor curto do hálux** possui pequeno local de origem na face medial do cuboide e face lateral do cuneiforme lateral. No antepé, divide-se nas **cabeças medial** e **lateral**, que atravessam o tendão do músculo flexor longo do hálux. As cabeças medial e lateral do músculo inserem-se nas faces medial e lateral da base da falange proximal, na face plantar. O tendão de cada cabeça do músculo flexor curto do hálux possui um **osso sesamoide** em seu tendão no nível da articulação MTF. Trata-se de um músculo flexor forte do hálux na articulação MTF, tornando-o componente chave na fase de saída dos dedos do ciclo da marcha.

Músculos abdutor do hálux (AbH) e flexor curto do hálux (FCH)

Fixações proximais	• AbH: processo medial do calcâneo • FCH: face medial do cuboide e face lateral dos cuneiformes laterais
Inserção distal	• AbH: face plantar medial na base da falange proximal do hálux • O músculo flexor curto do hálux insere-se na face plantar da base da falange proximal do hálux • Cabeça medial: face medial da base • Cabeça lateral: face lateral da base
Funções	• Estabilizam os ossos do pé durante a fase de apoio da marcha e outros movimentos • AbH: abdução e flexão da articulação metatarsofalângica do hálux • FCH: flexão da articulação metatarsofalângica do hálux, que ocorre fortemente durante a saída dos dedos da fase de apoio do ciclo da marcha
Teste muscular e sinais de disfunção	• A fraqueza desses músculos resultaria em dificuldade na abdução ou flexão da articulação metatarsofalângica do hálux. Devido ao tamanho desses músculos, sua atrofia pode ser percebida de fato durante o exame físico • A fraqueza do músculo FCH enfraqueceria a saída dos dedos da fase de apoio da marcha
Inervação	• Nervo plantar medial (S2-S3)
Suprimento sanguíneo	• Artéria plantar medial

Compartimento central do pé

O **compartimento central do pé** é coberto e protegido pela aponeurose plantar. O **músculo flexor curto dos dedos** é um músculo robusto que se origina da área entre os processos lateral e medial do calcâneo, bem como da aponeurose plantar sobrejacente. Estende-se distalmente, originando quatro tendões distintos que seguem seu percurso até o segundo ao quinto dedos dos pés e inserindo-se nas faces medial e lateral do corpo da falange média de cada dedo. Isso faz com que esse músculo seja um flexor forte das articulações MTF e IFP para o segundo ao quinto dedos durante a saída dos dedos na fase de apoio da marcha. Profundamente ao músculo flexor curto dos dedos, encontra(m)-se o(s) **tendão(ões) do músculo flexor longo dos dedos**, com saída do compartimento posterior profundo da perna, percurso inferior ao maléolo medial e entrada no pé pela face medial. Ao cruzar lateralmente, abaixo do músculo flexor curto dos dedos, o único tendão desse músculo divide-se em tendões individuais para as falanges do segundo ao quinto dedos dos pés. Os **músculos lumbricais** originam-se da face medial de cada tendão dos dedos do músculo flexor longo dos dedos. Seguem paralelamente aos tendões dos quais se originam e inserem-se na expansão extensora do segundo ao quinto dedos. Em seu percurso, passam inferiormente à articulação MTF e exercem contração superior às articulações proximal e IFD. Isso faz com que os músculos lumbricais do pé atuem de modo semelhante aos da mão, realizando a flexão da MTF e a extensão das articulações interfalângicas, porém de forma menos pronunciada. O **músculo quadrado plantar** origina-se do corpo do calcâneo e insere-se na face posterior do tendão do músculo flexor longo dos dedos. A contração desse músculo alinha os tendões laterais do músculo flexor longo dos dedos com os dedos que encontra. Algumas fontes colocam esse músculo em um compartimento separado (central profundo); porém a validade fisiológica desse compartimento tem sido questionada.

À medida que se aproximam de cada dedo, os tendões dos músculos flexor longo dos dedos e flexor curto dos dedos entram em uma **bainha dos tendões**, formada por uma **bainha fibrosa** envolvendo uma **bainha sinovial** que lubrifica o movimento desses tendões durante sua contração. A bainha fibrosa possui fibras dispostas em várias direções; algumas fibras anulares formam um anel ao redor da bainha sinovial, enquanto outras fibras cruciformes cruzam-se entre si. As bainhas dos tendões são ancoradas às faces digitais da aponeurose plantar. Dentro das bainhas dos tendões, os tendões são conectados às falanges sobrejacentes por **vínculos** que transportam vasos sanguíneos pequenos, porém essenciais, até os tendões. Existem também **placas plantares (volares)** de fibrocartilagem na face inferior de cada articulação MTF, IFP e IFD, que as reforçam e ajudam no deslizamento dos tendões durante flexão e extensão.

Músculos flexor curto dos dedos (FCD), lumbricais e quadrado plantar

Fixações proximais	• FCD: entre os processos medial e lateral do calcâneo e aponeurose plantar • Músculos lumbricais: face medial de cada tendão do músculo flexor longo dos dedos • QP: corpo do calcâneo

Inserção distal	• FCD: faces medial e lateral do corpo das falanges médias do segundo ao quinto dedos • Músculos lumbricais: face medial das expansões extensoras do segundo ao quinto dedos • QP: face posterior do tendão do músculo flexor longo dos dedos
Funções	• Estabilizam os ossos do pé durante a fase de apoio da marcha e outros movimentos • FCD: flexão das articulações metatarsofalângicas (MTF) e interfalângicas proximais (IFP) do segundo ao quinto dedos, auxiliando na saída dos dedos da fase de apoio da marcha • Músculos lumbricais: flexão da articulação MTF e extensão das articulações IFP e interfalângicas distais associadas • QP: alinhamento dos tendões do músculo flexor longo dos dedos
Teste muscular e sinais de disfunção	• A fraqueza do músculo FCD ou a ruptura de um de seus tendões resultariam em dificuldade na flexão das articulações MTF e IFP afetadas do segundo ao quinto dedos. Isso resultaria em fraqueza na saída dos dedos durante a fase de apoio da marcha • É difícil diagnosticar a fraqueza dos músculos quadrado plantar e lumbricais por meio de exame físico ou avaliação da marcha
Inervação	• FCD e músculo lumbrical do segundo dedo: nervo plantar medial (S2-S3) • Músculos lumbricais para o terceiro a quinto dedos e nervo plantar lateral (S2-S3)
Suprimento sanguíneo	• Artérias plantares medial e lateral

Compartimento adutor do pé

O **compartimento adutor do pé** está localizado no antepé, e sua descrição o localiza no antepé, contendo o músculo adutor do hálux (ao menos parte dele). Esse músculo possui duas cabeças. A **cabeça oblíqua** origina-se das bases dos ossos metatarsais II a IV e segue distalmente, próximo à cabeça lateral do músculo flexor curto do hálux. A **cabeça transversa** origina-se do ligamento metatarsal transverso profundo nas proximidades das cabeças dos ossos metatarsais III a V. As duas cabeças do músculo adutor do hálux convergem na face lateral da base da falange proximal do hálux. Assim como outros músculos da planta do pé, ele ajuda a manter os ossos conectados, mas também pode aduzir o hálux lateralmente à articulação MTF.

Músculo adutor do hálux

Fixações proximais	• Cabeça oblíqua: face plantar das bases dos ossos metatarsais II a IV • Cabeça transversa: ligamento metatarsal transverso profundo e estruturas de tecido conjuntivo subjacentes

Inserção distal	• Face lateral da base da falange proximal do hálux
Funções	• Estabiliza os ossos do pé durante a fase de apoio da marcha e outros movimentos
	• Mantém o arco transverso do pé
	• Adução do hálux (movimento lateral) na articulação metatarsofalângica
Teste muscular e sinais de disfunção	• Seria muito difícil diagnosticar uma lesão isolada desse músculo
Inervação	• Nervo plantar lateral (S2-S3)
Suprimento sanguíneo	• Artérias plantares medial e lateral

Compartimentos interósseos

Entre cada osso metatarsal, existe um **compartimento interósseo** que é separado dos compartimentos interósseos adjacentes, embora essa descrição não seja universal. Existem três **músculos interósseos plantares** unipenados que se originam das faces mediais dos ossos metatarsais III a V e inserem-se no lado medial da base de suas próprias falanges proximais. Sua contração faz com que o terceiro, quarto e quinto dedos sejam trazidos até o segundo dedo, aduzindo-os (mnemônico: **ADP** = **AD**ução **P**lantar). A linha média neutra do segundo dedo é a estrutura de referência para a ad/abdução; portanto, o segundo dedo só pode realizar abdução, pois é incapaz de se aproximar mais de sua própria linha média neutra. O primeiro músculo interósseo plantar origina-se do lado medial do osso metatarsal III e insere-se no lado medial da base da falange proximal do terceiro dedo. Os outros dois músculos interósseos plantares são semelhantes: originam-se da parte medial dos ossos metatarsais IV e V e inserem-se na parte medial da base de suas falanges proximais.

Existem quatro **músculos interósseos dorsais** bipenados que realizam a abdução do segundo, terceiro e quarto dedos para longe da linha média do segundo dedo (mnemônico: **ABD** = **AB**dução **D**orsal). Tanto o movimento medial quanto o lateral do segundo dedo são denominados abdução, pois ambos os movimentos o afastam da linha média de sua posição neutra. O primeiro músculo interósseo dorsal origina-se dos ossos metatarsais I e II, enquanto o segundo músculo interósseo dorsal origina-se entre os ossos metatarsais II e III. Inserem-se nas faces medial e lateral, respectivamente, da base da falange proximal do segundo dedo. O terceiro músculo interósseo dorsal origina-se entre os ossos metatarsais III e IV e insere-se na face lateral da base da falange proximal do terceiro dedo. Por fim, o quarto músculo interósseo dorsal tem sua origem entre os ossos metatarsais IV e V e insere-se na face lateral da base da falange proximal do quarto dedo. Lembre-se de que o músculo abdutor do dedo mínimo realiza a abdução do quinto dedo. Nenhum músculo interósseo fixa-se ao hálux, pois este possui músculos adutor do polegar e abdutor do polegar próprios.

Músculos interósseos plantares e dorsais

Fixações proximais	• Músculos interósseos plantares
	• Primeiro: face medial do osso metatarsal II
	• Segundo e terceiro: face lateral dos ossos metatarsais IV e V
	• Músculos interósseos dorsais
	• Primeiro: entre os ossos metatarsais I e II
	• Segundo: entre os ossos metatarsais II e III
	• Terceiro: entre os ossos metatarsais III e IV
	• Quarto: entre os ossos metatarsais IV e V
Inserção distal	• Músculos interósseos plantares: o primeiro, segundo e terceiro músculos interósseos plantares inserem-se nas faces mediais da base da falange proximal do terceiro ao quinto dedos
	• Músculos interósseos dorsais:
	• O primeiro e segundo músculos inserem-se nos lados medial e lateral da base da falange proximal do segundo dedo
	• O terceiro e quarto músculos inserem-se no lado lateral da base da falange proximal do terceiro e quarto dedos
Funções	• Estabilizam os ossos do pé durante a fase de apoio da marcha e outros movimentos
	• Os músculos interósseos plantares realizam a adução do terceiro, quarto e quinto dedos rumo ao segundo dedo
	• Os músculos interósseos dorsais realizam a abdução do segundo, terceiro e quarto dedos, afastando-se da linha média neutra do segundo dedo
	• Ambos os conjuntos de músculos interósseos também realizam a flexão dos dedos na articulação metatarsofalângica
Teste muscular e sinais de disfunção	• Seria difícil diagnosticar a fraqueza desses músculos, pois os dedos do pé não possuem grande amplitude de movimento em abdução/adução. Poderia haver certa fraqueza na saída dos dedos da fase de apoio da marcha
Inervação	• Nervo plantar lateral (S2-S3)
Suprimento sanguíneo	• Artérias plantares medial e lateral

Outra maneira de detalhar os músculos da planta do pé é descrever como eles formam camadas (ligeiramente) distintas, no sentido superficial para profundo. Abaixo da aponeurose plantar, existem quatro camadas:

1. Músculos abdutor do hálux, flexor curto dos dedos, abdutor do dedo mínimo.
2. Tendões do músculo flexor longo dos dedos, quadrado plantar, lumbricais I a IV.
3. Músculos flexor curto do hálux (cabeças medial e lateral), adutor do hálux (cabeças oblíqua e transversa), flexor curto do dedo mínimo, tendão do músculo flexor longo do hálux.
4. Tendão do músculo fibular longo, músculos interósseos plantares e interósseos dorsais.

Se prosseguíssemos, alcançaríamos o dorso do pé, com os músculos extensor curto do hálux, extensor curto dos dedos, tendão do músculo extensor longo do hálux e tendões do músculo extensor longo dos dedos (Boxe Correlação Clínica 11.19).

Capítulo 11 Anatomia Clínica do Membro Inferior

Correlação clínica 11.19 Apofisite de tração

O local de inserção de um músculo sobre um osso inclui às vezes as placas de crescimento de cartilagem. Crianças e adolescentes muito ativos podem desenvolver **apofisite de tração (osteocondrose ou osteocondrite)**, em que a tração de um tendão provoca aumento da cartilagem da placa de crescimento e fragmentação dos centros de ossificação e do futuro osso. Embora isso possa ocorrer nos membros superiores, é mais proeminente nos membros inferiores devido ao maior tamanho dos músculos e a seu uso prolongado por muitos tipos de atletas.

- A **síndrome de Iselin** é uma apofisite de tração da tuberosidade na base do osso metatarsal V pela tração do tendão do músculo fibular curto
- A **doença de Sever** consiste em aumento da tuberosidade do calcâneo em decorrência da tração sobre o tendão do calcâneo
- A **doença de Osgood-Schlatter** consiste em aumento da tuberosidade da tíbia pela tração do ligamento da patela e do músculo quadríceps femoral
- A **síndrome de Sinding-Larsen-Johansson** caracteriza-se pelo aumento do ápice inferior da patela pela tração do ligamento da patela e músculo quadríceps femoral
- A apofisite de tração da espinha ilíaca anterossuperior e da espinha ilíaca anteroinferior pode resultar da tração dos músculos sartório e reto femoral, respectivamente.

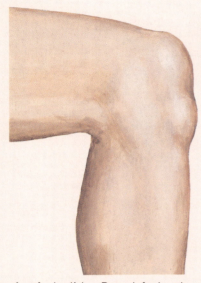

Aparência clínica. Proeminência sobre a tuberosidade da tíbia devido, em parte, ao edema do tecido mole e, em parte, à avulsão de fragmentos.

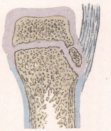

Inserção normal do ligamento da patela na tuberosidade da tíbia em processo de ossificação

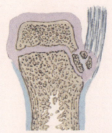

Na doença de Osgood-Schlatter, a parte superficial da tuberosidade é tracionada, produzindo fragmentos separados.

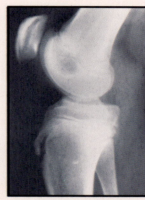

Radiografia mostrando a separação da parte superficial da tuberosidade da tíbia.

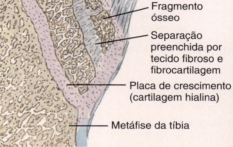

- Fragmento ósseo
- Separação preenchida por tecido fibroso e fibrocartilagem
- Placa de crescimento (cartilagem hialina)
- Metáfise da tíbia

Grande aumento da área afetada

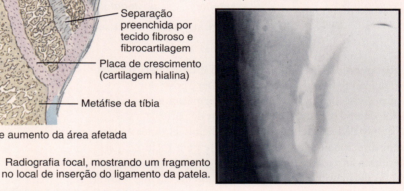

Radiografia focal, mostrando um fragmento no local de inserção do ligamento da patela.

Figura CC11.19 Lesão de Osgood-Schlatter.

Inervação do membro inferior

Nervos espinais para o membro inferior e dermátomos

Os ramos anteriores L1–S3 inervam os músculos do membro inferior (Figura 11.21) e transmitem sensação da pele sobrejacente. A lesão de um nervo periférico resulta em um conjunto distinto de perdas motoras e sensitivas, enquanto a compressão mais proximal de um nervo espinal lombossacral ou do ramo anterior se manifesta como aberração sensorial ao longo de um dermátomo. Assim como no membro superior, os dermátomos associados ao membro inferior começam de maneira segmentar, próximos às vértebras no dorso, estendendo-se para a face dorsal dos membros inferiores. Os dermátomos convergem em uma linha axial ventral que interrompe esse arranjo bem definido. Começando pelo dorso, o dermátomo L1 cobre a pele da área inguinal, incluindo parte inferior do abdome e parte superior da coxa, até a linha axial ventral. De modo semelhante, o dermátomo L2 estende-se superiormente pela pele ao trocânter maior pela parte superior da coxa, enquanto o dermátomo L3 cobre a área lateral ao trocânter e metade anterior da coxa antes de alcançar a linha axial ventral. O dermátomo L4 segue lateralmente ao longo da parte média da coxa, face anteroinferior da coxa, patela e face anteromedial da perna e do pé, incluindo o maléolo medial e o lado medial do hálux. O dermátomo L5 segue percurso ao longo da face posterolateral da coxa, do joelho e da parte superior da perna, antes de se dirigir para a face anterior da perna e do pé, incluindo as faces dorsal e plantar do segundo ao quarto dedos do pé. O dermátomo S1 começa

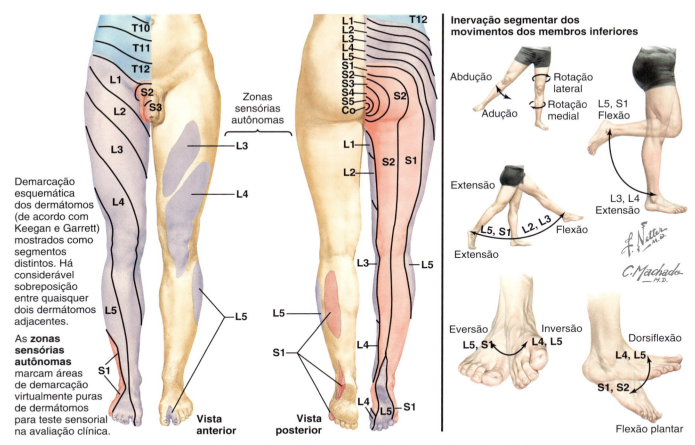

Figura 11.21 Inervação sensitiva segmentar (dermátomos) do membro inferior.

imediatamente acima da prega glútea e desce pela nádega, imediatamente lateral à linha média da face posterior da coxa, da perna, do tornozelo e do pé. O dermátomo S1 inclui o maléolo lateral e as faces dorsal e plantar da parte lateral do pé e do quinto dedo. O dermátomo S2 também segue pela nádega, porém direciona-se inferomedialmente para incluir a parte superior da face medial da coxa e parte da genitália externa. O resto do dermátomo S2 desce imediatamente medial à linha média e ao longo da face posterior da coxa, da perna, do tornozelo e do pé, incluindo parte da face medial do calcâneo. O dermátomo S3 não se estende no membro inferior (embora S3 contribua para a atividade motora do membro), porém transporta a sensação dos órgãos genitais e forma um padrão em "alvo" de dermátomos circulares ao redor do ânus, juntamente com S4, S5 e um dermátomo coccígeo.

Ramos posteriores e membro inferior

Cada nervo espinal lombar e sacral emite um ramo posterior, que segue o seu percurso até os músculos e a pele do dorso (Figura 11.22). No membro inferior, os ramos posteriores criam os nervos clúnios, que suprem a pele sobre os músculos glúteos. Os **nervos clúnios superiores** originam-se dos ramos posteriores de L1 a L3, enquanto os **nervos clúnios médios** surgem dos ramos posteriores de S1 a S3. Existe também um conjunto de **nervos clúnios inferiores**, porém sua origem é no nervo cutâneo femoral posterior, que surge a partir de um ramo anterior.

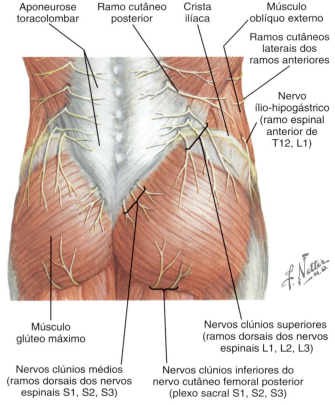

Figura 11.22 Nervos do dorso.

Plexo lombar e plexo sacral

Os ramos anteriores de L1 a L4 combinam-se para formar o **plexo lombar** (Figura 11.23), enquanto os ramos anteriores de L5 a S4 dão origem ao **plexo sacral**. Como o plexo sacral possui algumas aferências dos ramos anteriores lombares, é às vezes denominado plexo lombossacral. O ramo anterior de T12, o **nervo subcostal**, bem como os ramos de L1, os **nervos ílio-hipogástrico** e **ilioinguinal**, inervam os músculos e a pele da parte inferior do abdome. Esses nervos são discutidos no próximo capítulo.

Contribuições do plexo lombar para o membro inferior

As ramificações dos ramos anteriores de L1 e L2 (Figura 11.23A) fundem-se para formar o **nervo genitofemoral**, que passa pelo músculo psoas e desce ao longo da superfície superior antes de se dividir em dois ramos e de deixar o abdome. O **ramo genital do nervo genitofemoral (L1)** transmite sensações dos órgãos genitais anteriores e inerva o músculo cremáster no funículo espermático, que pode elevar os testículos. O **ramo femoral do nervo genitofemoral (L2)** inerva uma pequena região da pele anteromedial, imediatamente inferior ao ligamento inguinal sobre o trígono femoral. Os ramos anteriores remanescentes dos plexos lombar e sacral separam-se em **divisões posterior** e **anterior**, que inervam os músculos derivados das massas dos músculos dorsais e ventrais embrionárias do membro inferior, respectivamente. A massa muscular dorsal diferencia-se nos músculos da região glútea, face anterior da coxa, faces lateral e anterior da perna e dorso do pé, enquanto a massa muscular ventral dá origem aos músculos da pelve, faces medial e posterior da coxa, face posterior da perna e planta do pé.

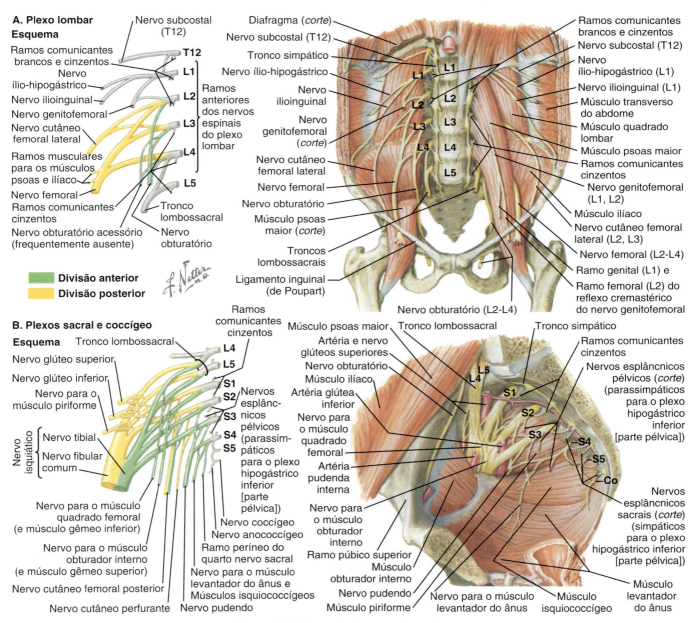

Figura 11.23 Plexos lombar, sacral e coccígeo.

As divisões posteriores (*não* os ramos posteriores) de L2 e L3 passam pelo músculo psoas maior e contribuem para o **nervo cutâneo femoral lateral (L2-L3)** (Figura 11.24). Esse nervo sai lateralmente do músculo psoas maior, desce ao longo da superfície medial do músculo ilíaco e sai do abdome, passando pelo ligamento inguinal, próximo à espinha ilíaca anterossuperior. Inerva uma área significativa da pele na parte anterolateral da coxa, estendendo-se desde a crista ilíaca até a face lateral do joelho (Boxe Correlação Clínica 11.20).

As divisões posteriores dos ramos anteriores de L2-L4, que passam pelo músculo psoas maior, contribuem para o **nervo femoral (L2-L4)** (ver Figura 11.24). Esse nervo muito grande desce na prega entre os músculos psoas maior e ilíaco e sai inferiormente ao ligamento inguinal e lateralmente ao arco iliopectíneo na superfície anterior do músculo iliopsoas. O nervo femoral ramifica-se enormemente logo após sua entrada no compartimento anterior da coxa. Um ramo articular muito proximal do nervo femoral transmite a sensação da face anterior da cápsula da articulação do quadril. Muitos ramos musculares inervam os músculos sartório, reto femoral e pectíneo. Outros ramos musculares para os músculos vasto lateral, vasto intermédio, vasto medial e articular do joelho descem por uma distância significativa e alcançam seus músculos alvo. Esses ramos também fornecem um ramo sensório para a face anterior da cápsula articular do joelho. Existem vários **ramos cutâneos anteriores do nervo femoral** que transmitem a sensação da pele na face anteromedial da coxa, entre o nervo cutâneo femoral lateral e o ramo cutâneo do nervo obturatório.

O **nervo safeno (L3-L4)** (Figura 11.24) é uma continuação medial do nervo femoral, que desce pela face medial do joelho, da perna, do tornozelo e do calcanhar; transmite a sensação de toda a pele ao longo de seu percurso. Imediatamente inferior ao joelho, emite um **ramo infrapatelar** que se estende lateralmente, cruzando o ligamento da patela e a tuberosidade da tíbia. Os **nervos cutâneos mediais da perna** são ramos do nervo safeno que cobrem a face medial da perna, da linha mediana anterior até a linha mediana posterior. O nervo safeno termina com vários ramos na face medial do tornozelo e do calcanhar, incluindo às vezes uma pequena área da pele na face medial da planta do pé (Boxe Correlação Clínica 11.21).

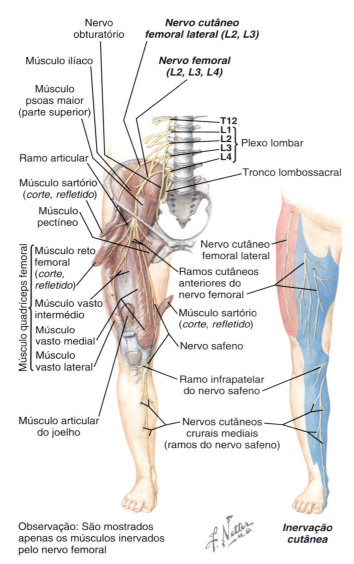

Figura 11.24 Nervos femoral e cutâneo femoral lateral.

Correlação clínica 11.20 Lesão do nervo cutâneo femoral lateral

Pode ocorrer compressão do nervo cutâneo femoral lateral quando ele é pinçado por tração do ligamento inguinal (causada por gordura abdominal pendular, final de gravidez) ou por compressão direta ao redor da cintura (cintos de ferramentas pesados ou calças muito apertadas). Isso se manifesta na forma de formigamento ou dor ao longo do trajeto desse nervo, cobrindo às vezes quase toda a face lateral da coxa.

Correlação clínica 11.21 Lesão do nervo femoral

A lesão do nervo femoral na pelve ou na proximidade de sua saída inferior ao ligamento inguinal interromperia praticamente toda a atividade motora e sensorial associada ao nervo. Os músculos do compartimento anterior sofreriam atrofia e paralisia flácida, tornando a flexão do joelho mais fraca (pressupondo que o músculo iliopsoas não seja afetado, apesar de compartilhar alguns dos mesmos ramos anteriores L2-L4 que formam o nervo femoral), devido à perda de atividade dos músculos reto femoral e sartório. A extensão ativa da perna no joelho seria perdida, devido à ausência de atividade do músculo quadríceps femoral. Ocorreria perda sensorial sobre a face anterior da coxa, bem como na face anteromedial do joelho, da perna, do tornozelo e do calcanhar, devido à ruptura dos ramos cutâneos anteriores do nervo femoral e de todos os ramos do nervo safeno. O indivíduo com essa lesão será incapaz de manter o joelho estendido durante toda a fase de apoio da marcha e, provavelmente, necessitará de muletas para deambular. Alguns pacientes com paralisia do nervo femoral utilizam o impulso no final da fase de balanço para hiperestender o joelho e, em seguida, apoiar o membro retificado como uma perna de pau durante uma fase de apoio modificada.

A lesão a qualquer um dos ramos musculares do nervo femoral resultaria em paralisia flácida dos músculos que ele inerva; porém, os músculos inervados por outros ramos não seriam afetados. O nervo safeno segue um trajeto paralelo à veia safena magna e pode ser danificado se a veia for coletada para enxerto na cirurgia de revascularização do miocárdio. Isso se manifestaria como alteração ou ausência da sensibilidade na face anteromedial do joelho, da perna, do tornozelo e do calcanhar inferior à lesão. O ramo infrapatelar do nervo safeno é muitas vezes seccionado durante cirurgias de joelho, deixando uma área de pele dormente na face lateral do joelho.

As divisões anteriores de L2-L4 descem dentro do músculo psoas maior e formam o **nervo obturatório (L2-L4)** (Figura 11.25), que desce ao longo da face medial do músculo psoas maior e penetra na pelve. Passa medialmente ao músculo obturador interno e deixa a pelve através do canal obturatório para o compartimento medial da coxa. Na coxa, o nervo obturatório divide-se em um ramo anterior e um ramo posterior, que podem ser encontrados em ambos os lados do músculo adutor curto. O ramo anterior inerva os músculos adutor curto, adutor longo e grácil; muitas vezes também inerva parte do músculo pectíneo. Possui um ramo articular que é sensível para parte da articulação do quadril e tem um ramo cutâneo que transmite a sensação de uma área da pele na face medial da coxa, imediatamente superior ao joelho. O ramo posterior inerva os músculos obturador externo e adutor curto, bem como a parte adutora do músculo adutor magno. Possui um ramo articular inconstante para a face posterior da cápsula do joelho. Pode haver (em cerca de 10% dos casos) um **nervo obturatório acessório (L3-L4)**, que entra no compartimento medial da coxa, passando profundamente ao ligamento inguinal, na região da artéria femoral (Boxe Correlação Clínica 11.22).

O plexo lombar termina com parte do ramo anterior de L4 e todo o ramo anterior de L5, descendo na pelve; esses ramos fundem-se entre si conforme passam pela face anterior da asa do sacro, que constitui o **tronco lombossacral**, importante contribuinte do plexo sacral.

> **Correlação clínica 11.22** Lesão do nervo obturatório
>
> O nervo obturatório pode ser danificado durante fraturas pélvicas ou comprimido por tumores. As lesões proximais do nervo obturatório provocam atrofia e paralisia flácida dos músculos do compartimento medial da coxa. Isso torna a adução da coxa contra resistência muito mais fraca e associada a perdas sensórias em uma área da pele na face medial da coxa. Se houver um nervo obturatório acessório, alguns dos músculos anteriores no compartimento medial (p. ex., o músculo adutor longo) serão preservados. O traumatismo penetrante na face medial da coxa pode afetar os ramos anterior ou posterior, o que resultaria em fraqueza em um subgrupo de músculos no compartimento medial da coxa. O indivíduo com paralisia do nervo obturatório provavelmente apresentaria leve instabilidade da pelve durante a fase de apoio da marcha, particularmente se a parte superior do corpo do paciente se deslocar lateralmente durante a fase de apoio. Entretanto, é provável ocorrer desenvolvimento de instabilidade à medida que o paciente tenta realizar movimentos de um lado para outro enquanto muda de um pé para o outro.

Contribuições do plexo sacral para o membro inferior

O tronco lombossacral entra na pelve e une-se aos ramos anteriores de S1 a S4 para criar o plexo sacral (Figuras 11.23B e 11.26). Os nervos que se originam da **divisão posterior** do plexo sacral inervam os músculos da região glútea, face posterior da coxa (menor), faces lateral e anterior da perna e dorso do pé. Os nervos da **divisão anterior** inervam os músculos da pele, da parte posterior da coxa (principal) e da perna e planta do pé.

A **divisão posterior** (Figura 11.26A) do plexo sacral dá origem ao **nervo glúteo superior (L4-S1)**, que sai do forame isquiático maior, superior ao músculo piriforme. Segue o seu percurso em um plano entre os músculos glúteo médio e glúteo mínimo antes de alcançar o músculo tensor da fáscia lata, que também inerva. O nervo glúteo superior não tem nenhum ramo cutâneo. O nervo glúteo superior ou ramos distintos de S1 e S2 inervam mais comumente o músculo piriforme (Iwanaga et al., 2019); porém, muitos textos citam um nervo separado para o músculo piriforme (S1-S2) para a inervação desse músculo. O **nervo glúteo inferior (L5-S2)** origina-se da divisão posterior do plexo sacral e sai pelo forame isquiático maior, seguindo seu percurso ao longo da face inferior do músculo piriforme. Emite muitos ramos para inervar o músculo glúteo máximo sobrejacente e não tem nenhum ramo cutâneo. O nervo final da divisão posterior é o **nervo fibular comum (L4-S2)**, que será discutido como parte do nervo isquiático (Boxe Correlação Clínica 11.23).

A **divisão anterior** do plexo sacral (Figura 11.26A) dá origem a pequenos ramos para os músculos pélvicos e ao **nervo pudendo (S2-S4)** e todos os seus ramos; contribui também para os nervos coccígeo e anococcígeo, que serão discutidos no próximo capítulo. Em relação ao membro inferior, a divisão anterior do plexo sacral dá origem ao **nervo para o músculo quadrado femoral (L4-S1)**, que inerva o músculo gêmeo inferior, e ao **nervo para o músculo obturador interno (L5-S2)**, que inerva o músculo gêmeo superior. Um **nervo cutâneo perfurante (S2-S3)** deixa o plexo sacral, perfura o ligamento sacrotuberal e supre a pele inferomedial das nádegas. O **nervo tibial (L4-S3)** é o último nervo que se origina da divisão anterior do plexo sacral e contribui para o nervo isquiático.

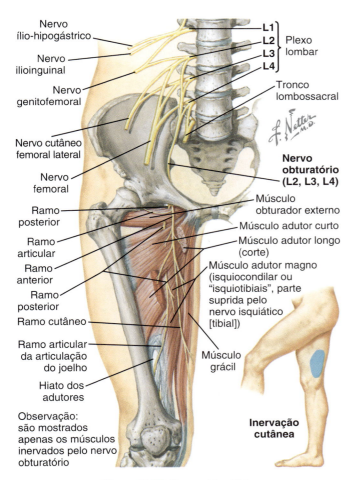

Figura 11.25 Nervo obturatório.

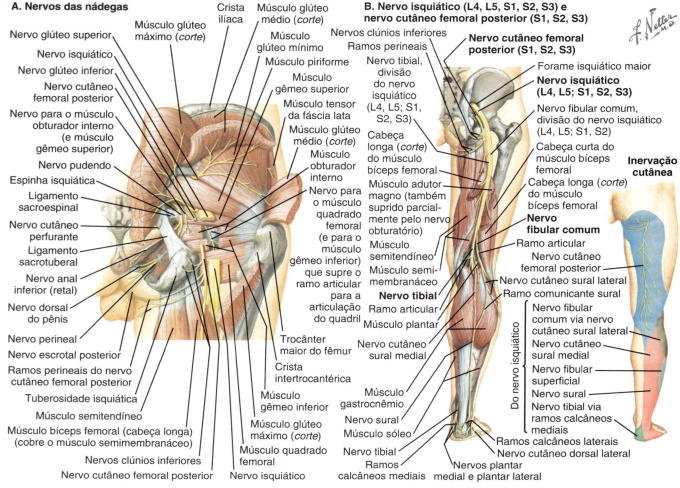

Figura 11.26 A. Nervos das nádegas e (**B**) nervo isquiático e nervo cutâneo femoral posterior.

Correlação clínica 11.23 | Lesão dos nervos glúteos

A lesão dos nervos glúteo superior e glúteo inferior pode resultar de luxação do quadril, picada de agulha, fratura pélvica, tumores pélvicos ou após artroplastia de quadril. Se o **nervo glúteo superior** for comprimido ou lesionado, os músculos glúteo médio, glúteo mínimo ou tensor da fáscia lata serão enfraquecidos ou paralisados. Isso se manifesta mais perceptivelmente como incapacidade de manter a pelve nivelada quando o indivíduo fica de pé sobre uma perna. Para testar o nervo glúteo superior, pede que o paciente fique em pé sobre uma perna com o corpo ereto. Se os músculos glúteo médio e glúteo mínimo estiverem fracos, o paciente cairá para o lado da perna sem apoio (sinal de Trendelenburg), porque a pelve não pode ser mantida nivelada contra a força da gravidade. Para evitar cair durante a marcha, o indivíduo afetado balança a parte superior do corpo rumo ao lado afetado, já que sustenta o peso (marcha de Trendelenburg) para manter seu centro de gravidade sobre o membro em pé.

Se o nervo glúteo inferior for comprimido ou lesionado, haverá fraqueza ou paralisia do músculo glúteo máximo. Isso não afeta a marcha normal, visto que os músculos isquiotibiais constituem os principais extensores do quadril durante a marcha relaxada; entretanto, ocorrerá fraqueza profunda na extensão do quadril a partir da posição flexionada. Isso torna impossível (ou muito difícil) subir escadas com o pé afetado à frente; em vez disso, o paciente sobe com o membro oposto, e o membro afetado é movimentado depois. Haverá também dificuldade ao levantar-se de uma posição sentada sem impulso dos membros superiores.

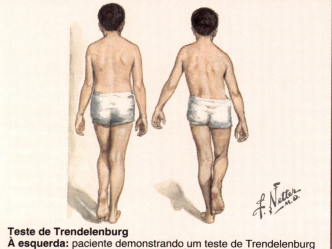

Teste de Trendelenburg
À esquerda: paciente demonstrando um teste de Trendelenburg negativo, com quadril direito normal. **À direita:** teste positivo do quadril esquerdo envolvido. Quando o paciente está em pé sobre o lado afetado, a pelve do lado oposto cai. O tronco desloca-se para a esquerda conforme o paciente tenta diminuir as tensões biomecânicas no quadril afetado e, assim, manter o equilíbrio.

Figura CC11.23 Teste de Trendelenburg.

O **nervo cutâneo femoral posterior (S1-S3)** (Figura 11.26) recebe contribuições das divisões posterior e anterior do plexo sacral. Sai pelo forame isquiático maior, imediatamente inferior ao músculo piriforme, e desce entre os músculos glúteo máximo e glúteo profundo para alcançar a face posterior da coxa, onde segue seu percurso posteriormente aos músculos isquiotibiais, inervando a pele sobrejacente e contribuindo para os dermátomos S1 e S2 da face posterior da coxa e região poplítea. Próximo ao músculo glúteo máximo, origina vários **nervos clúnios inferiores** para a parte inferolateral da região glútea e alguns ramos períneos para a face superior na parte medial da coxa.

Nervo isquiático

Os nervos fibular comum e tibial originam-se das divisões posterior e anterior do plexo sacral e reúnem-se para formar o **nervo isquiático (L4-S3)** (Figuras 11.23 e 11.26). Embora seja considerado o maior nervo do corpo, é composto por dois nervos contribuintes em vez de um nervo unificado. O nervo isquiático sai da pelve pelo forame isquiático maior, inferiormente ao músculo piriforme, e desce entre os músculos glúteo máximo e glúteo profundo. Na face posterior da coxa, segue um percurso profundo sob os músculos isquiotibiais, e o nervo tibial, parte do nervo isquiático, origina os ramos musculares para os músculos semitendíneo, semimembranáceo, a parte do músculo adutor magno associada aos músculos isquiotibiais e cabeça longa do músculo bíceps femoral. O nervo fibular comum, parte do nervo isquiático, inerva a cabeça curta do músculo bíceps femoral. Em certas ocasiões, o nervo isquiático divide-se ao deixar a pelve: a contribuição tibial do nervo isquiático sai inferiormente ao músculo piriforme, enquanto a contribuição fibular comum sai superiormente ao músculo piriforme ou através dele.

Na parte distal da coxa ou parte superior da fossa poplítea, o **nervo fibular comum** e o **nervo tibial** separam-se um do outro. Ambos os nervos emitem ramos articulares que inervam a cápsula da articulação do joelho e estruturas dentro da articulação. O nervo fibular comum dá origem a um nervo cutâneo, o **nervo cutâneo sural lateral**, que transmite a sensação da pele da face lateral do joelho e face lateral da parte superior da perna. Um **nervo cutâneo sural medial** semelhante origina-se do nervo tibial e transmite a sensação de uma pequena área de pele na parte superior da face posterior da perna. Às vezes, esses dois nervos cutâneos permanecem separados; entretanto, muitas vezes o nervo cutâneo sural lateral emite um ramo comunicante para o seu correspondente medial, formando o **nervo sural**, que desce pela linha média posterior da perna e inerva a pele da face posterolateral da perna. Inferiormente, emite **ramos calcâneos laterais** para o calcanhar, bem como o **nervo cutâneo dorsal lateral** para o dorso da parte lateral do pé, incluindo a face lateral do quinto dedo.

O **nervo fibular comum (L4-S2)** (Figura 11.27) deixa o nervo isquiático e segue seu percurso ao longo da face medial do músculo bíceps femoral antes de cruzar posteriormente a

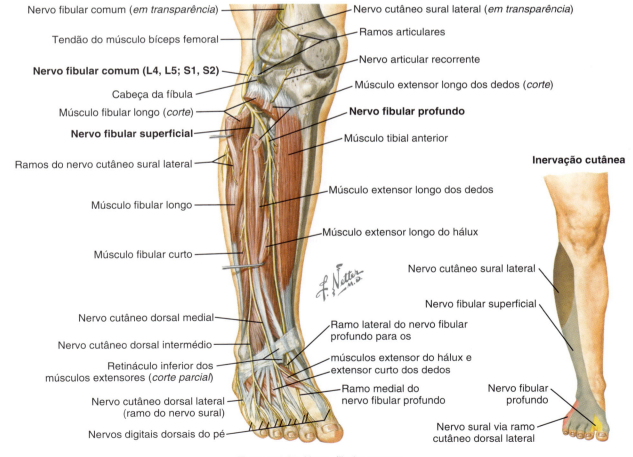

Figura 11.27 Nervo fibular comum.

cabeça da fíbula e lateralmente o colo da fíbula. Nesse ponto, divide-se normalmente em nervos fibular superficial e fibular profundo. O **nervo fibular superficial (L5-S2)** entra no compartimento lateral da perna e emite ramos musculares para inervar os músculos fibular longo e fibular curto. Apresenta também vários nervos cutâneos que suprem a pele sobrejacente do compartimento lateral da perna. Na parte distal da perna, o nervo fibular superficial termina, dividindo-se em dois ramos sensórios, o **nervo cutâneo dorsal intermédio** e o **nervo cutâneo dorsal medial**. O nervo cutâneo dorsal intermédio transmite a sensação da área dorsal do terceiro e quarto ossos metatarsais e divide-se em **nervos digitais dorsais do pé**, que se estendem do lado lateral do terceiro dedo até o lado medial do quinto dedo. O nervo cutâneo dorsal medial faz a mediação da sensação do dorso do pé, próximo aos ossos metatarsais I a III, e divide-se em nervos digitais dorsais do pé do lado medial do primeiro dedo até o lado medial do terceiro dedo, porém excluindo o espaço entre o primeiro e o segundo dedos.

O **nervo fibular profundo (L4-L5)** desce no compartimento anterior da perna, originando ramos musculares para os músculos tibial anterior, extensor longo dos dedos e extensor longo do hálux. Após cruzar o tálus, divide-se em um **ramo lateral** que inerva os músculos extensor curto dos dedos e extensor curto do hálux. Seu **ramo medial** segue pelo dorso do pé, onde se divide em dois **nervos digitais dorsais do pé**, que cobrem as faces medial e lateral do hálux e a face medial do segundo dedo. Os ramos dos nervos fibular superficial e fibular profundo inervam pelo menos parte das cápsulas articulares de quaisquer articulações que cruzem ou que sejam atravessadas pelos músculos que inervam.

O outro ramo principal do nervo isquiático é o **nervo tibial (L4-S3)** (Figura 11.28). Na parte superior da fossa poplítea, é encontrado entre os músculos semimembranáceo e bíceps femoral, emitindo um ramo articular para a articulação do joelho. Mais abaixo, segue posteriormente ao músculo poplíteo, entre as duas cabeças do músculo gastrocnêmio, e profundamente ao

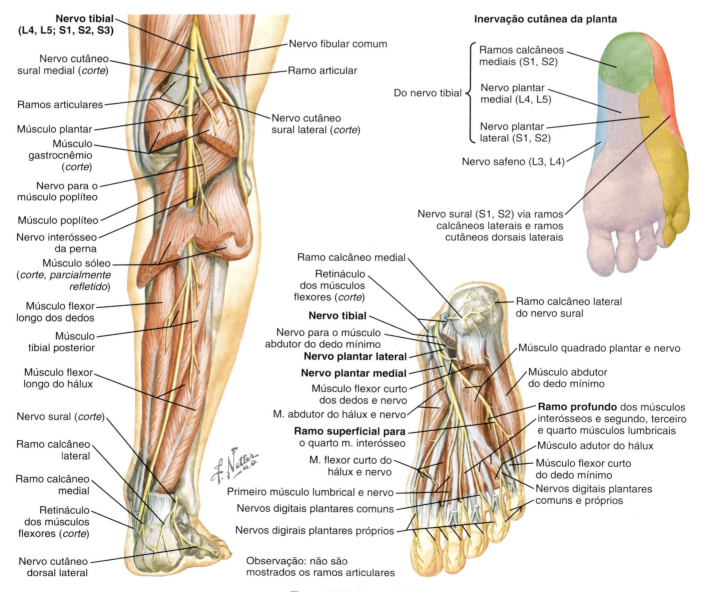

Figura 11.28 Nervo tibial.

Capítulo 11 Anatomia Clínica do Membro Inferior

arco tendíneo do músculo sóleo. Em seguida, percorre a parte profunda do compartimento posterior da perna. Emite ramos musculares para os músculos da face posterior da perna, incluindo o músculo poplíteo. O **nervo interósseo da perna** origina-se do nervo tibial e segue um percurso em direção à face posterior da membrana interóssea para inervar músculos profundos, como o músculo tibial posterior. Na parte distal da perna, o nervo tibial emite vários **ramos calcâneos mediais** que seguem um percurso ao longo da face medial do tendão do calcâneo para transmitir sensação da região posteromedial e inferior do calcanhar.

O nervo tibial segue posterior e inferiormente ao maléolo medial, coberto pelo retináculo dos músculos flexores. Nessa área, segue ao longo da artéria tibial posterior e inferiormente aos tendões dos músculos tibial posterior e flexor longo dos dedos, porém superiormente ao tendão do músculo flexor do hálux. Ao alcançar a planta do pé, o nervo tibial termina como os nervos plantar medial e plantar lateral. O **nervo plantar medial (L4-L5)** (Figura 11.28) segue um trajeto profundo (superior) aos músculos abdutor do hálux e flexor curto dos dedos; inerva esses dois músculos, bem como os músculos flexor curto do hálux e primeiro lumbrical. Emite vários ramos sensórios para a pele do lado medial da planta do pé, bem como **nervos digitais plantares comuns**, que seguem paralelamente aos ossos metatarsais antes de se dividirem em **nervos digitais plantares próprios** para as faces medial e lateral do primeiro ao terceiro dedos e lado medial do quarto dedo. O **nervo plantar lateral (S1-S2)** (Figura 11.28) inerva os músculos quadrado plantar, abdutor do dedo mínimo e flexor curto do dedo mínimo antes de emitir os ramos profundo e superficial. O ramo profundo inerva os músculos restantes da planta: os músculos adutor do hálux, segundo ao quarto lumbricais e os interósseos. O ramo superficial inerva a pele da margem lateral da planta do pé, dividindo-se em um nervo plantar comum e, em seguida, nos nervos digitais plantares próprios para as faces lateral e medial do quinto dedo e face lateral do quarto dedo (Boxes Correlação Clínica 11.24 e 11.25).

Correlação clínica 11.24 Lesão dos ramos do nervo isquiático

A lesão do nervo isquiático e de seus ramos pode ser muito debilitante devido aos numerosos nervos que se originam dele e aos músculos inervados por eles. Começaremos a discutir como o dano a nervos individuais manifesta-se clinicamente e, em seguida, examinaremos como o dano a ramos mais proximais do nervo isquiático provoca mais déficits.

A lesão isolada do **nervo fibular profundo** é um tanto incomum, em virtude de sua localização protegida. Se fossem comprimidos ou lesionados, os músculos do compartimento anterior da perna e do dorso do pé ficariam enfraquecidos ou com paralisia flácida, resultando em fraqueza na dorsiflexão do pé e extensão dos dedos. Isso causaria "pé caído" e arrastamento do pé durante a fase de balanço da marcha. Os pacientes que apresentam esse problema frequentemente compensam com uma marcha de passos altos e o joelho levantado, de modo que o pé fique longe do solo na fase de balanço. Esse problema também dificulta o toque do calcâneo durante a fase de apoio, e o paciente precisa ficar na "ponta dos pés" quando o pé alcança o solo. Alguns pacientes compensam essa dificuldade movendo o pé para a frente enquanto termina a fase de balanço, para que o calcanhar possa entrar em contato com o solo. Há também perda isolada de sensibilidade da área entre o primeiro e o segundo dedos do pé.

Pode ocorrer lesão do **nervo fibular superficial** em caso de trauma da face lateral da perna, manifestando-se com fraqueza ou paralisia dos músculos fibular longo e fibular curto no compartimento lateral. Isso causa fraqueza na eversão do pé, que pode se manifestar de maneira sutil, com ocorrência mais frequente de entorses do tornozelo por inversão ou dificuldade ao andar sobre solo irregular. Há também perda de sensibilidade na face anterolateral da perna e dorso do pé, excluindo o espaço entre o primeiro e o segundo dedos do pé.

A lesão do **nervo fibular comum** é relativamente corriqueira em virtude de sua localização superficial e possibilidade de compressão contra a cabeça da fíbula. O traumatismo desse nervo manifesta-se como dano aos nervos fibulares, tanto profundo quanto superficial. Esse dano resulta em pé caído, fraqueza na eversão e perda da sensibilidade na face anterolateral da perna e todo o dorso do pé. Podem ocorrer marcha com passos elevados e entorse frequente por inversão do pé. Se houver lesão do nervo fibular comum proximal ao nervo cutâneo sural lateral, poderá ocorrer perda associada de sensibilidade na face posterolateral da perna e joelho.

Os **nervos plantar medial** e **plantar lateral** podem ser lesionados por traumatismo penetrante do pé. Isso pode resultar em desnervação de qualquer músculo plantar distal ao local da lesão. Provoca fraqueza e atrofia dos músculos afetados, dificultando a sustentação de peso durante a fase de apoio e de saída dos dedos do solo. Qualquer área de pele inervada pelos nervos afetados perderá a sensibilidade distalmente à lesão. É possível ocorrer dano ao **nervo tibial** em consequência de traumatismo penetrante da fossa poplítea ou face posterior da perna. Isso resulta em fraqueza ou paralisia dos músculos da planta, bem como das partes profunda e superficial do compartimento posterior da perna. Observe que os músculos inervados proximalmente ao local do dano não serão afetados. A perda da função do nervo tibial resulta em fraqueza profunda durante as fases de apoio médio, saída do calcâneo e saída dos dedos do ciclo da marcha, pois os músculos enfraquecidos são incapazes de realizar a flexão plantar ou de resistir à dorsiflexão. O dano ao nervo tibial também resulta em perda de sensibilidade na maior parte da planta do pé. Se houver lesão do nervo proximalmente à ramificação do nervo cutâneo sural medial, haverá perda associada de sensibilidade na face posterior da perna.

O dano do **nervo isquiático** na metade distal da coxa manifesta-se como perda de função dos nervos fibular comum e tibial, com preservação dos músculos isquiotibiais na face posterior da coxa. Isso resulta em fraqueza ou paralisia flácida de todos os músculos da perna e do pé e perda de sensibilidade nas faces anterolateral e posterior da perna, bem como de todo o pé. Essa lesão impossibilita a marcha sem auxílio, e é necessário o uso de muletas, próteses ou cadeira de rodas para a mobilidade do paciente. O dano ao **nervo isquiático superiormente à face posterior da coxa** seria absolutamente debilitante, pois os músculos posteriores da coxa e todos os músculos da perna e do pé estariam enfraquecidos ou teriam paralisia flácida. Isso se manifesta da mesma maneira como descrito anteriormente, mas também provoca paralisia dos músculos isquiotibiais, impossibilitando ou dificultando a flexão do joelho contra resistência, o que pode ocorrer durante cirurgia de substituição do quadril ou como resultado de compressão do nervo contra o osso durante procedimentos cirúrgicos. São observadas perdas sensoriais nas faces posterior, lateral e anterior da perna, porém o nervo safeno na face medial não seria afetado. Dependendo do mecanismo exato do trauma, o nervo cutâneo femoral posterior pode não ser afetado, porém sua estreita proximidade com o nervo isquiático pode torná-lo vulnerável.

> **Correlação clínica 11.25** Reflexo plantar e sinal de Babinski
>
> Esse teste é realizado com um objeto contundente, que é movido com firmeza (porém sem causar dor) da face lateral do calcanhar, cruzando a planta em direção ao hálux. Se os neurônios motores superiores para os músculos da face plantar do pé estiverem intactos, os dedos do pé do paciente flexionam-se em um **reflexo plantar** normal. Entretanto, se houver lesão do neurônio motor superior, ocorrem extensão e abdução dos dedos — resposta conhecida como **sinal de Babinski**. Observe que o sinal de Babinski é anormal em adultos, porém normal em lactentes, visto que os tratos do neurônio motor superior não estão totalmente mielinizados. Por volta do primeiro ano de idade, surge normalmente um reflexo plantar normal.

Inervação autônoma do membro inferior

Nos membros superior e inferior, o sistema nervoso simpático inerva as glândulas sudoríferas na pele e os esfíncteres musculares lisos que regulam o fluxo sanguíneo para o músculo esquelético e a pele. Nos membros inferiores, axônios simpáticos pré-ganglionares das colunas de células intermediolaterais da medula espinal T12-L2(3) projetam seus axônios por raízes anteriores, nervos espinais e ramos anteriores (Figuras 11.23A e 11.29). Esses axônios deixam cada ramo anterior como ramos comunicantes brancos e alcançam a cadeia simpática, distribuindo-se em gânglios paravertebrais entre T12 e S5. Dentro desses gânglios encontram-se as células nervosas simpáticas pós-ganglionares com as quais fazem sinapse. Os neurônios pós-ganglionares enviam seus axônios através dos ramos comunicantes cinzentos para alcançar os nervos espinais T12-S5. Dali em diante, os axônios pós-ganglionares podem seguir seu percurso para o dorso por meio dos ramos posteriores ou para os membros inferiores pelos ramos anteriores dos plexos lombar e sacral. Esses axônios percorrem todos os nervos periféricos para inervar esfíncteres pré-capilares de músculo liso no músculo esquelético, bem como as glândulas sudoríferas, os músculos eretores dos pelos e os esfíncteres pré-capilares na pele.

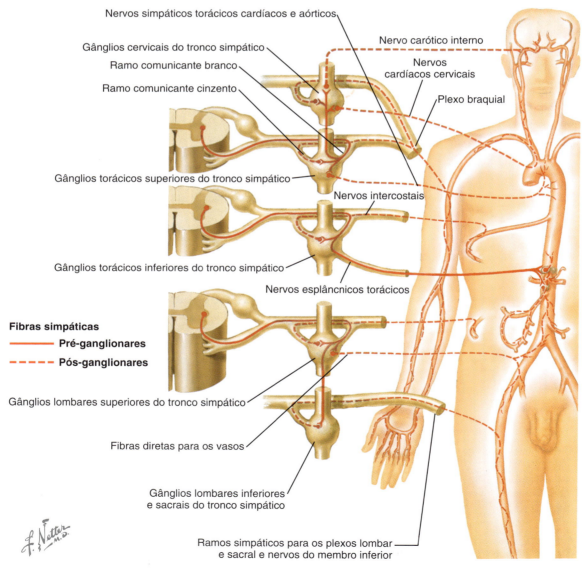

Figura 11.29 Inervação dos vasos sanguíneos: esquema.

Suprimento sanguíneo do membro inferior

Artérias da parte proximal do membro inferior e coxa

A **parte abdominal da aorta** dá origem a quatro **artérias lombares**, que suprem os músculos da parede posterior do abdome, incluindo os músculos psoas maior e psoas menor, bem como o dorso e os nervos espinais lombares. A aorta bifurca-se na **artéria ilíaca comum** esquerda e direita (Figuras 11.30 e 11.25), que se divide nas artérias ilíaca interna e ilíaca externa. A **artéria sacral mediana** é uma pequena artéria na linha mediana que continua ao longo do trajeto original da aorta pela parte anterior das vértebras lombares e sacrais.

A **artéria ilíaca interna** (Figura 12.25) desce na pelve menor, onde se divide em muitas artérias para os órgãos pélvicos e em vários ramos que deixam a pelve para alcançar o membro inferior. Os ramos dos órgãos pélvicos não são discutidos nesta seção, e sim apenas os que influenciam o membro inferior.

- **Artéria obturatória**: deixa a divisão anterior da artéria ilíaca interna e segue inferiormente à linha arqueada. Em seguida, deixa a pelve ao longo do nervo obturatório, passando pelo forame obturado para alcançar o compartimento medial da coxa, onde se divide em ramos anterior e posterior que circundam o forame obturado. O ramo posterior dá origem a um **ramo acetabular** que segue seu percurso com o ligamento da cabeça do fêmur. Os ramos anterior e posterior anastomosam-se entre si e com a artéria circunflexa femoral medial. Na pelve, emitem um ramo púbico para a face posterior do corpo do púbis
- **Artéria iliolombar**: discutida detalhadamente no capítulo sobre o tronco
- **Artéria sacral lateral**: discutida detalhadamente no capítulo sobre o tronco
- **Artéria glútea superior**: sai da incisura isquiática maior superiormente ao músculo piriforme, paralelamente ao nervo glúteo superior. Divide-se em: um ramo superficial, que segue seu percurso entre os músculos glúteo máximo e glúteo médio; e um ramo profundo muito grande, entre os músculos glúteo médio e glúteo mínimo, que alcança o músculo tensor da fáscia lata
- **Artéria glútea inferior**: sai da incisura isquiática maior, inferiormente ao músculo piriforme, junto ao nervo glúteo inferior. Supre todos os músculos da região glútea inferior e parte inferior da face posterior da coxa; também dá origem à importante **artéria acompanhante do nervo isquiático**, que faz anastomose com a artéria circunflexa femoral medial
- **Artéria pudenda interna**: discutida detalhadamente no Capítulo 12

A **artéria ilíaca externa** (Figuras 11.30, 11.31, 12.25) segue seu percurso ao longo da margem superior da linha arqueada e emite dois ramos principais logo antes de sair da pelve.

- **Artéria circunflexa ilíaca profunda**: discutida detalhadamente no capítulo sobre o tronco

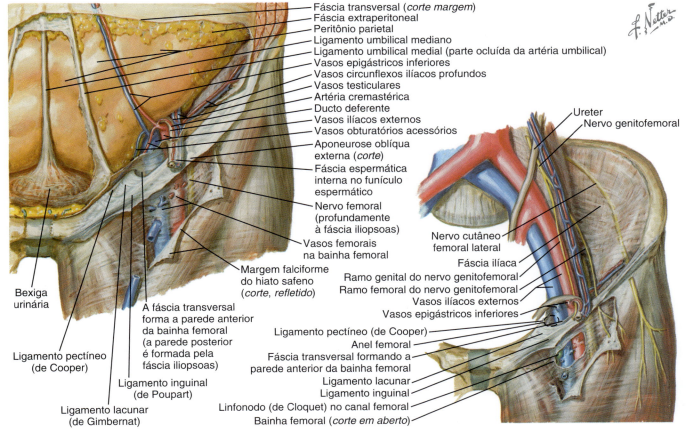

Figura 11.30 Bainha femoral e canal inguinal.

- **Artéria epigástrica inferior**: discutida detalhadamente no capítulo sobre tronco. Após passar inferiormente ao ligamento inguinal através do espaço vascular (medialmente ao arco iliopectíneo), a artéria ilíaca externa entra no compartimento anterior da coxa e torna-se a artéria femoral (Boxe Correlação Clínica 11.26)

A **artéria femoral** (Figuras 11.31 e 11.32) é a continuação direta da artéria ilíaca externa e é responsável pelo suprimento sanguíneo de quase todo o membro inferior, excluindo a região glútea. A artéria femoral entra na face anterior da coxa inferiormente ao ligamento inguinal e medialmente ao arco iliopectíneo. Desce anteriormente aos músculos pectíneo e adutor longo e medialmente ao músculo vasto lateral e profundamente ao músculo sartório. A artéria femoral segue seu percurso dentro do canal dos adutores, profundamente ao septo intermuscular anteromedial, antes de perfurar o hiato dos adutores. Na face anterior da coxa, origina vários ramos importantes.

- **Artéria epigástrica superficial**: discutida detalhadamente no Capítulo 12
- **Artéria circunflexa ilíaca superficial**: discutida detalhadamente no Capítulo 12
- **Artérias pudenda externa superficial e pudenda externa profunda**: discutidas detalhadamente no Capítulo 12
- **Artéria femoral profunda**: deixa o lado posterolateral de sua origem, a artéria femoral, e desce anteriormente ao músculo pectíneo, porém posteriormente ao músculo adutor longo. Essa grande artéria fornece sangue ao músculo do compartimento medial da coxa e possui vários ramos próprios importantes
  - **Artéria circunflexa femoral medial**: deixa a artéria femoral profunda (às vezes, a artéria femoral) e faz uma alça ao redor das faces medial e posterior do tendão do músculo iliopsoas, emitindo um ramo superficial para os músculos do compartimento medial da coxa. Seu ramo profundo envolve a parte inferior do colo do fêmur e fornece a maior parte do sangue para as **artérias retinaculares** ao redor do colo do fêmur, que perfundem a cabeça do fêmur. Seu ramo acetabular segue pela incisura do acetábulo para perfundir os tecidos próximos

Correlação clínica 11.26 — Artéria obturatória acessória

Normalmente, a artéria obturatória origina-se da divisão anterior da artéria ilíaca interna. Entretanto, uma artéria obturatória acessória pode se originar da artéria epigástrica inferior ou da artéria ilíaca externa e descer pelo ligamento lacunar e face posterior do púbis, alcançando o forame obturado. Às vezes, toda a artéria obturatória origina-se da artéria epigástrica inferior ou da artéria ilíaca externa. A alta incidência dessa variação (aproximadamente 20% a 30%) e sua posição fazem com que seja importante considerá-la ao lidar com hérnias femorais ou fraturas pélvicas. O anel vascular formado pelas artérias ilíaca interna, obturatória, obturatória acessória e ilíaca externa tem um nome interessante: **corona mortis** ou coroa da morte.

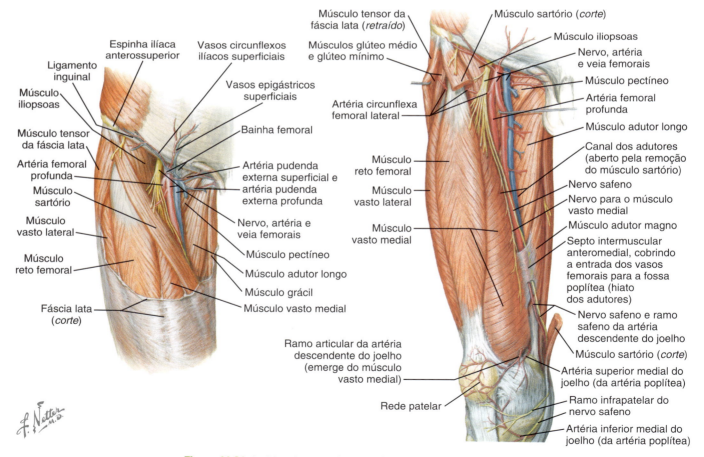

Figura 11.31 Artérias da coxa: vista anterior com dissecção superficial.

Capítulo 11   Anatomia Clínica do Membro Inferior   323

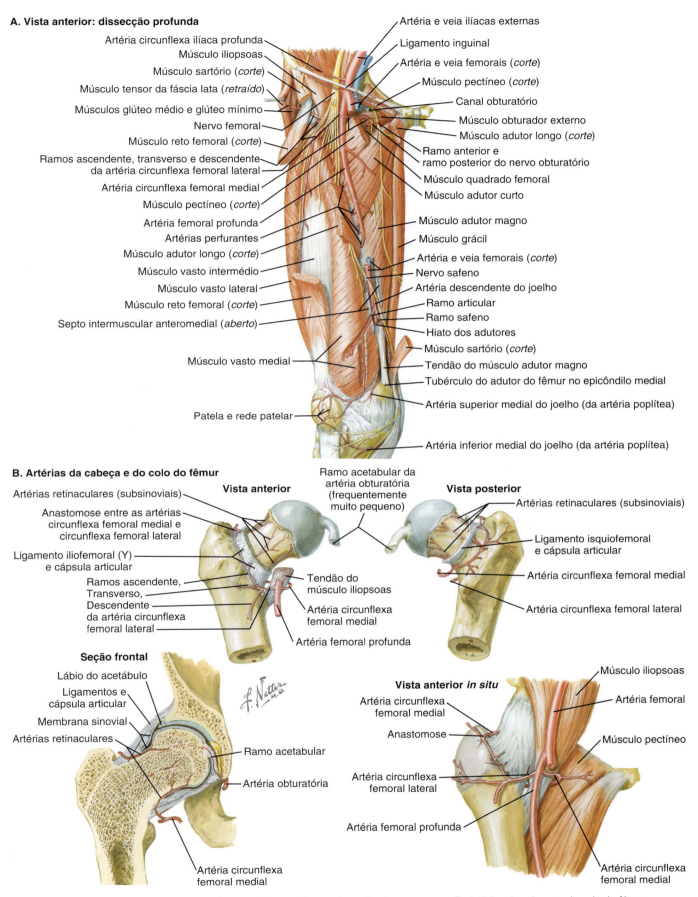

Figura 11.32 A. Artérias da coxa: vista anterior com dissecção profunda e esquema. **B.** Artérias da cabeça e do colo do fêmur.

○ **Artéria circunflexa femoral lateral**: deixa a artéria femoral profunda (às vezes, a artéria femoral) e segue seu percurso profundamente aos músculos sartório e reto femoral, antes de se difundir em ramos ascendente, transverso e descendente. O ramo ascendente segue pela face anterior do trocanter maior para suprir os músculos glúteos e contribui ligeiramente para as artérias retinaculares. Os ramos transverso e descendente suprem os músculos glúteos e quadríceps femoral, enquanto o ramo descendente faz anastomose com a artéria superior lateral do joelho

○ **Artérias perfurantes (ver Figura 11.32 B)**: três a quatro artérias deixam a artéria femoral profunda da coxa e passam através dos músculos adutor curto e adutor magno pelo lado medial do fêmur para perfundir os músculos posteriores da coxa. Fornece também uma artéria nutrícia do fêmur

- **Artéria descendente do joelho**: deixa a artéria femoral e desce profundamente ao músculo sartório. Possui um **ramo articular** que segue seu trajeto no músculo vasto medial até a articulação do joelho e faz anastomose com ramos da artéria superior medial do joelho e da rede patelar. Existe também um **ramo safeno** que segue seu percurso ao longo do nervo safeno rumo ao músculo grácil e compartimento medial da perna para contribuir com a rede articular do joelho.

Após passar através do hiato dos adutores do músculo adutor magno e entrar na fossa poplítea, a artéria femoral passa a ser denominada artéria poplítea (Boxe Correlação Clínica 11.27).

A **artéria poplítea (Figuras 11.16, 11.32 e 11.33)** entra na face superior da fossa poplítea entre os músculos semimembranáceo e bíceps femoral, descendo ao longo da face poplítea da parte distal do fêmur. Ao lado do nervo tibial, desce entre as cabeças medial e lateral do músculo gastrocnêmio, medialmente ao músculo plantar e posteriormente ao músculo poplíteo. Na fossa poplítea, possui vários ramos relacionados ao joelho, as **artérias do joelho**. Os ramos superficiais das artérias do joelho suprem os músculos nas proximidades, enquanto os ramos profundos contribuem para uma rede arterial ao redor do joelho,

> **Correlação clínica 11.27** Necrose avascular da cabeça do fêmur
>
> Conforme assinalado brevemente no Capítulo 5, a ruptura da artéria circunflexa femoral medial priva a cabeça do fêmur de seu suprimento sanguíneo, causando necrose avascular. Isso pode resultar de uma fratura na parte proximal do fêmur ou de ruptura do vaso em si. Embora existam outras artérias na área (ramo acetabular da artéria obturatória e artéria circunflexa femoral lateral), elas raramente fornecem sangue suficiente para a cabeça do fêmur para compensar a perda da artéria circunflexa femoral medial. O osso afetado muitas vezes apresenta dor e pode finalmente colapsar.

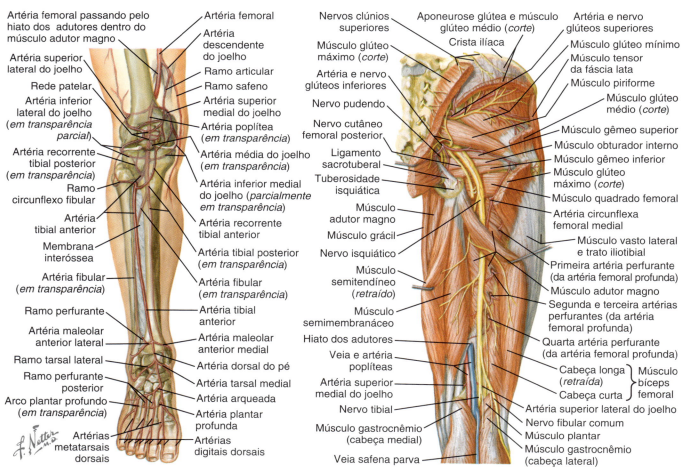

Figura 11.33 Artérias do joelho, da perna e do pé.

a **rede articular do joelho**, bem como uma **rede patelar** mais anterior. Essas redes anastomóticas entreligadas mantêm o fluxo sanguíneo para a perna quando o joelho é flexionado.

- **Artéria superior lateral do joelho**: deixa a artéria poplítea e segue superiormente ao tendão da cabeça lateral do músculo gastrocnêmio. Muitas vezes faz anastomose com o ramo descendente da artéria circunflexa femoral lateral
- **Artéria superior medial do joelho**: segue seu trajeto superiormente ao tendão da cabeça medial do músculo gastrocnêmio. Pode fazer anastomose diretamente com o ramo safeno da artéria descendente do joelho ou na rede articular do joelho
- **Artéria inferior lateral do joelho**: segue seu trajeto entre a cabeça lateral do músculo gastrocnêmio e o músculo poplíteo antes de seguir profundamente ao ligamento colateral fibular (lateral)
- **Artéria inferior medial do joelho**: segue um percurso medial na área do tendão do músculo semimembranáceo para fazer anastomose diretamente com o ramo safeno da artéria descendente do joelho ou por meio da rede articular do joelho
- **Artéria média do joelho**: esse vaso não contribui significativamente para a rede articular do joelho, porém perfura a face posterior da cápsula articular do joelho através de um espaço no ligamento poplíteo oblíquo para suprir as estruturas dentro da articulação
- **Artérias surais**: deixam os lados medial e lateral da artéria poplítea e perfundem os músculos tríceps surais, os músculos gastrocnêmio, plantar e sóleo.

Em seguida, a artéria poplítea percorre o arco tendíneo do músculo sóleo e divide-se nas artérias tibial anterior e tibial posterior (Boxe Correlação Clínica 11.28).

Artérias da perna e do pé

A **artéria tibial anterior** (ver Figuras 11.16, 11.17, 11.19, 11.32 B e 11.33) segue seu percurso através da membrana interóssea e alcança o compartimento anterior da perna. É alcançada pelo nervo fibular profundo e fornece sangue para os músculos do compartimento à medida que desce ao longo da face lateral do músculo tibial anterior. Além disso, emite ramos perfurantes que alcançam o compartimento lateral da perna. Possui dois ramos proximais e dois ramos distais.

- **Artéria recorrente tibial posterior**: deixa a artéria tibial anterior imediatamente antes de atravessar a membrana interóssea e segue superior e profundamente ao músculo poplíteo

---

Correlação clínica 11.28 Aneurisma e hemorragia poplíteos

O aneurisma da artéria poplítea outrora foi bastante comum, devido às repetidas flexões e extensões do joelho durante cavalgadas. Se a artéria poplítea estiver enfraquecida e se expandir, pode criar uma massa pulsátil na fossa poplítea que se expande posteriormente, exercendo pressão sobre o nervo tibial. Esse aneurisma pode ser ligado e removido, pois a rede articular do joelho é muitas vezes suficiente para contornar o segmento disfuncional. A artéria poplítea passa imediatamente posterior à parte distal do fêmur, tornando-a vulnerável em caso de trauma do fêmur ou durante a artroplastia total do joelho. A hemorragia da artéria poplítea precisa ser rapidamente controlada e pode resultar em necrose da perna e do pé se estes forem privados de sangue por um período muito longo.

- **Artéria recorrente tibial anterior**: deixa a artéria tibial anterior imediatamente antes de atravessar a membrana interóssea e ascende lateralmente ao ligamento da patela para contribuir com a rede patelar
- **Artéria maleolar anterior medial**: deixa a parte distal da artéria tibial anterior e contribui para uma rede arterial no maléolo medial
- **Artéria maleolar anterior lateral**: deixa a parte distal da artéria tibial anterior e faz anastomose com o ramo perfurante da artéria fibular para formar uma rede maleolar lateral

À medida que a artéria tibial anterior cruza o tálus, ela se torna a **artéria dorsal do pé**, que segue um percurso lateral ao tendão do músculo extensor longo do hálux até a base do primeiro osso metatarsal. Essa artéria dá origem a vários ramos no dorso do pé.

- **Artérias tarsais mediais**: originam-se da artéria dorsal do pé no navicular e cuneiforme medial para fazer anastomose com as artérias maleolares mediais
- **Artéria tarsal lateral**: segue lateralmente através do navicular e do cuneiforme lateral para suprir os músculos do dorso do pé
- **Artéria arqueada**: formada por uma conexão anastomótica adicional entre as artérias tarsal lateral e dorsal do pé. Segue seu percurso ao longo das bases dos ossos metatarsais II a IV
- **Artérias metatarsais dorsais**: originam-se da artéria dorsal do pé ou da artéria arqueada e seguem seu percurso entre os ossos metatarsais. Dão origem às **artérias digitais dorsais**, que fornecem sangue à face dorsal de cada dedo do pé.
  - A primeira artéria metatarsal dorsal (dorsal do pé) ramifica-se nas artérias digitais dorsais nas faces medial e lateral do hálux e face medial do segundo dedo
  - A segunda artéria metatarsal dorsal (artéria arqueada) ramifica-se nas artérias digitais dorsais na face lateral do segundo dedo e na face medial do terceiro dedo
  - A terceira artéria metatarsal dorsal (artéria arqueada) ramifica-se nas artérias digitais dorsais na face lateral do terceiro dedo e face medial do quarto dedo
  - A quarta artéria metatarsal dorsal (artéria arqueada) ramifica-se nas artérias digitais dorsais na face lateral do quarto dedo e nas faces medial e lateral do quinto dedo
- **Artéria plantar profunda**: ramo terminal da artéria dorsal do pé; segue seu percurso inferiormente (profundamente) entre os ossos metatarsais I e II, imediatamente proximal ao primeiro músculo interósseo dorsal. Faz anastomose com o arco plantar profundo (principalmente da artéria plantar lateral) na parte profunda da planta.

A **artéria tibial posterior** (Figuras 11.16, 11.20 e 11.33) continua inferiormente a partir da artéria poplítea na parte profunda do compartimento posterior da perna, descendo entre os músculos flexor longo dos dedos e tibial posterior. A artéria tibial posterior irriga os músculos do compartimento posterior, dá origem a uma artéria nutrícia da tíbia e apresenta vários outros ramos importantes.

- **Ramo circunflexo fibular**: surge muito proximal à artéria tibial posterior ou à artéria tibial anterior e segue um percurso lateral ao redor do colo da fíbula, unindo-se à artéria inferior lateral do joelho e à rede articular do joelho

- **Artéria fibular**: deixa a artéria tibial posterior lateralmente e desce ao longo (ou através) do músculo flexor longo do hálux, dando origem a uma artéria nutrícia da fíbula, bem como a artérias filhas
  - **Ramo maleolar lateral posterior**: cruza a face lateral do maléolo lateral e faz anastomose com ramos anteriores correspondentes da artéria tibial anterior e ramo perfurante das artérias fibulares
  - **Ramo comunicante**: cruza a parte distal da tíbia medialmente para fazer anastomose com a parte distal da artéria tibial posterior
  - **Ramo perfurante**: passa através da parte distal da membrana interóssea para percorrer a face anterior do maléolo lateral e contribuir para a rede maleolar lateral
  - **Ramo calcâneo lateral**: cruza inferiormente ao local de fixação do tendão do calcâneo. Contribui para a rede do calcâneo na face posterior e inferior da tuberosidade do calcâneo
- **Ramos maleolares mediais posteriores**: cruzam o maléolo medial para fazer anastomose com ramos anteriores da artéria tibial anterior, criando uma rede maleolar medial de artérias
- **Ramos calcâneos mediais**: passam através do retináculo dos músculos flexores e contribuem para a rede do calcâneo nas faces posterior e inferior da tuberosidade do calcâneo

A artéria tibial deixa o compartimento posterior da perna cruzando inferiormente ao maléolo medial e profundamente ao retináculo dos músculos flexores. Nessa localização, passa inferiormente aos tendões dos músculos tibial posterior e flexor longo dos dedos e superiormente ao nervo tibial e tendão do músculo flexor longo do hálux. Profundamente ao músculo abdutor do hálux, divide-se nas artérias plantar lateral e plantar medial.

- **Artéria plantar lateral** (Figura 11.20): segue o seu trajeto com o nervo plantar lateral entre os músculos flexor curto dos dedos e quadrado plantar. Fornece sangue aos músculos e pele nas proximidades à medida que continua seu percurso lateralmente, terminando como **artéria digital plantar própria** na face lateral do quinto dedo
  - **Ramo profundo**: esse grande ramo da artéria plantar lateral mergulha profundamente ao músculo quadrado plantar e cabeça oblíqua do músculo adutor do hálux. Em seguida, estende-se medialmente como **arco plantar profundo**, que faz anastomose com a artéria plantar profunda, um ramo terminal da artéria dorsal do pé. Os **ramos perfurantes posteriores** são pequenos vasos que passam através dos espaços entre os ossos metatarsais II e III, III e IV e IV e V para alcançar as artérias metatarsais dorsais no lado oposto
  - **Artérias metatarsais plantares**: estendem-se anteriormente a partir do arco plantar profundo e seguem seu percurso ao longo dos músculos interósseos plantares. Após cruzar profundamente ao ligamento metatarsal transverso profundo, são designadas **artérias digitais plantares comuns**, as quais, por sua vez, dão origem às **artérias digitais plantares próprias** para os dedos dos pés em si
- **Artéria plantar medial** (ver Figura 11.20): segue seu percurso ao lado do nervo plantar medial antes de se dividir em um ramo superficial e um ramo profundo para suprir os músculos e a pele na face medial da planta do pé

  - **Ramo superficial**: segue seu trajeto ao longo da face medial do pé para alcançar o lado medial do hálux e contribuir para a **artéria digital plantar própria**
  - **Ramo profundo**: segue seu trajeto ao longo da cabeça lateral do músculo flexor curto do hálux, contribuindo para a artéria digital plantar comum entre as cabeças dos ossos metatarsais I e II (Boxes Correlação Clínica 11.29 a 11.31).

Correlação clínica 11.29 Anastomoses ao redor do joelho

Existem vários percursos que o sangue arterial pode seguir ao redor do joelho (Figuras 11.32 e 11.33). Isso é particularmente importante quando o joelho está em flexão total e a artéria poplítea está dobrada. Quatro das artérias do joelho (artérias superior lateral, superior medial, inferior lateral e inferior medial do joelho) criam a rede articular do joelho ao redor deste. A rede patelar é contínua com a rede articular do joelho e refere-se especificamente à rede arterial na face anterior da patela.

Artérias contribuintes que se originam superiormente ao joelho:
- Ramo descendente da artéria circunflexa femoral lateral para a artéria superior lateral do joelho
- Ramo articular da artéria descendente do joelho para a artéria superior medial do joelho e rede patelar
- Ramo safeno da artéria descendente do joelho para a artéria inferior medial do joelho

Artérias contribuintes que se originam inferiormente ao joelho:
- Artéria tibial anterior
  - Artéria recorrente tibial posterior para as artérias inferiores do joelho
  - Artéria recorrente tibial anterior para a rede patelar
- Artéria tibial posterior
  - Ramo circunflexo fibular para a artéria inferior lateral do joelho

Se a artéria poplítea ficar danificada, ligada ou comprimida por um período prolongado, um ou mais desses canais podem aumentar para transportar o sangue além do bloqueio e perfundir a perna e o pé.

Correlação clínica 11.30 Localização dos pulsos no membro inferior

Existem poucos locais característicos nos quais é possível verificar o pulso em cada um dos membros inferiores (Figura 5.2). Pulsos mais fracos no membro inferior, quando comparados aos dos membros superiores ou do pescoço, podem significar um estreitamento da aorta ou das artérias ilíacas. O aumento da pressão em um compartimento do membro inferior que exerce pressão sobre uma artéria passando por ele também pode enfraquecer os pulsos distais a esse compartimento.
- Artéria femoral: o pulso pode ser palpado quando a artéria é comprimida imediatamente inferior ao ligamento inguinal dentro do trígono femoral. Uma diminuição de pulso nesse local pode indicar problemas relacionados com a aorta ou as artérias ilíacas. O tecido adiposo em excesso na área pode criar dificuldade na sua palpação
- Artéria poplítea: esse pulso pode ser palpado, porém é mais difícil devido à sua posição profunda dentro da artéria poplítea. Uma diminuição dos pulsos nesse local, em comparação ao pulso femoral, pode indicar oclusão do vaso no compartimento anterior da coxa ou no local onde cruza o canal dos adutores
- Artéria tibial posterior: pode ser palpada por meio de compressão do vaso contra o maléolo medial e os ossos tarsais. Uma diminuição do pulso nesse local, em comparação aos pulsos da artéria poplítea e dorsal do pé, pode indicar pressão excessiva ou síndrome compartimental na face posterior da perna
- Artéria dorsal do pé: é palpável na face anterior do tornozelo/dorso do pé, entre os tendões dos músculos tibial anterior e extensor longo do hálux. Uma diminuição de pulso nesse local, em comparação aos pulsos da artéria poplítea e tibial posterior, pode indicar pressão excessiva ou síndrome compartimental da face anterior da perna.

Correlação clínica 11.31 Síndromes compartimentais

Os compartimentos do membro inferior são envolvidos por lâminas fasciais resistentes e inelásticas que circundam os músculos do membro e que se fundem com o osso subjacente. Quando os músculos dentro dos compartimentos contraem, eles aumentam a pressão no compartimento. Isso é útil para impulsionar o sangue venoso e o líquido linfático no eixo superior, visto que as contrações musculares impulsionam o sangue proximalmente, e as válvulas existentes em suas paredes impedem o fluxo retrógrado. Entretanto, pode ocorrer pressão excessiva em um compartimento devido a uso excessivo agudo, fratura óssea ou outra razão (p. ex., picada de cobra). A pressão excessiva no compartimento é dolorosa e limita a quantidade de contração ativa ou de alongamento passivo que os músculos no compartimento podem tolerar. Se a pressão alcançar ou ultrapassar a pressão arterial diastólica, há comprometimento do retorno de sangue através do compartimento. Se a elevação da pressão for maior e ultrapassar a pressão arterial sistólica, o sangue arterial é impedido de alcançar os tecidos do compartimento, incluindo as pequenas artérias que suprem os nervos periféricos. Em geral, uma pressão intracompartimental de 30 mmHg ou mais é considerada um bom parâmetro de referência para diagnosticar uma síndrome compartimental aguda. Embora isso possa ocorrer em qualquer compartimento, os compartimentos da perna são muitas vezes afetados

- Compartimento anterior da perna: ocorre dor extrema durante a tentativa de dorsiflexão (contração dos músculos) ou flexão plantar (alongamento dos músculos). A diminuição do pulso dorsal do pé pode estar evidente devido à compressão da artéria tibial anterior, bem como à perda da sensibilidade do espaço entre o primeiro e o segundo dedos, causada por compressão do nervo fibular profundo
- Compartimento lateral da perna: a dor torna-se evidente quando o pé é evertido (contraído) ou invertido (estirado)
- Partes superficial e profunda do compartimento posterior da perna: a dor extrema fica evidente durante a tentativa de flexão plantar (contração) ou dorsiflexão (estiramento). A diminuição do pulso tibial posterior no maléolo medial pode ser evidente devido à compressão da artéria, bem como perda da atividade motora e da sensibilidade da planta do pé causada pela compressão do nervo tibial na perna

O tratamento da síndrome compartimental é simples. A fáscia que envolve o compartimento é aberta (fasciotomia), de modo que o músculo possa se expandir e aliviar a pressão, possibilitando o fluxo do sangue. Após redução do edema, o compartimento e a pele sobrejacente são suturados. Os compartimentos anterior e lateral são abertos com uma incisão na face anterolateral da perna para assegurar a exposição de ambos os compartimentos. As duas partes do compartimento posterior são alcançadas por uma incisão ao longo da face medial da tíbia.

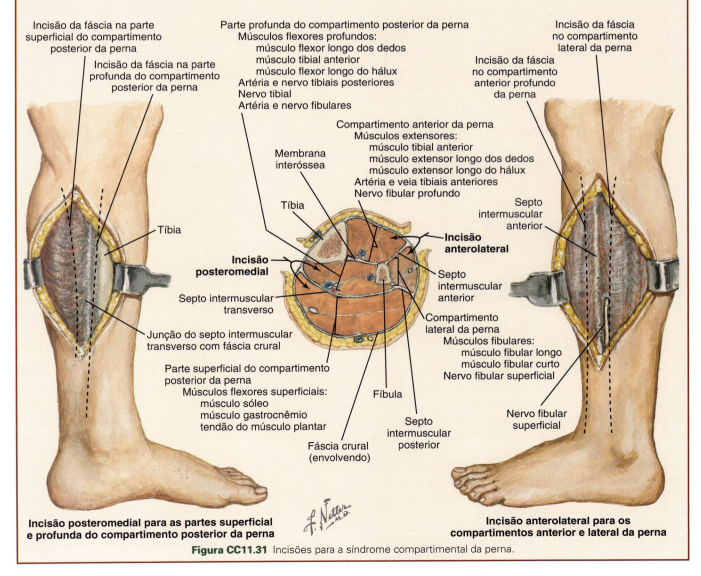

Figura CC11.31 Incisões para a síndrome compartimental da perna.

Veias profundas dos membros inferiores (Figura 11.34)

Na seção seguinte, apenas as maiores veias profundas do membro superior serão citadas por nome; porém, qualquer artéria que tenha sido listada anteriormente quase por certo terá uma veia acompanhante que segue ao seu lado e é drenada em uma das veias profundas maiores. Entretanto, as vias venosas são muito mais variáveis do que as vias arteriais, e muitas vezes existem múltiplas veias seguindo seu percurso ao longo de uma grande artéria, as **veias acompanhantes**. As veias do membro inferior tendem a apresentar válvulas em seu lúmen para evitar o fluxo retrógrado de sangue venoso, o que é particularmente importante, visto que o retorno venoso desses membros frequentemente exige operar contra a gravidade.

Na planta do pé, as **veias digitais plantares** são drenadas proximalmente nas **veias metatarsais plantares**, alcançando o **arco venoso plantar**, que segue seu percurso ao lado do arco arterial plantar profundo. Em seguida, o sangue venoso é drenado para as **veias plantares medial ou lateral**, que se unem e formam a **veia tibial posterior**. A **veia fibular** drena para a veia tibial posterior, que se une com a **veia tibial anterior** (do compartimento anterior da perna) e forma a **veia poplítea**. A veia poplítea coleta o sangue das **veias geniculares**, que circundam o joelho, bem como das grandes **veias surais** dos músculos da parte superficial do compartimento posterior da perna. Segue superiormente através do hiato dos adutores e entra pela face anterior da coxa como **veia femoral**. O sangue venoso do compartimento posterior da coxa é drenado anteriormente por meio das **veias perfurantes** para a **veia femoral profunda**, que também recebe sangue das **veias circunflexas femorais mediais** e **circunflexas femorais laterais**. Em seguida, a veia femoral profunda une-se à veia femoral. A veia femoral ascende para o abdome, passando inferiormente ao ligamento inguinal e medialmente à artéria femoral. Uma vez dentro da pelve, é denominada **veia ilíaca externa**.

A **veia ilíaca interna** recebe sangue venoso dos órgãos genitais e das estruturas pélvicas internas. Além disso, as **veias glúteas superiores**, **glúteas inferiores**, **sacrais laterais** e **obturatórias** são drenadas na veia ilíaca interna. As veias ilíaca interna e ilíaca externa fundem-se para formar a veia ilíaca comum. As veias ilíacas comuns também recebem certa quantidade de sangue das veias iliolombar e (do lado esquerdo) sacral mediana antes que as veias ilíacas comuns direita e esquerda se unam para formar a **veia cava inferior**.

Veias superficiais do membro inferior

No membro inferior, existem algumas veias subcutâneas de importância particular (Figura 11.35). Não possuem um correspondente arterial e muitas vezes podem ser visualizadas fazendo protrusão a partir da pele de pessoas com baixo índice de gordura corporal. As **veias digitais dorsais do pé** coletam o sangue dos dedos e o drenam para as **veias metatarsais dorsais**, as quais então drenam para um grande **arco venoso dorsal do pé**. A face lateral desse arco é a **veia marginal**, que transporta sangue venoso dos tecidos superficiais na face lateral do dorso do pé para a **veia safena parva**, localizada superficialmente à fáscia crural e que recebe muitas veias da face posterior da perna. Perfura a fáscia sobre a fossa poplítea para mergulhar profundamente e fundir-se com a veia poplítea.

O lado medial do arco venoso dorsal do pé termina como a **veia marginal medial**, que continua superiormente ao longo da face medial da perna, do joelho e da coxa como a maciça **veia safena magna**. Muitas veias nos tecidos superficiais do membro

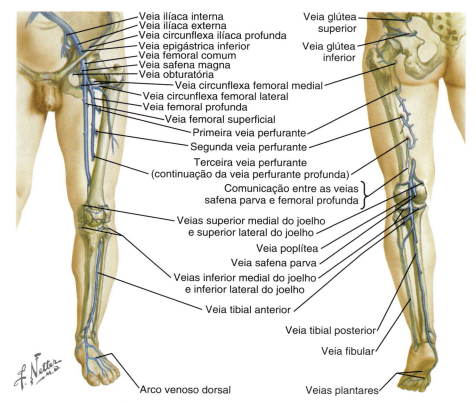

Figura 11.34 Veias profundas do membro inferior.

Capítulo 11   Anatomia Clínica do Membro Inferior   329

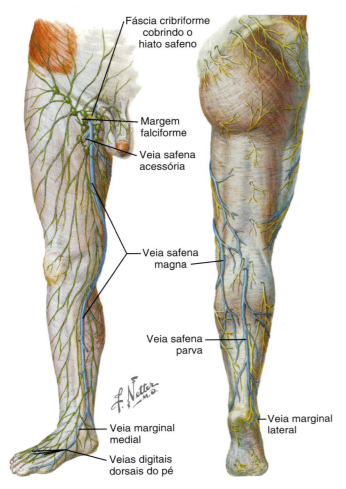

Figura 11.35 Veias safenas.

inferior drenam para a veia safena magna, uma **veia safena acessória** particularmente grande que drena a face lateral da parte anterior da coxa, estendendo-se, às vezes, inferiormente até a face lateral da perna. Imediatamente inferior ao ligamento inguinal, a veia safena magna e algumas de suas tributárias, como as **veias pudenda externa**, **circunflexa ilíaca superficial**, **epigástrica superficial**, perfuram a **fáscia cribriforme** frágil que recobre um espaço na fáscia lata, o **hiato safeno**, e une-se à veia femoral. A face lateral do hiato safeno é a **margem falciforme** resistente, com **pilares superior** e **inferior** que se estendem em seus respectivos lados do hiato safeno (Boxes Correlação Clínica 11.32 a 11.34).

Correlação clínica 11.32 Veias varicosas

Ocorrem **varicosidades** quando as válvulas dentro das veias se tornam incompetentes e não são mais capazes de fechar, resultando em estagnação de sangue dentro do vaso. O aumento da pressão nas veias da pelve ou a inversão do fluxo sanguíneo das veias profundas do membro inferior para as veias superficiais podem predispor os pacientes a varicosidades. O aumento do volume de sangue nas veias varicosas é capaz de fazer com que elas fiquem tumefeitas e tortuosas. Isso pode causar **tromboflebite**, inflamação e dor na veia e nos tecidos circundantes. As varicosidades na face medial da perna e da coxa estão possivelmente associadas à dilatação da parte superior da veia safena magna, uma **variz safena**, que resulta em protuberância próxima ao trígono femoral e que pode ser confundida com aumento dos linfonodos ou hérnia femoral.

Correlação clínica 11.33 Trombose venosa profunda e embolia

A **trombose venosa profunda** consiste na ocorrência de coágulos quando o sangue venoso fica estagnado dentro de uma grande veia, em geral nos membros inferiores. Os coágulos formam-se com mais facilidade no sangue de fluxo lento e podem bloquear o lúmen do vaso. Isso impede o fluxo sanguíneo e provoca edema, calor e dor no membro afetado distalmente ao trombo. Esse problema pode surgir quando uma pessoa permanece sentada por um período prolongado durante uma viagem, após procedimento cirúrgico ou após um período excessivo jogando videogame ou consumindo algum entretenimento ou, ainda, devido a válvulas incompetentes ou fáscia frouxa ao redor de um compartimento que impeça o retorno do sangue. Em uma situação mais grave, o coágulo ou suas partes podem se soltar e seguir um percurso proximal. Esses coágulos que se desprendem são denominados **êmbolos** e, nas veias sistêmicas, são transportados até o lado direito do coração ou em ramos das artérias pulmonares. Pequenos **êmbolos pulmonares** podem bloquear ramos das artérias pulmonares, causando dor e falta de ar. Os grandes êmbolos pulmonares podem bloquear uma ou ambas as artérias pulmonares, causando morte súbita.

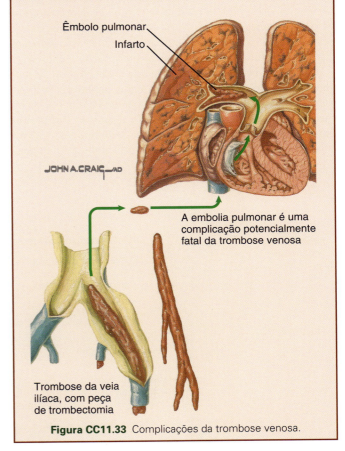

Figura CC11.33 Complicações da trombose venosa.

Correlação clínica 11.34 Autoenxerto da veia safena magna

Em virtude de seu grande tamanho e posição acessível, a veia safena magna é muitas vezes retirada da face medial da coxa e da perna como enxerto para contornar a obstrução de vasos sanguíneos ou para criar anastomoses periféricas. Normalmente, a perda de uma veia safena magna não provoca grandes problemas e aumenta a quantidade de sangue que flui nas veias profundas do membro inferior. Devido às válvulas existentes em seu lúmen, a veia precisa ser invertida antes de sua implantação, para que o fluxo de sangue empurre as válvulas contra as paredes do vaso em vez de ser impedido por elas.

Drenagem linfática do membro inferior

Existem vasos linfáticos profundos (Figura 11.36) que seguem seu trajeto ao lado das artérias e veias do pé, da perna, da coxa e da região glútea. Os vasos linfáticos superficiais da planta do pé mergulham profundamente para encontrar os vasos linfáticos profundos ao redor do arco plantar profundo. O líquido linfático dos dedos é drenado por pequenos vasos linfáticos superficiais rumo ao dorso do pé. Esses pequenos vasos aumentam conforme seguem seu trajeto proximalmente e fundem-se entre si. À medida que os vasos se tornam maiores, tendem a seguir um trajeto paralelo ao das veias superficiais, como a veia safena parva e a veia safena magna. Os vasos linfáticos da face lateral do dorso do pé e da face posterior da perna tendem a seguir seu percurso ao lado da veia safena parva, transportando líquido linfático para os **linfonodos poplíteos superficiais** e **profundos** que estão localizados na fossa poplítea. Alguns linfonodos (linfonodos tibiais anteriores, tibiais posteriores, fibulares) podem receber seu nome de acordo com os vasos de localização próxima na fossa poplítea. Após passar pelos linfonodos poplíteos, o líquido linfático alcança os vasos linfáticos profundos ao lado dos vasos poplíteos e femorais.

O líquido e os vasos linfáticos da face medial do pé e da face anterior da perna e da coxa tendem a seguir paralelamente à veia safena magna e ascendem rumo ao ligamento inguinal. Na parte medial da região inguinal, esse líquido alcança os **linfonodos inguinais superficiais**. O **grupo inferior** de linfonodos inguinais superficiais situa-se ao longo da parte proximal da veia safena magna; um **grupo de linfonodos superomediais** está localizado superiormente ao hiato safeno; e, por fim, um **grupo de linfonodos superolaterais** estende-se lateralmente ao ligamento inguinal. O líquido linfático desses linfonodos tende a ser drenado predominantemente pelo hiato safeno, onde encontra os **linfonodos inguinais profundos**, mediais à veia femoral. O linfonodo mais proximal desse grupo está localizado imediatamente abaixo do ligamento inguinal e é conhecido como **linfonodo de Cloquet** (linfonodo intermédio). O aumento desse linfonodo pode constituir sinal de infecção ou de câncer do membro inferior ou das vísceras pélvicas. Em seguida, o líquido linfático entra na pelve, passando pelos **linfonodos ilíacos externos** e **ilíacos comuns**.

Os **linfonodos glúteos inferiores** e **glúteos superiores** ficam próximos à base das artérias correspondentes e drenam para os **linfonodos ilíacos internos**. Os linfonodos ilíacos internos também recebem líquido linfático dos órgãos pélvicos e passam esse líquido superiormente aos linfonodos ilíacos comuns. Em seguida, o líquido linfático flui superiormente e encontra os **linfonodos pré-aórticos** e **lombares** antes de alcançar a **cisterna do quilo** na região lombar superior. O líquido linfático de ambos os membros inferiores e órgãos abdominopélvicos tende a se acumular na cisterna do quilo antes de passar para o **ducto torácico**, um grande vaso linfático que segue seu trajeto pela face posterior do diafragma e para dentro da parte posterior do mediastino no tórax; por fim, curva-se posteriormente à veia jugular interna para desembocar na **veia subclávia esquerda**. A partir desse local, o líquido linfático torna-se parte do plasma sanguíneo (Boxe Correlação Clínica 11.35).

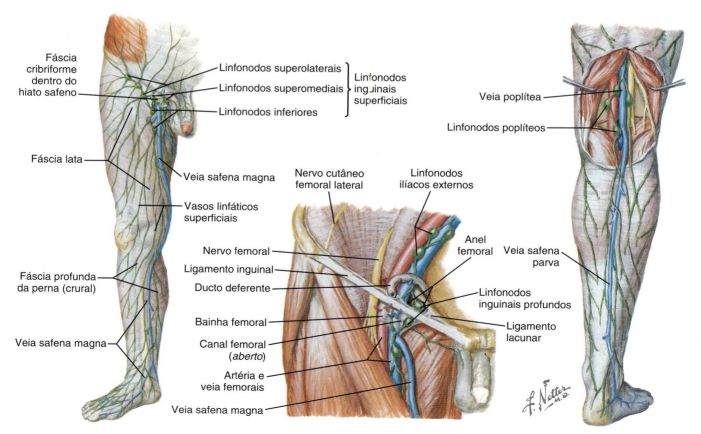

Figura 11.36 Vasos linfáticos e linfonodos do membro inferior.

Correlação clínica 11.35 Edema periférico

O acúmulo de líquido intercelular pode causar edema periférico (intumescimento) dos membros, particularmente dos membros inferiores, devido à dificuldade de movimentação do líquido superiormente, contra a gravidade. Pode ocorrer como consequência de interrupção da drenagem linfática (**linfedema**), porém as condições cardiovasculares que causam refluxo do sangue nas veias sistêmicas (p. ex., insuficiência cardíaca congestiva) também podem resultar em edema periférico. Um teste comum consiste em forçar a ponta de um dedo da mão na face anterior da perna por vários segundos. Se a impressão permanecer por um tempo significativo após a retirada do dedo, o edema é denominado **edema com cacifo (depressível)**.

Feixes neurovasculares

Existem vários locais no membro inferior onde os grandes vasos seguem seu trajeto ao lado dos nervos. Nessas áreas, a ocorrência de lesões tende a danificar tanto vasos quanto nervos, causando hemorragia e lesões por desnervação. A hemorragia de veias tende a "vazar", embora o volume de sangue nessas veias possa ser enorme. A hemorragia que envolve artérias é de natureza pulsátil, jorrando em associação com o pulso. Se por um lado a hemorragia possa imediatamente ameaçar a vida, por outro os déficits neurológicos podem exigir muito mais tempo para sua reabilitação, quando possível.

Região glútea e pelve

- **Nervo e vasos glúteos superiores**: esse feixe sai do forame isquiático maior, superiormente ao músculo piriforme. Em seguida, os vasos glúteos superiores (ramo profundo) e nervo seguem um trajeto lado a lado no plano entre os músculos glúteo médio e glúteo mínimo. A lesão desse feixe resultaria em hemorragia e fraqueza na manutenção do nível da pelve quando o indivíduo fica em pé sobre a perna ipsilateral e na abdução da coxa no quadril
- **Nervo e vasos glúteos inferiores**: esse feixe sai do forame isquiático maior, inferiormente ao músculo piriforme e ao lado dos nervos isquiático, cutâneo femoral posterior e pudendo. O feixe cessa rapidamente quando o nervo glúteo inferior se move superficialmente para alcançar o músculo glúteo máximo. A lesão desse feixe resulta em hemorragia e fraqueza na extensão do quadril a partir da posição flexionada, como ao subir escadas ou levantar-se de uma posição sentada
- **Nervo e vasos obturatórios**: esse feixe converge na parte lateral da pelve e passa pelo forame obturado para alcançar a face medial da coxa. Os vasos não seguem um trajeto distante no compartimento, mas o nervo continua inferiormente e divide-se em ramos anterior e medial. A lesão desse feixe na pelve ou perto do púbis resulta em hemorragia e fraqueza ao manter o nível da pelve e na adução da coxa no quadril

Coxa

- **Nervo e vasos femorais**: no sentido medial para lateral, a veia, a artéria e o nervo (VAN) femorais estão localizados no trígono femoral da face anterior da coxa. Esse feixe só existe brevemente antes da ramificação do nervo femoral em vários ramos motores e sensitivos e da descida dos vasos femorais profundamente ao músculo sartório. O trauma desse feixe próximo ao ligamento inguinal causa grande hemorragia arterial e venosa, agravada pela retração dos vasos lacerados no abdome. Há também profunda fraqueza dos músculos anteriores da coxa, causando incapacidade de estender o joelho ou de resistir à flexão da articulação, bem como perda da sensação na face anterior da coxa, face medial do joelho, perna, tornozelo e calcanhar
- **Nervo safeno, ramo safeno da artéria descendente do joelho e veia safena magna**: a veia safena magna está presente na face medial do tornozelo, da perna e da coxa. Em torno do joelho, é alcançada pelo ramo safeno da artéria descendente do joelho, um ramo da artéria femoral, bem como pelo nervo safeno, um ramo cutâneo do nervo femoral. Esse feixe torna-se vulnerável quando a veia safena magna é coletada para autoenxerto vascular. A remoção excessivamente energética no joelho ou abaixo dele pode traumatizar o ramo safeno da artéria descendente do joelho, causando hemorragia arterial, ou pode afetar o nervo safeno, resultando em perda da sensibilidade ao longo da face medial da perna, do tornozelo e do calcanhar
- **Nervo tibial e vasos poplíteos**: trata-se de um feixe relativamente frouxo, em que os vasos estão localizados profundamente na fossa poplítea, enquanto o nervo tibial é mais superficial. A compressão das estruturas por um cisto poplíteo pode resultar em diminuição dos pulsos tibial posterior e dorsal do pé e fraqueza nos músculos posteriores da perna e plantares do pé. O trauma do joelho na face posterior provavelmente afeta o nervo tibial em primeiro lugar e causa paralisia flácida dos músculos na face posterior da perna e da face plantar do pé. Durante uma cirurgia de joelho, os vasos poplíteos podem ser lesionados por um acesso anterior, visto que estão em contato direto com a parte distal do fêmur. Isso resulta em hemorragia arterial e venosa, pois a artéria e a veia estão estreitamente conectadas em uma bainha fibrosa.

Perna

- **Nervo sural e veia safena parva**: a veia safena parva segue seu trajeto ao lado do nervo sural na fáscia superficial da face posterior da perna. O traumatismo na face posterior da perna ou na região poplítea inferior pode resultar em hemorragia venosa e perda da sensibilidade na face posterolateral da perna, face lateral do tornozelo, calcanhar e pé
- **Nervo tibial e vasos tibiais posteriores**: o nervo tibial deixa a fossa poplítea e entra na face posterior da perna ao lado dos vasos tibiais posteriores, que continuam a partir dos vasos poplíteos. Esse feixe é bem protegido de traumatismos, pois segue seu trajeto na parte profunda do compartimento posterior e não tem contato com a tíbia ou a fíbula; entretanto, pode ser afetado por síndrome compartimental. O feixe é mais vulnerável à medida que se aproxima do maléolo medial. O traumatismo do feixe próximo ao tornozelo causa hemorragia da artéria e da veia, bem como paralisia flácida dos músculos da planta do pé e perda da sensibilidade da planta. Em virtude de

Netter | Sistema Musculoesquelético Integrado

sua proximidade, pode também ocorrer lesão dos tendões dos músculos tibial posterior, flexor longo dos dedos e flexor longo do hálux

- **Nervo fibular profundo e vasos tibiais anteriores**: a artéria tibial anterior e os vasos fibulares profundos encontram-se no compartimento anterior da perna e descem entre os músculos tibial anterior e extensor longo dos dedos. Esse feixe pode ser lesionado por trauma externo, fratura da tíbia ou síndrome compartimental. A hemorragia ou a compressão dos vasos enfraquecem o pulso tibial anterior e podem causar paralisia flácida dos músculos da face anterior da perna se houver dano ao nervo antes da origem dos ramos motores; entretanto, isso certamente resulta em ausência ou alteração da sensibilidade da pele entre o primeiro e segundo dedos do pé

Pé

- **Nervo e vasos plantares mediais**: esse feixe é encontrado na planta do pé, profundamente ao músculo abdutor do hálux antes de sua divisão em ramos superficial e profundo. A lesão desse feixe antes de sua divisão resulta em hemorragia e fraqueza dos músculos abdutor do hálux, flexor curto dos dedos, flexor curto do hálux e primeiro músculo lumbrical e perda da sensibilidade na face medial da planta do pé, face plantar do primeiro ao terceiro dedos e metade medial do quarto dedo
- **Nervo e vasos plantares laterais**: esse feixe também é encontrado na planta do pé, profundamente ao músculo abdutor do hálux antes de seu trajeto lateral, e divide-se em ramos

superficial e profundo. A lesão desse feixe antes de sua divisão resultaria em hemorragia e fraqueza dos músculos quadrado plantar, abdutor do dedo mínimo, flexor curto do dedo mínimo, adutor do hálux, interósseos e segundo ao quarto lumbricais, bem como perda da sensibilidade na face lateral da planta do pé, face plantar do quinto dedo e metade lateral do quarto dedo

- **Nervos e vasos digitais plantares comuns**: os vasos digitais plantares comuns (da artéria e veia plantares profundas) e os nervos digitais plantares comuns (dos nervos plantares mediais e laterais) estão localizados profundamente na planta do pé, mas podem ser lesionados por trauma penetrante. Isso provoca hemorragia e perda de sensação ao longo dos dedos dos pés, inervados pelo nervo digital plantar comum específico
- **Vasos e nervos digitais plantares próprios**: os nervos e as artérias digitais plantares próprios estão localizados nas faces lateral e medial dos dedos dos pés. Podem ser lesionados por lacerações que provoquem hemorragia e perda da sensibilidade distalmente à lesão no lado afetado do dedo (Boxes Correlação Clínica 11.36 e 11.37).

Referências bibliográficas

Iwanaga J, Eid S, Simonds E, Schumacher M, Loukas M, Tubbs RS. The majority of piriformis muscles are innervated by the superior gluteal nerve. *Clinical Anatomy*. 2019;32:282–286.

Lugo-Pico JG, Aiyer A, Kaplan J, Kadakia AR. Foot Compartment Syndrome Controversy. In: Mauffrey C, Hak D, Martin III M, eds. *Comportment Syndrome*. Cham: Springer; 2019.

Correlação clínica 11.36 — Trígono e bainha femorais

O **trígono femoral** é um ponto de referência anatômico delimitado pelo ligamento inguinal, pelo músculo sartório e pela margem lateral do músculo adutor longo (Figuras 11.30 a 11.32). O assoalho do trígono femoral é formado pelos músculos adutor curto e iliopsoas. O nervo femoral entra no trígono femoral, passando profundamente ao ligamento inguinal e lateralmente ao arco iliopectíneo, ao longo do músculo iliopsoas no compartimento muscular. No lado medial do arco iliopectíneo, encontra-se o espaço vascular que conduz a artéria e a veia femorais para dentro do trígono femoral, bem como o **canal femoral**, que contém vasos linfáticos. A fáscia lata e a fáscia cribriforme

formam o teto do trígono femoral, com uma camada de gordura subcutânea e pele sobrejacente. As lesões do trígono femoral podem ser muito graves devido aos grandes vasos e nervos que contém, além da camada muito fina de tecido que o protege. A artéria, a veia e o canal femorais são circundados pela **bainha femoral**, um tubo afunilado de tecido conjuntivo que é contínuo com a fáscia transversal do abdome e que circunda os vasos, contribuindo para a sua túnica adventícia. Cada vaso dentro da bainha femoral é separado de seu vizinho por septos fibrosos.

Correlação clínica 11.37 — Canal femoral e hérnias femorais

O canal femoral não é um espaço grande; estende-se do nível do hiato safeno na coxa e termina superiormente como o **anel femoral**, imediatamente abaixo do ligamento inguinal. Contém tecido adiposo e fibras frouxas, bem como vasos linfáticos e (em certas ocasiões) linfonodos, que permitem que o líquido linfático dos membros inferiores e dos órgãos genitais externos alcance os vasos linfáticos profundos. O canal femoral pode colapsar facilmente quando a veia femoral se distende; porém, o canal em si não é capaz de expansão, pois é limitado posteriormente pelo púbis e pelo músculo pectíneo; lateralmente, por septos da bainha femoral; anteriormente, pelo ligamento inguinal; e, medialmente, pelo ligamento lacunar. É coberto por um fino **septo femoral** gorduroso e pelo peritônio parietal. Esse ponto fraco na parede abdominal o predispõe a ser o local

onde alças do intestino podem herniar quando ocorre elevação excessiva da pressão intra-abdominal. Se ocorrer **hérnia femoral**, o intestino empurra uma camada de peritônio parietal (o saco herniário) à sua frente à medida que migra pelo canal femoral para dentro do trígono femoral. Muitas vezes, isso causa uma protuberância ou nódulo na virilha inferior ao ligamento inguinal, diferentemente das hérnias inguinais diretas ou indiretas, que ficam localizadas acima dele. Em virtude da natureza estreita e rígida do canal femoral, as hérnias nesse espaço podem se tornar encarceradas e/ou estranguladas (privadas de sangue) à medida que são empurradas contra o ligamento lacunar. O tratamento cirúrgico de uma hérnia femoral frequentemente envolve a incisão do ligamento lacunar, que pode ser complicada na presença de uma artéria obturatória acessória.

(continua)

Capítulo 11 Anatomia Clínica do Membro Inferior

Correlação clínica 11.37 Canal femoral e hérnias femorais *(continuação)*

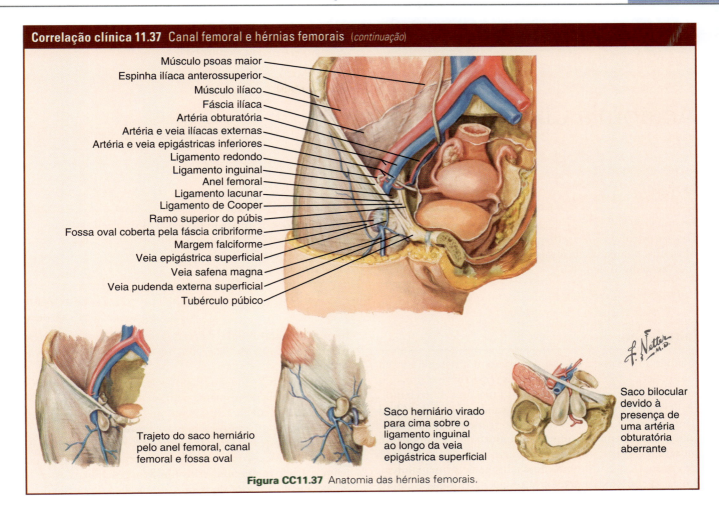

Figura CC11.37 Anatomia das hérnias femorais.

12

Anatomia Clínica do Tronco

Visão geral

Introdução, 334
Ossos e estruturas de cartilagem do tronco, 334
Músculos e camadas de fáscia do tronco, 339
Inervação do tronco, 366

Suprimento sanguíneo do tronco, 374
Drenagem linfática do tronco, 384
Feixes neurovasculares do tronco, 386

Introdução

Quando profissionais de saúde discutem o sistema musculoesquelético, o foco normalmente recai sobre o dorso, os membros superiores e os membros inferiores. Entretanto, a região anterior do pescoço, o tórax, o abdome e a pelve (doravante referidos coletivamente como tronco ou corpo sem a cabeça e os membros) possuem importantes componentes musculoesqueléticos que contribuem para os movimentos do corpo. Concentraremos nossa discussão principalmente em ossos, músculos, nervos e vasos que não foram discutidos de maneira detalhada nos capítulos anteriores, porém citaremos as estruturas anteriormente mencionadas do dorso, dos membros superiores e dos membros inferiores, quando adequado.

Ossos e estruturas de cartilagem do tronco

A coluna vertebral estende-se ao longo de todo comprimento do tronco, das vértebras cervicais até o sacro. Consulte o Capítulo 9 para detalhes sobre as vértebras cervicais, torácicas, lombares, sacrais e coccígeas.

Parte anterior do pescoço

Além das vértebras cervicais, o hioide e as cartilagens da laringe estão localizados na parte anterior do pescoço (Figura 12.1), e existem músculos esqueléticos associados a eles. As cartilagens da laringe estão localizadas inferiormente ao hioide e criam várias proeminências na região cervical anterior. Consistem em cartilagem hialina, mas algumas partes podem sofrer ossificação com a idade. Descreveremos as cartilagens e algumas de suas relações anatômicas associadas aos músculos da parte anterior do pescoço; entretanto, não serão discutidas detalhadamente aqui, visto que a laringe não é uma estrutura primariamente do sistema esquelético. Os **músculos da laringe** movimentam as cartilagens da laringe e das pregas vocais e estão envolvidos na respiração e na fonação (fala). De modo semelhante, os **músculos da**

língua, do **palato mole**, da **faringe** e do **esôfago** estão mais diretamente envolvidos com os sistemas digestório e respiratório.

O **hioide** é um pequeno osso em forma de U com sua convexidade voltada anteriormente no nível do corpo vertebral C3. Apresenta um **corpo** central com um **corno menor**, que se estende superiormente à esquerda e à direita, bem como um **corno maior**, que se estende na direção mais posterolateral. Cada corno menor está conectado ao processo estiloide do temporal pelo **ligamento estilo-hióideo**, que ajuda a evitar o deslocamento anterior do osso. Os músculos supra-hióideos conectam o hioide ao temporal, à mandíbula e à língua, enquanto os músculos infra-hióideos o conectam ao esterno, à escápula e à cartilagem tireóidea. O corno maior do hioide também serve como origem para o músculo constritor médio da faringe, que se abre posteriormente em leque. Essas conexões permitem que o hioide "flutue" na parte anterior do pescoço, servindo como ponto de ligação para todos esses músculos. A face inferior do hioide está ligada à margem superior da cartilagem tireóidea pela **membrana tireo-hióidea**. Quando o hioide é elevado, essa membrana eleva as cartilagens da laringe para ajudar a fechar as vias respiratórias durante a deglutição (Boxe Correlação Clínica 12.1).

Existem muitas **cartilagens da laringe** que servem como uma espécie de esqueleto para os músculos e as estruturas de tecido conjuntivo da laringe.

- **Cartilagem tireóidea**: trata-se de uma grande cartilagem formada por uma lâmina direita e uma esquerda que se encontram na linha mediana anterior, onde se projetam para a frente no nível C5 como proeminência laríngea ou "pomo de Adão" nos homens. É muito larga anteriormente, porém descontínua posteriormente, dando-lhe a forma de um escudo. A **linha oblíqua** é notável em seu lado lateral que se curva superiormente rumo ao **corno superior**, que se estende de sua margem superior posterior até a extremidade posterior do corno maior do hioide. Cartilagens separadas podem ser encontradas entre o corno superior da cartilagem tireóidea e o corno maior do hioide, causando

Capítulo 12 Anatomia Clínica do Tronco

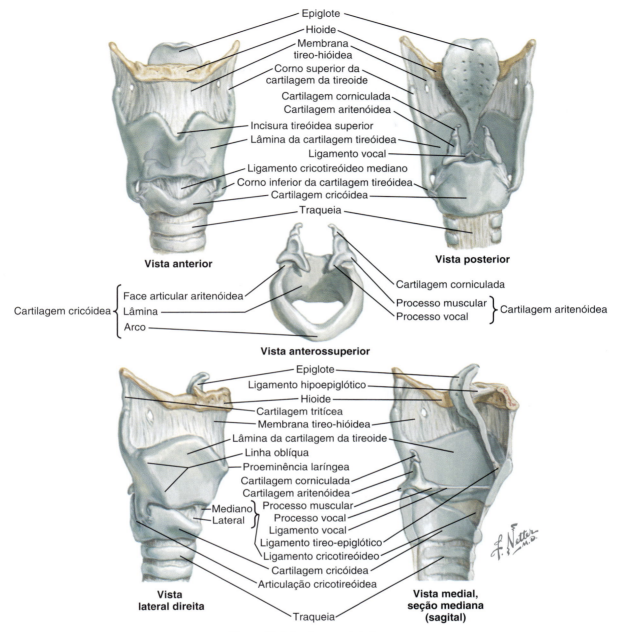

Figura 12.1 Cartilagens da laringe.

Correlação clínica 12.1 Fratura do hioide

Por ser tão pequeno e separado de outras estruturas esqueléticas, o hioide é facilmente fraturado durante compressão do pescoço, particularmente em caso de estrangulamento manual. Uma vez fraturado, os fragmentos destacados podem ser afastados uns dos outros pela tração exercida pelos vários músculos que se inserem no seu corpo ou cornos maiores. Isso pode dificultar a deglutição e torná-la dolorosa.

espessamento dessa região na membrana tireo-hióidea. Um **corno inferior** projeta-se de sua margem inferior posterior e une-se à face lateral da cartilagem cricóidea, formando a **articulação cricotireóidea** sinovial e a cápsula articular cricotireóidea. Isso permite que a cartilagem tireóidea "balance" anterior e posteriormente, usando a articulação cricotireóidea como ponto de articulação

- **Cartilagem cricóidea**: forma um anel completo com um arco anterior estreito e uma lâmina posterior muito mais espessa. Além da articulação cricotireóidea, está conectada à margem inferior da cartilagem tireóidea pela **membrana cricotireóidea**. Conecta-se também à primeira cartilagem traqueal em forma de C pelo ligamento cricotraqueal

- **Cartilagens aritenóideas**: articulam-se com a face superior da cartilagem cricóidea e apresentam o **ligamento vocal** que se estende anteriormente e alcança o lado posterior da cartilagem tireóidea, próximo à linha mediana. O ligamento vocal forma o cerne da prega vocal, e a maioria dos músculos da laringe é dedicada a ajustar o grau de abdução/adução e tensão do ligamento para modificar as vibrações que ele faz à medida que o ar passa, o que nos permite falar e emitir outros ruídos. As cartilagens corniculadas menores estão localizadas no ápice das cartilagens aritenóideas

- **Cartilagem epiglótica**: essa cartilagem em forma de colher, localizada posteriormente ao hioide e à cartilagem tireóidea, é coberta por mucosa e conectada às cartilagens próximas por uma série de ligamentos, músculos e pregas mucosas. Sua face posterior ajuda a fechar o ádito da laringe durante a deglutição.

A parte inferior da laringe termina como a traqueia, que transporta o ar a partir e para os pulmões no tórax. A glândula tireoide encontra-se na face anterior da traqueia, pouco antes de sua entrada no tórax.

Tórax

As vértebras torácicas, as costelas e o esterno são componentes ósseos do tórax (Figura 12.2). Eles protegem os órgãos (pulmões, coração e timo) na **cavidade torácica** e servem como locais de fixação para os músculos do tórax, do dorso, do abdome e dos membros superiores. Em vista superior, as primeiras costelas, as primeiras vértebras torácicas e o manúbrio circundam a **abertura superior do tórax**, onde as artérias carótidas, as veias jugulares, os vasos subclávios, o esôfago e a traqueia entram ou saem da cavidade torácica. De forma semelhante, as costelas inferiores, o arco costal e o processo xifoide circundam a **abertura inferior do tórax** muito maior, associada ao diafragma e pela qual passam o esôfago, a aorta, a veia cava inferior (VCI) e o ducto torácico.

Doze **costelas** (Figura 12.3; ver também Figura 12.2) estendem-se lateralmente a partir das vértebras torácicas e envolvem os pulmões e o coração para formar a **caixa torácica**. As **cartilagens costais** continuam a partir das costelas, formando com elas articulações costocondrais. Apenas as cartilagens costais das costelas I a VII (**costelas verdadeiras**) de fato alcançam diretamente o esterno. As cartilagens costais das costelas VIII a XII (**costelas falsas**) fundem-se às cartilagens costais de suas vizinhas superiores nas articulações intercondrais, criando o **arco/margem costal**. O ângulo formado pelos arcos costais direito e esquerdo ao se aproximarem da parte inferior do esterno é o ângulo infraesternal. As costelas XI e XII (**costelas flutuantes**) não alcançam o esterno; elas e suas cartilagens costais não possuem conexões ósseas anteriores. O espaço entre costelas vizinhas é o **espaço intercostal** e é o local onde são encontrados vários músculos e um feixe neurovascular.

Cada costela é composta por uma **cabeça da costela**, que se articula com seus corpos vertebrais torácicos associados por uma única **face articular** (costelas I, XI e XII e, às vezes, X) ou **semifaces articulares** em par (costelas II a IX ou, às vezes, X) que são separadas por uma crista interarticular. Cada **articulação da cabeça da costela** é estabilizada pelo **ligamento radiado da cabeça da costela**, formando um ligamento circular que segura a cabeça de cada costela na articulação. Dentro do ligamento radiado, existe um pequeno ligamento intra-articular da cabeça da costela que ancora essa cabeça da costela no centro da fóvea costal da vértebra ou semifóvea.

Imediatamente lateral à cabeça da costela encontra-se o **colo** mais estreito, que às vezes abriga sua própria crista ao longo da face posterior. Lateralmente ao colo da costela existe o **tubérculo da costela** proeminente e sua face articular, marcando o local onde se articula com as fóveas costais do processo transverso das vértebras torácicas associadas. O **ligamento costotransversário** estende-se entre o colo da costela e o processo transverso da vértebra no mesmo nível. Um **ligamento costotransversário superior** conecta o colo da costela ao processo transverso de seu vizinho posterior, enquanto o **ligamento costotransversário lateral** conecta a extremidade lateral do processo transverso ao tubérculo da costela, tornando-o efetivamente um ligamento capsular para a **articulação costotransversária**.

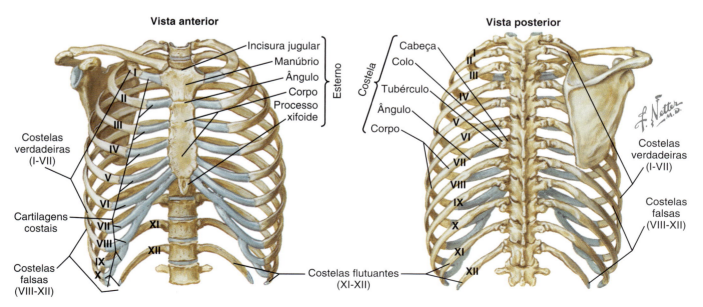

Figura 12.2 Osteologia: tórax.

Capítulo 12 Anatomia Clínica do Tronco   337

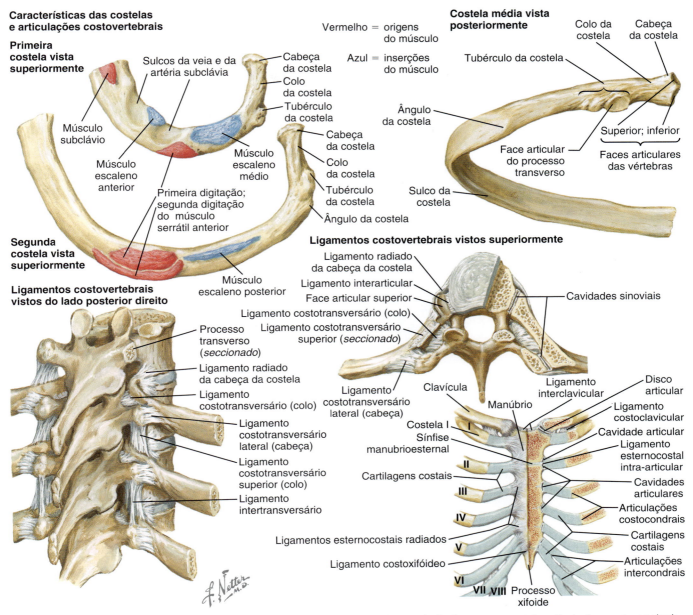

Figura 12.3 Características das costelas e articulações costovertebrais. Costelas e articulações esternocostais; articulações costovertebrais.

O tubérculo da costela é a primeira parte do **corpo** da costela, que inicialmente se projeta no sentido posterior, porém sofre um giro anterior que cria uma curva convexa posteriormente, o **ângulo da costela**. Ao longo da face inferomedial de todo o corpo da costela existe um **sulco da costela** raso, que protege o feixe neurovascular intercostal que segue seu trajeto medial e inferiormente a cada costela.

As costelas centrais (III a X) exibem todas as características típicas de uma costela descrita anteriormente. A **primeira costela** é muito curta, larga e plana e carece de um sulco da costela. Sua face superior apresenta um **sulco da veia subclávia** e um **sulco da artéria subclávia** ligeiramente mais posterior, que são separados pelo **tubérculo do músculo escaleno**, onde se insere o músculo escaleno anterior. A segunda costela é mais longa do que a primeira, porém ainda é bastante plana e tem um sulco da costela muito discreto. Sua face superior apresenta uma área rugosa anterior ao tubérculo da costela, a **tuberosidade do músculo serrátil anterior**. A **décima primeira costela** tem uma cabeça distinta; contudo, as demais características, incluindo a articulação e os ligamentos costotransversários, estão diminuídas e indistintas. A **décima segunda costela** é semelhante à décima primeira, porém ainda menor. Está conectada aos processos transversos das vértebras L1 e L2 pelo **ligamento lombocostal** (Boxes Correlação Clínica 12.2 e 12.3).

Normalmente, quando as pessoas falam do **esterno** (Figura 12.3), elas se referem a um conjunto de três ossos fundidos da parte anterior do tórax, o **manúbrio**, o **corpo de esterno** e o **processo xifoide**. A face superior do manúbrio possui uma depressão na linha mediana, a **incisura jugular**, localizada imediatamente anterior aos músculos infra-hioides e à traqueia. Em ambos os lados da incisura jugular estão as

Correlação clínica 12.2 Fraturas de costelas

As fraturas de costelas são relativamente comuns em casos de trauma, quedas e lesões atléticas. Embora sejam dolorosas, as fraturas de costelas sem deslocamento muitas vezes se consolidam com tratamento conservador. Para a identificação radiográfica de uma fratura, pode ser necessário radiografar o paciente durante a inspiração e a expiração para identificar a linha de fratura.

As extremidades irregulares de costelas fraturadas podem lesionar o nervo intercostal e os vasos nas proximidades, causando perdas sensoriais e motoras, além de hemorragia. As costelas fraturadas também podem lacerar os pulmões, o diafragma, o fígado ou o baço. Essas lesões constituem emergência e exigem tratamento imediato.

Simples

- Subluxação costovertebral (qualquer nível)
- Fratura transversa de costela
- Fratura de costela oblíqua
- Fratura de costela sobreposta
- Fratura condral
- Separação costocondral
- Separação condroesternal
- Fratura do esterno

Complicadas

- Trauma da pleura e do pulmão (pneumotórax, contusão pulmonar, enfisema subcutâneo)
- Fraturas múltiplas de costelas (tórax "*stove-in*" ou flácido)
- Ruptura de vasos sanguíneos (hemotórax)
- Complicada por míssil (pode ser desviado) ou por ferida em punção
- Lesão do coração e dos grandes vasos

Figura CC12.2 Lesões da caixa torácica.

Correlação clínica 12.3 Subluxação, luxação e separação das costelas

As costelas possuem mobilidade limitada e, em geral, são muito estáveis. Em uma **subluxação costovertebral**, a cabeça da costela pode ser deslocada de sua posição ao lado do corpo vertebral, causando estiramento do ligamento radiado da cabeça da costela e dor devido a costela deslocada e espasmo muscular associado. Em contrapartida, uma **separação condroesternal** (denominada luxação de costela por alguns médicos) ocorre quando a cartilagem costal é deslocada do esterno. Esse tipo de separação pode envolver as cartilagens costais das costelas verdadeiras no esterno ou as cartilagens das costelas falsas no arco costal. Por fim, a **separação costocondral** (também conhecida como separação das costelas) se dá quando a parte óssea e a cartilagem de uma costela são separadas uma da outra. As separações traumáticas podem ser muito evidentes; porém, até mesmo pequenos deslocamentos envolvendo as cartilagens costais podem causar desconforto significativo e edema localizado (Figura CC12.1).

incisuras claviculares esquerda e direita, onde o manúbrio se articula com as clavículas esquerda e direita por meio de um disco de fibrocartilagem. O manúbrio une-se ao corpo do esterno no **ângulo do esterno**, onde está localizada a **sínfise manubrioesternal**. A face inferior do corpo do esterno une-se ao processo xifoide cartilagíneo, que ossifica lentamente com a idade, na **sínfise xifosternal**. Continuando inferiormente ao longo do manúbrio e nos lados laterais do esterno estão as **incisuras costais**, que se articulam com as

cartilagens costais das costelas I a VII para formar as **articulações esternocostais**. A primeira articulação esternocostal encontra-se na face lateral do manúbrio e é notável por ser uma **sincondrose**, uma articulação formada apenas por cartilagem hialina, enquanto as demais são articulações sinoviais. A segunda articulação esternocostal está na face lateral da sínfise manubrioesternal, e a terceira à sétima articulação esternocostal estão na face lateral do corpo do esterno. Essas articulações são estabilizadas por **ligamentos esternocostais radiados**, bem como por **ligamentos esternocostais intra-articulares**. A face anterior dos ligamentos esternocostais radiados abre-se como um leque para formar uma membrana do esterno. A sétima costela também está ligada ao processo xifoide pelos ligamentos costoxifóideos (Boxes Correlação Clínica 12.4 e 12.5).

Ossos do abdome e da pelve

As vértebras lombares, o ílio, o ísquio e o púbis são os suportes esqueléticos para os músculos do abdome e da pelve, que já foram descritos de forma detalhada nos Capítulos 9 e 11. Em relação ao cíngulo do membro inferior como um todo, uma distinção é frequentemente realizada entre a pelve maior e a pelve menor. A **pelve maior (falsa)** é constituída pela parte superior do sacro e pelas asas do ílio, tornando-a descontínua anteriormente. A **pelve menor** (**verdadeira** e fundamental para nomenclatura cíngulo) é um anel ósseo contínuo, constituída pelo segmento inferior do sacro, parte do ílio inferior à linha arqueada, púbis e ísquio.

> **Correlação clínica 12.4** Tórax em funil (*pectus excavatum*) e peito de pombo (*pectus carinatum*)
>
> Por motivos que podem ser genéticos, a parte anterior do tórax e o esterno algumas vezes podem ser deformados. O **tórax em funil (*pectus excavatum*)** descreve um recuo do tórax e do esterno, com cartilagens costais côncavas anteriormente. Os casos leves podem ser tratados com exercício (que deve ser iniciado o mais breve possível); entretanto, malformações muito graves podem exigir intervenção cirúrgica para evitar a compressão e o deslocamento do coração. O **peito de pombo (*pectus carinatum*)** descreve um tórax que se projeta para fora, com formato anteriormente convexo. Acredita-se que isso seja devido ao crescimento excessivo do processo xifoide e das cartilagens costais, empurrando o esterno para frente. Embora essa anomalia possa ocorrer na infância, ela muitas vezes se manifesta durante o surto de crescimento na puberdade, sob a influência de sinais como o hormônio do crescimento.
>
>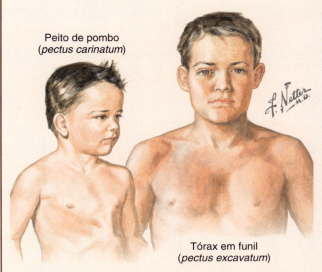
>
> **Figura CC12.4** Deformidades congênitas da caixa torácica.

> **Correlação clínica 12.5** Medula óssea e esterno
>
> No início da vida, a face interna de muitos ossos contém **medula vermelha**, que produz novos eritrócitos e plaquetas circulantes, um processo denominado hematopoese. À medida que a idade avança, essa medula vermelha é, em grande parte, substituída por **medula amarela**, rica em tecido adiposo, particularmente nos ossos longos dos membros. A medula vermelha hematopoética permanece nos corpos vertebrais, na crista ilíaca e no esterno (Figura 12.3). Como essas células proliferam de modo contínuo e rapidamente, tais áreas precisam ser protegidas durante procedimentos de imagem que envolvam radiação. A medula óssea do corpo do esterno é muitas vezes coletada por meio de biópsia com agulha quando há necessidade de examinar a medula.

Músculos e camadas de fáscia do tronco

Músculo e fáscia da parte anterior do pescoço

Além dos músculos do dorso na região cervical, existem vários músculos na região cervical anterior que movimentam a cabeça e o pescoço e fixam-se ao hioide (Figura 12.4). O **músculo platisma** é um músculo fino e o mais superficial da região cervical anterior. Origina-se na **fáscia cervical superficial** (tela subcutânea) próximo ao corpo e ângulo da mandíbula e continua inferiormente após a clavícula. Por ser um músculo da expressão facial, inervado pelo nervo craniano VII (nervo facial) e não mover significativamente o pescoço, este não será discutido de modo mais detalhado neste texto.

Profundamente ao músculo platisma encontra-se a **lâmina superficial (de revestimento) da fáscia cervical profunda**, que circunda toda a região cervical. Superiormente, essa lâmina de fáscia estende-se a partir do osso occipital, através dos processos mastoide e estiloide dos ossos temporais, zigomático, ângulo, corpo da mandíbula e hioide. Posteriormente, fixa-se aos processos espinhosos cervicais por meio do ligamento nucal. Inferiormente, fixa-se à espinha e acrômio da escápula, à clavícula e ao esterno. No pescoço, a fáscia divide-se e envolve as faces anterior e posterior dos músculos trapézio e esternocleidomastóideo. As lâminas anterior e posterior da camada de revestimento em ambos os lados dos músculos esternocleidomastóideos esquerdo e direito unem-se imediatamente acima do manúbrio, criando um **espaço supraesternal**.

Músculo esternocleidomastóideo

À semelhança do **músculo trapézio**, que foi discutido detalhadamente no Capítulo 9, o **músculo esternocleidomastóideo** (Figura 12.5; ver também Figura 12.4) é inervado pelo nervo acessório espinal (nervo craniano XI). Possui duas cabeças, que se originam da parte superior do manúbrio e da parte proximal da clavícula e que se fundem rapidamente à medida que ascendem. Uma pequena depressão entre as duas cabeças, a fossa supraclavicular menor, pode ser palpada quando o músculo é contraído e serve como ponto de referência para a localização da veia subclávia profundamente ao músculo. O músculo esternocleidomastóideo ascende no sentido posterolateral para se inserir na parte lateral do processo mastoide do temporal e em uma pequena porção do occipital adjacente. Em virtude de seu trajeto oblíquo, o músculo esternocleidomastóideo possui várias ações. A contração unilateral produz inclinação lateral da cabeça ipsilateralmente, porém também faz a rotação contralateral. A contração bilateral flexiona a cabeça e o pescoço, trazendo o queixo em direção ao tórax. Entretanto, como o músculo esternocleidomastóideo cruza o "ponto de inflexão" dos côndilos occipitais se a cabeça e o pescoço já estiverem estendidos, a contração bilateral os estenderá fortemente ainda mais. Além da inervação motora do nervo acessório, ramos sensoriais dos ramos anteriores de C3-C4 também entram no músculo esternocleidomastóideo no pescoço (Boxe Correlação Clínica 12.6).

Fixações inferiores	• Cabeça esternal: face anterior do manúbrio superior • Cabeça clavicular: face superior da clavícula proximal
Fixação superior	• Face lateral do processo mastoide do temporal
Funções	• A contração unilateral produz inclinação da cabeça ipsilateral e rotação contralateral da cabeça • A contração bilateral com o centro de gravidade da cabeça anterior aos côndilos occipitais produz forte flexão da cabeça e do pescoço • A contração bilateral com o centro de gravidade da cabeça posterior aos côndilos occipitais produz forte extensão da cabeça

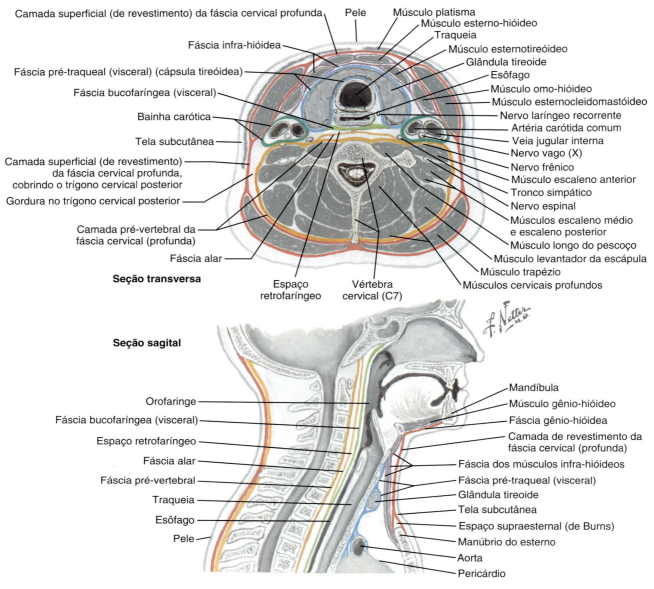

Figura 12.4 Camadas de fáscia do pescoço.

Teste muscular e sinais de disfunção	• Pode ocorrer paralisia flácida de um músculo esternocleidomastóideo quando o nervo acessório é lesionado. A tração desequilibrada do músculo esternocleidomastóideo oposto e saudável produz inclinação lateral (flexão lateral) e rotação da cabeça em direção ao músculo enfraquecido
Inervação	• Motora: nervo craniano XI, o nervo acessório espinal • Sensorial: ramos dos nervos espinais C3 e C4, juntamente com células nervosas sensoriais localizadas ao longo das raízes do nervo acessório
Suprimento sanguíneo	• Ramos da artéria supraescapular inferiormente, ramos das artérias tireóidea superior e carótida externa na parte média e ramos da artéria occipital mais superiormente

Músculos supra-hióideos (músculos gênio-hióideo, milo-hióideo, estilo-hióideo e digástrico)

Os **músculos supra-hióideos** (Figura 12.6; ver também Figura 12.5) (músculos milo-hióideo, gênio-hióideo, estilo-hióideo e digástrico) estão localizados profundamente à lâmina superficial da fáscia cervical profunda. Ligam o hioide à mandíbula e ao temporal, o que possibilita a elevação do hioide durante a deglutição. A elevação do hioide também eleva a laringe por meio da membrana tireo-hióidea, que fecha a laringe para que o alimento e o líquido sejam direcionados posteriormente rumo ao esôfago. O **músculo gênio-hióideo** fixa-se à face anterior do corpo do hioide e segue um percurso anterior para se inserir na espinha geniana da mandíbula. Inferiormente ao músculo gênio-hióideo, o **músculo milo-hióideo** origina-se da face anterior do corpo do hioide e espalha-se para a esquerda e a direita, fixando-se à face medial da mandíbula, a linha milo-hióidea.

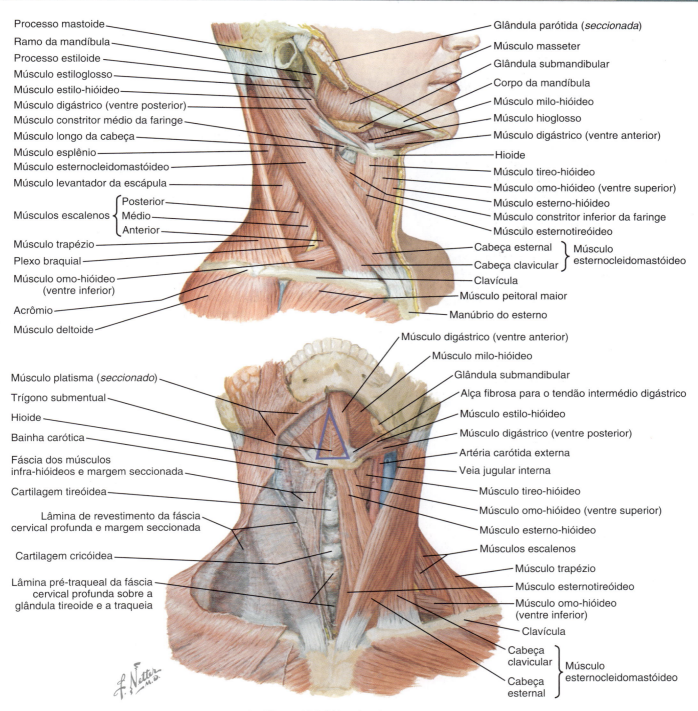

Figura 12.5 Músculos do pescoço.

Além do hioide, fibras do músculo milo-hióideo também se originam da **rafe milo-hióidea**, uma faixa de tecido conjuntivo na linha mediana que se estende entre o hioide e a espinha geniana da mandíbula. Os músculos gênio-hióideo e milo-hióideo elevam e deslocam anteriormente o hioide durante a deglutição e formam o assoalho muscular da cavidade oral. O **músculo estilo-hióideo** estende-se do processo estiloide do temporal até a parte superior do hioide, na proximidade do corno menor. O **músculo digástrico** possui um **ventre posterior**, que se insere na face medial do processo mastoide do temporal, e um **ventre anterior**, que se insere na face posterior da mandíbula, próximo à espinha geniana e ao corpo da mandíbula, inferiormente ao músculo milo-hióideo. Os dois ventres estão conectados por um **tendão intermédio**, ancorado à face lateral superior do corpo do hioide por uma alça de tecido conjuntivo. Além da alça, o músculo estilo-hióideo divide-se; suas fibras atravessam o tendão intermédio do músculo digástrico conforme se inserem no hioide. A contração dos músculos estilo-hióideo e digástrico eleva e desloca posteriormente o hioide durante a deglutição.

Correlação clínica 12.6 Torcicolo

A lesão do músculo esternocleidomastóideo durante o processo do parto pode resultar em sangramento e formação de tecido conjuntivo fibroso no músculo. Isso resulta em encurtamento do músculo esternocleidomastóideo afetado e inclinação persistente em direção ao lado afetado e rotação para longe do lado afetado. Isso é conhecido como torcicolo (torção do pescoço) e pode exigir liberação cirúrgica do músculo a partir de suas fixações proximais. O torcicolo também pode ocorrer antes do nascimento devido a trauma do músculo ou de forma idiopática.

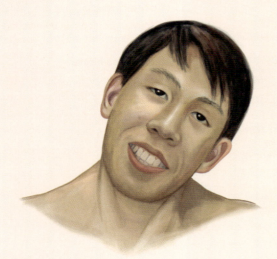

Homem jovem com torcicolo muscular. Cabeça inclinada para a esquerda com o queixo voltado ligeiramente para a direita devido à contratura do músculo esternocleidomastóideo esquerdo.

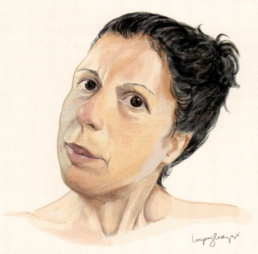

Torcicolo não tratado em mulher de meia-idade. Faixas fibróticas espessas, semelhantes a um tendão, substituíram o músculo esternocleidomastóideo, dando a aparência de fixação da cabeça à clavícula. As duas cabeças do músculo esternocleidomastóideo esquerdo estão proeminentes.

Figura CC12.6 Torcicolo.

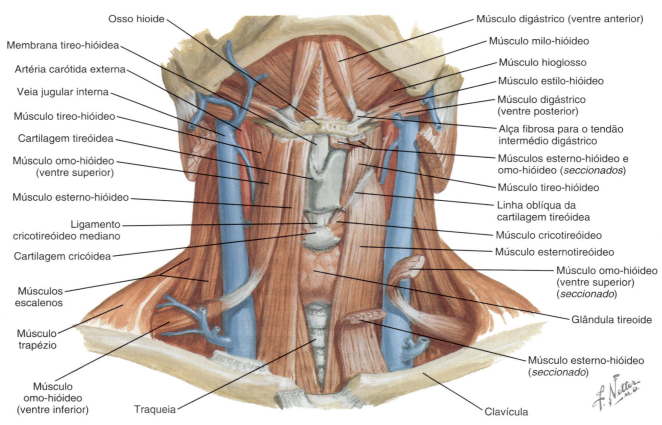

Figura 12.6 Músculos infra-hióideos e supra-hióideos.

Capítulo 12 Anatomia Clínica do Tronco

Dois músculos da língua também se originam a partir da face superior do hioide, porém uma descrição detalhada desses músculos é mais adequada para um livro sobre os sistemas digestório ou nervoso. Em suma, parte do **músculo genioglosso**, que projeta a língua para fora, fixa-se à face superior do corpo do hioide e se insere nos músculos e nos tecidos conjuntivos da língua. O **músculo hioglosso** origina-se de uma linha larga que se estende através de quase todo o comprimento do corno maior do hioide. Esse músculo semelhante a uma lâmina se insere nos músculos da base da língua e ajuda a deprimi-la.

Fixações inferiores	• Gênio-hióideo: face anterior do corpo do hioide • Milo-hióideo: face anterior do corpo do hioide • Estilo-hióideo: parte superior do hioide, próximo ao corno menor • Digástrico: o tendão intermédio do músculo digástrico é ancorado à parte superior do corpo do hioide por uma alça de tecido conjuntivo e músculo estilo-hióideo
Fixação superior	• Gênio-hióideo: espinha geniana da mandíbula, próximo à sua linha média posterior • Milo-hióideo: linha milo-hióidea ao longo da face medial do corpo da mandíbula e rafe milo-hióidea, onde se unem os lados esquerdo e direito • Estilo-hióideo: processo estiloide do temporal • Digástrico: 　○ O ventre posterior fixa-se à face medial do processo mastoide do temporal 　○ O ventre anterior fixa-se à face posterior da espinha geniana e parte do corpo da mandíbula
Funções	• Todos os músculos supra-hióideos elevam o hioide e a laringe (por meio da membrana tireo-hióidea). Isso fecha a abertura da laringe contra a epiglote durante a deglutição e impede a aspiração • A contração dos músculos milo-hióideo e gênio-hióideo desloca anteriormente o hioide; a contração dos músculos estilo-hióideo e digástrico desloca o hioide posteriormente • Os músculos supra-hióideos também são ativos durante a abertura acentuada da boca, tracionando a mandíbula inferiormente em direção ao hioide
Teste muscular e sinais de disfunção	• A disfunção de um único músculo supra-hióideo pode não ser muito perceptível se os outros forem capazes de compensar sua perda • A perda de mais de um músculo supra-hióideo pode resultar em tosse e aspiração, devido à incapacidade de fechamento completo da laringe durante a deglutição • A assimetria do hioide pode ser às vezes detectada por meio de palpação suave do osso quando se pede ao paciente para deglutir
Inervação	• Gênio-hióideo: ramo C1 que segue o seu trajeto com o nervo hipoglosso/nervo craniano (XII) • Milo-hióideo: nervo milo-hióideo, ramo do nervo trigêmeo/nervo craniano V • Estilo-hióideo: nervo facial/nervo craniano VII • Digástrico: 　○ Ventre anterior: nervo milo-hióideo, ramo do nervo trigêmeo/nervo craniano V 　○ Ventre posterior: nervo facial/nervo craniano VII
Suprimento sanguíneo	• Artérias facial, lingual, alveolar inferior, occipital e auricular posterior, todas as quais se originam da artéria carótida externa

Músculos infra-hióideos (músculos esterno-hióideo, omo-hióideo, esternotireóideo, tireo-hióideo)

Profundamente à lâmina superficial da fáscia cervical profunda, na parte anterior do pescoço, encontram-se os **músculos infra-hióideos** (Figuras 12.4 a 12.6), cobertos, cada um deles, por sua própria fáscia superficial. Os músculos infra-hióideos (músculos esterno-hióideo, esternotireóideo, tíreo-hióideo e omo-hióideo) são músculos longos semelhantes a tiras que se fixam à face inferior do hioide e o abaixam quando contraem. O **músculo esterno-hióideo** origina-se da face posterior do manúbrio e insere-se na face inferior do corpo do hioide. O **músculo omo-hióideo** possui um ventre superior fixado ao hioide, imediatamente lateral ao músculo esterno-hióideo. Um **tendão intermédio** conecta-o ao **ventre inferior**, que se volta posterolateralmente para inserção na margem superior da escápula, imediatamente medial à incisura da escápula. O tendão intermédio é ancorado à parte proximal da clavícula e à primeira costela por uma alça de fáscia dentro da fáscia cervical profunda próxima. Profundamente aos músculos esterno-hióideo e omo-hióideo, existem dois músculos que seguem um percurso semelhante ao músculo esterno-hióideo, mas que o fazem em duas etapas, usando a cartilagem tireóidea como ponto de inserção intermediário. O **músculo esternotireóideo** origina-se da parte posterior do manúbrio e insere-se na face anterolateral da cartilagem tireóidea, imediatamente inferior à linha oblíqua. Em seguida, o **músculo tireo-hióideo** completa seu trajeto: origina-se superiormente à linha oblíqua e insere-se ao longo da parte inferior do corpo e corno maior do hioide. Esses músculos são inervados por ramos anteriores de C1 a C3 que criam a alça cervical, uma parte do plexo cervical que forma uma alça na face anterior da bainha carótica.

Fixações inferiores	• Esterno-hióideo: face posterior do manúbrio do esterno • Omo-hióideo: margem superior da escápula, imediatamente medial à incisura da escápula; o tendão intermédio é ancorado à face medial da clavícula • Esternotireóideo: face posterior do manúbrio do esterno • Tireo-hióideo: linha oblíqua na face lateral da cartilagem tireóidea
Fixação superior	• Esterno-hióideo: face inferior do corpo do hioide • Omo-hióideo: face inferior do corpo e corno maior do hioide • Esternotireóideo: linha oblíqua na face lateral da cartilagem tireóidea • Tíreo-hióideo: face inferior do corpo e corno maior do hioide
Funções	• Todos os músculos infra-hióideos abaixam o hioide. Isso devolve o hioide à sua posição normal após a deglutição e o estabiliza durante movimentos da língua 　○ Omo-hióideo: também empurra o hioide posteriormente 　○ Esternotireóideo: abaixa a laringe 　○ Tíreo-hióideo: abaixa o hioide juntamente com o músculo esternotireóideo; também pode elevar a laringe quando o hioide estiver elevado durante a deglutição

Teste muscular e sinais de disfunção	• A disfunção de um único músculo pode não ser perceptível • A perda de vários músculos infra-hióideos, talvez em consequência de lesão da alça cervical ou de nervos espinais cervicais, resultaria em dificuldade na deglutição e inclinação do hioide, visto que os músculos supra-hióideos elevam o lado afetado sem qualquer resistência dos músculos infra-hióideos disfuncionais • Às vezes, pode-se detectar a assimetria do hioide por meio de palpação suave do osso quando se pede para o paciente deglutir
Inervação	• Esterno-hióideo: alça cervical (C1-C3) • Omo-hióideo: alça cervical (C1-C3) • Esternotireóideo: alça cervical (C2-C3) • Tireotireóideo: ramo C1 que segue seu trajeto com o nervo hipoglosso/nervo craniano XII
Suprimento sanguíneo	• Artéria tireóidea superior da artéria carótida externa • Artéria tireóidea inferior do tronco tireocervical da artéria subclávia • Artéria torácica interna da artéria subclávia

Músculos longo do pescoço e longo da cabeça

Posteriormente aos músculos infra-hióideos, a **lâmina pré-traqueal da fáscia cervical profunda** envolve a traqueia, a glândula tireoide, o esôfago e os nervos laríngeos recorrentes (Figura 12.4). Essa lâmina de fáscia é contínua com a fáscia bucofaríngea, que cobre a faringe mais superiormente. Lateralmente, a **bainha carótica** cobre a artéria carótida comum (e seus ramos, as artérias carótida externa e carótida interna), a veia jugular interna e o nervo vago de cada lado. As bainhas carótidas esquerda e direita são conectadas uma à outra pela **fáscia alar**, encontrada imediatamente posterior à lâmina pré-traqueal da fáscia cervical profunda. Posteriormente à fáscia alar encontra-se o **espaço retrofaríngeo**, um espaço potencial que às vezes pode transmitir material purulento da parte posterior da faringe para o mediastino do tórax.

A próxima lâmina é a **lâmina pré-vertebral da fáscia cervical profunda**, que envolve as vértebras cervicais e muitos dos músculos que se fixam a elas (Figura 12.7). Os músculos longo do pescoço, longo da cabeça e reto anterior da cabeça fixam-se principalmente à face anterior das vértebras cervicais. Os músculos escaleno anterior, escaleno médio, escaleno posterior, levantador da escápula e reto lateral da cabeça fixam-se principalmente à face lateral das vértebras cervicais. Por fim, os músculos eretor da espinha, esplênio, transverso espinal e suboccipitais fixam-se principalmente à face posterior das vértebras cervicais. Os músculos eretor da espinha, esplênio e transverso espinal foram descritos de forma detalhada no Capítulo 9, enquanto o músculo levantador da escápula foi descrito no Capítulo 10.

O **músculo longo do pescoço** tem a forma de um parêntese, com fibras inferiores (de inferior para superior) originadas da face anterior dos corpos das vértebras T3 a C5, seguindo um trajeto no sentido superolateral para inserção nos processos transversos de C6 a C3. Os membros mais superiores desse grupo muscular originam-se dos processos transversos de C5 a C3 e ascendem superomedialmente para inserção nos corpos das vértebras C4 a C2 e na área lateral ao tubérculo anterior de C1. O **músculo longo da cabeça** de localização próxima origina-se dos tubérculos anteriores dos processos transversos das vértebras C6 a C3 e ascende superomedialmente para se inserir no occipital, imediatamente anterior aos côndilos occipitais. Os músculos longo da cabeça e longo do pescoço flexionam o pescoço e a cabeça (respectivamente) quando contraídos bilateralmente. Quando contraídos unilateralmente, inclinam o pescoço e a cabeça ipsilateralmente. Ambos são inervados por ramos anteriores próximos de C1-C6.

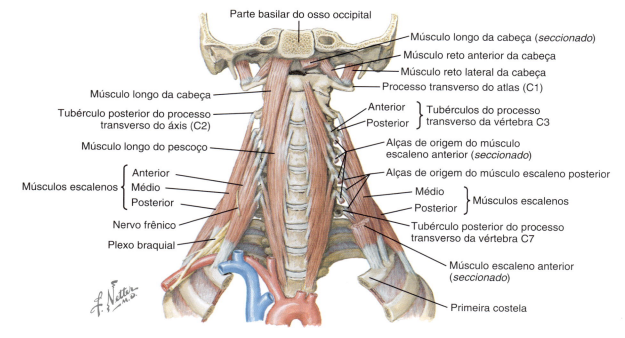

Figura 12.7 Músculos escalenos e pré-vertebrais.

Fixações inferiores	• Músculo longo do pescoço
	  ◦ Grupo superolateral inferior: Face anterior dos corpos vertebrais T3-T5
	  ◦ Grupo superomedial superior: processos transversos de C5-C3
	• Músculo longo da cabeça: tubérculos anteriores dos processos transversos das vértebras C3-C6

Fixação superior	• Músculos longos
	  ◦ Grupo superolateral inferior: processos transversos de C6-C3
	  ◦ Grupo superomedial superior: face anterior dos corpos vertebrais C4-C2, lateralmente ao tubérculo anterior de C1
	• Músculo longo da cabeça: base do occipital, anteriormente aos côndilos occipitais

Funções	• Músculo longo do pescoço: a contração bilateral produz flexão do pescoço. A contração unilateral produz inclinação ipsilateral e rotação contralateral menor • Músculo longo da cabeça: a contração bilateral produz flexão da cabeça. A contração unilateral produz inclinação ipsilateral
Teste muscular e sinais de disfunção	• É muito difícil diagnosticar uma disfunção desses músculos, pois não há sinais clínicos distintos • As lesões da cabeça e do pescoço por hiperextensão podem lesionar esses músculos e as estruturas de tecido conjuntivo adjacentes. Isso resulta em dor cervical intensa durante flexão ativa ou extensão passiva da cabeça e do pescoço
Inervação	• Músculo longo do pescoço: ramos anteriores de C2-C6 • Músculo longo da cabeça: ramos anteriores de C1-C3
Suprimento sanguíneo	• Artérias tireóidea inferior e cervical ascendente que se originam do tronco tireocervical da artéria subclávia

Músculos reto anterior da cabeça e reto lateral da cabeça

Dois músculos pequenos, porém robustos, conectam as faces anterior e lateral do atlas à base do occipital e complementam os músculos suboccipitais da parte posterior do pescoço. O **músculo reto anterior da cabeça** segue seu percurso a partir da face anterior da massa lateral de C1 até a base do occipital, próximo aos côndilos occipitais ao lado do músculo longo da cabeça. O **músculo reto lateral da cabeça** origina-se da massa lateral de C1 e insere-se no processo jugular do occipital, que está na parte posterior do forame jugular.

Fixações inferiores	• Músculo reto anterior da cabeça: face anterior da massa lateral de C1 • Músculo reto lateral da cabeça: face mais lateral da massa lateral de C1
Fixação superior	• Músculo reto anterior da cabeça: base do occipital anteriormente ao côndilo occipital • Músculo reto lateral da cabeça: occipital posterior ao forame jugular
Funções	• Os músculos reto anterior da cabeça e reto lateral da cabeça flexionam a cabeça no atlas. O músculo reto lateral da cabeça também pode contribuir em pequeno grau para a inclinação lateral da cabeça
Teste muscular e sinais de disfunção	• É muito difícil diagnosticar uma disfunção desses músculos, pois não há sinais clínicos distintos • As lesões por hiperextensão ou inclinação lateral da cabeça podem provocar lesão desses músculos e das estruturas de tecido conjuntivo adjacentes. Isso resulta em dor cervical intensa durante a flexão ativa ou a extensão passiva da cabeça e do pescoço

Inervação	• Ramificações dos ramos anteriores de C1-C2
Suprimento sanguíneo	• Artéria vertebral • Artéria faríngea ascendente a partir da artéria carótida externa

Músculos escaleno anterior, escaleno médio e escaleno posterior

Os três músculos escalenos (Figuras 12.5 a 12.7) estendem-se entre os processos transversos das vértebras cervicais e entram inferolateralmente para inserção nas primeiras duas costelas na base do pescoço. O **músculo escaleno anterior** começa nos processos transversos de C3-C6 e desce para se inserir no tubérculo do músculo escaleno na face superior da primeira costela, localizado entre o sulco da veia subclávia (anteriormente) e o sulco da artéria subclávia (posteriormente). O nervo frênico, que inerva o diafragma, segue junto com os ramos anteriores de C3-C5 na face anterior do músculo escaleno anterior, onde é vulnerável a lesões. O **músculo escaleno médio** é semelhante, porém começa nos tubérculos posteriores dos processos transversos das vértebras C5-C7 e se insere na face superior da primeira costela, imediatamente posterior ao sulco da artéria subclávia. A artéria subclávia e as raízes do plexo braquial passam pelo **trígono escaleno**, formado pela primeira costela, músculo escaleno anterior e músculo escaleno médio. O **músculo escaleno posterior** origina-se dos mesmos processos transversos do músculo escaleno médio, porém estende-se mais inferiormente para inserção na face superior da parte média do corpo da segunda costela. A contração unilateral dos músculos escalenos inclina as vértebras cervicais ipsilateralmente quando as costelas permanecem fixas no lugar. Entretanto, se as vértebras cervicais forem mantidas rigidamente retas, a contração dos músculos escalenos pode elevar a primeira e a segunda costelas durante a inspiração. Isso se torna mais pronunciado em condições como o enfisema, em que os músculos da respiração precisam trabalhar mais intensamente durante a inspiração. Os músculos escalenos são inervados por ramificações dos ramos anteriores de C3-C8. Há muita divergência sobre os níveis exatos que inervam cada músculo, e isso provavelmente reflete uma variação significativa entre os indivíduos (Boxe Correlação Clínica 12.7).

Correlação clínica 12.7 Bloqueio interescalênico

As raízes do plexo braquial passam entre os músculos escaleno anterior e escaleno médio, tornando essa área excelente para a injeção de anestésicos para bloquear a atividade motora e sensorial do membro superior no preparo para um procedimento cirúrgico. Como esses nervos são grandes e os vasos subclávios estão localizados nas proximidades, esse bloqueio muitas vezes é guiado por ultrassom. O bloqueio interescalênico afeta os troncos superior e médio do plexo braquial em maior grau do que o tronco inferior, de modo que outros bloqueios podem ser usados quando a mão estiver sendo tratada cirurgicamente. À semelhança de um bloqueio do plexo cervical, o nervo frênico frequentemente é afetado devido à sua proximidade na superfície anterior do músculo escaleno anterior.

Fixação superior	• Escaleno anterior: faces laterais dos processos transversos de C3-C6 • Escaleno médio e escaleno posterior: tubérculos posteriores dos processos transversos das vértebras C5-C7
Fixações inferiores	• Escaleno anterior: tubérculo do músculo escaleno anterior da primeira costela • Escaleno médio: posterior ao sulco da artéria subclávia na primeira costela • Escaleno posterior: parte superolateral do corpo da segunda costela
Funções	• A contração unilateral dos músculos escalenos inclina as vértebras cervicais ipsilateralmente quando as costelas são mantidas fixas no lugar • Se as vértebras cervicais forem mantidas rigidamente retas, a contração dos músculos escalenos eleva as costelas I e II durante a inspiração • A contração bilateral do músculo escaleno anterior pode auxiliar na flexão do pescoço
Teste muscular e sinais de disfunção	• O espasmo dos músculos escalenos pode resultar em dor na base do pescoço ou em elevação persistente da primeira ou segunda costelas. Podem ser palpados lateralmente ao músculo esternocleidomastóideo na base do pescoço
Inervação	• Ramificações dos ramos anteriores C3 a C8
Suprimento sanguíneo	• Artérias cervical ascendente e tireóidea inferior do tronco tireocervical da artéria subclávia

Músculos e fáscia do tórax

A pele e a fáscia superficial que cobrem o tórax são muito semelhantes àquelas de outros locais, com quantidade variável de tecido adiposo dentro da fáscia superficial. Uma característica singular do tórax é a mama, uma glândula sudorípara modificada que se expande dentro da fáscia superficial a partir de sua abertura na papila mamária. A mama é uma estrutura clinicamente importante por várias razões relacionadas ao sistema reprodutivo e ao tegumento comum (pele), além do desenvolvimento de câncer.

Abaixo da pele e da fáscia superficial estão os músculos e as fáscias que circundam a caixa torácica, composta pelo manúbrio, corpo do esterno, processo xifoide, costelas e vértebras torácicas. A caixa torácica é verdadeiramente uma estrutura versátil: protege os órgãos torácicos, atua como âncora para os músculos proximais do membro superior e se expande e contrai durante a respiração. Vários músculos encontrados na região torácica exercem seus principais efeitos sobre o membro superior e são discutidos de modo detalhado no Capítulo 10. Incluem os músculos peitoral maior, peitoral menor, latíssimo do dorso, subclávio, levantador da escápula, romboide maior, romboide menor e serrátil anterior. Outros músculos encontrados na região torácica, como os músculos trapézio, eretor da espinha, levantadores das costelas, serrátil posterior superior e serrátil posterior inferior, foram descritos no Capítulo 9. Sem tornar as coisas mais confusas do que

precisam ser, existem também vários músculos da parede abdominal que se fixam a partes da caixa torácica, como os músculos reto do abdome, oblíquo externo do abdome, oblíquo interno do abdome, transverso do abdome e quadrado lombar. Esses músculos são discutidos na próxima seção sobre o abdome. Por fim, há um grupo de músculos que exercem seu principal efeito no movimento das costelas e na expansão dos pulmões: são os músculos intercostais externos, intercostais internos, intercostais íntimos, subcostais, transverso do tórax e o diafragma.

Músculos intercostais, subcostais e transverso do tórax

Os músculos intercostais (Figura 12.8) são encontrados entre costelas adjacentes e, como grupo, estendem-se do dorso até o esterno. Entretanto, nenhum membro do grupo dos músculos intercostais estende-se por todo o comprimento do espaço intercostal, e cada membro desse grupo é separado um do outro e dos músculos sobrejacentes por uma fina camada de **fáscia torácica**. Recebem inervação e suprimento sanguíneo do nervo intercostal e dos vasos dentro de cada espaço intercostal. Os 11 pares de **músculos intercostais externos** são os músculos mais superficiais dentro dos espaços intercostais e conectam costelas adjacentes. Começando próximo ao tubérculo de cada costela, suas fibras seguem no sentido inferoanterior ("mãos no bolso") antes de alcançar a junção costocondral das costelas. Nesse local, as fibras musculares desaparecem, mas a **membrana intercostal externa** continua no mesmo plano para alcançar o externo. Esses músculos são mais ativos durante a inspiração. Cada músculo intercostal externo, ao usar a primeira costela como estrutura fixa (provavelmente com o auxílio dos músculos escalenos), traciona sua costela inferior superiormente, com consequente expansão da caixa torácica.

Imediatamente abaixo dos músculos intercostais externos são encontrados 11 pares de **músculos intercostais internos**, cujas fibras seguem no sentido inferoposterior, perpendicularmente às fibras intercostais externas. Os músculos intercostais internos estendem-se posteriormente nos espaços intercostais, do esterno até o ângulo da costela, onde dão origem a uma **membrana intercostal interna** no mesmo plano. As fibras dos músculos intercostais internos próximos ao esterno e às cartilagens costais são ativas durante a inspiração, complementando a ação dos músculos intercostais externos. Entretanto, a face lateral de cada músculo intercostal interno é ativa durante a expiração, tracionando inferiormente as costelas para os músculos do abdome. Como a retração elástica dos pulmões é responsável pela maior parte da expiração quando uma pessoa está relaxada, esses músculos só se tornam ativos durante a expiração rápida e forçada, para bombear o ar para fora dos pulmões mais rapidamente e com mais força do que permitiria a retração elástica por si só. Profundamente aos músculos intercostais internos, estão os **músculos intercostais íntimos**. As fibras desses músculos seguem a mesma direção que as dos músculos intercostais internos e só são observadas na parte mais lateral do espaço intercostal, em algum ponto entre o ângulo da costela e a junção costocondral. O nervo intercostal e os vasos seguem

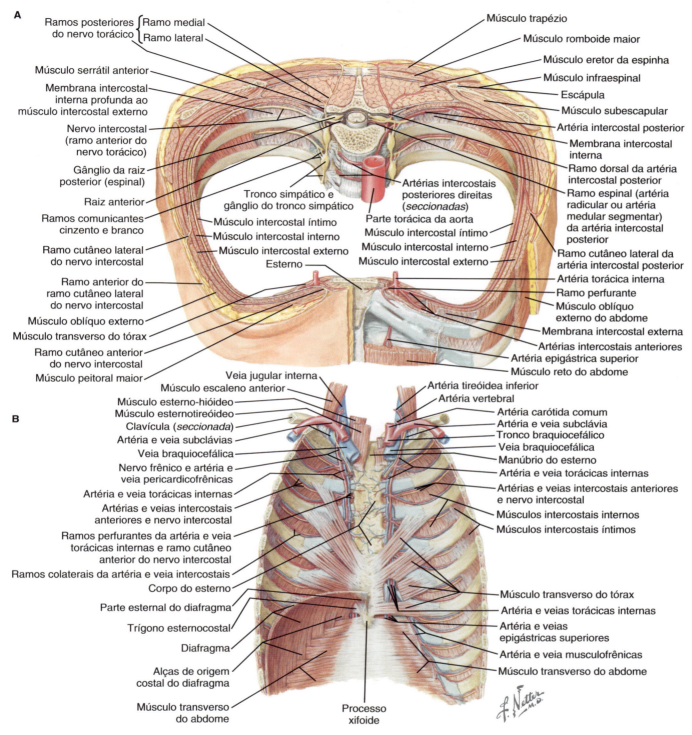

Figura 12.8 A. Trajeto e relações dos nervos e das artérias intercostais. **B.** Parede anterior do tórax: vista interna.

seu trajeto entre os músculos intercostais internos e intercostais íntimos, que servem como valioso ponto de referência durante a dissecção. Além disso, pode haver um número variável de **músculos subcostais** na parte inferior da caixa torácica, que parecem ser semelhantes aos músculos intercostais internos e intercostais íntimos, porém normalmente se estendem por dois espaços intercostais. Acredita-se que os músculos intercostais íntimos e subcostais auxiliem os músculos intercostais internos durante a expiração. Por fim, o **músculo transverso do tórax** em forma de leque origina-se da face interna inferior do esterno e do processo xifoide, espalhando-se no sentido superolateral para se inserir nas cartilagens costais. Acredita-se que auxilie no abaixamento das costelas durante a expiração, porém pode ser proprioceptivo ou até mesmo impedir expansão excessiva durante a inspiração (Boxes Correlação Clínica 12.8 e 12.9).

Correlação clínica 12.8 Pneumotórax

O pneumotórax refere-se à presença de ar dentro das cavidades pleurais; esse ar comprime o pulmão e o afasta do contato íntimo com a pleura parietal. Pode ocorrer **pneumotórax espontâneo** com a formação de "bolhas" na superfície de uma ruptura do pulmão; entretanto, pode ocorrer também quando a parede torácica sofre ruptura, abrindo uma passagem externa para dentro do espaço pleural. Como um trajeto através de uma parede torácica traumatizada tem muito menos resistência do que o trajeto normal pelas vias respiratórias e tecidos esponjosos dos pulmões, o ar entrará com facilidade na cavidade pleural, comprimindo o pulmão em direção ao mediastino. No **pneumotórax aberto**, o ar pode entrar e sair desse espaço à medida que o paciente respira. O **pneumotórax hipertensivo** é uma condição particularmente perigosa, em que a parede torácica traumatizada forma uma aba que se abre quando o paciente inspira, possibilitando a entrada de ar no espaço pleural; entretanto, a aba se fecha durante a expiração, com consequente retenção do ar. Por conseguinte, cada inspiração eleva a pressão no espaço afetado e comprime ainda mais o pulmão. Isso pode finalmente deslocar o mediastino e o coração para longe do lado afetado, comprimindo até mesmo o pulmão oposto. Pode-se introduzir uma agulha no espaço pleural afetado para expulsar o ar.

Fisiopatologia do pneumotórax aberto

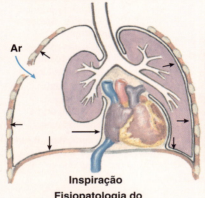

O ar entra na cavidade pleural através de uma ferida torácica aberta que produz sucção. Há perda da pressão pleural negativa, o que possibilita o colapso do pulmão ipsilateral e a redução do retorno venoso ao coração. Ocorre deslocamento do mediastino, comprimindo o pulmão oposto.

Inspiração

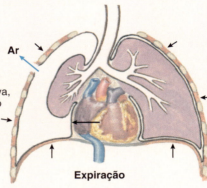

À medida que a parede torácica contrai e ocorre elevação do diafragma, o ar é expelido da cavidade pleural através da ferida. O mediastino é deslocado para o lado afetado, e o *flutter* mediastinal compromete ainda mais o retorno venoso, causando distorção da veia cava.

Expiração

Fisiopatologia do pneumotórax hipertensivo

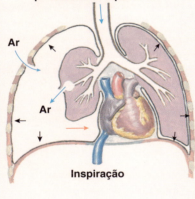

O ar entra na cavidade pleural através de uma ferida pulmonar ou bolha rompida (ou, em certas ocasiões, através de ferida penetrante no tórax), com abertura semelhante a uma válvula. O pulmão ipsilateral sofre colapso, e o mediastino é deslocado para o lado oposto, comprimindo o pulmão contralateral e comprometendo sua capacidade de ventilação.

Inspiração

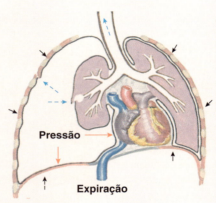

Ocorre elevação da pressão intrapleural, fechando a abertura tipo válvula e impedindo o escape de ar pleural. Assim, a pressão aumenta progressivamente a cada respiração. Há aumento do deslocamento do mediastino e da traqueia, e o diafragma é deprimido, com comprometimento do retorno venoso devido à elevação da pressão e distorção da veia cava.

Pressão

Expiração

Figura CC12.8 Pneumotórax.

Fixações inferiores

- Todos os músculos intercostais conectam as costelas, envolvendo um único espaço intercostal
  - Músculos intercostais externos: as fibras musculares começam posteriormente, próximo ao tubérculo da costela
  - Músculos intercostais internos: a membrana intercostal interna encontra-se entre os ângulos das costelas e tubérculos; as fibras musculares começam próximo aos ângulos das costelas
  - Músculos intercostais íntimos: as fibras começam próximo aos ângulos das costelas
- Músculos subcostais: encontrados na parte posterior inferior da caixa torácica, originam-se da face interna das costelas
- Músculo transverso do tórax: face posterior do corpo do esterno e processo xifoide

Fixação superior

- Todos os músculos intercostais conectam as costelas, envolvendo um espaço intercostal
  - Músculos intercostais externos: as fibras seguem no sentido inferoanterior; terminam próximo à junção costocondral, estendendo uma membrana até o esterno
  - Músculos intercostais internos: as fibras seguem no sentido inferoposterior; terminam no esterno
  - Músculos intercostais íntimos: as fibras seguem no sentido inferoposterior; terminam antes da junção costocondral
- Músculos subcostais: ascendem no sentido superolateral para inserção na face interna da costela dois níveis acima
- Músculo transverso do tórax: um número variável de fibras insere-se na face posterior das cartilagens costais da segunda à sexta costela

Capítulo 12 Anatomia Clínica do Tronco 349

Correlação clínica 12.9 Tórax instável

Quando ocorre trauma significativo ao tórax, um segmento do esterno ou uma área da caixa torácica podem ficar totalmente separados de outros elementos ósseos do tórax (Figura CC12.2). Isso pode ocorrer até mesmo quando a fratura não causa ruptura da pele. O segmento sofre **movimento paradoxal** (ou seja, o movimento é incoerente em relação a funcionalidade fisiológica) durante a respiração. Durante a inspiração, move-se mais profundamente devido à queda da pressão na cavidade pleural, à medida que o diafragma abaixa e a parte intacta da caixa torácica se expande. Durante a expiração, a pressão da cavidade pleural aumenta, o que força o segmento instável independente para fora conforme o resto da caixa torácica contrai.

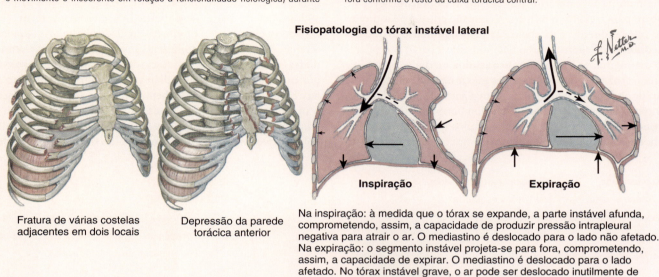

Fisiopatologia do tórax instável lateral

Fratura de várias costelas adjacentes em dois locais

Depressão da parede torácica anterior

Na inspiração: à medida que o tórax se expande, a parte instável afunda, comprometendo, assim, a capacidade de produzir pressão intrapleural negativa para atrair o ar. O mediastino é deslocado para o lado não afetado. Na expiração: o segmento instável projeta-se para fora, comprometendo, assim, a capacidade de expirar. O mediastino é deslocado para o lado afetado. No tórax instável grave, o ar pode ser deslocado inutilmente de um lado para o outro (*pendelluft*), indicando pelas linhas tracejadas

Figura CC12.9 Tórax instável.

Funções	• Músculos intercostais externos: elevam as costelas rumo à primeira costela durante a inspiração • Músculos intercostais internos: a parte anterior eleva a parte anterior das costelas e cartilagens costais durante a inspiração. A parte lateral abaixa as costelas durante a expiração forçada • Músculos intercostais íntimos: abaixam as costelas durante a expiração forçada • Músculos subcostais: provavelmente abaixam as costelas durante a expiração forçada • Músculo transverso do tórax: provavelmente abaixa a parte anterior das costelas e cartilagens costais em direção ao processo xifoide durante a expiração forçada
Teste muscular e sinais de disfunção	• A perda de um membro do grupo de músculos intercostais é muito rara • Se houver dano proximal a um nervo intercostal, todos os músculos nesse espaço intercostal sofrerão paralisia flácida, causando certa dificuldade na respiração que pode ser compensada por outros músculos respiratórios • Sentir uma "pontada no lado" do tórax é uma cãibra ou dor nos músculos intercostais vivenciada durante uma atividade ou exercício extenuante
Inervação	• Nervos intercostais (ramos anteriores de T1 a T11)
Suprimento sanguíneo	• Artéria torácica superior da artéria axilar (primeiro e segundo espaços intercostais) • Artérias intercostais posteriores da parte torácica da aorta • Artérias intercostais anteriores da artéria torácica interna

Profundamente aos músculos intercostais, subcostais e transverso do tórax existe uma lâmina fina, porém importante, de **fáscia endotorácica**, que reveste a face interna da caixa torácica. Esta fixa a pleura parietal à caixa torácica, de modo que, quando as costelas e o diafragma se movimentam, ocorrem expansão e contração da pleura parietal e dos pulmões juntamente com eles. A fáscia endotorácica torna-se mais espessa na parte mais superior do espaço pleural, formando a **membrana suprapleural** (fáscia de Sibson) entre a primeira costela e o mediastino do tórax. No limite inferior da caixa torácica, a fáscia endotorácica reflete-se na face superior do diafragma como **fáscia diafragmática**.

Diafragma

O **diafragma** (Figura 12.9) (também conhecido como diafragma respiratório ou torácico) está localizado entre a cavidade torácica e a cavidade peritoneal do abdome. O diafragma possui fibras musculares ao longo de sua periferia que seguem a partir das vértebras lombares, costelas inferiores e processo xifoide, todas conectadas a um **centro tendíneo**. Os músculos do diafragma são divididos em partes esternal, costal e lombar. A **parte esternal** consiste em duas alças de músculo que se originam do processo xifoide e seguem posteriormente em direção ao centro tendíneo. A parte costal origina-se da face profunda da sexta à décima segunda costelas e suas cartilagens costais. A parte costal contribui para a maior parte do músculo do diafragma e estende-se lateral e posteriormente a partir do esterno e do arco costal. Anteriormente, une-se à parte esternal no **trígono esternocostal** fibroso, outro ponto fraco no diafragma que pode permitir a herniação superior do conteúdo abdominal. A parte costal une-se à parte lombar na vizinhança da décima segunda costela, formando o **trígono lombocostal**. A **parte lombar** também contribui com uma quantidade significativa de músculo para o diafragma. Origina-se de um **pilar esquerdo** e de um **pilar direito** maior, que por sua vez se originam da face anterior dos corpos vertebrais de L1-L3 e sobem para o centro tendíneo. A conexão entre o pilar direito e o pilar esquerdo é estabelecida pelo **ligamento arqueado mediano**, que cobre a aorta. Lateralmente a partir dos pilares do diafragma, os **ligamentos arqueados mediais** esquerdo e direito cruzam os músculos psoas maior na parte posterior da parede abdominal e fundem-se com a parte do psoas da fáscia iliopsoas. Posteriormente ao trígono lombocostal, os **ligamentos arqueados laterais** cobrem os músculos quadrado lombar e fundem-se com a lâmina anterior da fáscia toracolombar em sua superfície. As fibras musculares originárias dos ligamentos arqueados mediais e laterais abrem-se em leque superiormente rumo ao centro tendíneo. A face superior do centro tendíneo é firmemente aderente ao pericárdio parietal, a estrutura de tecido conjuntivo fibroso que circunda e protege o coração.

O diafragma é o músculo mais importante da respiração. Quando relaxado durante a expiração, a pressão dos órgãos abdominais faz com que o diafragma se eleve em forma de abóbada à esquerda e à direita na cavidade pleural. As cúpulas direita e esquerda (cada uma delas às vezes denominada **hemidiafragma**) são cobertas pela fáscia diafragmática e, em seguida, por uma camada de pleura diafragmática em contato com a face basal de cada pulmão. O hemidiafragma esquerdo alcança o nível do quinto espaço intercostal durante a expiração, enquanto o hemidiafragma direito eleva-se mais ligeiramente e alcança a quinta costela, devido ao fígado subjacente. Quando

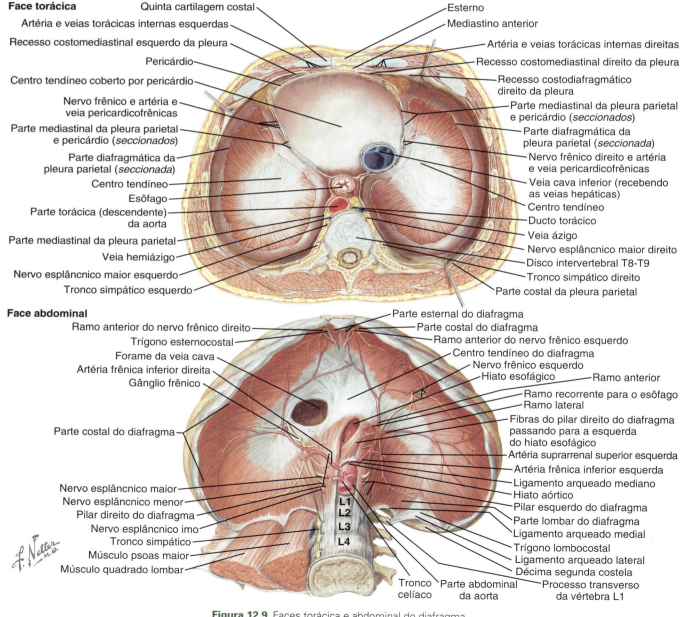

Figura 12.9 Faces torácica e abdominal do diafragma.

o diafragma contrai, ele se achata para expandir o espaço pleural e comprimir os órgãos abdominais. Os músculos do diafragma são inervados pelo nervo frênico, que se origina dos ramos anteriores do C3-C5 antes de seguir um trajeto extenso para alcançar o diafragma.

Fixações periféricas	• Parte esternal: face posterior do processo xifoide
	• Parte costal: face profunda das costelas 6 a 12 e suas cartilagens costais
	• Parte lombar:
	○ Os pilares esquerdo e direito originam-se da face anterior dos corpos vertebrais de L1-L3 e discos intervertebrais
	○ Ligamento arqueado medial
	○ Ligamento arqueado lateral
Fixação central	• Centro tendíneo do diafragma
Funções	• A contração produz achatamento e descida do diafragma. Isso expande a cavidade pleural durante a inspiração e aumenta a pressão da cavidade abdominal
	• O relaxamento do diafragma resulta em sua elevação em forma de abóbada, tracionado pela retração dos pulmões na cavidade pleural e pressão da cavidade abdominal abaixo
Teste muscular e sinais de disfunção	• A paralisia flácida de metade do diafragma provoca dificuldade profunda da respiração durante a inspiração, que só é parcialmente compensada por outros músculos
	• Um diafragma flácido eleva-se e apresenta movimento mais superior durante a inspiração (movimento paradoxal), devido à pressão dos órgãos abdominais que são comprimidos pela metade saudável do diafragma. Isso pode ser observado em radiografias
	• O espasmo do diafragma resulta em soluço
Inervação	• A atividade motora e sensorial do diafragma ocorre por meio dos nervos frênicos esquerdo e direito a partir dos ramos anteriores C3 a C5
	• Parte da sensação do diafragma e sua pleura diafragmática sobrejacente é transmitida por nervos intercostais e subcostais próximos
Suprimento sanguíneo	• Artéria frênica superior (e parte torácica da aorta) para a face superior posterior
	• Artéria frênica inferior (parte abdominal da aorta) para a face inferior posterior
	• A artéria torácica interna dá origem a dois ramos que suprem o diafragma
	○ A artéria pericardicofrênica supre a face lateral
	○ A artéria musculofrênica supre as faces anterior e lateral
	• As artérias intercostais suprem parte da face lateral do diafragma

O diafragma possui três grandes aberturas. O **forame da veia cava**, localizado no nível da vértebra T8 durante a expiração, possibilita a entrada da VCI no tórax, que então alcança o átrio direito do coração. O **hiato esofágico** está localizado ligeiramente à esquerda do nível da vértebra T10 durante a expiração e possibilita a passagem do esôfago do mediastino do tórax para o abdome. Apesar de estar localizado do lado esquerdo, o hiato esofágico está dentro do pilar direito do diafragma, um grande feixe muscular que se desloca fortemente para a direita quando se insere nos corpos vertebrais das vértebras lombares. O ligamento arqueado mediano, formado pela união dos pilares direito e esquerdo do diafragma, cobre a aorta (sem comprimi-la) quando sai do tórax pelo **hiato aórtico** no nível da vértebra T12 para entrar no abdome (Boxe Correlação Clínica 12.10).

Músculos e fáscias do abdome

Os músculos da parede abdominal estão ancorados na caixa torácica, nas vértebras lombares e na pelve, sem suporte ósseo em sua face anterior. Os músculos latíssimo do dorso, eretor da espinha e serrátil posterior inferior estão localizados em estreita proximidade com os músculos que compõem a parede abdominal e que foram descritos de modo detalhado nos Capítulos 9 e 10. Posteriormente, o músculo psoas maior, descrito no Capítulo 11, forma parte da parede abdominal muscular, juntamente com o músculo quadrado do lombo. Os músculos oblíquo externo do abdome, oblíquo interno do abdome e transverso do abdome estendem-se pelas faces lateral e anterior do abdome e dão origem a tendões aponeuróticos planos para alcançar a linha mediana na face anterior. Os músculos reto do abdome e piramidal possuem orientação vertical e estão localizados na parede anterior do abdome.

As fáscias do abdome (Figuras 12.10 e 12.11) começam abaixo da pele. A **tela subcutânea** do abdome possui quantidade variável de tecido adiposo dentro de seu panículo adiposo (fáscia de Camper). Imediatamente subjacente está o **estrato membranáceo** da tela subcutânea (fáscia de Scarpa) que está em contato com os músculos da parede abdominal. O estrato membranáceo torna-se mais espesso à medida que se aproxima da pelve, onde passa a constituir a fáscia do períneo superficial. Os músculos oblíquo externo do abdome, oblíquo interno do abdome e transverso do abdome são encontrados na face anterolateral da parede abdominal, profundamente ao estrato membranáceo da tela subcutânea do abdome. As faces superficial e profunda de cada músculo são cobertas pela sua própria **fáscia de revestimento** (a fáscia superficial de revestimento cobre o músculo oblíquo externo do abdome; a fáscia intermédia de revestimento cobre o músculo interno do abdome; e a fáscia profunda de revestimento cobre o músculo transverso do abdome), e essas fáscias são separadas umas das outras por uma lâmina fina de tecido conjuntivo frouxo (areolar). Isso possibilita o deslizamento dessas lâminas umas contra as outras durante a flexão, a extensão e a rotação do tronco. Cada um desses músculos dá origem a um tendão aponeurótico fino, porém largo, que passa através do músculo reto do abdome. O ponto onde fazem a transição de fibras musculares para tendões aponeuróticos é denominado **linha semilunar**. As aponeuroses passam anterior e posteriormente ao músculo reto do abdome para formar a **bainha do músculo reto** do abdome. Na linha mediana, todas as aponeuroses se inserem em uma faixa vertical de tecido conjuntivo, a **linha alba**, situada entre os músculos reto do abdome esquerdo e reto do abdome direito. Como a linha alba está localizada na linha mediana anterior do abdome, ela é interrompida pelo umbigo no **anel umbilical**.

Correlação clínica 12.10 Hérnias diafragmáticas

A anatomia complexa do diafragma e as grandes mudanças de pressão que ele precisa mediar o tornam uma estrutura vulnerável à herniação. As **hérnias diafragmáticas congênitas** ocorrem durante o desenvolvimento embrionário e resultam em espaços na parte lateral do diafragma. Isso possibilita o movimento dos órgãos abdominais para dentro do espaço pleural esquerdo (normalmente, o fígado bloqueia essa herniação do lado direito), o que comprime os pulmões e outro conteúdo torácico. Se não for diagnosticada antes do nascimento, a hérnia diafragmática congênita leva a insuficiência pulmonar e morte quando o recém-nascido tenta respirar. Pode ocorrer uma apresentação semelhante quando o nervo frênico é lesionado, causando paralisia flácida do diafragma. Isso pode resultar em **eventração diafragmática**, quando o conteúdo abdominal empurra o diafragma paralisado para dentro do tórax, com consequente compressão do pulmão. Uma hérnia congênita menos grave é a **hérnia retroesternal (de Morgagni)**, que resulta de um espaço ou fraqueza nas fixações do diafragma ao processo xifoide, permitindo que os órgãos abdominais sejam empurrados para dentro do mediastino inferior, imediatamente posterior ao esterno. As **hérnias de hiato** envolvem parte do estômago que é tracionada através do hiato esofágico pelo esôfago (hérnia de hiato por deslizamento) ou empurrada através do hiato ao lado do esôfago (hérnia de hiato paraesofágica).

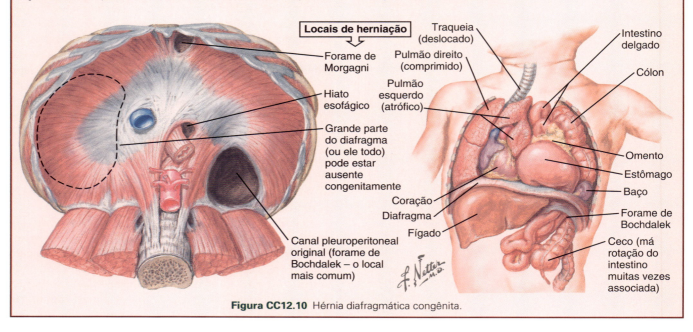

Figura CC12.10 Hérnia diafragmática congênita.

Posteriormente ao músculo transverso do abdome e à sua fáscia profunda de revestimento, encontra-se a **fáscia transversal** (fáscia endoabdominal), uma lâmina que reveste o interior da parede abdominal. Uma camada de espessura variável de **gordura/fáscia extraperitoneal** está localizada entre a fáscia transversal e a lâmina final, o **peritônio parietal**. O peritônio parietal reveste o interior da cavidade abdominopélvica e está em contato direto com muitos dos órgãos abdominais (Boxe Correlação Clínica 12.11).

Músculos oblíquo externo do abdome, oblíquo interno do abdome e transverso do abdome

O **músculo oblíquo externo do abdome** (Figuras 12.10 A e 12.11 B) forma-se a partir de faixas musculares originárias da face superficial das costelas 5 a 12. À semelhança do músculo serrátil anterior, essas faixas fundem-se para criar um grande músculo plano e robusto. As fibras musculares imitam a aparência dos músculos intercostais externos e descem principalmente no sentido inferoanterior, que passa a ser anteromedial quando o músculo alcança a face anterior do abdome. À medida que desce, o músculo oblíquo externo do abdome insere-se no lábio externo da crista ilíaca, começando no tubérculo púbico ou próximo dele. Inferiormente, a **aponeurose do músculo oblíquo externo do abdome** insere-se na espinha ilíaca anterossuperior, através da face superior do púbis, até alcançar o tubérculo púbico. Passa também através da face anterior do músculo reto do abdome e contribui para a lâmina anterior da bainha do músculo reto do abdome. Quando a aponeurose se insere entre a espinha ilíaca anterossuperior e o tubérculo púbico, ela se torna mais espessa e gira ligeiramente no sentido posterior. Nessa área, a aponeurose é denominada **ligamento inguinal**, e a sua fixação à pelve marca a separação do abdome da coxa. Medialmente, o ligamento inguinal divide-se para inserção em várias áreas do púbis, dando origem ao ligamento inguinal, ligamento lacunar e ligamento reflexo na face anterior da bainha do músculo reto do abdome. Nos homens, próximo ao tubérculo púbico, a aponeurose do músculo oblíquo externo do abdome divide-se amplamente para criar o **anel inguinal superficial** (Figura 12.10 A), que possibilita a passagem do funículo espermático para dentro do escroto e dos testículos. A aponeurose do músculo oblíquo externo do abdome também contribui com uma lâmina fora do funículo espermático, a **fáscia espermática externa**. A divisão na aponeurose cria um **pilar lateral** e um **pilar medial** em ambos os lados do anel inguinal superficial, e os dois pilares são unidos e reforçados por **fibras intercrurais**. Apesar desse reforço, esse espaço na aponeurose cria um ponto de fraqueza na parede abdominal, que predispõe a área a hérnias.

Capítulo 12 Anatomia Clínica do Tronco 353

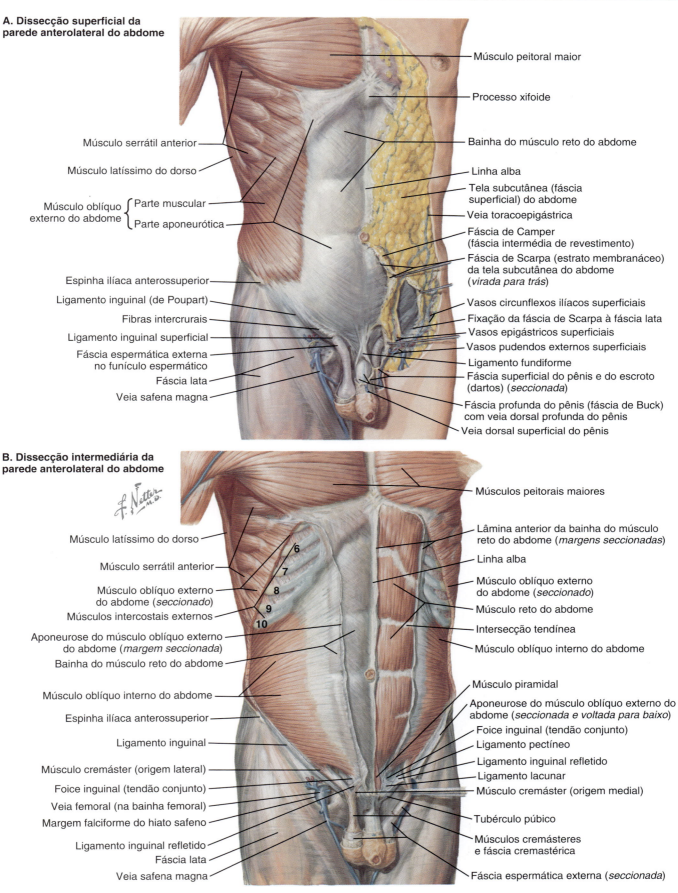

Figura 12.10 Parede anterior do abdome.

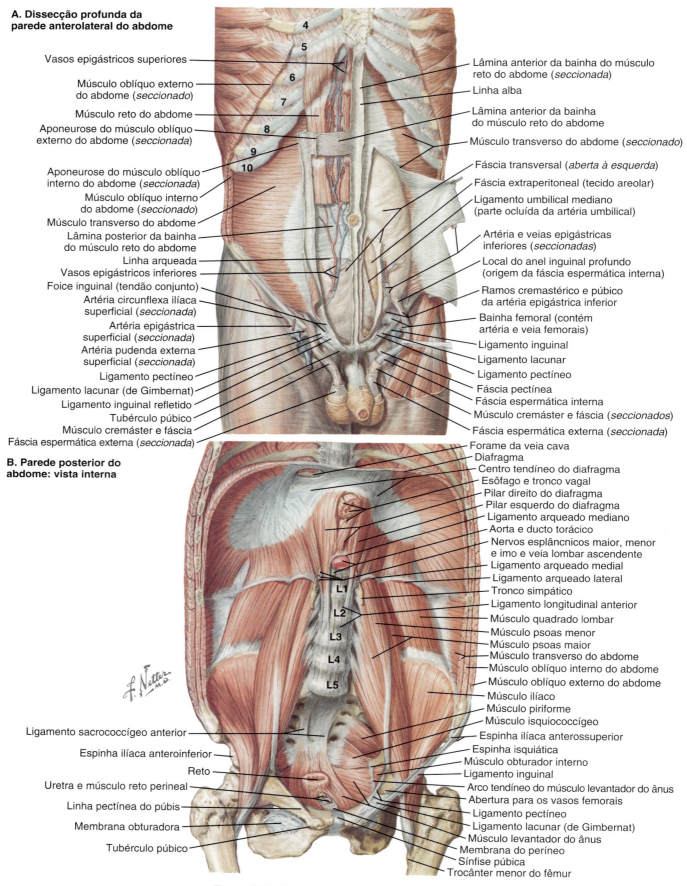

Figura 12.11 Parede anterior e posterior do abdome.

Correlação clínica 12.11 Linhas de tensão da pele/linhas de Langer

A pele e as fáscias subjacentes são conectadas por faixas de tecido que assumem uma orientação distinta em cada região do corpo. Quando a incisão é realizada paralelamente a essas linhas de tensão (linhas de Langer), a ferida não tende a se abrir. Quando uma incisão é feita através dessas linhas, ela se abre e é mais difícil efetuar a sutura. No antebraço, na coxa e na perna, essas linhas seguem principalmente uma orientação proximal para distal, com algumas linhas transversais ao redor da face anterior do joelho e face posterior do cotovelo. Na parte posterior do pescoço, parte posterior superior do tórax, braço, região lombar, abdome e face lateral da coxa, as linhas são principalmente horizontais. A parte superior do tórax tem linhas que correm inferomedialmente, enquanto as linhas na região peitoral são, em sua maior parte, verticais; o meio do dorso apresenta linhas de orientação inferolateral. As linhas de tensão nas regiões inguinal e glútea seguem inferomedialmente.

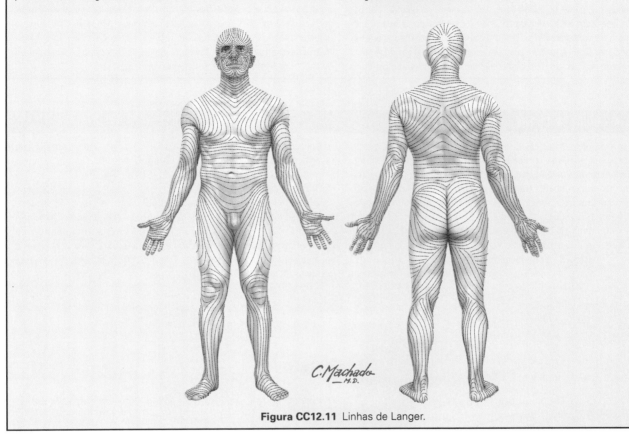

Figura CC12.11 Linhas de Langer.

Profundamente ao músculo oblíquo externo do abdome encontra-se o **músculo oblíquo interno do abdome** (Figuras 12.10 B e 12.11 B), que se origina posteriormente a partir da lâmina média da fáscia toracolombar, a zona intermédia da crista ilíaca e uma pequena parte do ligamento inguinal lateral profundo. Suas fibras seguem no sentido superomedial, perpendiculares às do músculo oblíquo externo do abdome, e a **aponeurose do músculo oblíquo interno do abdome** insere-se nas faces superficiais das costelas 10 a 12, contribuindo para a bainha do músculo reto do abdome e, em seguida, inserindo-se na linha alba. Inferiormente, funde-se com a aponeurose do músculo transverso do abdome para formar a **foice inguinal**, que se insere na linha pectínea do púbis. À medida que o funículo espermático passa pelo músculo oblíquo interno do abdome, algumas das fibras musculares unem-se ao funículo e formam o **músculo cremáster** (Figuras 12.10 B e 12.11 B), que eleva os testículos quando contrai.

Profundamente ao músculo oblíquo interno do abdome encontra-se o **músculo transverso do abdome** (Figura 12.11). As faixas musculares que formam esse músculo provêm da face interna das costelas 7 a 12 (ao lado das fibras que contribuem para o diafragma), da lâmina média da aponeurose toracolombar, do lábio interno da crista ilíaca e de uma pequena parte do ligamento profundo lateral. Esse músculo segue um trajeto horizontal através do abdome e dá origem à **aponeurose do músculo transverso do abdome**, que contribui para a bainha do músculo reto do abdome e se insere na linha alba. Inferolateralmente, as fibras desse músculo podem se fundir ligeiramente com as do músculo oblíquo interno do abdome, visto que compartilham uma origem a partir do ílio e da face profunda do ligamento ilioinguinal. Inferomedialmente, as aponeuroses desses dois músculos fundem-se em uma foice inguinal, que se insere no púbis imediatamente posterior ao pilar medial do anel inguinal superficial. Lateralmente à foice inguinal, existe um espaço na margem inferior do músculo que possibilita a passagem do funículo espermático. Esse espaço está localizado próximo ao **anel inguinal profundo**, que é formado à medida que o ducto deferente e os vasos testiculares perfuram a fáscia transversal para criar o funículo espermático (Boxes Correlação Clínica 12.12 e 12.13).

Correlação clínica 12.12 Canal inguinal

O **canal inguinal** é um canal através da parede anteroinferior do abdome, que conduz o ducto deferente e os vasos testiculares em direção aos testículos, nos homens, e o ligamento redondo do útero dentro dos tecidos conjuntivos dos lábios maiores do pudendo nas mulheres (Figura 12.12). A seguir, discutiremos como o funículo espermático é formado, sem focalizar o ligamento redondo do útero. Isso não representa sexismo latente (assim esperamos), mas se deve ao fato de que o ligamento redondo é um remanescente de tecido conjuntivo do gubernáculo, com mínimos problemas clínicos associados, enquanto o funículo espermático é uma grande estrutura que está envolvida em vários problemas clínicos comuns. O ducto deferente e os vasos testiculares desenvolvem-se posterior/profundamente à cavidade peritoneal, de modo que, ao sair do abdome, não perfurem o peritônio parietal. Entretanto, perfuram de fato a fáscia transversal, imediatamente lateral à artéria epigástrica inferior, no ligamento inguinal profundo. Ao fazê-lo, capturam uma lâmina denominada **fáscia espermática interna**, que os reúne como funículo espermático. O funículo espermático passa inferiormente ao músculo transverso do abdome e, em seguida, pelo músculo oblíquo interno do abdome, do qual captura faixas de músculo esquelético (e nervos e vasos que o acompanham), criando o **músculo cremáster**, que também contém feixes de músculo liso intercalados com fibras musculares esqueléticas. À medida que o funículo espermático passa através da aponeurose do músculo oblíquo externo do abdome no anel inguinal superficial, ele capta a **fáscia espermática externa**. A seguir, o funículo espermático desce para o escroto e os testículos.

Correlação clínica 12.13 Hérnias inguinais

Como os músculos do abdome envolvem os órgãos abdominais, a fraqueza desses músculos combinada a um aumento da pressão abdominal pode fazer com que os órgãos abdominais, muitas vezes o intestino delgado, sejam empurrados através de pontos fracos na parede do corpo, um processo denominado **herniação**. Existem várias áreas que são particularmente propensas a sofrer herniação. As hérnias lombares foram discutidas no Capítulo 9, e as hérnias femorais, no Capítulo 11. Como o funículo espermático perfura a parede abdominal através do canal inguinal, ele cria um ponto fraco nesse local. Se a pressão intra-abdominal for excessivamente grande, o intestino delgado pode ser empurrado através desse ponto fraco (empurrando uma camada de peritônio parietal à frente dele, denominado saco herniário), criando uma **hérnia inguinal indireta**. Como essa hérnia é paralela ao funículo espermático, ela pode se estender para o escroto ou (raramente nas mulheres) para os lábios maiores do músculo pudendo. Existe outro local fraco, o **trígono inguinal**, na parte inferior do abdome, que é delimitado pela face lateral do músculo reto do abdome, artéria epigástrica inferior e ligamento inguinal. Uma **hérnia inguinal direta** pode empurrar através desse espaço e projetar-se diretamente através da parede abdominal, acima do púbis. Essas hérnias não descem no escroto nem nos lábios maiores do pudendo.

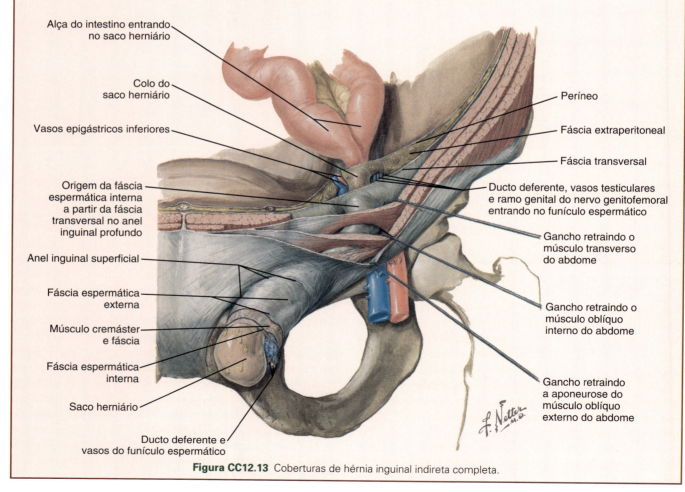

Figura CC12.13 Coberturas de hérnia inguinal indireta completa.

Fixações superiores/ posteriores	• Músculo oblíquo externo do abdome: face externa das costelas 5 a 12 • Músculo oblíquo interno do abdome: lâmina média da aponeurose toracolombar, linha intermédia da crista ilíaca, face lateral do ligamento inguinal • Músculo transverso do abdome: face interna das costelas 7 a 12, lâmina média da aponeurose toraco-lombar, lábio interno da crista ilíaca anterior, face lateral do ligamento inguinal
Fixações inferiores/ anteriores	• Músculo oblíquo externo do abdome: lábio externo da crista ilíaca anterior, parte superior do púbis e tubérculo púbico (como ligamento inguinal) e linha alba (como parte da bainha do músculo reto do abdome) • Músculo oblíquo interno do abdome: face superficial das costelas 10 a 12, linha alba (como parte da bainha do músculo reto do abdome) e linha pectínea do púbis (como foice inguinal) • Músculo transverso do abdome: linha alba (como parte da bainha do músculo reto do abdome) e linha pectínea do púbis (como foice inguinal)
Funções	• A contração bilateral dos músculos oblíquos do abdome e transverso do abdome comprime o conteúdo abdominal e flexiona levemente o tronco • Músculo oblíquo externo do abdome: a contração unilateral gira o tronco para o lado contralateral (p. ex., a contração do músculo oblíquo externo do abdome direito roda a parte superior do corpo para a esquerda) • Músculo oblíquo interno do abdome: a contração unilateral roda o tronco no sentido ipsilateral (p. ex., a contração do músculo oblíquo interno do abdome direito roda a parte superior do corpo para a direita) • Músculo transverso do abdome: comprime o conteúdo abdominal
Teste muscular e sinais de disfunção	• A perda de inervação devido à lesão de um nervo (possivelmente durante uma cirurgia) é compensada pelos músculos de localização próxima, porém deixa uma faixa de músculo com paralisia flácida, resultando, possivelmente, em um ponto de fraqueza que pode ficar propenso a herniação
Inervação	• Músculo oblíquo externo do abdome: nervos intercostais T7-T11 e subcostal T12 • Músculos oblíquo interno do abdome e transverso do abdome: nervos intercostais T6-T11, nervo subcostal T12, ramificações do ramo anterior L1.
Suprimento sanguíneo	• Artérias intercostais 10 a 11 • Artéria subcostal • Artéria musculofrênica • Artéria circunflexa ilíaca profunda • Artéria circunflexa ilíaca superficial • Artéria epigástrica superficial

Músculos reto do abdome e piramidal

O **músculo reto do abdome** (Figura 12.12; ver também Figuras 12.10 B e 12.11 A) é um dos músculos mais famosos do corpo, e muitas pessoas investem muito esforço para desenvolver esse músculo e obter um "abdome tanquinho". A razão para a aparência distinta do músculo reto do abdome é que seus ventres musculares individuais, que sofrem hipertrofia com exercício consistente, são separados entre si por **intersecções tendíneas** que aderem à bainha do músculo reto do abdome sobrejacente. Esses ventres musculares distintos constituem um dos poucos locais onde temos evidências dos miótomos separados que se originaram dos somitos segmentados. Superiormente, o músculo reto do abdome fixa-se amplamente às cartilagens costais das costelas 5 a 7 e ao processo xifoide. Conforme desce, o músculo reto do abdome apresenta entre quatro e cinco ventres musculares separados por intersecções tendíneas antes de se inserir na parte superior do púbis e na sínfise púbica. As bainhas esquerda e direita do músculo reto do abdome são separadas pela linha alba no plano mediano do abdome, enquanto a linha semilunar está localizada na face lateral de cada bainha do músculo reto do abdome. As partes mais anteriores dos nervos intercostais T6-T11 e os nervos subcostais inervam o músculo reto do abdome e também dão origem aos nervos cutâneos anteriores para a pele sobrejacente. Dois vasos suprem o músculo reto do abdome dentro da bainha: a artéria epigástrica superior deixa a artéria torácica interna e irriga a parte superior do músculo, enquanto a grande artéria epigástrica inferior origina-se da artéria ilíaca externa e ascende dentro da bainha do músculo reto do abdome para suprir a parte inferior do músculo e fazer anastomose com a artéria epigástrica superior. Quando contrai, o músculo reto do abdome flexiona fortemente o tronco e as vértebras lombares, trazendo as costelas mais próximas da pelve e comprimindo o conteúdo da cavidade abdominopélvica. Se os membros inferiores não estiverem sustentando peso, a contração do músculo reto do abdome inclina a pelve anterossuperiormente, como ocorre na elevação de pernas.

Um **músculo piramidal** muito pequeno e triangular (Figuras 12.10B e 12.12) muitas vezes está presente (cerca de 92%) anteriormente ao músculo reto do abdome na parte inferior do abdome. Esse músculo não é um importante movimentador do corpo, visto que se estende da parte mais inferior da linha alba até o púbis, fixando-se imediatamente anterior ao músculo reto do abdome. A contração desse músculo pode tensionar a parede anterior do corpo e auxilia muito pouco o músculo reto do abdome (Boxes Biomecânica 12.1 e Correlação Clínica 12.14).

Fixação superior	• Músculo reto do abdome: cartilagens costais das costelas 5 a 6 e processo xifoide • Músculo piramidal: parte inferior da linha alba
Fixações inferiores	• Músculo reto do abdome: parte superior do púbis, crista púbica, sínfise púbica • Músculo piramidal: crista púbica imediatamente anterior ao músculo reto do abdome
Funções	• Flexão do tronco e das vértebras lombares, aproximando as costelas à pelve. Se a pelve permanecer fixa no lugar, a parte superior do corpo curva-se inferiormente. Se o tórax estiver fixo no lugar, a pelve e os membros inferiores elevam-se • À semelhança dos músculos oblíquos do abdome e transverso do abdome, a contração do músculo reto do abdome comprime os órgãos da cavidade abdominopélvica
Teste muscular e sinais de disfunção	• A fraqueza do músculo reto do abdome devido a desnervação ou atrofia resulta em protrusão da parede inferior do abdome na posição ereta, mesmo em indivíduos magros. Isso se deve à estabilização anterior dos órgãos abdominais, que não são contidos pelo músculo reto do abdome • Pacientes com músculo reto do abdome fraco ou atrofiado podem ser incapazes de fazer uma série de abdominais sem auxílio dos membros superiores ou de rolar para um dos lados. Os músculos flexores do quadril podem ser usados para compensar, e o examinador deve estar atento para garantir que o tronco "se dobre" durante o exercício

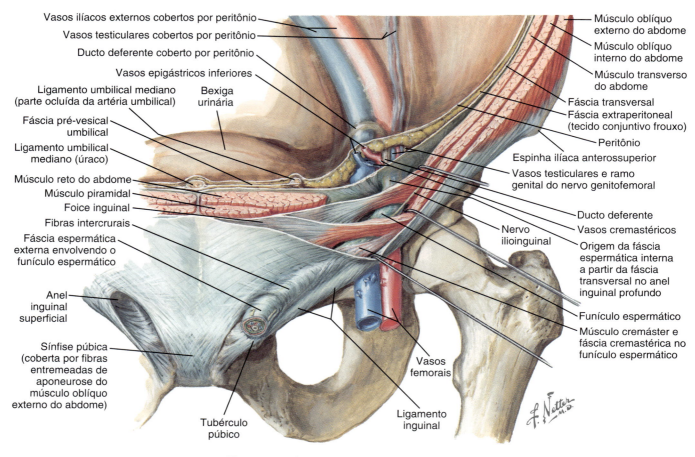

Figura 12.12 Canal inguinal e funículo espermático.

Inervação	• Músculo reto do abdome: nervos intercostais T6-T11 e subcostal T12 • Músculo piramidal: nervo subcostal T12
Suprimento sanguíneo	• Artéria epigástrica superior a partir da artéria torácica interna • Artéria epigástrica inferior a partir da artéria ilíaca externa

Músculo quadrado lombar

O **músculo quadrado lombar** (Figura 12.11) está localizado na parede posterior do abdome, medialmente à origem dos músculos oblíquo interno do abdome e transverso do abdome, a partir da lâmina média da aponeurose toracolombar. O músculo quadrado lombar situa-se entre as lâminas média e anterior da aponeurose toracolombar, à medida que se dobram medialmente para inserção nos processos transversos das vértebras lombares. O músculo quadrado lombar fixa-se à face inferior medial da décima segunda costela, às extremidades dos processos transversos das vértebras lombares e lábio interno da crista ilíaca na face posterior do ílio e nos ligamentos iliolombares próximos. É inervado por todos os nervos na região, pelo nervo subcostal (T12) e pelos ramos anteriores de L1-L4. O músculo quadrado lombar é um extensor fraco do dorso, porém é importante na inclinação lateral/flexão lateral das vértebras lombares. Abaixa a décima segunda costela durante a expiração e a fixa no lugar, de modo que os músculos intercostais internos tenham um ponto de ancoragem sólido para abaixar as costelas mais superiores.

Fixações inferiores	• Lábio interno da crista ilíaca posterior • Ligamentos iliolombares
Fixação superior	• Face inferior medial da décima segunda costela • Extremidades dos processos transversos das vértebras lombares
Funções	• Inclinação das vértebras lombares no sentido ipsilateral • Abaixa a décima segunda costela • Extensão fraca das vértebras lombares
Teste muscular e sinais de disfunção	• O músculo quadrado lombar pode se tornar rígido ou espástico devido a atrofia ou problemas posturais. Constitui fonte pouco percebida de dor lombar e espasmo, o que pode inclinar persistentemente o dorso para o lado do músculo tensionado • Pode ser alongado com o paciente sentado e o quadril estável. Em seguida, deve elevar os membros superiores sobre a cabeça e inclinar lateralmente o corpo para longe do músculo quadrado lombar que está sendo alongado
Inervação	• Nervo subcostal T12 • Ramos anteriores de L1-L4
Suprimento sanguíneo	• Artéria iliolombar • Artérias subcostais e lombares

Biomecânica 12.1 Bainha do músculo reto do abdome

A **bainha do músculo reto do abdome** envolve os músculos reto do abdome e piramidal, isolando-os dos outros músculos e atuando como uma manga de compressão que ajuda os músculos a contraírem com mais eficiência (Figura 12.10). Posteriormente à bainha, encontram-se a fáscia transversal, a gordura extraperitoneal e o peritônio parietal. A estratificação da bainha do músculo reto do abdome é complexa, com uma **lâmina anterior** e uma **lâmina posterior** que se desloca para se tornar mais espessa anteriormente, em um ponto aproximadamente 3 cm inferior ao umbigo, denominado **linha arqueada**. Superiormente à linha arqueada, a lâmina anterior da bainha do músculo reto do abdome é formada pela aponeurose do músculo oblíquo externo do abdome e metade da aponeurose do músculo oblíquo interno do abdome. A lâmina posterior é formada pela outra metade da aponeurose do músculo oblíquo interno do abdome e a aponeurose do músculo transverso do abdome. Inferiormente à linha arqueada, a lâmina anterior da bainha do músculo reto do abdome é formada pela aponeurose do músculo oblíquo externo do abdome, a aponeurose do músculo oblíquo interno do abdome e a aponeurose do músculo transverso do abdome.

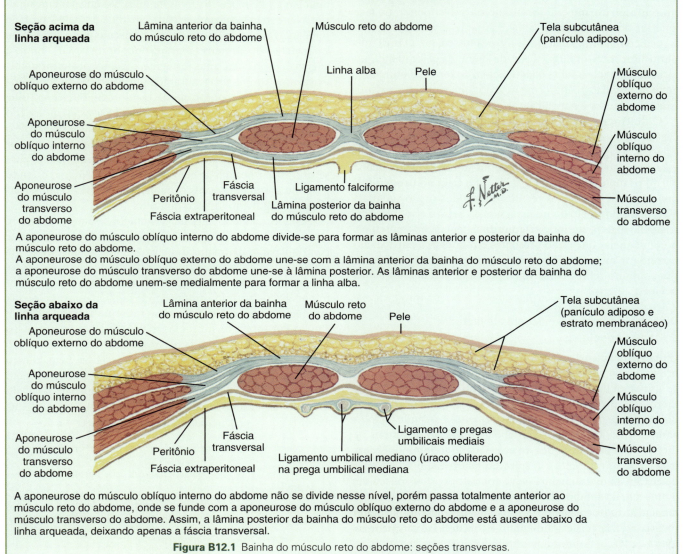

A aponeurose do músculo oblíquo interno do abdome divide-se para formar as lâminas anterior e posterior da bainha do músculo reto do abdome.
A aponeurose do músculo oblíquo externo do abdome une-se com a lâmina anterior da bainha do músculo reto do abdome; a aponeurose do músculo transverso do abdome une-se à lâmina posterior. As lâminas anterior e posterior da bainha do músculo reto do abdome unem-se medialmente para formar a linha alba.

A aponeurose do músculo oblíquo interno do abdome não se divide nesse nível, porém passa totalmente anterior ao músculo reto do abdome, onde se funde com a aponeurose do músculo oblíquo externo do abdome e a aponeurose do músculo transverso do abdome. Assim, a lâmina posterior da bainha do músculo reto do abdome está ausente abaixo da linha arqueada, deixando apenas a fáscia transversal.

Figura B12.1 Bainha do músculo reto do abdome: seções transversas.

Correlação clínica 12.14 Outras hérnias abdominais

Embora a parede abdominal forme uma manga de músculo bastante robusta, existem algumas áreas adicionais que são propensas a sofrer herniação quando a pressão intra-abdominal ultrapassa sua capacidade de resistir à pressão exercida pelos órgãos abdominais. A linha alba é uma faixa resistente de tecido conjuntivo, porém podem ocorrer **hérnias epigástricas da linha alba** através de sua metade superior (entre o processo xifoide e o umbigo), enquanto **hérnias umbilicais** podem empurrar através da linha alba na proximidade do umbigo. As hérnias umbilicais ocorrem regularmente em recém-nascidos e podem ser reparadas se não se reduzirem por conta própria. Mais lateralmente, o tubo intestinal pode sofrer herniação através de uma fraqueza da linha semilunar, causando uma **hérnia spigeliana**. As hérnias umbilicais, epigástricas e spigelianas podem ocorrer em adultos e estão associadas a obesidade e atrofia muscular.

Músculos e fáscia da pelve

Os músculos pélvicos e a fáscia da pelve formam estruturas complexas que estão ligadas ao ílio, ao ísquio e ao púbis, bem como aos próprios órgãos pélvicos. Os músculos psoas maior, ilíaco, piriforme, obturador interno e obturador externo (Figura 12.11) são proeminentes na pelve, porém exercem sua ação principalmente nos membros inferiores – e foram discutidos de modo detalhado naquele capítulo. Os **músculos psoas maior** e **ilíaco** são encontrados na pelve maior à medida que descem anteriormente para alcançar a face anterior da coxa. O **músculo piriforme** está localizado na pelve menor, na face anterior do sacro, porém sai lateralmente através do forame isquiático maior para alcançar o trocânter maior. O **músculo obturador interno** forma a parede lateral da pelve menor, no local onde repousa sobre o lado medial do forame obturado, e envia seu tendão posteriormente para uma virada na incisura isquiática menor e para alcançar o trocânter maior.

O **diafragma da pelve** forma uma bacia que sustenta os órgãos pélvicos dentro da pelve menor, porém através do qual a uretra, a vagina e o reto passam em seu trajeto para o meio externo. Mais inferiormente, há uma lâmina (em sua maior parte) triangular de músculo e fáscia, o **trígono urogenital**, que ancora e envolve os tecidos eréteis dos órgãos genitais externos e por meio do qual passam a uretra e a vagina. Um triângulo mais posterior, o **trígono anal**, tem menos músculos, porém aqueles que estão presentes circundam a parte distal do reto e o ânus à medida que alcançam o ambiente externo. Em conjunto, as regiões urogenital e anal são denominadas **períneo**.

Diafragma da pelve – músculos levantador do ânus e coccígeos

O **diafragma da pelve** (Figura 12.13; ver também Figura 12.11) origina-se da parede lateral da pelve menor e desce conforme se aproxima da linha mediana do corpo. Diferentemente do diafragma do tórax, que sobe e desce com a contração, o diafragma da pelve curva-se inferiormente e ascende quando contrai. Esse arranjo faz com que a contração de ambos os diafragmas aumente a pressão na cavidade abdominopélvica. Isso é comum durante a respiração laboriosa, o espirro e a defecação. O diafragma da pelve consiste em dois músculos: o músculo levantador do ânus (que é ainda subdividido) e o músculo isquiococcígeo. O **músculo levantador do ânus** começa na face posterior do púbis e continua lateralmente ao longo da fáscia do músculo obturador interno, passando do púbis para o ílio em direção à espinha isquiática. Essa fixação é reforçada por uma região espessa da fáscia obturatória, o **arco tendíneo do músculo levantador do ânus**. A partir de sua posição fixa na parede lateral da pelve, o músculo levantador do ânus desce medialmente, envolvendo a vagina e/ou o reto antes de se fixar a seu homólogo do lado oposto ou ao segmento inferior do sacro e do cóccix. Existem três músculos que contribuem para o músculo levantador do ânus. Os **músculos puborretais** esquerdo e direito originam-se do corpo posterior do púbis e estendem suas fibras ao redor da face posterior da parte distal do reto, formando uma **alça puborretal** que curva o reto anterossuperiormente. O tônus

desse músculo ajuda a manter a continência do reto. Anteriormente ao reto, existe um espaço entre os músculos puborretais esquerdo e direito, o **hiato urogenital**, que possibilita a passagem da vagina e/ou da uretra pelo músculo levantador do ânus. Os **músculos pubococcígeos** esquerdo e direito, que se originam um pouco mais lateralmente do corpo do púbis e do arco tendíneo, abrem-se em leque mais amplamente e unem-se na linha mediana, imediatamente posterior ao reto, como tendões finos que formam uma rafe fibrosa, o **corpo anococcígeo**. Ao longo de sua extensão, o músculo pubococcígeo também emite faixas distintas de músculo que passam superiormente ao músculo puborretal e circundam o ânus (músculo puboanal), a vagina nas mulheres (músculo pubovaginal) ou a próstata nos homens (músculo puboprostático). Entre a vagina ou a próstata, anteriormente, e o ânus, posteriormente, existe uma lâmina fina (músculo puboperineal) que circunda o **corpo do períneo**, um nó de tecido conjuntivo na linha mediana que ajuda a ancorar e a estabilizar as estruturas do períneo. O membro final do músculo levantador do ânus é o **músculo iliococcígeo** fino, que se origina da face posterior do arco tendíneo e estende as suas fibras medialmente para se unir a seu homólogo na rafe da linha mediana, criando parte do corpo anococcígeo, bem como o cóccix e, possivelmente, o segmento inferior do sacro.

Posteriormente ao músculo levantador do ânus encontra-se o **músculo isquiococcígeo (coccígeo)**, o outro músculo que contribui para o diafragma da pelve. Estende-se entre a espinha isquiática, o cóccix e o segmento inferior do sacro. Nos seres humanos, esse músculo empurra para cima os órgãos abdominopélvicos quando contrai e pode também mover o cóccix em pequeno grau. Nos cães, esse músculo robusto abana a cauda. Por serem os músculos mais inferiores do corpo, os músculos do diafragma da pelve são inervados pelos níveis espinais mais baixos, os ramos anteriores S4-S5, bem como o plexo coccígeo. O nervo pudendo (S2-S4) segue seu trajeto próximo ao músculo levantador do ânus (dentro da fáscia do músculo obturador interno) e pode contribuir com alguns axônios que se originam do ramo anterior S4.

Fixações anteriores/ laterais	• Músculo levantador do ânus
	◦ Músculo puborretal: face posterior do corpo do púbis
	◦ Músculo pubococcígeo: face posterior do corpo do púbis e parte anterior do arco tendíneo do músculo levantador do ânus na fáscia obturatória
	◦ Músculo iliococcígeo: parte posterior do arco tendíneo do músculo levantador do ânus
	• Músculo isquiococcígeo: espinha isquiática
Fixações posteriores/ mediais	• Músculo levantador do ânus
	◦ Músculo puborretal: une-se ao músculo puborretal oposto, posteriormente ao reto
	◦ Músculo pubococcígeo: corpo anococcígeo e cóccix, bem como estruturas perineais da linha mediana
	◦ Músculo iliococcígeo: corpo anococcígeo, cóccix e segmento inferior do sacro
	• Músculo isquiococcígeo: segmento inferior do sacro e cóccix

Funções	• Músculo levantador do ânus: mantém a continência do reto e sustenta as vísceras pélvicas, particularmente quando a pressão aumenta na cavidade abdominopélvica
	○ Músculo puborretal: forma uma alça puborretal entre o púbis esquerdo, o direito e a parte posterior do reto. O tônus desse músculo "torce" o reto e dificulta a defecação
	○ Músculo pubococcígeo: eleva o diafragma da pelve para sustentar e comprimir as vísceras pélvicas. Existem faixas adicionais (músculos puboanal, pubovaginal, puboprostático, puboperineal) superiormente ao músculo puborretal que envolvem as estruturas do períneo na linha mediana, comprimindo-as e elevando-as
	○ Músculo iliococcígeo: eleva o diafragma da pelve, sustenta e comprime as vísceras pélvicas
	• Músculo isquiococcígeo: eleva o diafragma da pelve para sustentar e comprimir as vísceras pélvicas, além de produzir ligeiro movimento do cóccix
Teste muscular e sinais de disfunção	• Pode ocorrer fraqueza do diafragma da pelve por várias razões: lesão nervosa, atrofia por falta de uso, trauma devido a laceração, parto ou hérnia. Pode ocorrer incontinência retal, visto que o reto não é mais sustentado fortemente
	• A fraqueza do diafragma da pelve pode predispor o indivíduo a hérnias ou a prolapso de órgãos através de suas aberturas para dentro da região perineal
Inervação	• Ramos anteriores S4-S5, possivelmente por meio do nervo pudendo (S2-S4)
	• Plexo coccígeo
Suprimento sanguíneo	• Ramos das artérias vesical inferior, pudenda interna e glútea inferior que se originam da artéria ilíaca interna

Músculos do espaço profundo do períneo – superiores à membrana do períneo

As paredes da cavidade abdominopélvica (Figura 12.14; ver também Figura 12.13 B) são cobertas pelo **peritônio parietal**; este libera um líquido aquoso que possibilita o deslizamento dos órgãos abdominopélvicos entre si e na parede do corpo, dificultando a formação de aderências. Os órgãos do abdome e da pelve são cobertos pelo **peritônio visceral** e por uma camada subjacente de **fáscia visceral da pelve**, que ancora cada órgão a seu mesentério ou à parede do corpo. No ponto em que o reto, a vagina e a uretra perfuram o diafragma da pelve, a fáscia visceral da pelve reflete-se sobre os músculos desse diafragma da pelve, tornando-se a **fáscia parietal da pelve**. Essa fáscia pode ser ainda classificada de acordo com as estruturas que cobre (fáscia piriforme, fáscia obturatória interna, fáscia superior e inferior do diafragma da pelve, fáscia pré-sacral) e é contínua com a fáscia transversal do abdome e a fáscia do músculo psoas da pelve maior. A fáscia visceral e a fáscia parietal da pelve tornam-se espessas ao longo da área onde se unem, e os órgãos perfuram o diafragma da pelve. Essa linha espessa de fáscia que se estende do púbis até o sacro é denominada **arco tendíneo da fáscia da pelve** (que *não* deve ser confundida com o arco tendíneo do músculo levantador do ânus, próximo dali, porém diferente) e ancora os órgãos pélvicos no lugar. Entre a fáscia parietal da pelve e o peritônio parietal sobrejacente existe uma camada variável, a **fáscia extraperitoneal**, que pode ser fina e indistinta ou que pode conter quantidade significativa de tecido adiposo.

O períneo (Figura 12.14) é a região inferior da pelve onde se encontram o ânus e os órgãos genitais externos. O períneo é coberto por pele e é composto pelos trígonos urogenital e anal. O **trígono urogenital** tem um dos ápices na sínfise púbica e os outros dois nas tuberosidades isquiáticas esquerda e direita. As duas margens laterais do triângulo são formadas pela face medial dos ramos inferior do púbis e do ísquio (muitas vezes denominadas ramo isquiopúbico) de cada lado da pelve. O lado posterior do triângulo é formado por uma linha imaginária entre as duas tuberosidades isquiáticas, com o corpo do períneo no ponto médio da linha ou próximo a ele. Observe que o corpo do períneo nem sempre está situado na linha entre as duas tuberosidades isquiáticas; o lado posterior do trígono urogenital é, às vezes, um pouco convexo anteriormente.

A borda posterior do trígono urogenital também é a borda anterior do **trígono anal**. As bordas laterais do trígono anal são formadas pelos ligamentos sacrotuberais esquerdo e direito, e os ápices são as tuberosidades isquiáticas esquerda e direita e o cóccix. Abaixo da pele do trígono anal encontram-se duas áreas grandes preenchidas com tecido adiposo, as **fossas isquioanais**, o músculo do esfíncter externo do ânus, bem como os vasos e os nervos para as estruturas do períneo. As fossas isquioanais continuam anteriormente em direção ao púbis; entretanto, ao longo do trajeto, são cobertas inferiormente pela fáscia, músculos e tecidos eréteis do trígono urogenital. Isso cria os **recessos anteriores** esquerdo e direito **da fossa isquioanal**, tendo a fáscia do trígono urogenital como borda inferior, o músculo levantador do ânus como borda superomedial e o músculo obturador interno como borda lateral em cada lado. Inferiormente ao arco tendíneo do músculo levantador do ânus, a fáscia da membrana obturadora contém o nervo pudendo e os vasos pudendos internos dentro do canal do pudendo (de Alcock). Ramos desse feixe neurovascular suprem os músculos e a pele do períneo.

As estruturas do trígono urogenital (Figura 12.15; ver também Figura 12.14 B) exercem seus principais efeitos nos sistemas urinário e genital, de maneira que serão apenas discutidas de modo sucinto. A **membrana do períneo** estende-se pelo trígono urogenital, com aberturas na linha mediana para a uretra e/ou a vagina. O corpo do períneo está localizado na linha mediana de sua margem posterior. Superiormente à membrana do períneo encontra-se o **espaço profundo do períneo**, e essa superfície da membrana do períneo é coberta por um **músculo transverso profundo do períneo** (habitualmente) fino. Esse músculo está mais bem desenvolvido ao longo da margem posterior da membrana do períneo, porém possui faixas mais resistentes que circundam a uretra e/ou a vagina. O **músculo do esfíncter externo da uretra** constitui parte do músculo transverso profundo do períneo, encontrado tanto nas mulheres quanto nos homens, que envolve extensão significativa da uretra após sair da bexiga ou da próstata. Normalmente, fica contraído até ser relaxado voluntariamente durante a micção e constitui importante estrutura envolvida na continência urinária. O **músculo compressor da uretra** estende-se a partir do ramo do ísquio para se fundir com fibras do músculo do esfíncter externo da uretra. Nas mulheres, existe também uma faixa circular de músculo que envolve a uretra e a vagina, o **músculo do esfíncter uretrovaginal**.

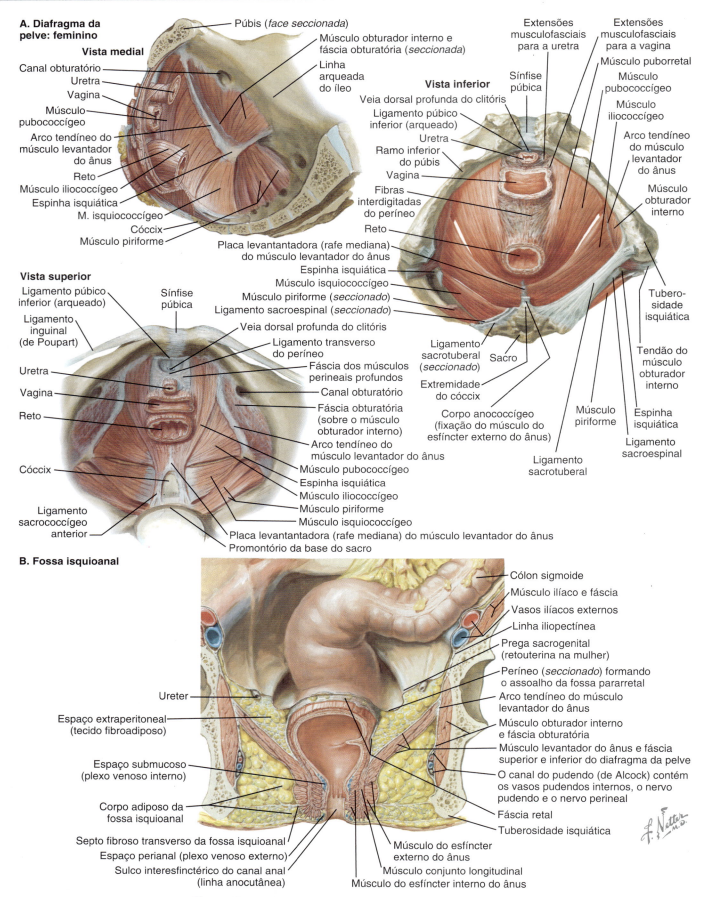

Figura 12.13 **A.** Diafragma da pelve: feminino. **B.** Fossa isquioanal.

Capítulo 12 Anatomia Clínica do Tronco 363

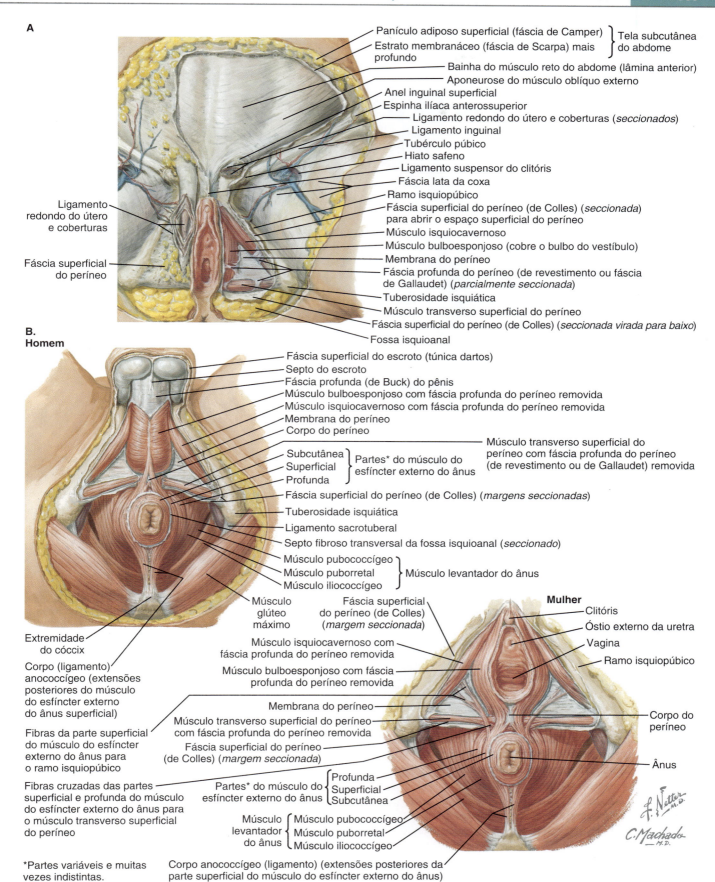

Figura 12.14 **A.** Períneo (dissecção superficial) e regiões do pudendo, púbica e inguinal. **B.** Musculatura anorretal: músculo esfíncter externo do ânus e músculo levantador do ânus.

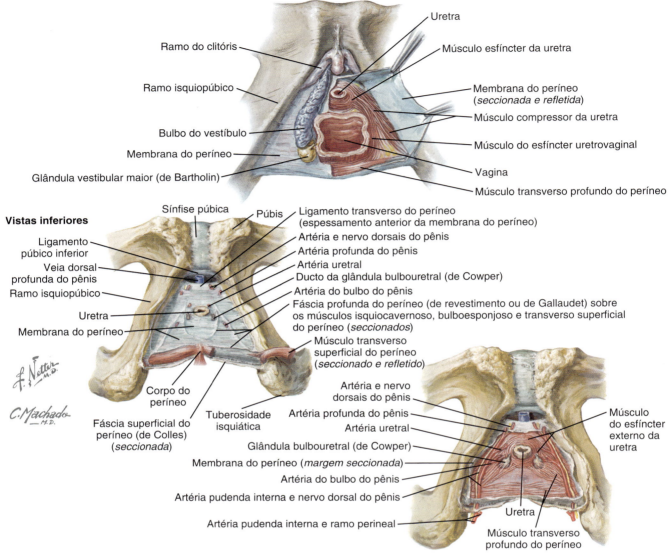

Figura 12.15 Períneo e espaços do períneo.

Fixações laterais	Todas as partes do músculo transverso profundo do períneo originam-se do ramo do ísquio e do ramo inferior do púbis. À medida que segue seu trajeto medialmente, divide-se no músculo do esfíncter externo da uretra, do músculo compressor da uretra e do músculo do esfíncter uretrovaginal	Teste muscular e sinais de disfunção	Músculo do esfíncter externo da uretra: principal músculo da continência urinária, relaxa para permitir a ocorrência voluntária da micção Músculo compressor da uretra: ajuda o músculo do esfíncter externo da uretra na prevenção da micção quando contraído Músculo do esfíncter uretrovaginal: comprime a uretra e a vagina quando contraído A disfunção desse músculo se manifestaria por incontinência urinária ou dificuldade na contração ou relaxamento do músculo do esfíncter externo da uretra A fraqueza dos músculos perineais pode resultar em dor perineal, disfunção sexual ou maior propensão ao prolapso de órgãos
Fixações mediais	As fibras posteriores seguem seu trajeto da tuberosidade isquiática até o corpo do períneo Músculo do esfíncter externo da uretra: circunda a uretra inferiormente à bexiga (nas mulheres) ou inferiormente à próstata (nos homens) Músculo compressor da uretra: músculo do esfíncter externo anterior da uretra Músculo do esfíncter uretrovaginal: envolve a uretra e a vagina (apenas nas mulheres)	Inervação	Nervo perineal e nervos dorsais do pênis ou do clitóris. Ambos são ramos do nervo pudendo (S2-S4)
Funções	Estabiliza o períneo e empurra superiormente os órgãos pélvicos	Suprimento sanguíneo	Artérias perineais e dorsais do pênis ou do clitóris. Ambas são ramos da artéria pudenda interna

Músculos do espaço superficial do períneo – inferiormente à membrana do períneo

Inferiormente à membrana do períneo encontra-se o **espaço superficial do períneo**, que contém tecidos eréteis dos órgãos genitais externos, bem como vários músculos que se fixam à face inferior da membrana do períneo. Os **músculos transversos superficiais do períneo** esquerdo e direito começam no corpo do períneo e estendem-se até as tuberosidades isquiáticas. Mais anteriormente, o **corpo cavernoso** é um corpo erétil que se estende anteriormente ao longo do ramo do ísquio e do ramo inferior do púbis nos lados esquerdo e direito, que contribui para o corpo do clitóris ou do pênis. Cada corpo cavernoso é coberto pelo **músculo isquiocavernoso**; porém, essas fibras musculares deixam de cobrir os corpos à medida que se aproximam da sínfise púbica. Outro tecido erétil, o **corpo esponjoso**, possui localização mais medial e é coberto pelo **músculo bulboesponjoso**. Nas mulheres, esse tecido erétil também é conhecido como bulbo do vestíbulo. Ele e o seu músculo sobrejacente são encontrados imediatamente laterais aos lábios menores do pudendo. O corpo esponjoso não contribui para o corpo ou a cabeça do clitóris. Os lados esquerdo e direito do músculo bulboesponjoso unem-se posteriormente no corpo do períneo; de outro modo, são separados pelos lábios menores do pudendo e pelo vestíbulo, onde estão localizados o óstio externo da uretra e o óstio da vagina. Nos homens, o corpo esponjoso é às vezes denominado bulbo do pênis e envolve a uretra (parte esponjosa) na linha mediana. O tecido erétil estende-se ao longo da face ventral do corpo do pênis antes de se expandir para formar a glande do pênis com o seu óstio externo da uretra. O músculo bulboesponjoso não alcança o corpo do pênis e está presente apenas no períneo. Tanto nas mulheres quanto nos homens, a **fáscia profunda do períneo** cobre os músculos isquiocavernoso e bulboesponjoso, e uma quantidade variável de tecido adiposo é encontrada entre a fáscia profunda do períneo e a **fáscia superficial do períneo (de Colles)** mais inferior, que é contínua com o estrato membranáceo (fáscia de Scarpa) do abdome. Inferiormente à fáscia superficial do períneo, há maior quantidade de tecido adiposo na tela subcutânea do períneo e, por fim, a pele do períneo (Figura 12.14 A).

Fixações laterais/ posteriores	• Músculo transverso superficial do períneo: face inferior da tuberosidade isquiática
	• Músculo isquiocavernoso: ramo inferior do ísquio e ramo inferior do púbis; cobre o corpo cavernoso
	• Músculo bulboesponjoso
	  ○ Na mulher: corpo do períneo e membrana do períneo de cada lado do vestíbulo
	  ○ No homem: corpo do períneo e membrana do períneo, cobrindo o bulbo do pênis

Fixações mediais/ anteriores	• Músculo transverso superficial do períneo: corpo do períneo
	• Músculo isquiocavernoso: fixa-se à membrana do períneo e púbis adjacente ao corpo cavernoso
	• Músculo bulboesponjoso
	  ○ Na mulher: cobre o bulbo do vestíbulo e as glândulas maiores antes de alcançar a sínfise púbica
	  ○ No homem: cada lado une-se em uma rafe do pênis na linha mediana que se estende ao longo do corpo esponjoso até a sínfise púbica

Funções	• Músculo transverso superficial do períneo: estabiliza o períneo e o corpo do períneo para empurrar superiormente os órgãos pélvicos
	• Músculo isquiocavernoso: compressão do corpo cavernoso para manter a ingurgitação do ramo do pênis ou do clitóris
	• Músculo bulboesponjoso
	  ○ Na mulher: compressão da glândula vestibular e do bulbo para estreitar a expressão de secreções glandulares e estreitar o óstio do bulbo
	  ○ No homem: compressão do bulbo do pênis para manter a ingurgitação do pênis e expelir as gotas finais de sêmen ou de urina

Teste muscular e sinais de disfunção	• A fraqueza dos músculos do períneo pode resultar em dor perineal, disfunção sexual e maior propensão ao prolapso de órgãos • Existem muitos fatores envolvidos na disfunção sexual e urinária; entretanto, a fraqueza ou a atrofia desses músculos podem dificultar a ereção, a ingurgitação, a lubrificação do vestíbulo, a ejaculação e a micção
Inervação	• Nervo períneo que se origina do nervo pudendo (S2-S4)
Suprimento sanguíneo	• Artéria perineal, artérias profunda e dorsal do pênis ou do clitóris, todos os ramos da artéria pudenda interna

Trígono anal – músculo do esfíncter externo do ânus

O **músculo do esfíncter externo do ânus** (Figuras 12.13 B, 12.14 B e 12.15) envolve a extremidade do sistema digestório. O esfíncter interno do ânus, de localização próxima, consiste em músculo liso e relaxa involuntariamente quando o corpo está se preparando para defecar. Felizmente, o músculo do esfíncter externo do ânus é um músculo esquelético sob controle voluntário do nervo anal inferior, um ramo do nervo pudendo, e tende a ficar contraído em repouso, sendo deliberadamente relaxado (assim como o músculo puborretal) durante a defecação. O músculo do esfíncter externo do ânus é dividido nas **partes profunda**, **superficial** e **subcutânea**, porém essas partes não são fáceis de diferenciar durante a dissecção. As partes profunda e superficial circundam a porção terminal do músculo do esfíncter interno do ânus, enquanto a parte subcutânea envolve o ânus. A face posterior da parte superficial do músculo do esfíncter externo do ânus combina-se e contribui com o corpo anococcígeo, enquanto a face anterior do músculo do esfíncter está ancorada ao corpo do períneo (Boxes Correlação Clínica 12.15 e 12.16).

Correlação clínica 12.15 Exercícios de Kegel

Os músculos dos espaços superficial e profundo do períneo, o diafragma da pelve e o músculo do esfíncter externo do ânus estão ancorados às estruturas de tecido conjuntivo na área, como o corpo do períneo e a membrana do períneo. A fraqueza desses músculos pode levar à incontinência urinária, retal e ao prolapso pélvico. Esses músculos podem ser condicionados por meio dos exercícios de Kegel, em que os músculos das áreas urogenital, anal e pélvica são contraídos e mantidos em contração. Com o tempo, esses músculos tornam-se mais fortes e sua capacidade de sustentar os órgãos pélvicos aumenta.

Correlação clínica 12.16 Episiotomia

Em certas ocasiões, a cabeça de um lactente terá dificuldade ao passar pelo canal vaginal e poderá ficar alojada no local. Embora não seja mais tão comum quanto antes, pode-se efetuar uma incisão (episiotomia) na extremidade posterior do óstio da vagina para evitar a laceração do períneo e um parto prolongado. Na episiotomia mediana, a incisão é direcionada posteriormente para o corpo do períneo, porém sem alcançar o ânus. Essas episiotomias medianas podem cicatrizar sem complicações, porém têm sido associadas a incontinência urinária ou fecal ou a prolapso dos órgãos pélvicos, quando o corpo do períneo é danificado e não pode mais atuar como âncora estável para os músculos adjacentes. Como alternativa, a incisão pode ser posterolateral, entre o bulbo do vestíbulo e o músculo do esfíncter externo do ânus, porém não lateralmente o suficiente a ponto de encontrar o nervo anal inferior, vasos ou outros ramos do nervo pudendo e os vasos pudendos internos.

Teste muscular e sinais de disfunção	• Se a pele do ânus for estimulada por uma leve alfinetada, ocorrerá contração reflexa do músculo do esfíncter externo do ânus. Isso pode ser feito para avaliar o estado do nível sacral da medula espinal ou do nervo pudendo (S2-S4) • A disfunção do músculo do esfíncter externo do ânus, particularmente a paralisia espástica causada por perda de inervação, pode resultar em incontinência fecal, pois o ânus não está mais firmemente fechado pelo músculo esquelético. Assim, pode ocorrer defecação a qualquer momento em que o músculo esfíncter interno do ânus (músculo liso) relaxar
Inervação	• Nervo anal inferior que se origina do nervo pudendo (S2-S4)
Suprimento sanguíneo	• Artérias retais inferior e média, que se originam da artéria ilíaca interna

Fixações posteriores	• Corpo anococcígeo que se conecta ao cóccix • Pele do ânus
Fixações anteriores	• Circunda o ânus para alcançar o corpo do períneo
Funções	• Estabiliza o períneo e o corpo do períneo para empurrar superiormente os órgãos pélvicos • A contração em repouso mantém o ânus fechado e impede a defecação. O relaxamento voluntário é (felizmente) necessário para relaxar o músculo do esfíncter e permitir a defecação

Inervação do tronco

Nervos espinais para o tronco

Por sua própria natureza, o tronco recebe inervação de cada nível espinal de C1 até os nervos espinais coccígeos (Figura 12.16). Os **ramos posteriores** desses nervos dividem-se em ramos mediais e laterais à medida que se movem mais superficialmente para inervar as faces articulares das vértebras, os músculos intrínsecos do dorso e transmitir sensações da pele sobrejacente por meio de **ramos cutâneos posteriores**. Os **ramos anteriores**

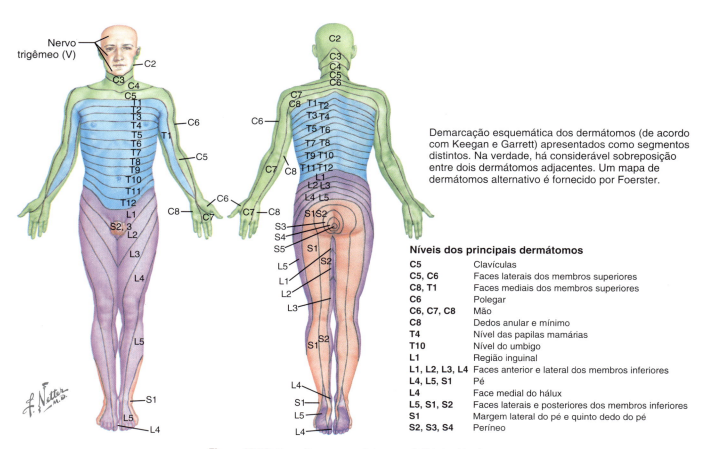

Demarcação esquemática dos dermátomos (de acordo com Keegan e Garrett) apresentados como segmentos distintos. Na verdade, há considerável sobreposição entre dois dermátomos adjacentes. Um mapa de dermátomos alternativo é fornecido por Foerster.

Níveis dos principais dermátomos

C5	Clavículas
C5, C6	Faces laterais dos membros superiores
C8, T1	Faces mediais dos membros superiores
C6	Polegar
C6, C7, C8	Mão
C8	Dedos anular e mínimo
T4	Nível das papilas mamárias
T10	Nível do umbigo
L1	Região inguinal
L1, L2, L3, L4	Faces anterior e lateral dos membros inferiores
L4, L5, S1	Pé
L4	Face medial do hálux
L5, S1, S2	Faces laterais e posteriores dos membros inferiores
S1	Margem lateral do pé e quinto dedo do pé
S2, S3, S4	Períneo

Figura 12.16 Dermátomos no adulto: sensibilidade dérmica.

de cada nervo espinal contribuem para os plexos que suprem o pescoço, os membros superiores, os membros inferiores e a pelve, mas também para os músculos e a pele das paredes laterais e anterior da parede do corpo por meio de **ramos cutâneos laterais** e **ramos cutâneos anteriores**. No tronco, esses dermátomos estão estabelecidos em um conjunto relativamente uniforme de faixas que descem ao longo da parede do corpo antes de convergir para o ânus. Existem alguns dermátomos de "referência" no tronco que merecem destaque.

- C2: parte posterior do couro cabeludo
- C4: parte superior dos ombros
- T4: cobre as papilas mamárias
- T10: cobre o umbigo
- L1: na região inguinal
- S3-Co1: forma um padrão em "alvo" de dermátomos circulares ao redor do ânus

Nervos do pescoço – nervo acessório, plexo cervical e nervo frênico

Enquanto a maior parte dos ramos posteriores inerva faixas distintas de músculo ou de pele próximo à sua saída de um forame intervertebral, existem alguns ramos posteriores nomeados na região cervical (Figura 9.14). O ramo posterior C1 é o **nervo suboccipital**, um nervo motor para os músculos suboccipitais, que foram descritos no Capítulo 9. O ramo posterior C2 forma o grande **nervo occipital maior** cutâneo, que passa pelos músculos semiespinal da cabeça, esplênio e trapézio e, em seguida, vira superiormente para se distribuir pela maior parte do couro cabeludo. O ramo posterior C3 também possui um ramo cutâneo, o **nervo occipital terceiro**, que perfura os músculos da parte superior do dorso e transmite a sensação de uma parte distinta do couro cabeludo, próximo à linha mediana posterior. Um nervo occipital menor mais lateral origina-se de ramos anteriores e será descrito com o restante do plexo cervical.

O núcleo do nervo acessório (Figura 4.3) é encontrado na parte cervical superior da medula espinal, entre C1 e C5(6). As radículas desse núcleo motor saem da medula ao longo das raízes anterior e posterior. Todavia, em vez de sair pelo forame interventricular, essas radículas convergem umas com as outras para formar a **raiz espinal do nervo acessório**, subir pelo canal vertebral e passar superiormente através do forame magno. Em seguida, o nervo vira-se inferiormente e sai do crânio pelo forame jugular, ao lado da veia jugular interna, do nervo craniano IX (glossofaríngeo) e do nervo craniano X (vago). Os axônios do núcleo ambíguo reúnem-se para criar a **raiz craniana do nervo acessório**, que se une à raiz espinal do nervo acessório ao deixar o forame jugular. Entretanto, esses axônios deixam, em seguida, o nervo acessório e juntam-se ao nervo vago. No fim, apenas a raiz espinal do nervo acessório contribui para o corpo principal do nervo e seus ramos musculares. Em seguida, desce ao longo da face medial do músculo esternocleidomastóideo, inervando-o ao longo do trajeto. Aproximadamente a meia distância da extensão do músculo esternocleidomastóideo, o nervo acessório segue posteriormente e alcança a face anterior do músculo trapézio, que também inerva. Nessa área, é alcançado por ramos sensoriais do plexo cervical que transmitem a sensação proveniente desses músculos.

Neurônios sensoriais têm sido encontrados ao longo das radículas do nervo acessório, formando, às vezes, gânglios visíveis. Podem transmitir informações proprioceptivas dos músculos esternocleidomastóideo e trapézio (Boehm e Kondrashov, 2016).

O **plexo cervical** (Figura 12.17) origina-se dos ramos anteriores dos nervos espinais C1-C4 e possui ramos motores e cutâneos que se distribuem por toda a região cervical. A **alça cervical** é uma alça de nervos motores localizada dentro do tecido conjuntivo na superfície da bainha carótica, que precisa ser identificada e protegida durante procedimentos nessa área. Os ramos anteriores de C1 e C2 unem-se para criar a **raiz superior da alça cervical**, enquanto a **raiz inferior da alça cervical** consiste em axônios provenientes dos ramos anteriores de C2 e C3. A raiz superior da alça segue seu trajeto ao longo da superfície do nervo hipoglosso ao cruzar a bainha carótica. Emite um **ramo tireo-hióideo (C1)**, que se separa do nervo hipoglosso e alcança os músculos gênio-hióideo e tireo-hióideo. Mais proximalmente, a raiz superior deixa o nervo hipoglosso, desce ao longo da bainha carótica e encontra os nervos da raiz inferior, o que cria a forma distinta em alça da alça cervical. Ao longo de seu curso, a alça cervical emite ramos motores para o ventre superior dos músculos omo-hióideo, esternotireóideo, esterno-hióideo e ventre inferior do músculo omo-hióideo.

O plexo cervical também gera ramos cutâneos que deixam o plexo e percorrem as faces medial e posterior do músculo esternocleidomastóideo antes de se espalhar amplamente para a pele adjacente. Devido ao agrupamento de tantos nervos cutâneos em um espaço tão pequeno, a margem posterior do meio do músculo esternocleidomastóideo é designada **ponto nervoso do pescoço**. O **nervo occipital menor (C2)** ascende ao longo da face lateral do terço superior do músculo esternocleidomastóideo para alcançar a parte superolateral do pescoço e a parte posterolateral do couro cabeludo, imediatamente posterior à orelha. O **nervo auricular magno (C2-C3)** transmite sensações cutâneas da área ao redor da orelha em si. Seu ramo posterior cobre o processo mastoide e a parte posterior da orelha (mas não a parte superior), enviando um ramo através do lóbulo (parte inferior) da orelha para alcançar a parte anterior da orelha. O ramo anterior do nervo auricular magno transmite sensações de uma faixa de pele ao longo do ângulo e do ramo da mandíbula e através da metade inferior da glândula parótida. O **nervo cervical transverso (C2-C3)** segue um trajeto anterior ao músculo esternocleidomastóideo, posterior ao músculo platisma e à veia jugular externa, antes de se dividir em ramos superior e inferior, transmitindo a sensação da pele da parte anterolateral do pescoço. Por fim, os **nervos supraclaviculares (C3-C4)** mediais, intermédios e laterais deixam o ponto nervoso e descem, abrindo-se em leque pela parte inferior do pescoço, parte superior do tórax e ombro.

O **nervo frênico (C3-C5)** (Figura 12.18; ver também Figura 12.17) origina-se de ramos do plexo cervical, em grande parte de C3 e C4, juntamente com uma contribuição de C5 para inervar os músculos do diafragma. Devido à distância entre a região cervical e o diafragma, esse nervo tem um longo percurso que o expõe a perigo em vários locais. Ramificações dos ramos anteriores C3-C5 fundem-se na face anterior do músculo escaleno anterior antes de passarem entre a veia subclávia (anteriormente) e a artéria subclávia (posteriormente)

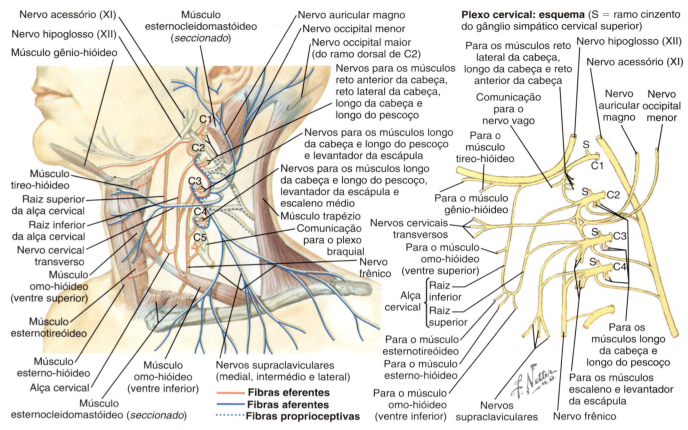

Figura 12.17 Suprimento nervoso do pescoço: plexo cervical do pescoço.

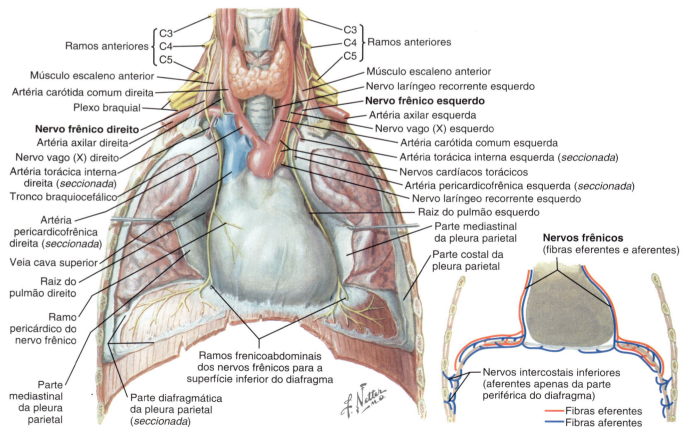

Figura 12.18 Nervo frênico.

para entrarem na abertura superior do tórax. A contribuição de C5 às vezes não se junta ao resto do nervo frênico no músculo escaleno anterior e desce separadamente como **nervo frênico acessório**, fundindo-se com os ramos C3-C4 do tórax. No tórax, os nervos frênicos esquerdo e direito descem profundamente na pleura mediastinal e lateralmente ao pericárdio parietal. O nervo frênico transmite a sensação de ambas as camadas, o que o torna importante quando há inflamação do pericárdio ou das faces pleurais mediais. Em seguida, ramos do nervo frênico espalham-se pela face superior do diafragma, bem como para a face inferior por meio dos **ramos frenico-abdominais**, que perfuram o centro tendíneo do diafragma. Esses ramos inervam os músculos do diafragma e transmitem a sensação da sua área central. As sensações de áreas mais periféricas do diafragma são transmitidas por nervos intercostais de localização próxima (Boxes Correlação Clínica 12.17 e 12.18).

Nervos do tórax e do abdome

Os **nervos intercostais** (Figura 12.19; ver também Figura 12.8 A) são os ramos anteriores de T1-T11, que seguem seu trajeto ao longo da margem inferior de suas respectivas costelas (nervo T6 com trajeto inferior à sexta costela) ao lado da artéria e da veia intercostal correspondente. Existem algumas exceções: os nervos intercostais T1 e T2 tendem a seguir seu percurso ao longo da face medial de suas costelas em vez de fazê-lo na margem inferior, e o ramo anterior T12 é denominado **nervo subcostal**, visto que não há nenhuma costela inferior a ele.

> **Correlação clínica 12.17** Bloqueio do plexo cervical
>
> Na preparação para procedimentos da região lateral e anterior do pescoço, os nervos cutâneos do plexo cervical podem ser bloqueados com injeção de anestésico ao redor do ponto nervoso do pescoço, o que provavelmente bloqueará os nervos occipital menor, auricular magno, cervical transverso e supraclaviculares. Em virtude de sua estreita proximidade, o nervo frênico muitas vezes é afetado por esse bloqueio, com paralisia temporária de metade do diafragma.

> **Correlação clínica 12.18** Lesão do nervo frênico
>
> O nervo frênico é vulnerável a danos em qualquer ponto ao longo de seu extenso trajeto de C3 a C5 e até o diafragma. Conforme mencionado anteriormente, pode ser afetado pelo bloqueio do plexo cervical, lesionado por trauma na parte inferior do pescoço, comprimido por tumores do mediastino e comprometido por doenças desmielinizantes. Independentemente do caso, o resultado consiste em paralisia flácida da metade afetada do diafragma, fazendo com que ascenda no espaço pleural/tórax e comprometa a capacidade de respirar.

Pouco depois de sua entrada no espaço intercostal, esses nervos normalmente emitem um pequeno **ramo colateral** que segue paralelamente a seu nervo parental, mas cujo percurso segue na parte inferior do espaço, imediatamente superior às costelas vizinhas (p. ex., o ramo colateral do nervo intercostal T4 pode ser encontrado imediatamente superior à quinta costela).

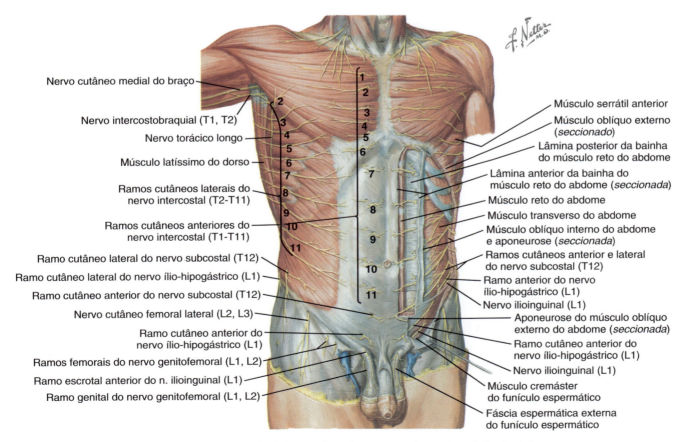

Figura 12.19 Inervação do abdome e do períneo: nervos da parede anterior do abdome.

Esses nervos projetam-se lateralmente e, em seguida, anteriormente, emitindo ramos musculares para todos os músculos intercostais, bem como para os músculos subcostais e transverso do tórax. Os nervos e vasos intercostais seguem seu trajeto ao longo da face profunda dos músculos intercostais internos e são cobertos medialmente pelos músculos intercostais íntimos na área da caixa torácica, onde esse músculo está presente. Na face lateral do tórax, próximo à linha axilar média, cada nervo intercostal dá origem a um **ramo cutâneo lateral**, que perfura os músculos sobrejacentes e que se subdivide em um ramo anterior e um ramo posterior que transmitirão a sensação da pele da parte lateral do tórax. O nervo cutâneo lateral T2 é especial, visto que também inerva a pele da axila e uma pequena região da face medial do braço. Esse ramo é denominado **nervo intercostobraquial** e pode também envolver o nervo cutâneo lateral de T3. Próximo ao esterno, os nervos intercostais T1-T6 terminam como **ramo cutâneo anterior**, que transmite sensações da pele da parede torácica anterior (Boxes Correlação Clínica 12.19 a 12.21).

Na metade inferior da parede torácica, os ramos anteriores do tórax não seguem paralelamente às costelas e cartilagens costais, que formam um arco superior para alcançar a parte inferior do esterno e o arco costal (exceto as costelas flutuantes 11 e 12), mas continuam anteriormente ao longo da parede do corpo. No processo, os nervos intercostais T7-T11 e o nervo subcostal T12 passam medialmente à sua costela correspondente e entram na parede abdominal, continuando como **nervos toracoabdominais** (Figura 12.19). A eles se une o ramo anterior de L1, que se divide no **nervo ílio-hipogástrico** e no **nervo ilioinguinal**. Os nervos toracoabdominal, ílio-hipogástrico e ilioinguinal inervam os músculos oblíquo externo do abdome, oblíquo interno do abdome, transverso do abdome, reto do abdome e piramidal, seguindo percurso entre os músculos oblíquo interno do abdome e transverso do abdome e transmitindo sensações da parede abdominal ao emitir um **ramo cutâneo lateral** e um **ramo cutâneo anterior** à pele sobrejacente. O ramo cutâneo anterior do nervo ilioinguinal atravessa a face do anel inguinal superficial antes de alcançar a pele dos órgãos genitais anteriores, dos lábios maiores do pudendo ou do escroto. O **nervo genitofemoral (L1-L2)** segue inferiormente ao longo da face anterior do músculo psoas maior antes de perfurar a parede abdominal. O **ramo femoral do nervo genitofemoral (L2)** transmite as sensações de uma pequena área da face anteromedial da coxa, enquanto o **ramo genital do nervo**

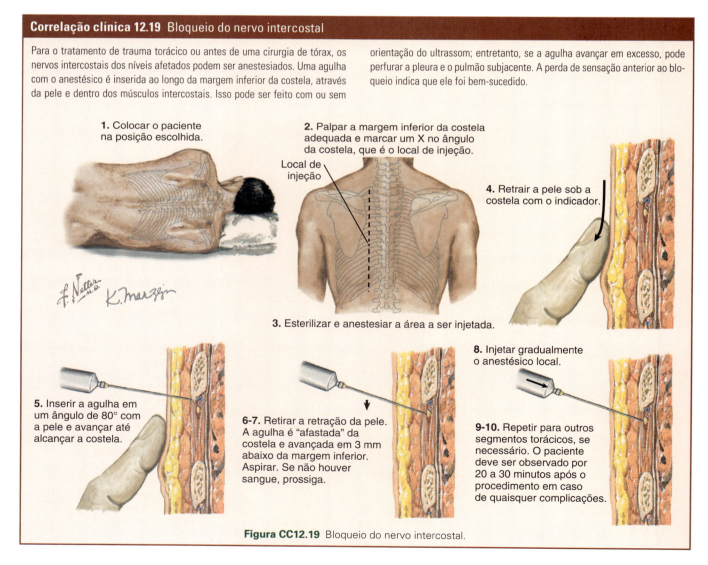

Figura CC12.19 Bloqueio do nervo intercostal.

Correlação clínica 12.20 Toracocentese e tubos (drenos) torácicos

Diferentemente do bloqueio do nervo intercostal, a intenção da toracocentese é introduzir uma agulha através dos tecidos do espaço intercostal até o espaço pleural para obter uma amostra dos líquidos presentes no seu interior. Quando há necessidade de drenagem, um tubo torácico pode ser introduzido para a retirada de sangue (hemotórax), de líquido linfático (quilotórax) ou de ar (hemotórax) no espaço pleural. O paciente deve estar sentado, de modo que qualquer líquido possa cair na parte inferior do espaço pleural. Em seguida, uma agulha ou trocarte é introduzida no espaço intercostal, o paciente deve expirar para elevar a margem inferior do pulmão. Para evitar o nervo intercostal e os vasos na parte superior do espaço intercostal, bem como os ramos colaterais ao longo da parte inferior do espaço, a agulha é inserida no meio do espaço intercostal, mais próximo da costela inferior do que da costela superior.

Locais preferidos
1. Para o pneumotórax (segundo ou terceiro espaço intercostal na linha medioclavicular)
2. Para o hemotórax (quinto espaço intercostal na linha axilar média)

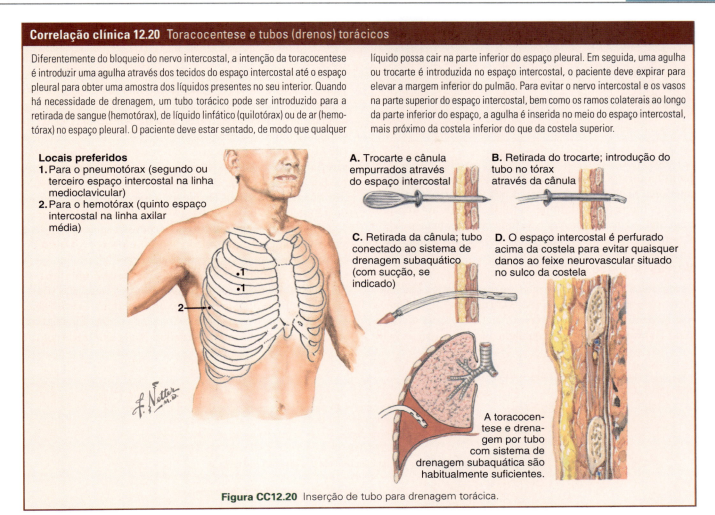

Figura CC12.20 Inserção de tubo para drenagem torácica.

Correlação clínica 12.21 Costelas cervicais e síndrome do desfiladeiro torácico

Aproximadamente 1% dos indivíduos tem uma costela cervical extra superior à primeira costela torácica. Em vez de uma cartilagem costal, essa costela cervical muitas vezes possui uma faixa fibrosa que a conecta à face superior da primeira costela. As costelas cervicais não são problemáticas em si, embora possam criar certa confusão durante um exame radiográfico. Entretanto, os nervos e vasos que passam pela abertura superior do tórax podem ser comprimidos conforme ficam arqueados sobre essa costela adicional. Quando isso provoca sinais relacionados ao dermátomo T1, como formigamento ao longo da face medial do braço, antebraço e mão, é muitas vezes designada como síndrome do desfiladeiro torácico.

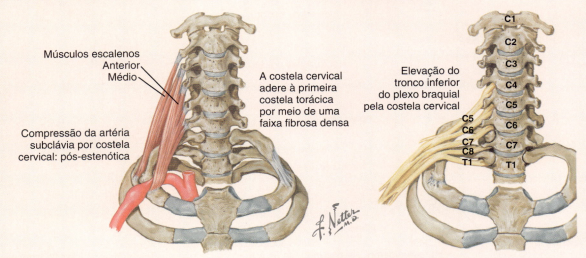

Figura CC12.21 Costelas cervicais e anomalias relacionadas: compressão causada por anormalidades congênitas das costelas.

Correlação clínica 12.22 Reflexo cremastérico

Como o músculo cremáster do funículo espermático é inervado pelo ramo genital do nervo genitofemoral (L1), ele pode ser contraído de modo involuntário quando a parte superior da coxa é tocada delicadamente, visto que essa região é inervada pelo nervo ilioinguinal (também L1), provocando a subida do testículo do mesmo lado. Esse reflexo raramente usado pode ser empregado para avaliar a integridade da medula espinal L1.

---

genitofemoral (L1) transmite as sensações dos órgãos genitais anteriores, mas também inerva uma pequena parte do músculo oblíquo interno do abdome, que dá origem ao músculo cremáster – o qual forma parte do funículo espermático e eleva os testículos quando ele contrai (Boxe Correlação Clínica 12.22).

Nervos da pelve

Os músculos da pelve e do períneo são inervados, em sua maior parte, pelo **nervo pudendo (S2-S4)** (Figura 12.20), que se origina da divisão anterior do plexo sacral (descrita no Capítulo 11), próximo ao nervo isquiático. Esse nervo sai da pelve através do forame isquiático maior, porém em seguida passa entre os ligamentos sacroespinal e sacrotuberal para entrar novamente na pelve através do forame isquiático menor e segue anteriormente na fossa isquioanal ao lado de ramos dos vasos pudendos internos. Na fossa isquioanal, dá origem a seu primeiro ramo, o **nervo anal inferior**, que passa medialmente ao músculo esfíncter externo do ânus e à pele do ânus. O nervo pudendo continua anteriormente dentro do **canal do pudendo (de Alcock)**, que é uma região de espessamento da fáscia obturatória inferior ao arco do músculo levantador do ânus. À medida que se aproxima do trígono urogenital, o nervo pudendo dá origem a seus ramos terminais, o nervo dorsal do clitóris/do pênis e o nervo perineal.

O **nervo dorsal do clitóris/do pênis** segue um trajeto superior à membrana do períneo no espaço profundo do períneo, enquanto o nervo perineal segue inferiormente à membrana do períneo no espaço superficial do períneo. O nervo dorsal do clitóris/do pênis passa pelo músculo transverso profundo do períneo, inervando algumas partes dele, particularmente o músculo do esfíncter da uretra. Em seguida, segue seu trajeto ao longo da face dorsal do pênis ou do clitóris

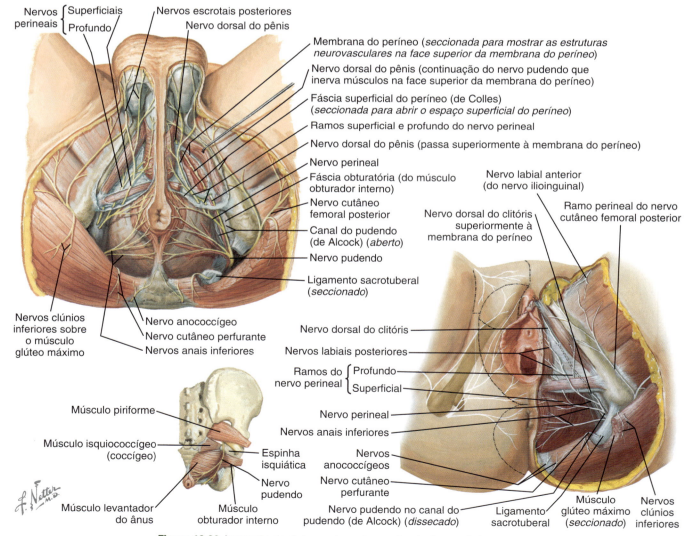

Figura 12.20 Inervação do abdome, do períneo e dos órgãos genitais externos.

e transmite a sensação da pele do órgão, incluindo a glande. O **nervo perineal** origina-se medialmente do nervo pudendo e divide-se nos ramos profundo e superficial. O **ramo muscular (profundo) do nervo períneo** inerva os músculos bulboesponjoso, isquiocavernoso, transverso superficial do períneo e partes do músculo transverso profundo do períneo. O **ramo superficial do nervo perineal** é cutâneo e termina no **nervo labial/escrotal posterior**, que cobre uma área significativa da parte posterior do períneo.

Os ramos anteriores de S4 e de S5 unem-se aos pequenos nervos coccígeos e criam o **plexo coccígeo**. Ramificações relacionadas a esses ramos e a esse plexo inervam os músculos coccígeos e levantador do ânus. Entretanto, alguns ramos do nervo pudendo (que contém contribuições de S4) também podem inervar partes dos músculos levantador do ânus e coccígeos que se originam dos ramos anteriores de S3 a S4 e seguem diretamente para os músculos que inervam. Um pequeno **nervo anococcígeo** deixa o plexo coccígeo e transmite a sensação da pele ao redor da parte posterior do ânus e do cóccix (Boxe Correlação Clínica 12.23).

Inervação autônoma do tronco

À semelhança do dorso e dos membros, o sistema nervoso simpático (Figura 12.21; ver também Figuras 10.24 e 11.29, nos Capítulos 10 e 11, respectivamente) inerva as glândulas sudoríparas na pele, os músculos eretores dos pelos nos folículos pilosos e os esfíncteres de músculo liso que regulam o fluxo sanguíneo para os músculos esqueléticos e a pele do tronco. **Axônios simpáticos pré-ganglionares** das **colunas celulares intermediolaterais (IML)**, presentes nos níveis T1 a L2 da medula espinal, projetam seus axônios pelas raízes espinais anteriores, nervos espinais e ramos anteriores. Esses axônios saem do ramo anterior como **ramos comunicantes brancos** e alcançam os **gânglios paravertebrais** associados a cada nível espinal dentro da **cadeia simpática**. Como provêm da coluna celular IML, os ramos comunicantes brancos estão apenas presentes de T1 a L2. Esses axônios se distribuem ao longo de todo o comprimento da cadeia simpática e dos gânglios cervicais, torácicos, lombares e sacrais no seu interior. Há aproximadamente um gânglio por nível vertebral, porém há variação considerável; podem ser observados gânglios fundidos, múltiplos ou ausentes. O único **gânglio ímpar** conecta as cadeias simpáticas esquerda e direita imediatamente anteriores ao ápice do sacro. Vários nervos esplâncnicos deixam a cadeia simpática para inervar os órgãos torácicos, abdominais e pélvicos, mas esse tópico está fora do escopo deste livro.

Para alcançar a pele e os músculos do pescoço, os axônios simpáticos pré-ganglionares nas colunas celulares IML da parte superior do tórax ascendem dentro da cadeia simpática para alcançar os **gânglios cervical inferior, cervicotorácico (estrelado)** (fusão do cervical inferior com o primeiro torácico), **cervical médio** e **cervical superior**, localizados próximos à extremidade superior da cadeia simpática e que fazem sinapse com células nervosas simpáticas pós-ganglionares dentro deles. Os **axônios simpáticos pós-ganglionares** deixam a cadeia por **ramos comunicantes cinzentos** e unem-se aos nervos espinais cervicais próximos. Em seguida, os axônios simpáticos pós-ganglionares seguem seu trajeto como parte do plexo cervical, nervo frênico e plexo braquial. Além de dar origem a ramos comunicantes cinzentos para os nervos espinais cervicais superiores, o gânglio cervical superior também estende axônios simpáticos pós-ganglionares na face externa das artérias carótidas externa e interna de localização próxima, que transportam esses axônios para seus alvos na cabeça. Normalmente, há uma alça formada por dois ramos interganglionares entre os gânglios cervical médio e cervical inferior (ou estrelado, quando presente), que envolve os lados anterior e posterior da artéria subclávia, a **alça subclávia**.

As glândulas sudoríparas, os músculos eretores dos pelos e os esfíncteres pré-capilares da pele e dos músculos esqueléticos do tórax, do abdome e da pelve recebem axônios simpáticos pós-ganglionares dos **gânglios torácicos, gânglios lombares** e **gânglios sacrais**, bem como o gânglio ímpar. Esses axônios simpáticos pós-ganglionares deixam cada gânglio como ramos comunicantes cinzentos e encontram os nervos espinais de T1 a S5. Esses axônios seguem seu trajeto como parte dos nervos intercostais, subcostais, toracoabdominais, plexo lombar, plexo sacral e plexo coccígeo para alcançar seus alvos no tórax, no abdome, na pelve e nos membros inferiores.

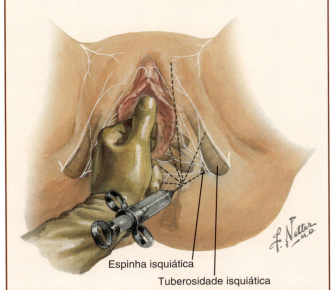

Correlação clínica 12.23 Bloqueio de nervos no períneo

Durante o parto ou outros procedimentos da região perineal, os nervos pudendo e/ou ilioinguinal podem ser anestesiados. Nas mulheres, a espinha isquiática pode ser palpada vaginalmente, e a agulha pode ser direcionada para a ponta do dedo, de modo que o anestésico possa ser injetado na área ao redor do nervo pudendo, eliminando a sensação dos trígonos urogenital e anal. Como o nervo ilioinguinal também inerva a pele do trígono urogenital, pode ser necessário anestesiá-lo também. Nesse caso, a agulha deve ser direcionada para a área subcutânea próxima ao meio do ligamento inguinal, anestesiando o nervo ilioinguinal.

Figura CC12.23 Bloqueio: anestesia do nervo pudendo e de outros nervos da região perineal.

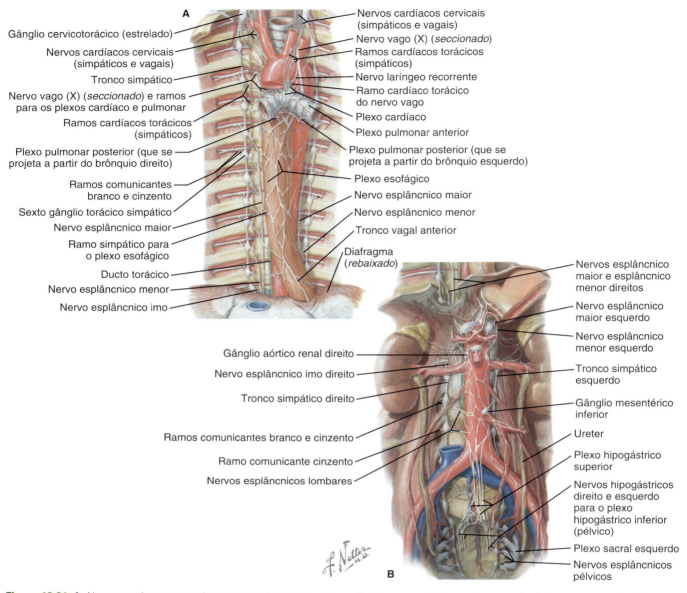

Figura 12.21 **A.** Nervos autônomos no tórax: tronco simpático no tórax. **B.** Nervos e gânglios autônomos do abdome: nervos simpáticos no abdome.

Suprimento sanguíneo do tronco

Artérias do pescoço e do tórax

Após deixar o ventrículo esquerdo do coração, o sangue arterial é impulsionado para a **parte ascendente da aorta**, o **arco da aorta** e, em seguida, para a **parte torácica (descendente) da aorta**. A parte ascendente da aorta fornece sangue ao próprio coração por meio das artérias coronárias, e o arco da aorta tem três grandes artérias que se originam dele: o **tronco braquiocefálico**, que se subdivide na **artéria subclávia direita** e na **artéria carótida comum direita**, a **artéria carótida comum esquerda** e a **artéria subclávia esquerda**. A artéria subclávia foi discutida no Capítulo 10, porém será revisitada aqui com referência aos vasos que suprem o pescoço e a parte superior do tronco. Outros ramos serão discutidos com relação ao sistema musculoesquelético.

Cada **artéria carótida comum** (Figura 12.22) ascende na bainha carótica e divide-se na **bifurcação da carótida** em artérias carótidas interna e externa, muitas vezes no nível do hioide/vértebras C3-C4 (Boxe Correlação Clínica 12.24).

- **Artéria carótida interna**: ascende sem ramificações e entra no crânio pelo canal carótico. Dentro do crânio, dá origem a ramos para o olho, a órbita, a cavidade nasal e o sistema nervoso central
- **Artéria carótida externa**: dá origem a muitos ramos para o pescoço, a face e o couro cabeludo
- **Artéria tireóidea superior**: fornece sangue a glândula tireoide, laringe, músculos infra-hióideos e esternocleidomastóideo
- **Artéria faríngea ascendente**: ascende medialmente e fornece sangue aos músculos da faringe e músculos pré-vertebrais
- A **artéria lingual** fornece sangue para a língua e os músculos supra-hióideos

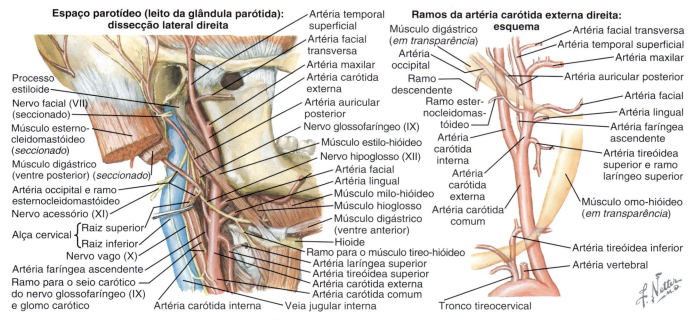

Figura 12.22 Artérias carótidas.

Correlação clínica 12.24 Localização dos pulsos no pescoço

Diferentemente dos membros, onde o pulso pode ser percebido em diversos locais, o único local no pescoço e no tronco onde um pulso notável pode ser facilmente palpado é a face lateral do pescoço. O pulso carotídeo é obtido ao identificar a margem anterior do músculo esternocleidomastóideo e ao pressionar profundamente os dedos da mão ou a sonda do ultrassom. Normalmente, não há necessidade de exercer muita pressão para detectar esse pulso.

- **Artéria facial**: fornece sangue aos músculos e às estruturas da face, da fronte, do palato e das glândulas salivares
- A **artéria occipital** ascende posteriormente e fornece sangue aos músculos da parte superior do pescoço, parte posterior do couro cabeludo e parte da orelha
- A **artéria auricular posterior** segue um trajeto posterior até a orelha. Supre a região auricular, o nervo facial, o couro cabeludo e a glândula parótida
- **Artéria temporal superficial**: fornece sangue à glândula parótida, parte da orelha, parte lateral do couro cabeludo e estruturas faciais
- **Artéria maxilar**: fornece sangue à mandíbula, maxilar, músculos da mastigação, bochecha e cavidade nasal

As **artérias subclávias** esquerda e direita (Figura 12.23; ver também Figura 12.8 B) deixam a abertura superior do tórax e estendem-se para os membros superiores. As artérias que deixam a artéria subclávia variam consideravelmente em seus padrões de ramificação, porém há normalmente vários ramos que perfundem estruturas musculoesqueléticas do tronco.
- **Artéria torácica interna**: desce posteriormente às cartilagens costais. Fornece sangue ao manúbrio e corpo do esterno, ao processo xifoide, aos músculos transversos do tórax (que cobrem a face posterior dos vasos) e à face medial dos músculos peitorais maiores
  ◦ **Artérias intercostais anteriores**: seguem lateralmente a partir da artéria torácica interna nos seis espaços intercostais superiores para fazer anastomose com artérias intercostais posteriores. Suprem os músculos intercostais, a fáscia adjacente e a pleura parietal; dividem-se em dois ramos terminais no sexto espaço intercostal
  ◦ **Ramos perfurantes**: seguem ao longo dos ramos cutâneos anteriores dos nervos intercostais para fornecer sangue à pele da parte anterior do tórax e parte medial da mama
  ◦ **Artéria musculofrênica**: percorre a face profunda do arco costal para suprir a parte anterior do diafragma e a face superior dos músculos do abdome. Além disso, dá origem às artérias intercostais anteriores para o sétimo ao nono espaço intercostal
  ◦ **Artéria epigástrica superior**: continua inferiormente a partir da artéria torácica interna para dentro da bainha do músculo reto do abdome. Fornece sangue ao músculo reto do abdome e faz anastomose com a artéria epigástrica inferior
  ◦ **Artéria pericardicofrênica**: trata-se de um pequeno vaso que deixa a artéria torácica interna e segue ao lado da artéria frênica no mediastino. Fornece sangue ao pericárdio e parte do diafragma central
- **Artéria vertebral**: o primeiro segmento deixa a face superior da artéria subclávia e ascende entre os músculos escaleno e longo do pescoço para alcançar o forame transverso de C6, dando origem a ramos musculares ao longo do trajeto. O segundo segmento passa pelos forames transversos C6 a C1. Nesse intervalo, dá origem a ramos radiculares e a artérias medulares segmentares maiores para a parte cervical da medula espinal. Após atravessar o forame transversário de C1, o terceiro segmento da artéria vertebral segue no sentido posteromedial ao longo do sulco da artéria vertebral do atlas. Nessa região, fornece sangue aos músculos pelas artérias suboccipitais (de Salmon) antes de o quarto segmento passar pela membrana atlanto-occipital e dura-máter para alcançar o tronco encefálico

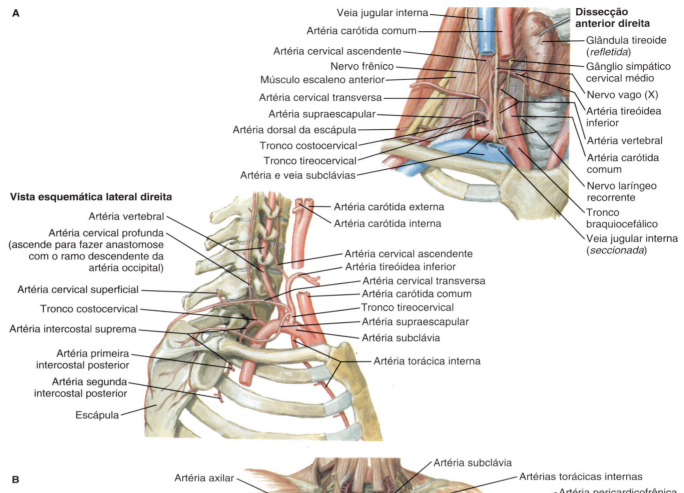
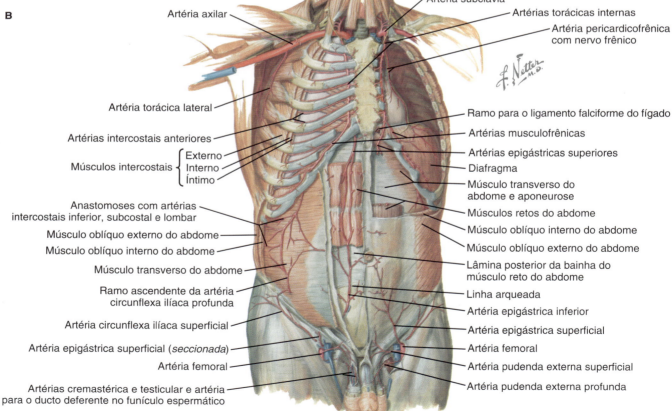

Figura 12.23 A. Artéria subclávia. B. Artérias da parede anterior do abdome: suprimento sanguíneo do abdome.

- **Tronco tireocervical**: esse tronco divide-se em várias artérias, que algumas vezes se ramificam separadamente da artéria subclávia
  - **Artéria tireóidea inferior**: trata-se de um grande vaso que ascende medialmente para suprir a glândula tireoide, as glândulas paratireoides, parte inferior da faringe, parte superior do esôfago, laringe e traqueia, bem como os músculos infra-hióideos
  - **Artéria cervical ascendente**: pequeno vaso que ascende ao longo dos músculos escaleno e pré-vertebrais, que supre. Além disso, dá origem a ramos espinais para a medula espinal
  - **Artéria supraescapular**: descrita de modo detalhado no Capítulo 10. Passa superiormente ao plexo braquial e alcança a margem superior da escápula, fornecendo sangue aos músculos supraespinal e infraespinal
- **Artéria cervical transversa** (também denominada **tronco cervicodorsal**): dá origem a vários ramos relacionados ao tronco e aos membros superiores
  - **Artéria cervical superficial** (também denominada ramo superficial da artéria cervical transversa): segue posteriormente através da parte lateral da região cervical para se unir ao nervo acessório na face anterior do músculo trapézio. Divide-se em ramos ascendente e descendente
  - **Artéria dorsal da escápula** (também denominada ramo profundo da artéria cervical transversa): passa posteriormente entre as raízes do plexo braquial para alcançar os músculos levantador da escápula, romboide menor e romboide maior
- **Tronco costocervical**: origina-se da artéria subclávia posteriormente ao músculo escaleno anterior
  - **Artéria intercostal suprema**: ramifica-se inferiormente e entra na abertura superior do tórax. Segue ao longo das faces mediais da primeira e da segunda costela e dá origem à artéria primeira intercostal posterior e à artéria segunda intercostal posterior. Essas artérias fazem anastomose com as artérias intercostais anteriores correspondentes da artéria torácica interna. A artéria segunda intercostal posterior também apresenta **ramos dorsais**, que fornecem sangue aos músculos intrínsecos do dorso e ramos espinais para os nervos espinais
  - **Artéria cervical profunda**: trata-se de um pequeno vaso que ascende e segue seu trajeto posteriormente para suprir os músculos intrínsecos posteriores do dorso. É essencialmente o ramo dorsal que corresponde à artéria primeira intercostal posterior

No local em que a artéria subclávia cruza a margem lateral da primeira costela, o vaso passa a ser denominado **artéria axilar** (Figura 10.25) para indicar sua localização na axila. Ela é descrita detalhadamente no Capítulo 10. Embora existam muitos ramos desse vaso, apenas duas artérias estão explicitamente relacionadas com as estruturas do tronco

- **Artéria torácica superior**: trata-se de um ramo da primeira seção da artéria axilar que fornece sangue à face externa do primeiro e do segundo espaço intercostal e dos músculos serrátil anterior, subclávio e peitoral maior. Esse vaso é facilmente confundido com a artéria intercostal suprema do tronco costocervical
- **Artéria torácica lateral**: trata-se de um ramo da segunda seção da artéria axilar que desce ao longo da parede lateral do tórax, ao lado do nervo torácico longo, para suprir os músculos serrátil anterior, peitoral maior, intercostais próximos e parte lateral da mama.

A **parte torácica (parte descendente) da aorta** (Figura 12.24; ver também Figura 12.8) está localizada imediatamente à esquerda da linha mediana no mediastino superior e posterior. Conforme desce, dá origem a ramos para o esôfago, os brônquios, o pericárdio e outras estruturas de localização próxima. Mais pertinentes para o sistema musculoesquelético são as **artérias intercostais posteriores** em pares (3 a 11) e a **artéria subcostal** (12), que se originam lateralmente da aorta no tórax e apresentam seus próprios ramos

- **Ramo dorsal**: deixa cada artéria intercostal ou subcostal e segue ao lado dos ramos posteriores próximos para fornecer sangue aos músculos intrínsecos do dorso e da pele sobrejacente, dividindo-se em um ramo cutâneo medial e um ramo cutâneo lateral ao longo do caminho
  - **Ramos espinais**: entram nos forames intervertebrais para suprir estruturas espinais
  - **Artérias radiculares anterior e posterior**: irrigam as raízes espinais anterior e posterior
  - **Artérias medulares segmentares**: não estão presentes em todos os níveis; originam-se dos ramos dorsais e fornecem sangue às artérias longitudinais da própria medula espinal (discutidas no Capítulo 9) (Boxe Correlação Clínica 12.25)
- As **artérias intercostais** continuam anteriormente na parte superior dos espaços intercostais (3 a 11), seguindo imediatamente superiores ao nervo intercostal e inferiores à veia intercostal. As artérias intercostais fazem anastomose com as artérias intercostais anteriores que derivam das artérias torácica interna e musculofrênica na face anterior da caixa torácica
  - **Ramo colateral**: deixa cada artéria intercostal imediatamente após entrar em seu espaço intercostal e segue ao lado do ramo colateral do nervo intercostal
  - **Ramos cutâneos laterais**: seguem ao lado do ramo cutâneo lateral do nervo no mesmo nível e fornecem sangue aos músculos e à pele da parte lateral do tórax, bem como parte da mama

Artérias do diafragma e do abdome

No nível vertebral T12, a aorta passa através do hiato aórtico do diafragma e torna-se a parte abdominal da aorta (Figura 12.25; ver também Figuras 12.9 e 12.23 B). A parte abdominal da aorta supre o diafragma, os órgãos abdominais, os rins, os ureteres, as glândulas suprarrenais, as gônadas e a parede abdominal do corpo. A parte abdominal da aorta termina quando se bifurca nas artérias ilíacas comuns esquerda e direita, que seguem seu percurso na pelve juntamente com a pequena artéria sacral mediana. A seguir, são listados os vasos relacionados à parte torácica inferior e a parte abdominal da aorta; contudo, o foco permanecerá nos vasos

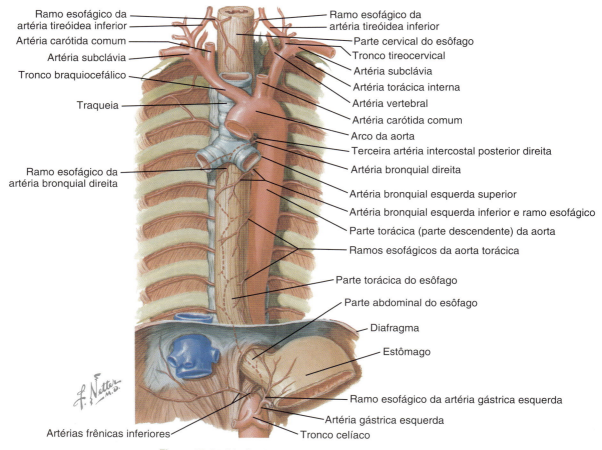

Figura 12.24 Mediastino: esôfago e parte torácica da aorta.

Correlação clínica 12.25 Artéria radicular anterior magna (artéria medular segmentar)

Embora nem toda artéria intercostal, subcostal ou lombar dê origem a uma artéria medular segmentar, elas são muito importantes na manutenção do suprimento sanguíneo adequado para a medula espinal. As artérias medulares segmentares são proeminentes nos níveis cervical e lombar da medula espinal. Entretanto, a **artéria radicular magna** (artéria de Adamkiewicz) fornece uma quantidade significativa de sangue à parte inferior da medula espinal (ver Figura 9.18, no Capítulo 9). Normalmente, é encontrada no lado esquerdo e origina-se de uma das artérias: intercostal inferior, subcostal ou lombar superior. A ruptura ou compressão dessa artéria durante procedimentos torácicos ou abdominais podem causar isquemia da medula espinal e déficits neurológicos permanentes.

---

relevantes para o sistema musculoesquelético. Observe que vários vasos importantes da parede anterior do abdome originam-se da artéria torácica interna.

- **Artéria frênica superior**: essas artérias em pares, que são ramos finais da aorta torácica, fornecem sangue à face posterolateral do diafragma superior e fazem anastomose medialmente com a artéria pericardicofrênica e lateralmente com a artéria musculofrênica
- **Artéria frênica inferior**: essas artérias pares, os primeiros ramos (habitualmente) da parte abdominal da aorta, fornecem sangue ao diafragma inferior e fazem anastomose com ramos das artérias lombares nas paredes posterior e lateral do corpo. Além disso, dão origem a pequenas artérias suprarrenais superiores para as glândulas suprarrenais
- **Tronco celíaco**: fornece sangue a todos os órgãos do intestino anterior: parte distal do esôfago, estômago, duodeno proximal, fígado, vesícula biliar, baço e parte do pâncreas

- **Artéria mesentérica superior**: fornece sangue a todos os órgãos do intestino médio: parte do pâncreas, parte distal do duodeno, jejuno, íleo, ceco, apêndice vermiforme, cólon ascendente e cólon transverso
- **Artérias suprarrenais médias**: suprem a porção interna da glândula suprarrenal
- **Artérias renais**: fornecem sangue aos rins, à parte proximal do ureter e parte da glândula suprarrenal por meio das artérias suprarrenais inferiores
- **Artérias testicular ou ovárica**: deixam a aorta imediatamente inferior às artérias renais e descem ao longo dos músculos psoas maior e ilíaco para alcançar os ovários na pelve ou por meio do canal inguinal para alcançar os testículos no escroto
- **Artéria mesentérica inferior**: fornece sangue aos órgãos do intestino posterior: cólon descendente, cólon sigmoide e parte superior do reto

- **Artérias lombares 1 a 4**: são muito semelhantes às artérias intercostais e subcostais, porém são encontradas no abdome. Fornecem sangue aos músculos e à pele do dorso e da parede abdominal. Além disso, possuem ramos dorsais que também têm ramos espinais, a partir dos quais surgem artérias radiculares e medulares segmentares para suprir a medula espinal
- **Artéria sacral mediana**: trata-se de um ramo final muito pequeno da parte abdominal da aorta que surge imediatamente superior à bifurcação e que desce ao longo da linha mediana anterior do sacro. Uma pequena **quinta artéria lombar** deixa esse vaso por ambos os lados. Mais inferiormente, a artéria sacral mediana faz anastomose com os ramos sacrais laterais e pode fornecer parte do sangue para o reto

Após a bifurcação da aorta, as artérias ilíacas comuns seguem um trajeto medial ao músculo psoas maior (com o ureter cruzando anteriormente) e dividem-se nas artérias ilíacas interna e externa. Esses vasos já foram em parte descritos no Capítulo 11. Neste capítulo, o foco será nos ramos que suprem as estruturas musculoesqueléticas da pelve em si.

Artérias da pelve

A **artéria ilíaca interna** desce para a pelve menor (ver Figuras 11.30 e 12.25), onde se divide em muitas artérias para os músculos do membro inferior, dos órgãos pélvicos e músculos da pelve.

- **Artéria umbilical**: deixa a artéria ilíaca interna e segue anteriormente pela pelve menor e, em seguida, ao longo da face posterior da parede anterior do abdome até o umbigo. Durante o período fetal, essa artéria transporta sangue do feto para a placenta por meio do cordão umbilical
  - **Parte patente**: ramos dessa região da artéria umbilical fornecem sangue à face superior da bexiga urinária, parte distal do ureter e ducto deferente
  - **Parte oclusa**: como o cordão umbilical não é mais utilizado após o nascimento, a parte da artéria umbilical no lado posterior da parede anterior do abdome torna-se fibrosa e não transporta mais sangue. Juntamente com o seu revestimento de peritônio, forma o ligamento umbilical mediano
- **Artéria obturatória**: descrita detalhadamente no Capítulo 11
- **Artéria iliolombar**: deixa a face posterior da artéria ilíaca interna e ascende lateralmente às vértebras lombares. O **ramo lombar** ascende e supre o músculo psoas maior, além de emitir ramos para os forames intervertebrais lombares inferiores. O **ramo ilíaco** segue paralelamente à crista ilíaca e supre o músculo ilíaco, com anastomose na artéria circunflexa ilíaca profunda. Enquanto a artéria sacral mediana tecnicamente dá origem às quintas artérias lombares, o ramo ilíaco da artéria iliolombar atua como quinta artéria lombar de fato devido a seu tamanho e percurso

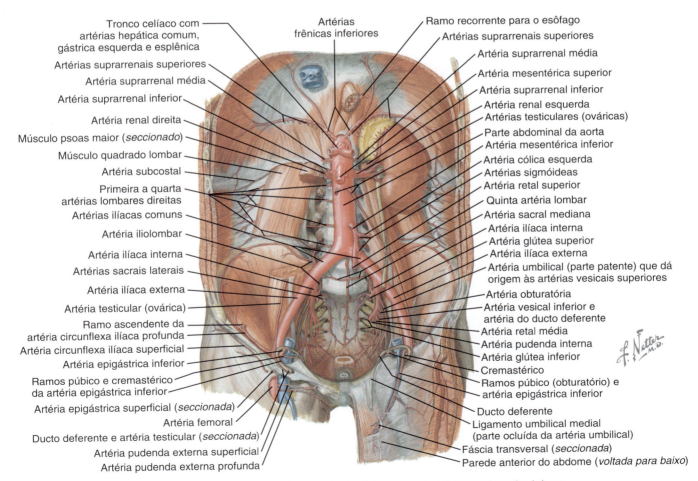

Figura 12.25 Artérias da parede posterior do abdome: suprimento sanguíneo do abdome.

- **Artéria sacral lateral**: deixa o lado posterior da artéria ilíaca interna e desce ao longo da face anterior do sacro, dando origem a ramos espinais que entram nos forames sacrais anteriores. Próximo ao ápice do sacro, faz anastomose com sua artéria correspondente do outro lado e com a artéria sacral mediana
- **Artéria glútea superior**: descrita detalhadamente no Capítulo 11
- **Artéria glútea inferior**: descrita detalhadamente no Capítulo 11
- **Artéria vesical inferior**: supre a parte inferior da bexiga urinária e a próstata
- **Artéria uterina**: supre o corpo do útero e dá origem a uma artéria vaginal mais inferior. O ureter passa entre os dois vasos em seu trajeto para a parede posterior da bexiga urinária
- **Artéria retal média**: supre a parte superior do reto até o músculo levantador do ânus
- **Artéria pudenda interna** (Figura 12.26): supre os músculos e a pele do períneo, com ramos para os trígonos anal e urogenital. À semelhança do nervo pudendo, essa artéria sai do forame isquiático maior, passa entre os ligamentos sacroespinal e sacrotuberal e entra novamente na pelve pelo forame isquiático menor e alcança a fossa isquioanal. Segue também seu percurso dentro do **canal do pudendo**, formado pela fáscia do músculo obturador interno e alcança o trígono urogenital. Após dar origem à artéria perineal, a artéria pudenda interna continua dentro do espaço profundo do períneo. Outros ramos da artéria pudenda interna seguem paralelamente aos ramos do nervo pudendo e compartilham seus nomes

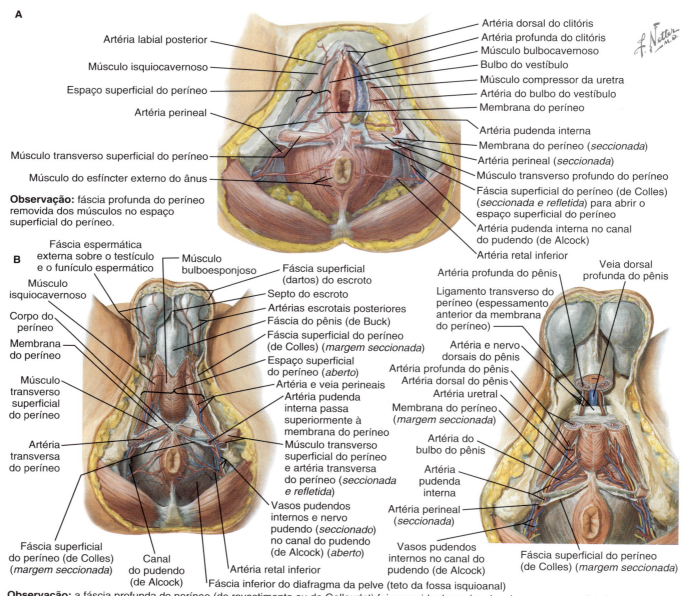

Figura 12.26 A. Suprimento sanguíneo do períneo e dos órgãos genitais externos. **B.** Artérias e veias do períneo: suprimento sanguíneo do períneo no homem.

- **Artéria retal inferior**: sai do canal do pudendo posteriormente e cruza a fossa isquioanal medialmente para fornecer sangue a parte do músculo levantador do ânus, músculo do esfíncter externo do ânus e pele sobrejacente
- **Artéria perineal**: deixa a artéria pudenda interna e segue um trajeto medial, inferiormente à membrana do períneo; fornece sangue aos músculos, às glândulas e aos tecidos eréteis no espaço superficial do períneo
  - **Ramos labiais/escrotais posteriores**: fornecem sangue à pele e aos tecidos da parte posterior dos lábios maiores do pudendo ou do escroto, bem como ao músculo isquiocavernoso
  - **Artéria do bulbo do vestíbulo/bulbo do pênis**: fornece sangue ao músculo bulboesponjoso e ao corpo esponjoso mais profundo, o tecido erétil no centro do bulbo do vestíbulo ou do pênis
- **Artéria uretral**: ramo medial que supre o músculo do esfíncter externo da uretra, que faz parte do músculo transverso profundo do períneo
- **Artéria profunda do clitóris/do pênis**: ramo terminal que perfura o músculo isquiocavernoso e segue seu trajeto dentro da parte central do corpo cavernoso do clitóris ou do pênis. Fornece sangue a esses tecidos e é importante no processo de ingurgitação
- **Artéria dorsal do clitóris/do pênis**: ramo terminal que passa pela membrana do períneo e segue na face dorsal do clitóris ou do pênis

A **artéria ilíaca externa** (Figura 12.25; ver também Figura 11.30, no Capítulo 11) segue seu trajeto ao longo da borda superior da linha arqueada da pelve, dando origem a dois ramos principais logo antes de se tornar a artéria femoral.

- **Artéria circunflexa ilíaca profunda**: deixa a face lateral da artéria ilíaca externa e segue paralelamente à crista ilíaca, suprindo o músculo ilíaco e fazendo anastomose com o ramo ilíaco da artéria iliolombar. O ramo ascendente perfura o músculo transverso do abdome para supri-lo e aos músculos oblíquos do abdome. Forma anastomoses com a artéria circunflexa ilíaca superficial e artérias musculofrênicas na parede anterior do abdome
- **Artéria epigástrica inferior**: deixa a artéria ilíaca externa mais medialmente e ascende pela parede anterior do abdome, na face posterior do músculo reto do abdome, formando uma anastomose com a artéria epigástrica superior. Quando coberta por peritônio, é denominada ligamento umbilical lateral na face posterior da parede anterior do abdome. Proximalmente, este dá origem aos ramos púbico e obturatório; às vezes, o ramo obturatório aumenta e se transforma na artéria obturatória acessória. Além disso, envia um ramo lateralmente para o anel inguinal profundo que fornece uma artéria ao músculo cremáster (no homem) ou ao ligamento redondo do útero (na mulher)

A **artéria femoral** (Figuras 12.23 B e 12.25; ver também Figura 11.31, no Capítulo 11) está principalmente envolvida no fornecimento de sangue ao membro inferior, porém existem alguns ramos proximais para o tronco. O restante da artéria femoral é descrito detalhadamente no Capítulo 11.

- **Artéria epigástrica superficial**: origina-se da artéria femoral e ascende através do ligamento inguinal para fornecer sangue à pele e à fáscia superficial da parte anteroinferior do abdome até o nível do umbigo. Faz anastomose com ramos da artéria epigástrica inferior
- A **artéria circunflexa ilíaca superficial** deixa a artéria femoral e segue um percurso lateral através do ligamento inguinal para suprir a pele e a fáscia superficial da parte lateral do abdome até o nível do umbigo. Faz anastomose com pequenos ramos da artéria epigástrica inferior
- A **artéria pudenda externa** deixa a face medial da artéria femoral e fornece sangue ao funículo espermático ou ao ligamento redondo do útero, bem como à pele e à fáscia superficial dos órgãos genitais externos anterossuperiores, escroto ou lábios maiores do pudendo.

Veias do pescoço e do tórax

À semelhança de outras áreas do corpo, quase todas as artérias são acompanhadas por veias de mesmo nome que drenam o sangue das regiões supridas pela artéria. As pequenas veias drenam para veias cada vez maiores até alcançarem a **veia cava superior (VCS)** (cabeça, pescoço, membro superior, tronco) ou a **veia cava inferior (VCI)** (abdome, pelve, membro inferior) (Figura 12.27). Ambas as veias cavas drenam o sangue para o átrio direito do coração.

O sangue venoso da cabeça e do pescoço é drenado principalmente por um sistema de veias jugulares. A **veia jugular interna** recebe enorme quantidade de sangue do encéfalo conforme passa através do forame jugular do osso temporal. Em seguida, desce profundamente ao músculo esternocleidomastóideo, recebendo sangue das veias maxilar, retromandibular, occipital, facial, lingual, tireóidea superior e tireóidea média. Há variação e interconexão substanciais entre essas veias; o padrão exato de drenagem varia de acordo com essa variação. As veias auricular posterior e retromandibular drenam para a **veia jugular externa**, que passa inferiormente sobre a face lateral do músculo esternocleidomastóideo. Pode haver também uma **veia jugular anterior** na face anterior do pescoço, superficialmente aos músculos supra-hióideo e infra-hióideo. As veias jugulares externa e anterior drenam para a **veia subclávia**, que às vezes forma um tronco comum. Em cada lado do pescoço, as veias subclávias (que transportam o sangue dos membros superiores) unem-se às veias jugulares internas e formam as **veias braquiocefálicas** esquerda e direita. A veia braquiocefálica esquerda cruza anteriormente às grandes artérias que deixam o arco da aorta e desce pelo lado direito do mediastino superior do tórax. A veia braquiocefálica esquerda recebe sangue dos espaços intercostais 1 a 3 (e, talvez, 4) por uma única **veia intercostal superior esquerda**. A veia braquiocefálica direita mais curta recebe diretamente a **primeira veia intercostal posterior**. Antes de se fundir para criar a **VCS**, cada veia braquiocefálica recebe sangue das **veias vertebral**, tireóidea inferior, pericardicofrênica e **torácica interna**. As veias torácicas internas drenam uma área ampla e recebem sangue das **veias intercostal anterior**, **epigástrica superior** e **musculofrênica**, que drenam os espaços intercostais anteriores, a face anterior do diafragma e a parede anterolateral do abdome.

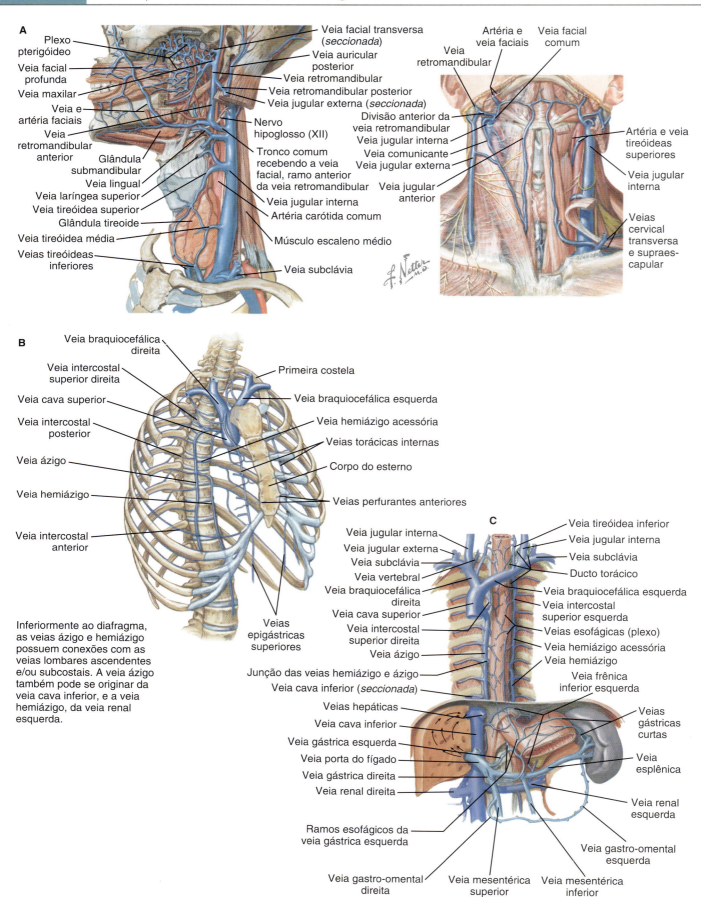

Figura 12.27 **A.** Veias jugular externa e jugular interna. **B.** Veias da parede torácica interna. **C.** Mediastino: sistema ázigo de veias.

As **veias intercostais posteriores** coletam sangue dos espaços intercostais e das vértebras torácicas, bem como dos músculos e da pele da parte posterolateral do tórax e do dorso. As veias intercostais posteriores 2 a 11 e a veia subcostal no lado direito do tórax drenam para a **veia ázigo**, uma veia grande e vertical que ascende para a direita dos corpos vertebrais torácicos. Uma única **veia intercostal superior direita** muitas vezes drena os espaços intercostais 2 a 4 para a veia ázigo, no local em que o **arco da veia ázigo** cruza superiormente ao brônquio primário direito e artéria pulmonar para alcançar a VCS imediatamente antes de entrar no átrio direito. Do lado esquerdo, a **veia hemiázigo** recebe sangue venoso das veias subcostal esquerda e intercostais posteriores 9 a 11, enquanto a **veia hemiázigo acessória** recebe sangue das intercostais posteriores 5 a 8. Essas veias drenam para a veia ázigo ao cruzar a face anterior da coluna vertebral nas proximidades de T9. O sistema ázigo também recebe sangue do mediastino, dos brônquios e do pericárdio. Existe variação significativa nesse grupo de veias; a veia hemiázigo acessória pode drenar para a veia ázigo ou para a veia braquiocefálica esquerda por meio da veia intercostal superior esquerda. Às vezes, uma única veia ázigo está presente próximo à linha mediana anterior das vértebras e recebe as veias intercostais posteriores direita e esquerda diretamente, ocupando o lugar das veias hemiázigo e/ou hemiázigo acessória.

Veias do abdome e da pelve

A **veia femoral** é responsável pelo retorno da maior parte do sangue do membro inferior. Antes de entrar na pelve (Figura 12.28; ver também Figura 12.26 A), a veia femoral recebe várias veias

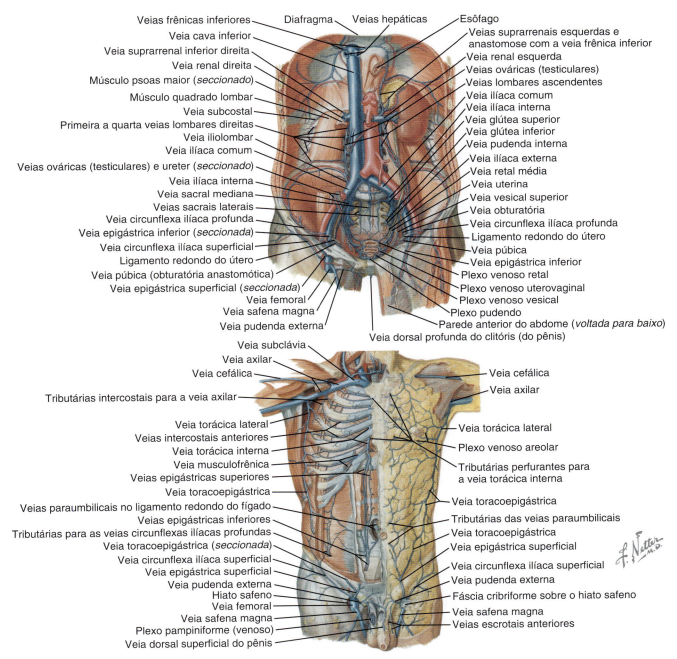

Figura 12.28 Veias da parede posterior e anterior do abdome: drenagem venosa do abdome.

relacionadas com o tronco. A **veia epigástrica superficial** drena a pele e a fáscia superficial da parte inferior do abdome; a **veia circunflexa ilíaca superficial** recebe sangue da pele e da fáscia superficial da região inguinal e parte inferolateral do abdome, enquanto a **veia pudenda externa** drena a face anterior dos órgãos genitais externos. Todas essas veias superficiais passam através do hiato safeno para se unirem à veia femoral. No local onde a veia femoral passa inferiormente ao ligamento inguinal é denominada **veia ilíaca externa**. As **veias epigástrica inferior** e **circunflexa ilíaca profunda** drenam o sangue da parte inferior da bainha do músculo reto do abdome e da parte inferior do abdome para a veia ilíaca externa na face posterior da parede anterior do abdome.

A **veia dorsal superficial do clitóris/pênis** drena para a veia pudenda externa, enquanto a **veia dorsal profunda do clitóris/do pênis** passa inferiormente à sínfise púbica e une-se às veias dentro da pelve, próximo à parte inferior da bexiga urinária. As **veias profundas do clitóris/pênis**, as **veias labiais/escrotais posteriores**, as **veias do bulbo do vestíbulo/do pênis** e as **veias retais inferiores** drenam para a **veia pudenda interna**. A veia pudenda interna segue posteriormente através do canal do pudendo e drena para a **veia ilíaca interna**. Dentro da pelve menor, a veia ilíaca interna recebe sangue venoso de veias ao redor do reto, da bexiga urinária e dos órgãos genitais internos. Além disso, as **veias glútea inferior** e **glútea superior** drenam a região glútea e partes do membro inferior. As **veias sacrais laterais** e **obturatórias** também drenam para a veia ilíaca interna. As veias ilíaca interna e ilíaca externa fundem-se para formar a veia ilíaca comum. Cada veia ilíaca comum recebe sangue da **veia lombar L5**, **veia iliolombar** e (do lado esquerdo) da **veia sacral mediana** antes de as veias ilíacas comuns direita e esquerda se unirem para formar a **VCI** no nível de L5.

A VCI segue o seu trajeto logo à direita da linha mediana conforme ascende dentro do abdome. Recebe diversas veias dos órgãos digestórios, genitais e urinários. As grandes veias renais direita e esquerda unem-se à VCI próximo ao nível vertebral L1. A veia ovárica/testicular direita une-se à VCI vários centímetros abaixo da veia renal direita, enquanto a veia suprarrenal direita une-se vários centímetros acima da veia renal direita. A veia ovárica/testicular esquerda e as veias suprarrenais esquerdas drenam para a veia renal esquerda que, em seguida, une-se à VCI. As três veias hepáticas desembocam na face anterior da VCI pouco antes de passar através do diafragma. Essas veias hepáticas transportam sangue venoso que provém de todos os órgãos do intestino anterior, intestino médio e intestino posterior para a VCI (Figura 12.27 C). As **veias lombares** para os níveis L1-L4 em ambos os lados drenam de forma segmentar para a VCI e se interconectam pela **veia lombar ascendente** a cada lado, onde se conectam às veias ázigo (direita) e hemiázigo (esquerda) à medida que passam posteriormente ao diafragma. Lateralmente às veias hepáticas, imediatamente inferior ao diafragma estão as **veias frênicas inferiores**, que drenam o sangue da face inferior do diafragma.

Os ramos da VCS e da VCI estão conectados em dois locais principais. A veia lombar ascendente (que drena para a VCI) e a veia subcostal (que drena para VCS) seguem seu trajeto pela parede posterior do corpo, próximo aos corpos vertebrais

torácicos inferiores e lombares superiores. Mais superficialmente (Figura 12.28), as **veias toracoepigástricas** esquerda e direita são encontradas na fáscia superficial da parte lateral do abdome. Inferiormente, essa veia drena para a veia femoral (VCI) no hiato safeno; entretanto, continua superiormente como **veia torácica lateral**, que drena para a veia axilar (VCS). Essas vias permitem que o sangue venoso seja desviado de um bloqueio nas veias cavas para alcançar o átrio direito. As **veias periumbilicais** na fáscia superficial também se conectam com as veias toracoepigástrica e torácica lateral. Isso é importante quando o fluxo sanguíneo pelo fígado e pela veia porta do fígado está comprometido, quando ocorre hipertensão portal, o sangue venoso retorna para dentro das veias periumbilicais e, em seguida, é desviado para as veias toracoepigástrica e torácica lateral, expandindo-as enormemente.

Drenagem linfática do tronco

Este texto não irá se alongar deliberadamente sobre a drenagem linfática dos órgãos torácicos, abdominais e pélvicos, pois foca as estruturas musculoesqueléticas do tronco (Figura 12.29; ver também Figuras 10.28 e 11.36, nos Capítulos 10 e 11, respectivamente). Conforme discutido no Capítulo 11, o líquido linfático dos membros inferiores e da pelve segue seu trajeto principalmente para os **linfonodos ilíacos comuns** antes de ascender pela coluna vertebral, encontrando os linfonodos parietais da pelve ao longo da parede posterior do corpo e grandes vasos. Estes incluem os **linfonodos lombares esquerdos** (pré-aórticos, aórticos laterais e pós-aórticos) próximos à aorta, os **linfonodos lombares direitos** (pré-cavais, cavais laterais, pós-cavais), bem como os **linfonodos lombares intermédios** entre os dois grandes vasos. Em seguida, os **troncos lombares** transportam o líquido para a **cisterna do quilo** e o **ducto torácico**, situados posteriormente à aorta e VCI, perto do nível dos vasos renais. Observe que o líquido linfático do intestino posterior, intestino médio e intestino anterior (muitas vezes denominado **quilo**) alcança a cadeia de linfonodos sobre a face da aorta (por meio dos linfonodos mesentéricos inferiores, mesentéricos superiores e celíacos, respectivamente), para que a cisterna do quilo receba líquido linfático de ambos os membros inferiores, da pelve e de todos os órgãos abdominopélvicos. Os **linfonodos diafragmáticos inferiores** próximos à origem das artérias frênicas inferiores também passam a linfa para a cisterna do quilo, possivelmente com a participação de outros linfonodos. O líquido linfático na cisterna do quilo segue superiormente dentro do **ducto torácico** na face anterior dos corpos vertebrais entre o esôfago e a aorta. O ducto alongado é o maior vaso linfático do corpo e, com frequência, pode ser distinguido por sua aparência em contas produzida pelas válvulas existentes dentro de seu lúmen, que impedem o fluxo retrógrado da linfa. Embora ainda pareça ser pequeno, entre 2 e 4 ℓ de líquido passam por ele a cada dia. Ele precisa ser identificado e protegido durante qualquer procedimento cirúrgico realizado em sua proximidade. O **arco do ducto torácico** passa posteriormente à veia braquiocefálica esquerda e à veia jugular interna esquerda para alcançar e desembocar no ângulo formado pelas veias subclávia esquerda e jugular interna.

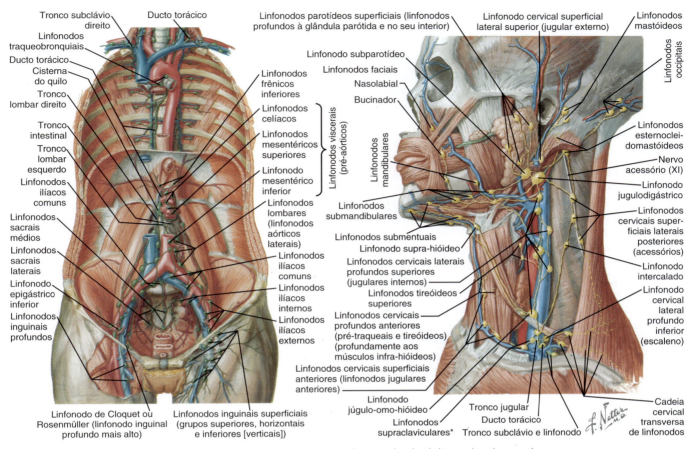

Figura 12.29 Vasos linfáticos e linfonodos da parede posterior do abdome, da cabeça e do pescoço.

O tórax também possui linfonodos parietais que drenam a parede do corpo, notadamente os **linfonodos frênicos superiores** e os **linfonodos intercostais**, que são encontrados perto dos colos de cada costela. A linfa desses linfonodos é drenada anteriormente para o ducto torácico, possivelmente encontrando os **linfonodos pré-vertebrais** pelo caminho. Mais anteriormente, a linfa pode passar por uma cadeia de **linfonodos paraesofágicos** e **linfonodos paratraqueais** (que transportam linfa dos pulmões), bem como linfonodos pericárdicos laterais e pericárdicos anteriores. Os **linfonodos paraesternais** são encontrados ao longo dos espaços intercostais anteriores, próximos ao esterno. Recebem linfa da parede anterior do corpo e da parte medial da mama; constituem um local comum onde células de câncer de mama metastático podem se alojar. Os linfonodos paraesternais e os **linfonodos braquiocefálicos** drenam para o **tronco broncomediastinal** esquerdo ou direito, que em seguida drena para a veia subclávia esquerda ou direita, no ducto linfático direito ou no ducto torácico à esquerda.

Conforme discutido no Capítulo 10, o líquido linfático dos membros superiores é direcionado para os linfonodos axilares. Os **linfonodos axilares laterais (umerais)**, os **linfonodos axilares anteriores (peitorais)** e os **linfonodos posteriores (subescapulares)** passam o líquido para os **linfonodos axilares centrais** e os **linfonodos axilares apicais**. Existem **linfonodos interpeitorais** entre os músculos peitoral maior e peitoral menor que drenam a linfa das áreas sobrejacentes para os linfonodos axilares anteriores. Em seguida, o líquido segue para os **linfonodos supraclaviculares** e, em seguida, alcança o **tronco subclávio**, que drena para a **veia subclávia direita** ou **esquerda**. No lado esquerdo, a linfa do tronco subclávio pode alcançar o ducto torácico antes de chegar à veia subclávia. Os linfonodos paraesternais da parte anterior do tórax já foram observados. A drenagem linfática da parede anterior do abdome é dividida aproximadamente no nível do umbigo. Inferiormente ao umbigo, a linfa é drenada para linfonodos inguinais superficiais e, em seguida, para os linfonodos inguinais profundos, ilíacos externos e ilíacos comuns. Superiormente ao umbigo, a linfa é drenada lateralmente para os linfonodos axilares ou medialmente para os linfonodos frênicos inferiores e paraesternais, próximo ao processo xifoide.

Na cabeça, os linfonodos agrupados ao redor da base do crânio e da mandíbula enviam o líquido linfático inferiormente para outros linfonodos próximos às veias jugulares. Lateralmente, são encontrados **linfonodos jugulares superficiais** ao redor do músculo esternocleidomastóideo e da veia jugular externa. Entre os músculos esternocleidomastóideo e trapézio, existem alguns **linfonodos acessórios** que seguem paralelamente ao nervo acessório. A linfa continua sendo drenada para os **linfonodos cervicais profundos**. Existem também **linfonodos cervicais anteriores profundos**, como os linfonodos infra-hióideos, pré-laríngeos, pré-traqueais, tireóideos e paratraqueais. Esses linfonodos podem drenar para os linfonodos cervicais inferiores, para os **troncos jugulares** ou diretamente nas veias subclávia ou jugular interna de localização próxima.

Feixes neurovasculares do tronco

Existem vários locais no tronco onde os grandes vasos seguem seu trajeto ao lado dos nervos. A ocorrência de lesões nessas áreas provoca danos aos vasos e aos nervos, causando hemorragia (sangramento pulsátil da artéria e sangramento infiltrativo da veia) e lesões de desnervação, envolvendo perdas sensórias e/ou motoras.

Pescoço

- **Artérias carótidas, veia jugular interna, nervo vago, alça cervical, cadeia simpática** (Figuras 12.4, 12.6, 12.22, 12.23 A e 12.27 A): trata-se de um dos maiores feixes do corpo, com consequências desastrosas se for traumatizado. Apenas a veia jugular interna, o nervo vago e as artérias carótidas estão reunidos na bainha carótica; porém, a proximidade da alça cervical na face anterior da bainha e a cadeia simpática posteriormente fazem com que seja uma consideração importante. O trauma restrito à bainha anterior pode provocar danos à alça cervical e resultar em inclinação do hioide e dificuldade na deglutição devido à paralisia dos músculos supra-hióideo e/ou infra-hióideo. Se a bainha carótica for penetrada, o dano à veia jugular interna (mais anterior) provoca hemorragia não pulsátil maciça. A lesão das artérias carótidas (mais posteriores) causa hemorragia pulsátil e esguicho de sangue. O dano ao nervo vago (entre a veia e a artéria) resulta em perda de parte do impulso parassimpático para os órgãos torácicos e abdominais, causando taquicardia (batimentos cardíacos persistentemente rápidos), alargamento persistente das vias respiratórias e falta de secreção das glândulas digestivas e peristaltismo. Isso pode se tornar uma consideração durante a reabilitação se o paciente sobreviver. A cadeia simpática encontra-se posteriormente à bainha carótica e anteriormente às vértebras cervicais. O dano a essa estrutura resulta em perda simpática para a cabeça e o pescoço e, possivelmente, para os órgãos torácicos. Isso se manifesta (se o paciente sobreviver) pela síndrome de Horner (ver Boxe Correlação Clínica 8.1, no Capítulo 8)
- **Nervo occipital menor e vasos occipitais** (Figuras 12.17 e 12.22): esse feixe deixa a face lateral do pescoço e segue um trajeto posterior para alcançar a parte superolateral do pescoço e parte posterior do couro cabeludo. A ocorrência de trauma nessa área pode afetar o feixe, causando perda de sensibilidade superiormente à lesão e sangramento
- **Nervo auricular magno e artéria e veia auriculares posteriores** (Figuras 12.17 e 12.22): esse feixe deixa a face lateral do pescoço e segue um trajeto posterior à orelha para perfundir e inervar a área sobre o processo mastoide e a parte posterolateral do couro cabeludo. A ocorrência de trauma nessa área pode afetar o feixe, causando perda da sensibilidade superior a lesão e sangramento
- **Nervo acessório e vasos cervicais superficiais** (Figura 9.17): o nervo acessório sai pelo forame jugular do temporal e desce entre os músculos esternocleidomastóideo e trapézio (que ele inerva) antes de continuar inferiormente, na face anterior do músculo trapézio. A artéria cervical superior (ramo superficial da artéria cervical transversa) une-se a ele no músculo trapézio e desce junto com ele. A ocorrência de dano a esse feixe resulta em fraqueza da parte inferior do músculo trapézio e hemorragia

Tórax

- **Nervo frênico e artéria pericardicofrênica** (Figura 12.18): o nervo frênico segue um percurso muito longo desde a região cervical até o diafragma, tornando-se propenso a lesões nas regiões cervical inferior e torácica superior. No mediastino, o nervo frênico encontra-se ao lado dos vasos pericardicofrênicos e segue seu trajeto na face lateral do pericárdio. Esse feixe não tem probabilidade de sofrer dano nessa região, mas pode ser afetado pelo aumento dos linfonodos
- **Nervos e vasos intercostais e subcostais** (Figuras 12.8 e CC12.19): esses nevos e vasos seguem paralelos entre si, imediatamente mediais e inferiores à costela correspondente, protegidos pelo sulco da costela. Esses feixes podem sofrer danos por trauma externo ou fraturas de costelas, o que pode resultar em paralisia dos músculos intercostais, subcostais e transverso do tórax no mesmo nível. Afeta também parte dos músculos oblíquos do abdome, transverso do abdome e reto do abdome. Embora isso não oblitere o movimento da caixa torácica ou do abdome, compromete a inspiração, a expiração e, de certo modo, a rotação do tronco. A sensação ao longo do dermátomo associado também será observada se os ramos cutâneos laterais e anteriores forem afetados

Pelve

- Vários desses feixes (p. ex., nervos e vasos glúteos superiores, glúteos inferiores e obturatórios) foram discutidos no Capítulo 11
- **Nervo pudendo e artéria e veia pudendas internas** (Figuras 12.20 e 12.26): seguem um trajeto em conjunto iniciado no forame isquiático maior; em seguida, passam entre os ligamentos sacrotuberal e sacroespinal e voltam a entrar na pelve por meio do forame isquiático menor. Na fossa isquioanal, o feixe segue dentro do canal do pudendo, formado pela fáscia do músculo obturador interno. O feixe dá origem ao nervo anal inferior e a vasos na fossa isquioanal posterior. Danos a esse feixe podem ser causados por trauma perianal e resultam em hemorragia e possível incontinência anal devido à desnervação do músculo do esfíncter externo do ânus. Os ramos restantes do nervo e dos vasos seguem paralelamente entre si pela fossa isquioanal. O dano a esses ramos pode causar perda da sensibilidade ao longo da parte posterior dos lábios maiores do pudendo ou escroto, bem como do clitóris ou do pênis. A incontinência urinária pode resultar de paralisia do músculo do esfíncter externo da uretra, enquanto a disfunção sexual pode ser causada por problemas com os tecidos eréteis e os músculos dos órgãos genitais externos

Referências bibliográficas

Boehm KE, Kondrashov P. Distribution of neuron cell bodies in the intraspinal portion of the spinal accessory nerve in humans. *Anat Rec.* 2016;299:98–102.

Apêndice

Epônimos Médicos Relacionados com o Sistema Musculoesquelético

Os anatomistas esforçam-se para usar terminologia descritiva ao identificar estruturas do corpo para que o nome transmita algumas informações úteis sobre a própria estrutura. Apesar disso, muitos epônimos anatômicos (estruturas com o nome de seu descobridor ou como homenagem a uma pessoa ou grupo) ainda são usados em ambientes clínicos. Estão incluídos os epônimos mais comuns no corpo principal do texto por conveniência, mas também há uma lista mais abrangente, para que o leitor possa relacionar rapidamente um epônimo obscuro a um termo estrutural.

A

Artéria de **Adamkiewicz** = grande artéria medular segmentar anterior
Canal de **Alcock** = canal pudendo
Fáscia de **Abernethy** = fáscia ilíaca
Nervos de **Arnold** = parece haver vários, um dos quais é o nervo occipital maior
Pomo de **Adão** = proeminência laríngea
Tendão de **Aquiles** = tendão do calcâneo
Trato de **Arnold** = fibras frontopontinas

B

Bolsa de **Brodie** = bolsa do músculo semimembranáceo
Espaço de **Bogros** = espaço retroinguinal
Célula de **Betz** = neurônio piramidal gigante
Ligamento de **Bertin** = ligamento iliofemoral (ou ligamento de Bigelow)
Ligamento de **Bigelow** = ligamento iliofemoral (ou ligamento de Bertin)
Ligamento de **Bourgery** = ligamento poplíteo oblíquo (ou ligamento de Winslow)
Ligamento de **Burn** = margem falciforme da abertura safena (ou ligamento de Hey)
Músculo do **boxeador** = músculo serrátil anterior
Nervo de **Bell** = nervo torácico longo
Núcleo de **Burdach** = núcleo cuneiforme
Trato de **Burdach** = fascículo cuneiforme
Triângulo de **Bochdalek** = triângulo lombocostal

C

Articulação de **Chopart** = articulação tarsal transversa
Espaço de **Chassaignac** = espaço retromamário entre o tecido subcutâneo e o músculo peitoral maior

Fáscia de **Camper** = fáscia abdominal de revestimento subcutâneo (intermediário)
Fáscia de **Cooper** = fáscia cremáster do cordão espermático
Ligamento de **Chopart** = ligamento bifurcado
Ligamento de **Colles** = ligamento refletido (parte do ligamento inguinal)
Ligamento de **Cooper** = ligamento pectíneo (parte do ligamento inguinal)
Músculo de **Casserio** = músculo braquial
Nervo de **Casserio** = nervo cutâneo medial do braço (ou nervo de Wrisberg)
Nódulo de **Cloquet** = linfonodo(s) inguinal(is) profundo(s) intermediário(s)
Tubérculo de **Chassaignac** = tubérculo carotídeo da vértebra C6

D

Linha de **Douglas** = linha arqueada

F

Decussação de **Forel** = decussação tegmental ventral
Ligamento de **Falópio** = ligamento inguinal (ou ligamento de Poupart e de Vesalius)
Ligamentos de **Flood** = ligamentos glenoumerais
Trato de **Flechsig** = trato espinhocerebelar posterior/dorsal

G

Canal de **Guyon** = canal ulnar
Fáscia de **Gallaudet** do abdome = camada superficial da fáscia abdominal de revestimento
Fáscia de **Gallaudet** do períneo = fáscia perineal
Gânglio de **Gasser** = gânglio trigeminal
Ligamento de **Gerdy** = ligamento suspensor da axila
Ligamento de **Gimbernat** = ligamento lacunar (parte do ligamento inguinal)
Músculo de **Gutrie** = esfíncter uretral externo e músculo transverso profundo do períneo
Núcleo de **Goll** = núcleo grácil
Órgão tendinoso de **Golgi** = órgão tendinoso
Trato de **Goll** = fascículo grácil
Trato de **Gower** = trato espinocerebelar anterior/ventral
Triângulo de **Grynfeltt** = triângulo lombar superior (ou triângulo de Lesshaft)
Tubérculo de **Gerdy** = tubérculo anterolateral da tíbia

H

Arcos de **Haller** = ligamentos arqueados medial e lateral
Canal de **Havers** = canal osteal ou central de osso denso
Canal de **Hunter** = canal adutor
Células de **Hortega** = células microgliais
Fáscia de **Hesselbach** = fáscia cribriforme da abertura safena
Músculo de **Hyrtl** = músculo iliopsoas
Ligamento de **Henle** = foice inguinal
Ligamento de **Hey** = margem falciforme da abertura safena
  (ou ligamento de Burn)
Ligamento de **Humphrey** = ligamento meniscofemoral
  anterior
Pregas de **Havers** = pregas sinoviais da membrana sinovial
Triângulo de **Hesselbach** = triângulo inguinal

L

Ângulo de **Louis** = ângulo esternal (ou ângulo de Ludwig)
Ângulo de **Ludwig** = ângulo esternal
Articulação de **Lisfranc** = articulações tarsometatarsais
Articulações de **Luschka** = articulações uncovertebrais
Forame de **Luschka** = abertura lateral do teto do 4º ventrículo
Ligamento de **Lisfranc** = ligamentos interósseos
  cuneometatarsais
Linhas de **Langer** = linhas de tensão/clivagem da pele
Núcleo de **Luys** = núcleo subtalâmico
Pronador da ulna de **Lecomte** = músculo articular do
  cotovelo
Trato de **Lissauer** = trato posterolateral
Triângulo de **Lesshaft** = triângulo lombar superior
  (ou triângulo de Grynfeltt)
Tubérculo de **Lisfranc** = tubérculo escaleno da 1ª costela
Tubérculo de **Lister** = tubérculo dorsal do rádio distal

M

Célula de **Merkel** = célula epitelial tátil
Corpúsculo de **Meissner** = célula epitelial sensorial
Decussação de **Meynert** = decussação tegmental dorsal
Faixa de **Maissiat** = trato iliotibial
Forame de **Magendie** = abertura mediana do
  teto do 4º ventrículo
Forame de **Monro** = forame interventricular
Fossa de **Mohrenheim** = fossa infraclavicular
Ligamentos de **Mauchart** = ligamentos alares do dente
Trato de **Monakow** = trato rubrospinal
Triângulo de **Morgagni** = triângulo esternocostal

N

Nodo de **Ranvier** = lacuna da bainha de mielina

P

Ângulo de **Pirogov** = ângulo formado pela conjunção das veias
  jugular interna e subclávia

Aponeurose de **Pirogov** = aponeurose bicipital
Cisterna de **Pecquet** = cisterna do quilo
Corpos de **Pacchioni** = granulações aracnoides
Corpúsculos de **Pacini** = corpúsculos lamelares
Espaço de **Parona** = parte profunda do compartimento
  anterior do antebraço
Ligamento de **Poupart** = ligamento inguinal
  (ou ligamento de Falópio e de Vesalius)
Triângulo de **Petit** = triângulo lombar (inferior)

R

Caverna de **Retzius** = espaço retropúbico
Célula de **Rouget** = pericito
Feixe uncinado de **Russel** = fascículo uncinado do cerebelo
Ilha de **Reil** = lobo insular
Ligamento de **Robert** = ligamento meniscofemoral posterior
  (ou ligamento de Wrisberg)
Linha de **Roser**-Nealton = da vista lateral, uma linha entre a
  espinha ilíaca anterossuperior e a tuberosidade isquiática
Músculo de **Riolan** = músculo cremáster
Nodo de **Rosenmüller** = nodo(s) inguinal(is) profundo(s)
  proximal(is)
Sulco de **Rolando** = sulco central

S

Aqueduto **Sylvian** = aqueduto cerebral
Artéria **Sylvian** = artéria cerebral média
Fáscia de **Scarpa** = camada membranosa do tecido
  subcutâneo abdominal
Fáscia de **Sibson** = membrana suprapleural
Fibras de **Sharpey** = feixe de fibras colágenas perfurantes
Fissura/sulco **Sylvian** = sulco lateral
Incisura de **Schmidt**-Lanterman = incisura de mielina
Linha de **Spiegel** = linha semilunar
Nervo de **Scarpa** = nervo nasopalatino
Nódulos de **Schmorl** = herniação do núcleo pulposo na parte
  esponjosa dos corpos vertebrais
Processo de **Stieda** = processo posterior do tálus
Substância de **Soemmering** = substância negra
Triângulo de **Scarpa** = triângulo femoral

T

Coluna de **Türck** = trato corticospinal anterior
Músculo de **Thiele** = músculo transverso superficial do períneo

V

Anel de **Vieussens** = alça subclávia
Canal de **Volkmann** = canal transversal do osso denso
Ligamento de **Vesalius** = ligamento inguinal (ou ligamento de
  Falópio e Poupart)
Nodo de **Virchow** = linfonodo supraclavicular firme e aumentado, especificamente no lado esquerdo
Triângulo de **Volkmann** = canto posterolateral da tíbia distal

Apêndice Epônimos Médicos Relacionados com o Sistema Musculoesquelético

W

Círculo de **Willis** = círculo arterial cerebral

Decussação de **Wernekink** = decussação dos pedúnculos cerebelares superiores

Fáscia de **Waldeyer** = fáscia inferior do diafragma pélvico

Forame de **Weitbrecht** = área fraca entre os ligamentos glenoumeral superior e médio

Ligamento de **Winslow** = ligamento poplíteo oblíquo (ou ligamento de Bourgery)

Ligamento de **Wrisberg** = ligamento meniscofemoral posterior (ou ligamento de Robert)

Nervo de **Willis** = nervo acessório espinal, nervo craniano XI

Nervo de **Wrisberg** = nervo cutâneo medial do braço (ou nervo de Casserio)

Osso **Wormiano** = osso sutural

Índice Alfabético

A

Abdome, 2
Abdução, 7
- do ombro, 44
Abertura
- obturatória acessória, 322
- piriforme, 11
- torácica, 17
Acetábulo, 22, 271
Acetilcolina, 119
Ácido hialurônico, 88
Acondroplasia, 135
Acromegalia, 136
Acrômio, 18
Adução, 7
Albumina, 93
Amelia, 137
Amígdala, 177
Aminas, 120
Aminoácidos, 121
Anastomoses ao redor
- da escápula, 260
- do cotovelo, 261
- do joelho, 326
Anel fibroso, 12
Aneurisma(s)
- da aorta, 74
- poplíteo, 325
Aorta descendente, 71
Apofisite de tração, 311
Aponeurose plantar, 53
Apoptose, 134
Arco(s)
- costal, 16
- da aorta, 68
- do pé, 284
- palmar
- profunda, 71
- superficial, 71
- vertebral, 12, 180
Artéria(s)
- axilares, 69, 70, 259
- braquiais, 70, 259
- braquiorradial, 261
- carótidas, 68, 375
- cerebelar, 69
- coronárias, 68
- da pelve, 379
- do abdome, 73, 377
- do antebraço, 260
- do cérebro, 71
- do diafragma, 377
- do membro superior, 71
- do pescoço, 374
- do tórax, 73, 374
- espinal, 69
- facetárias, 189
- - cervicais, 189

- - lombares, 189
- - lombossacral, 189
- - torácicas, 189
- femoral, 72, 74
- fibular, 74
- glútea, 72
- gonadais, 72
- ilíacas, 72
- intercostal, 69
- mediana, 261
- mesentérica, 72
- oftálmica, 68
- poplíteas, 74
- radial, 71, 261
- radicular anterior magna, 378
- renais, 72
- segmentares lombares, 72
- subclávias, 69, 71, 376
- tibial, 74
- torácica interna, 69
- toracodorsal, 70
- ulnar, 70
- umerais, 70
- vertebral, 69
Articulação(ões), 3
- acromioclavicular, 28, 208
- atlantoaxial, 25, 188
- atlanto-occipital, 25, 188
- coxofemoral, 33
- da cabeça, 25
- da coluna
- - torácica, 27
- - vertebral, 188
- das costas, 25
- do cotovelo, 30, 216
- do joelho, 33, 34, 275
- do ombro, 28
- do pé, 35
- do punho, 31
- do quadril, 33, 34, 271
- do tórax, 27
- do tornozelo, 35
- dos dedos, 32, 37
- - das mãos, 222
- escapulotorácica, 29, 212
- esternoclavicular, 28, 211
- facetária, 25, 188
- glenoumeral, 29, 212
- interfalângicas, 37
- maiores, 24
- mediocarpal, 31
- metatarsofalângicas, 37
- patelofemoral, 33
- radiocarpal, 31, 220
- radioulnar
- - distal, 31
- - proximal, 30
- sacrococcígea, 189
- sacroilíaca, 32, 189, 268

- sinovial, 25, 141
- talocalcânea, 283
- talocrural, 279
- temporomandibular, 25
- tibiofemoral, 33, 34
- tibiofibulares, 35, 277
- tibiotarsal, 35
- transversa do tarso, 283
- umerorradial, 30
- umeroulnar, 30, 216
- uncovertebrais, 181
- zigapofisária, 188
Artrite, 292
Aspartato, 121
Astério, 11
Astrócitos, 111
Atividade
- somatomotora, 54, 154
- somatossensorial, 54
Atlas, 13
Átrio
- direito, 68
- esquerdo, 68
Atrofia muscular espinal, 158
Autoenxertos, 275
Axila, 248
Áxis, 13
Axônios, 116

B

Bainha(s)
- de mielina, 111
- do músculo do reto do abdome, 359
- femoral, 332
Basófilos, 95
Bífidos, 13
Bigorna, 11
Blastocisto, 122
Bloqueio
- de nervos no períneo, 373
- do nervo intercostal, 370
- do plexo cervical, 369
- interescalênico, 345
Bregma, 11
Broto do membro
- inferior, 133
- superior, 133
Bulbo, 127, 152
Bursite, 292
- isquiática, 287
- séptica, 292
- trocantérica, 287

C

Cabeça, 1
- costal, 16
- do fêmur, 271

Índice Alfabético

Calcâneo, 24, 281
Calvária, 8
Canal(is)
- controlados, 112
- de sódio, 113
- femoral, 332
- inguinal, 356
- sacral, 15
- vertebral, 200
Câncer de mama, 82
Capsulite adesiva, 214
Carne
- branca, 104
- escura, 104
Cartilagem(ns), 88
- costais, 16, 27
- da laringe, 335
- elástica, 90
- hialina, 90
Catecolominas, 120
Cauda equina, 134, 201
Cavidade
- amniótica, 122
- medular, 138
Celoma extraembrionário, 122
Células
- bipolares, 110
- colunares, 84
- cuboides, 84
- da crista neural, 126
- de Purkinje, 107
- de Schwann, 110
- endoteliais, 84
- ependimárias, 111
- epiteliais, 83
- marca-passo, 107
- mesoteliais, 84
- microgliais, 111
- musculares lisas, 107
- neuroepiteliais, 126
- neuronais, 111
- osteoprogenitoras, 91
- pavimentosas, 84
Cerebelo, 127, 170
Ciclo
- da marcha, 286
- de Krebs, 101
Cifose, 11
Cílios, 83
Circundação, 7
Cisternas terminais, 102
Cistos
- poplíteos, 301
- sinoviais do punho, 242
Clavícula, 17
Cóccix, 15, 184
Colágeno, 86
Colar ósseo, 138
Colo do fêmur, 271
Coluna(s)
- do disco intervertebral, 183
- dorsais, 165
- vertebral, 11, 12, 130, 180
Comissuras, 145

Compartimento
- anterior
- - da coxa, 50
- - da perna, 52, 304
- - do antebraço, 44
- - do braço, 44
- do pé, 52
- lateral da perna, 52, 303
- medial da coxa, 51
- posterior
- - da coxa, 50
- - da perna, 51
- - do antebraço, 45
- - do braço, 45
Conchas nasais, 11
Condrócitos, 89
Cone medular, 134
Côndilos occipitais, 10
Condroblastos, 88
Contração
- excêntrica, 104
- isométrica, 104
- isotônica, 104
- muscular, 98, 99
Contratura de Dupuytren, 243
Cordão umbilical, 122
Cornos
- coccígeos, 15
- sacrais, 15
Corpo(s)
- densos, 108
- vertebral, 12, 180
Córtex cerebelar, 173
Córtices cerebrais, 127
Costas, 130
Costelas, 15, 16, 129, 337
- cervicais, 371
- falsas, 16
- flutuantes, 16
- verdadeiras, 16
Cotovelo de babá, 31
Crânio, 9
Creatina, 101
Creatinoquinase, 101, 104
Crista(s) sacral(is)
- intermediárias, 15
- laterais, 15
- mediana, 15
- posteriores, 15
Cuboide, 282
Cumes transversos, 15
Cuneiforme, 281

D

Dedo
- em garra, 285
- em gatilho, 242
- em marreta, 285
- em martelo, 285
Dendritos, 110
Dente, 13
Depressão(ões), 7, 8
- sináptica, 118
Dermátomos, 130, 366

Desmossomos, 107
Despolarização da célula nervosa, 114
Diáfise, 18, 138
Diafragma, 349
- pélvico, 48, 67, 360, 362
- torácico, 46
Diencéfalo, 127, 147
Disco(s)
- articular, 28, 31
- bilaminar, 122
- intervertebrais, 12, 25, 185, 187
Disfunção(ões)
- cerebelar, 175
- da atividade muscular sináptica, 120
Dissecção escapuloumeral, 60
Distrofias musculares, 100
Distrofina, 100
Distroglicanos, 100
Doença(s)
- de Huntington, 179
- de Parkinson, 178
- desmielinizantes, 117
- do neurônio motor, 158
Dopamina, 120, 177
Drenagem linefática
- do membro inferior, 330
- do tronco, 384
Ducto torácico, 81
Dura-máter, 200

E

Edema periférico, 331
Elevação, 7
Embolia, 329
Embrião, 122
- bilaminar, 122
- trilaminar, 123
Endomísio, 96
Enteses, 92
Entorse
- alta por abdução, 282
- por abdução, 282
Eosina, 83
Epicondilite
- lateral, 235
- medial, 239
Epicôndilo
- lateral, 22
- medial, 22
Epífises, 139
- anelares, 187
Epímero, 132
Epimísio, 96
Epinefrina, 121
Episiotomia, 366
Epitálamo, 127, 149
Epitélio, 83
Eritrócitos, 92
Escápula, 17, 208, 209
Esclerose lateral
- amiotrófica, 158
- primária, 158
Escoliose, 188
Escorbuto, 87

Índice Alfabético

Esfíncter(es)
- anal, 67
- pré-capilares, 107
Espaço extracelular, 88
Espermatócito, 122
Espinha
- bífida, 126
- escapular, 18
Espondilolistese, 185, 186
Espondiólise, 186
Esqueleto geral, 7
Estereocílios, 83
Esterno, 16, 17, 129, 339
Estribo, 11
Exercícios de Kegel, 365
Extensão, 5

F

Facetas costais, 15
Falanges, 222
Fáscia
- profunda, 38
- toracolombar, 38, 193
Fascite plantar, 306
Feixes neurovasculares, 266, 331
- do tronco, 386
Fêmur, 22
Fibras
- colágenas, 87
- comissurais, 145
- de Sharpey, 91
- musculares, 103
- - esqueléticas, 130
- reticulares, 87
Fibrinogênio, 93
Fibroblastos, 85
Fibrocartilagem, 90
Fíbula, 23, 35, 275
Flexão, 5
- lateral, 7
Focomelia, 137
Fontanela
- esfenoidal, 11
- mastoide, 11
- posterior, 11
Forame(s)
- intervertebral, 12, 185
- isquiático, 33
- magno, 10, 11
- obturador, 22
- sacrais, 15
- vertebral, 12, 180
Fossa
- acetabular, 22
- cubital, 264
- infraespinal, 18
- isquioanal, 362
- mandibular, 10
- supraespinal, 18
- trocantérica, 22
Fraqueza
- facial, 161
- motora, 158

Fratura(s)
- da clavícula, 210
- da parte proximal do fêmur, 273
- das costelas, 337
- de Salter-Harris, 140, 210
- de vértebras cervicias, 186
- do antebraço, 218
- do atlas, 185
- do áxis, 185
- do dente, 187, 192
- do enforcado, 187
- do escafoide, 219
- do hioide, 335
- do olécrano, 233
- do tipo explosão, 186
- do úmero, 216
- falsas, 140
- óssea, 93, 210
- por avulsão, 233
- por compressão, 185
Fusos musculares, 104

G

GABA, 121
Gânglios
- basais, 176
- da raiz posterior, 56
Gastrulação, 122
Gigantismo, 136
Glândula
- hipofisária, 147
- pineal, 127
Glicina, 121
Glicogênio, 101
Glicose, 101
Globo pálido, 176
Glutamato, 121, 177
Glúteo
- máximo, 48
- médio, 48
- mínimo, 48
Gradientes de concentração, 113
Granulócitos, 95
Grupo(s)
- do músculo quadríceps femoral, 293
- muscular(es)
- - da perna, 51
- - da coxa, 50
- - do esplênio, 40
- - do membro
- - - inferior, 285
- - - superior, 222
- - suboccipital, 40
- - transversoespinal, 40

H

Hálux, 24
Hematopoese, 92
Hematoxilina, 83
Hemibalismo, 179
Hemorragia poplítea, 325
Hérnia(s)
- abdominais, 359

- de disco lombar, 205
- diafragmáticas, 352
- femorais, 332
- inguinais, 356
- lombar, 200
- nuclear, 188
Hiato sacral, 15
Hidrocefralia, 156
Hidroxiapatita, 90
Hiperextensão, 191
Hiperflexão, 191
Hiperidrose, 257
Hiperpolarização, 115
Hipófise, 148
Hipômero, 132
Hipotálamo, 147
Histamina, 121

I

Ílio, 19, 268
Imunoglobulinas, 93
Incisuras
- claviculares, 17
- jugulares, 17
Inervação
- autonômica, 204
- do tronco, 366
Injeções intramusculares glúteas, 287
Interósseos
- dorsais, 53
- plantares, 53
Ísquio, 19, 268

J

Joelho, 22
- valgo, 277
- varo, 277
Junção neuromuscular, 118
Juntas, 3

L

Lacerações labrais, 30
Lactato desidrogenase, 102
Lamelas intersticiais, 91
Laminina, 100
Lesão(ões)
- corticais, 170
- corticonuclear, 161
- da caixa torácica, 338
- da mão e dos dedos, 247
- da medula espinal, 168
- de coluna vertebral
- - estáveis, 186
- - instáveis, 186
- do nervo
- - axilar, 251
- - mediano, 255
- - musculocutâneo, 252
- - radial, 252
- - ulnar, 254
- do nervo frênico, 369
- do tronco encefálico, 169
- dos músculos isquiotibiais, 296

Índice Alfabético

- dos nervos glúteos, 316
- dos ramos do nervo isquiático, 319
Leucócitos, 92, 95
Ligamento(s)
- anular, 30
- colateral radial, 30
- coracoacromial, 28
- coracoclaviculares, 28
- costoclavicular, 28
- craniocervicais externos, 26
- da cabeça, 25
- da pelve, 33, 269
- das costas, 25
- do arco vertebral, 189
- do cotovelo, 30
- do ombro, 28
- do punho, 221
- do tórax, 27
- escapular transverso, 28
- estabilizadores, 24
- esternocostais, 27
- iliolombares, 32
- nucal, 191
- patelar, 34
- sacrococcígeo, 191
- sacroilíaco, 32
- supraspinal, 191
- transverso do úmero, 30
- vertebrais, 26, 190
Linfedema, 265
Linfonodos, 81
- axilares, 82, 265
- cubitais, 82
- deltopeitorais, 82
- interpeitorais, 82
- paraesternais, 82
- peitorais, 82
- poplíteos, 81
- supraclaviculares, 82
Linhas
- de Langer, 355
- de tensão da pele, 355
Líquido cerebroespinal, 155
Lobo floculonodular, 175
Lombarização, 132
Lordose, 11, 188
Luxação
- da articulação do quadril, 272
- da patela, 293
- do ombro, 29, 213

M

Mandíbula, 11
Manguito rotador, 226
Manúbrio, 17
Marcha, 285
Martelo, 11
Massas laterais, 13
Mastócitos, 95
Maxilas, 11
Meatos acústicos externos, 11
Medula, 169
- espinal, 56, 127, 154, 201
- óssea, 339

Membrana
- atlantoaxial
- - inferior, 191
- - posterior, 191
- atlanto-occipital
- - anterior, 191
- - posterior, 191
- tectorial, 25, 191
Membros
- inferiores, 1
- superiores, 1
Meninges, 200
Meningocele, 126
Meningomielocele, 126
Meningótomo, 129
Menisco
- lateral, 34
- medial, 34
Meromelia, 137
Mesencéfalo, 127, 149, 169
Mesoderme
- da placa lateral, 129
- extraembrionária, 122
- paraxial, 128
Metáfise, 139
Metaloproteases da matriz, 91
Metástase tumoral, 207
Metencéfalo, 150
Miastenia gravis, 119
Mielencéfalo, 152
Mielinização, 116
Miocárdio, 106
Miócitos cardíacos, 106
Mioglobina, 103
Miosina, 108
Miótomos, 130
Monócitos, 95
Mórula, 122
Músculo(s)
- abdutor
- - curto do polegar, 245
- - do dedo mínimo, 308
- - do hálux, 308
- - longo do polegar, 236
- adutor
- - curto, 293
- - do hálux, 309
- - do polegar, 245
- - longo, 293
- - magno, 293
- ancôneo, 232
- bíceps
- - braquial, 44, 230
- - femoral, 65
- braquial, 44, 231
- braquiorradial, 234
- cardíaco, 106
- coccígeo, 67, 360
- coracobraquial, 44, 230
- da expiração, 42
- da inspiração, 42
- da mão, 45, 244
- da palma da mão, 243
- da parede
- - abdominal, 47

- - torácica, 47
- da planta do pé, 53
- da região glútea, 286
- da respiração, 42
- deltoide, 43, 44, 226
- do antebraço anterior, 236
- do dorso do pé, 52
- do esfíncter externo do ânus, 365
- do manguito rotador, 41
- do ombro, 42
- do pé plantar, 52, 67
- do torso, 47
- eretores da coluna, 196
- escalenos, 41, 345
- espinal, 197
- esplênio
- - da cabeça, 195
- - do pescoço, 195, 341
- esqueléticos, 2, 96
- esternocleidomastóideo, 40, 339
- estriado, 96
- extensor
- - curto
- - - do hálux, 306
- - - do polegar, 236
- - - dos dedos, 306
- - do dedo mínimo, 235
- - longo
- - - do hálux, 305
- - - do polegar, 236
- - - dos dedos, 234, 305
- - radial curto do carpo, 234
- - radial longo do carpo, 234
- - ulnar do carpo, 235
- dos triângulos
- - anal, 48
- - urogenital, 4
- extrínsecos
- - das costas, 193
- - do dorso, 38
- fibular
- - curto, 304
- - longo, 304
- - terceiro, 305
- flexor
- - curto
- - - do dedo mínimo, 308
- - - do hálux, 308
- - - do polegar, 245
- - - dos dedos, 309
- - longo
- - - do carpo, 239
- - - do hálux, 303
- - - dos dedos, 302
- - radial do carpo, 238
- - profundo dos dedos, 239
- - superficial dos dedos, 238
- gastrocnêmio, 297
- glúteo(s) 50, 287
- - máximo, 288
- - médio, 288
- - mínimo, 288
- grácil, 295
- hipotenares, 46, 62
- ilíaco, 48, 288

- iliocostal, 197
- infraespinal, 228
- infra-hióideos, 41, 343
- intercostais, 46, 346
- interósseos
- - palmares dorsais, 246
- - plantares dorsais, 310
- intrínsecos
- - da mão, 46
- - das costas, 195
- - do dorso, 39
- - do torso, 49
- isquiotibiais, 296
- latíssimo do dorso, 38, 193, 223
- levantador
- - da escápula, 39, 194, 223
- - do ânus, 67, 360
- liso, 96, 107
- longos da cabeça e do pescoco, 41, 344
- longuíssimo, 197
- lumbricais, 246
- mediais da coxa, 293
- múltifidos, 197
- oblíquos
- - abdominais, 46
- - das costas, 40
- - externo do abdome, 352
- - interno do abdome, 352
- obturador externo, 295
- oponente do polegar, 245
- palmar longo, 238
- paraespinais, 196
- pectíneo, 293
- peitoral maior e menor, 43, 224
- piramidal, 357
- piriforme, 65, 288
- plantar, 301
- poplíteo, 50, 302
- posteriores
- - da coxa, 295
- - da perna, 297
- pronador quadrado, 240
- psoas maior, 48, 288
- quadrado lombar, 358
- quadríceps, 62
- redondo
- - maior, 43, 229
- - menor, 228
- reto
- - abdominal, 46
- - anterior da cabeça, 345
- - do abdome, 357
- - lateral da cabeça, 345
- romboide maior e menor, 39, 194, 223
- rotadores laterais da coxa, 48
- sartório, 62, 292
- semiespinais, 197
- semimembranoso, 65
- semitendinoso, 65
- serrátil
- - anterior, 43, 224
- - posterior superior e inferior, 195
- - pronador redondo, 236
- sóleo, 301
- subclávio, 226

- subcostais, 346
- subescapular, 228
- suboccipitais, 198
- supinador, 235
- supraespinal, 226
- supra-hióideos, 41, 340
- tenares, 46
- tibial
- - anterior, 305
- - posterior, 302
- transverso
- - do abdome, 352
- - do tórax, 346
- transversoespinais, 197
- trapézio, 38, 44, 194, 223
- tríceps braquial, 231

N

Nanismo proporcional, 135
Navicular, 281
Necrose avascular
- da cabeça do fêmur, 324
- do escafoide, 219
Nervo(s)
- abducente, 54
- acessório, 55
- - espinal, 56
- axilar, 61
- cervical transverso, 58
- ciático, 65, 66, 67
- cluneais, 65
- coracobraquial, 61
- cranianos, 54
- cutâneos do pescoço, 77
- da nádega, 65
- da parte inferior da perna, 66
- da pelve, 63, 372
- do abdome, 369
- do fascículo
- - medial, 62
- - superior, 61
- cutâneos femorais, 64
- do membro superior, 61
- do pescoço, 367
- do tórax, 369
- escapular(es), 250
- dorsal, 59
- espinal, 57, 204
- facial, 55
- femoral, 62, 65, 315
- - laterais, 64
- fibular, 67, 319
- frênico, 58
- glossofaríngeo, 55
- glúteo, 65, 67
- hipoglosso, 55
- intercostais, 62
- isquiático, 317
- mediano, 255
- musculocutâneo, 61, 253
- obturador, 62, 64, 65
- obturatório, 315
- occipital, 198
- oculomotor, 54

- olfatório, 54
- óptico, 54
- peitoral, 61
- perineal, 67
- pudendo, 67
- radial, 61
- retal, 67
- subescapular, 59
- suboccpital, 198
- superficiais do membro superior, 77
- supraclaviculares, 58
- supraescapular, 59
- sural, 65
- tibial, 65, 67, 319
- torácico, 59
- toracoabdominais, 63
- trigêmeo, 54
- troclear, 54
- ulnar, 62, 253
- vago, 55
- vestibulococlear, 55
Neurocrânio, 8
Neurônios, 3, 109
- bipolares, 110
- motores, 104, 202
- multipolares, 110
- pseudounipolares, 110
Neuroporo, 125
Neutrotransmissão neuromuscular, 118
Neurotransmissores, 110, 119
- peptídicos, 121
Neurulação, 125
Neutrófilos, 95
Norepinefrina, 120
Notocorda, 125
Núcleo(s)
- acumbente, 177
- caudado, 176
- cerebelares, 174
- denteado, 174
- fastigial, 175
- interpostos, 174
- pulposo, 12
- - herniado, 188
- subtalâmico, 177

O

Oligodendrócitos, 111
Ombro, 211
- congelado, 214
Oócito, 122
Oposição, 7
Órbitas, 11
Órgãos tendíneos, 104
- de Golgi, 105
Orifícios, 8
Ossificação endocondral, 137
Osso(s), 90
- carpais, 19, 218
- coxal, 20
- cuboide, 24
- da articulação do antebraço e do cotovelo, 20
- da mão, 19, 20
- da pelve, 19, 33, 269

Índice Alfabético

- denso, 91
- do antebraço, 215
- do crânio, 10
- do membro inferior, 19
- do pé, 24, 280
- do punho, 20
- do quadril, 19
- do tarso, 23
- do tórax, 16
- dos dedos, 19
- esfenoide, 10
- etmoidal, 10
- frontais, 10
- hioide, 11
- maduro, 91
- metacarpais, 220
- metatarsais, 24
- não lamelar, 91
- nasais, 11
- navicular, 24
- occipital, 10
- palatinos, 11
- parietais, 10
- tarsais, 277
- temporais, 10
- trabecular, 91
- vômer, 10
- zigomáticos, 10
Osteoblastos, 91
Osteoclastos, 91
Osteogênese imperfeita, 87
Osteopenia, 185
Osteoporose, 185

P

Paralisia
- de Bell, 161
- espástica, 158
- flácida, 157
Patela, 22
Pé, 36
- torto, 141
Pedículos, 12
Pedúnculo conector, 122
Peito, 2
Pelve, 2
- maior, 338
- menor, 338
Pericôndrio, 89
Perimísio, 96
Períneo, 67
Periósteo, 91
Pescoço, 1, 16
Pia-máter, 200
Placas epifisárias, 139
Placenta, 122
Planos
- axial, 4
- coronal, 4
- oblíquo, 4
- sagital, 4
Plaquetas, 95
Plasma, 92

Plexo(s)
- braquial, 59, 248
- cervical, 58
- lombar, 62, 313
- lombossacral, 65
- sacral, 313
- venosos vertebrais, 207
Plexopatia braquial, 256
Pneumotórax, 348
Polidactilia, 134
Polineuropatia desmielinizante inflamatória aguda, 117
Pontes miodurais, 199
Posição anatômica, 3
Potencial
- de ação, 114
- de repouso, 112
Pregas neurais, 125
Primórdios mesenquimais, 132
Processo(s), 8
- acessórios, 15
- articular
- - inferior, 12
- - superior, 12
- espinhoso, 12, 180
- estiloide, 10
- mamilares, 15
- mastoide, 10
- odontoide, 13
- transversos, 12, 180
Prosencéfalo, 127
Proteoglicano, 89
Protração, 7
Pseudoacondroplasia, 135
Ptério, 11
Púbis, 22, 271
Punção lombar, 201
Putame, 176

Q

Quadrado lombar, 48
Quiasma óptico, 54

R

Rádio, 19
Raiz
- craniana do nervo acessório, 56
- espinal, 55, 57
Raquisquise, 126
Receptores
- alfa, 121
- beta, 121
- de acetilcolina, 119
- muscarínicos, 120
- nicotínicos, 119
Reflexo(s)
- cremastérico, 372
- plantar, 320
- posturais, 164
Repolarização, 115
Reposição, 7
Reticulócito, 95

Retináculo flexor, 32
Rigor mortis, 100
Rombencéfalo, 127
Rotação, 7
Ruptura
- de disco, 187
- de tendão, 231
- do lábio glenoidal, 214
- do ligamento
- - colateral ulnal, 217
- - do joelho, 278
- - transverso, 192
- do tendão do calcâneo, 300

S

Saco
- dural, 200
- vitelino, 122
Sacralização, 132
Sacro, 15, 184
Sacroglicanos, 100
Sangue, 92
Sarcômero, 97
Sarcopenia, 97
Seio
- esfenoidal, 10
- frontal, 10
- maxilar, 11
Selo dérmico, 126
Separação
- condroesternal, 338
- costocondral, 338
- do ombro, 29
Septo nasal, 11
Serotonina, 121
Sinal
- de atraso de rotação externa, 229
- de Babinski, 320
- de Hornblower, 229
Sinapses, 110
Sindactilia, 134
Síndrome
- compartimental da perna, 327
- de Guillain-Barré, 117
- de Horner, 148
- de Lambert-Eaton, 119
- de Marfan, 88
- de Raynaud, 257
- do desfiladeiro torácico, 371
- do túnel do carpo, 32
Sirenomelia, 134
Sistema
- anterolateral, 166
- cardiovascular, 2
- digestório, 3
- imunológico, 2
- lemniscal medial, 165
- linfático, 2, 80
- musculoesquelético, 2, 122
- nervoso
- - central, 54, 127
- - periférico, 54

- piramidal, 157
- reprodutivo, 3
- respiratório, 3
- tegumentar, 2
- urinário, 3
- urogenital, 3
Somatopleura, 130
Somitos, 128
Subluxação
- costovertebral, 338
- da patela, 293
Substância
- branca, 56
- cinzenta, 56
Sulco
- intertubercular, 18
- limitante, 126
Sutura(s)
- do crânio, 11
- - coronal, 11
- - escamosa, 11
- - lambdoides, 11
- - metópica, 11
- - sagital, 11

T

Tabaqueira antômica, 262
Tálamo, 147
Talipes varo, 141
Tálus, 23, 277
Tecido
- adiposo, 86
- conjuntivo, 84
- - denso, 85
- - frouxo, 85
- - mucoso, 86
- muscular, 96
- nervoso, 109
- - corticobulbar, 159
- - corticonuclear, 159
Telencéfalo, 127
Tendinite
- bicipital, 231
- calcificada do ombro, 228
- do calcâneo, 300
Teratomasacrococcígeo, 125
Teste
- da lata
- - cheia, 229
- - vazia, 229
- de Hawkins Kennedy, 229
- de Neer, 229
- de queda do braço, 229
- de Trendelenburg, 316
- do abraço de urso, 229
- *lift-off*, 229
Tétano, 103
Tetrodotoxina, 115
Tíbia, 23, 35
Toracocentese, 371
Tórax, 2, 336
- em funil, 339
- instável, 349

Torcicolo, 342
Tornozelo, 36, 279
- entorse, 282
Trato(s)
- alimentar, 3
- corticospinais, 155
- cuneocerebelar, 171
- espinhocerebelar dorsal, 171
- intersticioespinal, 163
- olfatório, 54
- óptico, 54
- rubroespinal, 161
- tectoespinal, 163
- vestibulospinal, 162
Triângulo
- lombar, 200
- suboccipital, 199
- urogenital, 67
Trifosfato de
  adenosina, 101, 103
Trígono
- anal, 365
- da ausculta, 223
- femoral, 332
Trocanter
- maior, 22
- menor, 22
Tróclea, 18
- do tálus, 24
Trombose venosa
  profunda, 79, 329
Tronco
- celíaco, 72
- encefálico, 55
- linfático
- - jugular, 82
- - subclávio, 82
Tropomiosina, 97
Troponina, 97
Tubérculo
- costal, 16
- infraglenoide, 18
- - maior, 18
- - menor, 18
- supraglenoide, 18
Tuberosidade
- deltoide, 18
- glútea, 22
Tubo(s)
- neural, 125
- torácicos, 371
Túnel do carpo, 32

U

Ulna, 19
Úmero, 18, 209

V

Válvula(s)
- semilunares pulmonares, 68
- tricúspide, 68
Varicosidades neuronais, 109

Vasos linfáticos, 81
Veia(s)
- axilar, 75
- ázigos, 76
- basílica, 76
- braquiocefálicas, 76
- cefálica, 76
- cubital mediana, 76
- da cabeça, 75
- da parede
    torácica interna, 78
- da pelve, 78, 381
- do abdome, 78, 381
- do membro
- - inferior, 78
- - superior, 75, 77
- do pescoço, 75, 77, 381
- do tórax, 76, 381
- esplênica, 81
- femoral, 78, 381
- fibular, 78
- glútea, 79
- gonadal, 79
- hemiázigos, 76
- hepáticas, 81
- ilíaca, 79
- - externa, 78
- - interna, 78
- intercostais, 76
- jugulares, 75
- mesentérica, 81
- plantares, 78
- porta hepática, 81
- profundas, 75
- - dos membreos inferiores, 328
- radial, 75
- safena
- - magna, 78, 329
- - parva, 78
- segmentares lombares, 79
- subclávia, 75
- superficiais do
    membro inferior, 328
- torácica, 75
- ulnar, 75
- varicosas, 329
Velocidade de propagação, 115
Ventrículo(s), 127
- direito, 68
- esquerdo, 68
Vértebra(s), 11
- cervicais, 12
- - inferiores, 13, 180
- - superiores, 13, 182
- coccígeas, 15, 184
- lombares, 15, 182
- sacrais, 15, 184
- típica, 12
- torácicas, 15, 182
Viscerocrânio, 8

Z

Zigoto, 122